# 内镜神经外科学

## ENDOSCOPIC NEUROSURGERY

## （第2版）

主　编　张亚卓

副主编　桂松柏　洪　涛　张晓彪　鲁晓杰
　　　　裴　傲　肖　庆　宋　明

人民卫生出版社

图书在版编目（CIP）数据

内镜神经外科学 / 张亚卓主编. —2 版. —北京：人民卫生出版社，2017

ISBN 978-7-117-24302-5

Ⅰ. ①内… Ⅱ. ①张… Ⅲ. ①内窥镜 – 应用 – 神经外科手术 Ⅳ. ①R651

中国版本图书馆 CIP 数据核字（2017）第 063935 号

| 人卫智网 | www.ipmph.com | 医学教育、学术、考试、健康，购书智慧智能综合服务平台 |
| 人卫官网 | www.pmph.com | 人卫官方资讯发布平台 |

内镜神经外科学

（第 2 版）

主　　编：张亚卓
出版发行：人民卫生出版社（中继线 010-59780011）
地　　址：北京市朝阳区潘家园南里 19 号
邮　　编：100021
E - mail：pmph @ pmph.com
购书热线：010-59787592　010-59787584　010-65264830
印　　刷：北京人卫印刷厂
经　　销：新华书店
开　　本：889×1194　1/16　印张：39
字　　数：970 千字
版　　次：2012 年 7 月第 1 版　2017 年 5 月第 2 版
　　　　　2017 年 12 月第 2 版第 2 次印刷（总第 3 次印刷）
标准书号：ISBN 978-7-117-24302-5/R·24303
定　　价：278.00 元

打击盗版举报电话：010-59787491　E-mail：WQ @ pmph.com
（凡属印装质量问题请与本社市场营销中心联系退换）

# 作者名单（以姓氏拼音排序）

**Carl H. Snyderman,** MD（美国匹兹堡大学医学中心颅底外科 Professor of Otolaryngology, Co-Director of Center for Skull Base Surgery, Medical Center of University of Pittsburgh, United States of America）

**Juan C. Fernandez-Miranda,** MD（美国匹兹堡大学医学中心颅底外科 Assistant Professor of Neurological Surgery, Center for Skull Base Surgery, Director of Surgical Neuroanatomy Lab, Medical Center of University of Pittsburgh, United States of America）

**Paul A. Gardner,** MD（美国匹兹堡大学医学中心颅底外科 Assistant Professor of Neurological Surgery, Co-Director of Center for Skull Base Surgery, Medical center of University of Pittsburgh, United States of America）

白吉伟（首都医科大学附属北京天坛医院神经外科）

曹　磊（首都医科大学附属北京天坛医院神经外科）

陈晓雷（中国人民解放军总医院神经外科）

陈绪珠（首都医科大学附属北京天坛医院影像科）

邸　虓（美国克利夫兰医学中心神经外科）

桂松柏（首都医科大学附属北京天坛医院神经外科）

洪　涛（南昌大学第一附属医院神经外科）

姜之全（安徽省蚌埠医学院附属第一医院神经外科）

节振香（首都医科大学附属北京天坛医院手术室）

康　军（首都医科大学附属同仁医院神经外科）

鲁晓杰（无锡市第二人民医院神经外科）

李储忠（北京市神经外科研究所）

楼美清（上海第一人民医院神经外科）

吕洪涛（大连医科大学附属第一医院神经外科）

刘阿力（北京市神经外科研究所）

刘春晖（首都医科大学附属北京天坛医院神经外科）

刘方军（北京三博脑科医院神经外科）

鲁润春（北京大学第一医院神经外科）

裴　傲（卫生部北京医院神经外科）

宋　明（北京三博脑科医院神经外科）

宋贵东（北京市神经外科研究所）

王新生（首都医科大学附属北京天坛医院神经外科）

王　竞（中国人民解放军总医院放疗科）

王　飞（安徽省立医院神经外科）

王　伟（首都医科大学附属北京天坛医院手术室）

王继超（新疆维吾尔自治区人民医院神经外科）

肖　庆（航空总医院神经外科）

薛亚轲（郑州大学第一附属医院神经外科）

严耀华（南通医学院附属医院神经外科）

于升远（山东省省立医院神经外科）

宗绪毅（首都医科大学附属北京天坛医院神经外科）

赵　澎（首都医科大学附属北京天坛医院神经外科）

张亚卓（北京市神经外科研究所）

张晓彪（复旦大学附属中山医院神经外科）

张鹏飞（首都医科大学附属北京天坛医院神经外科）

郑佳平（航空总医院神经外科）

**编写秘书：**

李振业（首都医科大学附属北京天坛医院神经外科）

宋贵东（北京市神经外科研究所）

翟一轩（北京市神经外科研究所）

陈一元（北京市神经外科研究所）

朱海波（北京市神经外科研究所）

**画图：**

白玉廷

# 主 编 简 介

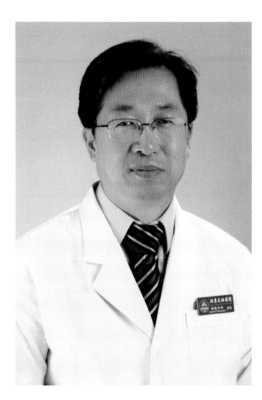

## 张亚卓

医学博士、主任医师、教授、博士研究生导师。现任北京市神经外科研究所所长，世界华人神经外科协会主席、中国神经科学学会神经肿瘤分会主任委员、中国医师协会神经外科分会神经内镜专家委员会主任委员、中国医师协会神经内镜专业委员会主任委员、中华神经外科杂志总编辑。

在30余年的临床工作中，带领团队针对脑室外科及颅底外科的技术难点，应用神经内镜，引进国外先进技术，攻克理论难点，开发神经内镜新的技术方法，研发新仪器；将颅底内镜、脑室内镜技术应用于临床，在国内各省市自治区推广普及；解决了经鼻切除复杂性脊索瘤、海绵窦内肿瘤及斜坡肿瘤等神经外科的技术难题，建立了颅底重建的新方法。其工作在减少手术创伤、提高手术质量、缩短住院时间和降低手术花费等方面表现出极大的优势。应用神经内镜技术治疗脑室、脑池和颅底疾病在数量和质量为国内领先，达到了国际先进水平。

先后承担4项国家高技术研究发展项目（863计划）、13项国家自然科学基金、2项卫生公益性行业科研专项、3项北京市自然科学基金、1项国家科技支撑计划等项目。在国内外学术期刊共发表学术论文300余篇；主编学术著作4部，参编8部；申请国内外专利2项；获省部级项科研成果7项。

# 序

近半个世纪以来,世界神经外科飞速发展。同样,中国神经外科也经历了从无到有,从稚嫩到成熟,从落后到先进的光辉历程。

神经外科手术需要在中枢神经系统方寸之地内复杂的组织、血管、神经之间进行精细操作,难度高、风险大。因此,神经外科是和现代科学技术联系最紧密的外科专业,它的每一个飞跃都和相关仪器、设备的技术进步息息相关。

神经外科早期手术均为肉眼下操作,手术显微镜出现后,国内显微神经外科技术开始起步,显微手术要求每一位神经外科医生剪开硬膜后就必须在显微镜下进行手术操作。当时,很多神经外科医生对此并不理解,甚至不愿接受这一理念。但是,随着时间的推移,事实证明这一要求的正确,它直接推动了中国神经外科的发展,使国内显微神经手术水平达到国际领先。但是,显微手术有两个局限:①筒状视野,有视觉死角;②照明度随着手术区域的深度增加而逐渐减弱。

神经内镜是神经外科手术武器库中另一个有力工具,其独特优势在于可以通过一个很小的创口进入术野,近距离观察与操作,从而有效扩大手术视角,显示某些手术中显微镜所无法观察到的盲区;可以近距离观察病变,不受术野深度影响,为深部手术提供更好的观察质量。以上优点弥补了显微手术的不足之处,因此对于某些神经外科疾病,使用神经内镜进行手术操作可以明显提高手术质量并减小手术创伤。

近年来,伴随科学技术的进步,神经内镜的照明和景深越来越好,适合神经内镜手术使用的B超、微型超吸、显微器械、电生理监测等相关设备不断出现、更新。神经内镜手术技术亦不断提高、完善,适合神经内镜手术的疾病种类和手术范围亦随之不断增多、扩大。

神经外科医生同时熟练掌握显微手术和内镜手术技巧,就可以在面对某些疾病时多一个选择,多一个工具;选择入路和工具时,可以考虑通过何种入路、应用何种工具能更好地做到以微小的创伤成功地完成手术,就会给他们的病人提供最佳的手术方案,从而提高病人手术后的生存质量。

目前,国内许多医院已经开展了神经内镜手术,但是仍有许多医院的神经内镜手术刚起步。考虑到各地区神经内镜手术技术水平差异较大,应该很需要一本能够全面介绍神经内镜技术的学术专著,以指导和规范手术操作。本书作者在长期探索、创新的基础上,总结了数千个病例手术的经验与教训,目前在脑室脑池系统疾病以及垂体腺瘤、脊索瘤等颅底疾病领域,已经达到了世界先进水平。本书图文并茂,注重临床实际应用,相信可以为推广中国神经内镜手术技术作出巨大贡献。

王忠诚

2012.03.10

# 再 版 前 言

作为一名从事神经外科工作 35 年的外科医生,我的最大追求就是能用最好的技术、最小的创伤、最大限度地去除病变,给病人最佳的治疗效果。因此,在数十年的行医过程中,我们不断地探索,寻找更好的手术入路、更新的技术方法、更先进的手术设备,努力推动治疗水平的提高。

在神经外科发展中,手术显微镜的运用使神经外科手术水平上了一个台阶,它使神经外科手术体现了真正意义上的微创。但是由于颅脑结构的特殊性,在显微神经外科手术中,仍然难以将颅底、脑室等深部的病变充分暴露,仍然不可避免地要对许多病变在非直视下盲目操作或过度牵拉正常组织。神经内镜能够弥补显微外科手术的一些不足,在扩大手术术野、显露病变、增加直视切除范围和减少手术入路创伤等诸多方面发挥着独特的作用。神经内镜技术的应用,使减少手术创伤的能力达到了一个新高度。因此,神经内镜技术的发展得到了许多神经外科有识之士的高度重视。近 20 年来,神经内镜的仪器设备、技术方法,以及内镜与各种现代技术融合等方面的发展十分迅速。目前,神经内镜技术在颅底外科、脑室外科、脊髓脊柱外科等方面日益成熟,可以独立完成许多神经外科手术,也可以补充常规显微神经外科的不足,使手术更完美。

1998 年,我们以神经内镜技术研发、应用、推广等为重点工作内容,成立了内镜神经外科专业组。经历了艰苦创业,克服了传统观念中保守思想的巨大阻力,从基本功训练到内镜解剖及相关基本理论研究,从脑室脑池疾病的手术到颅底脊柱病变的治疗,从传统技术改进、新技术研发到内镜相关器械和仪器的改造更新,从国内神经外科人员的技术培训、知识传播到国外学术交流及新技术引进等诸多方面做了系统、大量的工作。近 20 年来,我们应用神经内镜技术完成手术平均每年超过 500 例,在经验和教训并存的大量临床实践中逐渐形成了我们的技术特色。

我们深知,先进技术和精湛技艺的形成,除了个人的努力外,更离不开病人的奉献与支持,离不开同道们的帮助与鼓励,知识应当属于全人类。我们有责任和义务认真总结经验,让同道们分享经验,共同铭记教训,让后人少走弯路,让更多的病人受益,这正是我们书写此书的初衷。

时光飞逝,距离第一版的问世至今已经近 5 年了,第一版发行后得到了广大同行的肯定。近几年来,随着内镜神经外科手术技术、临床经验以及相关器械设备的不断提高、积累和进步,国内外内镜神经外科领域的技术水平和治疗疾病范围又有了新的飞跃。首先，神经内镜基本设备、仪器的快速更新使内镜神经外科技术能够完成更复杂、更精细的手术；其次，神经内镜基本技术的应用推广，使得全国各地市级医院普及程度大幅提高。随着对神经外科疾病治疗方法、理论和观念的不断完善，更加深刻地改变了神经外科医生对某些疾病治疗方法的治疗理念。掌握内镜技术已逐步成为神经外科医生的必备要求。

在我国一些大的神经外科中心，在以往开展内镜神经外科手术经验的基础上，更进一步扩大了手术治疗的范围以及疾病种类，手术质量亦随之不断完善和提高。在颅底外科领域，随着经鼻内镜治疗垂体瘤和脊索瘤的手术经验积累，越来越多的复杂垂体瘤以及脊索瘤通过内镜经鼻扩大入路获得了微创、安全和高质量的手术切除；部分以往需要开颅显微镜手术的颅咽管瘤和颅底脑膜瘤通过逐步探索，目前也可以通过经鼻扩大入路获得满意的手术切除。尤其是颅咽管瘤，使用内镜经鼻手术切除，手术后内分泌紊乱的反应更轻微，内镜经鼻的优势逐渐显现。这些具有重大意义的进步，得益于对内镜经鼻手术解剖认识的加深、手术技术的更加娴熟、显微手术理念的融合以及颅底重建技术的完全掌握。在脑室内镜手术技术领域，对于脑积水和脑室、脑池疾病的治疗也更加系统化、程序化，形成了领先国际水平的技术优势。另外，脊柱内镜从无到有，迅速发展、提高，逐渐成为内镜神经外科的一个重要分支。

为了跟上快速知识更新的步伐，将更新、更完善的知识传播给广大同道，我们编著了第二版内镜神经外科学。在第一版作者团队的基础上，我们邀请国内在不同的内镜神经外科技术领域业绩出色的专家重新书写或修改了部分章节，添加了新内容、新技术、新理念以及各自独特的经验和体会。另外，对于一些重点疾病，增加了更多的内容，更加系统地阐述了近几年的治疗经验、技术进展以及综合治疗理念。在本书的作者中，大多数来自临床一线，有着丰富的临床实践经验，同时也有来自能代表国内先进水平的著名专家以及美国的一流专家。我对这些专家学者愿将所拥有的知识和技术分享给人类的医学事业的可贵精神表示由衷的钦佩，他们为本书作出的奉献我们将永远铭记。相信通过我国内镜神经外科领域所有同道的共同努力，可以使得《内镜神经外科学》紧跟手术技术和理念的不断进步，与时俱进，站在国际水平的前沿。

由于医学科技发展迅猛，在写作过程中，我们仍有一种写作的速度跟不上理论和技术更新的感觉。因此，全书难免会有缺陷和不足。如果能够得到同行们的指导与指正，我会感到十分荣幸。如果此书能在神经外科发展的进程中，为新技术的发展与应用起到抛砖引玉的作用，让更多的同道对内镜神经外科的发展有一个科学正确的认识，让更多有识之士较方便地掌握这一神经外科不可缺少的技术，让更多的年轻医生看到神经内镜技术广阔的未来发展空间，让更多的病人得益于这一微侵袭技术的治疗成果，将是对我们最大的安慰。

2017 年 4 月

# 目　录

# 第三篇　脑室脑池疾病的内镜手术治疗

# 第四篇　颅底疾病的神经内镜手术治疗

# 第五篇 脊柱脊髓疾病的内镜手术治疗

# 第六篇　颅内寄生虫病的内镜手术治疗

# 第七篇　颅内血肿的内镜手术治疗

# 第八篇　内镜与其他技术结合的神经外科手术

# 第九篇　其他疾病的内镜手术治疗

ENDOSCOPIC

NEUROSURGERY

第一篇

总　论

# 第一章

ENDOSCOPIC NEUROSURGERY

# 内镜神经外科发展史

外科学的发展中有很多重要的里程碑,解剖学为外科学的发展奠定了基础,无菌术大大降低了手术的感染率和死亡率,生理学、病理学和病理生理学提高了人们对疾病的认识,显微镜的使用催生了显微神经外科。随着手术器械与设备的改进,近年来出现了微侵袭神经外科理念和技术,而神经内镜手术技术是其中重要的组成部分。

内镜(endoscope)是一种能够将光线导入人体腔道并进行观察和操作的工具。1806年,德国医师Philipp Bozzini发明了内镜,对直肠进行观察,并首次提出了扩大人体的自然腔道可为外科手术获得更好视野的观念。神经外科使用的内镜为神经内镜(neuroendoscope),临床应用已有近一个世纪的历史。神经内镜技术几经兴衰,已成为微创神经外科的重要领域之一,使越来越多的病人受益。

## 一、神经内镜手术技术的发展

神经内镜手术技术的发展和内镜及相关设备的研发紧密相连。1910年,美国芝加哥的泌尿外科医生Lespinasse首次应用硬性膀胱镜对2例患有脑积水的患儿施行侧脑室脉络丛烧灼术,尽管手术效果较差(1例术中死亡,1例术后存活5年),但开创了神经外科应用内镜的先河。1922年,美

国神经外科创始人之一Dandy报道了应用内镜进行脉络丛烧灼术治疗脑积水(图1-1-0-1),虽然手术最终没有成功,但他首次提出了"脑室镜"的概念,后人将其称为"神经内镜之父"。1923年,马萨诸塞州总医院的Mixter首次报道了内镜下第三脑室底造瘘(endoscopic third ventriculostomy,ETV)治疗梗阻性脑积水,他应用尿道镜对一位患有梗阻性脑积水的9个月女婴成功施行了第一例ETV手术,使梗阻性脑积水得以缓解。然而,他的报道当时并没有引起人们的广泛关注。1932年,Dandy又一次报道了应用内镜进行侧脑室脉络丛切除术治疗脑积水,获得成功。1934年,Putnam报道了在内镜下烧灼脉络丛治疗脑积水,7例病人先后进行了12次手术,其中3例取得了成功,2例死亡。1935年,Scarff报道了1例行ETV的病人,术后6周病人的头围减少了3cm,但最终病人死亡,手术以失败告终,尸体解剖发现该例病人第三脑室底瘘口已闭合。Scarff认为该病例说明了ETV的可行性,但他指出行ETV时必须要扩大造瘘口,而不应该只是穿刺。

此阶段,神经外科医生多借用其他科室的内镜用来尝试治疗脑积水。当时所用的内镜管径粗大,光学质量、照明和放大效果差,缺少相应的手术器械,因此手术创伤大、疗效差、死亡率高。

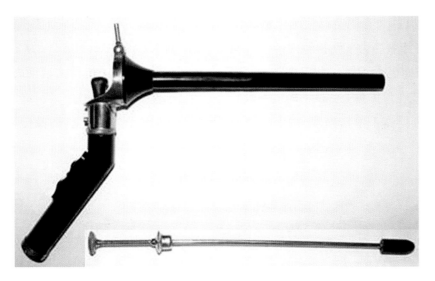

图 1-1-0-1 Dandy 使用的脑室镜,Dandy 用它对侧脑室脉络丛进行电灼或切除来治疗脑积水

在接下来的几十年中,Fay、Grant、Putnam、Scarff 以及其他神经外科医生继续进行着神经内镜技术的探索,但是由于设备和相关技术的不足及较高的手术死亡率,绝大部分神经外科医生并没有尝试内镜技术,而神经内镜手术始终也没有在神经外科领域得到应有的重视。1952 年,Frank Nulsen 和 Eugene Spitz Holter 应用脑室-腹腔分流术治疗脑积水,使脑积水手术死亡率大大降低,也标志着脑脊液分流术的盛行以及早期神经内镜应用的终止。20 世纪 60 年代,显微神经外科的出现,使脑深部及颅底手术获得充足的照明和放大,神经内镜技术的应用进一步减少。

20 世纪 60 至 70 年代,随着 Hopkins 柱状透镜系统、光导纤维等技术的出现,神经内镜又进入了一个新的时期。1959 年英国雷丁大学的物理学教授 Hopkins 开始改进现代内镜,在 Karl Storz 的协助下,将柱状透镜系统应用于内镜,并结合光纤技术使图像的照明度和分辨率极大提高;使得制造外径小、亮度高的内镜成为可能(图 1-1-0-2)。从那时起,越来越多高清晰度、多用途、灵活简便的神经内镜相继问世。1975 年,Griffith 报道应用新型内镜技术进行第三脑室底造瘘术和脉络丛烧灼,手术疗效显著提高。1977 年,Apuzzo 等人使用

成角内镜观察鞍内病变、Willis 环周围动脉瘤和退变的腰椎间盘,获得良好的效果,并提出在显微手术中使用神经内镜可显著提高手术效果。1978 年,Fukushima 报道使用软性内镜处理多种神经外科疾病,并用直径 1.45mm 的内镜在尸体上观察了枕大池、桥小脑角、颈 1~2 蛛网膜下腔和 Mechel 腔。

进入 20 世纪 80 至 90 年代,随着显微神经外科快速发展,内镜技术与立体定向技术、激光技术、术中超声导向、神经导航技术、超声外科吸引系统以及人工智能机器人等技术相结合,使内镜手术具备了定位准、创伤小、效果好、费用低等特点和优势,其治疗范围也越来越广,从囊性病变到实性肿瘤,从腔隙内病变到髓内病变,从头颅到椎管,应用范围不断拓展。1985 年,奥地利神经外科专家 Auer 发表文章介绍应用直径 6mm 的内镜治疗颅内血肿;1992 年,他又将超声、立体定向、激光同时用于内镜手术,称为超声立体定向内镜(ultrasound stereotaxic endoscopy),认为与传统神经外科手术相比,内镜神经外科手术创伤更小。1989 年,德国神经外科医生 Bauer 也将内镜用于立体定向手术,称之为内镜立体定向术(endoscopic stereotaxy)。最初他仅用于立体定向活检,但随着内镜操作的熟练,逐步应用于脑积水、脑室内囊

肿、脑脓肿、脑内血肿和脊髓空洞症等疾病的治疗,手术取得较好疗效。为了使神经内镜手术操作更加精确、侵袭性更小,Hongo利用机器人远程控制显微操作系统在尸体头上尝试了内镜手术操作,认为该系统可提高手术精确性,减少手术创伤。Zimmermann将人工智能机器人、神经导航系统与神经内镜技术相结合,为3位病人成功地进行了治疗,证明了机器人辅助内镜手术的可行性和精确性(图1-1-0-3)。

在过去的30年里,图像传导、数据资料处理

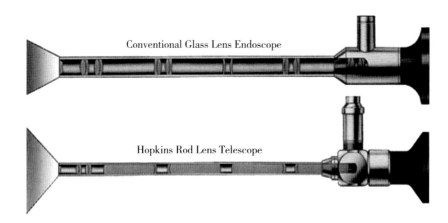

图1-1-0-2 与以往的透镜比较,Hopkins设计的柱状透镜能够观察更大的范围,具有更高的光亮度和更加清晰的成像

上图为早期玻璃透镜,下图为Hopkins柱状透镜

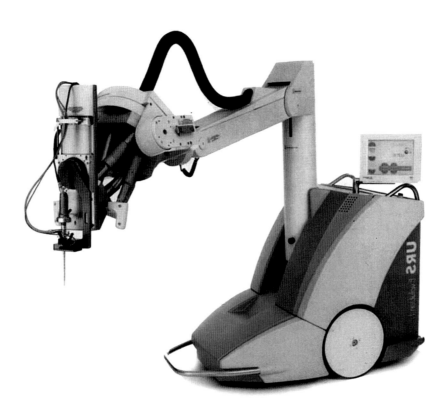

图1-1-0-3 Michael Zimmermann等人应用的人工智能机器人:为一全自动的控制系统,包括7个转轴,一个通用测量仪,一个可以随意活动的定位系统以及一台电子计算机和通过触摸控制的用户界面

以及光学技术的发展,使神经内镜作为一种具有巨大潜力的手术工具被重新重视起来。现代神经内镜已经应用到几乎所有的神经外科疾病的治疗当中,除了被普遍接受的内镜下第三脑室底造瘘术、经蝶垂体腺瘤切除术以及脑内囊肿造瘘等常规手术,在脑室病变、颅底肿瘤、先天畸形、脊柱脊髓病变、复杂性脑积水、颅内寄生虫、血肿以及疼痛治疗等方面,神经内镜也体现出其得天独厚的优势。治疗疾病的多样化表明了神经内镜在神经外科中的巨大潜力,现代神经内镜技术已经成为现代神经外科的一个重要分支。同时,神经内镜在复杂的颅底肿瘤、脑室系统疾病的诊疗方面仍然有发挥更大作用的空间。更值得一提的是,在脊髓脊柱疾病的诊疗中,神经内镜技术有着广阔的发展前景,必将成为神经外科医生不可或缺的工具,发挥越来越大的作用。

## 二、神经内镜手术分类

随着现代光学技术、神经影像技术及显微手术器械的高度发展,神经内镜已从诊断和治疗两方面渗入到神经外科的各个领域,适应证不断增多,手术疗效越来越好。同时,关于微侵袭神经内镜技术的相关理念也不断发展和完善。

1986年,Griffith总结神经内镜技术,提出"内镜神经外科"的概念,标志着神经内镜技术的发展进入一个新的阶段。在相关科学进步带动下,内镜设备及其配套器械更新换代的速度明显加快,逐步向小型、高分辨和立体放大方向发展,通过内镜可进行照明、冲洗、吸引、止血、切割、球囊扩张等复杂操作,使内镜技术的应用范围越来越广。1994年德国神经外科医生Bauer提出了"微侵袭内镜神经外科(minimally invasive endoscopic neurosurgery,MIEN)"的概念。同年,德国Mainz大学的Axel Perneczky出版了世界上第一部《神经内镜解剖学》,为当代神经内镜的发展奠定了基础。他还与Nikolai在1998年提出了"内镜辅助显微神经外科(endoscopic-assisted microneurosurgery)"

的概念,强调了内镜在显微神经外科中的重要作用,并且将内镜操作细分为四类:①内镜神经外科(endoscopic neurosurgery,EN)是指所有的手术操作完全是通过内镜来完成的,需要使用专门的内镜器械通过内镜管腔来完成手术操作。常用于脑积水、侧脑室、第三脑室囊肿以及鞍上囊肿等病变的治疗。对于脑室内的肿瘤可以在内镜下取活检,小的窄蒂的肿瘤亦可在镜下全切。②内镜联合显微神经外科(endoscope-assisted microneurosurgery,EAM)是在显微神经外科手术中,用内镜观察术中难以发现的死角部位并进行手术操作。用于特殊部位和解剖结构复杂的囊肿切除以及动脉瘤夹闭术、微血管减压术以及桥小脑角区表皮样囊肿切除术等。③内镜控制显微神经外科(endoscope-controlled microneurosurgery,ECM)是指内镜作为唯一的照明工具,使用显微神经外科手术器械完成神经外科手术。ECM与EAM的区别在于ECM所有操作都是在内镜照明和引导下完成。而与EN的区别在于EN是在内镜管道内进行手术操作,而ECM是在内镜外进行操作。典型的ECM是神经内镜下经单鼻孔切除垂体腺瘤,目前已成为常规手术。④内镜观察(endoscopic inspection,EI)是指在神经外科操作中利用内镜进行辅助观察,不进行其他操作,主要用于颅内动脉瘤、桥小脑角区或其他颅底肿瘤的观察。

当前,随着神经内镜手术的开展,有必要对内镜神经外科赋予新的定义。由于单纯内镜操作过程中除了内镜以外没有其他的照明工具,手术过程中更没有主次之分,所以所谓的"辅助"或者"控制"并不能很恰当地阐述这种手术方式,反而使人容易产生误解。在本书中,我们根据内镜手术操作的途径是完全在内镜中还是在内镜外将内镜神经外科分为如下两类:

**1. 镜内内镜神经外科(intra-axial endoscopic neurosurgery,IAEN)** 又称内镜内神经外科(IEN):手术过程中内镜是唯一的光学设备,所有的手术操作都是通过内镜的工作管道来完成(图1-1-0-4)。

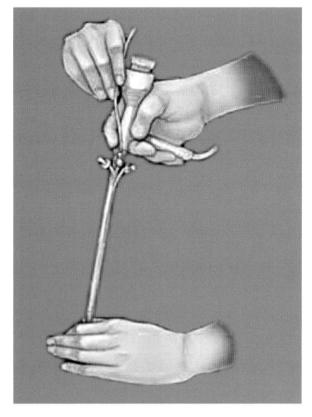

图 1-1-0-4 内镜内神经外科（IEN）

手术过程中内镜是唯一的光学设备,所有的手术操作是在内镜之外来完成的(图 1-1-0-5)。实际上,这种手术方式并不需要内镜工作管道。它包括了内镜下经鼻蝶颅底肿瘤切除术、部分内镜下脑室肿瘤切除手术以及脊柱内镜手术等。与内镜内手术操作过程不同的是所有的手术操作均在内镜管道之外完成。

在临床工作中,也经常按照神经内镜技术的应用范围来进行分类,可以分为内镜脑室/脑池外科、内镜颅底外科、内镜脊柱/脊髓外科、内镜经颅神经外科和其他内镜神经外科几大类,这种分类方法更接近临床实际,应用也非常广泛。

神经内镜技术的未来发展仍有广阔的空间。随着仪器设备的进一步改善以及技术方法的进一步成熟,神经内镜手术技术相关理念将与时俱进,不断发展完善,将成为现代神经外科众多基础理论之一。

## 三、我国内镜神经外科的发展

我国内镜神经外科工作起步较晚,在 20 世纪 90 年代中期才开始尝试,开展的单位主要集中在北京、广州和黑龙江等地。近年来,国内许多省市的神经外科相继购置了神经内镜设备,陆续开展

这种手术包括第三脑室底造瘘术、脑室内囊肿造瘘、透明隔造瘘、脑室内肿瘤活检以及切除。

**2. 镜外内镜神经外科（extra-axial endoscopic neurosurgery,EAEN）** 又称内镜外神经外科（XEN）:

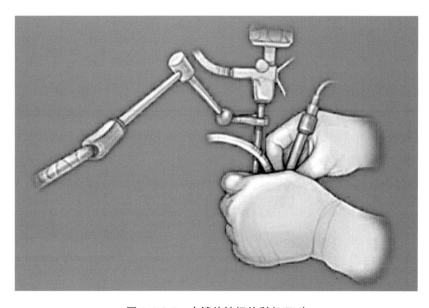

图 1-1-0-5 内镜外神经外科（XEN）

工作,神经内镜技术应用的范围现已基本和国际接轨。当前全国累计神经内镜手术过万例。治疗病种以脑肿瘤、脑积水、脑出血、颅内囊肿等为主,其中脑肿瘤占近50%,主要包括垂体腺瘤、表皮样囊肿、颅咽管瘤、脊索瘤、脑室内肿瘤等。以颅底内镜和脑室脑池内镜为主,而脊髓脊柱内镜开展的相对较少。

随着神经内镜技术的广泛开展,人们的观念随着技术进步发生了巨大变化。10年前尽管国内已有一些单位开展了部分神经内镜的相关工作,但多数神经外科医生仍然对这项技术没有认识,甚至持怀疑和排斥态度。正是在这种情况下,国内一批优秀的学者,积极引进新技术,做了大量的技术研发、转化以及临床病例应用研究,提高了神经内镜技术的应用水平,对进一步减少手术创伤、提高疗效、缩短住院时间、减少医疗费用等起到了十分重要的作用。随着神经内镜手术水平和疗效的不断提高,越来越多的医生认识到这项技术的重要性,并积极坚持临床研究和技术应用,促进了神经内镜技术的有序发展。

同发达国家相比,我国的神经内镜技术的总体水平还有一定差距。由于设备、环境以及观念等多方面的因素,内镜神经外科的开展仍较局限,有些领域尚待开发,但随着我国神经内镜工作日益成熟和系统化,技术逐渐完善和成熟,内镜神经外科必将在我国神经外科的发展中发挥越来越重要的作用。

(宋明 张亚卓)

# 参 考 文 献

1. 张亚卓.中国神经内镜技术发展10年概况与未来发展.中华神经外科杂志,2009,25(7):577-578

2. 李储忠,张亚卓.神经内镜应用进展.中国神经精神疾病杂志,2009,35(2):67-68

3. 陈东亮,陈凤坤.神经内镜技术的新进展.中国医师进修杂志,2007,30(6):70-72

4. Li K W,Nelson C,Suk I,et al. Neuroendoscopy:past,present and future. neurosurgical focus,2005,19(6):1-5

5. Bao X,Deng K,Liu X,Feng M,Chen C C,Lian W,et al. Extended transsphenoidal approach for pituitary adenomas invading the cavernous sinus using multiple complementary techniques. Pituitary. 2016;19:1-10

6. Woodworth G F,Patel K S,Shin B,Burkhardt J K,Tsiouris A J,McCoul E D,et al. Surgical outcomes using a medial-to-lateral endonasal endoscopic approach to pituitary adenomas invading the cavernous sinus. J Neurosurg. 2014;120:1086-1094

7. Zimmermann M,Krishnan R,Raabe A,et al. Robot-assisted navigated endoscopic ventriculostomy:implementation of a new technology and first clinical results.Acta Neurochir(Wien),2004,146(7):697-704

8. Cappabianca P,Divitiis E. Endoscopy and transsphenoidal surgery. Neurosurgery,2004,54(5):1043-1048.

9. Abbott R. History of neuroendoscopy. Neurosurg Clin N Am,2004,15(1):1-7

10. Walker M L. History of ventriculostomy. neurosurg Clin N Am,2001,12(1):101-110

11. Schultheiss D,Truss M C,Jonas U. History of direct vision internal urethrotomy. Urology,1998,52(4):729-734

12. Dandy W E. An operative procedure for hydrocephalus. Johns Hopkins Hosp Bull,1922,33:189-190.

13. Dandy W E.Extirpation of the choroid plexus of the lateral ventricles in communicating hydrocephalus. Ann Surg,1918,70:569-579

14. Dallapiazza R F,Grober Y,Starke R M,Laws E R Jr,Jane J A Jr. Long-term results of endonasal endoscopic transsphenoidal resection of nonfunctioning pituitary macroadenomas. Neurosurgery.2015;76:42-52

15. Fay T,Grant F. Ventriculostomy and intraventricular photography in internal hydrocephalus. JAMA,1923,80:461-463

16. Karppinen A,Kivipelto L,Vehkavaara S,Ritvonen E,

Tikkanen E,Kivisaari R,et al. Transition from microscopic to endoscopic transsphenoidal surgery for nonfunctional pituitary adenomas. World Neurosurg. 2015;84:48-57

17. Putnam T.Treatment of hydrocephalus by endoscopic coagulation of the choroid plexus. N Engl J Med,1934, 210:1373-1376

18. Scarff JE. Endoscopic treatment of hydrocephalus: description of a ventriculoscopes and preliminary report of cases. Arch Neurol Psychiatry,1935,35:853-861

19. Nulsen FE,Spitz EB.Treatment of hydrocephalus by direct shunt from ventricle to jugular vein. Surgical Forum,1952,2:399-403

20. Jacobson JH Ⅱ,Wallman LJ,Schumacher GA,et al. Microsurgery as an aid to middle cerebral artery endarterectomy. J Neurosurg,1962,19:109-115

21. JhoH.D. The expanding role of endoscopy in skull-base surgery:indications and instruments. Clin Neurosurg, 2001,48:287-305

22. Prevedello D M. History of endoscopic skull base surgery: its evolution and current reality. J Neurosurg,2007,107 (1):206-213

23. CappabiancaP. Application of neuroendoscopy to intraventricular lesions. Neurosurgery,2008,62 Suppl 2:575-597

24. Cappabianca P,Decq P,SchroederHW. Future of endoscopy in neurosurgery. Surg Neurol,2007,67(5):496-498

25. Grant J A. Victor Darwin Lespinasse:a biographical sketch. Neurosurgery,1996,39(6):1232-1233

26. Scarff JE. Evaluation of treatment of hydrocephalus: Results of third ventriculostomy and endoscopic cauterization of choroid plexuses compared with mechanical shunts. Arch Neurol,1966,14(4):382-391

27. Jones RF. Neuroendoscopic third ventriculostomy: a practical alternative to extracranial shunts in non-communicating hydrocephalus. Acta Neurochir Suppl, 1994.61:79-83.

28. Apuzzo ML. Neurosurgical endoscopy using the side-viewing telescope. J Neurosurg,1977,46(3):398-400

29. Bushe KA,Halves E. Modified technique in transsphenoidal operations of pituitary adenomas. Technical note (author's transl). Acta Neurochir(Wien),1978,41(1-3): 163-175

30. Halves E,Bushe KA. Transsphenoidal operation on craniopharyngiomas with extrasellar extensions:The advantage of the operating endoscope [ proceedings ]. Acta Neurochir Suppl(Wien),1979,28(2):362

31. JankowskiR.Endoscopicpituitarytumorsurgery.Laryng-oscope,1992,102(2):198-202.

32. Rodziewicz G.S. Transnasal endoscopic surgery of the pituitary gland:technical note. Neurosurgery,1996,39 (1):189-192

33. Sethi D S,Pillay P K. Endoscopic management of lesions of the sella turcica. J Laryngol Otol,1995,109(10):956-962

# 第二章

ENDOSCOPIC NEUROSURGERY

# 神经内镜技术诊疗疾病现状

神经内镜技术的开发与应用经历了一个世纪的历程。近十余年来，得益于现代科学技术的迅猛发展，神经内镜技术从基础研究到临床应用，从单纯内镜手术到与包括神经导航、立体定向、超声、激光、功能定位等多种神经外科新技术的联合应用都取得了巨大的进展。其应用范围不断拓展，基本覆盖神经外科的各个领域，现已成为许多神经外科医师的有力工具。

目前适合神经内镜手术的疾病主要有：脑室脑池疾病（包括脑积水、颅内囊肿以及脑室与脑室旁肿瘤）、颅底疾病（包括前、中、后颅凹诸如垂体腺瘤、颅咽管瘤、脊索瘤、表皮样囊肿以及颅颈交界区等部位的病变）、脊柱脊髓疾病（包括 Chiari 畸形、脊髓空洞、脊髓栓系综合征、颈椎间盘突出、腰椎椎间盘突出等）、其他病变（如硬膜下血肿、脑室内出血、脑血管病变、脑脊液漏、三叉神经痛、面肌痉挛、脑脓肿等）。随着内镜设备的改进、创新和医师对内镜操作经验的不断积累，神经内镜治疗的适应证将会越来越广，手术效果也会越来越好。

## 一、神经内镜手术治疗的常见疾病

### （一）脑积水

传统治疗脑积水的方法多采用脑室 - 腹腔分流术，但存在分流管堵塞、感染等较多并发症，易

造成治疗失败，另外还可能导致分流管依赖以及心理障碍。目前，内镜下第三脑室底造瘘术（ETV）已经成为治疗梗阻性脑积水的首选方式。ETV 治疗脑积水操作简便，术后脑脊液循环较脑室 - 腹腔分流术更符合生理状态，且无需放置分流管，消除了分流手术的诸多缺点。

既往认为 ETV 手术后出现颅内高压即提示 ETV 手术无效，应行分流手术。Cinalli 通过 CT 及 MRI 动态观察，证明术后多数病人早期的颅内压增高与蛛网膜下腔对突然增多的脑脊液吸收缓慢相关，无须再行分流术。多数学者认为 ETV 手术失败的原因是造瘘口过小或瘘口再次粘连闭合所致，最新资料证明 ETV 治疗脑积水失败可能更多是由于病人存在脑脊液吸收障碍，蛛网膜下腔不能完全吸收增多的脑脊液所导致。因此，术前动态评价脑脊液的吸收功能非常重要。对于脑脊液吸收功能正常的脑积水病人，即使影像学提示交通性脑积水，ETV 对部分病人仍然有效。对于脑脊液吸收障碍的脑积水病人，即使影像学提示为梗阻性脑积水，仍应采取分流手术。

对于交通性脑积水能否采用 ETV 治疗一直是争论的热点之一，国外有研究指出形成交通性脑积水的原因是由于脑室顺应性降低，增高的脑搏动压使脑室扩张。ETV 术后，脑室内脑脊液经造

瘘口排出,使脑内过高的收缩压下降。有报道,临床应用中,ETV 治疗交通性脑积水术后症状改善率达 66.5%,其中步态不稳的改善率高达 75%。

中脑导水管成形术,适用于中脑导水管狭窄、闭塞所引起的梗阻性脑积水。导水管扩张后直径应达 3mm 大小,有人主张在导水管内放置支架以保证术后导水管不再闭塞。

另外,特殊的造瘘技术,包括透明隔穿通术、室间孔成形术、侧脑室 - 四叠体池穿通术和第四脑室正中孔成形术等也被应用于复杂脑积水的治疗,取得了良好的临床效果。对于单侧的侧脑室脑积水,可行透明隔造瘘,将两侧脑室打通。对于脑室肿瘤引起的梗阻性脑积水,在治疗脑积水时,可进行病灶活检。在分流术中使用脑室镜观察,可避免置管的盲目性,减少分流管堵塞几率。对于多房性脑积水,可用单极、双极电凝或激光烧灼,切开分隔,并用 Forgarty 球囊导管扩张瘘口,将多房变为单房,利于分流。

### (二)颅内囊肿、脑室内及脑室旁病变

颅内囊肿包括蛛网膜囊肿、脑室内囊肿、脑实质内囊肿以及透明隔囊肿等。这些疾病大多为先天性病变,出现症状可行内镜手术。术中进行囊壁开窗或部分囊壁切除,不强求全切囊壁,使囊肿与蛛网膜下腔、脑池或脑室相通。目前多数颅内囊肿都可选择神经内镜手术治疗。

在切除脑室内病变时,神经内镜不仅能清晰显露脑室内形态和结构,明确脑室内病变的位置以及多发病变的数目,从而避免盲目操作可能带来的副损伤。同时,神经内镜可观察和切除显微神经外科手术盲区、阴影区的残留肿瘤。

### (三)颅底疾病

神经内镜治疗颅底疾病是近年日益兴起的研究热点。当前内镜经鼻、经口至颅底中线区域的手术有着显著发展。由于颅底的结构特殊,存在许多腔隙,显微镜观察常有死角,而使用内镜可直接显露从前颅底到鞍区、斜坡甚至枕骨大孔周围的病变。

**1. 垂体腺瘤** 从早期仅能开颅手术切除垂体腺瘤,到近 50 年来可经蝶手术,垂体腺瘤的治疗质量获得了显著提高。但社会进步和科学发展促使人们不断地追求更高的生存质量。外科医生将减小手术创伤,同时尽可能地切除病变、减少复发、降低致残率、提高生存质量作为努力的方向。神经内镜技术的发展与逐步完善,正是科学技术发展的结果。当前神经内镜在神经外科领域发挥着越来越广泛的作用,其中内镜下经鼻蝶手术切除垂体腺瘤的技术已经比较成熟。与传统的显微镜经蝶垂体腺瘤切除术比较,应用内镜治疗垂体腺瘤,可以利用鼻腔生理通道,不需要切开唇下或鼻内黏膜,也无需使用蝶窦牵开器,甚至术后可以不填塞油纱,从而将手术创伤降到最低。进一步减少了以往手术入路的创伤,扩大了病灶的显露,增加了直观切除病变的机会,最大限度地保护了鼻腔的正常结构。

多角度内镜还可观察深部术野侧方的情况,进行直视下操作,便于掌握肿瘤的切除情况,可以更多地切除肿瘤,减少对垂体和周围重要结构的损伤,且止血可靠,减少了术后出血的可能性,保证了手术的安全和彻底,提高了手术质量。术中结合超声、神经导航和激素水平监测,内镜下切除垂体腺瘤可获得更加令人满意的结果。

总之,内镜经鼻蝶手术治疗垂体腺瘤具有创伤小、操作简便、疗效好等优点,已经成为国内外治疗垂体腺瘤的首选,随着科学技术的进步,必将不断发展、完善。

**2. 脊索瘤** 目前神经内镜应用于颅底脊索瘤的范围包括:①经鼻入路,并以此为中心向周围扩展,适用于在蝶筛窦以及上、中、下斜坡肿瘤;②经口咽入路,适用于位于下斜坡、枕骨大孔、上位颈椎前方的肿瘤;③内镜与显微镜结合使用,适用生长范围广泛、单一方法难以彻底切除的肿瘤。

内镜治疗颅底脊索瘤光源充足,术中投照的视野相对宽广,颅底肿瘤显露良好,能发现在显微手术中"死角"处的肿瘤,有利于全切肿瘤,减少肿

瘤复发。手术中随着肿瘤的分步切除，操作腔隙可进一步扩大。故而应用神经内镜切除脊索瘤能够增加肿瘤的显露，减小非直视盲目切取肿瘤的范围，且手术创伤小，术后严重并发症少，病人恢复快，住院时间短。

3. **颅咽管瘤**　随着内镜手术技术、颅底重建技术及设备的不断进步，对于完全位于硬膜内的颅咽管瘤也开始采取神经内镜手术切除。适合内镜经鼻切除的颅咽管瘤为鞍内型、鞍内鞍上型以及部分鞍上型颅咽管瘤，不适合内镜经鼻切除的颅咽管瘤为三脑室型。

4. **脑膜瘤**　颅底脑膜瘤基底位于肿瘤腹侧，血供主要也来源于腹侧，而其相邻的重要血管和神经则位于肿瘤背侧，因此从肿瘤的腹侧切除颅底脑膜瘤更适合肿瘤的病理特点和生长方式。

由于解剖结构的限制，内镜经鼻手术目前主要应用于切除颅底中线区域的颅底脑膜瘤，其优势为可以首先切除肿瘤基底，切断肿瘤血供。

5. **表皮样囊肿**　颅底表皮样囊肿有沿蛛网膜下腔向邻近部位生长的特性，从而形成巨大不规则占位性病变。因病变不规则，传统开颅切除术对正常脑组织创伤大，单纯显微手术常因镜下存在"死角"而使肿瘤难以全部切除。神经内镜能直接到达颅内深部，凭借其良好的光源和不同角度的镜头，术者可清晰地观察到各种直线视野无法看到的死角病变以及周围的结构，有助于发现残存在显微镜"死角"处的肿瘤，提高全切率，减少肿瘤复发；同时能够有效地避免损伤深处病灶周围重要的脑神经、血管，减少手术并发症。

**（四）脑实质内肿瘤**

应用神经内镜技术切除脑实质内肿瘤最近逐渐兴起，仍然处于起步阶段。2007年邸虓等人报道应用神经内镜作为单独照明工具在导航技术的辅助下切除了两例病人的颅内多发占位，取得了良好的手术效果。2009年Kassam等人报道应用内镜神经外科技术切除21例脑实质内肿瘤，8例肿瘤全切，6例近全切除，7例次全切除，没有发生

术后神经功能障碍或者血管损伤。上述实例证实了内镜神经外科技术治疗脑实质内肿瘤的可行性，但对于此项技术的应用还需要长期的观察来验证。

**（五）动脉瘤**

颅内动脉瘤手术中难点在于手术空间小、容易造成神经和血管的损伤。应用神经内镜可以减小动脉瘤手术的开颅范围，缩小头皮切口，避免过多地暴露脑组织。神经内镜适用于未破裂或瘤已破裂但蛛网膜下腔出血已吸收的动脉瘤手术，特别是深部动脉瘤。使用神经内镜不但可以多角度观察动脉瘤结构，还可以探查到瘤蒂具体位置以及动脉瘤后壁下隐藏的穿通支血管，并可以在动脉瘤夹闭后从后方、侧方观察瘤夹的位置是否恰当，从而减少对周围脑组织、重要神经和血管的损伤、减少术后并发症，有助于病人早日康复。

**（六）颅内血肿**

神经内镜手术技术可用于治疗脑室内出血、脑实质内血肿、慢性硬膜下血肿等。其原则是在不损伤血肿壁或引起新的出血的前提下，尽量清除血肿，不强调彻底清除血肿，能够达到急性减压的目的即可。较传统治疗方法，手术创伤更小。

**（七）肿瘤活检**

内镜神经外科技术对于邻接脑室或脑池且位置深在的肿瘤活检不失为一理想的工具，它可以尽可能地减少周围重要结构的损伤，同时能够直视下进行活检操作。同影像学介导的立体定向活检相比，神经内镜手术在直视下操作，大大减少了活检组织的误差，在获得明确诊断的前提下尽量减少并发症。脑室肿瘤常伴有脑积水，在内镜手术活检中时，可处理脑积水。神经导航等技术可增加内镜活检手术的准确性。新出现的技术，诸如"freehand"无关节臂导航棒技术更加拓宽了内镜活检的应用范围。

**（八）脑脓肿**

对于直径较大（≥4cm）的脑脓肿非手术治疗的效果较差，外科手术是此类脑脓肿的主要治疗

手段,但传统开颅术创伤较大。神经内镜与立体定向技术相结合治疗脑脓肿,对脑皮质层及脓肿周围正常脑组织损伤小,既能直视脓肿腔冲洗脓液,也可避免盲视操作下穿刺引起的脑出血。内镜治疗时,对于厚壁脓肿可用显微剪刀切开脓肿壁进行脓液吸引和引流,从而彻底清理病灶;对于多房性脑脓肿,可在内镜直视下打通脓肿腔之间的间隔,以便更有效的冲洗引流,较开颅术治疗彻底且创伤小。

### (九) 脑脊液鼻漏

脑脊液鼻漏是硬膜和颅底支持结构破损,使蛛网膜下腔与鼻腔相通,脑脊液经鼻腔流出而形成,常见于外伤、肿瘤、鼻窦疾患和开颅手术后。用内镜经鼻腔修补脑脊液漏,具有创伤小、直视下操作、术中判断瘘口准确、无面部瘢痕、不易感染等优点,已成为治疗脑脊液鼻漏的首选治疗方法。

### (十) 微血管减压

使用神经内镜进行微血管减压术具有锁孔开颅、对脑组织牵拉轻微、照明清楚、寻找责任血管确切、能够多角度观察等优点。最近,Shahinian 等人报道一组内镜下微血管减压术(EVD)治疗三叉神经痛以及舌咽神经痛病例,指出内镜可以提供更加清晰的解剖成像。他们比较了 255 例使用神经内镜进行微血管减压手术(EVD)与 1600 例应用显微镜进行微血管减压术(MVD)的手术效果,EVD 术后成功率为 95%,3 年随访成功率为 93%,而 MVD 术后成功率为 91%,3 年随访成功率为 80%,结论是 EVD 手术效果优于 MVD。

### (十一) 脊柱、脊髓病变

现今,随着微侵袭外科理念的深入人心,神经内镜治疗脊柱脊髓病变逐渐被人们所重视。技术、方法以及设备的系统化和现代化使神经内镜能够治疗许多脊柱脊髓的病变。采用内镜可行椎管内脊髓探查,并能明确诊断经椎管造影、数字减影血管成像、磁共振检查不能确诊的脊髓病变。神经内镜下应用管状牵开器切除硬脊膜内外肿瘤,可

使肿瘤完全切除,与传统的后正中椎板切开肿瘤切除术比较,具有创伤小、住院时间短、失血少等优点。经皮内镜下椎间盘切除、椎间孔成形术已渐趋成熟。内镜下治疗寰枢椎脱位或畸形、脊髓空洞症、脊髓栓系以及内镜下脊柱内固定、椎旁脓肿引流、胸交感神经节切除术等报道也日益增多。神经内镜技术可以减少脊柱脊髓手术时间,明显减少术中出血,手术切口小,病人住院时间明显缩短,恢复期的疼痛也明显减轻。

内镜应用于脊柱外科尚有一些不足,例如所有器械都从细长管腔通过,操作困难;手术路径缺乏明确解剖标志,常需结合术中导航技术;术中出血难控制等等。这些缺点使脊柱内镜的应用受到限制,与传统开放手术相比,其疗效并没有大幅度的提升。因此,严格掌握其适应证,不盲目应用才能更大的发挥神经内镜在脊柱、脊髓领域的优势。

## 二、优点及不足

同常规神经外科手术相比,神经内镜手术具有创伤小、出血少、术后反应轻、住院时间短、病人恢复快、预后明显改善等特点。

神经内镜手术主要优点为:①手术视角广:神经内镜可带有侧方视角,到达病变时可获得全景化视野,对病变进行"特写",放大图像,辨认病变侧方及周围重要的神经和血管结构,引导切除病灶及其周围病变组织,消除显微镜直视下的盲区,可显示某些手术显微镜所无法显露的部位。为深部视野提供更好的照明与观察影像,同步、清晰地显示术野,避免了盲目操作可能带来的损伤,极大地增加了手术操作的精确性和安全性,提高了手术质量。②照明强度高、直视性强:在较深的术野,手术显微镜的光亮度已出现衰减,而神经内镜系近距离照明。虽然图像的立体感较显微镜图像略有差距,但深部术野显示清晰,局部照明效果好。③创伤小:神经内镜的镜身长,横截面小,适合于在狭长的腔隙、孔道内操作,经鼻腔等自然腔隙或者较小的切口便可完成过去骨瓣开颅较大切口才

能完成的对病变的观察及切除,达到了微创手术的目的和要求。同时,内镜下对变异解剖结构的近距离识别,对复发性颅底肿瘤的手术更有优势,其术式本身也较少引起粘连或鼻腔结构变化,有利于再次经鼻腔手术。神经内镜手术结合神经影像导航系统、超声引导技术、计算机三维成像等新技术,可对病灶精确定位、设计最佳手术入路,可以使手术创伤进一步缩小。④时间短:对于部分疾病,神经内镜手术较常规神经外科手术可简化手术步骤,缩短手术时间。⑤不良反应小、副损伤小,能够获得更好的预后。

另外,神经内镜手术作为一种新技术,也有其不足之处,其适应证具有局限性。

首先,神经内镜对术者的熟练程度要求更高。由于采用神经内镜手术时,术野位置深在,手术空间狭小,内镜在术野中移动很容易造成邻近的血管和神经损伤,尤其是当使用有角度的神经内镜时,监视器上显示的为神经内镜侧方的图像,如果使用不熟练,更易引起副损伤。故神经内镜手术操作时手法一定要轻柔准确,避免大幅度移动和转动内镜,在导入和导出神经内镜时应尽量在监视器下进行。

其次,神经内镜手术野小,操作空间有限,应对手术意外能力差,特别是术中有较多出血时病变处理较为困难,可能需改行开颅手术。对较大的实体肿瘤,使用神经内镜手术切除也有一定难度。因而要求术者必须清楚了解相关解剖结构,并且接受过良好的神经内镜操作训练。在已掌握神经内镜基本操作的基础上,还要有扎实的显微神经外科技术,以应对可能出现的手术意外。

另外,神经内镜手术中显示的二维影像,缺少立体感及边缘图像的变形常使术者操作不适,可使术者对术野深度、宽度判断困难。鼻腔间隙的"狭窄"使内镜、吸引器等器械操作不协调。如何发挥神经内镜手术的优势,尽量减少或避免其不利影响,是我们应该思考和解决的问题。

(宋明 张亚卓)

# 参 考 文 献

1. 赵澎,张亚卓,宋明等.快速成长中的神经内镜技术.中国微侵袭神经外科杂志,2007,12(10):478-480

2. 张亚卓.促进神经内镜技术的发展和提高.中国微侵袭神经外科杂志,2007,12(2):49-50

3. 刘坤,蒋宇钢,张凌云.神经内镜-历史、发展和展望.医学研究杂志,2007,36(8):108-112

4. 张亚卓,王忠诚,赵德安等.内镜经鼻蝶手术治疗颅底脊索瘤.中华神经外科杂志,2007,23(3):163-166.

5. 刘志坚,傅震.神经内镜技术的临床应用进展.立体定向和功能性神经外科杂志,2009,22(4):254-256

6. 师蔚,王睿智.神经内镜技术在神经外科应用的过去、现在和将来.中华神经医学杂志,2009,8(4):425-427

7. 李储忠,张亚卓.神经内镜应用进展.中国神经精神疾病杂志,2009,35(2):67-68

8. 赵继宗,王硕,王永刚等.神经内镜在颅内动脉瘤的外科手术中的应用.中华医学杂志,2004,84(10):799-802

9. 张亚卓.质量是神经内镜技术发展的保证.中华神经外科杂志,2007,23(3):161-162

10. 曹黎明,关健伟.神经内镜的临床应用现状.广东医学院学报,2008,26(5):556-559

11. Silav G, Sari R, Bolukbasi FH, Altas M, Isik N, Elmaci I. Microsurgical fenestration and cystoperitoneal shunt through preauricular subtemporal keyhole craniotomy for the treatment of symptomatic middle fossa arachnoid cysts in children. Childs Nerv Syst. 2015;31:87-93

12. Schwartz TH. A role for centers of excellence in transsphenoidal surgery. World Neurosurg. 2013;80:270-271

13. Kabil M.S, Eby J.B, Shahinian H.K. Fully endoscopic endonasal vs. transseptal transsphenoidal pituitary surgery. Minim Invasive Neurosurg, 2005,48(6):348-354

14. Dehdashti A.R. Pure endoscopic endonasal approach for pituitary adenomas:early surgical results in 200 patients and comparison with previous microsurgical series.

Neurosurgery, 2008, 62(5): 1006-1015.

15. Jain AK. Excision of pituitary adenomas: randomized comparison of surgical modalities. Br J Neurosurg, 2007, 21(4): 328-331

16. Di X. Multiple brain tumor nodule resections under direct visualization of a neuronavigated endoscope. Minim Invasive Neurosurg, 2007, 50(4): 227-232

17. Kassam A.B. Completely endoscopic resection of intraparenchymal brain tumors. J Neurosurg, 2009, 110(1): 116-123

18. Schulz M, Kimura T, Akiyama O, Shimoji K, Spors B, Miyajima M, et al. Endoscopic and microsurgical treatment of sylvian fissure arachnoid cysts-clinical and radiological outcome. World Neurosurg. 2015; 84: 327-336.

19. Jarrahy R. Fully endoscopic vascular decompression of the trigeminal nerve. Minim Invasive Neurosurg, 2002, 45(1): 32-35

20. Okano A, Ogiwara H. The effectiveness of microsurgical fenestration for middle fossa arachnoid cysts in children. Childs Nerv Syst. 2016; 32: 153-158

21. JarrahyR. Fully endoscopic vascular decompression of the glossopharyngeal nerve. J CraniofacSurg, 2002, 13(1): 90-95

22. Shahinian H.K, Eby JB, Ocon M. Fully endoscopic excision of vestibular schwannomas. Minim Invasive Neurosurg, 2004, 47(6): 329-332

23. Kabil, M.S., Eby JB, Shahinian HK. Endoscopic vascular decompression versus microvascular decompression of the trigeminal nerve. Minim Invasive Neurosurg, 2005, 48(4): 207-212

24. Kimiwada T, Hayashi T, Narisawa A, Shirane R, Tominaga T. Shunt placement after cyst fenestration for middle cranial fossa arachnoid cysts in children. J Neurosurg Pediatr. 2015: 1-7

25. Barker FG. The long-term outcome of microvascular decompression for trigeminal neuralgia. N Eng J Med, 1996, 334(17): 1077-1083

26. Fessler R.G, Khoo LT. Minimally invasive cervical microendoscopic foraminotomy: an initial clinical experience. Neurosurgery, 2002, 51(5 Suppl): 37-45

27. Ruetten S. A new full-endoscopic technique for cervical posterior foraminotomy in the treatment of lateral disc herniations using 6.9-mm endoscopes: prospective 2-year results of 87 patients. Minim Invasive Neurosurg, 2007, 50(4): 219-226

28. Ruetten S. Full-endoscopic cervical posterior foraminotomy for the operation of lateral disc herniations using 5.9-mm endoscopes: a prospective, randomized, controlled study. Spine, 2008, 33(9): 940-948

29. Han PP, Kenny K, Dickman CA. Thoracoscopic approaches to the thoracic spine: experience with 241 surgical procedures. Neurosurgery, 2002, 51(5 Suppl): 88-95.

30. Khoo, LT, Beisse R, Potulski M. Thoracoscopic-assisted treatment of thoracic and lumbar fractures: a series of 371 consecutive cases. Neurosurgery, 2002, 51(5 Suppl): 104-117

31. Perez-Cruet MJ.Thoracic microendoscopic discectomy. J Neurosurg Spine, 2004, 1(1): 58-63

32. Ruetten S. Full-endoscopic interlaminar and transforaminal lumbar discectomy versus conventional microsurgical technique: a prospective, randomized, controlled study. Spine, 2008, 33(9): 931-939

# 第三章

ENDOSCOPIC NEUROSURGERY

# 内镜神经外科未来展望

现代神经外科越来越重视微侵袭技术的应用，在确保治疗效果的前提下减少手术创伤、降低住院费用、缩短住院时间、减少并发症、降低死亡率。神经内镜手术是微侵袭神经外科的主要技术方法之一，有其独特的优势。随着神经外科医生对神经内镜使用经验的不断积累、认识的不断深入，神经内镜技术必将在微侵袭神经外科中发挥更大的作用。

目前，内镜的缺点之一是仅能获得二维图像，观察近处图像时有一定程度的变形，对较深在、复杂的病灶，术中定位需要依靠术者的经验或术中导航的帮助。新的影像技术的发展即将突破这个障碍，新的内镜头端可以增加一个深度传感器，感知的光学信号通过计算机系统整合后可获得和显微镜类似的图像。内镜的缺点之二是术者术中操作的方式是手眼分离，依据屏幕来做引导，适应这种操作，需要较长时间的训练。这些通过系统的训练和集成应用现代高科技是完全能够克服的。人工智能与神经内镜技术的融合，使得新一代的机器人内镜技术成为可能，导航机器人由于定位精确，操作无误差，术中实时行脑漂移纠正，使得手术准确性精确到毫米，靠听从术者的语言命令自动调节视野，使远距离遥控手术更加精确和完美，从而可将手术并发症

降到最低，尤其适用于颅内多发病灶的锁孔手术处理。

随着神经影像技术的发展与融合，借助于计算机工作站强大的图像处理功能，术前的手术模拟将成为可能。国内外多个神经外科中心对虚拟技术的使用推崇备至。已经开发成功的有Dextroscope 系统（新加坡）和 SI-MENDO 系统（荷兰），其组成及应用方法基本相似，均由立体眼镜、电子操作笔、操纵杆及计算机操作平台组成，其人机对话界面简洁清晰，操作方便，可使术者在虚拟的三维结构中进行多角度、多种方法的模拟手术操作，锻炼单、双手操作技巧（single-handed task）及手眼协调能力（hand-eye coordination），有助于提高手术技巧，发现手术难点，剔除不佳入路，选取最佳手术方案。功能磁共振技术（functional magnetic resonance imaging, fMRI）、弥散张量成像技术（diffusion tensor imaging, DTI）与超声介导的神经导航技术（ultrasound-based neuronavigation system, UBNS）的融合，使影像导航为主的神经外科（image-guided neurosurgery）进化成信息导航集成的神经外科技术（information-guided neurosurgery）。神经内镜手术中将三维成像技术、立体定向技术、B超引导术及无框架神经影像导航系统等高度融合，形成唯一的信息操作平台，并且可以随着手术的进程不

断进行自我修正。

未来神经内镜技术的应用仍需不断研制和开发特殊内镜专用手术器械,以满足不同手术的需要;广角神经内镜、高清晰度摄像及显示系统能够使手术野更加完美;计算机自动控制内镜手术使操作更加精细;神经内镜与影像介导的神经导航系统、术中超声探测系统、激光系统和人工智能机器人系统的相互渗透等是未来的发展方向。

内镜神经外科更符合现代生物 - 心理 - 社会医学模式全身性的、整体的概念。随着内镜的柔软、纤细、灵活化以及各种高科技辅助设备的发展,神经内镜具有的独特优越性必促使微创神经外科向更高层次发展。内镜神经外科将迎来新时代,在有限的空间内创造无限的未来。

(宋明 张亚卓)

## 参 考 文 献

1. Martin J. Use of a nitrogen arm-stabilized endoscopic microdriver in neuroendoscopic surgery. Minim Invasive Neurosurg,2005,48(1):63-65

2. Eskandari R. The use of the Olympus EndoArm for spinal and skull-based transsphenoidal neurosurgery. Minim Invasive Neurosurg,2008,51(6):370-372

3. Aryan HE. Multidirectional projectional rigid neuro-endoscopy:prototype and initial experience. Minim Invasive Neurosurg,2005,48(5):293-296

4. Levy ML. Robotic virtual endoscopy:development of a multidirectional rigid endoscope. Neurosurgery,2008,62:599-606

ENDOSCOPIC
NEUROSURGERY

# 第二篇

## 内镜神经外科基础

# 第一章

# 神经内镜的仪器设备

神经内镜在神经外科中的应用已有百余年的历史，但长期以来由于高精密技术、光学技术和生产工艺等因素的限制，神经内镜技术的发展一直比较缓慢。神经内镜技术真正的突破出现于20世纪80年代。从那时开始，照明问题、视角和工作角度问题以及可视化问题逐步得到解决，透镜系统的持续改善提高了光学系统的质量，而各种灵活内镜的采用进一步扩大了手术视角。近20年来，随着高科技的迅速发展，越来越多高清晰、多用途、灵活便利的神经内镜问世，使得微侵袭内镜神经外科得以迅速发展，特别是神经内镜与立体定向、导航、超声等结合应用，大大拓展了其在神经外科疾病治疗中的应用范围。临床应用已近一个世纪的神经内镜，几经兴衰，终于迎来飞速发展的新时代。

科学技术的进步促进了内镜手术的进步，促进产生更精巧的内镜设备和符合内镜手术独特需要的显微器械。这些设备包括内镜镜体、镜头冲洗系统、支持臂、双极电凝、光源、高清数字摄像头、数字处理设备、数字显示器、DVD录像系统、神经监测设备(脑电描记器、肌电图描记器、躯体感觉诱发电位、脑干听觉诱发电位、运动诱发电位、视觉诱发电位)、微钻、手提式超声吸引器、特殊的内镜显微器械等。

部分神经外科器械体积较大，不适用于内镜手术。手术显微镜需要较大的开口将光线射入，以达到对术野的良好显示，而内镜仅需要较小的锁孔就可以到达靶区域。因此，改进常规的显微器械，例如双极电凝和手持式超声吸引器，使手柄更长、更细，器械头端更小，对于内镜手术都是必要的。另外，其他设备的改进，如摄像头、数字处理器、镜头冲洗系统、支持臂的改进都促进内镜技术的进步，促进产生更精巧的内镜设备和符合内镜手术需要的显微器械。

没有神经内镜仪器设备的进步，就不会有神经内镜技术的创新和发展。神经内镜技术的不断发展，对神经内镜及其设备提出了更高的要求；而仪器设备的改进，又反过来推动内镜技术的进一步提高。完备的神经内镜系统包括神经内镜和神经内镜辅助器械、设备。

## 第一节　神经内镜的主要构成

### 一、神经内镜分类

神经内镜根据其功能、所达部位及结构分为不同种类型。按神经内镜的功能分为观察镜及工作镜。观察镜主要是指没有工作通道仅有光学系统的内镜,工作镜除了具有观察镜的功能外,还具有至少一个以上的工作通道,具有手术、冲洗及吸引等多种功能。按神经内镜应用领域的不同分为:脑室脑池内镜、颅底内镜、脊髓、脊柱内镜及其他内镜;根据内镜视向角不同包括0°、30°、45°、70°、120°等;根据神经内镜的结构和形状分为硬性内镜和软性内镜,本书即以此分类为依据进行叙述。

## 二、神经内镜构成

神经内镜主要由镜体、光源、成像系统及图像记录装置等部分构成(图2-1-1-1)。

### (一)神经内镜镜体

1. **硬性内镜**　硬性内镜,也可简称硬镜(见图2-1-1-2)。硬性内镜通过多个柱状透镜成像,其外径一般在2~8mm之间,内可有多个通道,如照明、冲洗、吸引、工作等通道(见图2-1-1-3),长度一般为130~300mm,较长的内镜可与立体定向仪配合使用。内镜的直径越大,图像就越清晰,术野的亮度也越强。专业的内镜操作器械沿着内镜内、外进入术野,手术在高清显示器或液晶显示器引导下完成。成角内镜包括0°、30°、45°、70°、120°(见图2-1-1-4、图2-1-1-5)等,其中0°和30°,的镜头可以用于观察和手术操作;而70°和120°的镜头则仅用于观察;不同视角的神经内镜其用途各异。

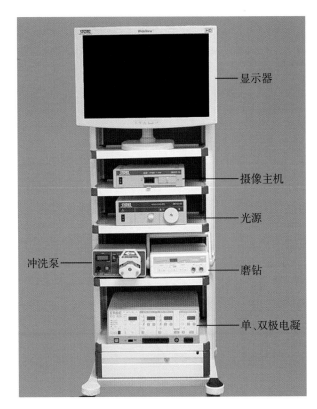

图2-1-1-1　神经内镜系统的主体部分

显示器

摄像主机

光源

冲洗泵

磨钻

单、双极电凝

0°内镜给出一个直线视野,30°内镜给出一个侧面视野,在颅底手术观察各个手术角落时很有用,如在听神经瘤切除时观察内听道,在经鼻垂体瘤切除时观察海绵窦,切除颅底表皮样囊肿时观察显微镜死角残余瘤体。拥有更大角度的内镜,例如70°和90°内镜,手术操作困难,主要用于死角的观察。脊柱内镜原则上属于硬性内镜的范畴,但由

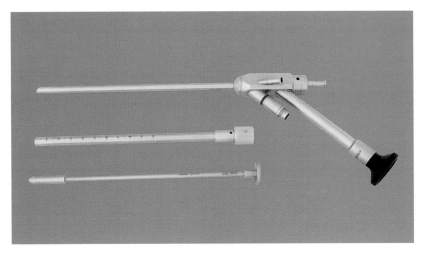

图2-1-1-2　硬性工作内镜

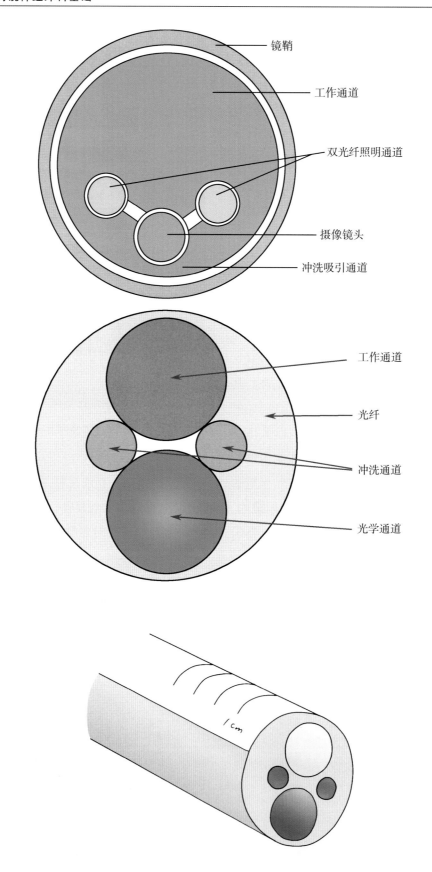

镜鞘

工作通道

双光纤照明通道

摄像镜头

冲洗吸引通道

工作通道

光纤

冲洗通道

光学通道

图 2-1-1-3　硬性神经内镜工作横断面

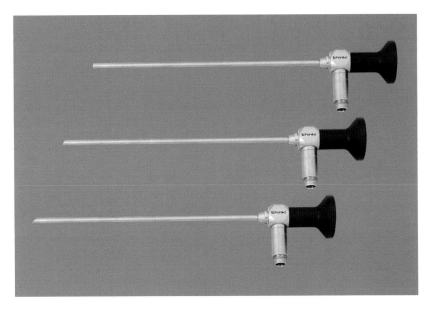

图 2-1-1-4　不同角度的硬性神经内镜

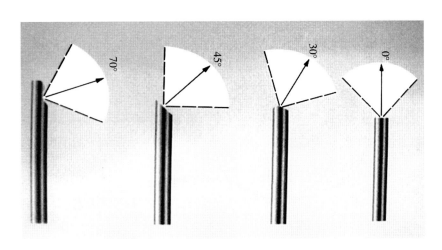

图 2-1-1-5　硬性神经内镜角度示意图

于主要应用于脊柱脊髓神经外科,与颅底神经内镜方面有以下几点不同:由于无自然间隙可以利用,因此需要借助器械建立人工通道,让内镜到达工作面,有时在视像系统外还需要留有操作空间(如椎间盘镜)。根据脊柱手术入路及手术方式不同,设计有多种类型的内镜,目前较常应用的有椎间盘镜和椎间孔镜。并且为适应不同的路径,镜长度和口径和成角均有不同设计规格。为配合不同的镜体和手术操作要求,配套有专门的手术器械。另外,已有直径为 4~6mm 的三维神经内镜应用于临床。神经内镜焦距短、视野宽,具有良好的

照明和图像质量,能够通过镜体内不同通道进行电凝止血、冲洗、活检等操作。有的内镜重量较大,为防止术中操作时发生移动,常需使用特定的固定装置(支持臂)来固定。

2. 软性内镜　软性内镜包括纤维软镜和电子软镜,简称"软镜"。软性内镜一般细而长,最长可达 1.0m,外径 0.75~4.0mm,头端直径 2~4mm。和硬性内镜一样,多数软性内镜亦有视道和照明通道,但因其外径小,通常将工作通道、冲洗通道和吸引通道合而为一。软性内镜除镜体柔软、可屈伸等特点外,头端还可以根据需要作成角或偏

侧,最大视角可达160°。软性内镜用途多,非常灵活,可以在脑室或脑池内移动,抵达硬性内镜无法到达的部位,进行观察和操作(图2-1-1-6、图2-1-1-7)。软性内镜使用时,控制方向比较困难,也需要使用固定装置进行固定。

**3. 其他** 观察剥离镜是一种短小的硬性内镜,头端直径约1mm,像显微神经外科器械一样,使用灵活但视野较小。最初用于脊柱手术,后逐

步用于颅内蛛网膜下腔的观察,可以与其他类型内镜配合使用(图2-1-1-8)。

应用于脑室-腹腔分流术的内镜,外径仅有1mm,主要用作脑室-腹腔分流管的管芯,将分流管脑室端放置入脑室正确的部位,从而避免损伤血管,减少脉络丛包裹的机会(图2-1-1-9)。

**(二)光源**

光亮度直接影响着图像的质量,尤其是术野

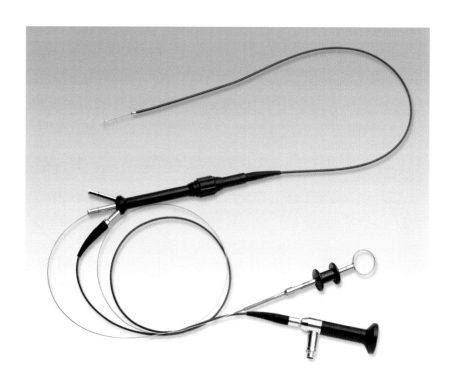

图2-1-1-6 软性纤维神经内镜

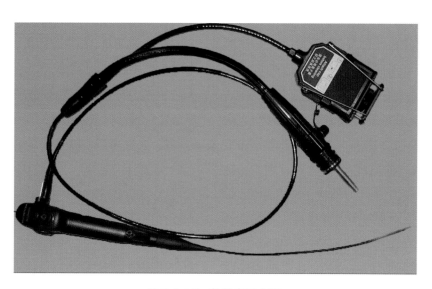

图2-1-1-7 软性电子内镜

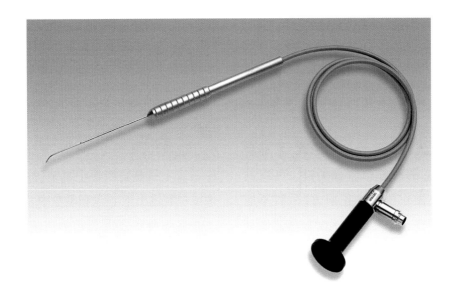

图 2-1-1-8　观察剥离镜

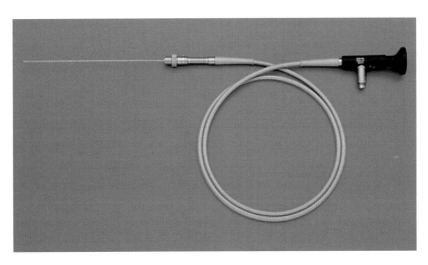

图 2-1-1-9　分流镜

反射光减少时,如蛛网膜下腔。Bozzini 研制的第一台硬性内镜采用烛光作为光源,1853 年法国的 Desormeaux 采用燃油灯进行反射照明使亮度有所增加,1878 年,爱迪生发明了灯泡,直至 1960 年中期,内镜照明还是依靠传统的白炽灯泡。1960 年代,金属卤化物灯和超高压短弧氙灯并开始进入临床应用,它们的色温高,照明度好(图 2-1-1-10),临床应用广泛。其中氙灯光通量是卤素灯的 2 倍以上,光能转化效率高,具有较高的能量密度和光照强度;寿命可达 1500 小时以上,远超卤素灯;而且光、电参数一致性好,工作状态受外界条件变化

的影响小,可瞬时点燃并达到稳定的光输出。缺点是价格较昂贵。

近年出现的新型 LED 冷光源,配备二次光学系统、自动散热管理系统和智能调光系统,可输出均匀的高亮度冷白光,寿命高达 6 万小时,色温高纯,不含红外、紫外线,功耗低,仅需 80W 功耗可达 300W 氙灯的效果。上述优点使其具有广阔临床应用前景。

**(三) 成像系统**

成像系统包括摄像头、摄像系统主机和显示器。

摄像头(图 2-1-1-11)与神经内镜的目镜相接,通过摄像系统主机(图 2-1-1-12)将图像传至显示器。目前应用的高清、全数字摄像头体积小、重量轻,配合高性能摄像系统主机的应用,使图像质量进一步提高。

显示器显示摄像头采集到的图像,是外科医生的"眼睛",它的放置位置很关键。可将其放置在外科医生操作位置的正前方,距离不应超过 2 米,以便观察。还应配备多个显示器供其他参加手术人员观看。这些显示器至少应具备 1024×768(标清)的分辨率,而目前高清显示器分辨率可达 1920×1080(高清)。

（四）影像记录装置

影像记录装置有助于记录和保存完整的资料信息,包括视频采集装置、光盘或硬盘存储介质和打印设备,可将手术影像转换为数字信号或直接打印成照片,作为资料储存、展示或出版。有的摄像系统主机整合图像记录装置的功能,直接将图像或视频输出于 U 盘和硬盘中,方便使用。

目前具备强大功能的高清多媒体工作站可实时动态全屏显示手术影像,具备脚踏实时控制、回放抓图等功能,与高清摄像系统配合使用,可行

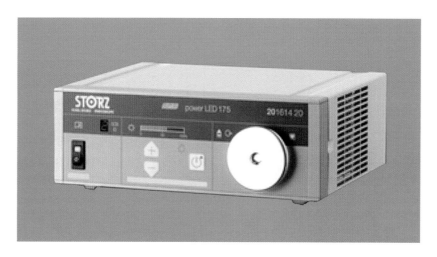

图 2-1-1-10 用于神经内镜的冷光源

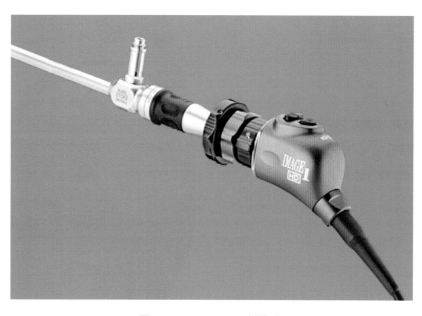

图 2-1-1-11 3-CCD 摄像头

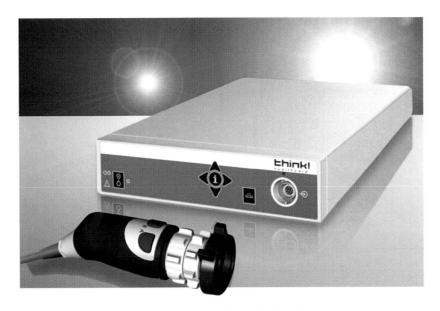

图 2-1-1-12　内镜专用摄像系统

1920×1080 录像,1920×1080 抓图,并支持 DVI、HDMI、HDSDI、VGA 和分量等多种视频输出接口,可即插即用打印机,随时打印全高清图片。同时配备功能丰富的数据处理软件,可与医院的电子病历系统和神经影像系统连接,直接进行多媒体编辑、转播、教学等,并具备数据检索和统计处理功能,对病人资料进行全方位的管理,包括神经内镜操作状态、手术指征、手术技术、并发症、处理结果等。通过网络扩展,可支持远程会诊、远程会议等功能。

（姜之全　白吉伟　桂松柏　张亚卓）

## 第二节　神经内镜的手术器械和辅助设备

神经内镜手术领域的不断拓展与内镜的手术器械和辅助设备的不断改进和完善密切相关。其种类繁多,以满足不同临床需要,主要包括内镜手术器械、内镜固定装置和导向设备等。

### 一、内镜手术器械

许多特殊设计的器械用于神经内镜手术,包括内镜专用显微剪刀、吸引器、双极电凝、显微剥离子以及其他器械等。这些器械共同特点是比传统器械更为细长,内镜手术器械一般要比镜体长 5cm 左右,尤其是用于工作镜的器械,直径须小于工作腔道直径(小于 3mm)。在实际应用中,每种器械常有多种用途,取决于操作者的习惯和经验。应充分认识内镜操作及内镜器械的局限性,熟悉各种器械的不足及潜在的危险。内镜手术不同于常规手术,需要远距离间接操作。内镜图像是平面图像,各个工作通道是平行的,内镜器械很细小,处理手术野外的情况比较被动,一旦发生大出血,在内镜下止血相当困难。

根据用途,内镜器械可分为:

**(一) 脑室、脑池内镜器械**

主要包括造瘘钳、抓钳、活检钳和剪刀。显微剪刀有弯头、直头、双尖头、单尖头等多种,应根据操作进行选择(图 2-1-2-1)。其他器械包括球囊导管(图 2-1-2-2)、穿刺针、吸引器等。

用于工作腔道内操作的双极电凝有点式、叉式和剪式(图 2-1-2-3、图 2-1-2-4、图 2-1-2-5)。使用时剪式双极电凝最佳,可在术中夹住出血点,止血灵活可靠(图 2-1-2-6)。

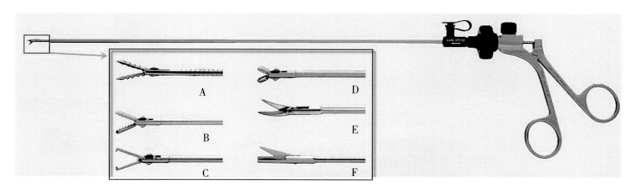

图 2-1-2-1 神经内镜的几种常用于内镜腔内操作的器械

A. 造瘘钳;B、C. 抓钳;D. 活检钳;E、F. 剪刀

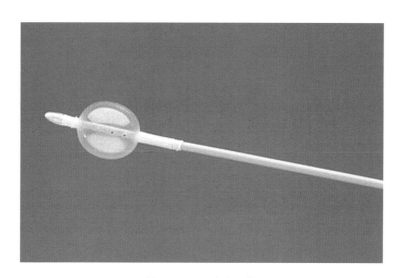

图 2-1-2-2 球囊导管

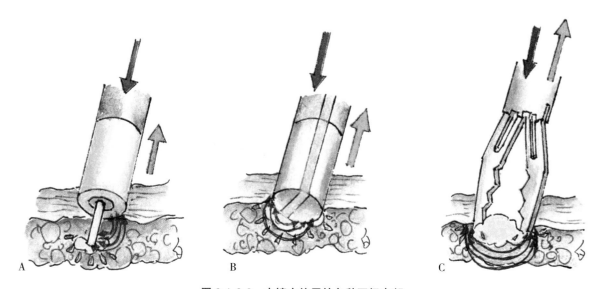

图 2-1-2-3 内镜中使用的各种双极电凝

A. 点式双极电凝;B. 叉式双极电凝;C. 剪式双极电凝

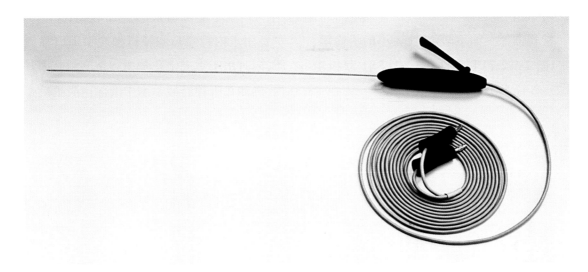

图 2-1-2-4 脑室内镜手术常用的双极电凝

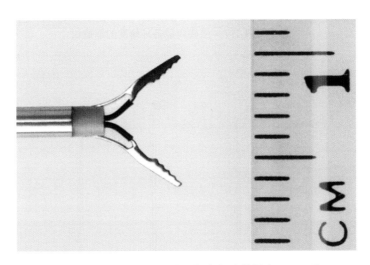

图 2-1-2-5 脑室脑池内镜剪式双极电凝头的最大开口可达 6mm

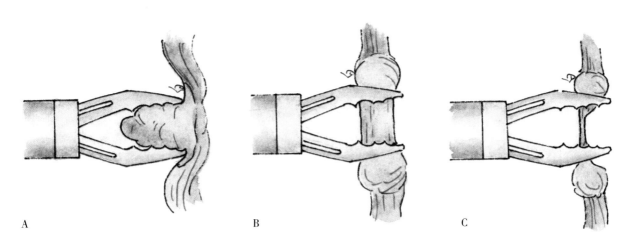

A                          B                          C

图 2-1-2-6 各种不同的电凝方法
A. 先钳夹后电凝；B. 先撑开后电凝；C. 直接电凝

（二）颅底内镜器械

1. **常规器械** 如不同角度、大小的活检钳、取瘤钳（图 2-1-2-7）和刮匙（图 2-1-2-8）、双极电凝（图 2-1-2-9）、剪刀（图 2-1-2-10）等。

2. **用于磨除骨质的高速磨钻**（图 2-1-2-11）主要用于内镜经鼻和经口颅底手术磨除颅底骨质，同时用于生成锁孔骨窗和钻磨颅骨内骨性结构，例如在听神经瘤手术中磨除内听道后壁。对

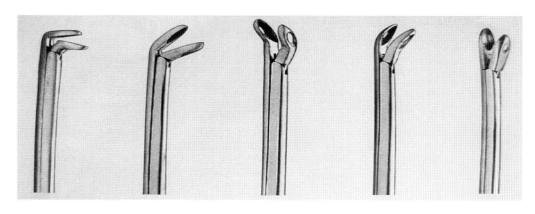

图 2-1-2-7　颅底内镜各种角度的取瘤钳

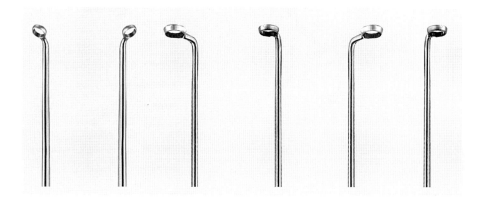

图 2-1-2-8　颅底内镜不同大小、不同角度的环形刮匙

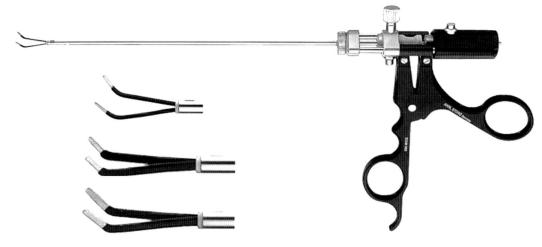

图 2-1-2-9　双极电凝

于内镜颅底手术,紧凑的高性能的微钻使得外科医生在通过锁孔开颅到达的狭窄空间内能够平稳操控。微钻手柄要求为细长,从而能够在钻头工作时提供更好的视野,能看到前方的金刚砂钻头。可选配的手柄有直的和弯的,适用于不同手术部位。另外,手柄握持方式也分执笔式和枪式,前者更易于操控(图 2-1-2-11、图 2-1-2-12),手柄的长度也有多种选择,目的是在颅底手术时到达深部并在一定的术野中完成微小和精巧的钻磨功能。

**(三)脊柱内镜器械**

1. **常规器械**　不同角度、不同长度、不同直径的双极电凝(图 2-1-2-13)、抓钳(图 2-1-2-14)、咬切钳(图 2-1-2-15)、探棒(图 2-1-2-16)、触诊钩(图 2-1-2-17)等。

2. **高速磨钻动力系统(图 2-1-2-18)**　可以提供 100 000U/min 转速动力,专用脊柱磨钻长度30cm,直径 3.5mm,前端配合侧方保护鞘,避免血管神经损伤。有些被设计成具有一定转角,以扩大内部磨除范围。

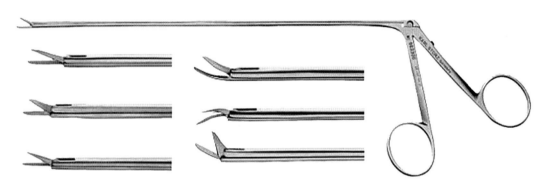

图 2-1-2-10　颅底内镜用不同成角方向的剪刀

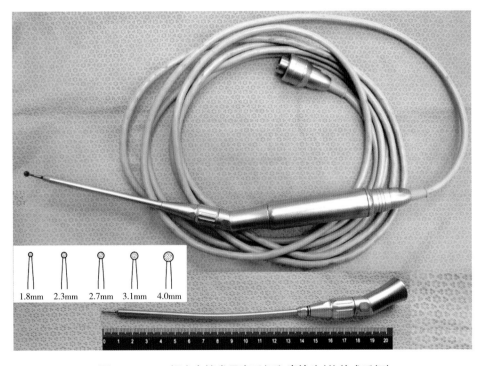

图 2-1-2-11　颅底内镜常用弯手柄和磨钻头(执笔式手柄)

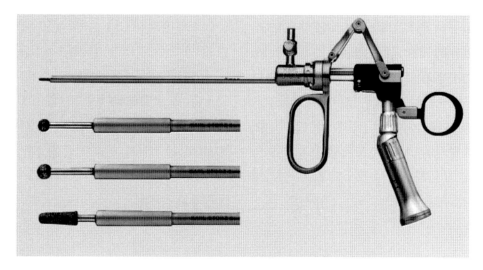

图 2-1-2-12　颅底内镜常用磨钻头(枪式手柄)

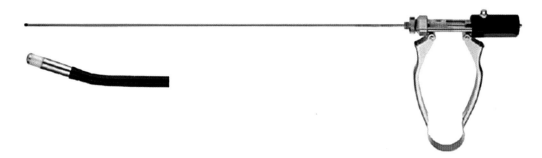

图 2-1-2-13　双极:长度 36cm,直径 2.5mm。前端有一定角度利于操作

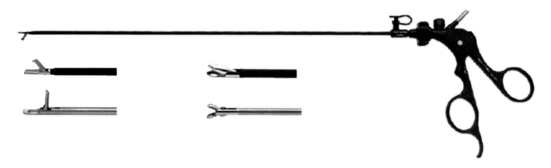

图 2-1-2-14　抓钳:长度一般 36cm,直径 2.7~3.5mm。开口角度 30°~90°

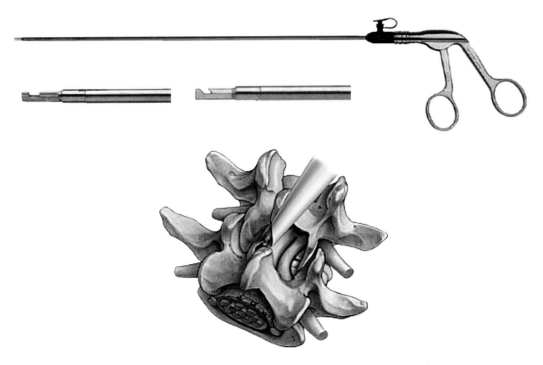

图 2-1-2-15　咬钳:长度 30cm,头端有 45°~90° 不等的咬切工作角度

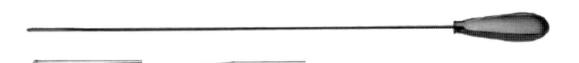

图 2-1-2-16　探棒:一般 25~36cm 长,直径 2~2.6mm,头端一般成 45° 斜角

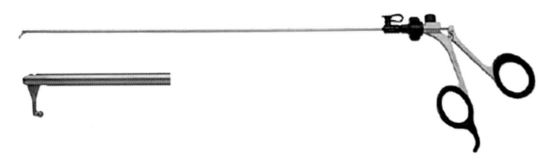

图 2-1-2-17　触诊钩:长度 30cm,头端张开工作触钩 2.7~3.6mm

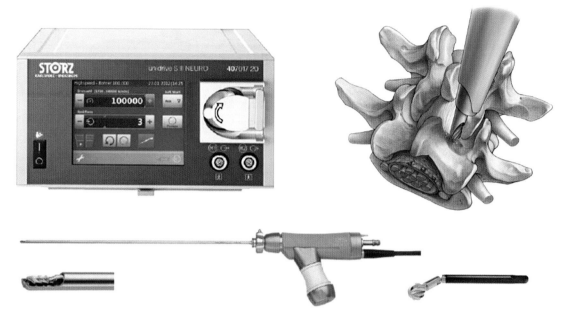

图 2-1-2-18　高速磨钻动力系统

## 二、内镜辅助设备

### （一）激光

用于神经内镜的激光主要有 Nd:YAG 激光、氩激光和 KTP 激光三种，其光导纤维的外径为 600μm，尖端以 30℃分布能量，波长为 1.06μm。用于脑室、脑池内镜时，激光在水中不被吸收，在连续冲洗和吸引过程中或在脑室系统内激光同样可起组织切割、止血和汽化作用。主要通过神经内镜上的手术通道，而不通过机械性接触，因此可以减少对周围正常脑组织的损害，这是激光最主要的优点。用于颅底内镜时，兼具病变切割和止血作用，使用很方便。

### （二）微型超声外科吸引器（微型 CUSA）

利用超声将瘤腔内部的瘤体变为碎屑，并利用其吸引功能将碎屑去除。内镜微型 CUSA 较常规的 CUSA 更加小巧、轻便，更长、更细（图 2-1-2-19）。包括超精细微头，并且有成角和延长的手柄，从而在颅底内镜手术中更好地到达术野，并且有最佳的术野显示。另有超细的内镜可通过 3mm 工作通道用于脑室、脑池内镜，大大提高脑室、脑池内镜的切除效率。一般多种不同的频率供选择，标准的 35 千赫或 36 千赫手柄适合关键结构周围的软组织切除，而 23 赫兹和 24 赫兹的手柄用于较硬的组织。

### （三）冲洗系统和工作套管

内镜图像的清晰度需要清晰的介质、手术野的最佳显示以及最少的衍射。内镜镜头置入手术野，易沾染血液、液体、碎屑。内镜应配备有专门的冲洗系统，以减少和避免移动、清洁、重新置入内镜等不必要的操作。冲洗系统包括冲洗泵和冲洗管道，管道与内镜冲洗通道相连，使用无菌盐水冲洗镜头和术野，保持视野清晰。在需要清洁术野时，通过脚踏控制水流，冲洗镜头，不仅可以保持视野清晰，还有一定的分流作用（图 2-1-2-20）。

颅内冲洗可使用温的人工脑脊液，维持灌注压在 30cm $H_2O$ 的安全范围内。用冲洗泵控制冲洗速度，保持流出道的顺畅，避免颅内压过高。冲洗液进入颅内时应与体温一致，可以用输液加热器或将袋或者瓶装的冲洗液用温水或温箱加热至 36~37℃。

内镜的工作套管（图 2-1-2-21）是脑室镜手术

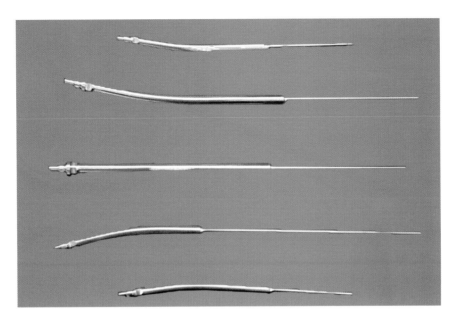

图 2-1-2-19 可用于神经内镜手术的 CUSA 手柄

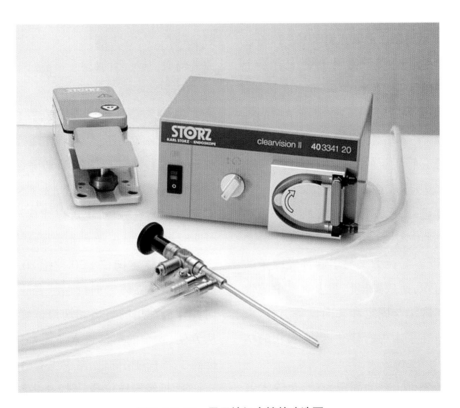

图 2-1-2-20 用于神经内镜的冲洗泵

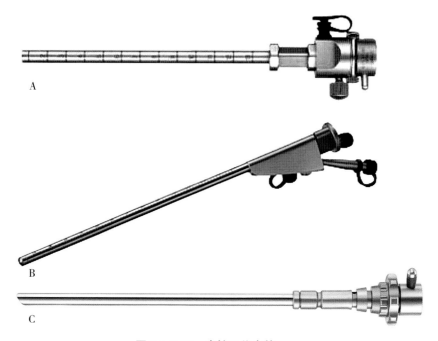

图 2-1-2-21 内镜工作套管
A. 单腔套管;B. 多腔套管;C. 冲洗套管

必需的,分单腔和多腔 2 种。单腔套管适用于本身带有工作通道的内镜,先引入套管,之后通过套管腔将内镜导入脑室内。多腔套管上有多个通道,包括观察镜通道、器械通道和冲洗通道。套管外径不宜超过 8mm,否则易造成脑组织的撕裂出血。

另外有冲洗套管用于颅底内镜,用于术中冲洗,同时也用于支持臂固定内镜的夹持。

**(四)固定装置**

神经内镜手术中有时应用固定装置是十分必要的,徒手操作既容易疲劳又易引起神经内镜的移位而损伤脑组织,造成副损伤并影响术中的观察和手术操作。内镜与固定和导向设备结合,可减少或避免内镜在手术中的移动,提高操作的精确性和安全性。

术中固定系统可牢靠的固定内镜,免除术者枯燥、易疲劳的固定工作。在内镜手术中,有时双手操作更为方便,因此支持臂是内镜设备的必要补充。支持臂必须结实、稳定,能够安全固定内镜,并根据术中需要灵活调节。分为机械和气动两类。

早期的支持臂是机械式的,将长金属杆使用可动关节连接,稳定性较差。气动支持臂由球状轴承关节构成,既灵活,又稳定可靠(图 2-1-2-22)。

**(五)导向设备**

**1. 超声设备** 神经内镜手术常用超声做术中病灶定位,在超声引导下,可以比较安全地对血供丰富的肿瘤进行活检和切除,避免损伤血管。与录像系统连接,可以记录保存术中获得的情报,实现图像重现分析,也可以连接计算机对图像进行实时解析和电视画面上的观察。

**2. 立体定向仪** 20 世纪 80 年代后期,内镜技术开始与立体定向技术结合应用,通过立体定向设计最理想的轨道和切口位置,神经内镜可以从方便、安全的角度进入所需部位,误差小,大大提高了手术的精确性,减少了对脑的损伤。

**3. 神经导航仪器(图 2-1-2-23)** 目前神经导航技术与内镜技术结合应用最广泛,它摆脱了立体定向仪导向臂的影响,使手术操作更加方便;同时它使手术定位更精确、手术时间缩短,疗效进一步提高。

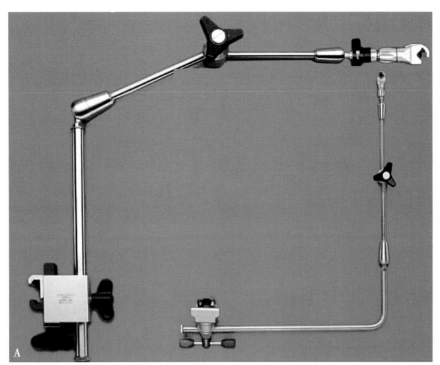

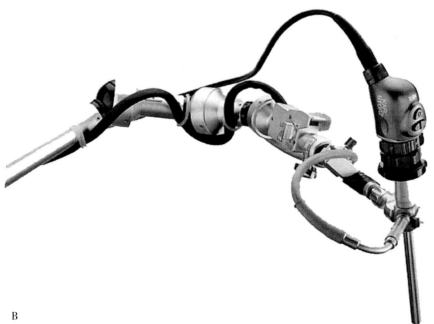

图 2-1-2-22　内镜固定装置
A. 机械臂；B. 气动支持臂

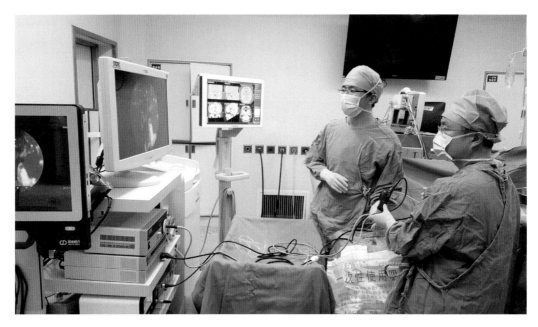

图 2-1-2-23　内镜手术术中导航

**（六）神经电生理监测设备**

神经生理监测可实时评估神经功能,指导手术医师操作。监测手段包括诱发电位、肌电图及脑电图等,可监测与评价神经结构和功能的完整性。诱发电位监测包括体感诱发电位、脑干听觉诱发电位、运动诱发电位和视觉诱发电位等。肌电图广泛用于颅底手术,最常见的是用于桥小脑角、脑干肿瘤手术或微血管减压手术的Ⅴ、Ⅶ、Ⅹ、Ⅺ或者Ⅻ脑神经监测。另外,内镜经鼻颅底手术经常需要监测展神经功能。

（王继超　宋贵东　姜之全　白吉伟　张亚卓）

# 第三节　神经内镜的工作原理

不同类型的内镜的成像原理各不相同,硬性内镜主要靠多个柱状凸透镜成像,而纤维内镜和电子内镜成像原理相对复杂。

## 一、硬性内镜

1895 年 Rosenhein 研制出硬式内镜,由 3 根管子组成,呈同心圆状排列,中心管为光学结构,第二层管腔内装上铂丝圈的灯泡和水冷结构,外层壁上刻有刻度,显示进境深度。1908 年 Ringleb 设计了新的光学系统,使内镜的视野更加清晰,并制出可观察不同角度视野的观察镜及膀胱镜。1953 年 Wildegans 试制出三棱镜和透镜组成导光系统的硬质胆道镜,其照明和成像均较前有明显的改进。1951 年英国伦敦帝国大学的物理学教授 Hopkins 开始改进传统内镜,1961 年,Hopkins 和 J. G. Gow 改进了棒状透镜系统,提高光线投射 50 倍,奠定了现代硬性内镜的基础,目前临床所采用的硬性内镜绝大多数是基于 Hopkins 系统的（图 2-1-3-1）。

内镜传递光的亮度与透镜之间所散布介质的折射率的平方成正比,空气的折射率是 1.0,玻璃的折射率约为 1.5,如用玻璃做介质,则光传递将增加 1 倍左右。经典内镜是由一长金属管内含许多间隔较远的玻璃透镜所组成,Hipkins 将内镜中的空气 / 玻璃间隔颠倒,用玻璃作为导光介质,显著地改善了光的传递。在 Hipkins 透镜系统,内镜大部分长度被杆状透镜占据。光线由物镜折射后,经中继系统汇聚光线、消除色差后,成像于目镜。

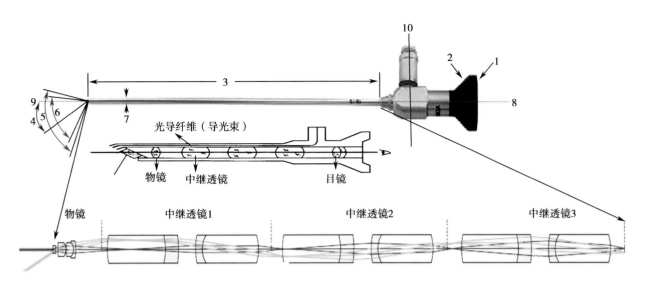

图 2-1-3-1 硬性内镜成像原理。自上而下依次为内镜构成组件及概念、内镜构成模式图、内镜成像模式图
1. 近端,用于连接摄像头;2. 目镜罩;3. 工作长度;4. 视向角;5. 光照角度;6. 视角;7. 内镜直径;8. 内镜中心线;9. 光轴,有时与内镜中心线不一致

## 二、纤维软镜

**1. 纤维光学原理** 光导纤维直径为十几到几十微米,可以任意弯曲,光线进入后,经折射到达其内表面,如此反复地折射,光就从一端传到另一端。当玻璃丝弯曲时,反射角相应地变化,光线就随弯曲的纤维传导(图 2-1-3-2)。

**2. 纤维光束导像原理** 导像纤维束由几万根光学纤维丝按顺序平行地排列起来(图 2-1-3-3),利用光学上的全反射原理,将物像由一端传至另一端,不失真地传递图像。

**3. 成像原理** 冷光源的光束经光导纤维束(导光束)照射于手术野内,照射得到的反射光即成为成像光线,先后经过直角屋脊棱镜、成像物镜、玻璃纤维导像束、目镜等一系列光学元件,在目镜上显示手术野的图像。

## 三、电子软镜

电子内镜成像依赖于内镜前端装备的微型图像传感器,冷光源发出的光线经内镜内的光导纤维传入手术野,图像传感器接收到手术野的反射光,将其转换成电信号,通过导线将信号输送到视频处理系统,后者将其进行储存和处理,最后传输到显示器中,显示为手术野的彩色图像。其图像比普通光导纤维内镜的图像更清晰,色泽更逼真,分辨率更高。

决定电子内镜成像质量的核心部件是光电耦合元件(CCD),CCD 的性状决定内镜的成像质量和操作特性。安装 CCD 的方法有两种,一种是 CCD 的受光面垂直于物镜光轴方向,使 CCD 直接接受从物镜射来的光,结构较简单,但 CCD 的尺寸受内镜粗细的限制。另一种是 CCD 的受光面平行于物镜光轴,物镜射来的光通过直角转向棱镜照射到 CCD 受光面上,CCD 的面积可以扩大,以提高 CCD 的像素数。虽然加工难度加大,但可获得更清晰的图像,目前逐渐趋向于采用第二种方法安装 CCD。

CCD 只能感受光信号的强弱,电子内镜的彩色还原是通过在 CCD 的摄像光路中添加彩色滤光片,并对彩色视频信号进行处理后获得的。彩色滤光片的放置有顺次方式和同步方式。目前临床应用的新型软镜多采用同步方式放置 CCD,它在 CCD 的受光面上镶嵌原色和补色的滤光片,当反射光作用于 CCD 时,直接产生彩色信号,传送并

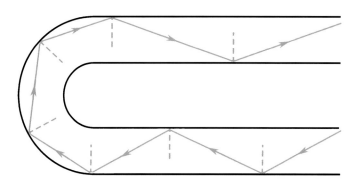

图 2-1-3-2 玻璃纤维的光反射原理

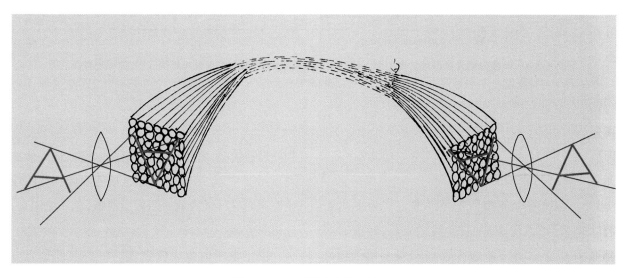

图 2-1-3-3 纤维光束传像原理

储存在图像处理器中,图像清晰,色彩还原性好,缺点是镶嵌式滤光片的位于内镜头端,为缩小内镜的直径和缩短先端硬性部增加了技术难度。

(姜之全 白吉伟 张亚卓)

## 第四节 内镜器械的使用、维护、清洗与消毒

### 一、仪器放置

神经内镜系统由显示器、摄像机、光源、冲洗泵、双极电凝等多种仪器组成,需选择一个分层的可以移动的仪器车分层放置这些仪器。原则是移动灵活,放置稳妥、安全。更重要的是高度适宜,显示器放置高度应与术者视线水平或略高于视平线,便于术者操作。另外,神经外科手术使用仪器较多,合理设置仪器位置,对于术者操作至关重要。下面介绍两种常见内镜手术仪器车放置位置。

1. **内镜经鼻(口)入路手术内镜设备位置** 将神经内镜仪器车放置在病人头部前方,距头部50~60cm,内镜器械操作台放在头部与内镜仪器之间。前托盘距切口 40cm 以上,便于术者操作时肘部活动(图 2-1-4-1、图 2-1-4-2)。

2. **脑室内操作手术内镜设备位置** 将神经内镜仪器车放置术者对侧,内镜操作台放置在内镜仪器车与手术野之间(图 2-1-4-3、图 2-1-4-4)。

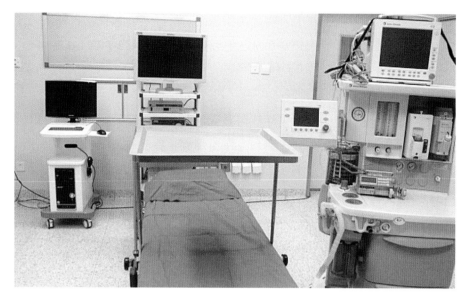

图 2-1-4-1 内镜经鼻手术设备布局图

图 2-1-4-2 内镜经鼻蝶手术实际操作布局图

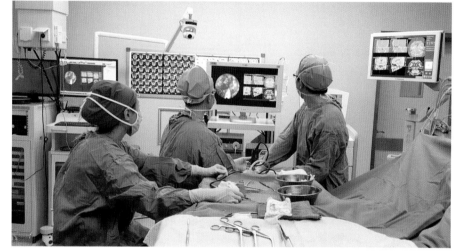

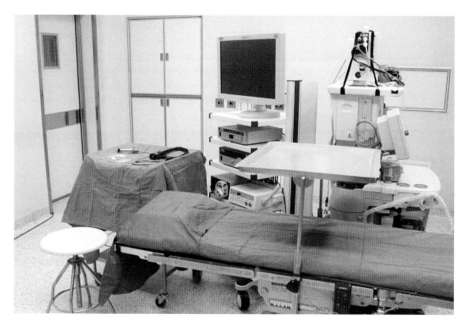

图 2-1-4-3 脑室内操作手术布局图

## 二、内镜无菌操作台的准备

由于内镜手术仪器设备较复杂,应专门设置内镜无菌操作台,放置内镜仪器及物品,与其他器械分开,以更好地起到保护作用,并方便使用。

无菌操作台布置方法:器械车、操作台布置,按无菌要求铺设四层以上无菌巾,下垂30cm以上。将无菌摄像线、光源线、冲水管及各种内镜连接好并固定在无菌操作台上(图2-1-4-5、图2-1-4-6)。

## 三、内镜术中注意事项

连线与对应仪器分别连接,按对接标志插紧,在无菌台上保留足够长度。使用内镜时室内照明关闭,光线较暗,巡回护士应注意线路安全,保持

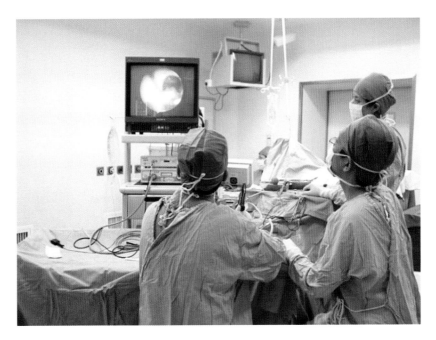

图 2-1-4-4 脑室内操作手术布局图

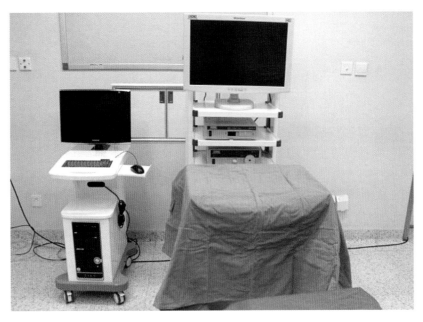

图 2-1-4-5 无菌操作台布置方法

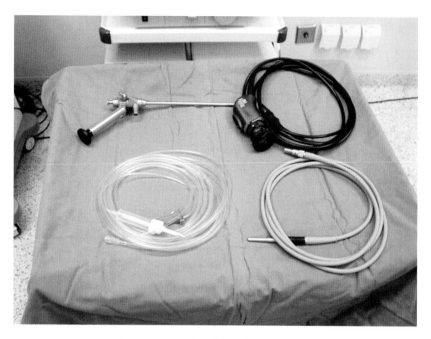

图 2-1-4-6　无菌摄像线、冲水管及光源线

正常连接及管道通畅,减少室内人员走动。观察冲洗液的注入情况,及时更换冲洗液。根据手术进展调节双极功率的大小。使用器械过程中注意轻拿轻放,工作镜、观察镜等器械不得相互碰撞。

## 四、术后维护与保养

1. 将各个仪器电源关闭,轻轻拔下连线,用软湿布将摄像线、光源线血迹擦净,盘成直径 >10cm 的环状,放置在专用的内镜器械盒内。

2. 仪器冷却后推至存放位置,避免碰撞。

**3. 内镜器械的维护**

(1) 观察镜:属于光学精密仪器,应避免碰撞、受压,镜头部分应用镜头纸浸 75% 酒精擦拭。

(2) 工作镜:管腔纤细,清洗应彻底。

(3) 内镜手术器械:手柄较长,前端精细,用后应及时检查完整性。

(4) 内镜用双极:内镜用双极手柄细长,前端尖细,使用不当或刷洗擦拭不当易造成损坏,使用后应用湿软布轻轻擦拭。尾部的连接双极线,不能将其浸泡水中以免发生短路,应单独放置,单独清洁,单独打包消毒。

4. 内镜仪器、器械属手术精密仪器,应专人负责保管、维护及清洁,并做好使用检查维护记录。

## 五、内镜的清洗

**(一) 水洗**

1. 在流动水下彻底冲洗镜体,除去血液、黏液等残留物质。彻底清洗内镜各部件,管腔应当用高压水枪彻底冲洗。内镜手术器械的轴节部、弯曲部用软毛刷彻底刷洗。

2. 用吸引器吸干或高压气枪吹干镜体管腔内的水分并擦干镜身。

3. 内镜附件如活检钳、异物钳、剪刀等使用后,先放入清水中,用小刷刷洗钳瓣内面和关节处,清洗后并擦干。

4. 清洗纱布应当采用一次性使用的方式,清洗刷应当一用一消毒。

**(二) 酶洗**

1. 多酶洗液的配制和浸泡时间按照产品说明书。

2. 将擦干后的镜体置于酶洗槽中,用注射器抽吸多酶洗液 100 毫升,冲洗送水管道,用吸引器将含酶洗液吸入镜体器械通道,操作部用多酶洗液擦拭。

3. 擦干后的内镜手术器械如活检钳、异物钳、剪刀等用多酶洗液浸泡,内镜手术器械应在超声清洗器内清洗 5~10 分钟。可拆卸部分必须拆开清洗,并用超声清洗器清洗 5~10 分钟。

4. 多酶洗液应当每清洗 1 次后即及时更换。

### (三) 清洗

1. 多酶洗液浸泡后的镜体,用高压水枪或者注射器彻底冲洗各管道,以去除管道内的多酶洗液及松脱的污物,同时冲洗内镜的外表面。

2. 用高压气枪或 50 毫升的注射器向各管道充气,排出管道内的水分。

## 六、消毒灭菌方法及要求

### (一) 硬性内镜

1. 适于压力蒸汽灭菌的内镜镜体或者内镜部件应可采用压力蒸汽灭菌,注意按内镜说明书要求选择温度和时间。

2. 环氧乙烷灭菌方法适合各种内镜镜体及附件的灭菌。

3. 等离子低温灭菌方法适合各种内镜镜体及附件的灭菌,应注意必须排空管腔内的所有水分。

4. 灭菌后的内镜镜体及附件应当按照无菌物品储存要求进行储存。

### (二) 软性内镜

1. 环氧乙烷灭菌。

2. 等离子低温灭菌,应注意必须排空管腔内的所有水分。

## 七、灭菌后的内镜应当每月进行生物学监测并做好监测记录

消毒后的内镜合格标准为:细菌总数 <20CFU/件,不能检出致病菌;灭菌后内镜合格标准为:无菌检测合格。

(王伟　节振香)

## 参 考 文 献

1. Levy ML. Robotic virtual endoscopy:development of a multidirectional rigid endoscope. Neurosurgery,2006.59(1 Suppl 1):134-141
2. Ebner FH. Broadening horizons of neuroendoscopy with a variable-view rigid endoscope:an anatomical study. Eur J Surg Oncol,2010,36(2):195-200
3. 王忠诚,张亚卓.微侵袭内镜神经外科的现状与展望.中华神经外科杂志,2001,14(4):199-200
4. 张亚卓,主编.神经内镜手术技术.北京:北京大学医学出版社,2004:6-11
5. 张亚卓,王忠诚,高鲜红,等.神经内镜手术并发症及防治.中华神经外科杂志,2003,19(6):405-407
6. 张亚卓,王忠诚,刘丕楠,高鲜红.神经内镜辅助显微外科治疗颅内表皮样囊肿.中华神经外科杂志,2001,17:201-204
7. 刘丕楠,王忠诚,张亚卓,高鲜红.内镜下治疗颅内囊性病变.中华神经外科杂志,2001,17:211-213
8. Hopf NJ,Pemeczky A.Endoscopic neurosurgery and endoscope-assisedmicroneurosuegery for the treatment of intracranial cysts. Neurosurgery,1998,43(6):1330-1336
9. Oka k,Go Y,Yamamoto M. Experience with an ultrasonic aspiration in neuroendoscopy. Minim Invasive Neurosurg,1999,42(1):32-34
10. Tamaki N,Hara Y,Takaishi Y,et al. Angled rigid neuroendoscope for continuous intraoperative visual monitoring:technical note. J Clin Neurosci,2001,8(2):148-150

# 神经内镜技术相关应用解剖

## 第一节 脑室系统的内镜解剖

内镜成像原理与显微镜不同,成角内镜又可提供不同的观察视角,故内镜下解剖视角不同于显微镜下解剖所见,操作者常需要在变形的图像中判断和确认重要结构的毗邻关系,故内镜解剖对临床实践有较大的指导意义。脑室系统是脑组织内存在的自然空腔结构,脑室系统为脑室内镜提供了广阔的操作空间。

### 一、侧脑室的内镜解剖

#### (一)内镜下经额入路

病人仰卧位,头抬高约30°,Kocher点钻孔,穿刺侧脑室引入0°硬性内镜或电子软镜观察。

内镜下可见脑室额角底部和外侧壁是尾状核头,没有脉络丛,通常外侧壁也见不到动脉,有时可见尾状核前、后静脉(图2-2-1-1)。尾状核和丘脑的分界标志是丘纹静脉。进一步向三脑室方向深入内镜,可看到Monro孔,即室间孔,多呈圆形或椭圆形,直径0.3~0.8cm,平均0.5cm,为侧脑室额角与侧体部的分界,也是从侧脑室进入第三脑室的自然通道。室间孔前内侧缘为穹窿柱,其表

面没有脉络丛;后缘是脉络丛和丘脑,其前内侧可看到透明隔前静脉,后外侧有丘纹静脉,两者汇合后向下呈Y字形汇合,注入大脑内静脉。从侧方观察,两者形成的夹角处即为室间孔。有时可看到尾状核静脉注入丘纹静脉。脉络丛跨越透明隔前静脉或丘纹静脉,经室间孔进入第三脑室。脉络丛是侧脑室体部的定位标志,在活体上

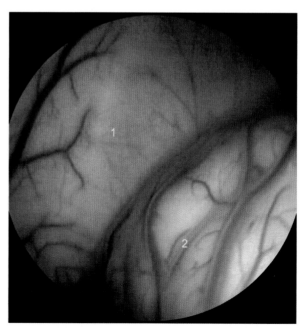

**图2-2-1-1 使用软镜经额入路,显露右侧脑室额角,可见额角和尾状核头**

1. 额角;2. 尾状核头

呈粉红色绒毛索条状,向前穿入室间孔,与第三脑室的脉络丛相续;同时沿背侧丘脑向后走行,至三角区和颞角。脉络丛内常可看到脉络膜动、静脉。

室间孔是侧脑室和第三脑室的天然交通要道,同时脉络丛、尾状核前静脉、丘纹静脉外侧部分、脉络丛上静脉和透明隔后静脉也在此汇聚。脉络丛是确定室间孔、侧脑室额角和体部最可靠的定位标志。确认这些结构,对于术中定位室间孔至关重要,因为室间孔可能变形、梗阻或者被掩盖,根据这些结构就可以确定室间孔的位置(图2-2-1-2、图2-2-1-3)。

将软镜(电子内镜)前端弯曲转向后方,沿侧脑室体部向后进一步放入内镜,可看到侧脑室三角区和枕角。侧脑室体部后缘局部膨大,形成三角区。在三角区,脉络丛转向下方,进入颞角。在三角区和颞角内侧壁,可见静脉从下向上走行(图2-2-1-4、图2-2-1-5、图2-2-1-6)。

（二）内镜下经枕角入路

经枕角入路提供了从后向前的独特视角,可

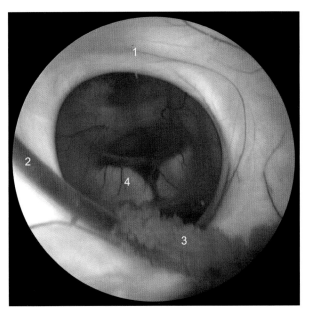

图 2-2-1-3　使用硬镜经额入路,显露右侧室间孔,可见穹窿柱围成室间孔的前上壁,丘纹静脉和脉络丛经室间孔转向第三脑室顶

　　1.穹窿;2.隔静脉;3.脉络丛;4.左侧乳头体

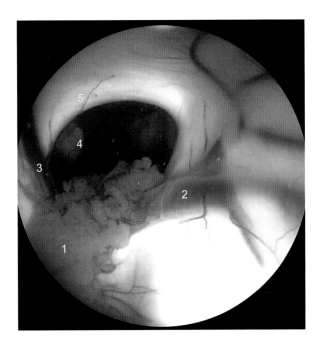

图 2-2-1-2　使用硬镜经额入路,显露右侧室间孔,可见较细的隔静脉、粗大的丘纹静脉在室间孔会合,侧脑室脉络丛进入室间孔,并与第三脑室脉络丛相续

　　1.脉络丛;2.丘纹静脉;3.隔静脉;4.室间孔;5.穹窿

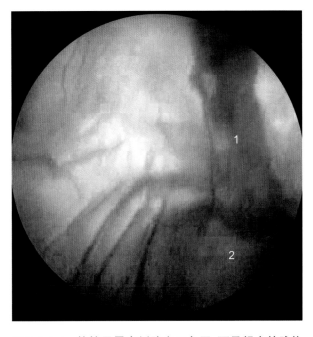

图 2-2-1-4　软镜显露右侧脑室三角区,可见粗大的脉络(红色)丛转向颞角

　　1.脉络丛;2.侧脑室颞角

观察侧脑室的大部。穿刺点在枕外粗隆上 6~7cm、旁开中线 3cm 处。钻孔后,向同侧眼球方向穿刺,

进入枕角。枕角呈锥形,自侧脑室体部的后部弯曲进入枕叶,左右常不对称。枕角没有脉络丛和动脉,脑室壁可见回流静脉。内镜进入枕角时,可看到内侧为突向脑室的禽距和胼胝体球,后者为胼胝体大钳突向枕角内壁,又称后角球。前方为三角区脉络丛形成的脉络丛球,其前方为丘脑枕。沿脉络丛向前上可进入侧脑室体,向前下方可进入颞角。

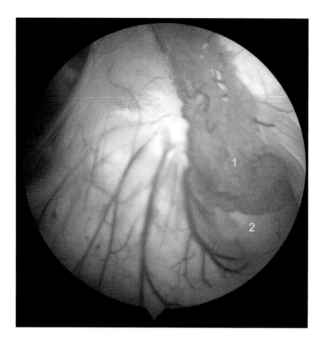

图 2-2-1-5 使用硬镜经额入路,显示右侧脑室三角区,可见脉络丛和由下向上走行的静脉
1. 脉络丛;2. 三角区

内镜下从后向前观察侧脑室体部,可见脉络丛由外下方向内下方走行,从后向前逐渐变细,直达室间孔。内侧壁后下部为穹窿体,前上部为透明隔;外侧壁为尾状核体,外下壁为背侧丘脑。

侧脑室向颞叶延伸后呈盲端,即为颞角。脉络丛位于颞角的内上方,尾状核尾逐渐变细,在颞角前端与杏仁核相连。

### (三) 内镜下经侧脑室三角区入路

穿刺点位于外耳道上 3cm,向后 3cm 处钻孔,垂直穿刺进入三角区。内镜下可见外侧为脉络丛,内侧为透明隔后部和穹窿体。在三角区,脉络丛非常丰富,称为脉络丛球。由于经颞顶部穿刺三角区易损伤脉络丛,且不利于硬性内镜的转向观察,故该入路极少采用。若使用软镜,沿脉络丛插入内镜,转向前下方可进入颞角;转向前上方,可进入体部、额角和第三脑室。

### (四) 内镜下经颞角入路

颞角的穿刺点位于外耳道上 1cm 处,切开硬膜后,稍向后上方穿刺,进入颞角。正常颞角狭小,海马结构和脉络丛占据较大空间,只有软性内镜才能进入。脑积水时颞角呈圆形扩张。软镜进入颞角后,可见脉络丛位于颞角的内上方,底壁有一较长的隆起,为突入脑室的海马。另外,室壁可见回流静脉,从下向上走行,但无动脉。继续插入软镜,沿脉络丛向后可显示三角区和枕角。

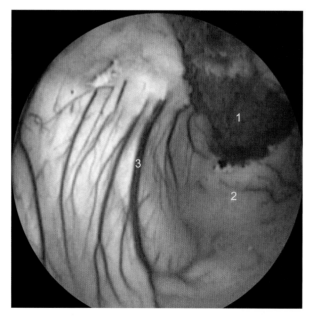

图 2-2-1-6 使用硬镜经额入路,显示右侧脑室颞角,可见脉络丛和在颞角内侧壁由下向上走行的静脉
1. 脉络丛;2. 颞角;3. 三角区

## 二、第三脑室的内镜解剖

由于视觉和内分泌系统的发育,视神经和垂体柄等结构沿脑室壁走行,第三脑室内的突起与凹陷最多,而这些突起和凹陷多可用作内镜手术的解剖标志。在第三脑室内形成突起的主要结构有:前连合、后连合、乳头体、穹窿柱、脉络丛及中间块。Seeger 将第三脑室内的凹陷分为两类:①薄壁的凹陷,包括松果体上隐窝、乳头体前沟和乳头体后隐窝;②厚壁的凹陷,包括视隐窝、漏斗隐窝和松果体隐窝。在内镜下,薄壁的凹陷可用来进行造瘘。在脑室扩张时,薄壁的凹陷将进一步扩展,变得平坦。从解剖学角度看,视隐窝、漏斗隐窝、乳头体、导水管开口、前连合、后连合和室间孔都是第三脑室内比较明显的手术标志。

### (一)内镜下经侧脑室 - 室间孔入路

常采用 Kocher 颅骨钻孔,即冠状缝前 1cm、中线旁开 2~3cm 处钻孔,朝双外耳孔连线中点穿刺。使用硬镜,可显露室间孔、侧脑室前角、体部;还可经室间孔进入第三脑室,向后显露中脑导水管开口。若使用软镜,可进一步经中脑导水管进入,显露第四脑室(图 2-2-1-7)。

若使用硬镜,观察第三脑室底,由头侧向尾侧依次为漏斗、第三脑室底和乳头体,有时透过第三脑室底可看到基底动脉的搏动(图 2-2-1-8)。漏斗隐窝位于视交叉后方,呈橘红色,为第三脑室向下突出形成的盲端,并与垂体柄相续,呈漏斗状。漏斗隐窝后方有灰结节和内侧隆起,多不明显。灰结节后方有两个白色隆起,为乳头体。1900 年,Retich 描述第三脑室底,发现在灰结节与乳头体之间,靠近乳头体有一浅沟,称为乳头前沟;沟前有一小凹陷,称为被囊隐窝(capsular recess);在乳头体与后穿质之间的浅沟,称为乳头体后沟。乳头体的后方是后穿质和大脑脚的被盖部。若使用软镜,可看到漏斗隐窝前方突向第三脑室的视交叉、前方的视隐窝和终板。

第三脑室底造瘘一般选择在乳头体和漏斗隐窝之间进行(图 2-2-1-9)。脑积水也可选择在终板造瘘,但终板位置偏前上,若使用硬镜,无法转较大角度,不能进行终板造瘘。若使用软镜,可在内镜直视下进行终板造瘘。

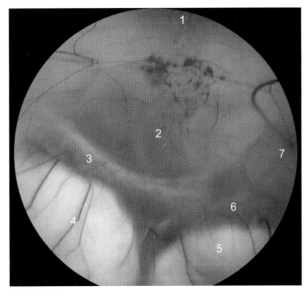

**图 2-2-1-7** 使用硬镜经室间孔显露第三脑室底,可见乳头体和漏斗
1. 漏斗;2. 三脑室底部;3. 左侧大脑后动脉;4. 左侧乳头体;5. 右侧乳头体;6. 右侧大脑后动脉;7. 右侧后交通动脉

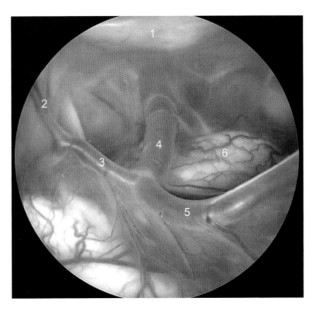

**图 2-2-1-8** 使用硬性内镜经室间孔至第三脑室,第三脑室底极度下陷,可见基底动脉,双侧大脑后动脉和后交通动脉
1. 鞍背;2. 左侧后交通动脉;3. 左侧大脑后动脉;4. 基底动脉;5. 右侧大脑后动脉;6. 桥脑

内镜向后观察，在第三脑室后部，可见两侧丘脑之间有一小团灰质相连，为丘脑间黏合，又称中间块，其形状和大小有变异，也可缺如。若第三脑室窄小，而中间块较大，可阻碍较粗的硬性内镜通过。若第三脑室扩张，中间块因脑室扩张而被牵拉、变薄，甚至断裂。在中间块后方，可进一步观察第三脑室后壁。若使用软镜，还可观察第三脑室上壁，可见第三脑室脉络丛和双侧大脑内静脉。

第三脑室的后壁非常窄小，由松果体上隐窝、缰连合、松果体隐窝、后连合与导水管开口组成。松果体上隐窝由脉络组织转向下方，并附着在松果体的背侧而形成。松果体上隐窝的下方是缰连合，为突向第三脑室的一窄束纤维，连接两侧的缰三角。缰连合的下方为松果体隐窝，为第三脑室突入松果体柄内形成的空腔。下方为导水管上口，多呈三角形。

**(二) 内镜下经第四脑室 - 中脑导水管入路**

使用软镜经中脑导水管进入第三脑室，先看到第三脑室的顶，实际上是侧脑室的底，前部为穹隆体，后部为海马连合。顶由穹隆、海马连合、脉络丛组织、大脑内静脉、脉络膜后内动脉和脉络丛组成 (图 2-2-1-10)，穹隆体附着在透明隔上，海马连合附着在胼胝体上。在穹隆体和海马连合的下方为中间帆，大脑内静脉在中间帆的两层脉络组织间进入第三脑室顶的后部，脉络膜后内动脉与大脑内静脉伴行。下层的脉络组织附着在两侧的丘脑髓纹上，向后方走行，然后转向下方，与松果体相连。在下层的脉络组织的腹侧附有两窄条脉络丛，附着在第三脑室顶上，在向前至室间孔处与侧脑室脉络丛相连，向后纵行至松果体上隐窝的外侧。

继续放入软镜，避开丘脑间黏合，可观察第三脑室侧壁，其前上方为背侧丘脑的内侧面，下部从前到后分别为下丘脑和底丘脑。下丘脑沟从室间孔延伸至中脑导水管开口，为间脑背侧部 (背侧丘脑和上丘脑) 与腹侧部 (下丘脑和底丘脑) 的分界线。

进一步放入内镜，观察第三脑室前壁 (图 2-2-1-11)，可见半透明的终板，有时可透视大脑前

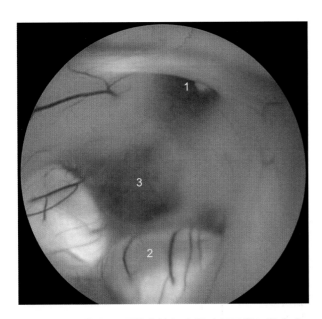

**图 2-2-1-9**　使用 0° 硬性内镜经室间孔显示第三脑室底，可见视交叉、漏斗隐窝和乳头体

1. 漏斗；2. 乳头体；3. 第三脑室底

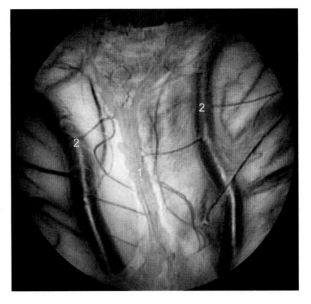

**图 2-2-1-10**　使用软镜经第四脑室 - 中脑导水管入路，可见第三脑室顶壁：来自室间孔的双侧脉络丛汇合成中间帆，向后走行；双侧大脑内静脉在中间帆两侧并行

1. 脉络丛 (中间帆)；2. 大脑内静脉

动脉和前交通动脉。终板前上方可见两侧纵行的穹隆柱与水平走行的前连合围成的三角隐窝,又称上隐窝(图2-2-1-12)。终板从前连合下缘延至视交叉,止于视交叉背侧面,可在前连合与视交叉之间进行终板造瘘。在视交叉的背侧,第三脑室有一向下的浅窝,为视隐窝。室间孔位于前壁与顶的连接处,下丘脑沟的前端。

## 三、中脑导水管的内镜解剖

中脑导水管沟通第三脑室和第四脑室,管腔长约16.0mm。在第三脑室内,导水管开口内径略大于1.0mm。正常的中脑导水管较狭窄,难以安全地通过内镜。脑积水病人常伴有中脑导水管不同程度扩张,可以通过软性内镜。

### (一)内镜下经侧脑室 - 室间孔 - 第三脑室入路(图2-2-1-13)

使用硬镜可观察中脑导水管的上口,多呈三角形,内镜常难以进入导水管。在脑积水时,导水管开口扩张呈椭圆形,此时使用软镜,可观察导水管全长。Longatti 等将中脑导水管分为5段:靠近第三脑室的部分,包括导水管上口为内腔(adytum),在横断面上呈三角形;第二段为第一狭窄(first constriction),与上丘相对应;第三段为壶腹部(ampulla),横断面上呈圆形或椭圆形;第四段为

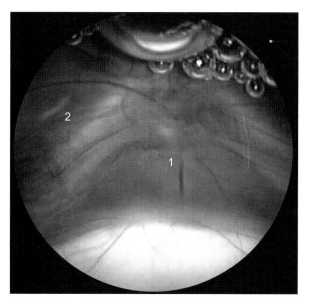

图2-2-1-11　使用软镜经第四脑室 - 中脑导水管入路,显示第三脑室前壁,可见视交叉,双侧大脑前动脉、前交通动脉,以及视交叉上方的终板
1.终板;2.大脑前动脉

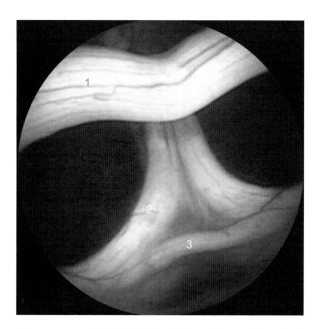

图2-2-1-12　使用软镜经第四脑室 - 中脑导水管入路,在横行的中间块前方可见双侧室间孔及第三脑室前上壁,两侧的穹隆柱与前连合围成三角隐窝
1.中间块;2.穹窿;3.前连合

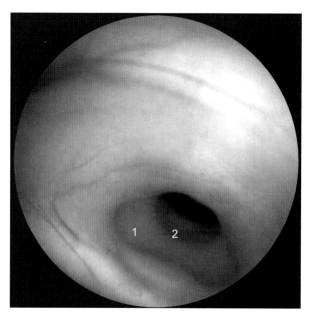

图2-2-1-13　使用软镜经侧脑室 - 室间孔 - 第三脑室入路,从第三脑室方向显露中脑导水管,可见内腔,第一、第二狭窄,壶腹部及后部
1.导水管上口;2.第一狭窄

第二狭窄（second constriction），与下丘相对应；第五段为后部（posterior part or egressus），横断面上呈三角形。中脑导水管扩张时，内镜插入第三脑室后部，可显示导水管的内腔、第一和第二狭窄。

（二）内镜下经第四脑室入路（图 2-2-1-14）

脑室扩张时，可使用软镜从第四脑室进入中脑导水管，甚至穿过导水管，进入第三脑室。

## 四、第四脑室的内镜解剖

### （一）内镜下经枕部中线入路

内镜进入第四脑室后，可见第四脑室的底为菱形窝，由脑桥和延髓的背侧构成。四脑室底部正中有一纵行的正中沟，将菱形窝分为左右两半，中间有向两侧横行的髓纹。将内镜向头侧观察，可看到中脑导水管下口；向尾侧观察，可看到闩。第四脑室的脉络丛呈 T 或 M 形，向两侧伸入侧隐窝到达侧孔。正中沟、髓纹、中脑导水管下口和脉络丛都是第四脑室重要的定位标志。

有时可看到，在正中沟的两侧各有一条纵行的界沟。正中沟和界沟之间，为内侧隆起。在髓纹上方，在内侧隆起处可看到有一圆形隆突，称为面神经丘，其深面为面神经根和展神经核；在界沟外侧，可见三角形的前庭区，其深面为前庭神经核。在髓纹以下的延髓部可见两个稍突起的三角形，内上方为舌下神经三角，其深面为舌下神经核；外下方为迷走神经三角，其深面为迷走神经背核。

### （二）内镜下经侧脑室 - 室间孔 - 中脑导水管入路

使用软镜（图 2-2-1-15、图 2-2-1-16）先从额部穿刺侧脑室，导入内镜进入侧脑室；然后穿过室间孔，到达第三脑室，最后通过中脑导水管，进入第四脑室。在内镜下，可见上髓帆和下髓帆构成第四脑室的顶，形似帐篷。正中孔位于后髓帆，又称Magendie孔，靠近菱形窝下角处。在后髓帆与延髓结合处，可见闩，为第四脑室的下端。

第四脑室底最明显的解剖标志是脉络丛，呈M形，匍匐在脑桥和延髓背侧，并向两侧延伸，穿过外侧孔，进入小脑脑桥角区。有人将第四脑室脉络丛分为两部分：垂直部为两条位于中线两侧

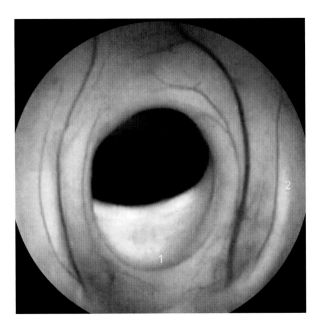

图 2-2-1-14　使用软镜经第四脑室入路，显露中脑导水管，可见第一、第二狭窄，壶腹部及后部
1. 导水管下口；2. 第四脑室壁

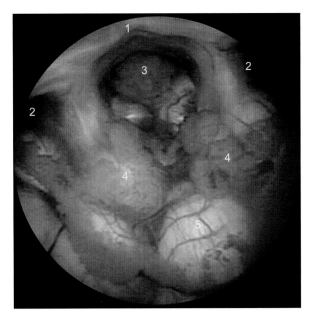

图 2-2-1-15　使用软镜经侧脑室经室间孔经中脑导水管入路，到达第四脑室，可见小脑，脉络丛和第四脑室底
1. 四脑室底；2. luschka 孔；3. 正中孔；4. 四脑室内脉络丛组织；5. 小脑

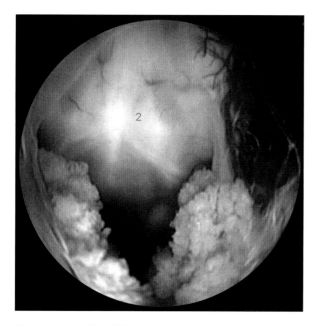

图 2-2-1-16 使用软镜经侧脑室经室间孔经中脑导水管入路,到达第四脑室,可见脉络丛和第四脑室底
1.脉络丛;2.第四脑室底

的纵行脉络丛,两者在正中孔的颅侧缘汇合,常延伸至小脑蚓部的腹侧;水平部向两侧横行并经外侧孔穿出,进入蛛网膜下腔。

第四脑室底纵行走向的正中沟多易于辨认,在中部可见横行走向的髓纹,髓纹向两侧走行至外侧隐窝和外侧孔。外侧孔,又称 Luschka 孔,位于第四脑室外侧隐窝尖部,髓纹的上方。有时还可看到界沟、面丘、舌下神经三角和迷走神经三角等结构。

(宋明 刘春晖 张亚卓)

# 第二节 颅底内镜手术入路解剖

颅底中线区域从鸡冠到枕大孔前缘及颅颈交界区腹侧,位置深在,同时颅底中线区域又是众多脑神经和主要血管进出颅腔的通道。2005 年,Cavallo 等报道采用内镜经鼻扩展入路,显露颅底中线区的解剖研究,根据病变的部位,采用不同入路可显露前颅底、鞍区、斜坡和腹侧颅颈交界区。国内学者也进行经鼻或经口腔入路至颅底中线区

的内镜解剖与显微解剖的比较研究,为内镜颅底外科的发展提供了解剖基础。

## 一、内镜经鼻腔、口腔手术入路相关解剖

### (一)经单侧或双侧鼻腔 - 蝶窦 - 鞍底入路

经鼻腔 - 蝶窦 - 鞍底入路多用于治疗垂体腺瘤、Rathke 囊肿、鞍内型颅咽管瘤等病变。

可根据病变位置选择左或右侧鼻孔入路,如病变位置居中常选择右侧入路,或选择经双侧鼻孔进行双人四手操作。

蝶窦处于颅底中心位置,是多种经鼻术式开始的位置,所以寻找到蝶窦开口,进入蝶窦是手术的首要任务。

在内镜进入鼻腔后,扩张总鼻道,注意保护鼻甲及中隔黏膜,确认蝶窦开口,成形鼻中隔黏膜瓣,翻向鼻后孔予以保护。高速动力系统磨除蝶窦前壁骨质和骨性鼻中隔后下部,开放蝶窦腹侧壁。磨除蝶窦内间隔,显露鞍底、两侧颈内动脉隆起和鞍底 - 斜坡凹陷,可同时显露视神经管和视神经管 - 颈内动脉隐窝。磨除鞍底骨质,显露鞍底硬膜,切开后处理病变(图 2-2-2-1~ 图 2-2-2-14)。

### (二)经鼻腔 - 蝶窦 - 鞍结节 / 平台入路

主要用于向鞍上生长的垂体腺瘤、鞍结节脑膜瘤和鞍上型颅咽管瘤等病变的处理。

鼻腔和鼻窦内操作大部同经鼻腔 - 蝶窦入路,将单侧中鼻甲大部分离断后将其放置到鼻后孔处保护,切除中鼻甲后操作及暴露的空间增加,将带蒂鼻中隔黏膜瓣放于鼻后孔保护,用于颅底重建。

开放部分后组筛窦,形成前方到蝶骨平台和筛骨交界,后方到斜坡凹陷,两侧到蝶窦侧壁的手术空间(图 2-2-2-15)。

磨除鞍底、鞍结节、蝶骨平台骨质,向两侧磨除内侧视神经 - 颈内动脉凹陷和鞍旁两侧颈内动脉管表面部分骨质,切开鞍结节硬膜处理病变(图2-2-2-16、图 2-2-2-17)。

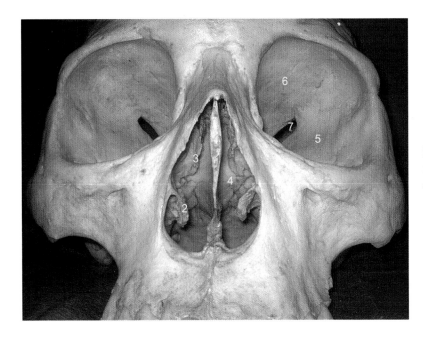

图 2-2-2-1　颅骨标本正面观
1. 鼻中隔；2. 下鼻甲；3. 中鼻甲；4. 蝶窦腹侧壁；5. 眶外侧壁；6. 眶上壁；7. 眶上裂

图 2-2-2-2　颅骨标本鼻腔结构正面观
1. 鼻中隔；2. 下鼻甲；3. 筛泡（筛窦气房）；
4. 中鼻甲；5. 左侧枕髁

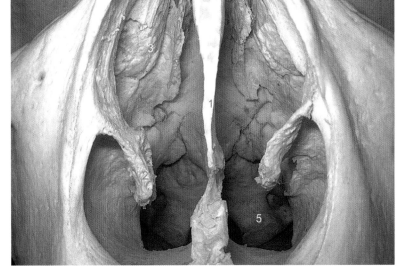

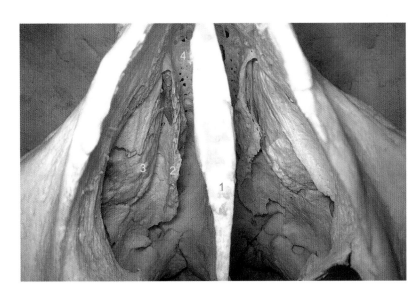

图 2-2-2-3　颅骨标本鼻腔结构正面观
1. 鼻中隔；2. 中鼻甲；3. 筛泡（筛窦气房）；
4. 筛板

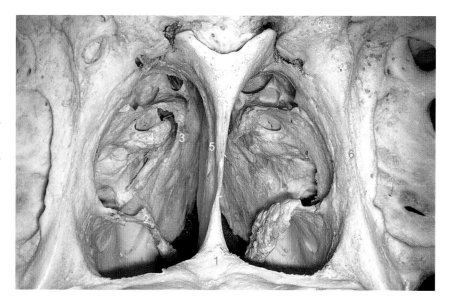

图 2-2-2-4　颅骨标本鼻腔结构背面观

1. 腭骨；2. 下鼻甲；3. 中鼻甲；4. 筛泡（筛窦气房）；5. 犁骨；6. 翼突

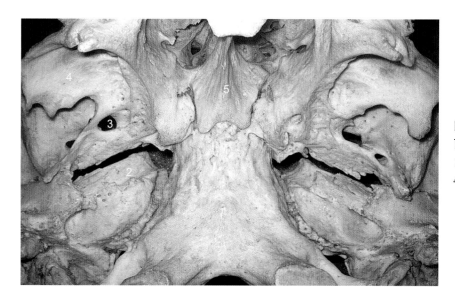

图 2-2-2-5　颅骨标本鼻腔结构下面观

1. 斜坡；2. 颈动脉管；3. 卵圆孔；4. 翼突外侧板；5. 犁骨

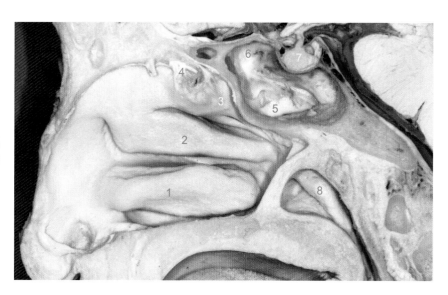

图 2-2-2-6　鼻腔结构矢状面观

1. 下鼻甲；2. 中鼻甲；3. 上鼻甲；4. 嗅丝；5. 上颌神经；6. 视神经；7. 垂体前叶；8. 咽鼓管圆枕

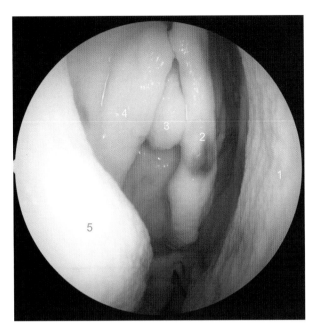

图 2-2-2-7 内镜下观察鼻腔内解剖结构
1. 鼻中隔;2. 中鼻甲;3. 筛泡;4. 勾突;5. 下鼻甲

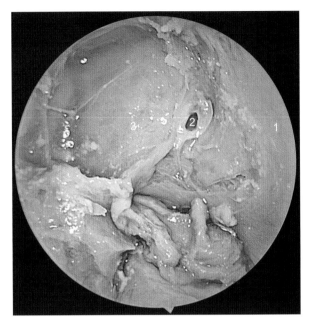

图 2-2-2-9 内镜下去除上中鼻甲观察蝶窦腹侧壁
1. 鼻中隔;2. 蝶窦口;3. 蝶窦前壁

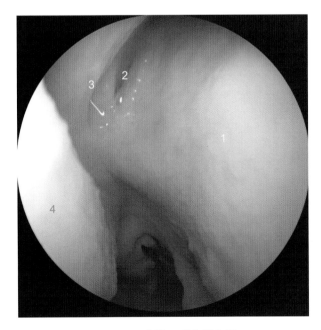

图 2-2-2-8 内镜下观察蝶窦开口
1. 鼻中隔;2. 蝶窦口;3. 上鼻甲;4. 中鼻甲

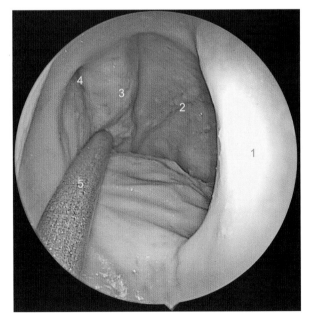

图 2-2-2-10 内镜下观察鼻咽部结构
1. 鼻中隔;2. 咽后壁;3. 咽鼓管圆枕;4. 咽鼓管咽口;5. 吸引器

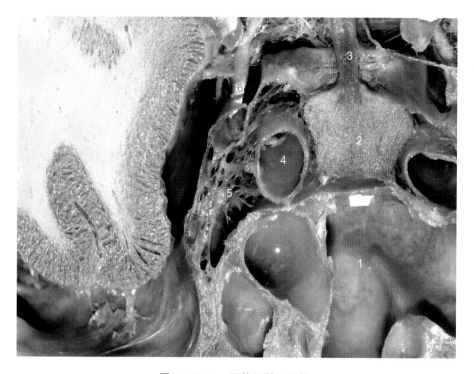

**图 2-2-2-11　冠状位鞍区结构**

1.蝶窦；2.垂体；3.垂体柄；4.颈内动脉；5.外展神经；6.动眼神经

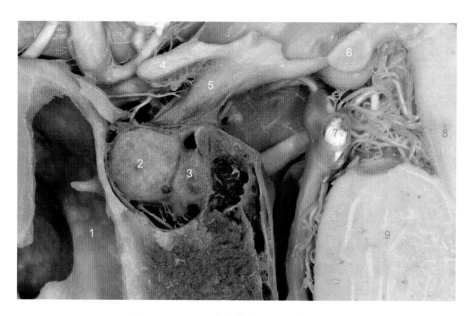

**图 2-2-2-12　正中矢状位图显示鞍区结构**

1.蝶窦；2.垂体前叶；3.垂体后叶；4.视交叉；5.垂体柄；6.乳头体；7.左侧大脑后动脉；8.中脑；9.桥脑

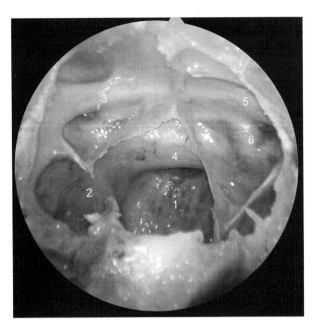

图 2-2-2-13 内镜下观察蝶窦内解剖结构

1. 斜坡;2. 右侧颈动脉管;3. 右侧视神经管;4. 鞍底;5. 左侧视神经管;6. 左侧颈内动脉海绵窦段

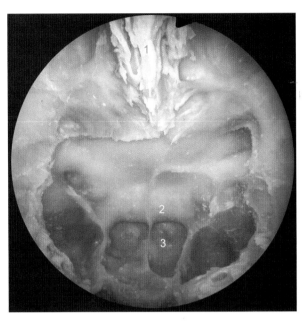

图 2-2-2-15 内镜下将前中后组筛窦开放观察前颅底结构

1. 鸡冠;2. 鞍底;3. 斜坡凹陷

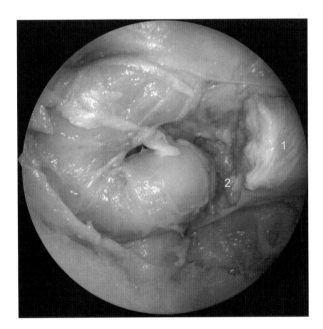

图 2-2-2-14 打开鞍底硬膜及海绵窦内侧壁,观察垂体下动脉

1. 垂体组织;2. 垂体下动脉;3. 颈内动脉海绵窦段

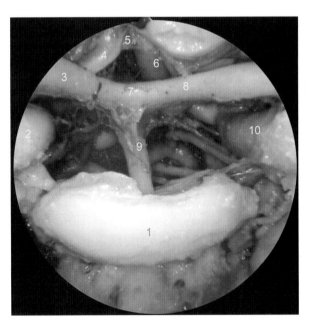

图 2-2-2-16 内镜下经鼻蝶入路观察鞍上解剖结构

1. 垂体组织;2. 右侧颈内动脉;3. 右侧视神经;4. 右侧大脑前动脉;5. 前交通动脉;6. 左侧大脑前动脉;7. 视交叉;8. 左侧视神经;9. 垂体柄;10. 左侧颈内动脉

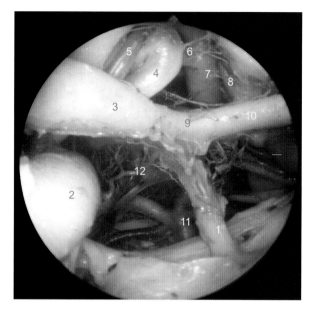

图 2-2-2-17　内镜下经鼻蝶入路观察鞍上解剖结构
1. 垂体柄；2. 右侧颈内动脉；3. 右侧视神经；4. 右侧大脑前动脉；5. 右侧回返动脉；6. 前交通动脉；7. 左侧大脑前动脉；8. 左侧回返动脉；9. 视交叉；10. 左侧视神经；11. 基底动脉；12. 垂体上动脉

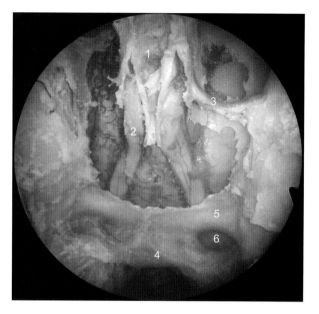

图 2-2-2-18　将前中后组筛窦均去除后暴露额叶底面结构
1. 鸡冠；2. 嗅束；3. 左侧筛前动脉；4. 鞍底；5. 视神经隆起；6. 视神经颈内动脉隐窝

#### （三）经鼻腔 - 蝶窦 - 筛板入路

主要用于嗅沟脑膜瘤等前颅底病变的切除。

鼻腔及鼻窦操作大部同经鼻腔 - 蝶窦入路，切除双侧上、中鼻甲，行鼻中隔带蒂黏膜瓣放置鼻后孔保护，用于颅底重建。

切除鼻中隔附着于前颅底的鼻中隔上半部分（从额窦到蝶窦下壁），开放前、中、后组筛窦，向两侧磨除筛窦气房到纸样板。形成前方到额窦，后方到斜坡凹陷，两侧到纸样板（眼眶内壁）的暴露范围，中间是筛板、筛顶、蝶骨平台、鞍结节、鞍底的手术通道。

磨除鸡冠、筛顶、鞍结节、蝶骨平台骨质，磨除部分眼眶内侧壁骨质以增加向两侧牵拉范围和手术操作空间。显露前方到额窦，后方到鞍底前方，两侧到眼眶内壁的前颅底硬膜区域。剪开硬膜，切除肿瘤（图 2-2-2-18）。

#### （四）经鼻腔 - 蝶窦 - 斜坡入路

主要用于切除斜坡脊索瘤、斜坡脑膜瘤等病变。

鼻腔及蝶窦操作大部同经鼻腔 - 蝶窦入路。可切除单侧中鼻甲，做鼻中隔带蒂黏膜瓣放置到鼻后孔保护，用做颅底重建。

去除所有附着于蝶窦下壁的犁骨，确定翼管位置，在翼管内侧，向下后方磨除蝶窦底壁，直至颈内动脉入海绵窦转折处。

对于上斜坡病变，磨除鞍底、斜坡凹陷、颈内动脉管表面骨质后，抬起垂体，去除鞍背骨质和颈内动脉管后壁骨质，继续去除斜坡骨质显露硬膜。范围包括鞍底、鞍旁颈内动脉、斜坡旁颈内动脉表面硬膜。切开硬膜，切除肿瘤。

对于中、下斜坡病变，去除翼管水平以上的双侧颈动脉管之间的斜坡骨质以及中下斜坡骨质，去除颈内动脉后膝下方和外侧的岩骨，显露斜坡硬膜，沿中线切开（图 2-2-2-19~ 图 2-2-2-22）。

#### （五）经鼻腔 - 枕骨大孔 / 颅颈交界入路

主要用于枕骨大孔脑膜瘤的切除。

基本步骤同下斜坡入路，由下斜坡进一步向下方扩展。剥离从蝶骨 - 斜坡凹陷到软腭水平的鼻咽部黏膜，磨除斜坡骨质，向外侧至咽鼓管内侧壁。切开硬膜，处理病变。

沿中线纵行切开咽后壁黏膜，翻开后显露头长肌，分离并牵开头长肌，可见颈长肌。分离颈长

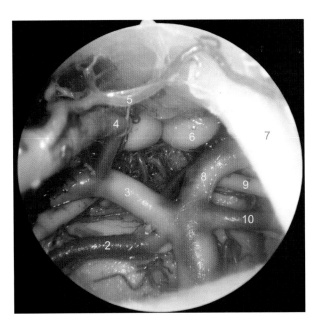

图 2-2-2-19　内镜下经鼻蝶入路观察脚间窝解剖结构

1. 基底动脉；2. 右侧小脑上动脉；3. 右侧大脑后动脉 P1 段；4. 右侧后交通动脉；5. 垂体上动脉；6. 乳头体；7. 垂体柄；8. 左侧大脑后动脉 P1 段；9. 左侧动眼神经；10. 左侧小脑上动脉

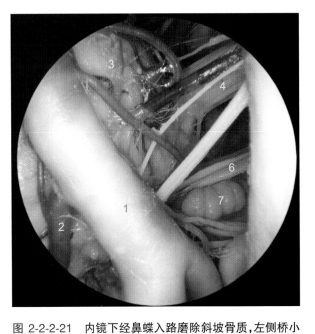

图 2-2-2-21　内镜下经鼻蝶入路磨除斜坡骨质，左侧桥小脑角区解剖结构

1. 基底动脉；2. 右侧前下动脉；3. 桥脑；4. 三叉神经；5. 外展神经；6. 面听神经；7. 绒球

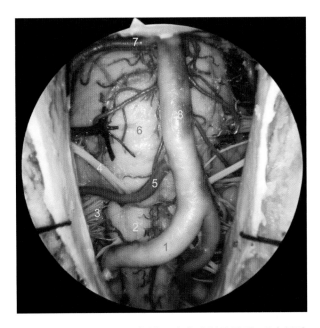

图 2-2-2-20　内镜下经鼻蝶入路磨除斜坡骨质，观察桥脑及延髓解剖结构

1. 右侧椎动脉；2. 延髓；3. 后组颅神经；4. 外展神经；5. 小脑前下动脉；6. 桥脑；7. 小脑上动脉；8. 基底动脉

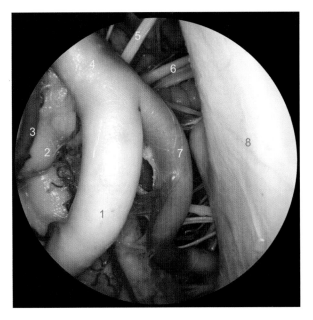

图 2-2-2-22　内镜下经鼻蝶入路磨除斜坡骨质，观察椎动脉汇合处

1. 右侧椎动脉；2. 桥脑；3. 右侧前下动脉；4. 基底动脉；5. 外展神经；6. 面听神经；7. 左侧椎动脉；8. 斜坡硬膜

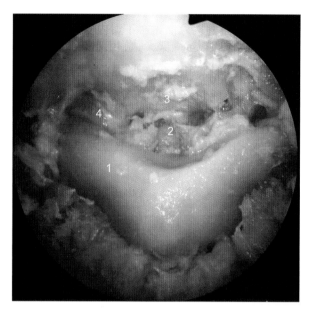

图 2-2-2-23　内镜下观察寰椎和枕骨间解剖
1. 寰椎前弓；2. 齿突尖；3. 枕大孔前缘；4. 枕骨髁

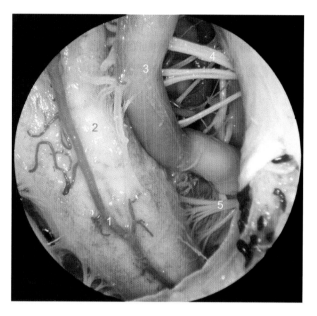

图 2-2-2-24　内镜下观察左侧颈静脉孔区解剖结构
1. 脊髓前动脉；2. 延髓；3. 左侧椎动脉；4. 舌下神经；5. 左侧颈一神经

肌后可显露斜坡下段，寰枕前膜和寰椎前弓，寰枕关节。磨除斜坡下段，切开寰枕前膜，可见齿突尖韧带和齿突。切断齿突尖韧带、翼状韧带，可见齿突尖。磨除部分斜坡、寰椎前弓和齿突，切除齿突后方的十字韧带及覆膜，显露深方的硬膜。切开硬膜，可见延髓、脊髓前动脉和椎动脉、舌下神经等（图 2-2-2-23~ 图 2-2-2-25）。

**（六）经鼻腔 - 海绵窦入路**

适用于起源于或侵入海绵窦的垂体瘤、神经鞘瘤、脑膜瘤等病变的切除。

在经鼻腔 - 蝶窦入路的基础上向外侧扩展。切除中、上鼻甲和后组筛窦。向内磨除蝶窦底壁直至翼管，磨除翼管和上颌神经之间的骨质，上方磨除外侧 OCR 骨质，侧方磨除鞍旁颈内动脉管骨质，根据需要可向内侧移位颈内动脉改善显露，从 ICA 前膝（内侧）到 V2（外侧）切开硬脑膜后可到达下海绵窦。在颈内动脉外侧、海绵窦上外侧由内向外直接切开硬脑膜可到达海绵窦上方。

打开海绵窦内侧壁，观察海绵窦内的神经和血管。进入海绵窦的手术入路以颈内动脉为中心分为颈内动脉内侧入路，颈内动脉外侧入路及两

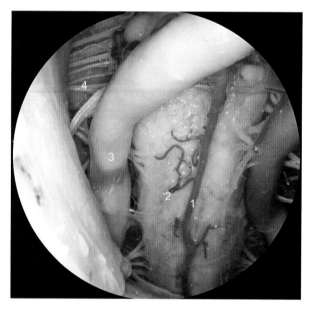

图 2-2-2-25　内镜下观察右侧颈静脉孔区解剖结构
1. 脊髓前动脉；2. 延髓；3. 右侧椎动脉；4. 后组颅神经

者结合入路。在颈内动脉内侧入路，在 40% 会遇到 Mc 背囊动脉，在颈内动脉与垂体之间无神经组织。

内镜经鼻暴露海绵窦需要通过中鼻甲 - 上颌窦 - 翼突 - 海绵窦入路，进入鼻腔后首先切除同侧中鼻甲，暴露外侧的钩突及筛泡并予以切除，暴露上颌窦口，磨钻扩大上颌窦口并进入上颌窦内，磨

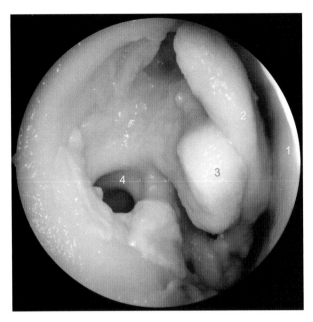

图 2-2-2-26　内镜下切除勾突,暴露上颌窦开口

1. 鼻中隔;2. 中鼻甲;3. 筛泡;4. 上颌窦开口

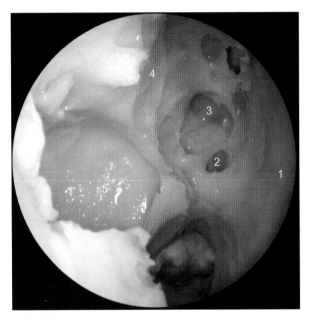

图 2-2-2-28　内镜下暴露上颌窦

1. 鼻中隔;2. 蝶窦开口;3. 后组筛窦;4. 眶内侧壁;5. 上颌窦

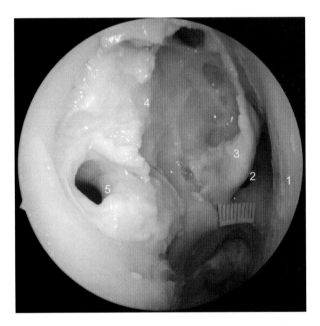

图 2-2-2-27　内镜下切除中鼻甲,勾突,筛泡及部分上鼻甲

1. 鼻中隔;2. 蝶窦开口;3. 上鼻甲残端;4. 眶内侧壁;5. 上颌窦开口

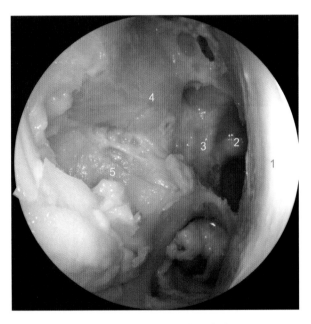

图 2-2-2-29　内镜下暴露右侧海绵窦区

1. 鼻中隔;2. 鞍底;3. 右侧海绵窦区;4. 眶内侧壁;5. 上颌窦

除上颌窦后方的翼突,进入蝶窦(图 2-2-2-26～图 2-2-2-29),此时会向侧方充分暴露海绵窦前下壁(图 2-2-2-30)。

在颈内动脉外侧切开海绵窦前下壁可见展神经紧贴在颈内动脉外侧表面及其外侧的静脉腔

隙,再向外侧可见海绵窦走行在海绵窦外侧壁的神经(动眼神经,滑车神经,三叉神经),神经与海绵窦外侧壁关系密切,因此在经蝶手术中此三神经相对损伤概率较小。在颈内动脉与海绵窦外侧壁之间的血管主要为下外侧主干,在手术过程中遇到刮圈被固定无法活动时要注意是否为刮圈将下外侧主干挂住,不要用暴力牵拉,容易造成下外侧主干自颈内动脉海绵窦段主干撕脱,出现不易控制的出血(图2-2-2-31至图2-2-2-38)。

(七)经口腔入路

适用于切除起源于下斜坡、颅颈交界区腹侧的和颅内外沟通肿瘤,如脊索瘤、骨软骨瘤等。

开口器牵开口腔,牵开软腭。沿中线切开咽后壁黏膜和肌肉,根据需要磨除寰椎前弓、齿状突及下斜坡。侧方显露界限为舌下神经和椎动脉。术毕需分层缝合咽后壁肌肉、黏膜(图2-2-2-39~图2-2-2-41)。

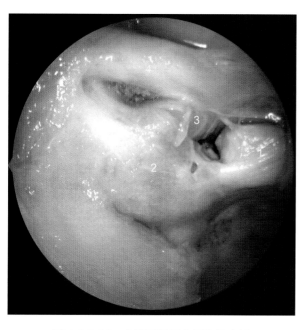

图2-2-2-30 内镜下暴露右侧海绵窦区
1. 垂体;2. 右侧海绵窦;3. 颈内动脉;4. 视神经

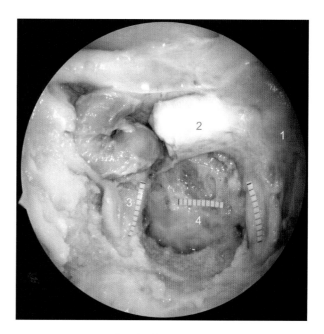

图2-2-2-31 磨除斜坡骨质,内镜下可见基底丛
1. 基底丛;2. 垂体;3. 颈内动脉后曲;4. 基底窦

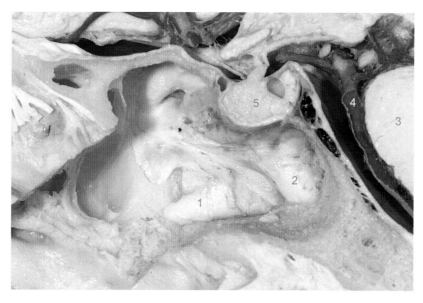

图2-2-2-32 显微镜下经海绵窦内侧壁骨质取出后显示海绵窦结构
1. 上颌神经;2. 颈内动脉;3. 脑干;4. 基底动脉;5. 垂体;6. 视神经;7. 神经入眶上裂

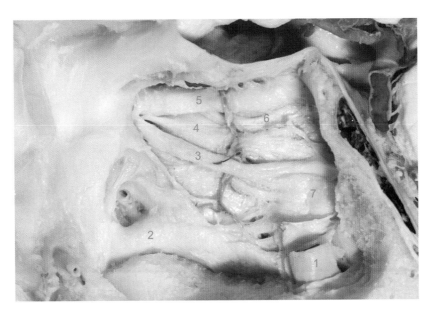

**图 2-2-2-33 显微镜下将颈内动脉切除后暴露海绵窦内神经结构**
1.颈内动脉；2.上颌神经；3.外展神经；4.三叉神经眼支；5.动眼神经；6.滑车神经；
7.三叉神经半月节

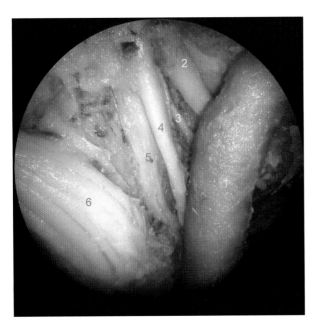

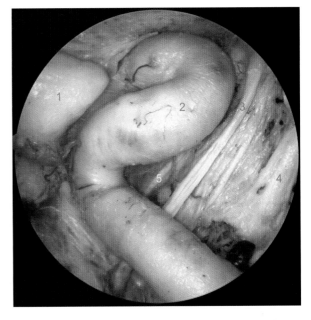

**图 2-2-2-34 内镜下显示右侧海绵窦内神经血管结构**
1.颈内动脉；2.动眼神经；3.滑车神经；4.外展神经；5.三叉神经眼支；6.三叉神经上颌

**图 2-2-2-35 内镜下显示海绵窦内神经血管结构**
1.垂体；2.颈内动脉海绵窦段；3.外展神经；4.滑车神经；5.上颌神经

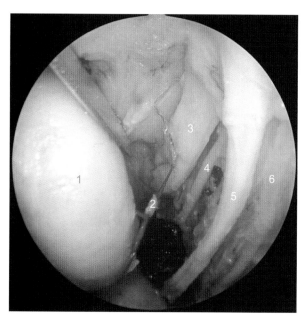

图 2-2-2-36　内镜下显示海绵窦内神经结构
1. 颈内动脉；2. 下外侧干；3. 动眼神经；4. 滑车神经；5. 外展神经；6. 三叉神经眼支

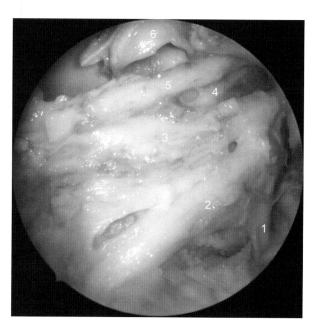

图 2-2-2-38　内镜下切除颈内动脉海绵窦段及外展神经，观察海绵窦外侧壁上的神经
1. 三叉神经下颌支；2. 三叉神经上颌支；3. 三叉神经眼支；4. 滑车神经；5. 动眼神经；6. 颈内动脉前曲

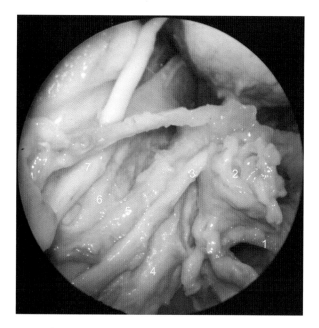

图 2-2-2-37　内镜下切除颈内动脉海绵窦段显露海绵窦内神经及静脉腔隙
1. 颈内动脉后曲；2. 后床突；3. 外展神经；4. 三叉神经上颌支；5. 三叉神经眼支；6. 滑车神经；7. 动眼神经

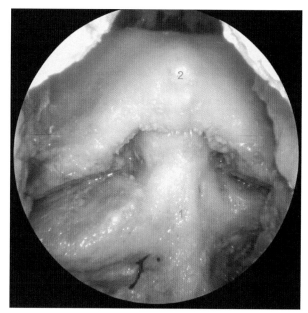

图 2-2-2-39　内镜下暴露寰枢椎体骨质
1. 颈二前弓；2. 寰椎前弓

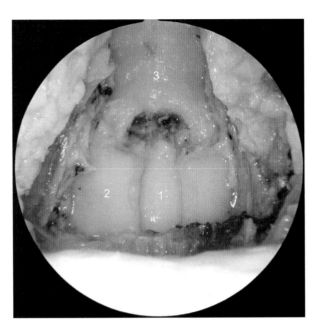

图 2-2-2-40 内镜下将寰椎前弓部分切除,暴露齿状突
1. 齿状突;2. 寰椎前弓;3. 斜坡

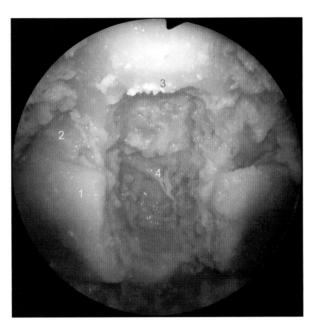

图 2-2-2-41 磨开寰椎前弓,切除齿突,内镜下观察
1. 残余寰椎前弓;2. 寰枕关节;3. 枕大孔前缘;4. 硬膜

(刘春晖 李储忠 郑佳平 张亚卓)

## 二、内镜经颅手术入路

### (一) 内镜经额下入路

适用于切除前颅底、中颅底及鞍上、旁区域的病变,包括脑膜瘤、颅咽管瘤、垂体瘤以及联合显微镜用于前交通动脉瘤的治疗。

仰卧位,头部后仰20°,稍偏向对侧,头架固定,眉弓上或发际内弧形切口,皮肤切开,额骨的外下方钻孔,形成直径约2cm的眶上骨瓣,弧形剪开硬脑膜,翻向下方,充分引流脑脊液使额叶与前颅底分离,通过额叶与颅底的间隙引入内镜。颅中窝的病变,内镜要跨过眶顶和蝶骨小翼到达颅中窝。对位于鞍旁及前中颅窝交界处的病变,内镜要斜向中线侧,嗅神经和视神经是重要的解剖标志。

### (二) 内镜经颞下入路

适用于处理同侧岩斜、鞍上和鞍旁区域、海绵窦以及蝶骨嵴的病变,包括颅咽管瘤、三叉神经鞘瘤、岩斜、蝶骨翼和海绵窦脑膜瘤、中颅凹蛛网膜囊肿、主要向侧方扩展的垂体大腺瘤等。

仰卧位,头向对侧旋转15°~30°,头架固定,耳前长约3cm弧形皮肤切口,切开颞深筋膜和颞肌,牵开,分离暴露颞骨,在颧弓根上方的颞骨鳞部形成2cm的骨瓣,基底位于颧弓根,切开颞叶硬膜,翻向颞骨基底部,充分释放脑脊液后,在颞下沿中颅凹底引入内镜,向前方观察蝶骨翼区域,向后方观察岩斜区域,打开海绵窦侧壁,可暴露海绵窦内病变。

### (三) 内镜下乙状窦后入路

适用于治疗CPA、岩斜、枕骨大孔区病变,包括累及颅底该区域Ⅴ~Ⅻ脑神经的神经鞘瘤、脑膜瘤及神经血管疾病。

仰卧位,头向对侧旋转,使星点位于最高点,头架固定,取耳后长约3cm皮肤切口,牵开皮肤、皮下及枕下肌肉,以星点作为解剖标志,在横窦和乙状窦交界处钻孔,扩大骨窗约1.5cm,弧形切开硬膜,翻开,缓慢释放桥小脑角池脑脊液,在岩骨后和小脑间引入内镜，进入 CPA 池显露和观察周围结构。

桥小脑角区位于小脑、脑桥和颞骨岩部之间的不规则间隙，前界为颞骨岩部、岩上窦，外侧界为颞骨和横窦、乙状窦，上方是小脑幕，内面为脑桥和小脑半球的外侧面，下方是舌咽、迷走、副神经和小脑后下动脉分支。其内走行的主要神经血管：三叉神经、展神经、面听神经、舌咽神经、迷走神经、副神经和舌下神经；小脑上动脉、小脑前下动脉以及小脑后下动脉、岩上静脉和岩下静脉及其分支。

采用 0° 和 30° 内镜观察桥小脑角区。桥小脑角区为一棱柱形的狭小间隙，呈 V 形，其前、外侧为颞骨岩部，内侧为脑干，后侧为小脑，顶部为小脑幕和三叉神经根，底部为后组脑神经及覆盖其上的蛛网膜。桥小脑角被蛛网膜分割为三个脑池：①脑桥小脑池：内有三叉神经、面神经、前庭耳蜗神经、小脑前下动脉、小脑上动脉、岩上静脉（Dandy 静脉）；②小脑延髓池：内有后组脑神经、小脑后下动脉、椎动脉；③脚间池：内有展神经起始部、小脑上动脉起始部、基底动脉干、桥横静脉。

1993 年，O'Donoghue 将桥小脑角分为 4 个层面：

1. **最上层**　可看到三叉神经从脑桥外侧出脑，向前进入 Meckel 囊，小脑上动脉、岩上静脉围绕其周围；在三叉神经上方可见到小脑幕、大脑后动脉，滑车神经向前穿过小脑幕游离缘进入海绵窦（图 2-2-2-42，图 2-2-2-43）。

2. **中层**　面神经和前庭耳蜗神经自桥延沟和内耳门之间越过桥小脑角区，面神经位于内耳门前上部，前庭神经位于后方，小脑前下动脉可穿经于面神经和耳蜗神经之间并发出迷路动脉。在面神经和前庭耳蜗神经上方可见基底动脉主干，展神经进入 Dorello 管。

3. **下层**　自延髓至颈静脉孔，可见后组脑神经。舌咽神经单独穿过一个硬膜孔出颅，其下方为迷走神经，由 3 到 5 个根丝构成，最下方为副神

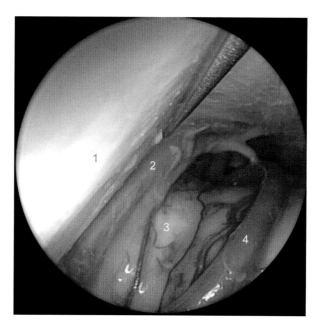

图 2-2-2-42　内镜下观察右侧桥小脑角结构
1. 小脑幕；2. 大脑后动脉；3. 中脑；4. 小脑上动脉

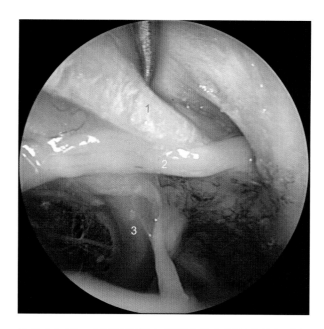

图 2-2-2-43　内镜下观察右侧桥小脑角区滑车神经进入幕缘
1. 小脑幕缘；2. 滑车神经；3. 大脑后动脉

经。小脑后下动脉与神经根紧密相贴。

4. **最下层**　为下方延伸部分，相当于枕骨大孔层面，可见副神经脊髓根、脊髓和舌下神经。该层的主要血管有椎动脉、基底动脉、小脑后下动脉。向下可观察到脊髓和位于齿状韧带前方的副神经根。

1998 年 Patrick Chaynes 根据内镜解剖,将桥小脑角分成了三个间隙:头侧间隙、中间间隙和尾侧间隙。在头侧间隙内,三叉神经从后向前走行,到达 Meckel 囊,小脑前上动脉位于三叉神经上方;展神经穿过脑池,到达 Dorello 管,滑车神经位于大脑脚外侧。在中间间隙,三叉神经起于脑桥外侧;展神经起于桥延沟水平,并在基底动脉外侧下行;面神经、中间神经、前庭耳蜗神经斜行走向外上方,到达内听道。在尾侧间隙内,有小脑后下动脉和后组脑神经。

(刘春晖 李储忠 宋明
刘方军 裴傲 张亚卓)

# 参 考 文 献

1. 张亚卓主编 . 神经内镜手术技术 . 北京;北京大学医学出版社,2004

2. Corrales M,Torrealba G. The third ventricle. Normal anatomy and changes in some pathological conditions. Neuroradiology,1976,11:271-277

3. Fujii K,Tanaka R,Oka H,et al. Microsurgical anatomy and operative approaches to the lateral ventricles. International Congress Series,2002,1247:19- 27

4. Rhoton AL Jr. The lateral and third ventricles. Neurosurgery,2002,51(Suppl 1):207-271

5. Rowe R. Surgical Approaches to the Trigone. Contemporary Neurosurgery,2005,27:1-6

6. Longatti P,Fiorindi A,Perin A,et al. Endoscopic anatomy of the cerebral aqueduct. Neurosurgery,2007,61:1-6

7. Longatti P,Fiorindi A,Feletti A,et al. Endoscopic anatomy of the fourth ventricle. J Neurosurg,2008;109:530-535

8. Jho HD. Endoscopic endonasal approach to the optic nerve:a technical note. Minim Invasive Neurosurg 2001;44:190-193

9. Alfieri A,Jho HD:Endoscopic endonasal cavernous sinus surgery:an anatomic study. Neurosurgery 2001,48:827-837

10. Alfieri A,Jho HD:Endoscopic endonasal approaches to the cavernous sinus:Surgical approaches. Neurosurgery,2001;49:354-362

11. Cavallo LM,Cappabianca P,Galzio R,et al. Endoscopic transnasal approach to the cavernous sinus versus transcranial route:anatomical study. Neurosurgery,2005,56(Suppl 2):379-389

12. Alfieri A,Jho HD,Tschabitscher M. Endoscopic endonasal approach to the ventral cranio-cervical junction:anatomical study. Acta Neurochir,2002,144:219-225

13. Jho HD,Ha HG:Endoscopic endonasal skull base surgery:part1-the midline anterior fossa skull base. Minim Invasive Neurosurg,2004,47:1-8

14. Jho HD,Ha HG:Endoscopic endonasal skull base surgery:Part 2-The cavernous sinus. Minim Invasive Neurosurg,2004,47:9-15

15. Jho HD,Ha HG:Endoscopic endonasal skull base surgery:part 3-the clivus and posterior fossa. Minim Invasive Neurosurg,2004,47:16-23

16. deDivitiis O,Conti A,Angileri FF,et al. Endoscopic transoral-transclival approach to the brainstem and sorroundingcisternal space:anatomic study.Neurosurgery,2004,54:125-130

17. O'Donoghue GM,O'Flynn P. Endoscopic anatomy of the cerebellopontine angle. Am J Otol,1993,14(2):122-125

18. El-Garem HF,Badr-El-Dine M,Talaat AM. Endoscopy as a tool in minimally invasive trigeminal neuralgia Surgery. Otology & Neurotology,2002,23(2):132-135

# 第三章

## 实验神经内镜

ENDOSCOPIC NEUROSURGERY

神经内镜技术的不断发展源于临床工作的需求和基础实验工作的推动。众多新技术的诞生与发展、新领域的开辟与探索，都是以实验室工作为基础的。如 1978 年 Shima 报告用直径 1.45mm 内镜在尸体上观察枕大池、桥小脑角、颈 1~2 蛛网膜下腔和 Meckel 腔；1993 年 Axel Perneczky 出版了《神经外科内镜解剖》一书，提出了"对侧入路"和"锁孔外科"的概念，并以鞍上区为例，阐述鞍上区的锥形空间的各个面的解剖，促进了内镜神经外科的开展。

目前神经内镜技术的发展日新月异，作为内镜神经外科的基础，实验神经内镜的主要目的是：①探索神经内镜新技术，拓展应用范围；②研发、改进内镜设备，包括提高内镜成像质量，改进手术器械。未来的手术器械和技术，将会从今天的实验神经内镜的研发中诞生。

### 一、神经内镜基础研究

#### （一）相关器械、设备和材料的研发、改进

#### 1. 神经内镜的研发

（1）电子内镜和超声内镜：相关技术日益成熟，成像质量和可靠性逐步提高，在神经外科的应用日渐拓展；激光内镜、微波内镜在胃肠外科和泌尿外科的应用已比较成熟，在神经外科中的应用价值已有研究者开始探索。

（2）3D 内镜：由于内镜二维图像的特性是其固有缺点，限制了它的广泛应用，但具有立体视觉的内镜将改变这一局面，研究方向包括双摄像系统、可变光轴系统、深度传感器等，可获得与显微镜类似景深的图像，已有部分产品应用于临床。

（3）针对特定病变或操作的内镜的开发：如腱鞘内镜、脊髓空洞内镜、Perneczky 观察剥离器、TESSYS（transforaminal endoscopic spine system）等，针对某一病变或操作，设计具备相应功能的内镜。

#### 2. 神经内镜相关器械、设备的研发
神经内镜可以与激光、立体定向仪、显微镜、B 超、导航系统等相融合，拓展应用领域，提高手术质量。包括带有内镜的显微器械、具备导航功能的内镜已经应用于临床。

手术机器人系统是上述技术的集大成者，其中，达芬奇手术机器人系统已开始在普通外科、泌尿外科进行临床应用，它由 3 个平台组成：即手术医师操作的主控台、4 只操作臂和手术器械组成的移动平台以及三维成像视频影像平台，术者在主控台观察手术进程并发出指令；移动平台的 4 只操作臂接收指令，操纵各种精密手术器械进行手术操作，影像平台可展现三维立体的手术视野。医生甚至可以不在手术现场，通过网络操纵机器人，对病人进行远距手术。虽然目前该系统尚不

能进行神经外科手术,但随着技术的发展与进步,它必将开辟神经外科技术发展的新时代。

### (二)相关疾病病因与发病机制研究

通过对相关疾病病生理过程的深入研究,可以扩展内镜技术的临床应用,提高临床诊疗效果。如正常压力脑积水(NPH)曾经被认为是三脑室底造瘘术的禁忌证,但通过对 NPH 病因学及脑脊液动力学研究,表明 NPH 的病因是由于血管病变引起脑动脉顺应性下降或蛛网膜粘连限制了脑动脉的扩张,导致颅内顺应性降低,脑脊液搏动压升高,造成脑积水。三室底造瘘术可使脑室内脑脊液搏动压下降,从而缓解部分病人的症状,手术效果与分流术相近。

### (三)手术技术或手术入路的创新

神经内镜技术的不断成熟、完善,使许多新手术和新入路成为可能,一些原有的成熟手术方式也将与内镜技术融合,减少创伤的同时提高手术的安全性。经鼻内镜治疗垂体瘤和经椎弓根入路内镜下胸椎间盘切除术,都是在实验室反复练习的基础上,才应用到临床的。目前还有许多实验室的内镜研究,如经鼻内镜海绵窦入路、内镜辅助远外侧经枕骨髁入路、经鼻内镜颅颈结合部入路及经鼻内镜翼腭窝入路等。

随着内镜技术的发展,专用器械越来越丰富,内镜的应用再也不限于空腔器官或人体内某些间隙,如脑池;内镜已经开始用于实性结构,并有进一步普及的趋势,如采用神经内镜治疗腕管综合征,内镜下切除甲状旁腺等。

## 二、展望

神经内镜技术是神经外科的新领域,需要大量的实验室工作和探索才能使其成熟。许多从实验室研究中进行探索的技术,谨慎地试用于临床,必须保证安全,并进行必要的监测。随着影像学的发展、器械的革新,必然导致新观念的形成,神经内镜技术将迎来更为辉煌的明天。

(李储忠 王飞 张亚卓)

## 参 考 文 献

1. Sheikh B,Ohata K,El-Naggar A,et al. Contralateral approach to carotid cave aneurysms. Acta Neurochir,2000,142:33-37
2. Sheikh B,Ohata K,El-Naggar A,et al. Contralateral approach to junctional C2-3 and proximal C4 aneurysms of the internal carotid artery:microsurgical anatomic study. Neurosurgery,2000,46:1156-1161
3. Lindert E,Perneczky A,Fries G,et al. The supraorbital keyhole approach to supratentorial aneurysms:concept and technique.SurgNeuol,1998,49:481-490
4. Pennacchietti V,Garzaro M,Grottoli S,et al. Three-Dimensional Endoscopic Endonasal Approach and Outcomes in Sellar Lesions:A Single-Center Experience of 104 Cases. World Neurosurg,2016,89:121-125
5. Isaacs AM,Bezchlibnyk YB,Yong H,et al. Endoscopic third ventriculostomy for treatment of adult hydrocephalus:long-term follow-up of 163 patients. Neurosurg Focus. 2016,41(3):E3

# 第四章

ENDOSCOPIC NEUROSURGERY

# 神经内镜手术技术的训练

我国神经内镜技术的应用发展很快,目前已普及到省级及部分大型地区级医院。随着技术的不断发展,内镜设备越来越复杂、先进,治疗的病种越来越多,对内镜操作人员的要求也越来越高。神经内镜的学习曲线非常陡峭,不同机构间手术水平差距很大,尤其是刚刚开展神经内镜工作的单位,并发症的发生率较高。因此关于神经内镜规范化训练越来越被重视,许多机构致力于神经内镜基础理论研究、临床教学与培训,已取得了一系列的研究成果,但尚缺乏相应的共识、指南或标准化操作程序(SOP)指导内镜培训与实践操作。内镜经鼻蝶入路的先驱 Hae-Dong Jho 撰文指出目前内镜手术的最大问题是缺乏标准化的训练系统,使神经外科医生全面掌握内镜手术技巧,实现由显微镜下手术向内镜手术的转换。

欧美等发达国家已经成立了专门的内镜医师行业性组织机构和培训基地,统一进行内镜医师的继续教育和专业培训、科研、学术交流与合作,大大提高了临床内镜的诊治效率。卫生部从 2001年开始,对我国内镜技术操作训练以及培训条件制定标准,并在全国建立培训基地。国内其他学科的内镜,如腹腔镜、宫腔镜、膀胱镜等的培训工作起步较早,并取得了可喜的成果。2007 年 10 月北京市神经外科研究所经过卫生部内镜专家委员会的审查验收成为首批国家卫生部内镜诊疗技术神经内镜专科培训基地,担负神经内镜专科医师的培训工作。以此肇始,我们在神经内镜技术培训方面做了部分探索性的工作,本章将总结其中的实践经验,就规范化神经内镜技术的学习和培训进行初步的论述。

## 一、神经内镜手术技术的特点

神经内镜专业性很强,对人员素质、器械设备要求很高,与传统的显微神经外科技术有着很大的区别:

与显微镜下的三维图像不同,内镜所见为二维图像,景深差,成像会有轻的变形,在视野边缘尤为严重(鱼眼效应,图 2-4-0-1),需要长期的训练适应;

内镜下眼手分离操作需要长期的训练和重复才能得心应手。

1. 内镜手术器械与传统显微器械也有所不同,同时与腹腔镜、宫腔镜等其他内镜相比,神经内镜的操作空间更为狭小,周围重要结构更多,对技术精细程度的要求更高,多需在狭窄空间内操作多种手术器械,如果没有足够的训练难以熟练掌握;

2. 由于所谓的现场效应(scene effect),光线从

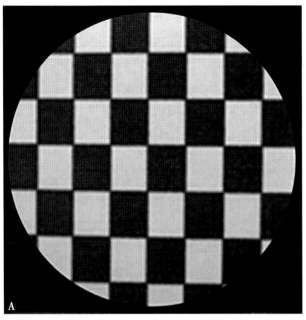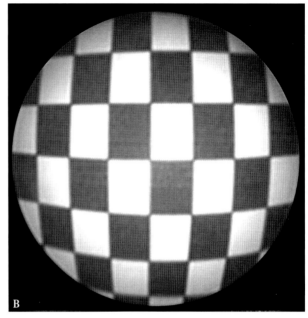

图 2-4-0-1　鱼眼效应
A. 肉眼下所见；B. 内镜下所见视野边缘图像轻度的变形

内镜的头端发出，因此看不到物镜后方和上方的区域，不能利用视野后的解剖标志，如非鞘内操作应注意避免损伤周围结构；

3. 内镜技术与显微神经外科技术优势互补，对两种技术优缺点的认识，手术的适应证、禁忌证的理解需要长期经验的积累。

针对神经内镜技术的上述特点，神经内镜技术的训练应包括理论知识、基本技能、实践技能三个方面的内容。

理论知识包括神经内镜发展历史与现状、神经内镜原理、相关基本理论和技能、手术适应证、常见的手术并发症及其处理等。基本技能要求掌握神经内镜的基本操作，包括常规器械的操作，主要目的是提高内镜下眼手分离协同操作的能力，熟悉常规器械的操作方式，适应二维图像与三维图像的转换。实践技能要求掌握各内镜入路的专项技能操作，如在尸体头标本或模拟标本上训练经鼻蝶入路、经额角侧脑室入路等基本手术入路，熟悉各入路内镜解剖、了解重要解剖标志，熟悉内镜手术的基本手术步骤。实践技能的另外一个重要的方面是观摩内镜手术，了解处理突发事件的

基本步骤与要求，加强针对每个病人的不同情况进行个性化处理的能力，减少相关并发症的发生。

## 二、训练内容

神经内镜医师的基本培训模式由基础培训和临床培训组成。前者以 3~7 天的短期培训班为主，主要适用于入门培训和专项技能培训；后者则需要 2 月的临床实践，应全面掌握规范化的内镜操作技术和相关处置。下文将分别详述理论知识、基本技能、实践技能三个方面的内容。

**（一）理论知识学习**

**1. 神经内镜系统的基本构成及使用**

（1）神经内镜基本设备的原理、技术特点：如 Hopkins 系统的构成、原理等；硬性内镜的光学性能参数包括视场角、视向角、分辨率、照度等的定义和意义等；以及不同品牌、不同类型神经内镜系统的特点与技术参数等。

（2）附件的识别和基本使用：现代神经内镜技术越来越复杂，附件也更加专业化，功能、作用日益强大。了解不同附件的功能、特点，掌握正确使用用的方法，是成功进行内镜操作或减少并发症的

关键,一些规范化的内镜操作程序是基于附件的设计和特点,因此对附件的学习和掌握必不可少。

(3)不同类型神经内镜手术器械的识别及使用方法:包括颅底内镜、脑室脑池内镜、脊柱脊髓内镜专用的磨钻、双极、显微剪刀等。

(4)计算机图文使用:适用于内镜系统的视频、图像记录系统,是保留临床资料学习、交流的重要保证。

(5)神经内镜的清洗消毒:参照卫生部内镜清洗消毒技术操作规范(2004 年版),学习硬性及软性内镜及附件的清洗、消毒或灭菌原则。

(6)神经内镜维护保养:包括内镜设备的存放条件、正确使用方法、基本维修要点等,正确维护和保养才能更好地发挥其功效,达到良好的人机结合。

**2. 神经内镜手术室设置**　包括手术床、麻醉机、内镜系统相对位置、病人体位、术者位置等;不同类型、不同品牌神经内镜系统及其附件在无菌条件下的连接方法。

**3. 神经内镜手术相关理论**　各种神经内镜手术常规术前准备及围术期处理;内镜手术的麻醉特点;内镜手术的适应证、禁忌证;内镜手术的风险及优势;脑脊液动力学、神经内分泌学等相关理论;影像学相关知识,包括鼻窦三维 CT、脑脊液电影、DSA 等。

**4. 常规内镜手术入路标准操作过程**　例如经鼻腔 - 蝶窦入路垂体瘤切除手术、经额角侧脑室入路三脑室底造瘘手术、经鼻腔 - 蝶窦扩展入路切除中线颅底病变(包括前颅凹底和上斜坡)等。了解不同手术入路的解剖特点及操作的要点、难点。

**5. 神经内镜发展历史、现状与未来的发展趋势**　见第一篇第一章、第二章、第三章。

**(二)基本技能训练**

模拟器、青椒模型、训练模型、动物模型操作,要求熟练掌握抓钳、剪刀、吸引器等常规器械的操作。要求器械始终处于内镜视野的中央,着重提高内镜与器械协同操作的能力。

**1. 适应性练习**

(1)干燥环境中取物(抓钳使用练习,图 2-4-0-2):模拟器中置红豆、绿豆和小米,要求快速将三种物品分离,需全程在内镜下操作,动作要协调、稳定;

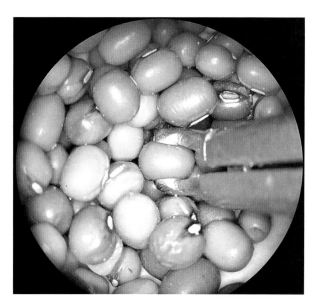

图 2-4-0-2　模拟器中内镜下抓钳练习

(2)水中取物(抓钳使用练习):内容同上,但需在水中操作;

(3)水中吸取物体(使用吸引器从水中吸取黄豆等物体);

(4)水中组字词(抓钳使用练习)。

(5)内镜下相对距离的辨识(图 2-4-0-3)。

**2. 内镜基本功**

(1)水中膜性结构穿孔:模拟器中将保鲜膜用持物钳和剪刀造瘘。

(2)剪橡胶手套:模拟器中将用持物钳和剪刀将橡胶手套剪出特定形状。

(3)狭窄空间内镜技术训练:如青椒内操作(图 2-4-0-4),包括内镜下取青椒籽,剪除青椒隔膜,注意周围结构的保护。

(4)磨钻使用练习:①首先在肉眼下练习磨钻使用,利用磨钻在鸡蛋壳上打磨,以不磨破鸡蛋为佳,训练对磨钻的控制,掌握磨钻使用的力度和手

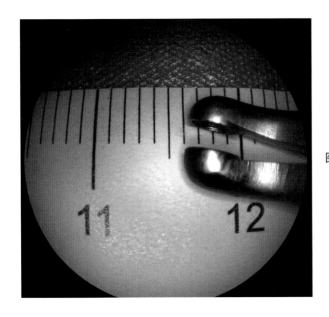

图 2-4-0-3　内镜下相对距离的辨识

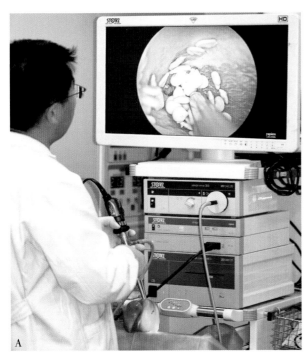

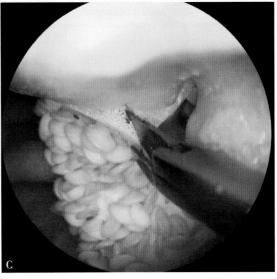

图 2-4-0-4　狭窄通道的内镜操作训练
A.内镜下在青椒上操作；B.镜下抓钳练习；C.镜下剪刀
练习

感;利用动物骨标本,磨出预定的图案(图 2-4-0-5);②然后内镜下练习磨钻使用,在模拟器中用磨钻打磨,练习内镜下狭窄空间内对磨钻的控制(图 2-4-0-6)。

**3. 训练模型** 使用鼻窦内镜训练模型练习经鼻蝶入路手术操作,熟悉相关解剖结构和操作特点;脑室镜操作训练模型练习三室底造瘘术的手术操作。

**4. 动物模型** 大鼠腹腔注水后,练习脑室镜下双极止血、器械分离等操作。

**(三)实践技能**

**1. 标本示教与尸头标本操作**

(1)标本示教:取新鲜尸头标本,灌注后,额部 Kocher 点钻孔,脑针穿刺脑室,引入导尿管,缓慢、多次注入约 60ml 生理盐水,静置一周后脑室扩大即成脑积水标本。可以显露侧脑室、室间孔、脉络

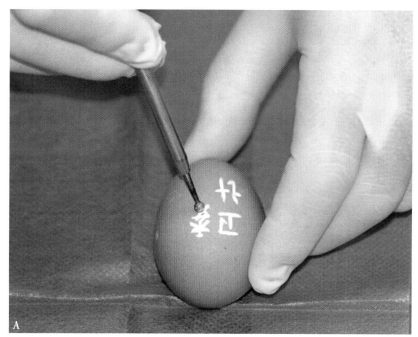

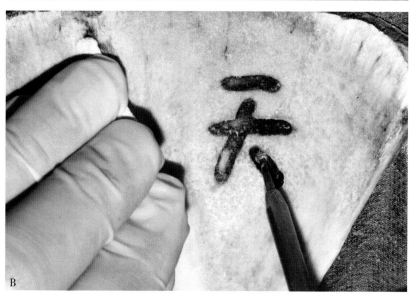

**图 2-4-0-5 肉眼下练习磨钻**

A. 使用磨钻在鸡蛋壳上打磨;B. 使用磨钻在牛骨头上打磨

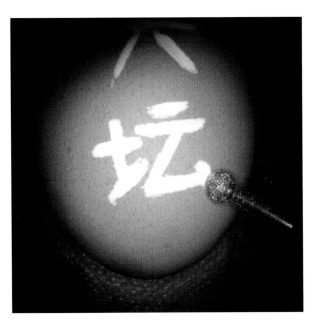

图 2-4-0-6　内镜下练习磨钻使用:磨钻在鸡蛋壳上打磨

丛和第三脑室底等结构,可用硬性或软性内镜观察和识别侧脑室和第三、四脑室内的解剖标志。

(2) 尸头标本操作:

1) 内镜经鼻蝶入路垂体瘤切除术:练习内镜下操作,辨认该入路相关的解剖标志,主要包括:①镜下剪鼻毛;②显露下鼻甲、中鼻甲、咽后壁和咽鼓管咽口;③分离并显露蝶筛隐窝、上鼻甲和蝶窦开口;④切开鼻中隔粘膜,磨除蝶窦前壁;⑤磨除蝶窦间隔,显露鞍底、视神经隆起、颈内动脉隆起、视神经颈内动脉隐窝和斜坡凹陷;⑥磨除鞍底,显露鞍底硬膜;⑦切开硬膜,显露垂体;⑧磨除前颅凹底骨质,暴露视神经、颈内动脉、嗅神经等前颅底结构;⑨磨除上斜坡骨质,暴露基底动脉、动眼神经等脚间池、桥前池结构。

2) 内镜经眶上锁孔入路:头颅标本后仰 20°,稍偏向对侧,头架固定,眉弓上皮肤切开,额骨的外下方钻孔,形成直径约 2cm 的眶上骨瓣,弧形剪开硬脑膜,翻向下方,通过额叶与颅底的间隙引入内镜。显露、观察前、中颅底相关结构,包括嗅神经、视神经、视交叉、大脑前动脉、前交通动脉复合体、终板、颈内动脉、前床突、垂体柄、基底动脉分叉、大脑后动脉、动眼神经、小脑上动脉等。

3) 内镜颞下入路:头颅标本向对侧旋转 30°,头架固定,耳前长约 3cm 弧形皮肤切口,切开颞深筋膜和颞肌,牵开,分离暴露颞骨,在颧弓根上方的颞骨鳞部形成 2cm 的骨瓣,基底位于颧弓根,切开颞叶硬膜,翻向颞骨基底部,在颞下沿中颅凹底引入内镜,向前方观察蝶骨翼区域,向后方观察岩斜区域,打开海绵窦侧壁,暴露海绵窦内血管、神经。

4) 内镜下乙状窦后入路:头颅标本向对侧旋转,使星点位于最高点,头架固定,取耳后长约 3cm 皮肤切口,牵开皮肤、皮下及枕下肌肉,以星点作为解剖标志,在横窦和乙状窦交界处钻孔,扩大骨窗约 1.5cm,弧形切开硬膜,翻开,在岩骨后和小脑间引入内镜,进入 CPA 池显露和观察周围结构,包括小脑幕、颞骨岩部、三叉神经和 Meckel 腔、面听神经和内听道、后组脑神经和颈静脉孔、滑车神经、岩静脉、小脑前下动脉等结构。

2. 观摩手术　《卫生部内镜诊疗技术培训基地建设标准》明确规定培训基地模拟手术室需配有视频通讯系统,配置远程教学和转播系统。基于 IP 网络的数字手术影像示教系统则具有扩展性好、视频清晰、信号稳定等优点,通过数字视频的压缩、传输、存储、检索和回放等一系列功能,实现手术影像互动教学,并能满足远程教学、会议交流的需要。

选择业已成熟的内镜手术进行演示,现场设有专人讲解,通过网络即时语音通话功能,学员与操作者可以问答互动。神经内镜技术培训班的观摩手术主要有:①第三脑室底造瘘术;②经鼻蝶入路垂体瘤切除术;③鞍上囊肿 - 脑室 - 脑池造瘘术;④蛛网膜囊肿 - 脑池造瘘术;⑤经鼻、经口入路斜坡脊索瘤切除术;⑥颅内表皮样囊肿切除术等。

临床培训通常需要到培训基地学习 2~4 个月。培训期间,要求全面掌握有关器械的消毒。

(四) 技能考核

1. 理论考试　相关理论知识考试。

2.操作考评

(1)干燥环境中取物;水中取物。

(2)水中吸取物体;水中组字词。

(3)在尸头标本上显露蝶窦开口。

(4)在尸头标本上辨认鞍底、视神经隆起、颈内动脉隆起、视神经颈内动脉隐窝、斜坡凹陷等结构。

(5)在尸头标本上辨认室间孔、脉络丛、丘脑、丘纹静脉,透明隔等结构。

(6)在尸头标本上辨认第三脑室底的结构:漏斗、乳头体、鞍背、基底动脉顶等。

(7)在尸头标本上辨认三叉神经和Meckel腔、面听神经和内听道、后组脑神经和颈静脉孔、滑车神经、岩静脉、小脑前下动脉。

(8)在尸头标本上辨认嗅神经、视神经、视交叉、大脑前动脉、前交通动脉复合体、终板、颈内动脉、前床突、垂体柄、基底动脉分叉、大脑后动脉、动眼神经、小脑上动脉等结构。

(9)使用神经内镜训练模型辨认相关解剖结构,讲解操作特点;使用脑室镜操作训练模型进行三室底造瘘术的手术操作。

(10)动物模型:在大鼠腹腔中进行脑室镜下双极止血、器械分离等操作。

## 三、培训目标

### (一)初级水平

培训对象要求:具有中级以上职称的神经外科医师,熟悉显微解剖,熟练掌握显微神经外科技术,能够独立完成常规的显微神经外科手术。

通过学习,熟悉内镜神经外科相关基础理论,重点掌握脑室-脑池内镜技术相关的解剖、发病机制、内镜操作规范及围术期处理等知识和技能。

**1.专业理论知识**

(1)基本理论知识

1)熟悉神经内镜发展史与应用现状,术前准备与术后处理原则,基本操作规范,有关并发症的发生机制与防范原则。

2)熟悉围术期处理原则与方法,基本手术或操作技巧,并发症的防治措施。

3)熟悉与神经外科专业有关的法律、法规、标准及技术规范。

4)具备内镜影像相关计算机应用的基本知识和操作技能。

(2)相关理论知识:熟悉内镜仪器设备的基本工作原理与日常维护、器械的基本使用方法以及消毒清洗和保养、常见故障的排除。熟悉双极电凝、超声、蠕动泵等基本设备的工作原理与使用方法。

**2.从事本专业工作的能力**

(1)能进行初级神经内镜手术,包括第三脑室底造瘘术、蛛网膜囊肿-脑池造瘘术、脑室内囊肿造瘘术、透明隔造瘘术、脉络丛烧灼术、内镜下慢性硬膜下血肿清除术等的基本操作。

(2)掌握初级神经内镜手术的基本操作技巧。如神经内镜手术的基本操作,包括脑室穿刺、内镜外鞘穿刺、内镜置入、造瘘、囊壁烧灼与剪开、电凝止血等。

### (二)中级水平

培训对象要求:具有高级职称的神经外科医师,熟悉相关内镜解剖知识,能够独立完成脑室-脑池内镜手术。

在掌握脑室-脑池内镜技术的基础上,学习并掌握初级颅底内镜技术相关的解剖、发病机制,内镜操作规范及围术期处理等知识和技能。

**1.专业理论知识**

(1)基本理论知识:掌握神经内镜诊疗技术的应用现状与新进展、中级神经内镜诊疗技术的基本操作规范与应用指征、相关并发症的发生机制与防范原则。

掌握中级神经内镜手术的围术期处理原则与方法、基本手术或操作技巧,并发症的防治措施。

(2)相关理论知识:掌握内镜仪器设备及双极电凝、微型磨钻等设备的基本工作原理与日常维护、器械的多种使用方法以及消毒清洗和保养、常见故障的排除。

**2. 从事本专业工作的能力**

(1) 能进行中级神经内镜手术：脑室和脑池内镜手术（复杂性脑积水手术、脑室内脑猪囊尾蚴病治疗、内镜下微血管减压术）、颅底内镜手术（经鼻入路垂体瘤切除术等）；能够中转开颅手术，并能完成显微神经外科手术；能指导下级神经内镜医生完成初级神经内镜手术；能配合其他科医生完成跨学科神经内镜联合手术。

(2) 熟练掌握神经内镜下取活检技术，在内镜下熟练使用磨钻，切除肿瘤，多种颅底重建技术。

**（三）高级水平**

培训对象要求：职称为高级的神经外科医师，熟悉相关内镜解剖知识，能够独立完成初级颅底内镜手术。

在达到内镜神经外科中级水平的基础上，学习并掌握高级颅底内镜技术，并对脊柱内镜技术有初步认识。

**1. 专业理论知识**

(1) 基本理论知识：全面掌握神经内镜技术的最新进展、高级神经内镜技术的操作规范与应用指征、相关并发症的发生机制与防范原则。

全面掌握高级神经内镜技术的围术期处理原则与方法、基本手术或操作技巧、并发症的防治措施。

(2) 相关理论知识：掌握多种内镜仪器设备及激光、电磁刀等设备的基本工作原理与日常维护、器械的各种使用方法以及消毒清洗和保养、常见故障的排除。

**2. 从事本专业工作的能力**

(1) 能进行高级神经内镜手术：脑室和脑池内镜手术（第三脑室胶样囊肿切除术、脑室肿瘤活检术、内镜辅助颅内表皮样囊肿切除术）、颅底内镜手术（经鼻入路斜坡肿瘤切除术、经鼻入路前颅凹肿瘤切除术等）；了解脊柱脊髓内镜手术（内镜经鼻或经口入路齿状突切除术、内镜下颈椎间盘切除术、内镜下腰椎间盘切除术等）；能独立完成显微神经

外科手术；能指导下级神经内镜医生完成初中级神经内镜手术；能独立或指导其他科医生完成跨学科神经内镜联合手术。

(2) 熟练掌握脑室脑池内镜手术、颅底内镜手术脊柱脊髓内镜手术的各种操作技巧。熟练掌握多种神经内镜器械和专用设备的使用。

## 四、展望

计算机模拟培训是今后内镜技术培训发展的方向，借助计算机技术构建内镜操作的三维虚拟环境，使用带有传感器的内镜手术器械进行操作，辅以各种手术入路的模块，模拟各种入路解剖，甚至可以虚拟小血管出血沾染术野，模拟不同性质的病变行手术切除，同时通过应力反馈技术使操作感觉更真实，可以在接近临床实际操作环境下训练，培训效果更佳。目前，该技术已初步的应用于腹腔镜、宫腔镜、膀胱镜等的技术培训，但该技术的成熟完善尚需时日。

虽然神经内镜培训工作在我国刚刚起步，但随着神经内镜技术快速发展，开展神经内镜工作的单位、机构越来越多，广阔的需求必然推动培训工作的不断发展。计算机模拟技术的引入和不断成熟、各种新模型的出现和完善、内镜理论的不断更新和发展都会进一步提高培训的效率和水平。通过规范化的技术培训，使有志从事内镜神经外科的执业医师提高理论知识、基本技能和实践技能，全面提升业务能力，达到内镜神经外科执业医师的从业要求，从而推动神经内镜技术的不断进步，以便高水平、高质量地为病人服务。

（李储忠　曹磊　张亚卓）

## 参 考 文 献

1. Hae-Dong Jho, David H. Use of Endoscopic Techniques for Pituitary Adenoma Resection, The Endocrinologist, 2004, 14 (2):76-86

2. Shane R, Tubbs, Loukas M, et al. Feasibility of ventricular

expansion postmortem:a novel laboratory model for neurosurgical training that simulates intraventricular endoscopic surgery. J Neurosurg,2009,111:1165-01167

3. Hayashi N,Kurimotoetc M. Preparation of a simple and efficient laboratory model for training in neuroendoscopic procedures. ChildsNervSyst,2008,24:749-751

4. Mori H,Nishiyama K,Yoshimura J,et al. Current status of neuroendoscopic surgery in Japan and discussion on the training system. ChildsNervSyst,2007,23:673-676

5. 桂松柏,张亚卓,李储忠等．神经内镜手术初级培训方法教学实践［J］.继续医学教育,2012,26(5):29-32,36

6. Davis MC,Can DD,Pindrik J,et al. Virtual Interactive Presence in Global Surgical Education:International Collaboration Through Augmented Reality. World Neurosurg. 2016,86:103-111

7. Tschabitscher M,Di Ieva A. Practical guidelines for setting up an endoscopic/skull base cadaver laboratory. World Neurosurg. 2013,79(2 Suppl):S16.e1-7

# 第五章

# 神经内镜手术前准备

充分的术前准备对于保证神经内镜手术成功至关重要,并可以有效减少或避免手术并发症的发生。术前应进行全面的评估,严格掌握手术适应证,对适合行内镜手术者,术前应向病人及家属介绍内镜手术的基本知识,使其对所进行的手术有一定的了解。做好充足的术前准备,确保手术顺利进行。

## 一、术前评估

内镜手术前应对病人进行全面的评估和准备,对有异常者应给予相应治疗。对于病变性质难以明确者,应做好几种病变可能的思想准备以及术中改行开颅手术的准备。

1. **病史** 认真了解病人的主诉、就诊或接受治疗需解决的主要问题;详细询问病人一般健康状况,注意有无严重的心、肺等疾患,有无出血倾向等。

2. **查体** 常规测量血压、心率和体温,检查心肺功能,并进行全面的神经系统查体。

3. **辅助检查** 术前进行血常规、血型、尿常规、凝血时间、肝肾功能、胸片、心电图、病毒学检查以及 MRI 检查,必要时行冠面 CT 及脑脊液电影。鞍区病变应行眼科检查(视力、视野和眼底)和内分泌学检查。

## 二、术前用药

1. 垂体、下丘脑功能低下者,术前应根据内分泌检查结果进行适当的激素替代治疗;

2. 对于有高血压、糖尿病等多系统疾病者以及肝肾功能异常者,应予相应治疗。

## 三、术前常规准备

1. 术前 1 天,根据手术部位和式式,备好足量血液。常规术野备皮,术前 8 小时禁食、水。

2. 术前做好病人的思想工作,使其树立信心,减轻压力,保证充足的睡眠。向家属交代手术危险性,签订手术知情同意书。

3. 经鼻腔入路的病人,术前 1 天用鼻毛修剪器清洁鼻腔,2% 氯霉素麻黄碱滴鼻液滴鼻,防止鼻黏膜炎性水肿;经口腔入路的病人,嘱其餐后清水反复漱口彻底清洁口腔,术前 1 天给予复方硼酸溶液漱口 3~4 次。

## 四、术者准备

术前 1 日应对手术所用内镜器械彻底消毒,并对设备的性能状况进行检查,包括冷光源、录像系统、双极电凝器、显微钳和剪等。

## 五、体位和切口

1. **体位** 病人的体位对于手术能否顺利进行起重要作用,经蝶入路手术,病人应取仰卧位,头下垂 10°;脑积水和脑室手术,病人应取仰卧位,头抬高 30°;内镜辅助显微手术,应根据病变部位不同,选择合适体位。

2. **切口** 经蝶入路手术,一般选择右侧鼻孔入路;脑积水和脑室手术,常选择冠状缝前 1cm,中线旁开 2.5cm 为中心行直切口或弧形切口。内镜辅助显微手术,应根据病变部位不同,选择合适切口。

## 参 考 文 献

1. Laws ER, Wong JM, Smith TR, et al. A checklist for endonasal transsphenoidal anterior skull base surgery. J Neurosurg. 2016, 124(6):1634-1639

2. Demerdash A, Rocque BG, Johnston J, et al. Endoscopic third ventriculostomy: A historical review. Br J Neurosurg. 2016, 22:1-5

# 第六章

ENDOSCOPIC NEUROSURGERY

# 神经内镜手术的手术室布局

## 一、内镜手术系统

内镜手术系统包括:电视录像、冷光源、光源导线、摄像系统、双极电凝器、动力系统、吸引器、成角内镜等以及神经外科常规器械。

内镜手术配合人员应固定或相对固定,应全面掌握内镜专科手术配合,熟悉内镜手术特殊仪器以及设备消毒、使用、清洁、保养和术后维护等情况。

## 二、手术室布局

仪器设备和人员应合理布局,以保证医护人员有较为方便的工作环境,既有利于术者操作,又便于麻醉师监护病人。

1. 经鼻颅底内镜手术布局(图 2-6-0-1)

2. 脑室、脑池内镜手术布局(图 2-6-0-2)

3. 内镜辅助显微手术布局(图 2-6-0-3) 根据以上两种布局灵活掌握,目的一致:便于操作,减少术者疲劳,从而保证手术安全进行。

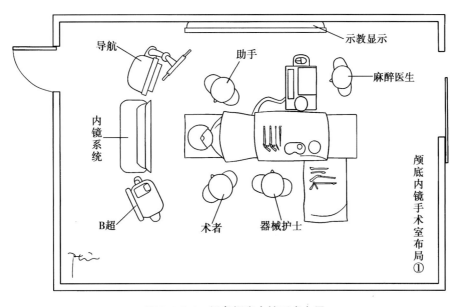

图 2-6-0-1 经鼻颅底内镜手术布局

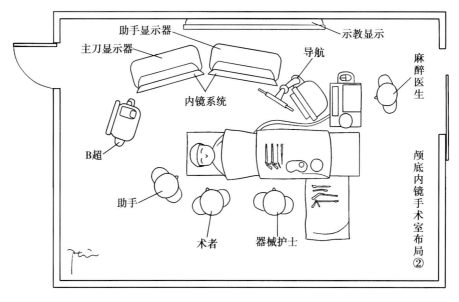

图 2-6-0-1（续）

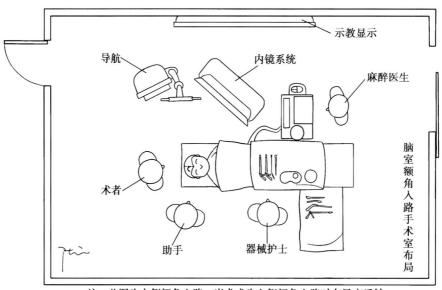

注：此图为右侧额角入路，当术式为左侧额角入路时布局应反转

图 2-6-0-2　脑室镜手术布局

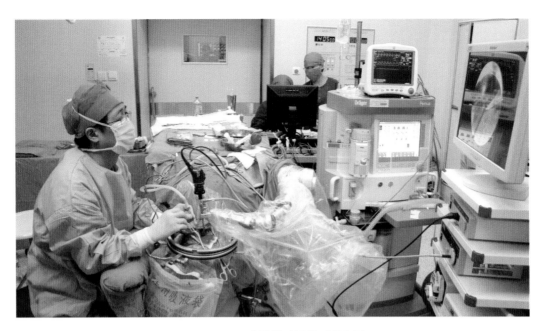

图 2-6-0-3　内镜辅助显微手术布局

（张鹏飞　桂松柏）

## 参 考 文 献

1. Phillips N, Nix P. How I do it - endoscopic endonasal approach for pituitary tumour. Acta Neurochir (Wien). 2016, 158 (10): 1983-1985

2. Demerdash A, Rocque BG, Johnston J, et al. Endoscopic third ventriculostomy: A historical review. Br J Neurosurg. 2016, 22: 1-5

ENDOSCOPIC
NEUROSURGERY

# 第三篇

## 脑室脑池疾病的内镜手术治疗

脑室脑池系统疾病包括脑积水、脑室脑池囊肿、寄生虫以及肿瘤等。

与脑室 - 腹腔分流手术比较，内镜治疗脑积水的优点在于：①更符合人体的生理规律；②避免了终生带管的各种并发症和不适。

与显微神经外科手术比较，大多数脑室脑池囊肿和脑室系统肿瘤更适合使用神经内镜治疗，原因是：①脑室脑池囊肿往往体积较大，显微镜操作常需要较大的骨瓣或皮层造瘘才能完成手术操作。而内镜由于其多角度观察的优势，仅需一个小骨窗甚至一个颅骨钻孔即可以完成手术操作，可以明显减少手术创伤；②脑室系统病变位置通常较深，而且脑室系统结构复杂，形状不规则，使用显微镜手术往往有视觉死角，而神经内镜可以避免这一缺点，可以减少非直视操作。

随着内镜手术设备和技术的不断更新，神经内镜手术理念也在不断进步。对于脑室脑池系统疾病，以往的手术都是内镜内操作。目前，对于许多脑室肿瘤，更多采用的是内镜外操作切除肿瘤。神经内镜手术技术在脑室脑池系统疾病领域的应用范围越来越广，治疗疾病种类越来越多。

# 脑积水的内镜手术治疗

脑积水是神经外科最古老的话题之一,早在公元前4世纪,现代医学之父——希腊医学家希波克拉底对脑积水就有过描述。20世纪初期,Dandy等人开始对脑积水进行系统实验研究,把脑积水分为交通性脑积水和非交通性脑积水两种类型。随着神经影像技术的发展,特别是CT及磁共振技术的临床应用,脑积水的理论研究取得了长足的进步。目前,国际脑积水分类研究小组把脑脊液循环模拟成电路图,根据脑脊液循环通路上的梗阻部位对非交通性脑积水又进行了细分,包括室间孔梗阻、导水管梗阻、第四脑室流出道梗阻、基底池梗阻、蛛网膜下腔梗阻、静脉回流障碍以及混合性梗阻诸如导水管和第四脑室流出道梗阻同时存在的双腔性脑积水(double compartment hydrocephalus)即孤立第四脑室(isolated fourth ventricle)等多种亚型,对脑积水的定义与分类进行了更新完善。临床上也不乏脑室内多发分隔型的复杂脑积水(complex multiloculated hydrocephalus)以及难治性脑积水(refractory hydrocephalus)病例。

基于这一认识,对于脑积水的治疗也提出了新的理念和方法。有明确脑脊液循环通路梗阻的,对梗阻部位进行疏通手术是梗阻性脑积水最理想的治疗,包括室间孔成形、导水管成形、第四脑室正中孔成形等;不能有效疏通梗阻部位的,可选择脑室内旁路手术,通过改变脑脊液循环通路使脑脊液绕过梗阻部位进入蛛网膜下腔,如透明隔造瘘、第三脑室底部造瘘术等。通过脉络丛烧灼术减少脑脊液的分泌也可以在一定程度上提高上述手术的成功率。疏通手术和旁路手术不能奏效的难治性脑积水选择脑脊液分流术。在脑脊液循环通路疏通、旁路手术和脉络丛烧灼术中,神经内镜技术具有创伤小、操作简单、恢复快、费用低等优势。

脑积水的内镜手术方法与指征:

1. **室间孔成形术** 属于疏通手术,用于单纯室间孔狭窄或闭塞所致一侧或双侧侧脑室积水。

2. **透明隔造瘘术** 属于旁路手术,用于透明隔囊肿所致一侧或双侧脑室积水;单侧室间孔狭窄成形困难者可通过透明隔造瘘使患侧脑脊液经过透明隔造瘘口由对侧侧脑室 - 室间孔进行循环。

3. **导水管成形(必要时支架植入术)** 属于疏通手术,用于导水管短程狭窄或膜性闭塞所致梗阻性脑积水以及孤立第四脑室。

4. **第四脑室流出道造瘘术** 属于疏通手术,用于第四脑室流出道膜性闭塞。

5. **第三脑室造瘘术** 包括终板造瘘、第三脑室底造瘘、第三脑室 - 小脑上池造瘘等多种方式,属于旁路手术,用于导水管狭窄且导水管成形困难的梗阻性脑积水,部分正常压力脑积水和交通性脑积水通过第三脑室底造瘘术治疗也有效。

6. 脉络丛烧灼术　通过减少脑脊液分泌治疗脑积水。

7. 内镜下脑室灌洗术　用于出血后脑积水(posthemorrhagic hydrocephalus,PHH)或感染后脑积水(postinfection hydrocephalus,PIH)的脑室清洁。

8. 脑积水的病因治疗　四叠体池蛛网膜囊肿可因压迫导水管导致梗阻性脑积水,内镜下四叠体池蛛网膜囊肿造瘘术能够重新开放导水管,对脑积水达到病因治疗效果;脑室内猪囊尾蚴导致的脑积水可通过内镜下猪囊尾蚴摘除术进行病因治疗。

9. 脑室内多发分隔型的复杂脑积水(complex multiloculated hydrocephalus)　首选内镜下脑室内分隔造瘘,使多房型脑积水变成单房型脑积水,酌情加用第三脑室底造瘘术或脑脊液分流手术治疗。

# 第一节　脑脊液动力学研究进展

脑脊液循环被认为是全身第三循环(第一、二循环分别为血液循环和淋巴循环)。近一个世纪多来,脑脊液(cerebrospinal fluid,CSF)动力学研究一直是极具挑战性的课题。由于分子生物学、神经影像学方面的发展,脑脊液的动力学研究也有了长足的进步,但是仍然有很多不明之处。

## 一、脑脊液的组成

正常情况下脑脊液是无色透明的近乎等渗的液体。在健康成年人,脑脊液总量大约420ml,大多数存在于脑脊髓组织间,约占280ml,有人称之为脑脊液样液体。游离的脑脊液(位于脑室和蛛网膜下腔内)总量约140ml,(一般临床上所说的脑脊液),其中25%(30~35ml)位于脑室内,椎管内

30~70ml。在病理或一些特定的生理状态下(如老年时),这些相对容量可以改变。

脑脊液密度约$1.003 \sim 1.008\text{g/cm}^3$;与血浆相比,脑脊液低蛋白、低糖、低钾、高氯化物。脑脊液蛋白浓度大约为15~40mg/dl,浓度的差异主要与脑脊液的部位相关。$\beta_2$转铁蛋白仅发现位于脑脊液、外淋巴、视液内,出现$\beta_2$转铁蛋白提示脑脊液漏。此外,脑脊液内包含少量微胶质细胞。

## 二、脑脊液循环的主要功能

正常的脑脊液循环是中枢神经系统维持良好状态的一个基础条件。首先,脑和脊髓漂浮在脑脊液中,遵循 Archimedes 定律而失重(由于脑脊液的比重小于脑组织,前者为1.008,后者为1.040,因此脑组织漂浮于其中,脑组织的重量可以因此减少96%)。在机械性打击时,不易受到损伤。其次,颅内所有的压力梯度都是通过脑脊液来弥散的,如果脑脊液循环消失,则颅内所有的压力梯度都会消失。

在神经系统的胚胎发育过程中,脑脊液分泌以及脑脊液压力的缓和上升对中枢神经系统的成型和扩展十分重要,干扰胎儿脑室和导水管内的脑脊液流动能显著阻碍脑发育。此外,中枢系统的良性生长还有赖于脑脊液中精细的生理学和生化学的平衡,在先天性脑积水,不仅有压力的上升,同时还伴有脑脊液组成的改变,如神经生长因子的浓度显著增高。

脑脊液的另一个功能是提供脑室内以及脑和脊髓表面持续的流动液体,携带走中枢神经系统的代谢废物并转运大量的分泌到脑实质的物质。而且,脑脊液移除了多余的钾离子、细胞破碎产物、细菌、病毒等,保持脑脊液的内稳态,使钾离子和 pH 能够保持在严格的界限内。二氧化碳分压的上升对脑脊液 pH 影响轻微,这是由于脉络丛分泌碳酸氢根代偿了二氧化碳的酸性效果,这种内稳态对人体生理功能的维持十分重要,因为脑脊液 pH 下降0.05将导致通气量10倍上升。在衰

老或疾病时,脑脊液的生成率下降约50%,脑脊液流动减慢,其清除功能下降,潜在的毒性肽浓度增高。目前关于脑脊液动力学与一些老年性疾病如Alzheimer病的相关性研究十分热门。

脑脊液系统另一个重要功能是作为颅内顺应性的载体,在慢性占位性疾病中,脑室和基底池中脑脊液的逐步移位是容量缓冲机制中的关键因素。在最近的十余年中,脑脊液的动力缓冲与颅内血容量变化的相互作用越来越得到重视。

### 三、脑脊液的分泌

脑脊液的来源包括:脉络丛的分泌、来自脑实质毛细血管的组织间液和细胞代谢产物。正常情况下,大约60%~70%的脑脊液产自脉络丛。其他的脑脊液可以通过室管膜血脑屏障或通过蛛网膜表面的血脑脊液屏障而分泌。

脉络丛组织在脑室内形成特异性的片状或分支状绒毛样结构,中心包含有不同直径的血管,这些血管从小动脉到毛细血管到小静脉,血管中心的外周是连续的单层上皮。电镜显示脉络丛上皮细胞有两大特征:①上皮细胞的脑室面有大量的微绒毛,在一些特定物种中特征性地显示有中央长的活力纤毛,上皮细胞基底面显示平整,而基底外侧面相邻细胞基部间交错缠绕,这个区域常常被称之为基底迷宫或基底褶。这些结构使细胞表面积显著加大,如微绒毛可以使脑室面面积增大6~13倍(依据物种不同)。人的脉络丛上皮细胞的表面积可达200cm$^2$。②脉络丛上皮细胞内的线粒体相对丰富,尤其在靠近顶膜(脑室面)的细胞液中更为明显,与离子主动运输有关。

脉络丛血液量是同等脑组织的10倍,同等肾脏组织的5倍。充足的血流供应结合脉络丛上皮细胞的超微特征是脉络丛组织分泌脑脊液的解剖学基础。平均分泌速度为0.35ml/分钟(0~0.45ml/分钟),并与脑代谢率相对应。24小时分泌总量大约为500ml。Nilsson等运用MR定量技术,显示随着心动节律,CSF的生成高峰在上午2时,低谷在

下午6时,前者大约是后者的3.5倍。

脑脊液的分泌涉及脉络丛上皮的复杂转运通路。包括基底外侧膜的超滤过程和顶膜的主动分泌,两者互相反馈协调制约。例如,Na$^+$-K$^+$泵位于脉络丛上皮细胞细胞膜的顶部,即靠近脑脊液的一面,将脉络丛上皮细胞内的钠离子泵出,导致细胞内钠离子浓度下降。随后,由于钠离子的浓度梯度可以激活脉络丛上皮细胞细胞膜基底外侧面(血浆面)的Na$^+$-H$^+$交换(这也是一种主动运输),导致超滤过程的加强。

影响脉络丛脑脊液分泌因素众多,主要涉及细胞核转录、离子转运的调节(离子通道和酶)、水通道蛋白、神经内分泌调节(神经肽受体)、颅内压力等。有研究显示靶向转录因子可以调节脑脊液形成:缺乏转录因子p73、foxJ1、E2F2的大鼠的脑脊液形成增加,可以形成交通性脑积水。

关于脑脊液分泌的研究大多是通过改变上皮细胞基膜和顶膜的离子通路中的离子移动来观察脑脊液的生成变化情况。在基底外侧膜,Na$^+$和Cl$^-$的摄取是脑脊液分泌的第一步。成对的Na$^+$和Cl$^-$的内向转运部分依赖于基底外侧膜的跨膜离子(钠、钾、氢、和碳酸氢根离子)的浓度梯度。在基底外侧膜,Na$^+$-H$^+$离子交换器将钠离子向脉络丛细胞内转运,Cl$^-$-HCO$_3^-$离子交换器将组织间的氯离子向细胞质转运,在外侧膜上还有钠离子依赖的Cl$^-$-HCO$_3^-$离子交换器以及Na$^+$-HCO$_3^-$共转运,其中,Na$^+$-H$^+$离子交换器可以被利尿剂阿米洛利(amiloride)所抑制。Na$^+$-H$^+$和Cl$^-$-HCO$_3^-$反向转运的主要功能是调节细胞内的pH,因此,使用碳酸酐酶抑制剂可以抑制脑脊液的生成。

在顶膜,Na$^+$-K$^+$ ATP酶的主要作用是保持细胞内低钠。一个ATP释放的能量能使Na$^+$-K$^+$ ATP酶泵出3个钠离子,转入2个钾离子,在大多数哺乳动物细胞内,这个过程创造了电化学推动力,可以为其他很多转运事件提供动力,如驱动基底外侧的钠离子的内向移动。毒毛旋花甙室内注射可以抑制此酶活性,降低脑脊液的生成(静脉应用

无效）。顶膜上还有 $Na^+$-$K^+$-$2Cl^-$ 共转运体的存在，这是具有双向离子转运能力的载体。以丁胺酸或呋喃苯丙胺脑室内应用可以干扰这个转运体的活性，从而减少脑脊液的生成率。目前需要研究的是寻找合适的药物来干预这些转运过程以调节脑脊液的生成速率。

20 世纪 90 年代后，膜片钳技术的发展加深了对脉络丛离子通路的理解。已经发现哺乳动物脉络丛上皮内两种钾离子通路亚族的存在，一种是 Kir7.1，另一种是 Kv1.1 和 Kv1.3 通路蛋白，这些蛋白都表达于脉络丛上皮细胞的顶膜，介导钾离子逆浓度梯度进入细胞（$Na^+$-$K^+$ ATP 酶）并帮助维持上皮细胞内的阴性膜电位。此外，脉络丛上皮表达有内向整流的阴离子电导和容量敏感的阴离子电导，他们的分子特性尚未明确，这两种通路可能都参与了脑脊液中的氯离子和碳酸氢根离子的分泌。内向整流阴离子通路在高极性膜电位时具有时间依赖性，对碳酸氢根具有高通过性，能够被氯离子通路阻滞剂所封闭。

水通道蛋白（AQP）是同源四聚体，每个单体由 6 个膜间距的 α 螺旋包绕一个特征性的水核组成。AQP 在发育中的脉络丛即存在并持续表达终身。AQP1 在脉络丛的脑室面表达丰富，在 BBB 内皮没有表达，如此通过调节 AQP1 的磷酸化，可以选择性地调节水从血液向脑室的移动，研究认为心房肽具备调节 AQP1 通路功能。有报道在 AQP1 缺失小鼠，脉络丛的脑脊液生产能力有实质性下降，但也有报道 AQP1 基因缺失的小鼠脑脊液生成不受影响。AQP4 主要位于胶质细胞上，对脉络丛上皮基底外侧膜上的水转运有意义。

脑脊液中的神经肽是通过调节脉络丛中的肽能受体从而改变代谢的第二信使，影响与脑脊液生成相关的离子转移，脉络丛精氨酸加压素在功能上与多种流体-调节肽相互作用，脉络丛精氨酸加压素从脉络丛释放，自分泌抑制调节，血管紧张素 II 和基础纤维母细胞生长因子可刺激其活化，降低氯离子从脉络丛的外流，抑制脑脊液的生成。目前的研究发现在脉络丛存在好多的介质受体，如血管加压素 I 受体、心房利钠素受体、血管紧张素 II 受体、内皮素 -1 受体、胰岛素受体等等，但是尚不清楚它们对水和溶质的分泌的影响究竟多大。

总的来说，脑脊液的形成受酶抑制剂、自主神经系统和脉络丛血流的影响，类固醇、醋蛋酰胺、利尿剂、低温、脑脊液渗透压改变都可以减少其生成。但是，脑脊液的生成是一个极其复杂的生理生化过程，其与颅内压力、血压、脑血流之间相关性究竟如何还远未明确。大多数证据显示脑脊液的生成在一定的狭窄的生理范围内相对不依赖于这些因素。"颅内压不敏感性分泌"似乎主要在脉络丛。脑脊液的生成与脉络丛血流以及压力之间的关系也相当复杂，尚未明确。例如，乙酰唑胺可抑制 50% 的脑脊液生成，但同时可以倍增脉络丛的血流；脑室内应用血管活性药物肠源性多肽可以减少 30% 的脑脊液生成，但同时增加 20% 的脉络丛血流，如果静脉内应用，则同样可以发现增加血流的作用但是脑脊液生成不受抑制。出血导致的低血压显著减少脑脊液的生成，但是使用腺苷导致相同程度的低血压却不影响脑脊液的生成。

尽管脉络丛具有分泌脑脊液的功能已得到大多数人认同，但是不同的意见始终存在。Milhorat 报道切除双侧侧脑室脉络丛对脑脊液的生成影响不大；Oreskovic 等在猫导水管置管，堵塞后同时监测侧脑室和枕大池压力，如果脑脊液主要产生于脉络丛，那么堵塞导水管后理当出现脑室扩大、脑脊液压力上升、跨室壁压力差。然而，在枕大池和侧脑室的压力监测没有差别，脑室实际上也没有扩大。也就是说并没有观察到脑脊液的压力提高、脑室扩大和跨室壁压力增加。这提示脉络丛并非脑脊液的主要产地。Bulat、Klarica、Oreskovic 等人认为，脑脊液和脑组织间液是相同的功能性单位，脑内毛细血管是脑脊液生产和吸收的主要场所。其容量受毛细血管静水压和脑脊液渗透压调控。颅内压升高时，脑脊液产出下降，提升脑脊液渗透压可增加产出。

## 四、脑脊液的运动

1914 年,Dandy 首次通过阻塞导水管诱发脑室扩大,提出了总体流动(Bulk flow)理论。这个理论认为脑脊液主要在脉络丛生成,三脑室和侧脑室内产生的脑脊液沿着导水管到达四脑室,由正中孔和侧孔到达蛛网膜下腔,然后被吸收。在这个循环通路中,推动脑脊液循环的主要动力来源于脑脊液产生地与吸收地的压力差。这也是临床上较广为接受的经典的脑脊液循环途径。

脑室内的脑脊液主要来源于脉络丛的分泌,不过,脉络丛表面的初始脑脊液较脑室内的总体脑脊液在内容上有一定的差异,并且液体流动也略有不同。脑脊液的总体流动应该被认为是脑脊液持续分泌和外流并被吸收的过程,同时,在脉络丛的表面,存在着另外一种运动形式:通过微绒毛的摆动推动脑脊液及其溶解物的移动,这个运动可以防止局部多糖 - 蛋白复合物的梯度形成,阻碍脑脊液分泌。此外,室管膜表面的纤毛运动对脑脊液定向和定量流动也有一定的作用。

1825 年 Magendie 首次发现脑脊液的流动呈现潮汐样运动。1943 年,O'Connel 发现脑脊液搏动与心动周期同步,受静脉压影响。1964 年,Di Chiro 首次发表了放射性核素扫描研究脑脊液循环的方法。相对于以前的染料示踪方法,核素为小分子示踪剂,因此可以更详细真实地了解脑脊液循环运动的方式。Di Chiro 发现腰大池穿刺注入放射性核素后,有通过枕骨大孔向大脑凸面的脑脊液流动,而脑室注入后有快速向椎管的下降。

自 Di Chiro 之后很长一段时间内,放射性核素示踪成为观察脑脊液循环的主要方法,直至后来相差磁共振成像(phase-contrast magnetic resonance imaging PC-MRI)技术的出现,PC-MRI 为脑脊液动力学研究提供了一个可重复并且无创的方法。PC-MRI 的原理是:当流体流过一个梯度磁场时,核磁信号将对应发生改变。这样,通过 MR 相位

对比序列,由相位相反的两极组成流动梯度磁场,对流动液体进行两次不同的流动编码图像采集后,由于流动编码梯度对静止组织没有作用,两次图像采集所得的静止质子信号相同,而流动质子在两个梯度之间,经过两个不同的正负梯度累加而产生相位位移,在相位图像中像素的信号强度主要与质子沿磁场梯度移动所产生的相位位移有关。因此,相位位移与流速成正比,表现为像素信号强度改变。另外还能表示为液体流动方向,即当液体流动方向与编码方向一致时,像素显示为高信号,反之则为低信号。

相差 MR 成像技术可以动态地观察到随着脑血流的灌注脑脊液的流动情况。大多数研究证实了脑脊液运动是一个双向振荡性的往返运动,并且与心动周期即颅内血流变化关系密切。在正常健康个体,收缩期基底动脉扩张在蛛网膜下腔产生一个压力波,由此产生通过枕骨大孔的脑脊液流(60% 移位到椎管的脑脊液来自幕下)。同时,随着动脉血管舒张,脑脊液从椎管经枕骨大孔反流入颅。如此,在枕骨大孔有前后向的脑脊液流动。这与 Di Chiro 早年的研究吻合。

运用 PC-MRI 技术可以定量测量颅内如导水管、Monro 孔、四脑室出口等部位的脑脊液的流速,对不同部位脑脊液的流速的检查显示脑脊液峰流速在四脑室底部最快,其次为导水管和孟氏孔,再次为小脑表面、扁桃体和脉络丛起始处。目前文献较多报道导水管部位脑脊液流动情况。多位学者分别测量了导水管部位的脑脊液的流速,由于横切面的取值差异,测量结果也相差甚大。运用 MR 结合心电门控技术动态观察心脏搏动对脑脊液运动的影响,可以充分了解动脉脉冲对脑脊液运动的作用效果。由于幕上下分别为前后循环供血,后颅凹为椎动脉供血,是二级分支,而颈内动脉颅内段相对充盈较晚。因此在每个心动周期中,幕下的血流到达早于幕上。从而在脑干周围池和导水管内的脑脊液的也表现为双向的往返流动。在收缩期开始时,导水管内有一个短暂的反向流

动（尾—头），同时伴有 Magendie 孔的正向流动。随着额叶的灌注，全脑呈活塞样向下运动。在收缩中期，通过导水管和 Megendie 孔的流动是正向的（头—尾），后者在收缩末期是反向。在舒张期，两者都是反向的。

脑组织的震荡移动与心脏收缩同步，并且向下延伸至脊髓全长。核素脑池造影检查已经显示脑脊液在蛛网膜下腔内沿着阻力最小的通路流动，似乎是离心力推动着脑脊液向腰胸颈的凸面流动，椎管内脑脊液的波动十分复杂，并且在椎管的前后腔内存在有相反的流动方式，这可能是由于脊髓动脉搏动和硬脊膜外静脉丛的搏动与颅内脉冲波竞争所致。动物实验显示椎管内脑脊液脉冲波的 77% 是由于椎管内动脉和静脉脉冲所致，23% 是由于脊髓传导的颅内压力脉冲波所致；在人，腰椎脑脊液脉冲波包括脊髓动脉脉冲 40%，腰椎静脉脉冲 40%，颅内动脉脉冲 20%。脊髓血管的搏动力量似乎是组成推动脑脊液抗重力头向运动（低速系统）压力的一部分。

脑脊液循环的原动力主要是脉冲收缩已经得到公认。近年来，呼吸对脑脊液运动的影响也逐步受到重视。最近的一个脑脊液压力震荡研究（麻醉鼠）发现最强的震荡与呼吸胸廓运动（无论自发或辅助呼吸）而非动脉脉冲同步。而心率变化对脑脊液压力震荡的影响轻微。正常呼吸可以导致周期性的脑干移动，与心脏收缩期动脉扩张的影响相似。周期性的呼吸推动一个低频的脑干震荡，其中尾向移位与呼气一致，头向反弹与吸气一致。在深呼吸时这种效果更明显。这种呼吸脉冲，加上高频的心血管脉冲，影响着脑脊液的波动。改变呼吸可以影响脑脊液搏动：Valsalva 动作可以快速导致先尾向后头向的脑干移位，咳嗽导致头向的脑脊液脉冲流。

除了心脏搏动和呼吸外，血管的运动活性也影响脑脊液搏动，血管舒缩波或称 Traube-Herring Mayer（THM）是正常生理波，由动脉、静脉、淋巴管的自发波动所产生。THM 波不依赖于呼吸和心脏循环，并且频率多样，但是通常波长较心脏循环和呼吸的波长为长。THM 波是通过自主神经系统介导的，与心率变化相随，颅内动脉的 THM 波与一种颅内压升高的波—C 波联系紧密。C 波是一种节律性震荡，频率是 4~8 次/分钟，通常 6 次/分钟，波幅高达 20mmHg，在颅内压增高时出现，THM 波可以使 C 波升高。

虽然神经影像学如脑池造影、PC-MRI 的发展加深了对脑脊液的运动理解，但是，脑脊液进入蛛网膜下腔的具体运动方式仍远未明了。Greitz 等结合脑脊液核素造影和 MR 技术对脑脊液的流动进行了较为详细的观察，并对不同部位的脑脊液流速进行了检测，根据示踪剂的混合速度，他们将脑室外蛛网膜空间分为 5 个不同流速的腔隙：一个快速腔，由后颅凹和颈胸段包括圆锥（脑干 - 脊髓腔）部位组成；两个中速腔，一个由侧裂和纵裂的下半部分组成，一个由 $L_5$ 水平以上的腰椎脑脊液空间组成；两个低速腔：凸面和腰骶池区域。快速腔内的迅速混和提示双向的交通。Greitz 认为：脑脊液在蛛网膜下腔内快速运输是通过血管搏动导致脑脊液的混合。这个混合是随机的、弥散的，示踪剂向各个方向运输。2011 年，Bulat 将脑脊液的运动划分为三种形式：整体流动（bulk flow）、混合（mixing）、弥散（diffusion）。不过，在脑室和蛛网膜下腔内，双向的总体流动仍然是脑脊液流动的主流（图 3-1-1-1）。

## 五、脑脊液的吸收

传统观点认为脑脊液循环主要有两个通路：大通道和小通道。大通道从侧脑室开始，侧脑室脉络丛是主要的脑脊液来源，结合三脑室四脑室的脉络丛的分泌，脑室内的脑脊液流出到脑池或蛛网膜下腔，主要的吸收部位在静脉窦，即上矢状窦。小通道途径通过室管膜组织间和血管周围间隙、神经周围淋巴通路来吸收，吸收部位主要位于软蛛网膜毛细血管或者是柔脑膜甚至脉络丛。当功能性的蛛网膜颗粒尚未出现时，脑脊液主要通

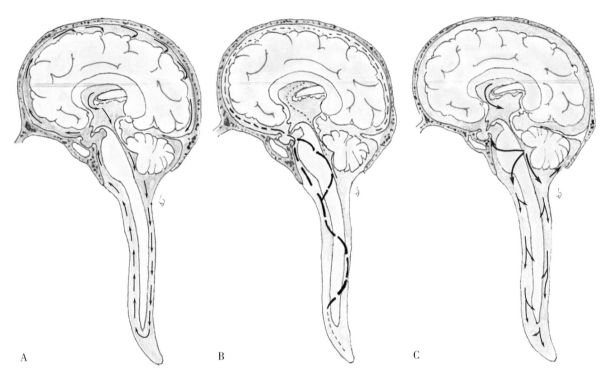

**图 3-1-1-1　脑脊液流动模式图**

A. 通常的脑脊液循环总体流动模型:箭头所示为脑脊液流动方向。B. 显示脑室外蛛网膜下腔脉冲流动主体形态。线条的长度和粗细表示脑脊液流动的快慢,这是椎管内的脑脊液流动主要方向。由于椎管内蛛网膜下腔宽阔,阻力低下,在向心力的作用下,脑脊液流动总体呈现蜿蜒的 S 形形态。C. 脑脊液流动的即时分解示意图,箭头的粗细表示流量的大小,如图所示,在枕骨大孔区流量最大,而箭头的方向表示有脑脊液的吸收部位

过小通路来维持,即通过神经周围间隙和淋巴通路、通过经室管膜—组织间到血管周围软膜下间隙、通过脉络丛上皮来穿透毛细血管进入大静脉系统。这个小通路是小型啮齿类动物和哺乳动物主要的脑脊液通路,也是发育中人脑的主要通路。

　　大约在婴儿后期,蛛网膜颗粒可以具备再吸收脑脊液的功能。当蛛网膜颗粒功能完善后,脑脊液的吸收几乎全部由蛛网膜颗粒来完成。蛛网膜颗粒对脑脊液的吸收是单向的,并且呈现一种线形特征。也就是说,当蛛网膜下腔的压力低于矢状窦压力时,脑脊液的吸收终止。如果蛛网膜下腔压力大于矢状窦压力,则脑脊液的吸收与跨矢装窦的压力差成正比。即:

$$吸收 =(P-Pss)/Rcsf$$

　　Pss 通常被认为是一个常量,由中心静脉压决定,Rcsf 是一个比例系数,通常被称为脑脊液吸收或脑脊液引流阻抗,单位:mmHg/(ml.min)。Rcsf 一直是临床上处理脑积水时最常用的参考指数。

　　很长一段时间,脑脊液的吸收部位主要位于蛛网膜颗粒是临床上广为接受的观点,但是,这个理论近年来不断在改进。历史上定位脑脊液吸收部位的方法是:通过注射染料或其他物质并观察这些示踪剂向何处积聚。结果发现那些大分子在中线附近进入硬脑膜窦,结合对蛛网膜颗粒的解剖研究,得出结论:脑脊液是通过矢状窦附近的蛛网膜颗粒来吸收的。但是,虽然蛛网膜颗粒具有类似脉络丛样的分叶状结构,表面积很大,体外实验也显示蛛网膜颗粒细胞对水分子有单向滤过的功能,并且蛛网膜绒毛的结构受脑脊液流的影响:当脑脊液流增加时伴随有蛛网膜颗粒内囊泡和绒毛内小孔结构增多,而没有脑脊液流时这些结构消失,显示了蛛网膜颗粒结构对脑脊液流动具有动态的适应性。但是,到目前为止,尚没有直接的

证据证明蛛网膜颗粒就是脑脊液的主要吸收部位。1993 年，Kida 等人报道蛛网膜颗粒仅仅是极小的一个吸收通路。2004 年，Hashimoto 否认蛛网膜颗粒有任何吸收脑脊液的功能。

目前的研究显示，淋巴转运在脑脊液吸收中担当了重要角色。1970 年，Czerniawska 发现在兔的鼻黏膜内注射放射性元素在脑脊液内有示踪出现，证明鼻咽部组织可以向中枢神经系统有反流，1996 年，Boulton 详细描述了绵羊脑脊液的淋巴引流：沿着嗅神经、视神经、听神经向咽后淋巴结引流。2002 年，Silver 发现堵塞绵羊筛板后脑脊液转运减少，伴随有颅内压上升和脑脊液外流抵抗增加。Zakharov、Johnston 等人利用一种高密度复合示踪剂注射蛛网膜下腔，发现在鼻黏膜内发达淋巴网中浓度甚高，这证明，脑脊液可以被鼻咽部多处吸收，在脑脊液与淋巴结之间有广泛的交通。约 40%~50% 的脑脊液通过颅外的淋巴系统再吸收，与颅内压情况关系密切。另有 25% 的脑脊液在椎管内被吸收。并且随着年龄的增大，脑脊液生成下降，伴随有淋巴引流量下降。最近的研究显示脑积水时淋巴引流下降。

通过淋巴引流脑脊液的观点现在已逐步为大家接受，不过，这个引流途径显然只是其中之一，因为封闭筛板部位的淋巴回流液虽然可以导致脑脊液引流阻抗的增加，但同样也不会直接导致脑积水。

Oreskovic、Klarica 等人以导管堵塞猫的导水管，观察超过 3 小时，结果发现导管内可见脑脊液搏动，但不能从导管内收集到脑脊液。当人工脑脊液持续缓慢注入侧脑室时，有明显的跨壁压力，停止注射后跨壁压力消失，脑脊液压力恢复。这些结果提示脑脊液可以在脑室内吸收，即通过脑室壁进入室旁组织，随后被毛细血管吸收。Brightman 使用电子显微镜观察到在脑实质和室管膜界面，铁蛋白和辣根过氧化物酶可自由流动，这是脑室壁吸收脑脊液的解剖学证据

Greitz 在脑脊液吸收机制方面做了大量的工作，他认为，既往脑脊液造影显示的染料颗粒在大脑凸面集聚并非由于脑脊液向矢状窦回流，而是因为大脑凸面脑脊液流速缓慢，为低速腔，颗粒在此沉积所致，与此相吻合的是，另一个低速腔，骶尾腔内同样有明显的染料沉积。脑脊液主要是通过脑毛细血管来吸收的：血管脉冲推动了脑脊液在蛛网膜下腔内转运，脑毛细血管吸收脑脊液，同时，大分子和蛋白可以通过内皮小泡在血脑屏障的相反方向进行快速单向的转运，从而从脑组织回到血液。脑毛细血管吸收脑脊液的方式和体内其他部位毛细血管吸收组织间液的方式相似，遵循 Starling 原则，即毛细血管两侧的相互作用的力量调控着跨毛细血管管壁的液体交换，晶体压导致水穿透而胶体压控制了水分的吸收。此外，由于动脉脉冲的时相性的原因，脑脊液压力与毛细血管压之间始终也存在着时相性的压力差，这个压力差对脑脊液的吸收起着重要的作用，是脑脊液吸收的必需条件。但是，这个理论尚需要进一步的实验证实。

从目前的研究看来，关于脑脊液吸收机制可能是多条吸收通路并存：蛛网膜颗粒和淋巴通路、组织间毛细血管共同承担脑脊液的吸收，彼此之间互相补充代偿，甚至蛛网膜细胞本身也具有吸收功能，在特定的病理状态下，存在经室管膜回流。

## 六、脑室扩大与脑脊液循环

梗阻性脑积水时的脑室扩大相对容易理解，而交通性脑积水时的脑室扩大的原因一直是有争议性的话题。主要的理论有：脉络丛血管搏动增强学说和颅内高动力学理论（Windkessel 机制减弱假设）。Bering、Egnor 认为脑室扩大是由于脉络丛血管的高动力搏动的结果：蛛网膜下腔的堵塞引起动脉脉冲的减弱，而脉络丛血管的动力加大，搏动增强，最终导致脑室压力加大，这个理论假设符合 Di Rocco 早年的一个实验现象：通过脑室内的搏动加大成功地诱导出脑室扩大模型（脑室内

植入搏动性可扩张球囊)。不过,当蛛网膜下腔堵塞导致所有动脉的搏动减弱而脉络丛血管例外,似乎比较难以置信。

Greit 认为是由于颅内顺应性下降导致脑积水。由于顺应性下降(例如脑脊液压力 - 容量代偿功能下降),颅内动脉的 Windkessel 机制减弱,脑血流受限,动脉脉压增高,压力向小动脉和毛细血管传递,毛细血管搏动压力加大,结果脑搏动压力上升,脑室内时相性的搏动压力加大,导致脑室扩大。这个理论近年来较为流行,强调了颅内压力的时相性的变化对脑室扩张的意义。但是这个理论也有其缺陷:首先 Greit 建立此理论假设的前提是脑脊液主要通过脑实质毛细血管再吸收;其次,颅内顺应性的下降可以是脑室扩张的原因,同时也可以是脑积水的结果,两者的因果关系尚不能明确;另外,脑室波动压力的增加是源自脑实质内血管脉冲的增强,而脑室波动压力最后又高于脑实质压力,此点仍有疑问。

Lee 等人在 Greit 的理论基础上尝试从能量传导的角度来理解 Windkessel 机制,即交通性脑积水侧脑室的扩大是由于血流能量的转导和弥散障碍的结果。在交通性脑积水时,由于脑脊液循环不畅,脑脊液的脉冲能量通过蛛网膜颗粒但是不能循静脉系统流出,返回到侧脑室,这增加了脑脊液脉冲回流到侧脑室的作用力,这个作用力作用于侧脑室壁的脑实质,导致侧脑室壁的新的高能量平衡,从而降低了脑实质的顺应性,进而导致脑实质脉冲压力的上升和颅内小血管以及动脉的 Windkessel 机制的下降。也就是说,CSF 通路的堵塞以及随后发生的颅内动脉、小血管 Windkessel 机制的下降导致颅内能量的转导和弥散障碍,由此,脉冲压力转移到 CSF,压力加大,能量也加大,导致脑室的扩大。这个假设没有能突破 Greit 的理论范畴。

还有一些理论如静脉回流障碍假设、经实质压力梯度理论等,在理论和实验中都存在一些分歧。

## 七、总结

脑脊液的正常循环是维系脑功能正常的重要条件,也是颅内压力 - 容量代偿的主要基础。目前关于脑脊液动力学方面的理论很多,不同的研究方法有时可以得出完全矛盾相左的结论。另外,影响脑脊液循环的因素十分复杂,脑脊液的分泌、血流及呼吸的影响、循环通道的顺畅与否、吸收部位的代偿功能、脑功能的自身变化(如退变)以及由此产生的生化结果等都直接或间接地影响着脑脊液的循环,脑积水可以是由于脑脊液循环自身异常如分泌增多、吸收障碍、循环梗阻所致,也可能是血管动力异常、代谢障碍等的结果,其间的关系错综复杂,远未明确。

(严耀华　张亚卓)

# 第二节　第三脑室造瘘术治疗脑积水

## 一、概述

内镜下第三脑室造瘘术(endoscopic third ventriculostomy,ETV)是神经内镜技术的经典代表,用于梗阻性脑积水的治疗,距今已有百余年的历史。早在 1919 年,Mixter 就曾报道使用尿道镜经侧脑室行第三脑室造瘘术治疗梗阻性脑积水。20世纪 90 年代后,随着神经内镜设备及技术的不断完善与发展,内镜下第三脑室底造瘘术作为梗阻性脑积水最常用的手术方式,已被越来越多的神经外科医生所接受。

内镜下第三脑室造瘘术,包括第三脑室底造瘘、终板造瘘、第三脑室 - 小脑上池造瘘等多种方式,属于脑脊液循环通路旁路手术(图 3-1-2-1),通过手术使脑脊液直接进入终板池、基底池或小脑上池等蛛网膜下腔。其中以第三脑室底造瘘术最为常用。主要用于导水管狭窄且导水管成形困难

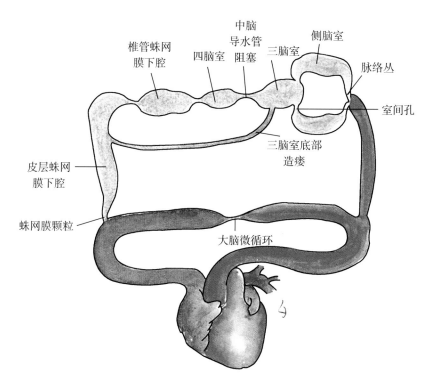

椎管蛛网膜下腔
四脑室
中脑导水管阻塞
三脑室
侧脑室
脉络丛
室间孔
三脑室底部造瘘
皮层蛛网膜下腔
蛛网膜颗粒
大脑微循环

图 3-1-2-1　第三脑室造瘘术后的脑脊液循环模式

的梗阻性脑积水。近年来,随着对脑脊液循环动力学认识的深入,发现第三脑室底造瘘术可借助基底动脉的搏动改变脑脊液循环动力,改善脑组织顺应性,对于脑脊液循环动力障碍导致的部分正常压力脑积水和交通性脑积水具有良好治疗效果,相关报道越来越多。

## 二、内镜手术技术

### (一)手术设备和器械

内镜设备同常规神经内镜手术,单纯第三脑室底造瘘术有硬性内镜和软性内镜两种选择。硬性内镜图像清晰、有合适的工作通道和冲洗系统,其中 0°镜用于手术操作,30°镜和 70°镜用于第三脑室后部观察;软性内镜柔软纤细,可对脑室系统更方便地进行全方位探查,有助于明确脑积水病因及预后判断,对于第三脑室底造瘘困难者可灵活选择终板造瘘或第三脑室 - 小脑上池造瘘。其他器械包括钝头活检钳、内镜专用的单双极电凝、激光以及专用的扩张球囊导管等。大多数第三脑室底造瘘手术操作简单、用时较短,不需采用支持

臂来固定内镜。

### (二)手术技术

1. **体位与麻醉**　采用仰卧位,气管插管全身麻醉;

2. **手术切口的确定**　手术切口的选择应综合考虑病人年龄和头皮情况,成人采用直切口,小儿头皮和颅骨较薄,容易发生脑脊液漏,多采用马蹄形切口,小骨瓣开颅。颅骨钻孔部位根据脑室形态、室间孔的位置和大小决定。通常采用冠状缝前 1~2cm,中线旁 2~3cm 处钻孔(图 3-1-2-2)。硬性内镜下骨孔位置要求较高,尽量采用“笔直”路径经室间孔到达第三脑室底造瘘部位以减轻对脑组织的牵拉。软性内镜下对骨孔位置要求不高,可根据大脑皮层情况灵活选择。

3. **脑室穿刺**　弧形剪开硬脑膜并牵开,在皮层表面选择无血管区双极电凝电灼后以内镜穿刺导鞘行侧脑室穿刺,穿刺方向为两外耳孔假想连线中点,稍偏向中线。

4. **置入内镜,脑室探查**　内镜下可显露额角

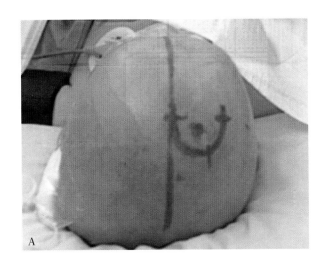

A

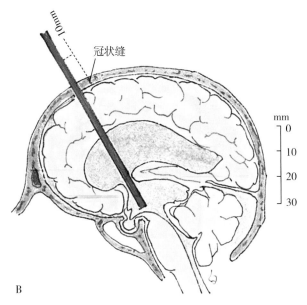

B

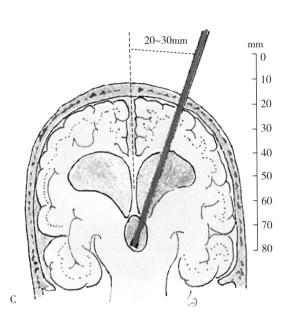

C

图 3-1-2-2　手术切口及经额角 - 室间孔 - 第三脑室底路径
A. 手术切口；B. 矢状位示手术路径；C. 冠状位示手术路径

和室间孔，辨认脉络丛、丘纹静脉、室间孔、隔静脉等重要解剖结构（图 3-1-2-3）。若室间孔完全闭塞，静脉和脉络丛的走行方向是识别室间孔的标志。通过室间孔，到达第三脑室底，可观察到漏斗、乳头体及第三脑室底等结构（图 3-1-2-4）。入路方向偏向中线，可使内镜顺利通过室间孔，抵达第三脑室底中线处，利于行第三脑室底造瘘术。内镜进入第三脑室时，动作应轻柔，防止挫伤穹隆。

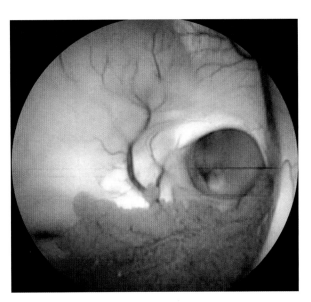

图 3-1-2-3　室间孔周围结构内镜下所见

5. 第三脑室造瘘　造瘘位置选在漏斗隐窝和乳头体之间的三角区，最薄弱的无血管处。先用内镜活检钳或单极电凝在第三脑室底进行穿刺，再用扩张球囊导管或活检钳置入穿刺孔（图 3-1-2-5），扩大瘘口，通常瘘口直径不应小于 5mm，以避免术后瘘口粘连闭塞。瘘口边缘少量渗血，可用双极电凝烧灼止血。以 37℃生理盐水或林格氏液冲洗瘘口，观察水流情况，检查下方的 Liliequist 膜，用同样方式打通该膜，以保证在镜下可清晰辨别基底动脉分叉和斜坡结构，确认瘘口通畅、与脚间池充分沟通。软性内镜下镜头可通过第三脑室底瘘口向下探查基底池直至枕大孔前

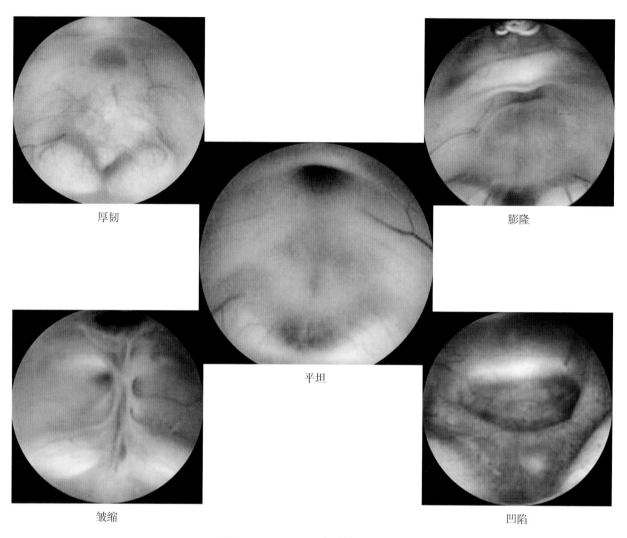

厚韧　　　　　　　　　　膨隆

平坦

皱缩　　　　　　　　　　凹陷

图 3-1-2-4　不同形态的第三脑室底

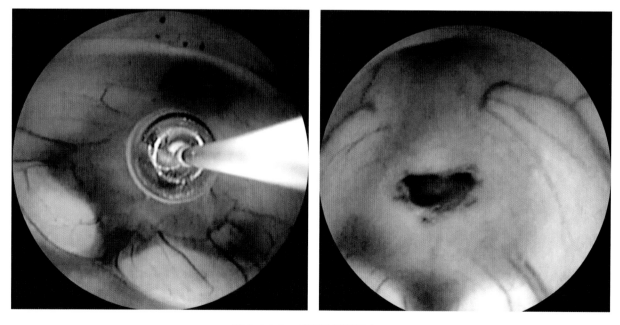

图 3-1-2-5　球囊导管扩张瘘口

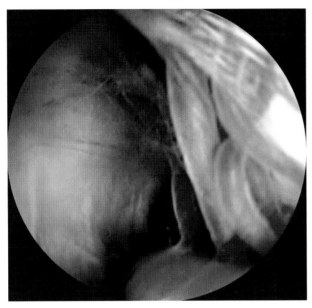
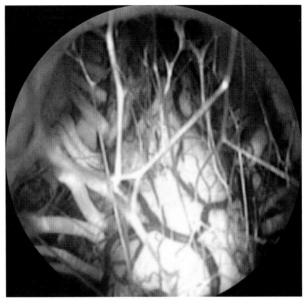

图 3-1-2-6　软性内镜下探查基底池直至枕大孔前缘

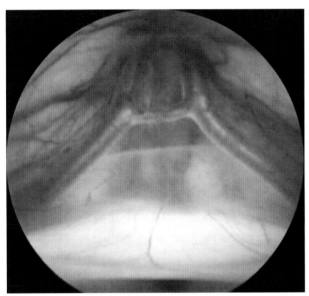
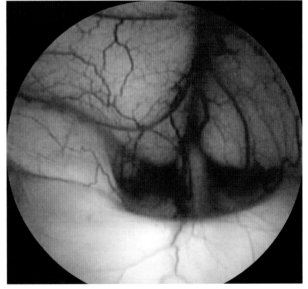

图 3-1-2-7　软性内镜下探查终板进行终板造瘘

缘(图 3-1-2-6)。对第三脑室底造瘘困难或基底池粘连严重无法有效疏通者,在软性内镜下可探查终板,进行终板造瘘(图 3-1-2-7)或第三脑室-小脑上池造瘘(图 3-1-2-8)。

6. 仔细冲洗脑室后撤出内镜和工作鞘,明胶海绵填塞皮层隧道,缝合硬膜,骨瓣复位,缝合伤口。

（三）术后并发症处理

第三脑室底造瘘术的并发症较少,一般低于5%,致命性并发症较为罕见。术后部分病人可有不同程度的头痛和头昏,变换体位时更为明显,可能与脑脊液动力学变化有关,一般1周左右即可恢复。

1. **术后发热**　术后常有发热,文献报道可

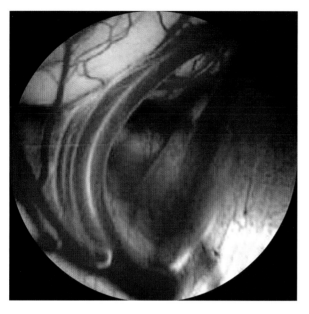

图 3-1-2-8 软性内镜下行第三脑室 - 小脑上池造瘘

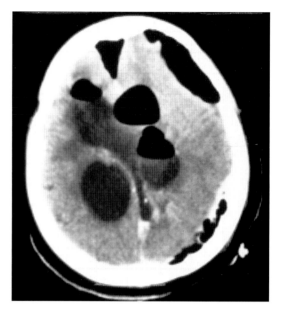

图 3-1-2-9 术后脑室内及硬膜下积气

高达 52%。多为一过性,体温在 38℃ 左右,经对症处理,短时间内即可缓解。少数可为高热,至 39~40℃,持续时间较长,经腰穿脑脊液引流、抗生素及对症处理,多可恢复。术后发热可能与术中冲洗刺激下丘脑体温调节中枢或血性脑脊液有关。为减少术后发热,术中应适当控制冲洗液速度及流量,避免过度冲洗,并保持冲洗液温度在 37℃ 左右。退出内镜前,缓慢持续冲洗脑室,将血性脑脊液及脑室内的组织碎屑冲洗干净。有人认为,脑室内注入地塞米松 5~10mg,可减少术后发热的发生。

2. **颅内感染** 术后颅内感染的发生率不足 3%。术后长时间发热,血象升高,出现脑膜刺激征,脑脊液白细胞数升高,提示颅内感染存在。出血、感染后梗阻性脑积水、术中出血较多,术前有脑室外引流或分流术史的病人,术后发生颅内感染的几率较高。颅内感染者,经静脉使用抗生素、脑脊液引流、鞘内使用抗生素后,多可治愈。颅内感染可能与内镜及手术器械消毒、局部污染等因素有关。目前,环氧乙烷和高温高压消毒的效果要优于甲醛熏蒸消毒,但高压消毒会缩短内镜及手术器械的使用寿命,且双极电凝导线

等橡胶类不能采用高压消毒,一般采用环氧乙烷消毒。

3. **颅内积气** 一些病人术后出现头痛、呕吐等低颅压表现,CT 显示脑室内或硬膜下积气(图 3-1-2-9),可能与术中头位不当或造瘘术后脑压下降有关。气体多在短期内吸收,一般不需特殊处理。手术结束时,向脑室内注满液体,可减少气颅的发生。

4. **硬膜下血肿及硬膜下积液** 多见于患慢性梗阻性脑积水的婴幼儿,造瘘术后脑压下降所致。由于婴幼儿的脑室严重扩张,皮层很薄,术后易出现脑组织塌陷,形成硬膜下血肿或积液,少数病人可出现硬膜外血肿(图 3-1-2-10),甚至危及生命。术中可先用脑室穿刺针穿刺侧脑室,缓慢释放少量脑脊液,降低颅压,再以内镜穿刺导鞘沿穿刺道进入侧脑室,并置入内镜。术中应进行持续冲洗,以维持脑室内压力平衡。手术结束时,脑室内应注满冲洗液,避免皮层塌陷。少数先天性梗阻性脑积水患儿的脑室极度扩张,术后难以避免发生硬膜下(硬膜外)血肿或硬膜下积液。一旦出现急性硬膜下/硬膜外血肿,常需急诊开颅清除血肿。术后发生慢性硬膜下

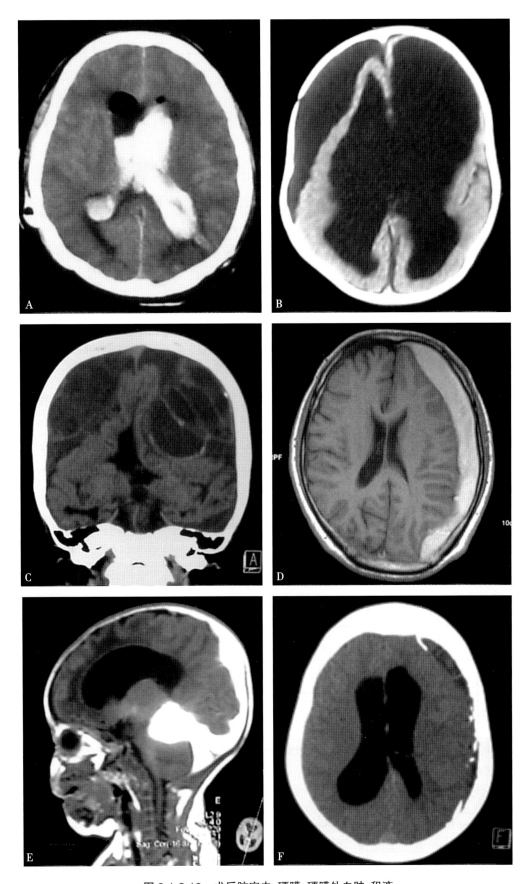

**图 3-1-2-10 术后脑室内、硬膜、硬膜外血肿、积液**

A. 脑室内血肿；B. 硬膜下积液；C. 硬膜下多次反复出血；D. 慢性硬膜下血肿；E. 急性硬膜下血肿；
F. 硬膜下血肿部分钙化

血肿,可行钻孔引流术,而硬膜下积液有时可自行吸收,不需特别处理,有时需行积液-腹腔分流术。

5. **脑脊液漏与皮下积液** 少数病人,尤其婴幼儿,术后可出现脑脊液漏或皮下积液,主要与术后早期颅内压仍较高,脑脊液漏出有关,随颅内压的逐渐降低,皮下积液也逐渐消退,局部可进行加压包扎。术中避免过分电凝硬膜,造瘘术后严密缝合硬膜,穿刺道填塞明胶海绵,一般可避免脑脊液漏和皮下积液。

6. **损伤周围结构** 术中操作不当可损伤丘脑、穹隆、丘纹静脉,甚至大脑内静脉,常导致严重的后果。造瘘位置不当,瘘口过于偏前,术后可出现短暂的尿崩;过于偏后或电凝时损伤乳头体,可引起记忆力缺失;过于偏外,可导致动眼神经麻痹;术中打通 Liliqueist 膜时,沿斜坡操作可损伤动眼神经和展神经。

7. **心动过缓/心搏骤停** 术中下丘脑受牵拉可发生心动过缓或心搏骤停,术中切忌动作粗暴,适当控制冲洗液速度和冲洗量,一般可避免。

8. **血管并发症** 术中出血是第三脑室底造瘘术中最严重的并发症,术中损伤隔静脉、丘纹静脉、基底动脉及其分支,会造成严重残疾,甚至死亡。手术野的渗血,经过冲洗多自行停止;小的出血可使用双极电凝烧灼止血,如果有较大血凝块存在,则需放置脑室外引流管,利于术后引流残留血性脑脊液或者血凝块。对于观察较汹涌的出血,术中不能控制,则需行开颅手术,故术前应做好开颅手术准备。文献中有术后出现基底动脉假性动脉瘤的报道。术中应仔细操作,尽可能减少出血的发生。术中应注意:①操作轻柔,避免粗暴动作;②术中持续冲洗,始终保持视野清晰,避免误伤;③采用更安全的方法进行造瘘,许多学者采用微导管扩张球囊扩张,更为安全;④在乳头体与漏斗隐窝之间无血管区进行造瘘,

若三脑室底部较厚或狭窄,操作应谨慎,动作应更轻柔。若术中发现难以造瘘,不可勉强,应及时改行脑室-腹腔分流术;⑤术中遇到出血,不可退出内镜,应对出血点持续冲洗,直到术野清晰为止。

9. **间脑发作** 间脑发作是三脑室造瘘术后比较严重的并发症,如不及时抢救常因急性肺水肿导致病人死亡。发作特点是术后 2~3 小时内出现症状,如无意外于 24~48 小时可缓解,突出表现为呼吸浅快,最高呼吸频率达 120 次/分;心率加快,常高达 220~240 次/分;血压升高,体温升高或正常,个别病人可出现癫痫大发作。婴幼儿病例更为多见,可能与婴幼儿间脑功能尚不成熟有关;合并三脑室内肿瘤行病变活检者术后间脑发作的发生率似乎更高,其原因尚需进一步研究;三脑室底造瘘同时行终板造瘘者出现间脑发作的机会偏高,其原因可能是三脑室底造瘘同时行终板造瘘时脑脊液动力学的改变更显著,从而对间脑功能的影响更大。大剂量药物镇静,必要时呼吸机控制呼吸是有效的抢救措施。

总之,内镜第三脑室底造瘘术的并发症发生率很低,尤其是术中出血等严重并发症并不多见。详细了解内镜下脑室解剖结构,熟练掌握内镜手术技能,严格掌握手术适应证,采用合适的手术器械,始终保持术野的清晰,能够预防并减少大多数手术并发症的发生。

**(四)手术效果评价**

1. **影响疗效的因素** 第三脑室底造瘘术的成功率在不同病例组之间差异较大,其疗效受多种因素的影响。

(1)脑积水的病因:梗阻性脑积水的病因是影响第三脑室底造瘘术疗效的一个主要因素。病因不同,手术成功率明显不同,不同学者报道的结果也有差异。多数学者认为,肿瘤或囊肿引起的导水管梗阻,行第三脑室底造瘘术的成功率最高。

Brien等人报道,采用内镜下第三脑室底造瘘术治肿瘤引起的梗阻性脑积水,有效率高达100%;治疗导水管狭窄引起的脑积水,成功率为69%。Hopf报道,在100例梗阻性脑积水病人中,肿瘤引起的梗阻性脑积水成功率最高,为95%;导水管狭窄引起的脑积水,成功率为83%;外伤、出血及炎症引起的梗阻性脑积水,造瘘术成功率较低。术前不能确定是梗阻性或交通性脑积水的病人,可行同位素$^{99m}$Tc-DTPA脑池显影检查,有助于了解脑脊液吸收功能状况。若梗阻性脑积水伴有脑脊液吸收障碍,脑脊液逆流进入脑室,24~48小时后侧脑室显影明显,而大脑凸面显影较少;而脑脊液吸收功能正常者,脑室内无同位素浓集,24小时后同位素正常吸收。脑脊液吸收能力的大小直接影响术后效果。

(2) 病人年龄:采用第三脑室底造瘘术治疗梗阻性脑积水,其疗效成人优于儿童。患有慢性梗阻性脑积水的婴幼儿,蛛网膜颗粒长期处于低吸收状态;造瘘术后,蛛网膜颗粒的吸收功能不能迅速恢复或完全恢复,脑积水的症状不缓解,手术疗效不佳。多数学者发现,小于2岁,尤其是小于1岁的梗阻性脑积水病人,造瘘术的失败率较高;而2岁以上的病人,造瘘术的有效率明显提高。失败原因可能与婴幼儿脑脊液吸收功能差、术后造瘘口闭合有关。Wagner等观察了11例1岁以下梗阻性脑积水患儿,造瘘术后脑积水不缓解,再次行内镜手术发现,造瘘口闭合或有新生蛛网膜形成阻塞了瘘口。Gorayeb等人报道,采用第三脑室底造瘘术治疗36名1岁以下的梗阻性脑积水患儿,成功率可达64%。Warf等人对各种类型的婴幼儿脑积水采用第三脑室底造瘘同时进行脉络丛烧灼术,总有效率达70%以上。

为了评价2岁以下婴幼儿单纯导水管狭窄性脑积水内镜手术和分流手术两种方法的治疗效果,国际小儿神经外科学会(The International Society for Pediatric Neurosurgery,ISPN)和原国际神经内镜研究小组(The International Study Group for Neuroendoscopy,ISGNE)即现在的国际神经内镜联盟(The International Federation of Neuroendoscopy,IFNE)于2006年共同发起了国际婴儿脑积水研究(International Infant Hydrocephalus Study,IIHS),该研究为前瞻性随机对照研究,全球43个IIHS研究中心参加,截至目前,结果是内镜手术组1/3成功、1/3转为静止性脑积水、1/3失败。分流手术组术后3个月内感染率2%~15%;分流故障第一年内发生率30%~40%,5年内发生率40%~80%;癫痫发生率第一年内5%,以后每年1%递增。

(3) 第三脑室底的形态:第三脑室底的形态对手术疗效也有一定影响。第三脑室底常有以下形态:①第三脑室底下疝,向下突出超过鞍结节;或向鞍背后方突出至脚间池,突出的第三脑室底与周围结构粘连,造瘘难度大,失败率高;②第三脑室底平展,甚至菲薄透明,隐约可见基底动脉末端和大脑后动脉,造瘘最容易,疗效最佳;③第三脑室底松弛,呈褶皱状,术后可能会发生粘连,导致手术失败,故瘘口应足够大;④第三脑室底先天缺损,周围结构有膜性粘连,可能导致术后瘘口闭塞。

**2. 术后疗效的评估**　根据术后临床表现及影像学的改变评估手术疗效。临床症状与体征好转,影像学检查显示脑室扩张较术前缩小,或扩张的脑室无变化或变化不明显但临床表现有明显好转为有效。临床表现的改善为主要指标,而影像学表现为辅助指标。术后行MRI脑脊液电影检查,有助于判断造瘘口是否通畅(图3-1-2-11)。即使瘘口通畅,脑室可无明显变化,若病人临床表现明显缓解,仍被视为手术有效。术后颅内压监测显示,同脑室-腹腔分流术相比,造瘘术后的颅内压下降较为缓慢。如果术后病人临床表现及脑室大小均无改善,甚至加重者,被认为手术失败,应尽早行脑室-腹腔分流术。

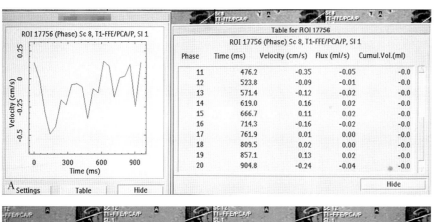

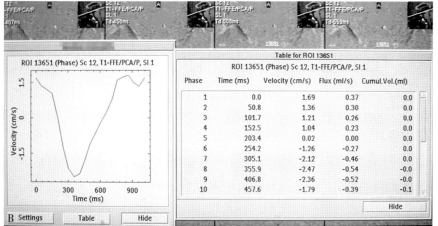

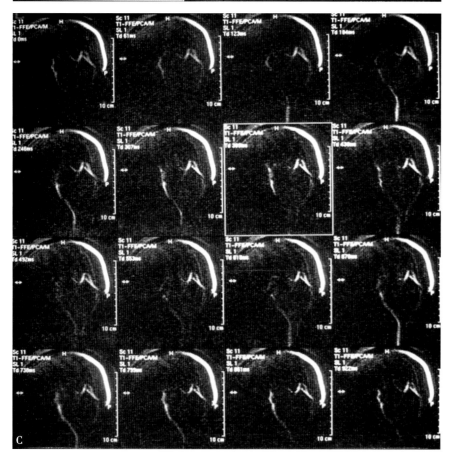

图 3-1-2-11 第三脑室底造瘘术后脑脊液电影检查明确瘘口脑脊液循环状况
A. 术前脑脊液电影检查示中脑导水管区脑脊液波形杂乱；
B. 术后第三脑室底瘘口脑脊液波形规则；C. 术后脑脊液电影检查可见瘘口及基底池脑脊液流动

（肖庆 宗绪毅 张亚卓）

形术又重新受到神经外科医师的重视。

## 第三节　导水管狭窄性脑积水内镜手术治疗

### 一、概述

导水管是脑脊液循环通路上最常见的梗阻部位，导水管狭窄性脑积水则为最常见的梗阻性脑积水，内镜下导水管成形术（endoscopic aqueductoplasty，EAP）是导水管狭窄性脑积水最理想的治疗方式。

同第三脑室底造瘘术相比，导水管成形术有以下优势：①恢复脑脊液生理循环；②不会损伤大血管；③第三脑室底厚韧病例强行造瘘时容易损伤下丘脑，而导水管周围组织较软。

早在 1920 年 Dandy 就曾报道将分流管作为支架置入导水管来治疗导水管梗阻性脑积水。但当时由于器械粗糙，手术死亡率很高，脑室 - 腹腔分流术的问世也大大限制了导水管成形术的开展。随着神经内镜技术及设备的不断进步，内镜下导水管成形术变得越来越安全，加上脑室 - 腹腔分流术诸多并发症的出现，使得内镜下导水管成

### 二、临床表现和诊断

导水管狭窄性脑积水根据病因可分为原发性和继发性两种。

原发性导水管狭窄或闭塞多为神经管发育畸形所致（图 3-1-3-1）；婴幼儿病人多见，表现为头围增大，囟门张力高、颅缝分开、额部头皮静脉怒张等高颅压表现。神经系统检查可出现眼球震颤、共济失调、四肢肌张力增高或轻瘫等。严重时出现失明、分离性斜视及上视障碍、进食困难、有时可出现特征性的高音调啼哭，精神萎靡不振、迟钝、易激惹、抬头困难、痉挛性瘫痪、智力发育障碍，甚至出现抽搐发作或嗜睡、惊厥等。

在成人则表现为迟发型原发性导水管狭窄（late-onset idiopathic aqueductal stenosis，LIAS），多为慢性病程，临床症状与发病年龄和脑室扩张程度密切相关。年轻病人多表现为慢性头痛，年龄较大病人则出现正常压力脑积水表现。

继发性导水管狭窄多见于脑室出血或感染后，临床上称为出血后脑积水或感染后脑积水，少数病例为导水管内或邻近组织占位性病变所致（图 3-1-3-2）。

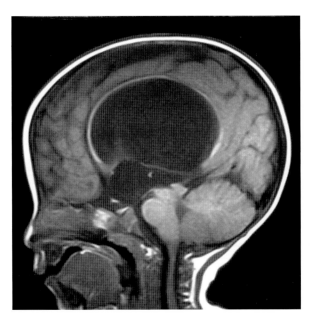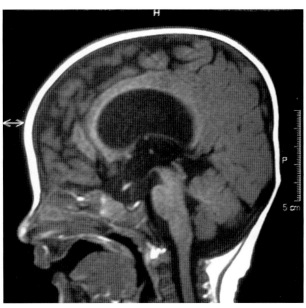

图 3-1-3-1　先天发育性导水管狭窄

除脑积水表现外,还合并有原发病的表现。

导水管狭窄性脑积水的诊断依据:①病人出现脑积水的临床表现;②神经影像学检查提示幕上脑室系统即双侧脑室及第三脑室扩张,导水管狭窄或粘连;③脑脊液电影检查提示导水管区无脑脊液流动,波形杂乱(图 3-1-3-3)。

## 三、治疗

内镜下导水管成形术或第三脑室底造瘘术是迟发型原发性导水管狭窄的最佳治疗方法,手术创伤小,并发症少,有效率 80% 以上。不能施行内镜微创手术的病人可考虑脑室 - 腹腔体外可调压

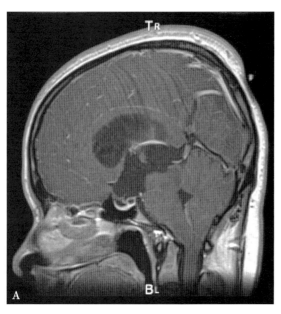

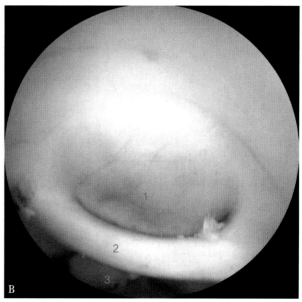

**图 3-1-3-2　导水管区占位所致导水管狭窄**

女性患者,22 岁,被盖占位,术后病理示菊形团形成型胶质神经元瘤。A. 术前头颅 MRI 矢状位像见被盖占位,堵塞导水管,强化不明显。B. 软镜下见肿瘤堵塞导水管上口。1. 肿瘤,2. 后联合,3. 松果体隐窝

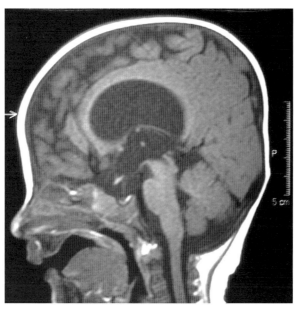

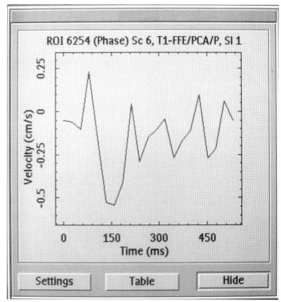

**图 3-1-3-3　导水管狭窄性脑积水影像学表现及导水管扩张术中所见**

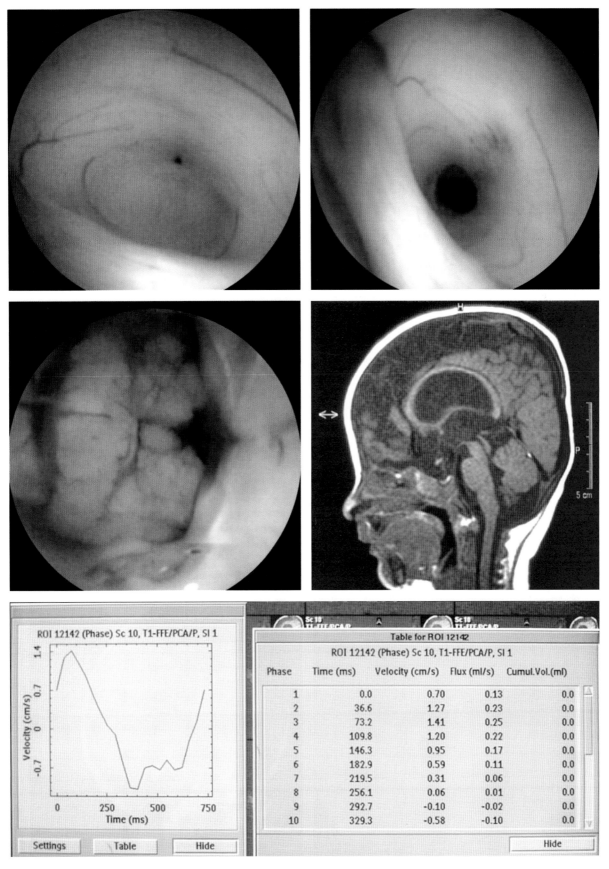

图 3-1-3-3(续)

分流术缓解症状。本节主要介绍内镜下导水管成形术(endoscopic aqueductoplasty, EAP)。

**(一)手术设备和器械**

软性内镜柔软、纤细、灵活,在导水管成形术中更为方便。内镜系统主机为 FUJINON EPX-2200 电子视频内镜系统,内置 41 万像素高清晰度 CCD,150W 氙光源;镜体为 FUJINON EB-270P 超细软性内镜,外径 3.8mm、工作通道直径 1.2mm、观察视野 120°、工作长度 365mm。软镜专用单极电凝、软性微型剪和微型活检钳用于切割、止血、活检等镜下操作;2F Forgarty 动脉栓子摘除导管(2F Fogarty arterial embolectomy catheter)注水 0.2ml 用于扩张导水管。

**(二)手术技术**

手术基本操作同第三脑室造瘘术,需特殊注意的是:

**1. 严格掌握手术指征** 导水管膜性梗阻和短程闭塞是采用导水管成形术进行治疗的最佳指征。术中探查见中脑导水管长程粘连紧密,且导水管走形屈曲,球囊导管导入困难者应放弃导水管成形,选择第三脑室底造瘘,如强行进行导水管扩张势必导致严重并发症的出现。

**2. 导水管成形术** 包括单纯导水管扩张(图 3-1-3-3)、导水管扩张加支架植入(图 3-1-3-4)

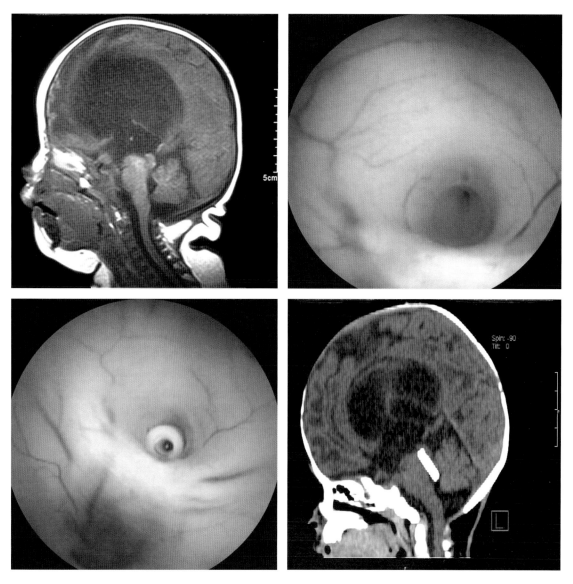

图 3-1-3-4 导水管支架植入

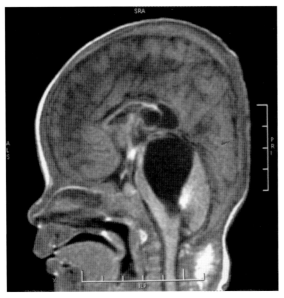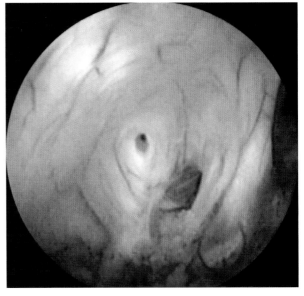

图 3-1-3-5 孤立第四脑室内镜下见第四脑室正中孔阻塞

两种方式,可经幕上第三脑室入路和枕下经第四脑室入路来完成。导水管的形态及梗阻原因直接影响着导水管成形术的远期效果,单纯膜性梗阻成形效果最好;肿瘤导致的导水管狭窄成形效果差,最好采用第三脑室底造瘘;孤立第四脑室(图3-1-3-5)行导水管成形术后出现再堵塞的风险较高,这种情况下最好进行导水管成形加支架植入,有效防止支架移位是确保远期疗效的关键。

**(三) 并发症**

导水管成形术后常见近期并发症多为手术副损伤所致,包括:①眼球运动不协调;②Parinaud综合征;③动眼神经或滑车神经损伤;④导水管周围灰质损伤,引起严重后果。

远期并发症有:①术后再狭窄;②支架梗阻或移位。

## 四、手术效果评价

导水管成形术的效果取决于导水管的形态及梗阻类型和原因。单纯导水管膜性闭塞所致导水管梗阻手术效果良好;导水管走形屈曲,粘连所致导水管狭窄者术后容易出现再狭窄导致手术失效,脑积水复发。脑室内曾有出血或感染者术后再狭

窄或支架梗阻几率明显增高,脑脊液电影检查是重要随访手段,可明确导水管区脑脊液循环状况。

(肖庆 张亚卓)

# 第四节 交通性脑积水的
内镜手术治疗

## 一、历史沿革

1919年,Dandy将脑积水分为交通性脑积水与非交通性脑积水两类。交通性脑积水是指对脑积水病人进行侧脑室穿刺并注射染料,经腰穿检测到染料来证实侧脑室与腰部蛛网膜下腔相通。

1949年,Russel将脑积水分为梗阻性脑积水和非梗阻性脑积水。梗阻性脑积水是指脑脊液循环在脑室系统或蛛网膜下腔发生梗阻引起的脑积水;非梗阻性脑积水是指脉络丛乳头状瘤引起的脑脊液产生过多,静脉窦血栓形成或婴幼儿蛛网膜颗粒发育不成熟导致的脑脊液吸收障碍引起的脑积水。

1965年,Hakin和Adams提出"正常压力脑积水"的概念。正常压力脑积水是一种交通性脑积

水,经腰穿测压在正常范围内,但常接近正常值的上限。临床上,病人表现为智力障碍、走路不稳和尿失禁的"三联征"。

目前,交通性脑积水是指在脑室系统脑脊液循环无梗阻,脑室与蛛网膜下腔相通,但伴有脑室扩张。临床上,交通性脑积水以正颅压脑积水为多见。

## 二、交通性脑积水的脑脊液动力学变化

### (一)整体流动理论不能解释交通性脑积水的发病机制

人们普遍接受的脑脊液循环的动力学理论,为整体流动理论,即脑脊液在脉络丛产生,经脑室系统流出,进入蛛网膜下腔,在蛛网膜颗粒吸收进入静脉窦。根据整体流动理论,若蛛网膜颗粒闭塞,脑脊液吸收障碍,将导致蛛网膜下腔扩张,而不是脑室扩张,故该理论不能解释交通性脑积水的发病机制。

### (二)颅内顺应性下降理论

DanGreitz 根据磁共振脑脊液流量、流速测定和同位素扫描研究,重新发现脑脊液是由蛛网膜下腔内的毛细血管吸收的,而不在蛛网膜颗粒吸收,脑脊液循环的动力来自心脏收缩,并提出交通性脑积水病人颅内顺应性下降的假说:出血后蛛网膜增生,蛛网膜下腔顺应性下降,使得蛛网膜下腔内的大动脉扩张受限;或颅内小血管病变导致动脉壁收缩幅度降低,两者均导致动脉搏动明显减弱,流入毛细血管的血流量减少。在蛛网膜下腔动脉压并没有降低且传递得更远,使脑内脉压增高,大脑皮质压力梯度增大,脑室系统扩大。

另外,动脉搏动减弱导致枕大孔处脑脊液搏动减弱,脑脊液容量传导减少,脑脊液对皮质静脉汇入硬膜窦处的压力减小,静脉扩张度降低,小静脉和毛细血管静脉流出阻力升高,脑血流量降低,引起脑脊液吸收障碍。

脑室进行性扩张是颅内顺应性下降的表现,而不是颅内压升高的征象,不能根据脑室大小来

推测颅内压。由于靠近脊髓腔,后颅凹的顺应性降低幅度较小,故幕上脑室明显扩张,而第四脑室多保持正常大小。若桥前池和颈椎椎管内伴随搏动的脑脊液的流动都停止了,所有脑室都将扩张。

故交通性脑积水是由颅内顺应性下降引起的动脉搏动障碍引起的。顺应性下降限制了动脉的搏动,故交通性脑积水可称为"动脉搏动受限性脑积水(restricted arterial pulsation hydrocephalus)"。

### (三)交通性脑积水病人的影像学特点

交通性脑积水表现为脑室扩张,以侧脑室和第三脑室扩张最明显,蛛网膜下腔缩窄。此外,还有以下特点:

1. 经颅多普勒显示颅内大动脉搏动性增高。

2. MR 相位对比成像显示导水管内脑脊液流量增大,可达到正常人的 10 倍,且流速增快;第四脑室出口处脑脊液流速较慢,枕大孔处的脑脊液流量为正常者的 1/2,上矢状窦内静脉流量减少 1/3。枕大孔处脑脊液搏动反映了收缩期颅内动脉搏动情况,而中脑导水管脑脊液搏动是收缩期脑扩张的结果。

3. 采用磁共振弹性成像技术进行研究,发现正颅压脑积水病人颅内顺应性下降约 20%。

### (四)交通性脑积水治疗后脑脊液循环变化

1. **脑室 - 腹腔分流术**　交通性脑积水病人术前 MR 显示中脑导水管处脑脊液流速明显增快,表现为信号流空。分流术后,导水管的脑脊液流空现象消失,脑脊液最大信号强度降低,可能与分流管引流部分脑脊液,使中脑导水管的脑脊液搏动减小有关。

2. **内镜下第三脑室底造瘘术**　术后脑室内压力降低,中脑导水管流量减少,流速减慢,脑内小静脉扩张,毛细血管床扩张,脑血流改善,颅内顺应性提高,脑脊液吸收增强。

## 三、临床表现

临床上,交通性脑积水有两种类型:特发性和

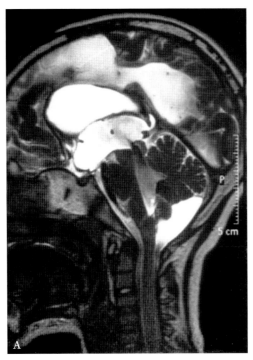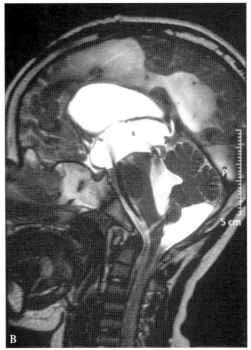

**图 3-1-4-1　内镜下第三脑室底造瘘术治疗交通性脑积水**

患者女性,6 岁,主因"胼胝体全段切开术后 4 个月,行走不稳 2 个月"收入院。A. 术前头颅 MRI 矢状位像 CSF-DRIVE 像显示中脑导水管流速增快,B. 术后头颅 MRI 矢状位像 CSF-DRIVE 像显示造瘘口保持通畅

继发性。前者病因尚不清楚,可能与脑的小血管病变,如动脉硬化等有关。后者常继发于蛛网膜下腔出血、颅脑损伤、颅脑手术后和颅内感染。

## 四、治疗

治疗的目的是控制病情或延缓进展,但有些病人术后病情可有改善。主要治疗方法为:

**1. 脑室 - 腹腔分流术**　术前应行腰穿测压,对于正颅压脑积水病人,可采用低压管行分流手术。有条件的病人,可采用可调压分流系统行分流术。手术疗效与病人年龄、病程长短、首发症状等因素有关。

**2. 内镜下第三脑室底造瘘术(图 3-1-4-1)**　约 60%~70% 交通性脑积水病人术后出现好转,尤其病程较短,以走路不稳为首发症状的病人。

**3. 内镜下脉络丛烧灼术**　既往认为交通性脑积水多由脑脊液吸收障碍引起,烧灼脉络丛可减少脑脊液分泌,从而治疗脑积水,经临床实践发现烧灼脉络丛风险大,疗效差,该技术已被淘汰。

(宋明　张亚卓)

## 参 考 文 献

1. Baledent O,Gondry-Jouet C,Stoquart-Elsankari S,et al. Value of phase contrast magnetic resonance imaging for investigation of cerebral hydrodynamics. J Neuroradiol, 2006,33:292-303

2. Baledent O,Gondry-Jouet C,Meyer ME,et al.Relationship between cerebrospinal fluid and blood dynamics in healthy volunteers and patients with communicating hydrocephalus.Invest Radiol,2004,39:45-55

3. Balthasar AJ,Kort H,Cornips EM,et al. Analysis of the success and failure of endoscopic third ventriculostomy in infants less than 1 year of age. ChildsNervSyst,2007, 23(2):151-155

4. Fani L,Jong THRD,Dammers R,et al. Endoscopic third ventriculocisternostomy in hydrocephalic children under 2 years of age:appropriate or not ? A single-center

retrospective cohort study. Child's Nervous System, 2013, 29(3): 419-423

5. Banizs B, Pike MM, Millican CL, et al. Dysfunctional cilia lead to altered ependyma and choroid plexus function, and result in the formation of hydrocephalus. Development, 2005, 132: 5329-5339

6. Narita K, Takeda S. Cilia in the choroid plexus: their roles in hydrocephalus and beyond [J]. Frontiers in Cellular Neuroscience, 2015, 9(3): 39-40

7. Bateman GA. Pulse-wave encephalopathy: a comparative study of the hydrodynamics of leukoaraiosis and normal-pressure hydrocephalus. Neuroradiology, 2002, 44: 740-748

8. Kim SH, Shim JY, Lee HR, et al. The relationship between pulse pressure and leukoaraiosis in the elderly. Archives of Gerontology & Geriatrics, 2012, 54(1): 206-209

9. Swiderski RE. Structural defects in cilia of the choroid plexus, subfornical organ and ventricular ependyma are associated with ventriculomegaly. Fluids and Barriers of the CNS, 2012, 9(1): 1-13

10. Boedtkjer E, Praetorius J, Fuchtbauer EM, et al. Antibody-independent localization of the electroneutral $Na^+$, $HCO_3^-$ cotransporter NBCn1 (slc4a7) in mice. Am J Physiol Cell Physiol, 2008, 294: C591-603

11. Chen M, Praetorius J, Zheng W, et al. The electroneutral $Na^+$: $HCO_3^-$ cotransporter NBCn1 is a major pH i, regulator in murine duodenum [J]. Journal of Physiology, 2012, 590(14): 3317-3333

12. Bosanovic-Sosic R, Mollanji R, Johnston M. Spinal and cranial contributions to total cerebrospinal fluid transport. Am J Physiol Regul Integr Comp Physiol. 2001, 281: R909-R916

13. Chen L, Elias G, Yostos MP, et al. Pathways of cerebrospinal fluid outflow: a deeper understanding of resorption. Neuroradiology, 2015, 57(2): 1-9

14. M. Boulton, A. Yonung, J. Hay, et al. Drainage of CSF through lymphatic pathways and arachnoid villi in sheep: measurement of $^{125}$I-albumin clearance [J]. Neuropathology and Applied Neurobiology, 2010, 22(4): 325-333

15. Brodbelt A, Stoodley M. CSF pathways: a review. British Journal of Neurosurgery, 2007, 21(5): 510-520

16. Budgell BS, Bolton PS. Cerebrospinal fluid pressure in the anesthetized rat. J Manipulative Physiol Ther, 2007, 30(5): 351-356

17. Zarghami A, Alinezhad F, Pandamooz S, et al. A modified method for cerebrospinal fluid collection in anesthetized rat and evaluation of the efficacy. International journal of molecular and cellular medicine, 2013, 2(2): 97-98

18. Monnot A D, Zheng W. Culture of Choroid Plexus Epithelial Cells and In Vitro Model of Blood-CSF Barrier. Methods in Molecular Biology, 2013, 945: 13-14

19. Sawicki W. Penetration of verapamil hydrochloride in the presence of sodium glycocholate as penetration enhancer through mucous membrane. Radiographics, 2013, 33(2): 515-532

20. Czosnyka M, Czosnyka Z, Momjian S, et al. Cerebrospinal fluid dynamics. Physiol Meas, 2004, 25(5): R51-76

21. Symss NP, Oi S. Theories of cerebrospinal fluid dynamics and hydrocephalus: historical trend. Journal of Neurosurgery Pediatrics, 2013, 11(2): 170-177

22. Damkier HH, Nielsen S, Praetorius J. Molecular expression of SLC4-derived Na+-dependent anion transporters in selected human tissues. Am J Physiol Regul Integr Comp Physiol, 2007, 293: R2136-2146

23. Kurtz I. NBCe1 as a model carrier for understanding the structure-function properties of Na+-coupled SLC4 transporters in health and disease. Pflügers Archiv-European Journal of Physiology, 2014, 466(8): 1501-1516

24. Di Chiro G, Hammock M, Bleyer W. Spinal descent of cerebrospinal fluid in man. Neurology, 1976, 26: 1-8. Welpe P. Spinal catheter-associated cerebrospinal fluid leak. Schmerz, 2016, 30(6): 576-578

25. Orešković D, Klarica M. A new look at cerebrospinal fluid movement. Fluids and Barriers of the CNS, 2014, 11(1): 16-17

26. Bouras T, Sgouros S. Complications of Endoscopic Third Ventriculostomy: A Systematic Review// Hydrocephalus. Springer Vienna, 2012: 149-153

27. Drake JM. Endoscopic third ventriculostomy in pediatric patients: the Canadian experience. Neurosurgery, 2007, 60(5): 881-886

28. Furlanetti LL, Santos MV, Oliveira RS. Neuroendoscopic surgery in children: an analysis of 200 consecutive procedures. Arquivos de neuro-psiquiatria, 2013, 71(3): 165-170

29. Miyajima M, Arai H. Evaluation of the Production and Absorption of Cerebrospinal Fluid [J]. Neurologia medico-chirurgica, 2015, 55(8): 647-656

30. Morgan WH, Lind CR, Kain S, et al. Retinal vein pulsation is in phase with intracranial pressure and not intraocular pressure. Investigative Ophthalmology & Visual Science, 2012, 53(8): 4676-4681

31. Macdonald ME, Frayne R. Phase contrast MR imaging measurements of blood flow in healthy human cerebral vessel segments. Physiological Measurement, 2015, 36(7): 1517-1518

32. Seyfert S, Ehlen F, Klostermann F. Receptor-mediated transfer of IgG and albumin at cerebrospinal fluid interfaces. Journal of Neural Transmission, 2015, 122(9): 1249-1250

33. Bogomyakova OB, Stankevich YA, Mesropyan NA, et al. Use of phase-contrast magnetic resonance imaging to quantify cerebrospinal fluid dynamics in patients with communicating hydrocephalus.Vestnik Rentgenologii I Radiologii, 2016, 97(1): 20-27

34. Xu H. New concept of the pathogenesis and therapeutic orientation of acquired communicating hydrocephalus. Neurological Sciences, 2016, 37(9): 1-5

35. Nursal GN, Yapar AF. Demonstration of Cerebrospinal Fluid Leakage on Radionuclide Cisternography by SPECT/CT. Clinical Nuclear Medicine, 2015, 40(1): 55-57

36. Wåhlin A, Ambarki K, Hauksson J, et al. Phase contrast MRI quantification of pulsatile volumes of brain arteries, veins, and cerebrospinal fluids compartments: repeatability and physiological interactions. Journal of Magnetic Resonance Imaging Jmri, 2012, 35(5): 1055-1062

37. Neurosurg Rev, 2004, 27: 145-165.Kartal MG, Algin O. Evaluation of hydrocephalus and other cerebrospinal fluid disorders with MRI: An update. Insights into Imaging, 2014, 5(4): 531-532

38. Grzybowski DM, Holman DW, Katz SE, et al.In Vitro Model of Cerebrospinal Fluid Out flow through Human Arachnoid Granulations. Invest Ophthalmol Vis Sci, 2006, 47: 3664-3672

39. Mafee MF, Jr WGB, Almutairi A, et al. Arachnoid granulations and spontaneous cerebrospinal fluid otorrhea: Role of imaging. Operative Techniques in Otolaryngology-Head and Neck Surgery, 2014, 25(1): 74-86

40. James M. Whedon DC.Cerebrospinal stasis and its clinical significant.Altern Ther Health Med, 2009, 15(3): 54-60

41. Johanson CE, Reed DJ, Woodbury DM.Developmental studies of the compartmentalization of water and electrolytes in the choroid plexus of the neonatal rat brain.Brain Res, 1976, 116(1): 35-48

42. Lanz B, Gruetter R, Duarte JMN. Metabolic flux and compartmentation analysis in the brain in vivo. Frontiers in Endocrinology, 2013, 4: 156-156

43. Johnston M, Zakharov A, Koh L. et al.Subarachnoid injection of Microfil reveals connections between cerebrospinal fluid and nasal lymphatics in the non-human primate.Neuropathol Appl Neurobiol, 2005, 31(6): 632-640

44. Kadrian D, van Gelder J, Florida D, et al. Long-term reliability of endoscopic third ventriculostomy. Neurosurgery, 2005, 56(6): 1271-1278

45. Vulcu S, Eickele L, Cinalli G, et al. Long-term results of endoscopic third ventriculostomy: an outcome analysis. Journal of Neurosurgery, 2015, 123(6): 1-7

46. Kapoora KG, Katza SE, Grzybowski DM, et al.Cerebrospinal fluid outflow: An evolving perspective. Brain Research Bulletin, 2008, 77: 327-334

47. Pollay M. Overview of the CSF Dual Outflow System. Acta Neurochirurgica Supplement, 2012, 113(113): 47-50

48. Kim JG, Son YJ, Yun CH, et al.Thyroid transcription factor-1 facilitates cerebrospinal fluid formation by regulating aquaporin-1 synthesis in the brain. J Biol Chem, 2007, 282: 14923-14931

49. Kimelberg HK. Water homeostasis in the brain: basic concepts. Neuroscience, 2004, 129: 851-860

50. Boss D. Developments in digital holographic microscopy to explore the role of astrocytes in brain water homeostasis. Gerontechnology, 2013, 13(2): 15-16

51. Kombogiorgas D, Sgouros S. Assessment of the influence of operative factors in the success of endoscopic third ventriculostomy in children.ChildsNervSyst, 2006, 22(10): 1256-1262

52. Furlanetti LL, Santos MV, De Oliveira RS. The Success of Endoscopic Third Ventriculostomy in Children: Analysis of Prognostic Factors. Pediatric Neurosurgery, 2013, 48(6): 352-359

53. Kurtcuoglu V, Soellinger M, Summers C, et al. Computational investigation of subject-specific cerebrospinal fluid flow in the third ventricle and aqueduct of Sylvius. Journal of Biomechanics, 2007, 40: 1235-1245

54. Lee SH, Yoon SH.Hypothesis for lateral ventricular dilatation in communicating hydrocephalus: New understanding of the Monro-Kellie hypothesis in the aspect of cardiac energy transfer through arterial blood flow. Medical Hypotheses. 2009, 72: 174-177

55. Levine DN. Intracranial pressure and ventricular expansionin hydrocephalus: Have we been asking the wrong question? Journal of the Neurological Sciences, 2008, 269: 1-11

56. Sæhle T, Eide PK. Association between ventricular volume measures and pulsatile and static intracranial pressure scores in non-communicating hydrocephalus. Journal of the Neurological Sciences, 2015, 350(1-2): 33-39

57. Lindeman G, Dagnino L, Gaubatz S, et al. A specific, nonproliferative role for E2F-5 in choroid plexus function revealed by gene targeting. Genes Dev 1998, 12: 1092-

1098

58. Lun MP, Monuki ES, Lehtinen MK. Development and functions of the choroid plexus-cerebrospinal fluid system. Nature Reviews Neuroscience, 2015, 16 (8): 445-457

59. Mashayekhi F, Salehi Z.Expression of nerve growth factor in cerebrospinal fluid of congenital hydrocephalic and normalchildren. Eur J Neurol, 2005, 12: 632-637

60. Miyan JA, Nabiyouni M, Zendah M.Development of the brain: a vital role for cerebrospinal fluid.Can J Physiol Pharmacol, 2003, 81: 317-328

61. Gato A, Alonso MI, Martín C, et al. Embryonic cerebrospinal fluid in brain development: neural progenitor control. Croatian Medical Journal, 2014, 55 (4): 299-305

62. Nagra G, Li J, McAllister JP, et al. Impaired lymphatic cerebrospinal fluid absorption in a rat model of kaolin-induced communicating hydrocephalus.Am J Physiol Regul Integr Comp Physiol, 2008, 294 (5): R1752-1759

63. Botfield H, Gonzalez AM, Abdullah O, et al. Decorin prevents the development of juvenile communicating hydrocephalus. Brain, 2013, 136 (9): 2842-2858

64. Yoon JS, Nam TK, Kwon JT, et al. CSF flow pathways through the ventricle－cistern interfaces in kaolin-induced hydrocephalus rats—laboratory investigation. Child's Nervous System, 2015, 31 (12): 2277-2281

65. Takahashi H, Tanaka H, Fujita N, et al. Variation in supratentorial cerebrospinal fluid production rate in one day: measurement by nontriggered phase-contrast magnetic resonance imaging. Japanese Journal of Radiology, 2011, 29 (2): 110-115

66. Das S, Chattejee K, Mazumdar J, et al. Developmental brain anomaly due to fetal hydrocephalus. Jpnr, 2013, 2 (04): 325-327

67. Mccudden CR, Senior BA, Hainsworth S, et al. Evaluation of high resolution gel β (2)-transferrin for detection of cerebrospinal fluid leak. Clinical Chemistry & Laboratory Medicine, 2013, 51 (2): 311-315

68. Praetorius J, Nejsum LN, Nielsen S.A SCL4A10 gene product maps selectively to the basolateral plasma membrane of choroid plexus epithelial cells. Am J Physiol Cell Physiol.2004, 286: C601-610

69. Christensen IB, Gyldenholm T, Damkier HH, et al. Polarization of membrane associated proteins in the choroid plexus epithelium from normal and slc4a10 knockout mice. Frontiers in Physiology, 2013, 4: 344-344

70. Praetorius J. Water and solute secretion by the choroids plexus. Pflugers Arch, 2007, 454 (1): 1-18

71. Damkier H H, Praetorius J. Genetic ablation of Slc4a10 alters the expression pattern of transporters involved in solute movement in the mouse choroid plexus.. American Journal of Physiology Cell Physiology, 2012, 302 (10): 1094-1102

72. Santamarta D, Martin-Vallejo J. Evolution of intracranial pressure during the immediate postoperative period after endoscopic third ventriculostomy. Acta Neurochir Suppl. 2005, 95: 213-217

73. Kawsar KA, Haque MR, Chowdhury FH. Avoidance and management of perioperative complications of endoscopic third ventriculostomy: the Dhaka experience. Journal of Neurosurgery, 2015, 123 (6): 1-6

74. Schroeder HW, Oertel J, Gaab MR. Endoscopic aqueductoplasty in the treatment of aqueductal stenosis. ChildsNervSyst, 2004, 20 (11-12): 821-827

75. Lee MH, Jeong JH, Seo JW, et al. Third Ventriculostomy in Late-onset Idiopathic Aqueductal Stenosis Treatment: A Focus on Clinical Presentation and Radiological Diagnosis. Neurologia medico-chirurgica, 2014, 54 (12): 1014-1021

76. Segal MB.Transport of nutrients across the choroids plexus. Microsc Res Tech. 2001, 52 (1): 38-48

77. Sgouros S, Kulkharni AV, Constantini S.The International Infant Hydrocephalus Study: concept and rational. ChildsNervSyst. 2006, 22 (4): 338-345

78. Kulkarni AV, Sgouros S, Constantini S. International Infant Hydrocephalus Study: initial results of a prospective, multicenter comparison of endoscopic third ventriculostomy (ETV) and shunt for infant hydrocephalus. Child's Nervous System, 2016, 32 (6): 1039-1048

79. Silverl, Kim C, Mollanji R, et al.Cerebrospinal fluid outflow resistance in sheep: impact of blocking cerebrospinal fluid transport through the cribriform plate, Neuropathol. Appl. Neurobiol.2002, 28: 67-74

80. Silverberg GD, Mayo M, Saul T, et al.Alzheimer's disease, normal-pressure hydrocephalus, and senescent changes in CSF circulatory physiology: a hypothesis. Lancet Neurol, 2003, 2: 506-511

81. Lim T S, Choi J Y, Sun A P, et al. Evaluation of coexistence of Alzheimer's disease in idiopathic normal pressure hydrocephalus using ELISA analyses for CSF biomarkers. BMC Neurology, 2014, 14 (1): 591-598

82. St George E, Natarajan K, Sgouros S. Changes in ventricular volume in hydrocephalic children following successful endoscopic third ventriculostomy. ChildsNervSyst, 2004, 20 (11-12): 834-838

83. Romeo A, Naftel RP, Griessenauer CJ, et al. Long-term change in ventricular size following endoscopic third ventriculostomy for hydrocephalus due to tectal plate

gliomas.Journal of Neurosurgery Pediatrics,2013,11(1):20-25

84. Swetloff A,Ferretti P.Changes in E2F5 intracellular localization in mouse and human choroid plexus epithelium with devel- opment.Int J Dev Biol,2005,49:859-865

85. Danielian PS,Hess RA,Lees JA. E2f4 and E2f5 are essential for the development of the male reproductive system.Cell Cycle,2016,15(2):250-260

86. Prasongchean W,Vernay B,Asgarian Z,et al. The neural milieu of the developing choroid plexus:neural stem cells,neurons and innervation.. Frontiers in Neuroscience,2015,9:103

87. Chakor,Rahul T,Jakhere,et al. Communicating hydrocephalus due to cerebral venous sinus thrombosis treated with ventriculoperitoneal shunt. Annals of Indian Academy of Neurology,2012,15(4):326-328

88. Zohdi AZ,El Damaty AM,Aly KB,et al. Success rate of endoscopic third ventriculostomy in infants below six months of age with congenital obstructive hydrocephalus (a preliminary study of eight cases).2013,8(3):147-152

89. Yoshida K,Takahashi H,Saijo M,et al.Phase-contrast MR studies of CSF flow rate in the cerebral aqueduct and cervical subarachnoid space with correlation-based segmentation.MagnReson Med Sci. 2009,8(3):91-100

90. 鲍南,顾硕,吴晔明,等.脑室镜三脑室造瘘术治疗小儿阻塞性脑积水.中华神经外科杂志,2006,22(9):519-521

91. 周武涛,吕海欣,贺艳阳,等.脑室镜下三脑室造瘘术治疗54例小儿先天性脑积水的疗效观察.中国民康医学,2015(11):28-30

92. 陈国强,郑佳平,刘海生,等.软性神经内镜在神经外科手术中的应用.中华神经外科杂志,2007,23(3):169-171

93. 贾磊,孙淑华,李明德,等.神经内镜在神经外科手术中的应用.腹腔镜外科杂志,2014,21(6):549-549

94. 陈国强,肖庆,郑佳平,等.神经内镜下导水管成形术治疗导水管梗阻性脑积水.中华神经外科杂志,2009,25(2):155-157

95. 陈韶青,刘跃亭.神经内镜下导水管成形术治疗中脑导水管梗阻性脑积水.中国现代医生,2015,53(6):26-28

96. 孟辉,冯华,王宪荣,等.第三脑室底造瘘术治疗梗阻性脑积水与分流术的疗效比较.中华神经外科杂志,2003,19(6):411-413

97. 江辉,李青,杨佳宁,等.第三脑室底造瘘术和脑室腹腔分流术治疗梗阻性脑积水疗效分析.临床神经外科杂志,2013,10(5):291-293

98. 肖庆,陈国强,李小勇,等.颅内静脉异常回流致脑积水一例及文献复习.中华神经外科杂志,2008,24(6):431-433

99. 郑佳平,陈国强,肖庆,等.可调压分流管治疗颅内静脉异常回流所致高颅压性脑积水.中华神经外科杂志,2011,27(4):348-350

100. 肖庆,陈国强,郑佳平,等.软性内镜下个性化手术治疗第四脑室流出道梗阻.中华神经外科杂志,2011,27(4):428-430

101. 肖庆,陈国强,郑佳平,等.内镜下脑室灌洗治疗脑室感染.中华神经外科杂志,2010,26(8):706-708

102. 李世鹏,孙涛,白鹏,等.应用神经内镜技术辅助诊断和治疗脑室感染.昆明医科大学学报,2015,36(5):55-57

103. 肖庆,陈国强,郑佳平,等.第三脑室造瘘术后间脑发作的诊断及治疗.中国微侵袭神经外科杂志,2008,13(7):328

104. 程国杰,高昕,徐永革,等.内镜第三脑室造瘘术后间脑发作1例.护理实践与研究,2012,09(6):157

105. 肖庆,陈国强,郑佳平,梁晖,等.脑积水分流故障的内镜治疗.中国内镜杂志,2009,15(7):704-705,708

106. 肖庆,陈国强,郑佳平,梁晖,等.婴儿出血后脑积水的内镜诊断与治疗.中华神经外科杂志,2009,25(7):596-598

107. 姚伟武,陈星荣,沈天真.交通性脑积水脑室分流前后的脑脊液MRI定量研究.中国医学计算机成像杂志.2003,9(1):12-16

108. 张亚卓,王忠诚,高鲜红,等.神经内镜手术并发症及防治.中华神经外科杂志,2003,19(6):405-407

109. 张亚卓,王忠诚,高鲜红,等.神经内镜技术的临床应用.中华神经外科杂志.2000,16(1):3-7

110. 张亚卓.努力提高神经内镜的手术质量.中国微侵袭神经外科杂志,2005,10(5):193-194

111. 张亚卓主编.神经内镜手术技术.北京:北京大学医学出版社,2004

112. 郑佳平,梁晖,陈国强,等,导水管梗阻所致巨大脑室脑积水的内镜治疗.中华神经外科杂志,2010,26(5):441-444

113. 郑佳平,梁晖,陈国强,等.磁共振电影成像与第三脑室底造瘘术后评估.中华神经外科杂志,2009,25(2):162-164

114. 朱晓黎,沈天真,陈星荣,MR流体定量技术在脑脊液循环障碍疾病诊断中的应用,中国医学计算机成像杂志,2003,9(2):73-78

115. 宗绪毅,张亚卓,桂松柏,等.神经内镜治疗不对称性脑积水.中华神经外科杂志,2007,23(3):172-174

# 第二章

# 颅内囊肿的内镜手术治疗

## 第一节　颅内蛛网膜囊肿内镜治疗概述

### 一、颅内蛛网膜囊肿发生率及发生部位

颅内蛛网膜囊肿(intracranial arachnoid cyst, IAC)常见部位依次为颅中窝(侧裂)、颅后窝、大脑半球凸面、四叠体池,尚可见于鞍上、鞍内等部位。囊肿可被薄膜分隔为多房性。多为单发,幕上占80%,幕下占20%;男性居多,约占2/3以上,50%~70%在20岁前发病。

### 二、分类及发生机制

IAC囊壁由扁平上皮细胞组成。囊液的理化特征与脑脊液相似,少数囊液呈黄色,蛋白质含量增高。病理上可将颅内蛛网膜囊肿分为蛛网膜内囊肿与蛛网膜下囊肿。前者一般为原发性,是先天性发育异常所致。后者多为继发性,主要是颅脑损伤、颅内炎症、颅内出血等导致继发性蛛网膜粘连和囊肿形成。

关于IAC逐渐增大的机制主要有以下学说:

①渗透学说:囊肿内液体蛋白质含量高致渗透压较高,使脑脊液不断渗透进入囊肿内使其体积逐渐增大;②活瓣学说:蛛网膜囊肿与蛛网膜下腔之间存在单向活瓣,脑脊液不断单向进入囊腔导致囊肿逐渐增大;③囊壁分泌学说:囊肿形成时存在的残余脉络丛或囊肿本身的内皮细胞具有分泌脑脊液的功能,使囊肿逐渐增大。

### 三、自然史

目前认为IAC形成以后,多数在形态和体积上保持不变。少数可逐渐增大产生症状。极少数可自发破裂或外伤导致破裂形成硬膜下血肿、积液。极少数可自发消失(文献报道至今不足20例,全部在20岁前自发消失,部位包括侧裂、后颅凹、鞍上池、大脑半球额叶凸面),其中部分病例在随访期间逐渐缩小消失,部分为突然消失,可能的机制是因为某种原因导致囊肿和硬膜下、蛛网膜下腔、脑室之间建立了新的沟通或原有沟通扩大。

### 四、临床表现

临床症状与蛛网膜囊肿的大小和位置有关,可终生无症状。常见的症状有:头颅增大和局部颅骨隆起;头痛头晕、呕吐、视力下降等;局灶性神经功能缺失;癫痫发作。

## 五、影像学检查

IAC 的头颅 CT 及 MRI 的主要表现为脑内类圆形或不规则囊性占位,其密度或信号均匀,与脑脊液密度或信号一致,占位与周边分界清楚,周围无水肿,局部可有脑组织受压变形。增强扫描时无强化。IAC 在影像学上要与颅内出血、表皮样囊肿、囊性肿瘤、脑穿通畸形等鉴别。

## 六、手术适应证

颅内蛛网膜囊肿外科治疗方案应根据病人的年龄、囊肿部位、体积及临床症状等综合考虑,全面权衡利弊。首先要明确囊肿是否压迫脑组织、神经和血管等重要结构,囊肿和临床症状之间是否有因果关系;其次考虑蛛网膜囊肿是否呈进行性增大,病人症状和体征有无进行性加重。

对于有明确囊肿相关临床症状的颅内蛛网膜囊肿,一般认为应该手术治疗。但是,有些囊肿巨大、占位效应明显,仍可以没有任何临床症状;对于这部分无症状蛛网膜囊肿是否应该手术则有争议。

有学者认为对于无症状较大蛛网膜囊肿应该手术治疗,理由是:①轻微头部外伤即可能造成囊肿破裂和硬膜下积液、硬膜下出血,导致急性颅内压增高,须紧急手术处理。因此,为避免此类严重后果的发生,该类病人应该手术;②对于婴幼儿以及儿童病人,持续的囊肿压迫会导致脑血流减少,从而影响大脑发育,及时的治疗可以改善受压脑组织的代谢和避免日后出现代谢相关性的并发症,如癫痫等。

有些作者则认为对于无症状蛛网膜囊肿,除非有明确的囊肿进行性增大,不应该考虑手术治疗。理由有三点:①有学者发现在囊肿手术后随访期间,部分病人虽然囊肿消失,但是在头部外伤后同样出现硬膜下血肿。所以,对囊肿进行手术可以避免外伤后颅内出血的观点不再成立;②囊肿的自然史和发生机制目前还不明确,不能确定

囊肿存在会影响脑组织的发育和功能;③囊肿可因轻微外伤、用力呼吸、屏气、捏鼻鼓气、剧烈咳嗽、大声哭叫、剧烈运动、化脓性脑膜炎或无明显诱因自然消失,绝大部分是儿童病例,且囊肿体积均较大。

我们总结颅内蛛网膜囊肿手术指征如下:①有明确的颅内压增高表现,如头痛、呕吐、视神经盘水肿;前囟未闭或头围增大;②合并囊内出血、硬膜下出血者或合并脑积水;③有明确 IAC 所致的局灶性神经功能缺失,如偏瘫、失语或言语发育迟缓;④囊肿诱发癫痫;⑤虽无临床症状,但有囊肿增大趋势;⑥囊肿膨胀生长导致局部颅骨隆起、周围脑组织受压;⑦对于存在影像学占位征象,而无临床症状的幼儿蛛网膜囊肿病人,由于囊肿致使受压的脑组织呈低代谢状态,对大脑发育及邻近脑组织功能可能具有潜在的影响,并且可能进一步诱发癫痫,所以主张手术。而对于某些有癫痫或轻微行为异常但不能证实这些表现和囊肿有关联的患儿反而应该慎重。对于成人、儿童或青少年无症状者,一般不考虑手术,但如果有证据证明囊肿进行性扩大或者有导致早期脑积水的趋势,可以考虑手术治疗。

## 七、手术治疗方法选择

手术的目的是使囊肿与蛛网膜下腔广泛沟通,使囊液纳入正常脑脊液循环,消除囊肿的占位效应,解除对脑组织的压迫,以利于脑组织的发育或复位,同时还要防止囊肿复发。

颅内蛛网膜囊肿的手术方法有立体定向抽吸或内引流、显微手术、内镜手术和囊肿分流等。何种方法最佳目前仍存在争议,其中神经内镜手术与显微手术比较具有损伤小、手术效果更确切的优点;与囊肿腹腔分流比较有避免异物置入、堵管、颅内感染、心理负担以及分流管依赖等优点;与立体定向手术比较有避免穿刺盲目和反复抽吸并且不易复发等优点。随着神经内镜的普及,越来越多学者倾向于首选神经内镜手术治疗颅内蛛

网膜囊肿。与其他手术方法相比,采用神经内镜治疗 IAC 具有以下优点:①避免了开颅显微手术的较大创伤,并能达到同样的手术效果;②手术简便、安全、有效、快速,术后病人恢复快,住院时间短,费用低;③避免了体内置管所致的感染、分流管堵塞、分流管终身依赖、异物植入的心理负担、生活不便等各种缺点或并发症。

## 八、神经内镜手术方法

对于颅内蛛网膜囊肿的应用神经内镜技术治疗,最关键点是根据每个病人囊肿的解剖部位以及囊肿和周围脑室、脑池、血管、神经组织的关系决定每个病人个体化的手术方式和手术入路。术前应结合 CT、MRI 充分了解囊肿部位、范围、大小及毗邻神经、血管关系,做好手术切口、入路设计。造瘘部位尽量选在与脑池或脑室接近的位置。置入工作镜的位置点很重要,需要满足以下要求:①能够以直线的路径到达病变,尽量减少术中对皮层和脑室周围组织的扭转和压迫,循着该路径直线深入可以到达囊肿的内侧壁(即邻近脑池或脑室的囊肿壁)(图 3-2-1-1);②如需要同时行透明隔造瘘和或三脑室底部造瘘或多方向造瘘,最好能选择

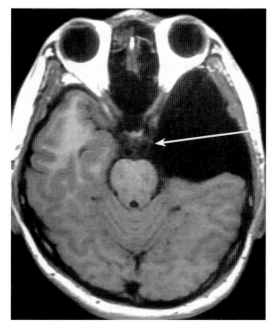

图 3-2-1-1　侧裂 IAC 手术路径示意图

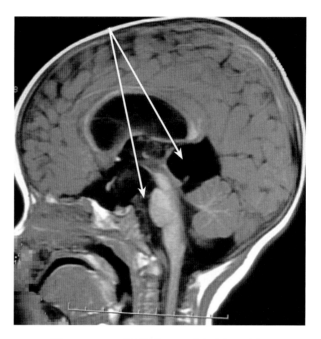

图 3-2-1-2　四叠体池 IAC 手术路径示意图

一个位置点完成所有操作(图 3-2-1-2);如无法从一点完成,则选择另一个内镜置入点完成其他内镜操作。

使用软镜或不同角度硬镜由外科医生的习惯决定。造瘘完毕后判断造瘘是否充分的方法是在镜下观察造瘘口边缘是否随着脑脊液搏动移动,如果移动和心脏搏动一致,则说明造瘘口内外已经沟通。在靠近重要神经或血管的部位应尽量少用电凝器,以避免热传导损伤。造瘘完毕后尽量切除游离囊肿壁。合并脑积水的病人,部分病人需同时行三脑室底部造瘘或透明隔造瘘等其他造瘘以恢复脑脊液循环通畅。另外,手术目的为使囊肿腔充分地与脑室、周围蛛网膜下腔、脑池相通,而不是切除囊肿壁。手术中强行剥离与周围组织粘连较紧的囊壁组织势必会损伤邻近脑组织并造成出血,严重影响进一步手术操作。

另外,对于复发、复杂的颅内蛛网膜囊肿,使用神经导航和术中超声可以更好地设计手术路线、增加术者的自信,但要注意避免脑脊液丢失所造成的脑组织偏移。

(桂松柏　张亚卓)

# 第二节 侧裂（中颅凹）蛛网膜囊肿的内镜手术治疗

## 一、概述

侧裂（中颅凹）是颅内蛛网膜囊肿最常见的部位。大宗病例统计数据显示侧裂蛛网膜囊肿约占到颅内蛛网膜囊肿的 34%~50%。男性多见；左侧较右侧常见。其发生机制目前存在两种学说：①颞叶发育不良导致侧裂池区域蛛网膜下腔扩张，脑脊液被动积聚填充而形成中颅凹蛛网膜囊肿（middle fossa arachnoid cyst，MFAC）；②在胚胎发育过程中蛛网膜非正常生长如蛛网膜裂开分成两层或重复生长，其内部液体逐渐增多，不断增大，形成囊肿，膨胀挤压颞叶导致颞叶继发性发育不全。临床随访发现婴幼儿病人在手术后，复查 CT 或 MRI 显示发育不良的颞叶体积增大，膨胀填充囊肿空间，提示早期手术可能对于促进儿童的脑组织发育有一定帮助，也同时支持颞叶发育不良是囊肿膨胀挤压的结果，而不是囊肿形成的原因。所以目前大多数学者倾向于后一种学说。

## 二、临床表现

MFAC 的症状和体征与囊肿的大小及邻近的神经结构受压情况有关，少数病人合并脑积水。其临床表现分为五类：①囊肿压迫邻近组织结构导致的局灶性神经功能缺损症状：例如眼球震颤、感觉异常、言语障碍、眼球突出；②颅高压症状：例如头痛、视乳头水肿、展神经麻痹；③头围增大或囊肿侧颞骨隆起、变薄；④癫痫（部分性癫痫发作或继发性全身性癫痫发作）和发育延迟（包括言语发育延迟、对侧肢体无力、共济失调）；⑤其他症状：例如头晕、一过性意识丧失发作、行为异常、注意力不集中或学习困难。

少数病人可以自发或者在轻微头颅外伤后导致囊肿破裂，出现硬膜下出血或硬膜下积液，从而导致相应临床症状，多见于 20 岁以下青少年。

老年人的临床表现与儿童有较大差异，常有偏瘫、头痛、痴呆、个人行为改变，偶有面痛、眼球突出等表现。

## 三、影像学表现

1. 头颅 CT  颞叶前部、侧裂区低密度影，可见颞叶受压后移，体积较大者推挤额叶和顶叶移位（图 3-2-2-1）。

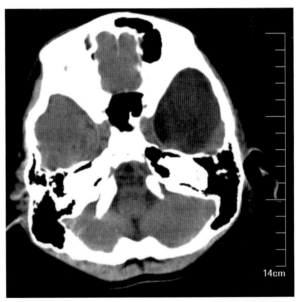

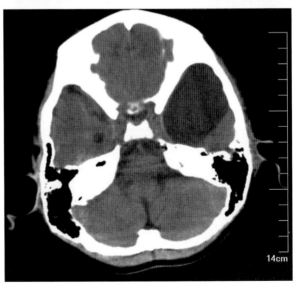

图 3-2-2-1  侧裂蛛网膜囊肿头颅 CT 影像

**2. 头颅 MRI** MFAC 最佳的影像学诊断方法是 MRI。头部 MRI 示颞叶前部或侧裂区大小形态不一的长 $T_1$ 长 $T_2$ 类脑脊液信号影,可由颅中窝向额叶和顶叶扩展,常见颞叶受压萎缩,但同侧侧脑室颞角多存在,皮质和脑回多无缺失(图 3-2-2-2)。MRI 弥散加权序列有助于与表皮样囊肿鉴别。

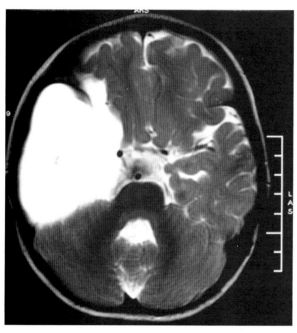

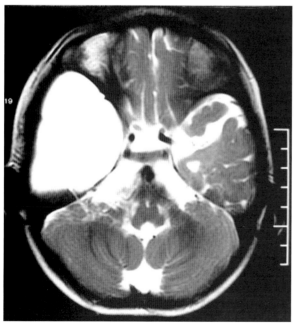

图 3-2-2-2 侧裂蛛网膜囊肿头颅 MRI 轴位像

## 四、分型

Galassi 等根据 MFAC 的影像表现,将 MFAC 分为 3 型。

Ⅰ 型(图 3-2-2-3):病变体积较小,呈纺锤形,局限于颞窝的前面,向后推压颞极。CT 扫描示没有明显占位效应。

Ⅱ 型(图 3-2-2-4):病变体积中等,呈三角形或四边形。囊肿占据颞窝的前中部分,沿侧裂向上发展。推开侧裂,岛叶暴露,颞叶后移缩短。多有占位效应。

Ⅲ 型(图 3-2-2-5):囊肿巨大,呈卵圆形或圆形,几乎占据整个颞窝。侧裂被分开,颞叶严重萎缩,额顶叶广泛受压,囊肿占据半球的大部分。占位效应明显,脑室明显变形。

## 五、手术适应证

对于有明确囊肿相关临床症状的侧裂蛛网膜囊肿,一般认为应该手术治疗。但是,MFAC 在囊肿巨大、颞叶受压明显时,仍可以没有任何临床症

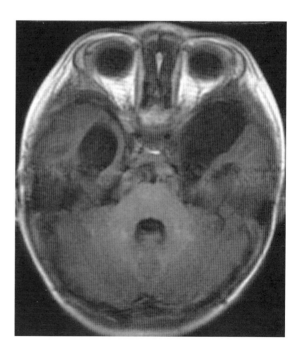

图 3-2-2-3 Galassi Ⅰ 型侧裂蛛网膜囊肿

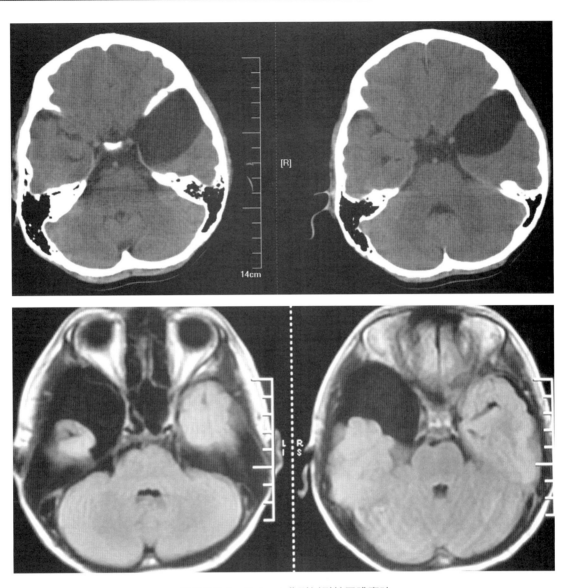

图 3-2-2-4　Galassi Ⅱ型侧裂蛛网膜囊肿

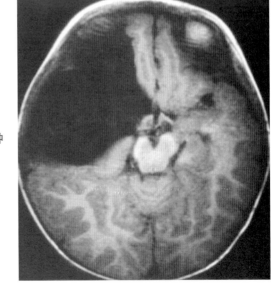

图 3-2-2-5　Galassi Ⅲ型侧裂蛛网膜囊肿

状。对于这部分无症状蛛网膜囊肿是否应该手术则有争议。

北京天坛医院神经外科内镜专业组目前对于MFAC的手术指征见前述。

## 六、手术方式及优缺点

目前对于侧裂蛛网膜囊肿的手术方法有三大类:囊肿-腹腔分流术、骨瓣开颅显微镜下囊肿-脑池造瘘及囊肿部分切除术、内镜下囊肿壁部分切除及囊肿-脑池造瘘术。具体何种手术方式最佳,仍有争议。

Levy等人报道50例侧裂蛛网膜囊肿,全部行开颅显微镜下手术,其症状改善或消失的比率为95%,和Spacca等人报道使用神经内镜治疗MFAC的手术效果(92.5%)比较没有差异。但是,开颅显微镜下手术组并发症发生的比率(16/50,32%)明显高于Spacca等人报道的内镜组数据(8/20,20%)。另外,和开颅显微镜下手术比较,神经内镜手术可以通过一个骨孔完成,不但手术时间缩短,还可以避免开颅显微镜手术的较大创伤。Arai等人完成了77例侧裂蛛网膜囊肿-腹腔分流手术,对于头痛、轻微偏瘫、复视的症状改善率为100%,但是其中8例因为分流管堵塞而再次手术,4例手术后出现分流管依赖。神经内镜囊肿-脑池造瘘术和分流手术比较,疗效相似,但是可以避免分流手术可能出现的感染、分流管依赖、分流管堵塞等诸多并发症及异物植入、心理影响、生活不便等固有缺点。

综上所述,我们认为神经内镜治疗侧裂蛛网膜囊肿具备以下优点:①手术创伤小;②手术安全性较高;③手术时间明显缩短,病人恢复快,缩短了住院时间,减少了住院费用;④疗效肯定,症状缓解率高,术后并发症少;⑤病人的心理负担小。因此,对于各种类型侧裂蛛网膜囊肿,应首选神经内镜手术,大部分病人都能取得较好的疗效。对于复发或难处理病例,仍然应该首选内镜治疗,必要时可以结合神经导航和术中超声,在

内镜治疗后如果症状仍然恶化才考虑使用分流手术。

## 七、神经内镜手术方法

根据内镜手术需要,侧裂蛛网膜囊肿可以分为:不能和基底池沟通型以及可以和基底池沟通型。前者体积小,位于颞极,内侧壁无法和基底池沟通。后者体积大,内侧壁邻近基底池,可以和基底池造瘘沟通。

### (一)基底池沟通型

对于可以和基底池沟通型的侧裂蛛网膜囊肿,一般选择经颞入路神经内镜手术。

1. 术中使用0°硬性工作镜,带有冲洗通道和工作通道。内镜器械包括:剪式双极电凝、微型剪刀和抓钳等。

2. 病人取平卧位,头偏向健侧,根据囊肿位置取颞部弧形切口3~4cm,颅骨钻孔。

3. 十字切开硬脑膜,注意彻底止血,以避免硬膜外血液流入囊肿腔。

4. 切开囊壁,囊腔内置入神经内镜,探查囊腔后,根据囊肿内部具体解剖情况决定内侧壁造瘘部位。沿着蝶骨嵴将内镜前移,可以看到颈内动脉分叉和同侧视神经、动眼神经。囊肿和基底池之间一般有三个可供选择的造瘘点(图3-2-2-6):

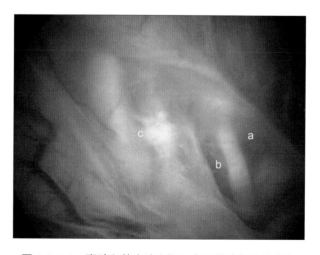

图3-2-2-6 囊肿和基底池之间三个可供选择的造瘘点
a. 动眼神经和小脑幕缘之间;b. 动眼神经和颈内动脉之间;c. 颈内动脉和视神经之间

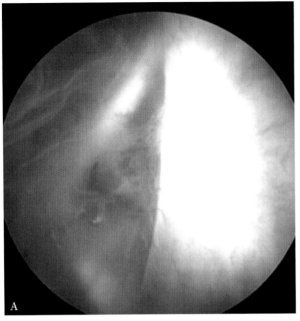

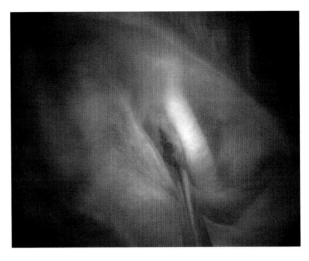

图 3-2-2-8　动眼神经和颈内动脉之间造瘘

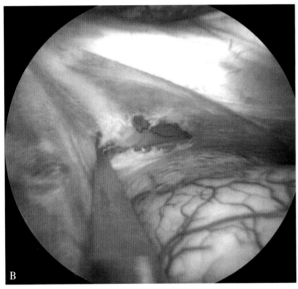

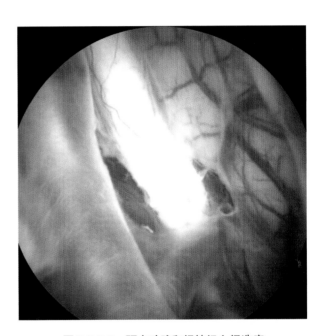

图 3-2-2-7　动眼神经和小脑幕缘之间造瘘

图 3-2-2-9　颈内动脉和视神经之间造瘘

①动眼神经和小脑幕缘之间(图 3-2-2-7);②动眼神经和颈内动脉之间(图 3-2-2-8);③颈内动脉和视神经之间(图 3-2-2-9)。

5. 应该多方向多点囊肿造瘘,沟通蛛网膜囊肿和基底池之间的联系;首先使用钝性造瘘,如果囊肿较韧,无法钝性造瘘,则使用剪刀锐性造瘘,然后用各种器械扩大造瘘口,使瘘口扩大至0.5cm 以上。造瘘后可以看到脚间池中的基底动脉(图 3-2-2-10)。

6. 冲洗囊腔,确认无出血后退出内镜。

7. 免缝硬膜覆盖,逐层关颅。

手术要注意以下几个方面:①术前仔细分析资料,注意囊肿与其邻近的脑皮质、脑池的关系,慎重选择入颅点和到达靶区(基底池)的路径。颞部钻孔的位置应尽量选择通过该点置入硬镜后能够垂直指向基底池的外侧壁,这样在对基底池造瘘时相对容易、安全。若囊肿的外侧壁表面有颞叶皮质覆盖,则将内镜通过皮质行囊肿—基底池造瘘;②不可勉强剥除囊肿壁,因为易造成出血,影响手术视野和手术操作;③术中应在保证手术

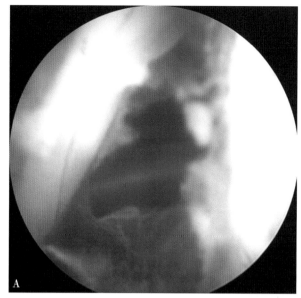

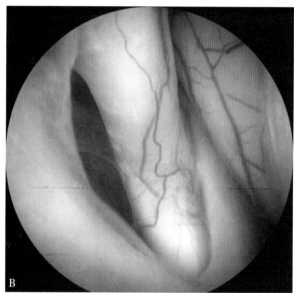

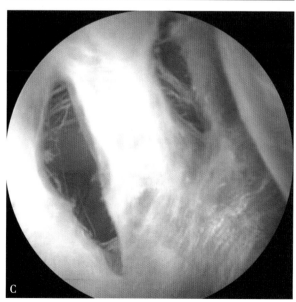

图 3-2-2-10　造瘘后可以看到脚间池中的基底动脉

安全的前提下尽可能将造瘘口扩大,并应通过瘘口清晰地看到基底动脉;④MFACs 术后复发率较高,所以术中尽量选择多间隙造瘘,做 2~3 个造瘘口,以避免术后造瘘口重新闭合;⑤该手术可在镜外操作,也可以在工作镜的器械通道内操作(镜内操作),如果是镜内操作,一旦发生较严重的出血,止血困难,因此内镜进入囊腔后,要防止血管损伤;手术过程的每一个环节,均应注意严密止血。

**(二)不能和基底池沟通型**

对于不能和基底池沟通、体积较小、有症状、位于颞极的蛛网膜囊肿可以选择眶上入路。

1. 手术时病人取仰卧位,头部略抬高。于眉毛内做皮肤切口,切口内侧到眶上切迹,外侧到眉毛的外缘。

2. 颅骨钻孔,尽量靠近前颅底。

3. 切开硬膜后缓慢放脑脊液,额叶张力下降后,在额叶和前颅底之间置入神经内镜。

4. 沿着眶顶和蝶骨小翼到达侧裂。此时可以看到蛛网膜囊肿。然后可以对囊肿进行囊肿—鞍上池、脚间池造瘘。

# 八、手术并发症

1. **硬膜下积液**　术后硬膜下积液为其主要并发症。术后硬膜下积液的可能原因有:①大量脑脊液短期内无法吸收,从外侧壁瘘口进入硬膜下腔;②脑组织长期受压后发育不良,脑组织重新膨起缓慢,而此时囊肿塌陷,囊肿外侧壁和硬膜剥离,出现硬膜下积液。有报道建议在内镜手术时可以采取经颞侧皮层入路到达囊肿,此时由于并非直接由囊肿壁进入囊肿,可以避免囊液进入硬膜下腔,从而避免术后硬膜下积液的发生。绝大部分硬膜下积液病例无明显症状,选择继续随访观察,积液可以逐渐吸收;部分硬膜下积液病例症状明显,需要行短期硬膜下 - 腹腔分流术,一般在分流后 6 个月内拔管。

2. **其他并发症**　包括脑脊液切口漏、皮下积液、颅内感染、动眼神经麻痹等。

## 九、术后随访评估

分为临床症状评估和影像评估。术后影像复查大部分病例会看到囊肿缩小或消失,但症状的缓解是衡量手术效果的最可靠指标和金标准。

大宗病例文献报道 MFAC 内镜手术后临床症状好转(症状消失或改善)的比率为 92.5%;其中,症状完全消失的比率为 62.5%,症状明显改善的

比率为 30%。头痛症状完全消失或明显好转的比率为 93.3%。颅骨变形及头围增大全部不再继续进展。囊肿压迫邻近组织结构导致的局灶性神经功能缺损症状术后全部有改善(100%)。术前有癫痫发作的病例多数术后有改善,表现为在口服癫痫药物期间发作减少或消失。术后影像学检查显示部分病例囊肿缩小,部分病例囊肿消失(图 3-2-2-11),部分病例术后囊肿无变化。

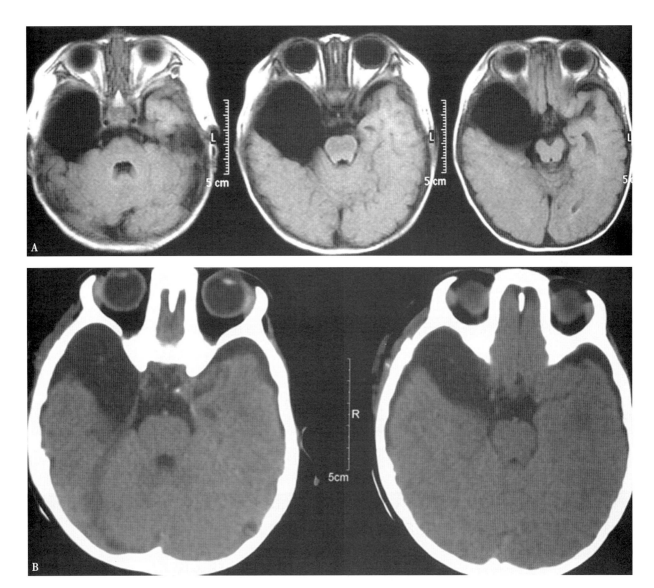

**图 3-2-2-11　MFAC 内镜手术后影像学变化**
A. 术前头颅 MRI 轴位像;B. 术后 7 天头颅 CT 轴位像

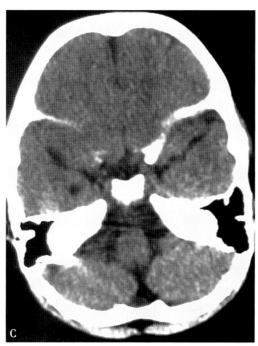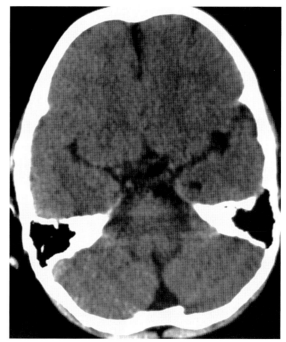

图 3-2-2-11（续）

C.术后 12 个月头颅 CT 轴位像

（桂松柏　王新生　张亚卓）

# 第三节　后颅凹蛛网膜 囊肿的内镜手术治疗

## 一、概述

后颅凹蛛网膜囊肿占到颅内蛛网膜囊肿的 10%~20%。根据后颅凹蛛网膜囊肿的解剖位置可以分为四类：桥小脑角区域囊肿（图 3-2-3-1）、中线区域囊肿（图 3-2-3-2）、小脑半球区域囊肿（图 3-2-3-3）、小脑上区域囊肿。部分幕下囊肿能够延伸到小脑幕切迹上区域。

后颅凹蛛网膜囊肿发病率占到颅内蛛网膜囊肿的第二位，大多数病例在婴幼儿和儿童期出现症状，多于半数病例在 1 岁以内出现症状。有报道，极少数的囊肿会自行缩小或消失。

## 二、临床表现

1. 颅高压症状与体征　包括头痛、头晕、视力减退、恶心呕吐、视物模糊、意识障碍、视乳头水肿等。婴幼儿病人有头围增大。

2. 囊肿局部压迫症状与体征　对面听神经的压迫可导致面瘫、面肌抽搐、听力减退、眩晕、耳鸣；对小脑的压迫可导致步态不稳、共济失调、眼球震颤等；对三叉神经的压迫可导致面部感觉减退、面部麻木；对后组脑神经的压迫可导致吞咽困难等。

## 三、影像学表现

后颅凹蛛网膜囊肿的 CT-MRI 表现：①小脑或桥小脑角区域的局部性类圆形囊肿；②小脑可有局限性受压形成压迹；③第四脑室无扩大变形，但

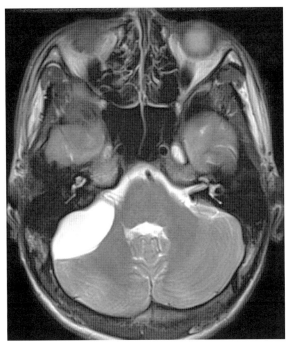
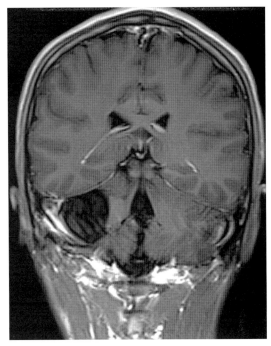

图 3-2-3-1  CPA 蛛网膜囊肿

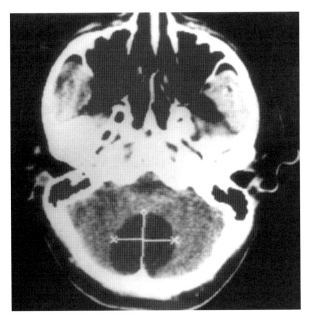
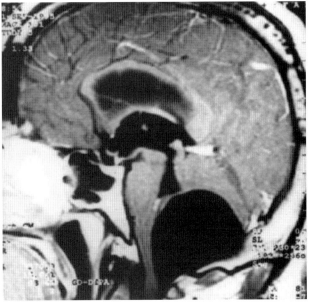

图 3-2-3-2  中线区域囊肿

可有受压移位;④可伴有幕上性脑积水。CT 表现为脑外边界清楚的占位病灶,没有钙化,无增强效应,密度与脑脊液一致。MRI 表现为囊肿内均匀一致长 $T_1$、长 $T_2$ 信号影,没有强化。

根据后颅凹蛛网膜囊肿没有钙化、脑脊液信号、脑外病变、边界清楚、没有强化等特点完全可以和肿瘤性或炎性后颅凹囊性病变清楚鉴别,例如小脑囊性星形细胞瘤、囊性血管网状细胞瘤、棘球蚴囊肿、小脑脓肿、表皮样或皮样囊肿等。其在影像上主要需要注意与小脑发育不全、Dandy

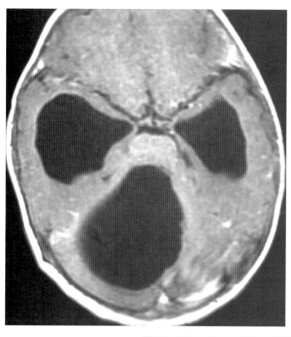
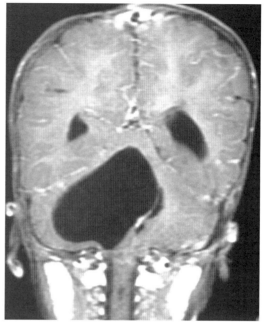
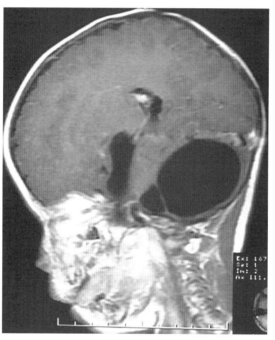

**图 3-2-3-3** 小脑半球区域囊肿

Walker 综合征、大枕大池鉴别。

可以用如下的办法鉴别中线区域小脑后蛛网膜囊肿和大枕大池。大枕大池影像上有以下特点：①形状多为梯形；②由中线向两侧小脑表面延伸达岩骨；③MRI 可见枕大池通过正中孔与四脑室相通；④四脑室无移位及变形。而枕大池蛛网膜囊肿为椭圆形，常导致四脑室向前移位及变形，且易引起脑积水而致侧脑室及三脑室对称性扩大。

## 四、手术适应证

对于后颅凹蛛网膜囊肿的治疗原则及手术适应证，国内外学者的意见并不完全一致。多数临床医生认为：是否进行外科手术干预应根据病人年龄、临床症状、蛛网膜囊肿体积和部位综合分析权衡。治疗的最终目标是改善临床表现，而不是单纯消除囊肿占位和恢复解剖结构。遵此原则：

①对无症状病人不需手术。定期随访,观察蛛网膜囊肿是否增大;②对于婴幼儿无症状病人,如囊肿大于颅后窝容积 1/3 以上,可以考虑手术治疗;③对病人出现明显的神经系统症状和体征或颅内压增高者应予以手术治疗。

## 五、手术方式及优缺点

后颅凹蛛网膜囊肿常用的手术方法有:囊肿-腹腔分流术、骨瓣开颅显微镜下囊肿-脑池造瘘及囊肿部分或全部切除术、内镜下囊肿-脑池造瘘术。

囊肿-腹腔分流简便易行,但是术后分流管障碍发生率为 10%~26%,并有可能出现分流管依赖、心理障碍、颅内感染。开颅显微镜下手术的缺点是损伤大,而且有术后突发急性脑积水的危险,很多病人在术后还需要行囊肿-腹腔分流术或脑室-腹腔分流术。因此目前多数学者认为应该首选内镜治疗,如效果不明显,才考虑开颅显微镜下手术或囊肿-腹腔分流手术。

## 六、神经内镜手术方法

如果病人的症状由脑积水导致,则首先做三脑室底造瘘,然后再处理蛛网膜囊肿。

### (一)中线区域枕大池蛛网膜囊肿神经内镜手术方法

1. 枕下正中或旁正中头皮切口,切开头皮和肌肉。可容纳乳突牵开器的长度,颅骨钻孔。

2. 十字切开硬膜和囊肿外壁,置入神经内镜。

3. 根据具体情况,可以将囊肿腔与四脑室中孔、小脑延髓池、四叠体池、枕大池、桥小脑角间池等造瘘沟通,应尽可能多处造瘘,造瘘口尽量大,直径尽量大于 0.5cm。

### (二)偏侧后颅凹囊肿(桥小脑角或小脑区域囊肿)的神经内镜手术方法

**1. 桥小脑角区域的蛛网膜囊肿具体神经内镜手术方式分为两类**

(1)神经内镜囊肿-脑池造瘘

1)枕下乙状窦后头皮切口,切开头皮和肌肉。

2)颅骨钻孔,切开硬膜。

3)切开囊肿外壁,内镜深入囊肿内部,在前壁寻找适合造瘘的位置,在面听神经和三叉神经之间将囊肿和桥前池或环池沟通(图 3-2-3-4),造瘘后可以将内镜通过瘘口进入桥前池、环池,可以看到斜坡和基底动脉,从而确定囊肿和桥前池、环池之间的沟通。

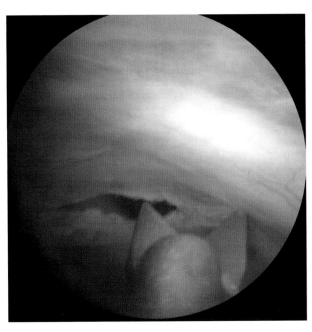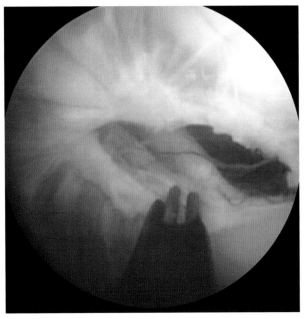

**图 3-2-3-4　在面听神经和三叉神经之间将囊肿和桥前池或环池沟通**

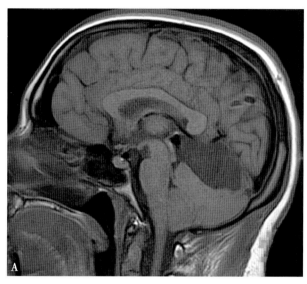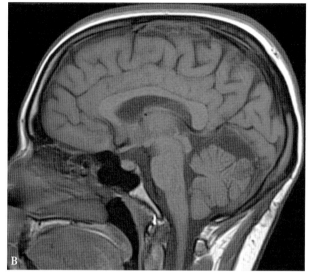

图 3-2-3-5　后颅凹囊肿内镜手术头颅 MRI 轴位像对比

A. 手术前;B. 手术后

在神经内镜治疗后颅凹蛛网膜囊肿的过程中,不需行囊壁全切或大部剥除,应尽可能多处造瘘,以提高远期疗效。

(2) 内镜联合显微镜手术:

1) 建议首先行颅骨钻孔,单独内镜造瘘。如果找不到适合造瘘的位置,再扩大骨窗,行内镜联合显微镜手术。

2) 枕下乙状窦后开颅,然后显微镜下切除囊肿后壁,再将内镜深入囊肿内部,在面听神经和三叉神经之间将囊肿和桥前池、环池沟通。在内镜联合显微镜手术中,内镜在深部造瘘(囊肿前壁通过三叉神经和面听神经之间造瘘到桥前池或环池)时特别有优势,因为照明好,能够更清楚地辨别神经和血管结构。

2. 小脑区域囊肿主要位于一侧小脑半球侧后方或上方,可以向枕大池和桥小脑角区域延伸,可以行内镜造瘘入枕大池,也可以造瘘入桥前池、环池和四脑室。

## 七、术后随访评估

颅后窝蛛网膜囊肿术后疗效评价主要依据临床症状,其次才是影像学上囊肿大小的变化(图3-2-3-5)。颅高压症状、体征一般均能得到缓解,步态不稳及视物模糊在术后一般也能明显改善。大部分病例术后 3 个月影像学复查可观察到囊肿体积缩小及幕上脑室缩小。

(桂松柏　张亚卓)

## 第四节　大脑凸面蛛网膜囊肿的内镜手术治疗

大脑凸面(半球)蛛网膜囊肿约占到颅内蛛网膜囊肿的 5%。临床表现包括颅高压症状、局部压迫神经功能缺损症状、局部颅骨隆起和癫痫。CT或 MRI 显示和周围蛛网膜下腔分开的半球凸面囊肿,囊液密度或信号和脑脊液类似。

对于有囊肿相关临床症状的病人应采取手术治疗。传统手术方法包括开颅囊肿壁切除、分流、立体定向囊肿 - 脑室造瘘。近年来主张首选应用内镜手术治疗。

根据具体位置以及囊肿大小可以行囊肿 - 脑池造瘘、囊肿 - 脑室造瘘和(或)囊肿 - 蛛网膜下腔造瘘。

**1. 囊肿 - 脑池造瘘**　适合于邻近脑池的半球囊肿(图 3-2-4-1)。术中如可行,可以同时做囊肿 - 蛛网膜下腔造瘘,并尽可能切除游离囊肿壁。

根据术前 MRI 或术中导航设计手术切口,目的是方便通过囊肿内侧壁和脑池造瘘沟通。8 岁以下患儿围绕内镜置入点做弧形切口,游离小骨瓣,硬膜亦弧形剪开,以利于术后缝合硬膜,避免发生术后切口脑脊液漏。8 岁以上病人做弧形切口,颅骨钻孔,硬膜十字剪开即可。从硬膜切口置入内镜,行囊肿 - 脑池造瘘,并尽量切除游离内侧囊肿壁。使用导航时应该尽量避免脑脊液被吸出过多,以免脑组织漂移影响导航的精确度。

**2. 囊肿 - 脑室造瘘**　适合于紧贴脑室,并且并不邻近脑池的半球囊肿(图 3-2-4-2)。术中可同时做囊肿—蛛网膜下腔造瘘,并尽可能切除游离囊肿壁。

根据术前 MRI 或术中导航设计手术切口,目的是通过囊肿和脑室之间最薄处造瘘。8 岁以下患儿围绕内镜置入点做弧形切口,游离小骨瓣,硬膜亦弧形剪开,以利于术后缝合硬膜,避免发生术后切口脑脊液漏。8 岁以上病人做弧形切口,颅骨钻孔,硬膜十字剪开即可。从硬膜切口置入内镜,首先行囊肿 - 蛛网膜下腔造瘘,并尽量切除游离囊肿壁。然后观察囊肿内壁,一般浮动最明显处为囊肿和脑室之间最薄处,电凝后使用钝性造瘘进入侧脑室,造瘘后钝性或锐性扩大造瘘口。使用导航时应该尽量避免脑脊液被吸出过多,以免脑组织漂移影响导航的精确度。

**3. 对于无法行囊肿 - 脑池或囊肿 - 脑室造瘘的病人**　有学者建议使用双入路神经内镜方法广泛沟通半球囊肿和蛛网膜下腔。具体方法如下:做两个头皮切口,颅骨钻双孔。切开硬膜,软镜进入,切除部分囊肿壁,并广泛造瘘沟通囊肿和四周蛛网膜下腔。

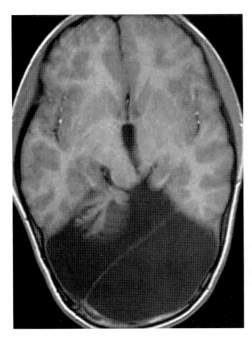
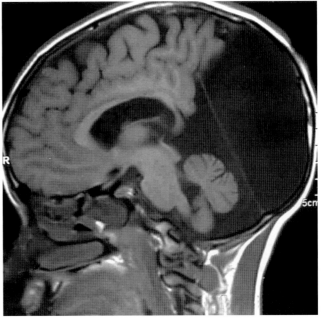

图 3-2-4-1　双侧顶枕蛛网膜囊肿影像学表现,术中行囊肿 - 四叠体池、枕大池造瘘

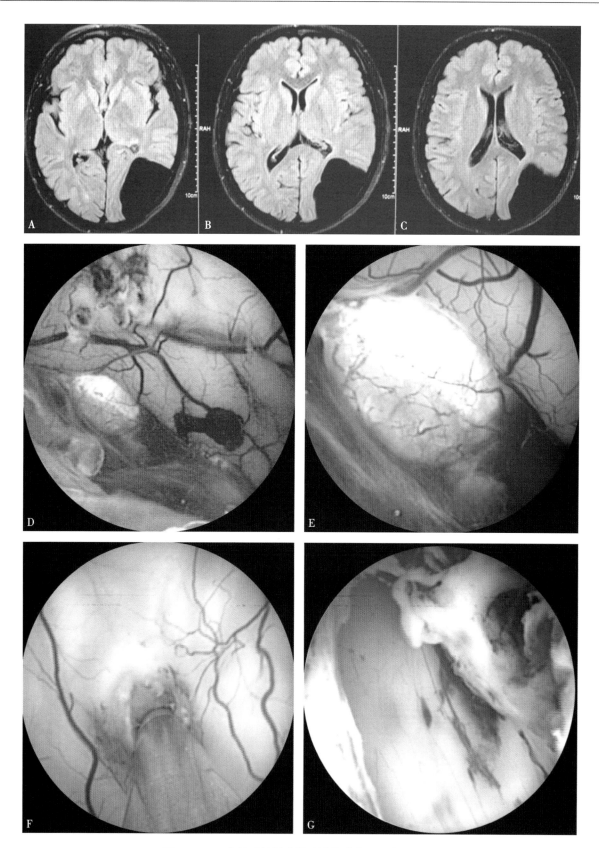

**图 3-2-4-2 左枕叶蛛网膜囊肿影像学表现及术中所见**

A、B、C. 左枕蛛网膜囊肿头颅 MRI 轴位像表现；D、E. 囊肿下壁 - 蛛网膜下腔造瘘后可见小脑幕及横窦；F. 电凝囊肿内壁后行囊肿 - 侧脑室造瘘；G. 通过造瘘口观察左侧脑室壁和脉络丛

（桂松柏 张亚卓）

## 第五节　四叠体池蛛网膜囊肿的内镜手术治疗

四叠体池蛛网膜囊肿约占到颅内蛛网膜囊肿的 5%~10%，约占幕上蛛网膜囊肿的 9%。大多数病人于 15 岁以下出现症状。可能合并前脑无裂畸形、脑穿通畸形、小脑扁桃体下疝畸形Ⅱ型、脑膨出等中枢神经系统畸形。

临床表现在婴幼儿表现为头颅增大和智力发育滞后为主要症状，较大儿童的症状为颅高压、眩晕、耳鸣、滑车神经受损也有报道。

CT 或 MR 检查表现为四叠体区囊性病变，呈椭圆形囊状，内含与脑脊液密度或信号相同的囊液，增强扫描后囊壁无强化，向上突入三脑室和或侧脑室（图 3-2-5-1、图 3-2-5-2）。一般伴有幕上脑室扩大。部分病例囊肿扩展到小脑上后部。

手术适应证包括：①有颅高压症状；②有对周

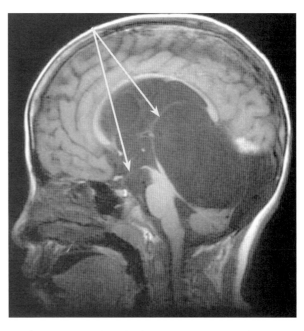

图 3-2-5-2　四叠体区囊肿向上突入侧脑室，箭头指示为三脑室底部造瘘以及囊肿 - 侧脑室造瘘方向

围神经组织压迫症状。例如 Parinaud 综合征和行路不稳；③婴幼儿巨大囊肿，无症状亦应该考虑手术。

### 一、手术方法选择

四叠体池囊肿因为位置深在，周围神经和血管结构复杂，治疗较困难。传统治疗方法为显微手术及囊肿分流。最初报道使用内镜治疗四叠体池囊肿是在 1996 年，由于发病率较低，至今使用内镜治疗的文献报道不足 70 例。综合文献报道病例，将神经内镜囊肿造瘘方法和开颅囊肿切除或造瘘、分流、联合使用开颅及分流等方法进行分组比较，两组的发病年龄类似（儿童病人分别为 66% 和 63%，平均年龄分别为 18 岁和 16 岁），头围增大和颅高压症状的比例类似（分别为 70% 和 73%），手术后症状改善比例类似（分别为 87.5% 和 85%），但是内镜组的完全治愈率（62.5%）明显高于其他方法组（35%），而且有疗效可靠、并发症少、创伤小、不存在分流管依赖等优点。因此，内镜下囊肿造瘘应作为四叠体池囊肿的一线治疗方法。

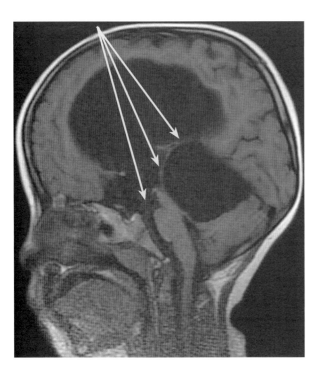

图 3-2-5-1　四叠体区囊肿向前上突入侧脑室和三脑室，箭头指示为三脑室底部造瘘、囊肿 - 三脑室造瘘、囊肿 - 侧脑室造瘘方向

但有报道发现年龄 6 个月以下的四叠体池囊肿患儿行内镜下造瘘手术 (都同时做了囊肿 - 脑室造瘘和三脑室底部造瘘) 后,囊肿虽然都缩小或消失,但是脑室仍持续大,仍然需要行分流手术,考虑可能为脑脊液吸收障碍所致。而年龄大于 6 个月的儿童应用内镜下造瘘手术则效果较好,无需行分流手术。因此对于年龄小于 6 个月的四叠体池囊肿患儿手术应谨慎。

## 二、神经内镜手术方法

具体根据囊肿大小和延伸程度决定使用何种手术入路。到达造瘘点的最佳内镜路径由术前 MRI 影像确定。目前神经内镜治疗的入路有三种:幕下小脑上入路囊肿造瘘及部分切除、侧脑室入路侧脑室 - 囊肿造瘘、侧脑室入路三脑室 - 囊肿造瘘。

幕下小脑上入路的优点是可以利用小脑上表面和小脑幕之间的自然间隙,可以部分切除囊肿后壁,后壁造瘘充分;前壁可以同时造瘘,使得囊肿和脑脊液循环自由沟通。但是,该入路有如下缺点:①横窦下方颅骨钻孔后,可能损伤横窦导致大出血;②小脑上表面和小脑幕之间的自然间隙狭小,牵拉小脑可能导致小脑上的浅静脉撕裂出血;③内镜操作可能会损伤位于囊肿表面的深静脉,此时出血难以通过内镜控制,从而需要开颅后显微镜下止血,并且可能导致严重并发症发生。因此,只有在囊肿向后向下生长主体位于小脑上时才考虑采用该入路。

从侧脑室入路行囊肿造瘘则相对简易安全,因此多选择该入路行囊肿造瘘。侧脑室 - 囊肿造瘘用于向侧脑室底壁和三角区内突出的大囊肿。造瘘位置选择在侧脑室底部和其下方的囊肿之间。如果囊肿向上向前突入顶起三脑室后壁,则适合做侧脑室入路经室间孔三脑室 - 囊肿造瘘。这两类手术入路可以经过冠状缝前钻孔完成,简单、安全,没有损伤大脑深静脉系统的危险。

## 三、神经内镜手术步骤

1. 仰卧位,头部抬高 20°。内镜置入点位于冠状缝前 1cm,旁开 3cm。对于 1 岁以下患儿,选择前囟侧缘做头皮切口。8 岁以下患儿围绕内镜置入点做弧形切口,游离小骨瓣,硬膜亦弧形剪开,以利于术后缝合硬膜,避免发生术后切口脑脊液漏。8 岁以上病人做弧形切口,颅骨钻孔即可。

2. 在皮层表面选择无血管区电凝后用脑针穿刺侧脑室。穿刺成功后退出脑针,沿脑针进入方向置入镜鞘。拔出镜鞘内芯,插入内镜。内镜进入侧脑室,看到室间孔。有的囊肿较大并向侧方突入顶起侧脑室底部时,则做侧脑室 - 囊肿造瘘。有的囊肿向上突入顶起三脑室后壁,则内镜经室间孔进入三脑室,在三脑室和囊肿之间造瘘。

3. 侧脑室 - 囊肿造瘘造瘘后,内镜进入囊肿内部,可以见到小脑上表面。

4. 所有病人应该同时行三脑室底部造瘘。有文献报道部分只行囊肿 - 脑室造瘘 (没有做三脑室底部造瘘) 的病人术后颅高压症状不缓解,又加做三脑室底部造瘘后症状才缓解。有报道囊肿未缩小但是症状缓解,也有报道囊肿造瘘和三脑室底部造瘘后症状仍不缓解。但是考虑到囊肿压迫导水管可能导致继发性导水管粘连堵塞,因此同时行囊肿 - 脑室造瘘和三脑室底部造瘘更加稳妥。为此,所有病人应该在行囊肿 - 脑室造瘘的同时做三脑室底部造瘘,以增加脑积水缓解的几率 (图 3-2-5-3)。

## 四、手术并发症

常见并发症有硬膜下积液和切口脑脊液漏。绝大部分硬膜下积液病例无明显症状,选择继续随访观察,积液可以逐渐吸收;部分硬膜下积液病例症状明显,需要行短期硬膜下 - 腹腔分流术,一般在分流后 6 个月内拔管。

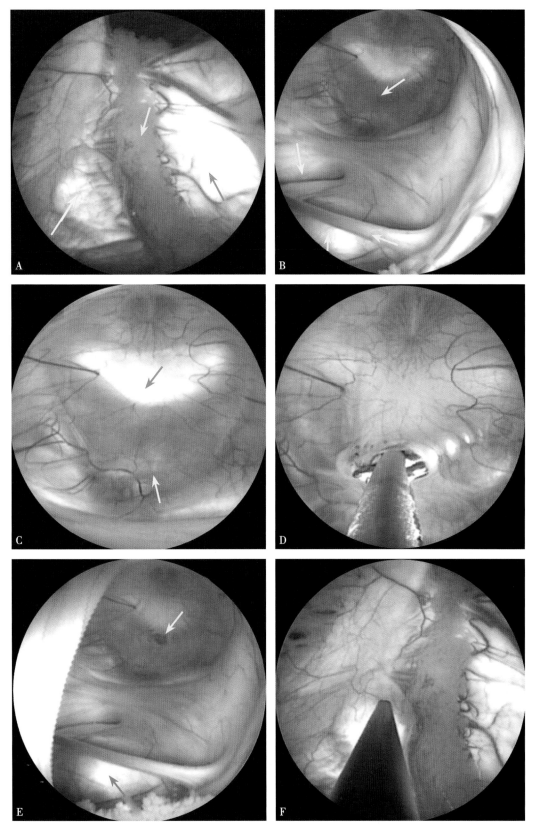

**图 3-2-5-3 四叠体池囊肿手术步骤图示**

A. 内镜进入侧脑室,下方双侧箭头指示突入侧脑室的囊肿顶部,上方箭头指示脉络丛;B. 内镜进入三脑室,右侧上方箭头指示三脑室底部,右侧下方箭头指示被牵拉伸长的中间块,左侧上方箭头指示被挤压闭合的导水管上口,左侧下方箭头指示突入三脑室的囊肿壁;C. 三脑室底部,上方箭头指示鞍背,下方箭头指示基底动脉;D. 三脑室底部造瘘;E. 三脑室底部造瘘后,上方箭头指示造瘘口,下方箭头指示突入三脑室的囊肿壁;F. 于突入侧脑室的囊肿顶部造瘘

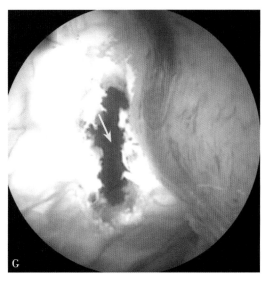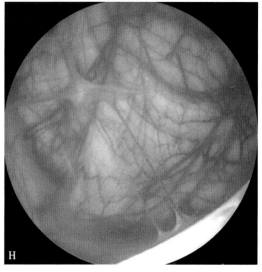

**图 3-2-5-3（续）**
G.箭头指示造瘘口部位；H.内镜通过造瘘口可见下方小脑上表面

## 五、预后评估

术后评估以观察临床症状是否改善为主，影像资料为辅。症状缓解即说明手术目的完成。部分病人术后囊肿缩小，部分不缩小。有报道临床及影像同时好转的病例比例高达 87.5%。症状缓解和囊肿缩小没有必然联系。

（桂松柏　张亚卓）

# 第六节　鞍上囊肿的内镜手术治疗

## 一、概述

鞍上囊肿（suprasellar arachnoid cysts）是指位于鞍膈上方的蛛网膜囊肿，约占颅内蛛网膜囊肿的 10%，颅内占位性病变的 1%。

Peter Pauw 最早在 16 世纪对鞍上囊肿及其临床表现进行了描述，但其发病机制尚不十分明确。Liliequist 膜分为两层，上层在乳头体的后缘附着于间脑，下层附着于中脑和脑桥接合部的腹侧，将视交叉池、脚间池和桥前池分开。通常情况下，

Liliequist 膜中脑叶呈网状，脑脊液可以自由流动。当发育异常时，两层蛛网膜完整无孔，形成一个封闭的腔，围绕基底动脉的蛛网膜存在裂隙样活瓣，随动脉搏动而开闭，脑脊液顺此压力梯度不断进入腔内，使 Liliequist 膜的上层不断向上方扩张隆起，压迫第三脑室底，并向第三脑室内扩张，形成囊肿。

## 二、临床表现

1. **脑积水**　囊肿位于鞍上，从下丘脑底突入第三脑室，阻塞导水管上口、室间孔，导致脑积水，并压迫周围结构，从而产生临床症状。脑积水主要表现为头痛、呕吐，在婴儿表现为头围异常增大；在成人可出现共济失调和步态不稳。

2. **视力、视野障碍**　囊肿压迫视交叉向前上方移位，造成视力下降、双颞侧偏盲和视神经萎缩。

3. **内分泌功能障碍**　囊肿压迫垂体柄和下丘脑，可引起垂体功能低下，造成发育迟缓或性早熟。

4. **摇头玩偶综合征（Bobble-head doll syndrome）**　为鞍上囊肿特殊表现，最初在 1966 年由 Benton 等人描述，表现为在前后方向上出现点头和晃动的不随意运动，在直立时明显，睡眠时

消失,可能与丘脑背内侧核受压有关。

## 三、诊断

鞍上囊肿的诊断主要依靠 CT 和 MR。在 CT 上,鞍上囊肿特征性表现为:鞍上池内和第三脑室内圆形或卵圆形低密度区,囊肿阻塞室间孔,双侧侧脑室扩张,表现为特征性的"米老鼠征"(Mickey-mouse sign)或"兔头征"。在 CT 上,鞍上囊肿与中脑导水管梗阻造成的脑积水不易区分,需通过 MR 检查进行鉴别。MR 的优点是可从多个角度显示囊肿及周围结构。矢状位上可见垂体柄和视交叉向上和向前移位,乳头体受压后向上、向后移位,第三脑室顶上抬,中脑导水管受压(图 3-2-6-1A);如果囊肿体积较大,冠状位上可见透明隔被囊肿撑开,囊肿上缘到达胼胝体(图 3-2-6-1B);轴位上可出现"米老鼠征",丘脑前部受压外移(图 3-2-6-1C)。增强扫描可清晰显示囊肿壁,可与中脑导水管梗阻造成的脑积水鉴别。脑脊液动态 MR 扫描有助于判断导水管是否梗阻。

## 四、鞍上囊肿的内镜手术治疗

1990 年,Pierre-Khan 首次在内镜下完成了鞍上囊肿 - 脑室造瘘术。此后,Caemaert 等人成功进行了内镜下囊肿-脑室-脑池造瘘术,手术效果良好。应用内镜治疗鞍上囊肿逐渐被临床医生所采用。

### (一)手术设备和器械

内镜设备同常规神经内镜手术。术中使用 0° 硬性工作镜,直径 4mm,带有一个冲洗通道和一个工作通道,适配 14F 镜鞘。内镜器械包括:剪式双极电凝、微型剪刀和抓钳等。

### (二)伴有脑积水的鞍上囊肿的手术

该类鞍上囊肿占绝大多数。

1. 气管插管、全身麻醉,病人置于仰卧位,头部抬高 15°,以头托固定。

2. 采用额部弧形切口(图 3-2-6-2),以冠状缝前 2.5cm、中线旁开 2.5cm 为中心,作游离小骨瓣开颅或颅骨钻孔。

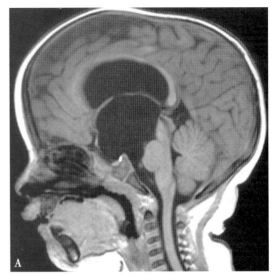
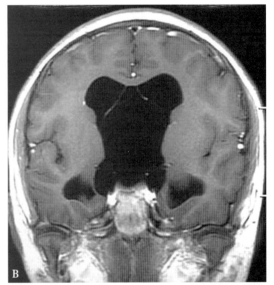
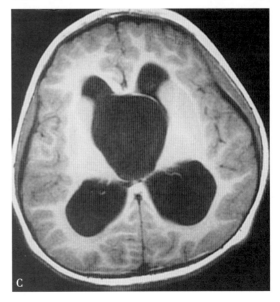

**图 3-2-6-1　鞍上囊肿的头颅 MRI 表现**
A. 鞍上囊肿的头颅 MRI 矢状位像;B. 鞍上囊肿的头颅 MRI 冠状位像;C. 鞍上囊肿的头颅 MRI 轴位像

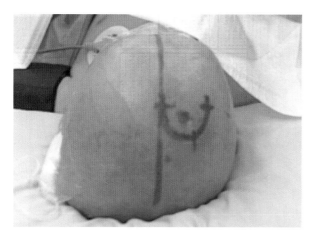

图 3-2-6-2　图示手术切口

3. Y 形或十字切开硬膜,在皮层表面选择无血管区用脑针穿刺侧脑室。穿刺成功后退出脑针,沿脑针进入方向置入镜鞘。拔出镜鞘内芯,插入内镜。

4. 在内镜直视下探查脑室,沿丘纹静脉、透明隔静脉和脉络丛找到室间孔,通常可见到囊肿从室间孔向外凸出,囊壁呈透明或半透明状,表面有细小血管网(图 3-2-6-3A)。

5. 使用双极电凝烧灼囊壁,使其皱缩。用显微剪刀剪开囊肿壁造瘘,剪除部分囊肿壁后,用双极电凝烧灼造瘘口边缘(图 3-2-6-3C),对于厚壁的

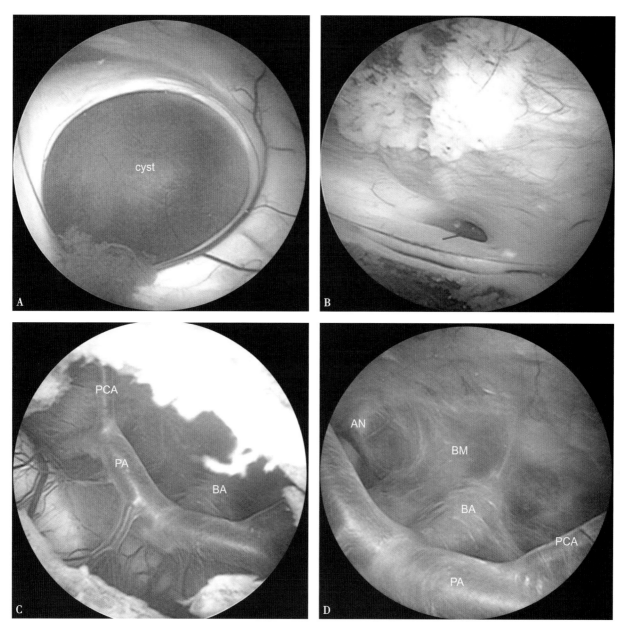

图 3-2-6-3　鞍上囊肿(伴有脑积水)术中所见

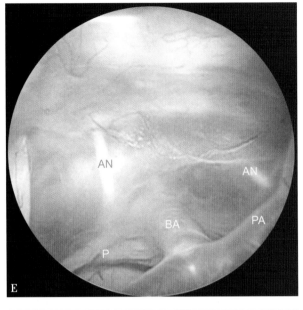

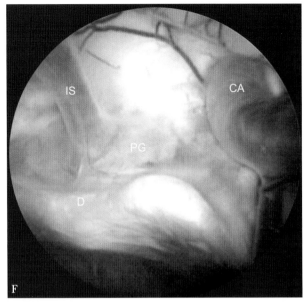

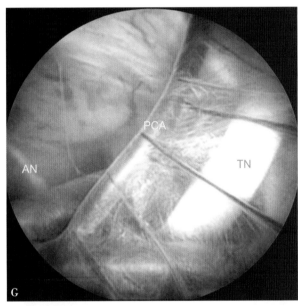

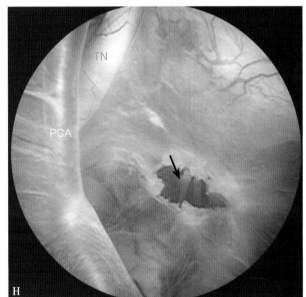

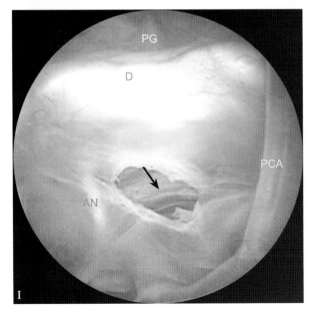

图 3-2-6-3（续）

A. 鞍上囊肿顶部；B. 电灼囊肿壁使之皱缩，显露导水管上口；C. 鞍上囊肿顶壁造瘘；D,E,F,G. 囊肿周围的解剖结构；H,I:囊肿底壁造瘘

BA= 基底动脉；PA= 大脑后动脉 P1 段；PCA= 后交通动脉；AN= 外展神经；BM= 囊肿底壁；P= 脑干；IS= 垂体柄；PG= 垂体；CA= 颈内动脉；D= 鞍背；TN= 动眼神经；中脑导水管上口（红色箭头）；囊肿底部瘘口（黑色箭头）

囊肿,不能过多切除囊壁,以免损伤下丘脑。囊肿壁塌陷后,可显露导水管上口(图 3-2-6-3B)。随后将内镜深入至囊肿内探查,可观察到基底动脉、大脑后动脉、垂体柄、颈内动脉和动眼神经等结构(图 3-2-6-3D、图 3-2-6-3E、图 3-2-6-3F、图 3-2-6-3G)。围绕基底动脉的蛛网膜上多数病人有裂隙样活瓣,随动脉搏动而开闭。使用剪刀在鞍背后方的 Liliequist 膜(囊肿底部)上造瘘(图 3-2-6-3H、图 3-2-6-3I)。

6. 冲洗脑室,确认无出血后退出内镜。

7. 严密缝合硬膜,骨瓣复位,分层缝合头皮。

**(三)不伴有脑积水的鞍上池囊肿的手术**

该类鞍上囊肿较少见。

手术技术同上述。需要重点强调的是需要使用导航置入工作镜。另外,对于狭小的室间孔,需要持续冲水扩张,方便内镜进入三脑室。手术步骤见图(图 3-2-6-4)。

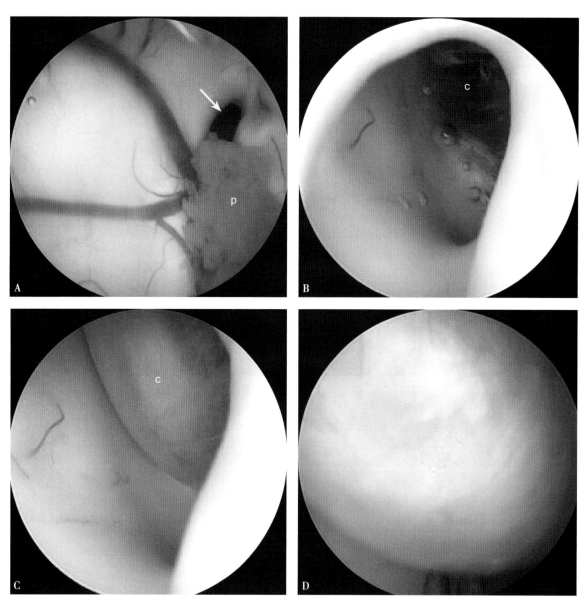

图 3-2-6-4　鞍上囊肿(不伴有脑积水)术中所见

A. 内镜进入侧脑室,箭头指示小室间孔;B、C. 工作镜持续冲水扩张通过室间孔;D. 囊肿顶部

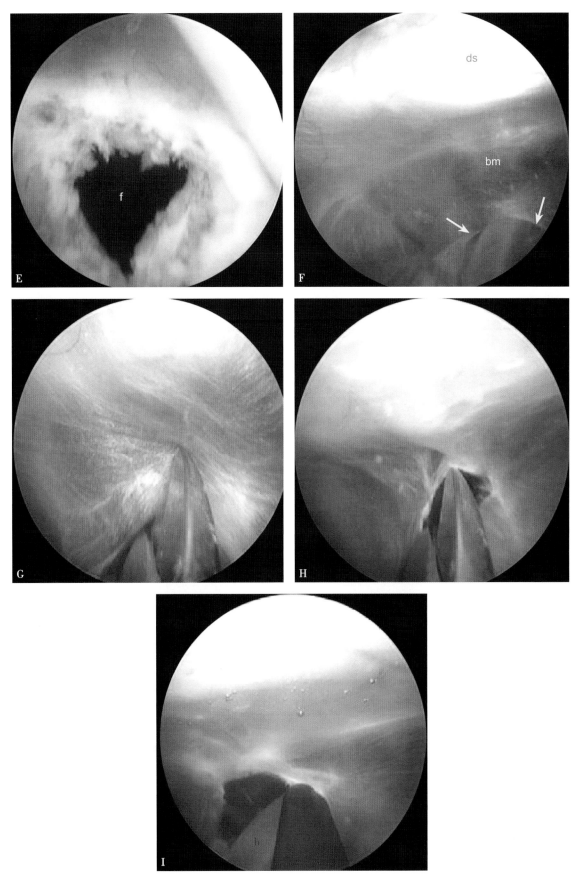

图 3-2-6-4(续)
E.囊肿顶部造瘘;F.囊肿底部;G,H,I.囊肿底壁造瘘

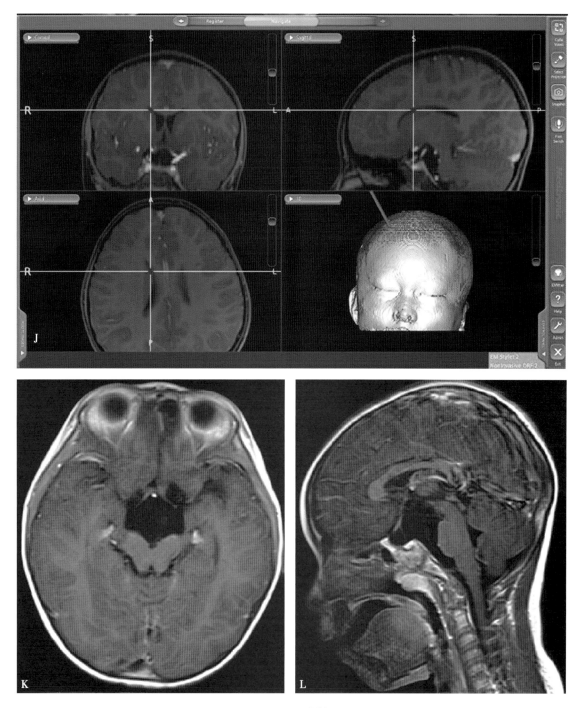

图 3-2-6-4(续)
J. 导航显示工作镜进入狭小侧脑室;K~M. 手术前 MRI

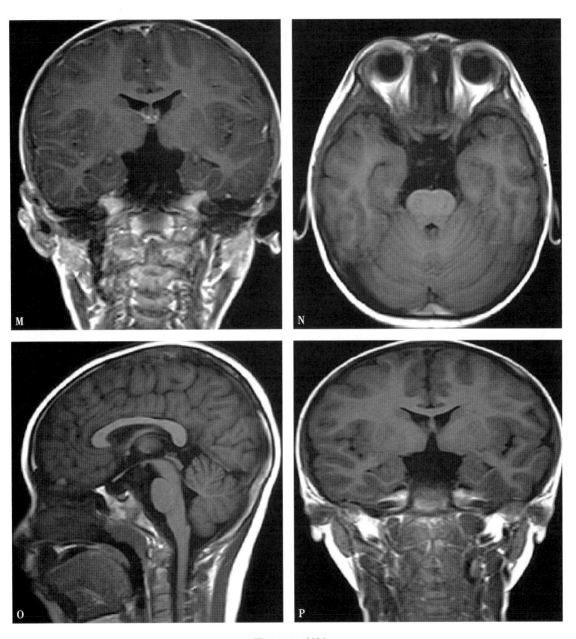

图 3-2-6-4（续）

N,O,P. 手术后头颅 MRI,显示囊肿消失,受压解剖结构完全复位。p. 脉络丛;c. 囊肿顶部;f. 造瘘口;ds. 鞍背;bm. 囊肿底部;
b. 基底动脉

## 五、手术并发症

**1. 术中及术后出血** 出血的可能原因为:皮层窦道及室间孔周围结构损伤出血;在囊肿壁上造瘘时,损伤血管造成出血。发生出血时,应持续冲洗,保持视野清晰,小血管出血可用双极电凝止血。如出血较多,视野模糊,电凝止血困难,应立即终止内镜手术,转为显微手术。如术后出现脑室内出血,可行脑室外引流术。

**2. 第三脑室底结构损伤** 术中烧灼囊肿壁范围过大,切除过多,冲洗速度过快,可能造成下丘脑损伤,术后可产生相应症状,如高热、尿崩、头痛和精神症状等。经过保守治疗后多可恢复。

**3. 其他** 动眼神经损伤、术后低颅压、切口感染和脑脊液漏等。

## 六、手术效果评价

囊肿-脑室、脑池造瘘术后,脑积水症状可明显缓解,但在影像学检查上,囊肿体积变化缓慢,并不能完全消失,但可以看到囊肿体积缩小或张力下降,对下丘脑、视交叉、第三脑室的压迫缓解(图3-2-6-5、图3-2-6-6)。脑脊液动态MR检查是一种判断手术效果的有效方法,可以观察脑脊液的流动情况,有助于判断囊肿造瘘口和导水管是否通畅(图3-2-6-7)。

部分病人在内镜—脑室、脑池造瘘术后,症状不缓解或囊肿复发,可行内镜探查,再次行造瘘术或在内镜下行脑室-腹腔分流术。

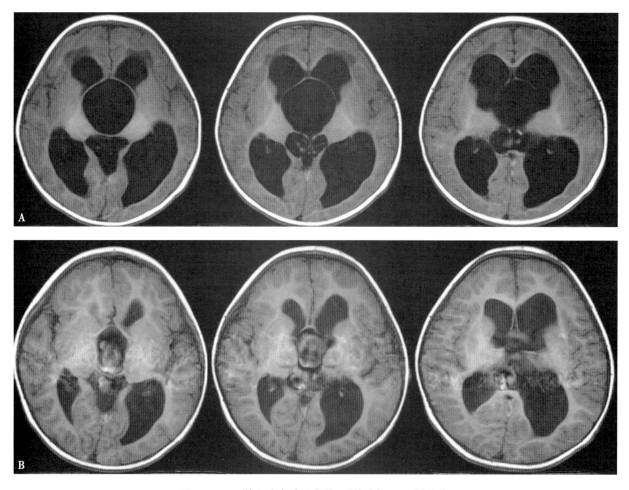

**图 3-2-6-5 鞍上池囊肿手术前、后的头颅 MRI 轴位像**
A. 术前 $T_1$ 相(患者男性,1岁);B. 术后 $T_1$ 相(25个月后)

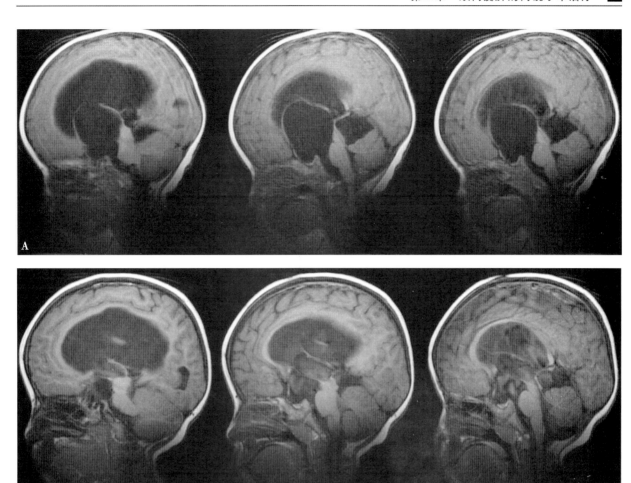

**图 3-2-6-6　鞍上池囊肿手术前、后的头颅 MRI 矢状位像**
A. 术前 T₁ 相(患者男性,1 岁);B. 术后 T₁ 相(2 个月后)

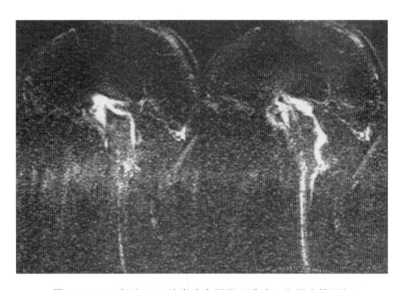

**图 3-2-6-7　术后 MRI 脑脊液电影显示造瘘口和导水管通畅**

（裴傲　桂松柏　王新生　张亚卓）

# 第七节 症状性透明隔囊肿的内镜手术治疗

## 一、概述

透明隔上面是胼胝体,下面是穹隆。透明隔有三种不同解剖形态:①透明隔为单层膜,位于中线区域,两个侧壁有室管膜细胞覆盖构成脑室壁;②透明隔为双层膜,但两层膜紧密贴附,中间有潜在腔隙;③透明隔为双层膜,但两层膜在影像上可见明显分开,中间有不同大小的腔隙。透明隔可以有先天性的孔隙,可以为单个孔隙,也可能为多个孔隙。Schwidde 等在 1032 个尸头解剖中发现 210 例(20.3%)存在透明隔间腔,男性略多。

透明隔两侧壁向两侧膨隆,且侧壁间距≥10mm,可以诊断为透明隔囊肿。因为只有当侧壁间距≥10mm 时,才可能引起室间孔狭窄导致脑积水或压迫周围中线结构引起神经缺损症状,而侧壁间距≤5mm 时则无症状。透明隔囊肿的发病率极低,Wang 等对 54 000 例病人的 CT 或 MRI 资料进行统计分析,仅发现 22 例透明隔囊肿(0.04%)。其中能导致症状的透明隔囊肿更少。其自然史见图 3-2-7-1。

## 二、临床表现

症状性透明隔囊肿的临床表现(图 3-2-7-2)可以分为以下四类:

1. **室间孔阻塞症状** 膨胀性生长的透明隔囊肿堵塞一侧或两侧室间孔导致脑积水和颅高压症状。透明隔囊肿病人多数头痛为间歇性头痛,其原因可能与囊肿间歇性移位一过性堵塞室间孔有关。有的病人头痛发作与姿势有关,常在突然转头和弯腰时发生。另外,室间孔狭窄可压迫大脑内静脉起始部,妨碍静脉回流,从而使脑室内压力进一步增加。

2. **脑深静脉系统压迫症状** 在较大的透明隔囊肿病人可见到丘脑变小,尾状核头部钙化。经脑血管造影证实,大脑内静脉与室管膜下静脉牵张、移位。故目前认为脑深部静脉的慢性受压是引起肢体进行性偏瘫的主要原因。膨胀的透明隔囊肿对脑深静脉系统(大脑内静脉、室管膜下静脉、隔静脉等)的慢性压迫可导致偏瘫,偏身感觉

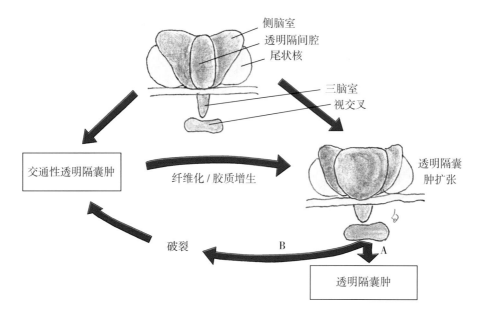

图 3-2-7-1 透明隔囊肿的自然史

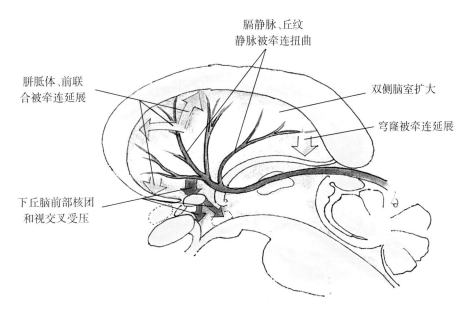

膈静脉、丘纹
静脉被牵连扭曲

胼胝体、前联
合被牵连延展

双侧脑室扩大

穹窿被牵连延展

下丘脑前部核团
和视交叉受压

图 3-2-7-2  室间孔梗阻导致双侧脑室扩大,压迫大脑内静脉;膈静脉和丘纹静脉被牵连、扭曲、充血;胼胝体、穹窿和前连合被牵连延展;直接压迫下丘脑前部的核团以及视交叉

障碍等症状。

3. **穹窿和边缘系统受压症状**　行为异常、自主神经和感觉运动障碍等症状可能和穹窿和边缘系统受压有关,包括精神异常、记忆力障碍、情感障碍、行为古怪、发育迟缓、过度兴奋、学习成绩下降、睡眠方式改变、夜间狂笑、纵欲、尿床、发热、上腹部感觉异常、食欲降低、体重下降、癫痫发作、额叶共济失调和半身感觉障碍等。

4. **视路受压和展神经受压症状**　包括颅高压导致的视神经受压、展神经受压和视路直接受压,可致展神经麻痹、眼球震颤、视乳头水肿、视乳头白变、视网膜出血、视力下降以及视野缺损。

### 三、影像学表现

CT 或 MRI 显示中线透明隔区域囊肿,囊液与脑脊液密度或信号类似,囊肿双侧壁向两侧弓状隆起,侧壁间距≥10mm(图 3-2-7-3),囊壁无强化。部分病人伴有梗阻性脑积水。

### 四、手术适应证

手术的适应证为影像学诊断明确,有上述囊肿相关的压迫症状及颅高压症状。如果病人没有颅高压症状,而以压迫症状或其他症状(如精神行为异常、癫痫)等为主要表现,则手术指征的掌握就一定要慎重,必须排除有其他可能导致这些症状的疾病和原因。

### 五、手术方法的选择

手术的目的是使囊肿缩小,脑积水缓解。外科治疗方法包括:开颅显微手术、分流手术、立体定向囊肿造瘘术和神经内镜下囊肿造瘘术。

1. **开颅显微手术**　无论是经胼胝体还是经皮层入路,都有相对较高的致残率和死亡率。

2. **囊肿 - 腹腔分流术**　囊腔置管时盲目穿刺囊肿,可能造成囊肿壁或脑室内静脉出血。另外,还有分流手术固有的并发症、弊端等问题存在。

3. **立体定向技术**　立体定向技术比开颅手术创伤小,但不能直视囊肿壁,不能直接看到囊肿壁上扩张的静脉,容易出血。而且,囊肿壁的开口较小,术后很容易粘连闭合。

4. **神经内镜下囊肿造瘘术**　应用神经内镜

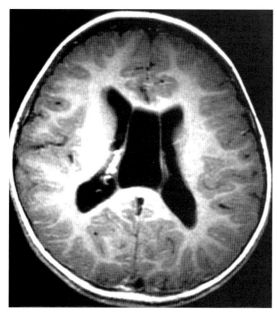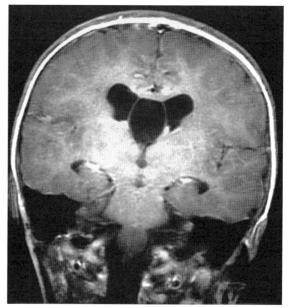

图 3-2-7-3　透明隔囊肿头颅 MRI 轴位及冠状位像

手术治疗症状性透明隔囊肿与其他方法比较有许多优势:①操作简单,损伤小;②安全、可靠。通过内镜直视脑室壁、脉络丛、囊壁、室间孔及穹隆等重要结构,减少了因盲目操作而引起的组织结构损伤;特别值得一提的是造瘘区可以直视下选择血管稀疏区,降低了出血的危险性,如果出血也能及时发现,可用双极有效止血;③对于伴有脑积水怀疑室间孔梗阻的病人,通过内镜不仅能够发现室间孔阻塞情况,而且可以直视下分离、切除部分囊壁,确保双侧室间孔通畅;彻底解决脑积水问题;④避免了因放置分流装置而引起的相关并发症及后遗症。综上所述,采用神经内镜技术实施透明隔囊肿开窗,与开颅手术比较,创伤大为减小,从而大大减少了并发症的发生。与立体定向技术比较,因内镜术中直视操作,避免了盲目穿刺损伤血管致脑室内出血这一严重并发症的发生,而且囊肿壁的开口可以做得足够大,避免了闭合的可能。与分流手术比较,同样避免了盲目穿刺可能招致的血管损伤,而且不需要置放分流管,避免了分流并发症,并且具有微创、高效、并发症少等优点。因此,神经内镜技术目前是透明隔囊肿手术治疗的首选方法。

# 六、神经内镜手术方法

内镜手术的目的为囊肿—脑室造瘘以沟通囊肿和脑室系统。一般使用硬镜,也可使用软镜。

## (一) 手术路径的选择

**1. 经额入路**　目前绝大多数学者还是支持使用经额入路。

(1) 体位与切口:仰卧位,头抬高 30°,经额入路手术切口定位较常规经额穿刺侧脑室的位点更偏外侧,可选择距离中线 5~6cm,冠状缝前 1cm 为脑室穿刺点(图 3-2-7-4)。主要是为了避免穿刺途径与囊肿壁之间呈锐角(增加穿通囊肿壁,尤其是对侧囊肿壁的操作难度)。围绕穿刺点做弧形头皮切口。硬膜切开有学者提倡十字切开。我们对于年龄小于 8 岁的患儿提倡做小骨瓣,硬膜亦小瓣状切开,便于术后严密缝合硬膜。大于 8 岁患儿做颅骨钻孔。

(2) 囊肿穿刺,导入内镜:切开硬膜,在皮层表面选择无血管区用脑针穿刺侧脑室。穿刺成功后退出脑针,沿脑针进入方向置入镜鞘。拔出镜鞘内芯,插入内镜。有时,在额角较小时,穿刺额角置入内镜时可能造成穹隆、丘脑、内囊、尾状核、隔

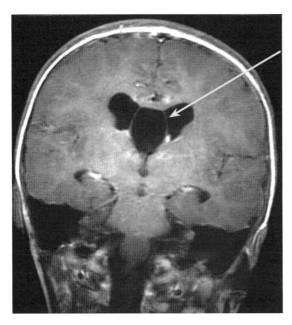

图 3-2-7-4　头颅 MRI 冠状位像示透明隔囊肿手术路径

静脉和丘纹静脉损伤，另外可能在置入内镜前工作镜鞘即已经穿刺进入囊肿腔内。此时，硬膜切开后，可以在 B 超引导下确定到脑室和囊肿的最佳工作镜置入路径，也可以使用神经导航辅助，但是神经导航的精确度会明显受到脑组织移位和囊壁移位的干扰。

（3）囊肿造瘘：工作镜进入侧脑室后，通过观察室间孔、脉络丛、隔静脉和丘纹静脉进行解剖定位。在内侧找到囊肿壁，然后选择无血管区域电凝、造瘘，扩大造瘘口后将内镜进一步深入囊肿，然后在对侧囊壁上造瘘，从而使得囊肿与双侧脑室沟通，同侧瘘口应该≥1cm，对侧瘘口应该≥5mm，避免重新闭合。许多学者采用先用双极电凝做小瘘口，然后用球囊扩张，我们一般使用剪刀锐性切除部分囊壁，这样瘘口较大，以确保术后不会再次闭合。看到对侧脉络丛或脑室壁是造瘘进入对侧脑室的标志。造瘘完毕常规观察双侧室间孔是否通畅。虽然建议双侧造瘘，但单侧造瘘一般也能使囊肿缩小，继之解除双侧室间孔的梗阻。有学者提倡术后使用脑室外引流，我们一般不用。

**2. 枕外侧入路**　枕部造瘘进入侧脑室枕角。Gangemi 等于 2002 年报告了该入路，认为该入路

有如下优点：①枕角通常比额角大，在不存在脑室扩大时更容易穿刺，不需要导航辅助；②进入枕角后可以清楚看到突入到脑室腔内的囊肿壁，可以使器械较大角度到达囊肿表面进行操作；③经该入路避免了损伤室间孔区重要神经血管结构（穹隆、隔静脉和丘纹静脉）的可能，手术更安全。

术中病人取侧卧位，中线右侧旁开 4cm，横窦上 3cm 作为内镜进入点。进入右侧脑室枕角后可见囊肿壁，造瘘，瘘口 1cm 直径。进入囊肿，找到囊肿对侧壁，然后造瘘进入对侧脑室。

**（二）透明隔最佳造瘘位置和手术技巧**

**1. 最佳造瘘位置**　透明隔周围有胼胝体、透明隔、丘脑，其前后径大约为 41mm，在室间孔水平的高度大约为 13mm，在穹隆水平的高度大约为 10mm，在三角区水平的高度大约为 8mm。透明隔没有动脉，有 1~3 支静脉。安全造瘘的要求是不伤及隔静脉和周围结构。因此，最佳造瘘位置应该在室间孔后 5~10mm，在胼胝体和穹隆之间的中线区域。

**2. 神经内镜手术技巧**　内镜进入侧脑室可见囊肿同侧壁（图 3-2-7-5）。选择囊壁无血管区作为造瘘部位（图 3-2-7-6），先以电凝器烧灼，再以剪

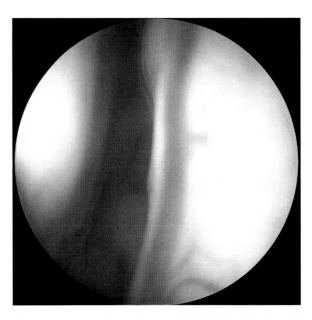

图 3-2-7-5　内镜进入侧脑室，可见同侧囊肿壁（图的左侧为囊肿壁）

刀、活检钳将瘘口扩大至 10mm 以上（图 3-2-7-7），出血点电灼止血。如果操作方便，可以将内镜通过瘘口，置入囊肿内，在对侧囊壁上选择较薄的血管稀疏区，再造一个类似瘘口。造瘘后，通过瘘口可以看到对侧脑室壁。造瘘前，我们先环形电凝囊肿壁，特别是囊壁血管，再多点剪开穿透囊壁。

此时，使用双通道内镜优势明显，从一个工作通道用抓钳抓住需要剪切的组织，通过旋转内镜在适当位置，从另一个工作通道使用剪刀剪断该组织。保留几处附着点先不切断，以维持造瘘口囊壁的张力，可防止囊壁漂浮影响对重要结构的观察和保护，便于快速烧灼游离囊壁，还可方便最后使用剪刀将附着点依次全部剪断取出切除的囊壁组织。造瘘口的边缘需要电凝以保持光滑。第一个造瘘口完成后，从透明隔囊肿的对侧壁再次造瘘进入对侧脑室的步骤则有一定难度，因为邻近对侧侧脑室体部的对侧囊肿壁邻近对侧脑室壁，烧灼穿刺可能误伤脑室壁结构，很难定位安全的造瘘部位，因此应尽量在邻近对侧脑室三角区的囊壁上进行造瘘，三角区部位空间大，不容易误伤脑室壁（图 3-2-7-8）。确认无出血后，探查室间孔，可以看到重新通畅，缓慢退出内镜。

单造瘘的优点是相对安全。双造瘘的优点在于可以降低囊肿的复发率。因此，在保证手术安全的前提下，应该尽量选择双造瘘，必要时可以使用神经导航辅助，特别在脑室较小、透明隔偏移或需要同时处理其他病理状态的情况下，使用导航可以大大提高手术的安全性。但是神经导航的精

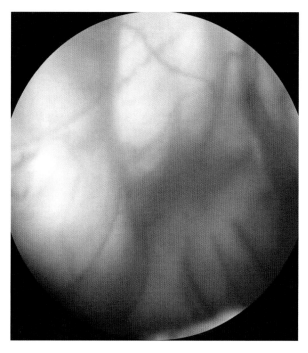

图 3-2-7-6　选择无血管区域囊壁造瘘

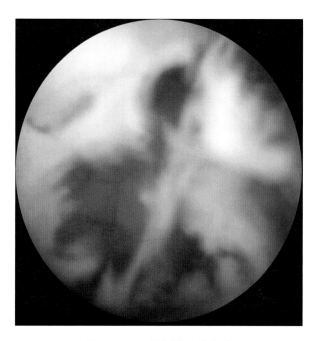

图 3-2-7-7　同侧囊壁造瘘后

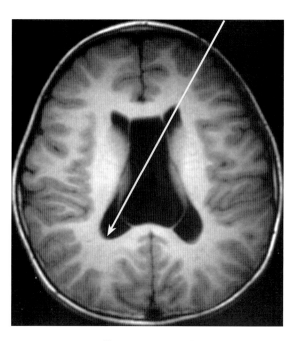

图 3-2-7-8　箭头所示方向为内镜进入方向

确性有时会受到脑组织和囊肿移位的影响。

对于使用硬镜还是软镜，我们主张使用硬镜，原因是硬镜的操作通道更大，方便操作。但是使用硬镜在某些情况下因为其手术路径为直线，做双造瘘很困难，并且增加手术风险，此时使用软镜则不存在上述问题。

## 七、随访评估

手术成功的标志是术后囊肿缩小、脑积水缓解和临床症状缓解。

（桂松柏 于升远 张亚卓）

# 第八节 侧脑室囊肿的内镜手术治疗

## 一、概述

目前认为侧脑室内囊肿病理分型有：神经上皮样囊肿（包括脉络丛囊肿和室管膜囊肿）和蛛网膜囊肿，其中大多数为脉络丛囊肿。脉络丛囊肿是最常见的神经上皮样囊肿，多见于儿童，在整个脑室系统均可发生，最多见于侧脑室三角区，其次为侧脑室体部、枕角和颞角，前角罕见，与脉络丛的解剖分布有关。脉络丛囊肿常在胎儿时就已经发生，与第18号染色体三体有关，也可能和21号染色体变异有关，但是大多数在出生后两年内消失，并不影响婴幼儿的生长发育。

## 二、临床表现

临床表现包括：①颅高压症状：有头痛、恶心、呕吐；②局部压迫症状：例如肢体轻偏瘫；③癫痫大发作。一般为慢性病程，经常出现症状周期性、间歇性加重。偶有急性起病，原因为囊肿从室间孔突入三脑室导致急性脑积水。

## 三、影像学表现

囊肿多位于脑室体部及三角区内，伴有不对称性的脑室扩张。MRI 平扫 $T_1WI$ 低信号，$T_2WI$ 高信号，信号与脑室内脑脊液相似，囊壁菲薄呈线状，凸面向前，增强扫描囊壁无明显强化（不强化特征是侧脑室囊肿与肿瘤性囊性病变及感染性囊性病变鉴别的关键），无附壁结节，相邻脉络丛或透明隔受压移位（图3-2-8-1）。MRI 动态脑脊液扫描，

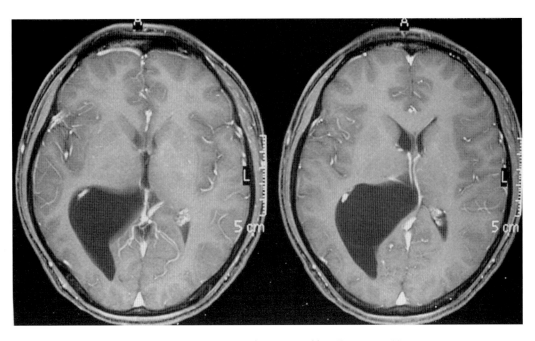

图 3-2-8-1 侧脑室内囊肿头颅 MRI 轴位增强 $T_1WI$ 所见

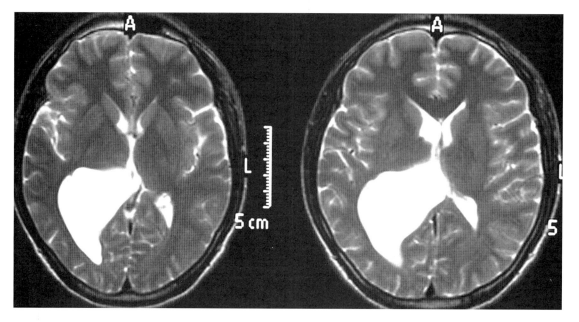

图 3-2-8-2 侧脑室内囊肿 MRI 平扫 T$_2$WI 所见

提示囊肿内容物与脑室不交通。另外，侧脑室囊肿的脑脊液成分是相对静止的，而侧脑室内的脑脊液是流动的，因此，在脑脊液电影中，可见侧脑室内局限不流动的脑脊液信号。周围脑组织无水肿，无软化及萎缩。囊壁于 T$_1$WI 呈等信号，T$_2$WI 及 T$_2$WI FLAIR 序列呈稍低信号强度，以 T$_2$WI 观察囊壁最佳(图 3-2-8-2)，囊壁存在与否是本病诊断的关键。T$_2$WI FLAIR 序列囊液及侧脑室内脑脊液信号均被抑制，因此 FLAIR 序列可作为侧脑室囊肿与其他侧脑室囊性占位病变的鉴别手段之一。

影像学鉴别诊断：①局限性脑萎缩造成的侧脑室局部扩大，可使局部脑沟及蛛网膜下腔加深，和(或)相应脑组织内信号异常，而侧脑室囊肿无脑沟增宽，脑实质内无异常信号灶；②脑室内猪囊尾蚴：一般体积小于侧脑室囊肿，呈中等大小，脑实质内者多有壁结节，但脑室内者常见不到壁结节，若囊液信号同脑脊液相似，则很难鉴别。但相对来说该囊肿较小，壁略厚，在脑室内多呈游离状态。

## 四、手术适应证

有明确囊肿相关的临床表现。无症状病人(包括婴幼儿、儿童)不予手术。

## 五、手术方法的选择

侧脑室囊肿体积小时无临床意义，囊肿增大出现占位效应或囊肿阻塞室间孔导致脑积水以及中线结构受刺激时可出现临床症状。症状性蛛网膜囊肿通常是 2~8cm 大小，单侧囊肿一般造成病变单侧脑室扩大。症状性脉络丛囊肿需要手术治疗，方法包括：①囊肿 - 脑室造瘘：开颅显微镜下手术或内镜下手术；②囊肿 - 腹腔分流；③囊肿切除：开颅显微镜下手术或内镜下手术；④立体定向抽吸。囊肿穿刺复发率高，效果不确定，现已少用。传统显微手术进行囊肿切开或切除创伤较大，手术时间长，出血多；而神经内镜手术创伤小、安全、有效，目前认为是该疾病的一线选择。

## 六、神经内镜手术方法

根据囊肿部位采用不同入路，多采用三角区入路或前角入路。手术路径的设计应该恰好能通过囊肿的前后壁，根据囊肿大小和剩余脑室空间的大小调整钻孔和路径位置，但要避开皮层功能区。有学者认为对于几乎占据整个一侧侧脑室的囊肿,将内镜插入囊肿同侧脑室非常困难,建议从对侧并未扩大的脑室枕角入路。

手术方法包括囊肿造瘘和切除两种,行囊肿造瘘术时如囊肿与脑室周壁完全粘连,将同侧脑室分隔成两个孤立的部分时,应同时作囊肿前后壁开窗,此时可用导航辅助。

**(一)三角区入路囊肿手术步骤**

1. 8岁以下患儿围绕内镜置入点做三角区头皮弧形切口,游离小骨瓣,硬膜亦弧形剪开,以利于术后缝合硬膜,避免发生术后切口脑脊液漏;8岁以上病人做弧形切口,颅骨钻孔即可。

2. 在皮层表面选择无血管区用脑针穿刺侧脑室。穿刺成功后退出脑针,沿脑针进入方向置入镜鞘。拔出镜鞘内芯,插入内镜。一般选用0°内镜进行操作。当内镜头端前方有阻力,但监视器图像却像蒙纱一样模糊不清时,应考虑脑室镜头端已顶在囊壁之上,将脑室镜稍稍退后,或用活检钳轻推囊壁,即可使囊壁与镜头保持0.5~1.0cm的距离,此为器械操作的有效距离。

3. 术中可见囊肿壁菲薄、乳白色、半透明(图

3-2-8-3A、图3-2-8-3B),切开囊壁前先电凝囊壁上小血管或选择无血管区域切开囊肿造瘘,囊壁质地大多较致密,电凝只能使囊壁皱缩,需用使用剪刀剪开。开窗面积至少应为10mm×10mm,以防止开口闭合、囊肿复发。如囊肿与脑室周壁完全粘连,将同侧脑室分隔成两个孤立的部分时,应同时作囊肿前后壁开窗,此时可使用导航辅助。

囊肿切除术:囊肿切除术是基于开窗术的操作基础之上,囊肿塌陷后从脑室壁上剥离囊肿。大多数囊肿与周围室管膜粘连并不紧密,可逐渐剥离到囊肿附着于脉络丛的基底部位(图3-2-8-3C),沿囊肿附着于脑室底部脉络丛的基底周边,环形剪开囊壁,保留脉络丛部分的囊壁,用活检钳夹持囊壁,缓慢向外牵拉,作囊肿的部分或次全切除,直至囊肿从脉络丛上分离。有时可以清楚看到来自脉络丛的囊肿供血血管(图3-2-8-3D),可以电凝剪断(图3-2-8-3E),从而全切囊肿(图3-2-8-3F、图3-2-8-3G)。但对于囊肿与脑室壁粘连紧密时,不必勉强切除。因为治疗的最终目的是恢复脑脊液循环。

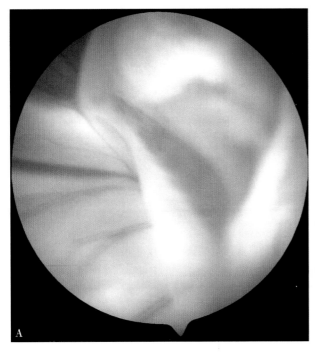
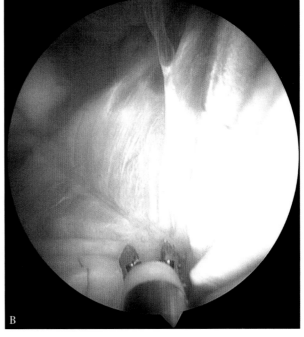

**图3-2-8-3 三角区入路囊肿造瘘术术中所见**
A.囊肿壁乳白色,半透明;B.逐次轻柔剥离囊肿壁

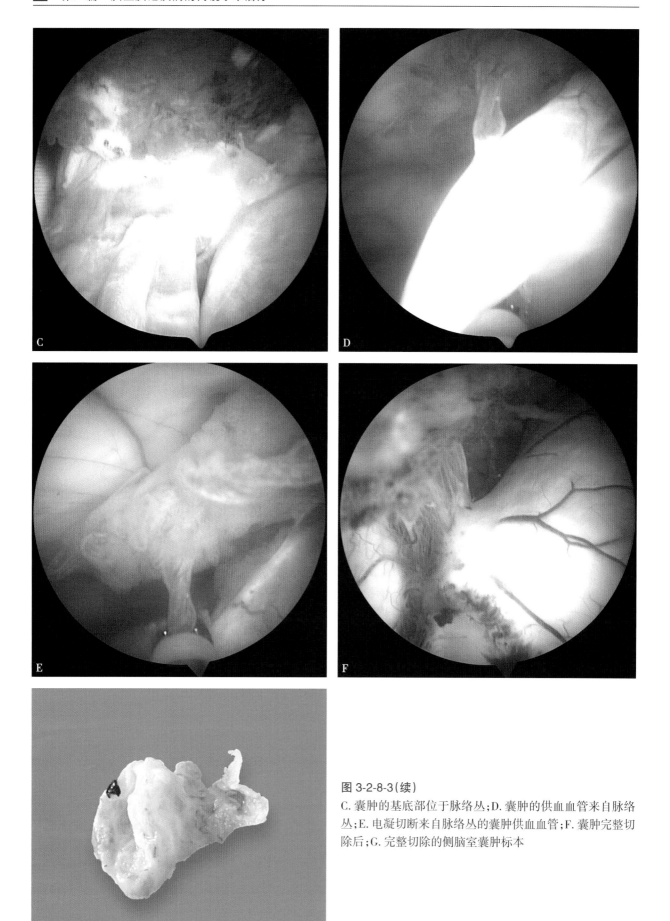

图 3-2-8-3(续)

C. 囊肿的基底部位于脉络丛；D. 囊肿的供血血管来自脉络丛；E. 电凝切断来自脉络丛的囊肿供血血管；F. 囊肿完整切除后；G. 完整切除的侧脑室囊肿标本

对于选择神经内镜下囊肿 - 脑室造瘘术，还是选择神经内镜下囊肿切除术，我们认为应该首选神经内镜下囊肿 - 脑室造瘘术。原因如下：①手术的最终目的是解除囊肿的占位效应，恢复脑脊液循环。囊肿切开造瘘手术后，囊肿塌陷，脑脊液梗阻解除，一般都能达到满意效果；②囊肿切开造瘘手术时间短、损伤更小、出血机会少，术后无菌性脑膜炎的发生机会少、术后反应轻。囊肿切除术适合于囊肿壁和脑室壁之间无明显粘连的病人。

**（二）神经内镜手术注意事项**

首先，囊壁切开应尽量选择血管少的区域。囊壁切开处应充分电凝。其次，操作应轻柔，切除囊壁应该以锐性分离操作为主，严禁强行牵拉剥离，避免损伤周围组织和大血管。做囊肿切除时，脑室内出血多为囊肿剥离后的室管膜壁上的细小血管渗血，经生理盐水反复冲洗常能自行停止。应用双极电凝止血应该准确轻柔。术后脑水肿发生的主要原因是脑组织挫伤，多由于手术入路精确度欠佳，操作动作幅度过大和缺乏对重要神经、血管结构部位的辨识所致。在避免或减轻脑水肿的方法中，除了提高内镜解剖学知识和熟练操作技巧，结合神经导航也很重要。

# 七、术后随访

术后随访包括临床症状随访和影像学检查随访。影像学检查大部分病例可见囊肿缩小，病人侧脑室缩小。评估手术效果以临床症状好转为主，影像学改变为辅。

（桂松柏 张亚卓）

# 参 考 文 献

1. Okano A, Ogiwara H. The effectiveness of microsurgical fenestration for middle fossa arachnoid cysts in children [J]. Child's Nervous System, 2016, 32（1）: 153-158

2. Arunkumar MJ, Haran RP, Chandy MJ. Spontaneous fluctuation in the size of a midline posterior fossa arachnoid cyst. Br J Neurosurg, 1999 Jun, 13（3）: 326-328

3. Balsubramaniam C, Laurent J, Rouah E, et al. Congenital arachnoid cysts in children. Pediatr Neurosci, 1989, 15（5）: 223-228

4. Charalampaki P, Filippi R, Welschehold S, et al. Endoscopic and endoscope-assisted neurosurgical treatment of suprasellar arachnoidal cysts（Mickey Mouse cysts）. Minim Invasive Neurosurg, 2005, 48: 283-288

5. Chernov MF, Kamikawa S, Yamane F, et al. Double-Endoscopic Approach for Management of Convexity Arachnoid Cyst: Case Report. Surg Neurol. 2004, 61（5）: 483-6, discussion 486-487

6. Choi JU, Kim DS, Huh R. Endoscopic approach to arachnoid cysts. ChildsNervSyst. 1999, 15（6-7）: 285-291

7. Ciricillo SF, CogenPH, Harsh GR, et al. Intracranial arachnoid cysts in children: a comparison of the effects of fenestration and shunting. J Neurosurg, 1991, 74: 230-235

8. D'Angelo V, Gorgoglione L, Catapano G. Treatment of symptomatic intracranial arachnoid cysts by stereotactic cyst-ventricular shunting. StereotactFunctNeurosurg, 1999, 72: 62-69

9. Di Rocco C, Caldarelli M. Supratentorial interhemispheric and pineal region cysts. In: Intracranial Cyst Lesions. New York, Berlin: Springer-Verlag, 1993, Chap 11: 153-168

10. Elhammady MS, Bhatia S, Ragheb J. Endoscopic fenestration of middle fossa arachnoid cysts: a technical description and case series. Pediatr Neurosurg, 2007, 43（3）: 209-215

11. Momtchilova M, Moussaoui K, Laroche L, et al. Ocular manifestations of arachnoid cysts in children: report of two cases.［J］. Journal Franais Dophtalmologie, 2013, 36（9）: 775.

12. Erşahin Y, Kesikçi H. Endoscopic management of quadrigeminal arachnoid cysts. ChildsNervSyst. 2009, 25（5）: 569-576

13. Fox JL, Al-mefty O, Suprasellar arachnoid cysts: An extension of the membrane of Lillequist. Neurosurgery, 1980, 7: 615-618

14. Galassi E, Tognetti F, Frank F, et al. Infratentorial arachnoid cysts. J Neurosurg. 1985, 63（2）: 210-217

15. Gangemi M, Maiuri F, Cappabianca P, et al. Endoscopic fenestration of symptomatic septum pellucidum cysts: three case reports with discussion on the approaches and technique. Minim Invasive Neurosurg, 2002, 45（2）: 105-108

16. Gangemi M, Maiuri F, Colella G. Endoscopic treatment

of quadrigeminal cistern arachnoid cysts.Minim Invasive Neurosurg,2005,48(5):289-292

17. Gangemi M,Maiuri F,Godano U,et al. Endoscopic treatment of para- and intraventricular cerebrospinal fluid cysts.Minim Invasive Neurosurg,2000,43(3):153-158

18. Gönül E,Izci Y,Onguru O.Arachnoid cyst of the cerebellopontine angle associated with gliosis of the eighth cranial nerve.J Clin Neurosci.2007,14(7):700-702

19. Srinivasan U S,Lawrence R. Posterior fossa arachnoid cysts in adults:Surgical strategy:Case series.[J]. Asian Journal of Neurosurgery,2015,10(1):47

20. Helland CA,Wester K.A population based study of intracranial arachnoid cysts:clinical and neuroimaging outcomes following surgical cyst decompression in children.J Neurosurg(Pediatrics),2006,105(5 Suppl):385-390

21. Hopf NJ,Perneczky A.Endoscopic neurosurgery and endoscope assisted microneurosurgery for the treatment of intracranial cysts.Neurosurgery,1998,43(6):1330-1337

22. Inamasu J,Ohira T,Nakamura Y.Endoscopic ventriculo-cystomy for non-communicating hydrocephalus secondary to quadrigeminal cistern arachnoid cyst.Acta Neurol Scand,2003,107(1):67-71

23. Jeon JH,Lee SW,Ko JK.Neuroendoscopic Removal of Large Choroid Plexus Cyst:A Case Report.J Korean Med Sci,2005,20(2):335-339

24. Kamikawa S,Inui A,Tamaki N,et al.Application of flexible neuroendoscopes to intracerebroventricular arachnoid cysts in children:use of videoscopes.Minim Invasive Neurosurg,2001,44(4):186-189

25. Kirollos RW,Javadpour M,May P.Endoscopic treatment of suprasellar and third ventricle-related arachnoid cysts.ChildsNervSyst,2001,17(12):713-718

26. Levy ML,Wang M,Aryan HE,et al.Microsurgical keyhole approach for middle fossa arachnoid cyst fenestration.Neurosurgery,2003,53(5):1138-1145

27. Okano A,Ogiwara H. The effectiveness of microsurgical fenestration for middle fossa arachnoid cysts in children [J]. Child's Nervous System,2016,32(1):153-158

28. Liss L,Mervis L.The ependymal lining of the cavum septi pellucidi:a histological and histochemical study.J Neuropathol Exp Neurol,1964,23:355-367

29. Lopez JA,Reich D.Choroid Plexus Cysts.J Am Board Fam Med,2006,19(4):422-5.

30. Marinov M,Undjian S,Wetzka P.An evaluation of the surgical treatment of arachnoid cysts in children. ChildsNervSyst.1989,5(3):177-183

31. Martinez-Lage JF,Valenti JA,Piqueras C,et al.Functional assessment of intracranial arachnoid cysts with TC99 m-HMPAO SPECT:a preliminary report.ChildsNervSyst,2006,22(9):1091-1097

32. Meng H,Feng H,Le F,et al.Neuroendoscopic management of symptomatic septum pellucidum cysts. Neurosurgery,2006,59(2):278-283

33. Messerer M,Nouri M,Diabira S,et al.Hearing loss attributable to a cerebellopontine-angle arachnoid cyst in a child.Pediatr Neurosurg.2009,45(3):214-219

34. Petscavage J M,Fink J R,Chew F S. Acute sensorineural hearing loss resulting from cerebellopontine angle arachnoid cyst [J]. Radiology Case Reports,2015,5(2):3047-3049

35. Moon KS,Lee JK,Kim JH,et al.Spontaneous disappearance of a suprasellar arachnoid cyst:case report and review of the literature.ChildsNervSyst,2007,23(1):99-104

36. Nahed BV,Darbar A,Doiron R,et al.Acute hydrocephalus secondary to obstruction of the foramen of Monro and cerebral aqueduct caused by a choroid plexus cyst in the lateral ventricle.J Neurosurg,2007,107(3 Suppl):236-239

37. Nowosławska E,Polis L,Kaniewska D,Neuroendoscopic techniques in the treatment of arachnoid cysts in children and comparison with other operative methods. ChildsNervSyst,2006,22(6):599-604

38. Oertel JM,Schroeder HW,Gaab MR.Endoscopic stomy of the septum pellucidum:indications,technique,and results.Neurosurgery,2009,64(3):482-493

39. Wang L,Ling S Y,Fu X M,et al. Neuronavigation-assisted endoscopic unilateral cyst fenestration for treatment of symptomatic septum pellucidum cysts.[J]. Journal of Neurological Surgery Part A Central European Neurosurgery,2013,74(4):209-215

40. Olaya JE,Ghostine M,Rowe M,et al.Endoscopic fenestration of a cerebellopontine angle arachnoid cyst resulting in complete recovery from sensorineural hearing loss and facial nerve palsy.J Neurosurg Pediatr,2011,7(2):157-160

41. Parsch CS,Krauss J,Hofmann E,et al.Arachnoid cysts associated with subdural hematomas and hygromas:analysis of 16 cases,long term follow up,and review of the literature.Neurosurgery,1997,40(3):483-490

42. Passero S, Filosomi G, Cioni R, et al. Arachnoid cysts of the middle cranial fossa: a clinical, radiological and followup study. Acta Neurol Scand, 1990, 82 (2): 94-100

43. Perneczky A. Comment to: Ruge JR et al. Burr hole neuroendoscopic fenestration of quadrigeminal cistern arachnoid cyst: technical case report. Neurosurgery 1996, 38 (4): 837

44. Muzumdar D, Avinash K M, Ramdasi R. Cavernoma of the septum pellucidum in the region of foramen of Monro. Neurology India, 2015, 63 (1): 68-71

45. Sgouros S, Chapman S. Congenital middle fossa arachnoid cysts may cause global brain ischaemia: a study with99Tc-Hexamethylpropyleneamineoxime single photon emission computerised tomography scans. Pediatr Neurosurg, 2001, 35 (4): 188-194

46. Shim KW, Lee YH, Park EK. Treatment option for arachnoid cysts. ChildsNervSyst, 2009, 25 (11): 1459-1466

47. Sommer IEC, Smit LME. Congenital supratentorial arachnoidal and giant cysts in children: a clinical study with arguments for a conservative approach. ChildsNervSyst 1997, 13: 8-12

48. Spacca B, Kandasamy J, Mallucci CL, et al. Endoscopic treatment of middle fossa arachnoid cysts: a series of 40 patients treated endoscopically in two centres. ChildsNervSyst, 2010, 26 (2): 163-172

49. Tamburrini G, D'Angelo L, Paternoster G, et al. Endoscopic management of intra and paraventricular CSF cysts. ChildsNervSyst. 2007, 23 (6): 645-651

50. Ghay R, Thaman D, Kahlon N. Bilateral temporal lobe agenesis with bilateral arachnoid cysts - a rare congenital anomaly. Journal of Basic & Clinical Physiology & Pharmacology, 2013, 24 (2): 159.

51. Wang JC, Heier L, Souweidane MM. Advances in the endoscopic management of suprasellar arachnoid cysts in children. J Neurosurg, 2004, 100: 418-426

52. Wang KC, Fuh JL, Lirng JF, et al. Headache profiles in patients with a dilatated cyst of the cavum septi pellucidi. Cephalalgia, 2004, 24 (10): 867-874

53. Wester K, Helland CA. How often do chronic extra-cerebral haematomas occur in patients with intracranial arachnoid cysts？J Neurol Neurosurg Psychiatry, 2008, 79 (1): 72-75

54. Wester K, Hugdahl K. Verbal laterality and handedness in patients with intracranial arachnoid cysts. J Neurol, 2003, 250 (1): 36-41

55. Huang J H, Mei W Z, Chen Y, et al. Analysis on clinical characteristics of intracranial Arachnoid Cysts in 488 pediatric cases. International Journal of Clinical & Experimental Medicine, 2015, 8 (10): 18343-18350

56. Songbai Gui, Jiwei Bai, Xinsheng Wang, et al. Assessment of endoscopic treatment for quadrigeminalcistern arachnoid cysts: A 7-year experience with 28 cases. ChildsNervSyst. 2016, 32 (4): 647-654.

57. 楚功仁, 史锡文, 任立红, 等. 巨大枕大池25例分析. 中华神经外科杂志, 1999, 15 (3): 178-180

58. 张亚卓主编. 神经内镜手术技术. 北京: 北京大学医学出版社, 2004.

# 第三章

# 脑室及室旁肿瘤的内镜手术治疗

## 第一节　脑室内肿瘤内镜手术概述

### 一、脑室系统常见肿瘤类型

脑室系统常见肿瘤类型见表 3-3-1-1。

## 二、脑室系统常见肿瘤影像特点

脑室原发肿瘤影像表现有以下特点(表 3-3-1-2)：①肿瘤完全位于脑室内；②肿瘤常引起局部脑室扩大,肿瘤周围有连续或不连续脑脊液带环绕；③肿瘤外形与脑室外形一致；④脑室壁外凸变形；⑤脑实质很少见水肿；⑥周围组织结构受压移位。

表 3-3-1-1　脑室系统常见肿瘤类型

| 侧脑室肿瘤类型 | 三脑室肿瘤类型 | 四脑室肿瘤类型 |
|---|---|---|
| 室管膜瘤 | 胶样囊肿 | 髓母细胞瘤 |
| 星形细胞瘤 | 生殖细胞的肿瘤 | 星形细胞瘤 |
| 脉络丛乳头状瘤 | 星形细胞瘤 | 脉络丛乳头状瘤 |
| 少突胶质细胞瘤 | 室管膜瘤 | 中枢神经细胞瘤 |
| 脑膜瘤 | 松果体细胞瘤 | 室管膜瘤 |
| 室管膜下巨细胞星形细胞瘤 | 中枢神经细胞瘤 | 表皮样囊肿 |
| 室管膜下瘤 | 间变星形细胞瘤 | 海绵状血管瘤 |
| 中枢神经细胞瘤 | 脉络丛乳头状瘤 | |
| 脉络丛癌 | 颅咽管瘤 | |
| 畸胎瘤 | 恶性胶质瘤 | |
| 表皮样囊肿 | 转移瘤 | |
| 海绵状血管瘤 | 海绵状血管瘤 | |
| 血管网状细胞瘤 | | |
| 转移瘤 | | |

表 3-3-1-2　脑室系统常见肿瘤影像特点

| 常见脑室肿瘤 | 发生部位 | 影像特点 |
| --- | --- | --- |
| 室管膜瘤 | 三脑室、侧脑室、四脑室 | 以类圆形为主,可有分叶,边界清,易囊变及钙化,$T_1WI$ 病灶呈低信号,$T_2WI$ 呈稍高信号,囊变区表现为长 $T_1$ 长 $T_2$ 信号,病灶呈混杂信号,增强后病灶均不均匀强化,且病灶通过四脑室侧孔向外生长 |
| 星形细胞瘤 | 三脑室、侧脑室、四脑室 | 病灶边缘欠清,在 $T_1WI$ 及 $T_2WI$ 信号特征与室管膜瘤相仿,也呈囊实性改变。$T_1WI$ 病灶呈低信号,$T_2WI$ 呈稍高信号,囊变区表现为长 $T_1$ 长 $T_2$ 信号,病灶均呈混杂信号,增强后病灶实质部分强化 |
| 脉络丛乳头状瘤 | 三脑室、侧脑室、四脑室 | 肿瘤轮廓欠规则,可呈分叶状,信号欠均匀,$T_1WI$ 呈稍低信号,$T_2WI$ 及 FLAIR 像为高信号,增强扫描肿瘤明显强化。部分病灶在 CT 上表现为结节状钙化 |
| 脑膜瘤 | 多位于侧脑室三角区 | 脑室内脑膜瘤多呈圆形、椭圆形、边缘光滑,其信号改变和其他部位的脑膜瘤相似,$T_1WI$ 呈等或稍低信号,$T_2WI$ 及 FLAIR 像呈稍高、稍低或等信号,增强扫描呈明显增强 |
| 中枢神经细胞瘤 | 三脑室、侧脑室、四脑室 | $T_1WI$ 呈等信号,$T_2WI$ 呈稍高信号,边界清,信号不均匀,内部可见多发小囊变坏死区。增强扫描肿瘤不均匀强化,侧脑室内肿瘤与透明隔有广泛联系 |
| 髓母细胞瘤 | 四脑室 | 病灶边缘清晰,信号较均匀,$T_1WI$ 呈低信号,$T_2WI$ 呈中等稍高信号,$T_1WI$ 及 $T_2WI$ 信号均较均匀,且增强后病灶呈明显均匀强化 |
| 表皮样囊肿 | 侧脑室、四脑室 | 在 $T_1WI$ 上呈低信号,$T_2WI$ 上呈高信号,增强后病灶无明显强化 |
| 畸胎瘤 | 三脑室、侧脑室 | 良性肿瘤边缘光滑,圆形或分叶状,多数有囊变;恶性形态不规则。$T_1WI$ 呈高低不均的混杂信号,高信号为脂肪影;$T_2WI$ 及 FLAIR 像以高信号为主 |
| 胶样囊肿 | 三脑室,室间孔区 | 呈类圆形,边界清晰。$T_1WI$ 呈等或稍低信号,$T_2WI$ 呈稍高信号,水抑制序列呈高信号。增强扫描病变无强化 |

# 三、脑室内肿瘤的内镜治疗

## （一）脑室内肿瘤内镜手术的优点

1. 对病变区域观察更精细,可以发现一些影像和显微镜无法发现的微小病灶,从而改变最初的诊断和治疗思路。

2. 神经内镜视野广阔,有助于早期详细观察瘤体和供瘤血管,能够观察和处理显微镜无法看到的死角区域病变。

3. 手术过程中头皮、颅骨、脑组织创伤均较显微手术小。

4. 在处理病变、切除肿瘤的同时,可以重建脑脊液循环通道。

5. 对于某些病变,行立体定向活检后,明确性质,还需要开颅在显微镜下切除病变。而内镜的优点可以把两步变一步,内镜活检后如果病理性质适合手术,直接就在内镜下切除病变。

6. 因为内镜本身即为观察监视器屏幕进行手术,内镜图像可以和导航图像在一个屏幕上一起显示,同时观察,所以内镜和导航结合更方便。

7. 可以看到多发病变和脑室的任何一个角落,不会漏诊。

## （二）不同类型内镜手术方式

脑室系统内镜手术方式包括:①内镜内手术:所有手术操作都在脑室工作镜内工作通道内完成;②内镜外手术:内镜是唯一的照明和引导工具,但手术操作在内镜外完成;③内镜内、外混合手术:同时使用内镜内操作通道和内镜外操作通道进行手术;④内镜联合显微神经外科手术:使用显微镜进行手术操作,处理病变;内镜观察和处理显微镜无法看到的死角区域的病变,使用内镜有助于详细观察瘤体和供瘤血管,早期处理供瘤血管,发现重要而隐蔽的结构以及残余的肿瘤。

**（三）脑室肿瘤内镜外手术操作方式**

1. 对于无需经过脑组织的入路,以内镜作为引导和照明,通过自然间隙,镜外操作切除肿瘤。

2. 对于需要经过脑组织的入路,使用管状牵开器或透明管鞘等作为手术通道,在镜外插入器械进行操作。

3. 内镜外手术一般使用内镜支持臂,这样可以双手同时操作。

**（四）内镜外手术通道制作方法**

1. XD 多适应多功能通道（XD versatile conduit or XD retractor,邸虓设计） 取手术手套,不同指套的粗细和长短不同,适合不同需要的手术通道,根据手术通道大小需要决定使用小指、拇指或中指的指套。取未使用影像胶片,气体消毒后,剪下所需大小的胶片,成卷以缩小直径,然后置入指套中。术中插入内镜套管后,取出管芯,置入已经放入指套内的胶片卷,拔出内镜套管,胶片因为自身弹性会弹开以扩大直径,但最大直径由指套直径限制。指套的头端可以在置入脑室内之前剪掉或置入以后再剪掉（图 3-3-1-1）。该方法具有简便易行、就地取材、对脑组织牵拉轻柔等优点,并可以随着脑搏动而移动。

2. Endoport 内镜通道（Amin B. Kassam 设计） 相当于一个大直径的内镜套管（图 3-3-1-2）。缺点是需要专门制作,通道直径大小根据型号相对固定,不能就地取材,不能随着脑搏动而搏动,对脑组织的牵拉损伤相对较重。

3. Jho 通道（Jho 设计） 直径 1cm 的透明、薄壁聚乙烯塑料管,纵行切开（图 3-3-1-3A）。像卷香烟一样卷起以缩小直径,底部用丝线系紧,但是结可以轻轻一牵拉就解开（图 3-3-1-3B）。内镜套管进入侧脑室后,拔出内芯,置入该塑料管。塑料管进入脑室后,解开丝线结,塑料管会根据自己的弹性扩大直径,拔出内镜套管,然后置入一个拿手术手套的小指指套和分流管脑室端做的类似于长径气球的装置,然后从分流管往手套指套内注入生理盐水以扩大该气球,从而进一步扩张塑料管

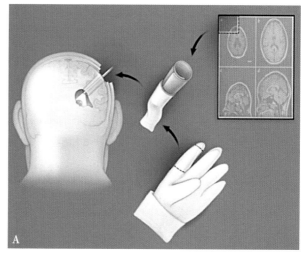
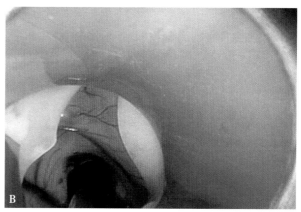

图 3-3-1-1
A. XD retractor 的制作方法示意图;B. 术中显示该通道使用图像。蓝色区域为胶片,白色区域为外衬指套剪除头端后的残端,通道下方为脑室内手术区域

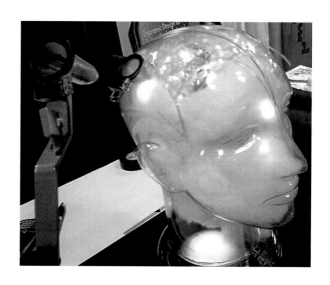

图 3-3-1-2 Endoport 内镜通道,插入脑组织后取出内芯

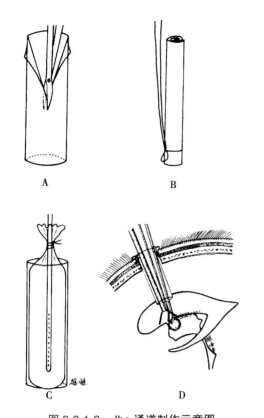

图 3-3-1-3　Jho 通道制作示意图
A.直聚乙烯塑料管,纵行切开;B.塑料管卷起,底部用丝线系紧;C.解开丝线结,扩大气球;D.撤出指套气球,置入内镜

的直径至 1cm(图 3-3-1-3C)。撤出指套气球。将塑料管的外端和骨膜缝合以避免手术中的移位。将内镜置入,并以支持臂固定,器械从镜体外在内镜引导照明下进入脑室内操作(图 3-3-1-3D)。使用内镜固定架,医生可进行双手操作。肿瘤切除后,撤出塑料管通道。

### (五)内镜内手术、内镜外手术、显微镜手术方式比较

1. **创伤**　手术创伤从小到大排序:镜内手术、镜外手术、显微手术。内镜内手术通道直径约0.5cm,内镜外手术方法需要的是直径约 1cm 的手术通道,而显微镜手术至少需要直径 1.5cm 以上的手术通道。

2. **器械操作难度**　器械操作难度的排序则刚好相反显微手术、镜外手术、镜内手术。

3. **内镜手术优点**　脑室内肿瘤位置深,内镜可以近距离观察,照明更佳。而显微镜随着术野

变深,其照明强度逐渐变弱,不利于观察脑室深处病变。内镜可看到显微镜无法看到的盲区,并有助于供瘤血管的早期定位和处理。

4. 脑室内病变内镜内手术缺点在脑脊液中操作,一旦出血视野就模糊,因此必须保证手术中没有较大的出血,才能做到术野清晰;不利于大块切除瘤体。

5. 内镜外手术优点与内镜内手术比较,有止血方便和大块切除瘤体方便的优点。镜内手术以脑脊液为介质观察并处理病变,而镜外手术部分是以空气为介质观察并处理病变,所以图像清晰度更佳(图 3-3-1-4)。当有少量出血使得脑脊液浑浊时,镜内手术需要生理盐水的持续冲洗,待术野重新清晰后才能继续手术。而镜外手术则可以继续手术,此时间断冲洗的目的只是为了清洁内镜头端的镜头。

### (六)内镜内、内镜外手术方式的适应证

1. 内镜内手术可以完成侧脑室、三脑室以及松果体区肿瘤的所有活检操作。

2. 内镜内手术操作受工作镜操作通道的限制,对于直径小于 2cm、血供不丰富、完全位于脑室内的肿瘤可以经内镜内切除(图 3-3-1-5)。其中,胶样囊肿是最好的适应证。

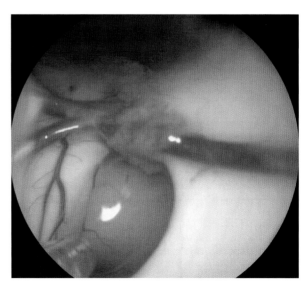

图 3-3-1-4　内镜外手术以空气作为介质观察病变区域

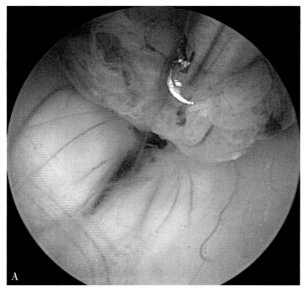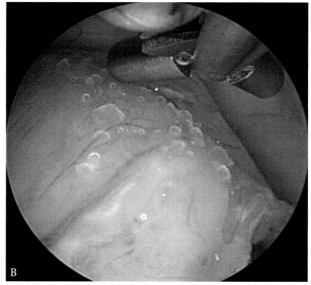

**图 3-3-1-5　内镜手术切除脑室内肿瘤术中所见**
A. 三脑室前部肿瘤内镜内手术切除；B. 三脑室后部肿瘤内镜内手术切除

3. 对于直径 >2cm、血供丰富的脑室内肿瘤可以经内镜外技术或内镜内、外混合手术技术切除（图 3-3-1-6）。

**（七）内镜手术治疗脑室内肿瘤的不同方式及适应证**

**1. 肿瘤切除**　对于适合手术切除的病例，使用内镜内、内镜外手术切除或内镜辅助显微手术切除。

**2. 肿瘤活检**　分为三步：取脑脊液做脱落细胞检查和肿瘤标记物检查；取肿瘤标本进行病理检查；抽吸肿瘤囊性部分以达到减压目的。肿瘤活检适应证：①内镜能够到达的病变；②辅助检查（包括影像检查及实验室检查）考虑可能对放疗、化疗敏感的肿瘤或不适合手术切除的肿瘤（例如生殖细胞瘤、中枢神经系统淋巴瘤、播散的转移瘤等），在开始放、化疗前明确病理诊断。内镜活检证实诊断可以使得这部分病人免于开颅手术的创伤；③辅助检查（包括影像检查及实验室检查）诊断不明确的病人，需要活检获得病理诊断，以指导下一步治疗；④鉴别肿瘤复发和放射性坏死。

**3. 治疗脑积水，恢复脑脊液循环**　对于合并梗阻性脑积水或单侧脑室脑积水的脑室内肿瘤病人，可以在进行肿瘤活检或切除的同时进行三脑室底部和 / 或透明隔的造瘘以恢复脑脊液循环。造瘘一般在肿瘤切除或活检前完成，以避免肿瘤出血导致术野模糊，增加三脑室底部或透明隔造瘘的手术风险。也有人提出为避免肿瘤播散，先进行肿瘤切除或活检，脑室内反复冲洗后，再造瘘。此时可以同时做内镜下脉络丛烧灼。有时对于部分脑室内肿瘤切除后，可以在内镜指引下放置外引流管。对于同时合并非梗阻性脑积水的病人，可以在内镜指引下放置分流管到侧脑室、三脑室或四脑室。

**（八）脑室肿瘤内镜手术的原则**

1. 根据手术中可能需要观察的部位决定使用何种角度的内镜，成角内镜可以观察 0° 镜无法看到的死角。

2. 肿瘤活检可以使用硬镜和软镜。肿瘤切除多使用硬镜。

3. 内镜在脑室内的活动受到来自大脑半球脑组织、室间孔等的限制。如果活动幅度过大，会引起脑组织损伤、室间孔周围重要组织挫伤。因此手术前要根据 MRI、神经导航等精确选择手术入

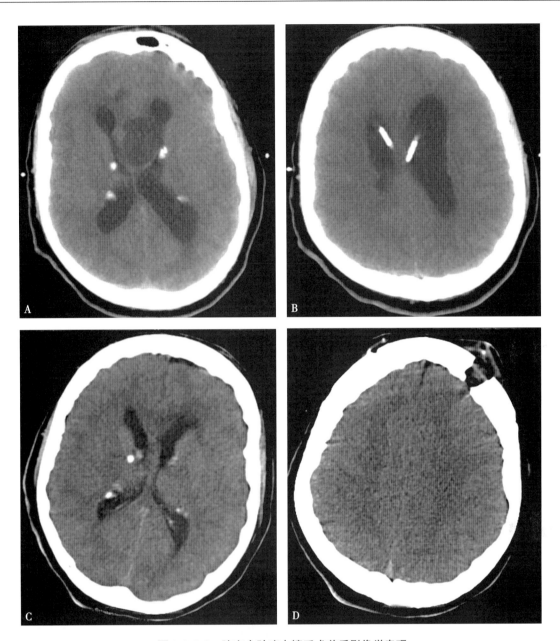

**图 3-3-1-6　脑室内肿瘤内镜手术前后影像学表现**
A、B. 内镜内、外混合手术术前头颅 CT 轴位像所见；C、D. 内镜内、外混合手术术后头颅 CT 轴位像所见

路和内镜置入点。

4. 选择非功能区皮层造瘘。

5. 手术通道止血要充分，以免切除肿瘤时因出血而影响手术。

6. 内镜外手术切除肿瘤时，注意用棉片封闭脑脊液通路，再分块切除肿瘤。避免肿瘤播散以及术中出血进入脑脊液循环。

7. 注意保护脑室周围的重要结构以及深部静脉，特别是大脑内静脉和丘纹静脉。

8. 神经内镜进入脑室后，首先观察肿瘤的形态、大小、血供、蒂部情况及毗邻结构，决定肿瘤分块还是整块切除及供瘤血管的处理顺序。

9. 术中可以应用内镜支持臂，这样可以双手同时操作，方便电凝、剪切、牵拉等协调进行。

10. 尽量先处理肿瘤的基底部及供血血管。

11. 对于囊性肿瘤，可先抽吸囊液来缩小肿瘤体积，再行内镜下肿瘤切除；对于较小实质性肿瘤，如有明确供血动脉，电凝其蒂部及供瘤血管，

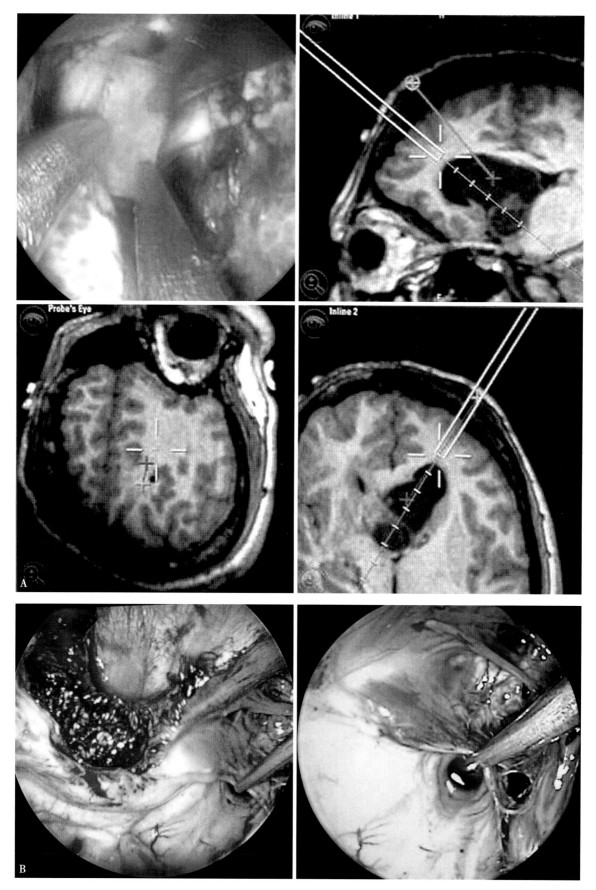

图 3-3-1-7　脑室扩大不明显的病人使用导航辅助内镜手术切除侧脑室星形细胞瘤

A. 术中导航所见与术中影像比较；B. 切除术中所见

断血供后完整切除。对于较大实质性肿瘤,如果能找到供血动脉,首先尽量断血供;如果无法看到供血动脉,则首先瘤内分块切除,缩小肿瘤体积,然后再断血供,切除残余肿瘤。

12. 术中需恢复脑脊液循环畅通。

13. 内镜外手术切除肿瘤时,应用双极电凝、冲洗、球囊压迫等措施彻底止血,尽量不用明胶海棉压迫止血。

14. 对于较大肿瘤,切除后放置引流管作脑室外引流;肿瘤较小,无明显出血,无较多操作的手术,无需放置外引流管。

**（九）脑室不扩大病人脑室内肿瘤内镜手术方法**

对于无脑室扩大或扩大不明显的病人可以使用导航辅助置入内镜(图3-3-1-7)。确定内镜进入脑室后,使用生理盐水注入以略扩大脑室。如脑室狭小无法操作,则脑室内置入一个外引流管,然后连接生理盐水持续输入设备和颅内压监测设备,以输入生理盐水持续扩张脑室至能视野清晰、顺利操作的程度,同时监测保持颅内压稳定。操作过程中注意颅内压、生命体征和血流动力学监测。操作过程注意保持内镜脑脊液流出通道通畅,以保证颅内压不会快速升高。

（桂松柏　邸虓）

# 第二节　侧脑室及透明隔区肿瘤的内镜手术治疗

## 一、概述

侧脑室肿瘤可分为原发性和继发性两种。前者起源于脑室壁和脑室内组织,后者起源于邻近脑组织并长入或侵入侧脑室。侧脑室肿瘤因肿瘤生长于脑室腔内,早期常无特殊临床症状。当肿瘤增大阻塞脑脊液循环通路或压迫侵犯邻近结构时,才出现相应的临床症状。

## 二、神经内镜手术入路

### （一）经额角入路

经额角皮层造瘘入路适用于肿瘤主体位于侧脑室前部、中部及透明隔区域并伴有脑积水者(图3-3-2-1),为侧脑室肿瘤内镜手术最常用入路。

具体手术步骤:

1. 仰卧位,头部抬高30°,内镜置入点的选择应根据肿瘤的大小和位置来确定。一般内镜置入点位于冠状缝前1cm,中线旁开3cm。对于1岁以下患儿,选择前囟侧缘做头皮切口。

2. 围绕内镜置入点做弧形切口,皮瓣翻向前额;游离小骨瓣;骨瓣约3cm×3cm大小;硬膜亦弧形剪开,以利于术后缝合硬膜,避免发生术后切口脑脊液漏。手术中可以灵活使用0°、30°、70°镜以扩大手术视野。

3. 在皮层表面选择无血管区电凝后切开,用脑针向两外耳道假象连线穿刺侧脑室。方向不要过于偏外,以免损伤丘脑。穿刺成功后退出脑针,沿脑针进入方向置入镜鞘。拔出镜鞘内芯,插入内镜。

4. 内镜进入侧脑室在无肿瘤遮挡的方向上可看到前角的内外侧壁、顶部及底部。

5. 切除肿瘤。

6. 肿瘤切除后,若脑脊液通路仍难以恢复通畅,可行第三脑室底造瘘术或透明隔造瘘术。

7. 严密缝合硬膜以防皮下积液的发生。常规关颅。

### （二）经枕角入路

适用于主体位于侧脑室后角的肿瘤。

具体手术步骤:

1. 侧俯卧位。内镜置入点的选择应根据肿瘤的大小和位置来确定。一般内镜置入点位于枕外粗隆上5~8cm、中线旁2~3cm。围绕内镜置入点做弧形切口,皮瓣翻向下方;游离小骨瓣。骨瓣约3cm×3cm大小;硬膜亦弧形剪开。

2. 在皮层表面选择无血管区电凝后切开,用脑针穿刺侧脑室。穿刺成功后退出脑针,沿脑针

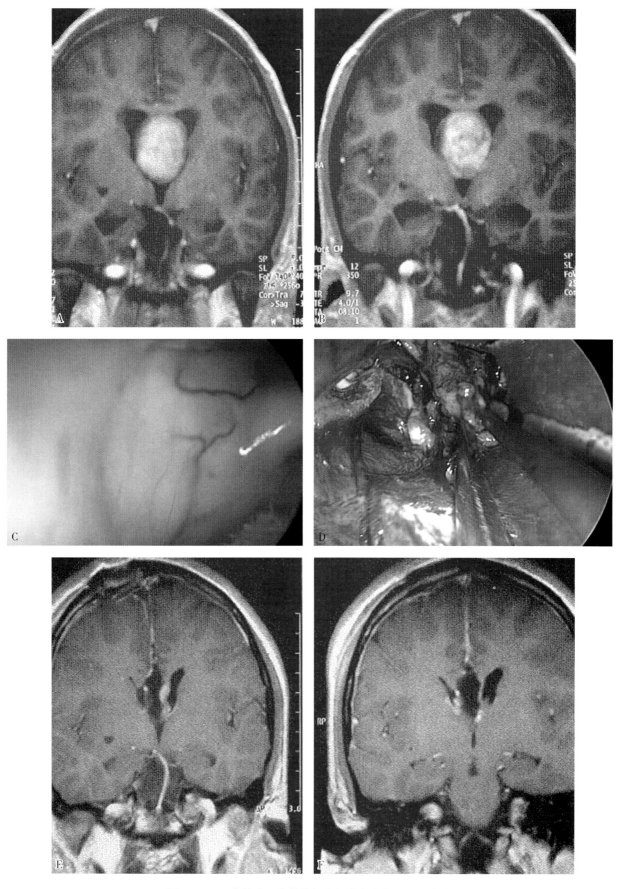

**图 3-3-2-1　内镜外手术技术切除侧脑室中央星形细胞瘤**

A、B. 术前头颅 MRI 冠状位像；C. 术中肿瘤切除前观察肿瘤；D. 术中肿瘤切除；E、F. 术后影像

进入方向置入镜鞘。拔出镜鞘内芯,插入内镜。

3. 内镜进入侧脑室。经枕角进入侧脑室的解剖标志是脉络丛,脉络丛位于侧脑室体部的内下方,颞角的内上方。

4. 切除肿瘤。

5. 严密缝合硬膜以防皮下积液的发生。常规关颅。

### (三)经三角区入路

适用于侧脑室三角区肿瘤。

**1. 内镜内手术具体手术步骤(图 3-3-2-2)**

(1) 仰卧头偏位。内镜置入点的选择应根据肿瘤的大小和位置来确定。一般内镜置入点位于外耳道上 3cm、后 3cm。围绕内镜置入点做弧形切口,皮瓣翻向前方;颅骨钻孔;硬膜十字切开。

(2) 在皮层表面选择无血管区电凝后切开,用脑针穿刺侧脑室。穿刺成功后退出脑针,沿脑针进入方向置入镜鞘。拔出镜鞘内芯,插入内镜。

(3) 内镜进入侧脑室。经三角区进入侧脑室,找到肿瘤及供血动脉。

(4) 电凝并切断供血动脉,切除肿瘤。

(5) 严密缝合硬膜以防皮下积液的发生。常规关颅。

**2. 内镜外手术具体手术步骤(图 3-3-2-3)**

(1) 仰卧头偏位。内镜置入点的选择应根据肿瘤的大小和位置来确定。一般内镜置入点位于外耳道上 3cm、后 3cm。围绕内镜置入点做弧形切口,皮瓣翻向前方;游离小骨瓣。骨瓣约 3cm×3cm 大小;硬膜亦弧形剪开。

(2) 在皮层表面选择无血管区电凝后切开,用脑针穿刺侧脑室。穿刺成功后退出脑针,沿脑针进入方向置入内镜通道和内镜。

(3) 内镜进入侧脑室。经三角区进入侧脑室,注意自后向前行于侧脑室内的脉络丛,沿脉络丛向前可找到室间孔,以室间孔为标记,其前上方为侧脑室的额角,其后下方为侧脑室颞角。脉络丛和室间孔是最重要的标志。

(4) 切除肿瘤。

(5) 严密缝合硬膜以防皮下积液的发生。常规关颅。

## 三、侧脑室及透明隔区不同类型肿瘤内镜下切除的基本方法

肿瘤切除常规使用标本钳、双极电凝、显微剪刀、吸引器,如有条件,可以使用微型超吸设备。

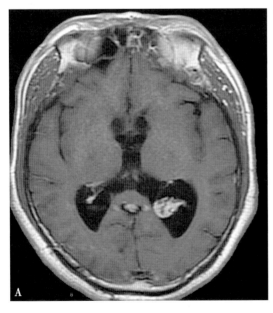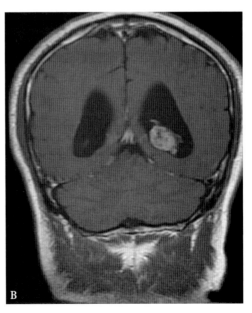

图 3-3-2-2 经三角区入路内镜内手术切除侧脑室三角区脉络丛乳头状瘤

A、B. 术前 MRI 见侧脑室三角区内小肿瘤

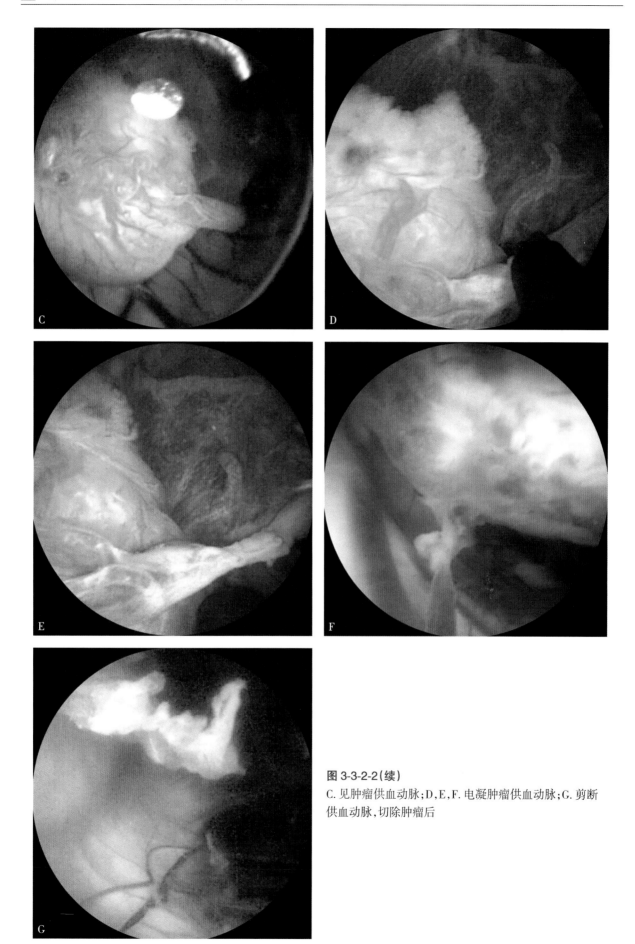

图 3-3-2-2（续）
C. 见肿瘤供血动脉；D，E，F. 电凝肿瘤供血动脉；G. 剪断
供血动脉，切除肿瘤后

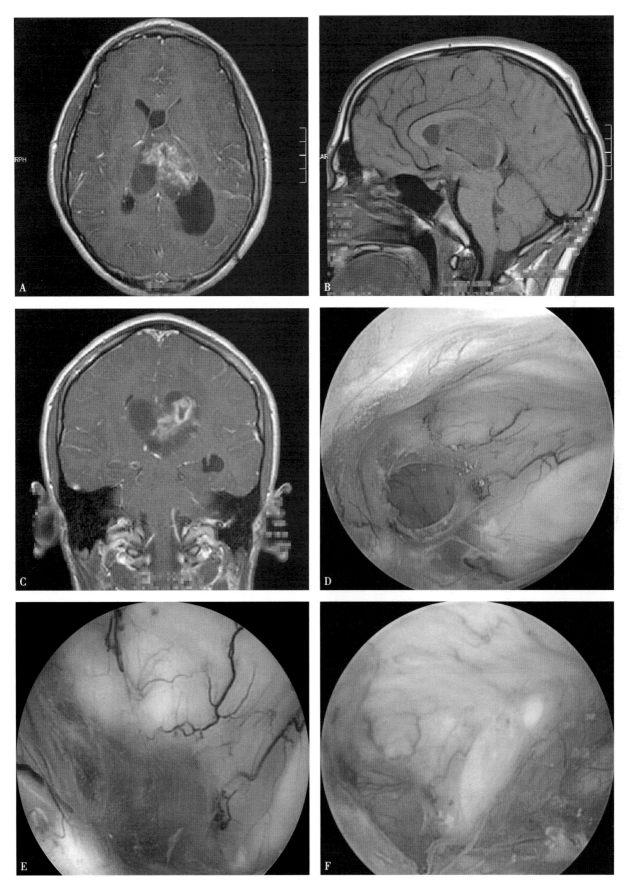

图 3-3-2-3　经颞顶枕内镜外手术切除侧脑室三角区肿瘤
A、B、C. 术前影像；D、E、F. 侧脑室肿瘤的内镜外手术中肿瘤切除后术中所见

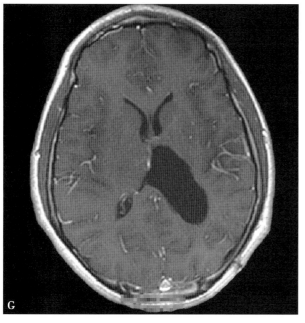

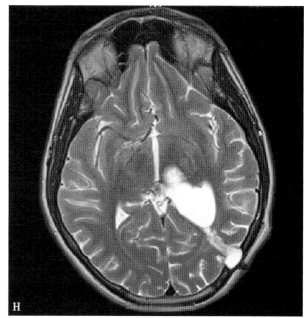

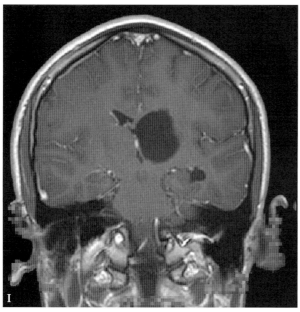

图 3-3-2-3(续)
G、H、I. 术后影像

### (一) 脉络丛乳头状瘤

脉络丛乳头状瘤一般体积较小,结节样生长,与周围脑室壁边界较清楚。侧脑室内脉络丛乳头状瘤的供血动脉多来自脉络膜前动脉,在脑室内多为半游离状,有蒂与脉络丛组织相连。神经内镜进入脑室后,利用内镜照明好、观察角度大的优点,首先观察肿瘤的形态、大小、血供、蒂部情况及毗邻结构,决定肿瘤分块还是整块切除及供瘤血管的处理顺序。若肿瘤较小,可电凝烧灼剪断其蒂部及供血血管,将肿瘤完整摘除。内镜内手术

时,若肿瘤超过内镜的直径,将肿瘤的狭窄蒂部烧灼切断后,用活检钳钳住肿瘤,将内镜连同肿瘤一并自脑内退出。若肿瘤过大,先行瘤内分块切除,肿瘤体积缩小后,分离肿瘤与脑室壁的界限,逐步切除。术中随时止血,保持手术野清晰。术中操作应仔细辨认并妥善保护脑室壁上的重要结构,注意保护脑室内侧壁、下壁、丘纹静脉免受损伤。

### (二) 室管膜瘤

脑室内室管膜瘤与脑室壁有明显界限,仅在发生部位侵入壁内。内镜进入侧脑室后首先检查

脑室壁,确定有无转移灶。找到肿瘤后,用双极电凝烧灼肿瘤表面,先行瘤内分块切除,肿瘤体积缩小后,分离肿瘤与脑室壁的界限,逐步切除。

### (三) 脑膜瘤

侧脑室内脑膜瘤血供主要来自脉络膜前动脉和(或)脉络膜后动脉。被发现时体积一般已较大,周围重要结构(如丘脑、丘纹静脉、大脑内静脉和室间孔等)手术时直视观察困难,肿瘤有时质地较硬或钙化严重,供血血管位置深在、数目较多,切除困难。

内镜进入侧脑室后先观察肿瘤的位置、边界、质地、形态、基底和供血情况,为选择肿瘤的切除方式、顺序提供参考。如果肿瘤供血动脉比较容易暴露,或者肿瘤直径 <3cm、活动度较大,则首先寻找供血动脉,电凝后切断。对肿瘤体积较小、活动度大者可行整体切除。如果肿瘤较大、操作空间小,内镜外操作首先分块切除肿瘤内容物(可应用 CUSA 和激光),肿瘤大部分切除后,可导入 30° 和 70° 角的观察镜观察残余肿瘤及其与周围血管、重要结构的关系,找到供血动脉,电凝后剪断。然后分离肿瘤壁,切除肿瘤包膜。如果肿瘤组织与丘脑粘连紧密,彻底切除很可能造成丘脑损伤,可残存少量肿瘤。

### (四) 中枢神经细胞瘤

内镜进入侧脑室找到肿瘤后,用双极电凝烧灼肿瘤表面,先行瘤内分块切除,肿瘤体积缩小后,分离肿瘤与周围脑组织以及脑室壁的界限,逐步切除。

(桂松柏　邸虓)

## 第三节　三脑室及室间孔区肿瘤的内镜手术治疗

第三脑室肿瘤系指起源于第三脑室内部结构的肿瘤或起源于第三脑室邻近结构、瘤体大部突入第三脑室内的肿瘤。

## 一、神经内镜手术入路

### (一) 经侧脑室额角 - 室间孔入路

对于脑室扩大的病人,常规使用该入路。

内镜置入点定位:肿瘤到室间孔的中心点的连线延长至颅盖的交点为内镜置入点。一般选用 0° 内镜进行操作。一般钻孔多选在非优势侧。对于室间孔区偏于一侧的肿瘤,经肿瘤同侧脑室入路;但对于三脑室后部偏侧肿瘤和紧贴一侧丘脑内壁的肿瘤,内镜置入点位置选在肿瘤对侧的脑室。若双侧脑室扩张程度差别较大,应选侧脑室较大一侧钻孔。

### (二) 经侧脑室额角 - 室间孔入路切除三脑室前、中部肿瘤及室间孔区肿瘤

具体内镜手术步骤(图 3-3-3-1):

1. 仰卧位,头部抬高 30°,内镜置入点一般位于冠状缝前 1~5cm,旁开 3~5cm,根据肿瘤位置和大小调整。对于 1 岁以下患儿,选择前囟侧缘做头皮切口。围绕内镜置入点做弧形切口,皮瓣翻向前额。游离小骨瓣或颅骨钻孔。游离骨瓣有利于术后缝合硬膜。

2. 在皮层表面选择无血管区电凝后切开,垂直两外耳道假象连线用脑针穿刺侧脑室。方向略偏内,不要偏外,以免损伤丘脑。穿刺成功后退出脑针,沿脑针进入方向置入镜鞘。拔出镜鞘内芯,插入内镜。

3. 内镜进入侧脑室根据脉络丛、丘纹静脉和隔静脉定位室间孔。

4. 内镜进入室间孔,可以见到肿瘤。行肿瘤活检或切除。

5. 肿瘤活检或切除后,可行第三脑室底造瘘术或透明隔造瘘术恢复脑脊液循环通畅。

6. 严密缝合硬膜以防皮下积液的发生。常规关颅。

### (三) 经侧脑室额角 - 室间孔入路切除三脑室后部肿瘤

要同时兼顾三脑室后部的肿瘤操作以及可能需要的三脑室底部造瘘操作。术前根据 MRI 确定

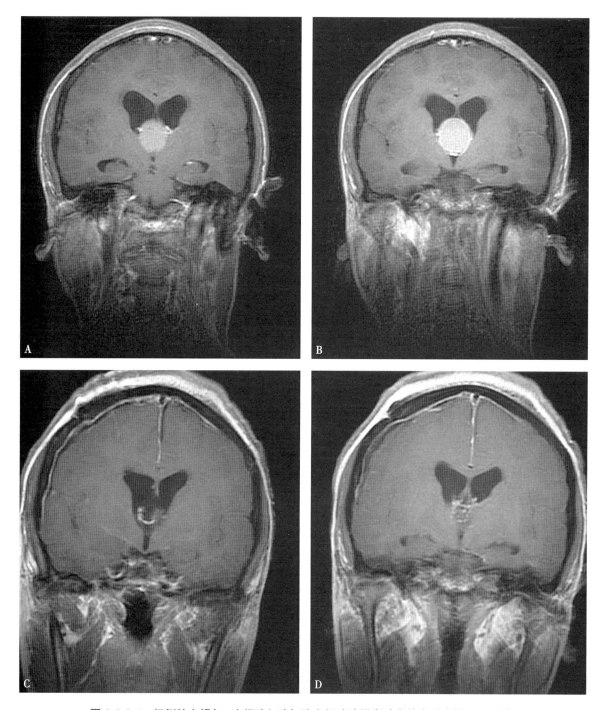

图 3-3-3-1 经侧脑室额角 - 室间孔入路切除室间孔胶样囊肿术前术后头颅 MRI 影像

A、B. 手术前；C、D. 手术后

肿瘤前缘点和三脑室底部造瘘点，取该连线的中点，然后与室间孔后缘做一连线作为手术入路方向，手术入路方向连线和颅盖的交点为内镜置入点位置。可以使用导航辅助确定内镜置入位置。一般选择在右额中线旁 3cm、冠状缝前 3cm 处置入内镜，既可以完成三脑室底部造瘘，又可以向后

完成三脑室后部肿瘤的活检或切除。

若肿瘤偏向一侧，内镜置入点应选在对侧；若肿瘤居中，则选非优势侧置入内镜。

如果根据测量发现很难经过一个钻孔点完成两个操作，则选择冠状缝前 6~7cm 钻孔切除肿瘤（图 3-3-3-2），以减少对脑组织和室间孔周围组织的

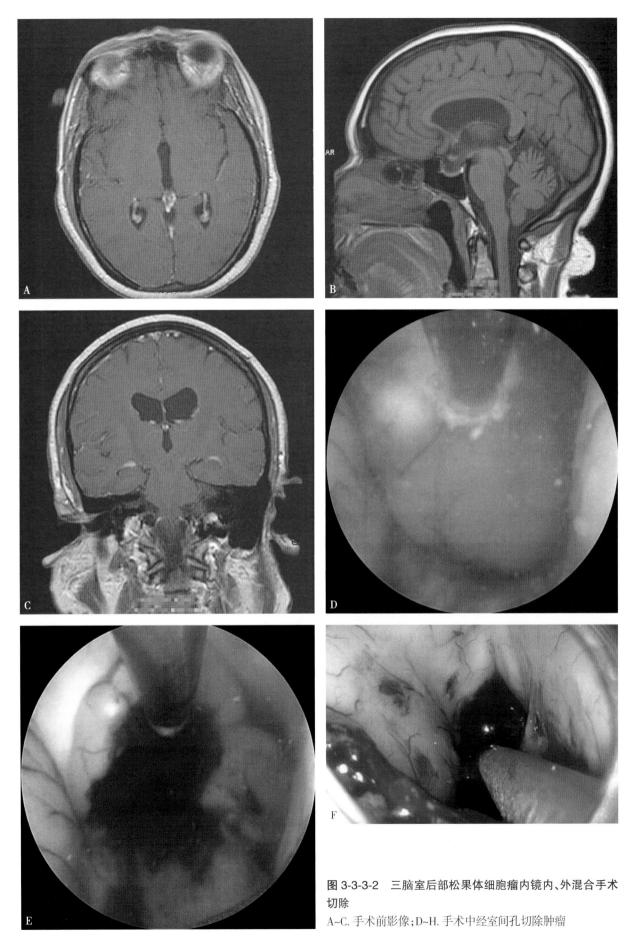

图 3-3-3-2 三脑室后部松果体细胞瘤内镜内、外混合手术切除

A~C. 手术前影像；D~H. 手术中经室间孔切除肿瘤

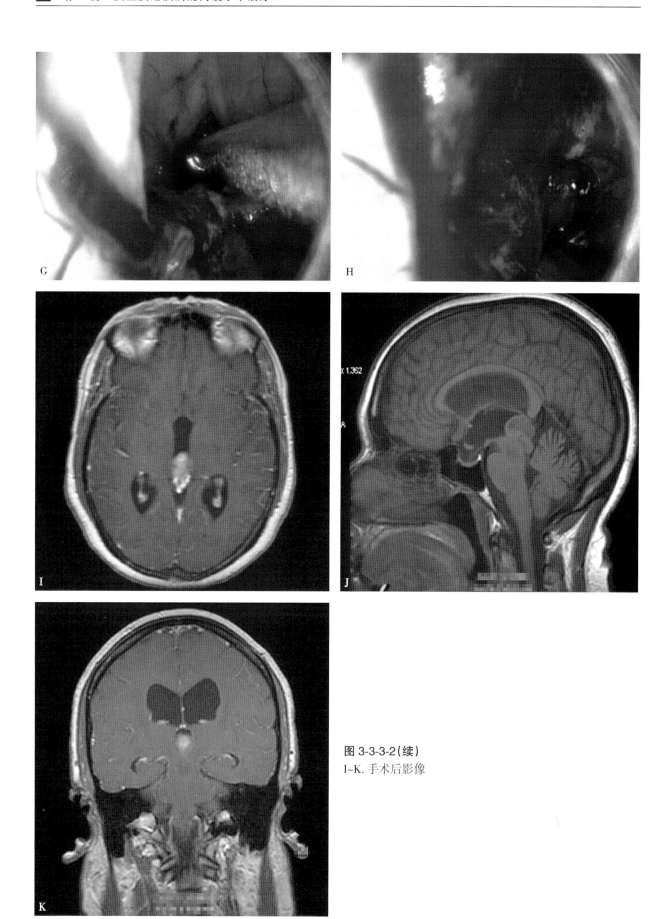

图 3-3-3-2(续)
I~K. 手术后影像

牵拉。术中肿瘤切除后需要另外再做冠状缝上钻孔以完成三脑室底造瘘(图3-3-3-3)。

具体手术操作步骤同前。

**(四)经透明隔间腔—穹隆间入路**

对于伴有透明隔腔(第五脑室)和(或)中间帆腔(第六脑室)的病人,因为脑室和室间孔狭小,难以经室间孔显露第三脑室内的肿瘤,此时可以使用经透明隔间腔—穹隆间入路切除三脑室前部、中部肿瘤。

1. 内镜置入位置的选择选择冠状缝前1cm,中线旁开2.5cm作为内镜置入点。围绕该点做小骨瓣常规开颅。

2. 内镜经皮层进入侧脑室可见脑室和室间孔狭小。

3. 内镜下从右侧透明隔造瘘进入透明隔间腔。

4. 内镜从上方通过透明隔间腔底部进入三脑室。透明隔间腔底部造瘘位置前界为前连合,两侧为穹隆体和穹隆柱,后方见到下方的脉络丛即可。

5. 切除肿瘤。

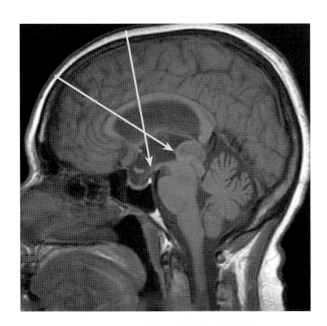

**图3-3-3-3　中脑导水管上口的肿瘤**
箭头提示手术经两个内镜置入点完成。前方钻孔完成肿瘤切除,后方钻孔完成三脑室底部造瘘

6. 严密缝合硬膜以防皮下积液的发生。常规关颅。

## 二、三脑室内不同类型肿瘤内镜切除的基本方法

**(一)胶样囊肿**

1. **概述**　第三脑室胶样囊肿占颅内占位性病变的0.5%~1.0%,系由原始神经上皮组织在形成三脑室室管膜、脉络丛、脑上旁突体过程中变异而成。绝大多数胶样囊肿发生在30~50岁,一般在第三脑室前部,且多附着于该处室管膜或脉络丛上。呈球形或卵圆形,0.3~4.0cm大小,光滑、囊壁薄而完整,内含黄绿色胶冻状物质,是囊壁室管膜柱状细胞分泌的浓稠高蛋白液体;也可为肉芽中心,部分可有钙化与出血。临床表现取决于囊肿大小及脑室阻塞的程度,小的囊肿可终生无症状。本病一般无定位症状。囊肿较大者可间歇性或持久性地阻塞室间孔,引起脑积水。在疾病早期,阻塞多为间歇性,故常表现为间歇性头痛、体位性头痛,咳嗽、打喷嚏时加重。随着疾病的发展,头痛的持续时间及发作频率均增加,最后呈持续性。视乳头水肿可能是唯一的神经系统阳性体征。

神经内镜手术目前已是胶样囊肿的一线治疗方法。文献报道内镜手术的全切除率在各个治疗组之间差别很大,主要和手术医生的手术技巧和经验有关。随着内镜视野角度更广,内镜工作通道更大,全切囊肿的能力明显提高。有学者回顾性比较显微手术和内镜手术治疗三脑室胶样囊肿,发现显微手术和内镜手术的总体治疗效果没有明显区别。显微手术的缺点是病人手术时间和住院时间长,需要再行分流的病人多,术后感染的病人多,内镜手术的缺点是有少数病人需要再次开颅切除残余囊肿。内镜手术的并发症明显少于显微手术,主要是轻偏瘫和记忆力障碍。

2. **内镜下切除方法**　经侧脑室额角—室间

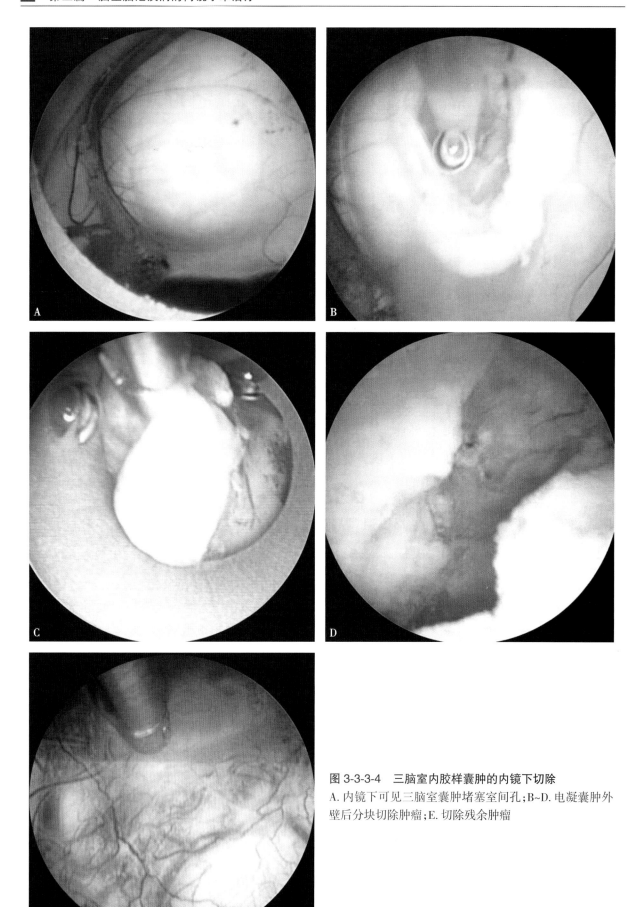

**图 3-3-3-4　三脑室内胶样囊肿的内镜下切除**

A. 内镜下可见三脑室囊肿堵塞室间孔；B~D. 电凝囊肿外壁后分块切除肿瘤；E. 切除残余肿瘤

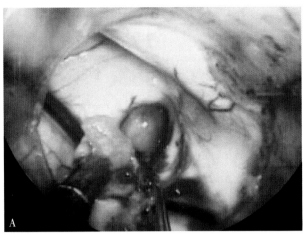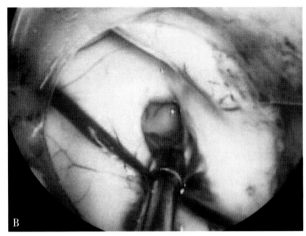

**图 3-3-3-5**
A. 术中切除肿瘤；B. 胶样囊肿切除后

孔入路或胼胝体前部入路置入内镜。如果经侧脑室额角—室间孔入路，内镜置入点位于冠状缝前 4~5cm，中线旁开 4~6cm，以利于观察室间孔内侧和室间孔后方三脑室内的瘤体。一般选择非优势侧侧脑室入路，但如果肿瘤向左侧室间孔突出生长明显多于右侧室间孔或右侧脑室过小，则选择从左侧脑室进入切除肿瘤。找到室间孔即可见到肿瘤。有时有脉络丛覆盖于肿瘤上，可以电凝分开。

肿瘤基本切除步骤（图 3-3-3-4）如下：电凝视野内所有囊肿壁，用显微剪刀和镊子将囊肿壁剪开并尽可能扩大，用吸引器吸除胶样物质，排空囊肿。囊肿内容物大部切除后，用标本钳夹住囊肿壁，轻柔缓慢地向侧脑室腔内牵拉，如果囊肿壁与周围脑组织没有粘连，也没有静脉出血，则囊肿壁经过缓慢牵拉，能够完全和周围组织分离，全部切除。如果囊肿壁和脉络丛粘连较紧，则不能勉强向侧脑室方向牵拉，否则会导致出血。此时，应该使用双手操作（图 3-3-3-5），一只手使用标本钳拎起囊壁，一只手使用电凝烧灼囊肿与脉络丛之间的粘连带并使用显微剪刀剪断附着处，最终切除囊壁。如果囊壁和室间孔区组织，以及脑室内重要静脉粘连太紧，无法全部切除，则尽量切除游离囊肿

壁，残留部分囊肿壁用双极电凝反复烧灼，视野内囊壁能烧灼都尽量烧灼。手术中时刻注意勿损伤或过度牵拉室间孔周围结构。对于粘连较紧的囊壁，如果切除困难，可以残留，千万不要进行盲目牵拉。

**（二）星形细胞瘤**

脑室内星形细胞瘤通常起源于室管膜基质的神经胶质细胞，均为实质性肿物，先做瘤内切除，当大部分瘤体被切除后，有足够的空间可以清楚地发现肿瘤与第三脑室壁的解剖关系。仔细地将残余肿瘤与三脑室各壁分开，并逐步锐性分块切除。

**（三）表皮样囊肿**

颅内表皮样囊肿是一种先天性良性肿瘤，常生长于脑池内，脑室内少见。内镜下手术中应先电凝并切开囊壁，行囊内切除，用取瘤钳或吸引器将囊内肿瘤分块切除，待囊壁塌陷后牵起囊膜，仔细分离与脑室壁界限，逐一电凝并切断供血血管及粘连，彻底切除囊壁。由于囊肿囊壁是生长最为活跃的部分，因此要求在手术时尽可能将囊肿囊壁完全切除。但在脑室内，囊壁常与周围组织粘连紧密，此时不可勉强切除，可残留一部分囊壁，以免损伤丘脑等重要结构。

（桂松柏 邱虓）

# 第四节　第四脑室肿瘤的
## 内镜手术治疗

四脑室内肿瘤包括原发于脑室本身结构如室管膜、脉络丛的肿瘤,也包括由脑室周围结构如小脑、脑干等突入的肿瘤。

## 一、神经内镜手术入路

多采用枕下经小脑延髓裂入路,手术步骤如下:

1. **体位**　采取侧俯卧位或俯卧位。切口定位主要以 MRI 正中矢状位像为依据,取中脑导水管、四脑室正中孔连线的延长线为内镜入路,以延长线和颈部皮肤的交点为中心做 5cm 直切口(图 3-3-4-1)。

2. 颅骨钻孔,枕骨磷部开小骨窗,游离骨瓣,骨瓣约 3cm×3cm 大小。咬除寰椎后弓。

3. Y 形切开硬膜。分开小脑扁桃体。置入内镜,通过小脑延髓裂自然间隙内镜下分块切除肿瘤。

## 二、四脑室不同类型肿瘤内镜下切除的基本方法

### (一)髓母细胞瘤

髓母细胞瘤是儿童后颅凹常见的原发性肿

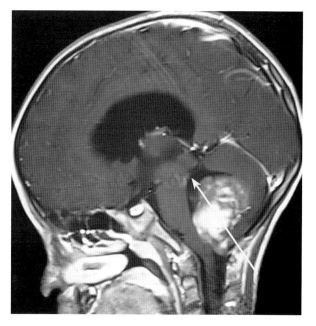

图 3-3-4-1　图示手术通道及切口中心点选择方法

瘤,源于胚胎残余组织,绝大多数生长在小脑蚓部。因大多数髓母细胞瘤质地较软,内镜手术中可采用快速吸除方法切除。髓母细胞瘤无明显包膜,但与小脑之间有相对的边界,与脑干之间一般没有粘连(图 3-3-4-2A)。手术中先作瘤内切除减压,待肿瘤体积缩小后分离肿瘤边界。分离肿瘤脑干侧时须辨认肿瘤供应血管和脑干供应血管,注意保护脑干供应动脉、小脑后下动脉及四脑室重要结构,尤其是四室底及导水管口。部分肿瘤

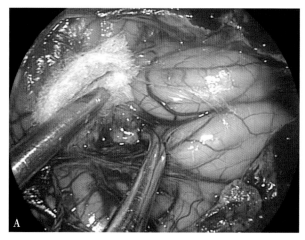
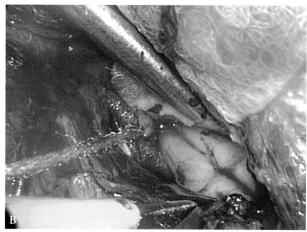

图 3-3-4-2　四脑室髓母细胞瘤手术术中所见
A. 暴露肿瘤;B. 切除肿瘤后可见光滑的第四脑室底部

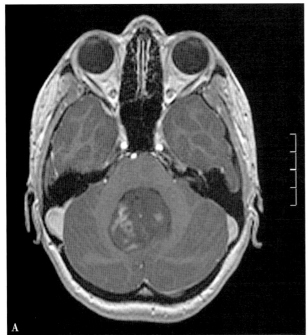

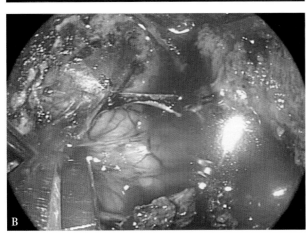

图 3-3-4-3 四脑室室管膜瘤内镜外手术切除术前、术后影像学表现及术中所见

A. 术前头颅 MRI 轴位像;B. 术中所见;C. 术后头颅 MRI 轴位像

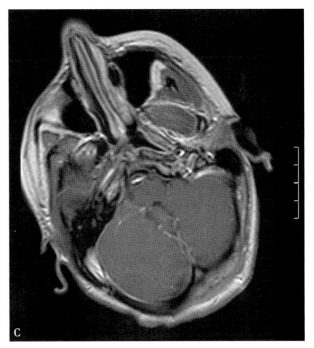

可向上伸入导水管,应在内镜下小心分离并吸除,打通导水管。若有少量残余肿瘤与脑干粘连十分紧密而难以分离时,可将电凝功率减小,小心电凝,不可强行剥离,以免损伤脑桥和延髓。肿瘤切除后,即可见到光滑的第四脑室底部(图 3-3-4-2B)。此时,需进一步向四周探查,以防肿瘤遗漏。

**(二)室管膜瘤(图 3-3-4-3)**

肿瘤基底位于第四脑室底部,可分块切除。从肿瘤的下极开始,尽可能找到肿瘤与脑干的界面,沿此界面切除不至于损伤到第四脑室底的重要结构,而且有利于控制肿瘤的血供。肿瘤供血一般来

自于小脑后下动脉,找到后电凝并切断。应锐性分离肿瘤与第四脑室底和壁的粘连。如肿瘤与脑干面粘连较紧,可残留肿瘤薄层而作次全切除,但手术一定要显露导水管下口,并看到脑脊液流出。此时要用棉片保护,防止气颅及肿瘤种植性转移。

**(三)脉络丛乳头状瘤(图 3-3-4-4)**

第四脑室内脉络丛乳头状瘤主要由小脑后下动脉供血。对于体积较小肿瘤,应该先电凝切断肿瘤血管蒂,争取整块切除肿瘤。肿瘤较大时,血管蒂均在肿瘤深层,故难以早期显露和处理。此时,首先分块切除瘤体内容物,然后找到血管蒂,

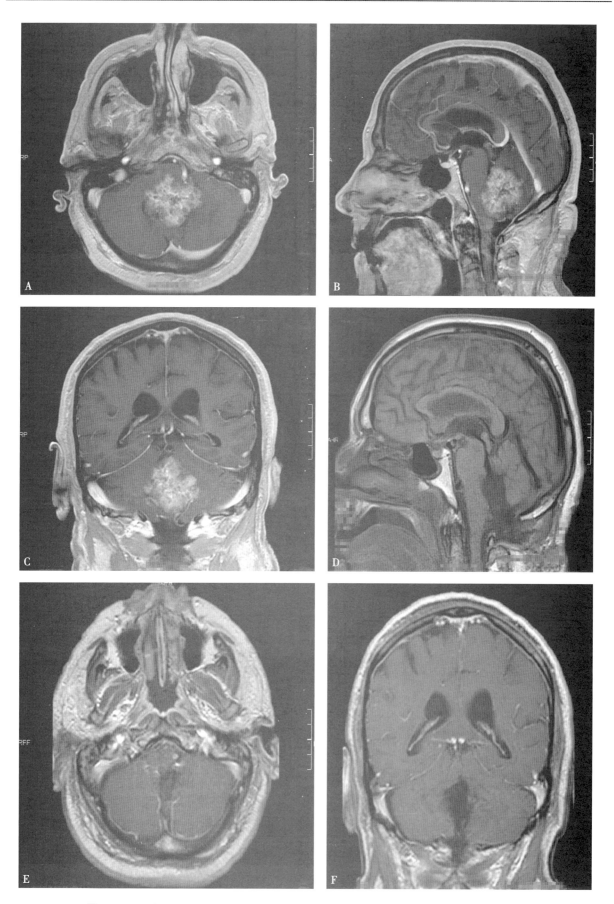

**图 3-3-4-4**　内镜外手术技术切除四脑室脉络丛乳头状瘤术前术后头颅 MRI 影像学表现

A~C. 术前；D~F. 术后

电凝后切断,最终全切残余瘤体。术中需要认真辨认肿瘤嵌入脑干的部位并仔细分离。部分肿瘤与脑干间无明显界面,可残留少许肿瘤,避免损伤脑干,以免术后发生严重的并发症。

(桂松柏 邱虓)

# 第五节 室旁肿瘤的内镜手术治疗

## 一、丘脑肿瘤的内镜手术治疗

### (一)概述

丘脑肿瘤占颅内肿瘤1%~5%,以丘脑胶质瘤为主,可发生于任何年龄,以儿童和青年人为主。丘脑胶质瘤多呈膨胀性生长,其周边为脑实质核团,故肿瘤界限比较清晰。好发部位包括丘脑的前上部(丘脑前核团、腹侧核团及中央核团)和后结节。肿瘤可沿传导束、室管膜下走行或在脑室内播散。丘脑胶质瘤的生长方式可以分为以下3种:①肿瘤局限于丘脑;②肿瘤超出丘脑范围,向上或向外达邻近脑叶白质;③肿瘤向脑室方向生长,不穿破脑室壁。其中,单侧丘脑星形细胞瘤最多见。双侧丘脑胶质瘤多位于两侧丘脑的对称位置。

### (二)临床表现

以高颅压、不同程度偏瘫为主要症状,有时有感觉缺失、视力下降和视野缺失、精神和意识改变、癫痫等症状。以高颅压和运动缺失症状最常见,其次是癫痫与感觉障碍。

### (三)影像学表现

丘脑胶质瘤一般较大,呈球形或类圆形,边缘相对清楚。当第三脑室受压闭塞时,可导致幕上脑室扩大。CT:病变界限清晰,瘤周水肿少见,以低或混杂密度为主,可伴有强化。MRI:星形细胞瘤$T_1WI$见肿瘤呈均匀性低信号影,$T_2WI$为均匀稍高信号;周边水肿轻,增强扫描为轻度强化或囊壁强化。间变性星形细胞瘤或胶质母细胞瘤$T_1WI$为不均匀低信号,$T_2WI$为不均匀高信号,囊变出血多见,水肿范围大,增强扫描表现为明显强化。

### (四)丘脑胶质瘤分型及手术入路的选择

丘脑胶质瘤根据生长方向和位置可以分为:外侧型丘脑胶质瘤和内侧型丘脑胶质瘤。外侧型定义为肿瘤主体向前方、上方、后方生长突入侧脑室和向侧方生长接近侧裂的丘脑胶质瘤。内侧型定义为起源于丘脑内侧,向中线生长,突入第三脑室的丘脑胶质瘤。外侧型丘脑肿瘤手术入路包括:经皮质(经额、经顶、经颞、经顶枕)经脑室丘脑肿瘤切除术、经胼胝体(胼胝体前部、胼胝体后部)经脑室丘脑肿瘤切除术、经胼胝体穹隆间丘脑肿瘤切除术、经侧裂-岛叶皮层入路丘脑肿瘤切除术和经幕下小脑上丘脑肿瘤切除术。内侧型丘脑肿瘤手术入路包括:经胼胝体-室间孔入路和经胼胝体-穹隆间入路。

内镜治疗丘脑胶质瘤包括两个方面:①大部分丘脑低度恶性肿瘤适合经脑室入路内镜外手术技术切除;②部分高度恶性丘脑胶质瘤和双侧丘脑胶质瘤适合经脑室入路内镜内手术活检明确诊断。

常用手术入路包括:

**1. 内镜经侧脑室额角入路** 适合肿瘤主体向前上部生长、突入侧脑室前、中部并伴有脑积水的丘脑肿瘤。内镜入路步骤同前,进入侧脑室前角即可见到向上突起的侧脑室底部肿瘤。

**2. 内镜经侧脑室三角区入路** 适用于丘脑枕部及后上部的肿瘤突入侧脑室三角区的丘脑肿瘤(图3-3-5-1)。

**3. 内镜经侧脑室-室间孔入路** 适用于起源于丘脑内侧、肿瘤主体向中线生长并突入第三脑室并伴有脑积水的丘脑肿瘤。手术入路选择肿瘤对侧入路。具体内镜手术步骤同前,主要用于肿瘤活检。

### (五)丘脑胶质瘤内镜外技术肿瘤切除方法

囊性肿瘤先穿刺放液。原则上,应先行瘤内切除,然后再分离周边,避免因操作空间狭小造成周围脑组织损伤。肿瘤与大脑内静脉、大脑大静脉粘连需仔细分离。若与丘脑、中脑边界不清,可

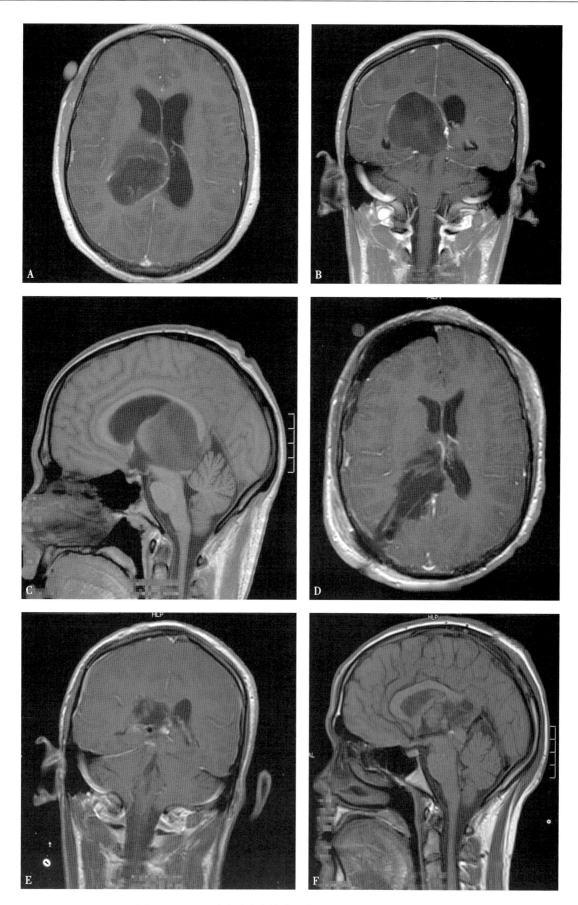

图 3-3-5-1 丘脑胶质瘤内镜外手术术前、术后头颅 MRI 影像
A~C. 术前;D~F. 术后

大部或近全切除,残余肿瘤放射治疗。切勿强行切除,以免造成术后昏迷、偏瘫等严重并发症。切除肿瘤后常规行透明隔造瘘并瘤腔放置引流管。

## 二、血管网状细胞瘤的内镜手术治疗

### (一) 概述

血管网状细胞瘤组织来源于血管内皮细胞的胚胎细胞残余组织,为富血管良性肿瘤,多位于小脑半球。好发于20~40岁的成年人,可有家族史。根据其病理学及影像学特点可分为大囊小结节型、单纯囊型及实质型。手术全切除肿瘤是根治血管网状细胞瘤的最佳途径,一旦肿瘤完全切除可以获得治愈。适合神经内镜治疗的为大囊小结节型,此类肿瘤瘤结节位于瘤囊内,切除瘤结节即可获得治愈。

### (二) 大囊小结节型血管网状细胞瘤影像学表现

多数位于小脑半球,少数位于大脑半球。CT表现为有附壁结节的类圆形低密度囊性病变,结节呈等密度。MRI表现特点是囊性病变伴有腔内附壁结节,边界清楚,结节较小。$T_1WI$囊液信号稍高于脑脊液,壁结节呈等信号;$T_2WI$囊液呈高信号,壁结节信号低于囊液,有时被囊液高信号遮盖。瘤周可有轻中度水肿。增强扫描壁结节显著强化,瘤周见少许点状、条状流空血管影。

### (三) 四脑室旁大囊小结节型血管网状细胞瘤神经内镜手术方法(图 3-3-5-2)

使用神经内镜治疗较显微手术损伤小,且对

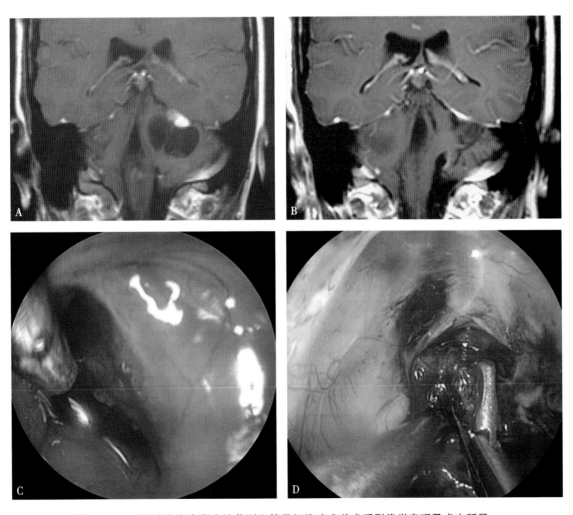

**图 3-3-5-2 四脑室旁大囊小结节型血管母细胞瘤术前术后影像学表现及术中所见**
A. 四脑室旁囊性血管母细胞瘤内镜外手术术前影像;B. 内镜外手术术后影像;C、D. 内镜外手术术中

于小结节的寻找及切除具有显微镜所不具有的优势。如结合神经导航能帮助精确定位瘤结节,并协助设计手术路径,减少手术时间。神经内镜进入瘤腔后找到瘤结节,于直视下切除。

**1. 根据结节位置确定切口和颅骨钻孔位置** 直切口,颅骨钻孔,十字切开硬膜。

**2. 内镜探查** 内镜置入瘤囊内,可看到光滑的囊壁,对瘤壁进行探查,瘤结节呈鲜红、暗红色,血运丰富。附近可见供血动脉和回流静脉。

**3. 切除肿瘤** 切除瘤结节时应从瘤周的脑组织开始,沿肿瘤包膜分离并将瘤结节整块切除,不可分块或直接切除瘤结节,否则出血将很难控制。

(桂松柏 邸虓)

# 第六节 松果体区肿瘤的内镜手术治疗

## 一、概述

松果体区肿瘤约占成人颅内肿瘤的0.4%~1.0%,占儿童颅内肿瘤的5%~10%。因为该区域解剖结构复杂,且邻近大脑大静脉、脑干,位置深在,所以手术风险较大。

该区域肿瘤有生殖细胞肿瘤、松果体细胞瘤、松果体母细胞瘤、胶质瘤等。根据是否对放疗敏感可以分为放疗敏感肿瘤和放疗不敏感肿瘤。后者又可以分为手术全切预后好的肿瘤和手术切除后依然预后不良的肿瘤。因此,该区域的肿瘤有些适合手术,有些适合放疗和化疗。有些并非肿瘤,需要其他治疗。因此,在制定该区域肿瘤治疗方案之前,明确肿瘤的性质至关重要。目前,除了常规CT、MRI检查以外,还有一些肿瘤标记物的检测被用于了解病变的性质,但是很多病变在完成上述检查后依然不能确定病理性质。

另外,由于该类肿瘤多数因肿瘤压迫导水管导致幕上脑积水,所以在处理肿瘤的同时,还要同时治疗脑积水。

针对松果体区肿瘤的特点,内镜治疗的方式分为两种:

1. 对于某些常规检查不能明确性质的病变或者考虑可能对放疗、化疗敏感的肿瘤,可以使用内镜治疗,术中先行三脑室底部造瘘,然后对肿瘤进行活检,明确肿瘤的病理诊断,为下一步治疗提供依据。和立体定向活检比较有准确率高、安全、能同时解决脑积水三大优点。

2. 对于术前检查性质较明确、适合手术的病人,可以使用内镜切除肿瘤。

## 二、松果体区占位神经内镜切除手术入路

### (一)经侧脑室额角-室间孔入路切除松果体区肿瘤(图3-3-6-1)

适合肿瘤向前生长突入三脑室后部的松果体区肿瘤。

入路手术步骤及方法同前。内镜经室间孔到达三脑室后部,可见凸入三脑室后部瘤体,内镜下切除肿瘤。

### (二)幕下小脑上入路

适用于向后颅凹生长的松果体区肿瘤。目前使用内镜内、外技术通过该入路切除松果体区肿瘤的文献报道极少。国外有少数医学中心使用内镜外技术通过该入路切除松果体区肿瘤。

具体手术步骤:枕下正中直切口,咬除枕鳞后剪开硬膜,切断小脑半球上回流入横窦和乙状窦的桥静脉,将小脑幕和小脑半球分别向上、下牵拉,置入内镜,暴露四叠体池,切开蛛网膜,即可暴露肿瘤,内镜引导下切除肿瘤。

## 三、松果体区占位神经内镜活检手术方法

对松果体区占位活检均取侧脑室额角-室间孔入路。因为最佳方式为经过一个钻孔同时完成

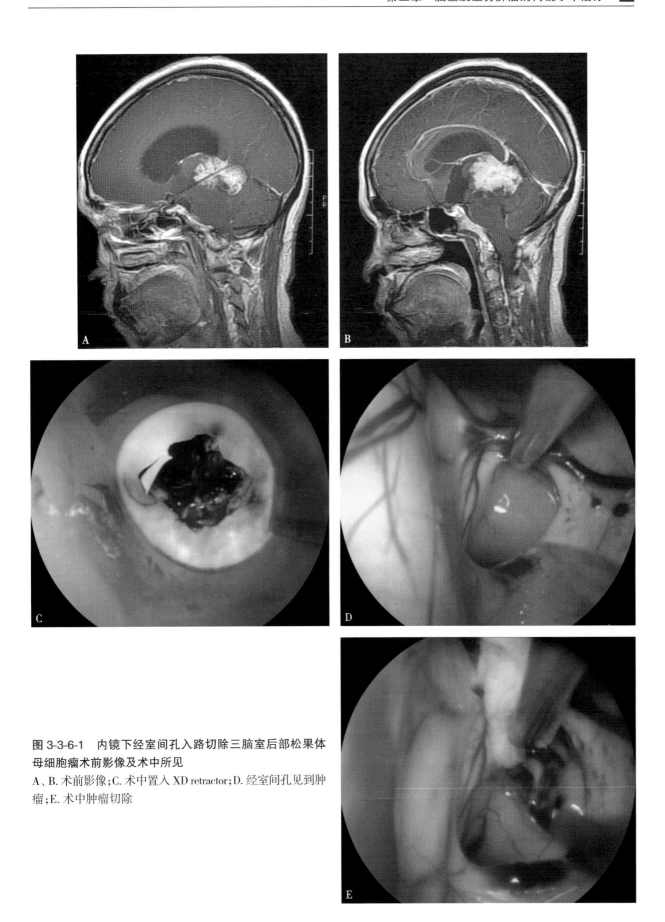

图 3-3-6-1 内镜下经室间孔入路切除三脑室后部松果体母细胞瘤术前影像及术中所见

A、B. 术前影像;C. 术中置入 XD retractor;D. 经室间孔见到肿瘤;E. 术中肿瘤切除

三脑室底部造瘘和松果体区肿瘤的活检,所以颅骨钻孔点的位置确定很关键。术前根据 MRI 确定肿瘤前缘点和三脑室底部造瘘点,将这两点连成一条直线,然后将连线的中点和室间孔后缘再连成一条直线,向外延伸到达的点即为内镜置入点。若肿瘤偏向一侧,内镜置入点应选在对侧;若肿瘤居中,则选非优势侧置入内镜,以利于硬性内镜观察和操作。一般选择在右额中线旁 3cm、冠状缝前 3cm 处置入内镜,既可以完成三脑室底部造瘘,又可以向后完成松果体区肿瘤的活检。如果根据测量发现很难经过一点完成两个操作,则选择前后两点颅骨钻孔,即选择冠状缝前 6cm 钻孔和冠状缝上钻孔。对于可以经过手术途径可以直视到达的病变,使用 0°镜,对于无法直视到达的病变,可以使用 30°或 70°镜。可以使用硬镜,也可以使用软镜。

具体手术步骤:

1. 头皮切开,颅骨钻孔。

2. 十字切开硬膜,先用脑穿针试穿脑室额角,放出少许脑脊液,确定脑室位置后,将神经内镜沿脑穿针穿刺方向和深度插入脑室。

3. 首先取脑脊液做脱落细胞以及肿瘤标记物检查。

4. 内镜从室间孔进入第三脑室,检查第三脑室底是否有肿瘤种植,经常能在三脑室底部发现影像所无法发现的肿瘤种植,从而决定是否需要全脑 - 脊髓放疗,但不在该区域做活检。于三脑室底部造瘘。

5. 内镜向后观察可见松果体区肿瘤突入脑室,此时注意内镜移动一定要轻柔以避免脑组织移位挫伤和室间孔损伤。一般选择肿瘤中线区域的上部做活检,不在两边和肿瘤下部活检,以避免损伤下行的锥体束。选择肿瘤表面血管较少区域,活检前先不要电凝肿瘤,多点用活检钳取瘤,应多处活检以避免假阴性,最少取三处标本,以增加病理准确率。大的肿瘤标本可以和内镜一起从皮层造瘘口取出,标本取出后,再重新置入内镜继续操作。组织标本取下后,一般有小的静脉出血,可进

行电凝或冲洗,多可止血满意。也可以用小的球囊压迫止血。仔细检查无活动性出血后取出内镜,手术结束。

(桂松柏　邸虓)

## 参 考 文 献

1. Ahmad F, Sandberg DI. Endoscopic management of intraventricular brain tumors in pediatric patients: a review of indications, techniques, and outcomes. J Child Neurol, 2010 Mar, 25 (3): 359-367

2. Ahn ES, Goumnerova L. Endoscopic biopsy of brain tumors in children: diagnostic success and utility in guiding treatment strategies. J Neurosurg Pediatr, 2010, 5 (3): 255-262

3. Badie B, Brooks N, Souweidane MM. Endoscopic and minimally invasive microsurgical approaches for treating brain tumor patients. J Neurooncol, 2004, 69 (1-3): 209-219

4. Hardesty D A, Walker C T, Nakaji P. Minimally Invasive Endoscopic Resection of Intraparenchymal Brain Tumors. [J]. World Neurosurgery, 2014, 82 (6): 1198

5. Boogaarts HD, Decq P. Grotenhuis JA, et al. Long-term results of the neuroendoscopic management of colloid cysts of the third ventricle: a series of 90 cases. Neurosurgery, 2011, 68 (1): 179-187

6. Cardia A, Caroli M, Pluderi M, et al. Endoscope-assisted infratentorial-supracerebellar approach to the third ventricle: an anatomical study. J Neurosurg, 2006, 104 (6 Suppl): 409-414

7. Charalampaki P, Filippi R, Welschehold S, et al. Tumors of the lateral and third ventricle: removal under endoscope-assisted keyhole conditions. Neurosurgery, 2005, 57 (4 Suppl): 302-311

8. Zanini M A, Rondinelli G, Fernandes A Y. Endoscopic supracerebellar infratentorial parapineal approach for third ventricular colloid cyst in a patient with quadrigeminal cistern arachnoid cyst: Case report [J]. Clinical Neurology & Neurosurgery, 2013, 115 (6): 751-755

9. Chernov MF, Kamikawa S, Yamane F, et al. Neurofiberscopic biopsy of tumors of the pineal region and posterior third

ventricle：indications，technique，complications，and results.Neurosurgery，2006，59（2）：267-277

10. Fratzoglou M，Leite dos Santos AR，Gawish I，et al.Endoscope-assisted microsurgery for tumors of the septum pellucidum：surgical considerations and benefits of the method in the treatment of four serial cases. Neurosurg Rev，2005，28（1）：39-43

11. Wang L，Ling S Y，Fu X M，et al. Neuronavigation-assisted endoscopic unilateral cyst fenestration for treatment of symptomatic septum pellucidum cysts.［J］. Journal of Neurological Surgery Part A Central European Neurosurgery，2013，74（4）：209-215

12. Greenlee JD，Teo C，Ghahreman A，et al.Purely endoscopic resection of colloid cysts.Neurosurgery，2008，62：51-56

13. Hellwig D，Bauer BL，Schulte M，et al.Neuroendoscopic treatment for colloid cysts of the third ventricle：the experience of a decade.Neurosurgery，2003 Mar，52（3）：525-533

14. Horn EM，Feiz-Erfan I，Bristol RE，et al.Treatment options for third ventricular colloid cysts：comparison of open microsurgical versus endoscopic resection. Neurosurgery，2007，60（4）：613-620

15. Jho HD，Alfieri A.Endoscopic removal of third ventricular tumors：a technical note.Minim Invasive Neurosurg，2002，45（2）：114-119

16. Klimo P Jr，Goumnerova LC.Endoscopic third ventriculocisternostomy for brainstem tumors. J Neurosurg，2006，105（4 Suppl）：271-274

17. Knaus H，Abbushi A，Hoffmann KT，et al.Measurements of burr-hole localization for endoscopic procedures in the third ventricle in children.ChildsNervSyst，2009，25（3）：293-299

18. Knaus H，Matthias S，Koch A，et al. Single burr hole endoscopic biopsy with third ventriculostomy-measurements and computer-assisted planning. Child's Nervous System，2011，27（8）：1233-1241

19. Kumar V，Behari S，Kumar Singh R，et al.Pediatric colloid cysts of the third ventricle：management considerations. Acta Neurochir（Wien），2010，152（3）：451-461

20. Oi S，Kamio M，Joki T，et al.Neuroendoscopic anatomy and surgery in pineal region tumors：role of neuroendoscopic procedure in the minimally-invasive preferential management.J Neurooncol，2001，54（3）：277-286

21. Prat R，Galeano I.Endoscopic biopsy of foramen of Monro and third ventricle lesions guided by frameless neuronavigation：usefulness and limitations.Clin Neurol Neurosurg，2009，111（7）：579-582

22. Reddy AT，Wellons JC 3rd，Allen JC，et al.Refining the staging evaluation of pineal region germinoma using neuroendoscopy and the presence of preoperative diabetes insipidus.Neuro Oncol，2004，6（2）：127-133

23. Romano A，Chibbaro S，Makiese O，et al.Endoscopic removal of a central neurocytoma from the posterior third ventricle.J Clin Neurosci，2009，16（2）：312-316

24. Roopesh Kumar SV，Mohanty A，Santosh V，et al.Endoscopic options in management of posterior third ventricular tumors.ChildsNervSyst，2007，23（10）：1135-1145

25. Chibbaro S，Rocco F D，Makiese O，et al. Neuroendoscopic management of posterior third ventricle and pineal region tumors：technique，limitation，and possible complication avoidance. Neurosurgical Review，2012，35（3）：331-340

26. Song JH，Kong DS，Seol HJ，et al.Transventricular Biopsy of Brain Tumor without Hydrocephalus Using Neuroendoscopy with Navigation.J Korean Neurosurg Soc，2010 Jun，47（6）：415-419

27. Song JH，Kong DS，Shin HJ. Feasibility of neuroendoscopic biopsy of pediatric brain tumors. ChildsNervSyst，2010，26（11）：1593-1598.

28. Souweidane MM，Hoffman CE，Schwartz TH. Transcavuminterforniceal endoscopic surgery of the third ventricle.J Neurosurg Pediatr，2008，2（4）：231-236

29. Souweidane MM，Luther N.Endoscopic resection of solid intraventricular brain tumors.J Neurosurg，2006，105（2）：271-278

30. Souweidane MM.Endoscopic surgery for intraventricular brain tumors in patients without hydrocephalus. Neurosurgery，2005，57（4 Suppl）：312-318

31. Teo C，Greenlee JD.Application of endoscopy to third ventricular tumors.Clin Neurosurg，2005，52：24-28

32. Tirakotai W，Hellwig D，Bertalanffy H，et al.The role of neuroendoscopy in the management of solid or solid-cystic intra- and periventricular tumours.ChildsNervSyst，2007，23（6）：653-658

33. Cinalli G，Cappabianca P，De F R，et al. Current state and future development of intracranial neuroendoscopic surgery. Expert Review of Medical Devices，2014，2（3）：351-373

# 第四篇

# 颅底疾病的神经内镜手术治疗

# 第 一 章

*ENDOSCOPIC NEUROSURGERY*

# 颅底疾病的内镜手术治疗概述

颅底被分为三个区域,前颅底、中颅底和后颅底。

对位于颅底两侧以及位于前颅底前方和后颅凹后方的肿瘤(图 4-1-0-1),适合侧方、前方和后方(包括额下、额外侧、翼点、额眶颧、颞下、乙状窦前、乙状窦后、后正中、远外侧等)入路开颅显露。

对位于颅底中线区域的肿瘤(图 4-1-0-2),如果要经侧方、前方或后方入路显露,则需要牵拉更多的脑组织以显露病变,手术操作通道明显变深,病变越靠近中线区域,手术通道就越狭窄和深在。

## 一、颅底中线区域手术入路比较

颅底中线区肿瘤包括位于鞍结节、鞍区、斜坡、枕骨大孔脑干腹侧等颅底中线区域的肿瘤,如脊索瘤、脑膜瘤、垂体腺瘤、颅咽管瘤(鞍内型、鞍内鞍上型、鞍上型)、脑组织、重要血管、神经位于肿瘤的背侧或周边。

使用前、侧、后方开颅入路切除上述肿瘤:①需要牵拉脑组织以显露病变;②切除肿瘤前,首先面对的是肿瘤背侧及周边的血管和神经,要通过这些神经、血管之间的间隙切除肿瘤;③对肿瘤背侧的重要结构有时直视困难。

采用内镜下经鼻入路切除肿瘤(图 4-1-0-3):①可直接到达病变腹侧和肿瘤基底部,避免牵拉脑组织;②首先显露肿瘤腹侧,肿瘤切除后,才能显露肿瘤背侧的血管和神经,减少损伤风险;③对于颅底脑膜瘤,切除肿瘤的基底是全部切除肿瘤的关键,采用开颅手术很难完全切除颅底的硬膜和骨质。采用内镜下经鼻入路,必须先切除肿瘤附着的颅底骨质和硬膜才能到达肿瘤,早期就切断了肿瘤大部分血供。

综上所述,从解剖、病理以及手术角度分析,经鼻入路切除上述前、中、后颅底中线区域肿瘤具有独特优势,是较理想的手术设计。

## 二、内镜经鼻颅底手术的优势

随着科技的飞速发展,显微镜、内镜和相应器械设备逐渐完善,经鼻手术技术不断提高,经鼻切除许多颅底病变日益成为主流,显微神经外科以及内镜神经外科以不同特点发挥作用。

采用经鼻入路,内镜手术和显微手术比较,具有以下优点:①视角广,可多角度观察,显示显微镜所无法到达的盲区和死角,内镜可以清晰显露显微镜无法显示的死角,经过同样的手术通道,观察及手术操作范围明显扩大;②在较深的术野,手术显微镜的光亮度可能出现衰减,神经内镜可以近距离观察病变,不受术野深度影响,为深部术野提供更好的观察质量,分辨清晰度优于显微镜,更

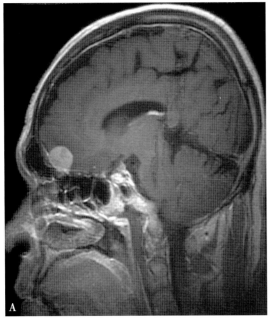
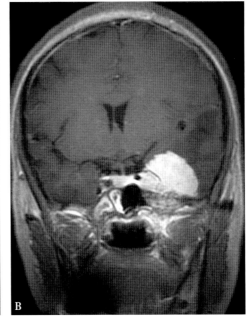
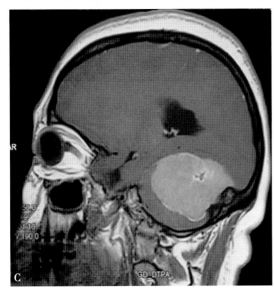

图 4-1-0-1 适宜开颅手术暴露的肿瘤
A. 前颅底脑膜瘤；B. 中颅底脑膜瘤；C. 后颅底
脑膜瘤

有利于精细操作；③内镜手术创伤小。基于这些优势，随着神经内镜技术的推广，各大医学中心开始使用内镜经鼻切除垂体腺瘤等鞍区病变。

在垂体腺瘤切除手术中，内镜独特的近距离和多角度观察优势体现在以下四个方面：①对位于显微镜观察死角的病变，不再是使用刮匙等器械非直视操作，而是将内镜深入瘤腔内直视操作；②对于垂体微腺瘤，可利用内镜近距离精细观察以明确瘤体和垂体的界限，在较小损伤正常垂体的前提下，全切肿瘤；③在显微镜下切除较硬的垂体大腺瘤时，由于视野显露缺陷，只能看到肿瘤下

部，肿瘤质地硬韧又无法用刮匙刮除，盲目牵拉可引起意外损伤，切除困难。此时，在内镜下，可以从不同方向、路径切除肿瘤，利于直视下全切肿瘤；④对起源于垂体后叶的肿瘤，可以通过磨除斜坡隐窝骨质、从鞍底的最下方向上切除肿瘤，从而避免损伤垂体前叶。

神经内镜克服了显微镜筒状视野和深部术野照明衰减等固有缺陷，可显著扩大颅底手术观察和操作范围。内镜经鼻、经口切除颅底肿瘤有广阔的发展前景，但要达到操作自如，仍然有许多技术瓶颈。需克服两个技术难点：首先，内镜颅底入路解

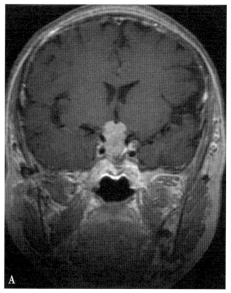
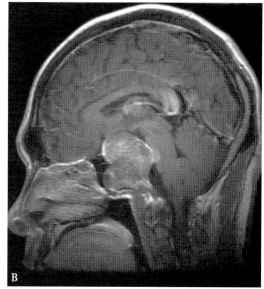

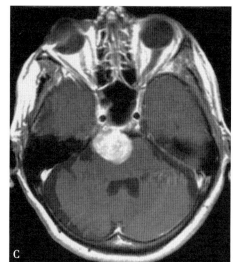

图 4-1-0-2　可以应用颅底内镜治疗的病变
A. 鞍结节脑膜瘤；B. 斜坡脊索瘤；C. 岩斜区脑膜瘤

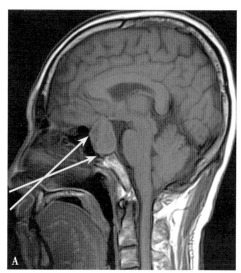
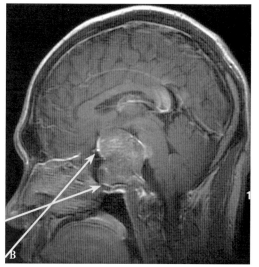

图 4-1-0-3　采用内镜下经鼻入路切除肿瘤
A. 垂体腺瘤；B. 脊索瘤

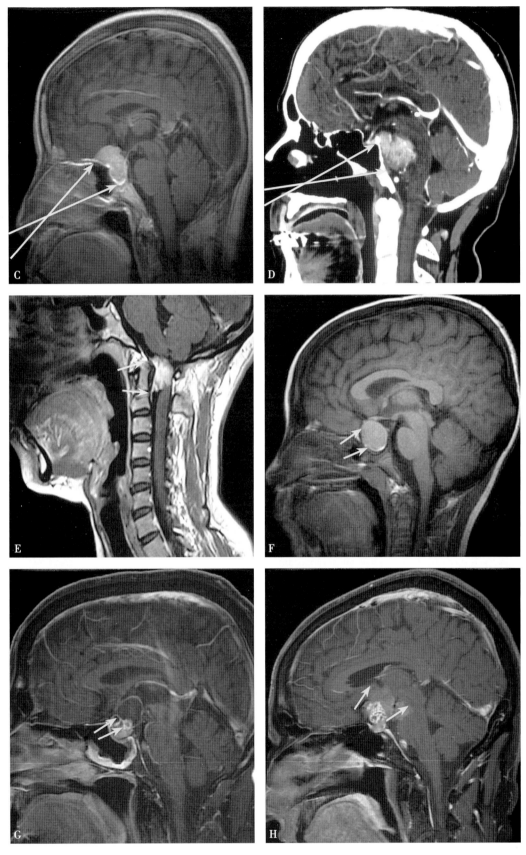

图 4-1-0-3（续）

C. 鞍结节脑膜瘤；D. 岩斜区脑膜瘤；E. 枕大孔腹侧脑膜瘤；F. 鞍内型颅咽管瘤；G. 鞍内鞍上型颅咽管瘤；
H. 鞍上型颅咽管瘤。箭头所指为经鼻手术路径示意

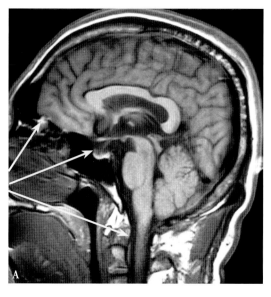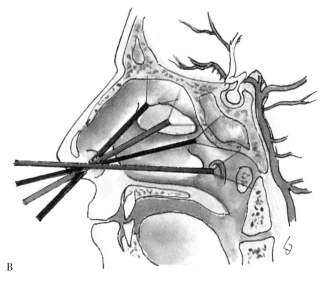

**图 4-1-0-4　经鼻颅底内镜入路显露范围**
A、B.箭头示意经鼻内镜颅底手术范围:从额窦到寰椎的颅底中线区

剖标志和路径数据资料仍不完善;其次,术后颅底重建和防止脑脊液漏仍是颅底外科面临的挑战。

近年来,神经内镜手术技术及设备不断完善,广角度内镜的照明和景深越来越好,止血技术不断提高,各种相应配套器械(神经监测仪器、微型B超,内镜手术用微型超吸、内镜用显微器械等)不断涌现和更新,颅底重建新技术层出不穷,对经鼻颅底中线区解剖入路研究亦逐渐加深,这些都为内镜颅底外科的快速发展奠定了坚实的基础。许多医生对位于前、中、后颅底中线区(图 4-1-0-4)的脊索瘤、脑膜瘤以及部分颅咽管瘤,开始尝试应用内镜经鼻颅底扩展入路切除。

## 三、内镜经鼻颅底手术适应证

颅底肿瘤种类繁多,病变范围、性质、位置多种多样,内镜手术并不能治疗所有颅底肿瘤。目前,内镜经鼻颅底扩展入路的适应证为:①前、中、后颅底中线区肿瘤,不适合过于偏向一侧的肿瘤;②神经血管位于肿瘤背侧,如起源于骨质、硬膜、蛛网膜的肿瘤(脊索瘤、脑膜瘤)以及垂体腺瘤、部分颅咽管瘤等;③某些斜坡或鞍区肿瘤,从颅底中线区向侧方生长,从侧方入路开颅手术,损伤脑神

经或重要血管的风险较大,使用经鼻入路又不能做到手术全切。对于这些肿瘤,可将内镜经鼻手术和开颅手术结合起来,根据肿瘤大小、位置、生长方向等因素综合考虑。如肿瘤以中线为主体,可首先经鼻切除中线区域肿瘤,首次术后 2~3 周再行二期开颅手术切除侧方残余肿瘤。

在颅底外科,内镜和显微镜一样,是一种不可缺少的工具。神经外科医生在选择以何种方法处理病变时,往往会选择熟悉的入路,如果神经外科医生同时熟练掌握了显微镜和内镜手术技巧,在选择入路和工具时,就不会有偏向,而只是考虑何种入路和工具创伤更小,为病人提供最佳的手术方案,从而提高病人术后生存质量。

(张亚卓　桂松柏)

## 参 考 文 献

1. Kassam A,Snyderman CH,Mintz A,et al. Expanded endonasal approach:the rostrocaudal axis. Part II. Posterior clinoids to the foramen magnum.Neurosurg Focus,2005,19(1):4

2. Kassam A,Snyderman CH,Mintz A,et al. Expanded

endonasal approach:the rostrocaudal axis. Part I. Crista galli to the sella turcica. Neurosurg Focus,2005,19(1):3

3. Messina A,Bruno MC,Decq P,et al. Pure endoscopic endonasal odontoidectomy:anatomical study. Neurosurg Rev,2007,30(3):189-194

4. Cavallo LM,Cappabianca P,Galzio R,et al. Endoscopic transnasal approach to the cavernous sinus versus transcranial route:anatomic study. Neurosurgery,2005,56(2 Suppl):379-389

5. Cavallo LM,Messina A,Cappabianca P,et al. Endoscopic endonasal surgery of the midline skull base:anatomical study and clinical considerations. Neurosurg Focus,2005,19(1):E2

6. Divitiis E,Cavallo LM,Esposito F,et al. Extended endoscopic transsphenoidal approach for tuberculum sellae meningiomas. Neurosurgery,2007,61(5 Suppl 2):229-237

7. Kassam AB,Gardner PA,Snyderman CH,et al. Expanded endonasal approach,a fully endoscopic transnasal approach for the resection of midline suprasellar craniopharyngiomas:a new classification based on the infundibulum. J Neurosurg,2008,108(4):715-728

8. Cavallo LM,Prevedello DM,Solari D,et al. Extended endoscopic endonasal transsphenoidal approach for residual or recurrent craniopharyngiomas. J Neurosurg,2009,111(3):578-589

9. de Divitiis E,Esposito F,Cappabianca P,et al. Endoscopic transnasal resection of anterior cranial fossa meningiomas. Neurosurg Focus,2008,25(6):8

10. Gardner PA,Kassam AB,Thomas A,et al. Endoscopic endonasal resection of anterior cranial base meningiomas. Neurosurgery,2008,63(1):36-52

11. Stippler M,Gardner PA,Snyderman CH,et al. Endoscopic endonasal approach for clival chordomas. Neurosurgery,2009,64(2):268-277

12. Tan SH,Brand Y,Prepageran N,et al. Endoscopic transnasal approach to anterior and middle cranial base lesions. Neurol India,2015,63(5):673-80

13. Alvarez Berastegui GR,Raza SM,Anand VK,et al. Endonasal endoscopic transsphenoidal chiasmapexy using a clival cranial base cranioplasty for visual loss from massive empty sella following macroprolactinoma treatment with bromocriptine:case report. J Neurosurg,2016,124(4):1025-1031

14. Castelnuovo P,Battaglia P,Turri-Zanoni M,et al. Endoscopic endonasal surgery for malignancies of the anterior cranial base. World Neurosurg,2014,82(6 Suppl):S22-31

15. Elhadi AM,Almefty KK,Mendes GA,et al. Comparison of surgical freedom and area of exposure in three endoscopic transmaxillary approaches to the anterolateral cranial base. J Neurol Surg B Skull Base,2014,75(5):346-353

# 第二章

ENDOSCOPIC NEUROSURGERY

# 垂体腺瘤的内镜手术治疗

## 第一节　垂体相关解剖

垂体(hypophysis)是人体最重要的内分泌腺体之一,位于中颅凹底蝶鞍的垂体窝内,通过垂体柄、漏斗与下丘脑相连。垂体呈卵圆形,成人垂体大小约为 1.0cm×1.5cm×0.5cm,重量 0.5~0.6g,在青春期和妊娠期可增大。

垂体由外胚层原始口腔顶部向上突起的 Rathke 囊与第三脑室底部间脑向下发展的漏斗小泡结合而成。Rathke 囊下端形成颅咽管,随着颅骨的闭合,颅咽管与口腔顶部隔开。Rathke 囊前壁发育成垂体前叶远侧部及结节部,后壁发育成中间部。漏斗小泡发育成垂体后叶、垂体柄和正中隆起。

根据组织来源和功能的不同,垂体可分为前部的腺垂体和后部的神经垂体两大部分(图4-2-1-1)。腺垂体包括远侧部、结节部和中间部,可分泌多种激素,包括生长激素(GH)、促甲状腺激素(TSH)、促肾上腺皮质激素(ACTH)、黄体生成素

(LH)、卵泡刺激素(FSH)、泌乳素(PRL)。神经垂体较小,包括神经部和漏斗,无内分泌功能,主要贮藏下丘脑视上核和室旁核分泌的加压素(ADH)和催产素(OT)。

垂体的血液供应来源于垂体上动脉和垂体下动脉。垂体上动脉从颈内动脉海绵窦段或床突上段发出,部分从基底动脉发出,进入结节部上端,在正中隆起和漏斗柄形成初级毛细血管网,然后汇集成 12~15 条垂体门静脉,在腺垂体形成次级毛细血管网,次级毛细血管汇集成小静脉,最后汇成垂体下静脉,注入海绵窦。垂体下动脉从颈内动脉海绵窦段后部发出,在中间部和正中隆起与垂体上动脉可形成吻合,主要供应神经垂体,静脉回流至海绵窦(图4-2-1-2)。

垂体腺瘤起源于腺垂体,属于神经内分泌系统肿瘤。流行病学调查结果显示垂体腺瘤的发病率为 1/10 万,仅低于胶质瘤和脑膜瘤,约占颅内肿瘤的 10%。近年来,随着内分泌检查和医学影像学的发展,垂体腺瘤的诊断率不断提高,发病率呈上升趋势。

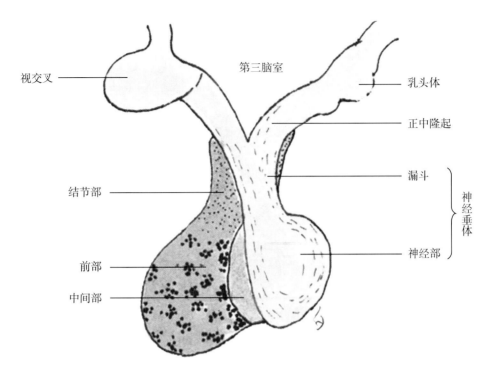

图 4-2-1-1 垂体解剖示意图

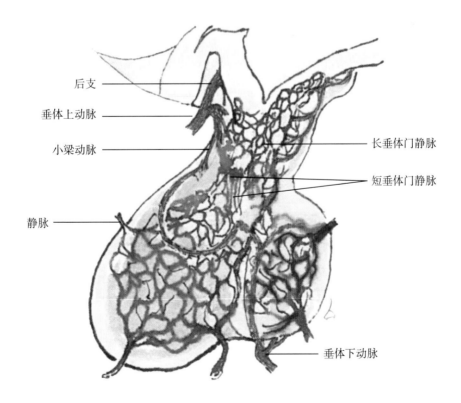

图 4-2-1-2 垂体血供示意图

## 第二节 垂体腺瘤的分类、临床表现

垂体腺瘤可按照肿瘤的大小和激素分泌功能来临床分类。根据肿瘤大小分为微腺瘤(直径<1cm)和大腺瘤(直径≥1cm)。根据分泌激素的不同,分为功能性腺瘤和无功能腺瘤。具有内分泌功能的腺瘤,根据分泌的激素不同,又可分为:泌乳素腺瘤、生长激素腺瘤、促肾上腺皮质激素腺瘤、促甲状腺素腺瘤、促性腺激素腺瘤和多分泌功能腺瘤。恶性垂体腺瘤少见,不到垂体腺瘤总数的1%。

### 一、泌乳素腺瘤(PRL腺瘤)

PRL腺瘤是来源于PRL分泌细胞的肿瘤,是最常见的垂体功能性腺瘤,占全部垂体腺瘤的30%~40%,微腺瘤的40%。PRL腺瘤多见于女性,病人男女比例约为1:5。女性病人以微腺瘤多见,发病年龄在20~40岁。男性病人则多为大腺瘤,发病年龄多在40~55岁。

**1. 临床表现** PRL微腺瘤多见于女性,主要表现为闭经、溢乳、不孕。大腺瘤压迫视交叉、正常垂体组织,引起视力、视野损害(双颞侧偏盲或象限盲)和垂体功能低下(乏力、纳差、畏寒、体毛脱落、性功能减退)。侵袭性腺瘤侵入海绵窦,引起海绵窦综合征。

**2. 实验室检查** PRL腺瘤的诊断需依靠血清PRL检测,垂体分泌的PRL分子有不均一性,至少有分子量为154 000、46 000及24 000的三种分子,其中小分子PRL生物活性最高。正常女性血清PRL基础值≤25mg/dl;在妊娠期,从第3月开始,血清PRL水平开始上升,至妊娠末3月及分娩后可高达100~300mg/l,分娩后若不哺乳,血清PRL水平在产后2~3个月时下降至妊娠前水平。正常男性血清PRL水平<20mg/dl。正常人PRL分泌具有节律性,睡眠后PRL水平逐渐升高,觉醒前1小时左右达高峰,然后下降。故检查血清PRL时应在醒后2小时至午餐前2小时间内取血,取血前休息90分钟,避免血PRL高峰下降及应激时PRL水平波动。

引起血清PRL水平升高的原因很多,除了垂体腺瘤外,还包括:①药物的影响,如抗精神病药物(吩噻嗪、苯丙甲酮等)、降血压药(甲基多巴、利血平)、止吐药(胃复安、西咪替丁)、阿片类药物(吗啡、美沙酮);②妊娠、口服避孕药物;③其他疾病,如脑炎、急性紫癜症、类肉瘤、组织细胞增多症、颅咽管瘤、星形细胞瘤、垂体柄损伤、放射治疗后、空泡蝶鞍等;④内分泌疾病,如甲状腺功能减退、肾上腺皮质功能减退;⑤其他,如胸壁感觉神经兴奋反应至乳腺或刺激乳头。以上原因引起的血清PRL水平升高,一般都不超过100mg/dl。药物引起的血清PRL水平升高,多在停药后恢复。若血清PRL水平>100mg/dl,应考虑PRL腺瘤的可能,血清PRL水平的高低与肿瘤的大小、分泌活性及侵袭性有关。如血清PRL水平大于200mg/dl,除外妊娠、哺乳或服药因素后,可确定存在PRL腺瘤。

**3. 药物治疗** 对PRL微腺瘤病人,治疗目的是使PRL水平降至正常,保留性腺功能和性功能。对于PRL大腺瘤,控制和缩小肿瘤体积非常重要。PRL腺瘤药物治疗的适应证包括:不孕、肿瘤引起神经系统症状(尤其是视力缺失)、泌乳、长期的性功能低下、青春期发育异常、骨质疏松(女性多见)。

常用的药物包括多巴胺激动剂(dopamine agonist,DA),如溴隐亭和卡麦角林,为高泌乳素血症和PRL腺瘤病人的首选治疗。药物能使绝大多数病人PRL水平降至正常,肿瘤体积显著缩小,适用于各种大小的肿瘤。如果病人对一种多巴胺激动剂耐药或者不能耐受,应该换服另一种药物。为提高药物耐受性,减少副作用出现,药物治疗应从低剂量开始,并逐步加量。肿瘤缩小、PRL降至正常水平时,则可缓慢减量。PRL水平保持正常至少两年,肿瘤体积缩小超过50%,才可逐步减量。对大腺瘤,停药可引起肿瘤体积增大和泌乳素水平升高。对大腺瘤病人,药物减量或停用后需进行严密随访。

溴隐亭治疗的初始剂量为每天 0.625~1.25mg，每星期增加 1.25mg，直至达到每天 5~7.5mg。通过缓慢加量以及睡前与食物同时服用的方法来减少胃肠道不适和直立性低血压的副作用。卡麦角林的初始治疗剂量为每周或每两周 0.25~0.5mg，每月增加剂量，直到 PRL 降至正常，一般每周剂量不超过 3mg。

服用 DA 后 90%~95% 的微腺瘤不会增大，长期服药后可缩小甚至消失。若服药后 PRL 没有降至正常范围，需更换药物。有些病人经药物治疗 PRL 水平高于正常值，但性腺功能可恢复正常。

PRL 大腺瘤病人，药物治疗能使 PRL 降至正常和肿瘤体积缩小。有文献报道，药物治疗能使 80% 的病人肿瘤体积缩小 25% 以上，PRL 水平下降 50%。药物治疗 1~2 周内，可观察到肿瘤体积的缩小，几个月到几年内，肿瘤可明显缩小。垂体前叶功能也可逐渐恢复，90% 以上的绝经期前女性可恢复正常月经。视力恢复情况亦与外科手术相当。

## 二、生长激素腺瘤（GH 腺瘤）

GH 腺瘤约占垂体腺瘤的 25%，由于腺垂体 GH 分泌细胞过度分泌和异常增殖引起。

临床表现未成年病人出现生长过速，甚至发育成巨人症。成人表现为肢端肥大，如面容改变、额头变大、下颌突出、鼻大唇厚、手指变粗（图 4-2-2-1）等。此外，还常伴多汗、睡眠呼吸暂停、高血压、糖尿病。重者全身乏力、头痛、关节痛、性功能减退、闭经不育等。肿瘤增大可压迫视神经、视交叉，引起视力、视野减退。若不进行治疗，生长激素腺瘤可导致病人过早死亡，死因大多为心血管系统疾病。

实验室检查内分泌检查提示血清 GH 升高（>2μg/L），IGF-I 高于正常。口服葡萄糖耐量试验（最低 GH 值 >1μg/L）可明确诊断。

治疗药物首选生长抑素类似药物，如奥曲肽（octreotide）和兰瑞肽（lanreotide）两类，但费用较高。

## 三、促肾上腺皮质激素腺瘤（ACTH 型腺瘤）

ACTH 腺瘤约占激素分泌性腺瘤的 10%。女性发病率为男性的 8 倍。

1. 临床表现　典型临床症状与糖皮质激素过量升高有关，其次为盐皮质激素升高和高雄性激素血症的表现。最早出现的症状多为肥胖，表现为身体向心性肥胖（图 4-2-2-2），满月脸、水牛背、多血质、腹部及大腿部皮肤有紫纹、体毛增多等，儿童可出现

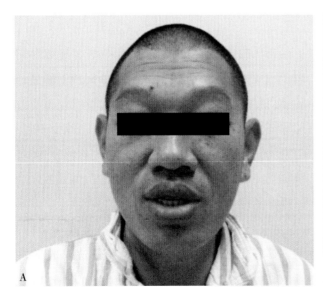
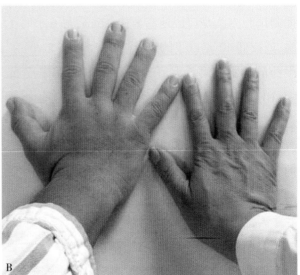

图 4-2-2-1　GH 腺瘤患者典型面容 A 和手外形改变（B，左侧患者，右侧正常人）

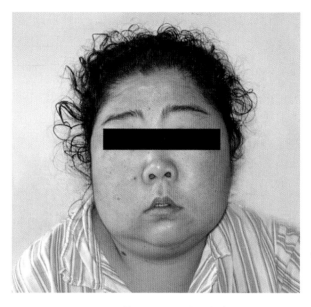

图 4-2-2-2 垂体 ACTH 腺瘤患者典型面容

发育迟缓或停滞。此外,还可出现闭经、性欲减退、全身乏力,甚至卧床不起。有的病人合并高血压、糖尿病等,甚至表现为精神异常,如躁狂和抑郁交替。

2. **实验室检查** 尿游离皮质醇(UFC)是检测皮质醇增多症的最常用方法,正常值为 20~90μg/dl,>150μg/dl 考虑为皮质醇增多症。血皮质醇(COR)检测提示皮质醇昼夜节律消失。血 ACTH 正常血浆浓度为 22pg/ml(8am)和 9.6pg/ml(10pm)。

为确诊皮质醇增多症和明确病因,可采用地塞米松抑制试验,包括大剂量地塞米松抑制试验和小剂量地塞米松抑制试验。小剂量地塞米松抑制试验方法是口服地塞米松 0.5mg,每 6 小时 1 次,或夜间 12 点口服地塞米松 0.75mg,共 2 天,在服药前及服药第二天留 24 小时尿查尿游离皮质醇(UFC),在服药前及服药第三日晨 8 时抽血测定 ACTH 和 COR。正常情况下,服药后 UFC 和血 COR 被抑制,较对照值下降 50% 以上,如不能被抑制可诊断为皮质醇增多症。大剂量地塞米松抑制试验方法是口服地塞米松 2mg,每 6 小时 1 次,共 2 天,留尿、查血方法同小剂量地塞米松抑制试验。服药后,如血 COR、UFC 降至对照值的 50% 以下,考虑为垂体病变;如血 COR、UFC 不能被抑制,则考虑为肾上腺皮质肿瘤。

## 四、其他类型垂体腺瘤

1. **甲状腺刺激素腺瘤(TSH)** 单纯 TSH 腺瘤少见,不足 1%。垂体 TSH 分泌过多引起甲亢症状,在垂体腺瘤切除后,甲亢症状随即消失。此外,甲状腺功能低下可反馈引起垂体腺发生局灶增生,逐渐发展成垂体腺瘤,长大后也可引起蝶鞍扩大、附近组织受压迫的症状。

2. **促性激素(LH 及 FSH)腺瘤** LH 和 FSH 腺瘤更加罕见,只有个别报告。临床表现为性功能减退、闭经、不育、精子数目减少等。

3. **混合性分泌功能腺瘤** 是指由 2 种或 2 种以上分泌激素的细胞来源的垂体腺瘤,临床上表现为多种内分泌功能失调。研究表明,这种肿瘤的发生可能与一种激素分泌过多,刺激另一种激素分泌增多有关。

4. **无功能性垂体腺瘤** 约占垂体腺瘤的 25%。早期病人无特异表现,肿瘤长大可压迫垂体,引起垂体功能低下。如肿瘤长大,向上伸展,压迫视交叉,出现视力下降、视野缺损,一般外上象限最先受到影响。在发现肿瘤时,肿瘤体积往往较大,需手术治疗。

## 第三节 垂体腺瘤的影像学检查

垂体腺瘤的影像学检查方法包括 X 线蝶鞍断层片、CT 和 MRI 扫描。X 线蝶鞍断层片不能显示肿瘤,只能间接通过蝶鞍扩大、鞍底骨质变薄或破坏等征象提示垂体腺瘤的存在,目前已很少使用。CT 冠状位、矢状位扫描可显示蝶窦气化程度、蝶窦间隔及肿瘤向鞍上与鞍旁生长的情况(图 4-2-3-1),但难以发现微腺瘤。

MRI 能够清晰地显示肿瘤形态及周围结构,是垂体腺瘤的首选影像学诊断方法,尤其是对垂体微腺瘤的诊断。MRI 在矢状位上可以显示肿瘤与视交叉、大脑前动脉、第三脑室和下丘脑之间的

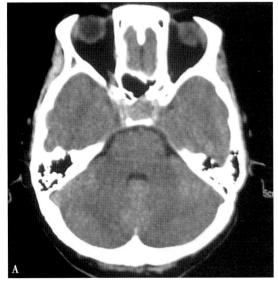

图 4-2-3-1　垂体腺瘤　头颅 CT 表现
A,B,C. 平扫轴位,冠状位,矢状位;D,E. 骨窗像冠状位,矢状位

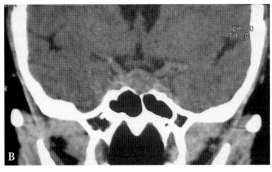
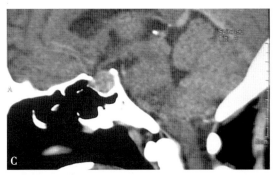
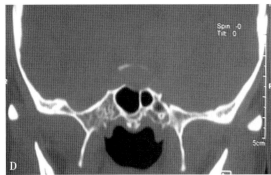
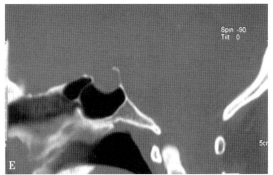

关系及蝶窦的气化程度;在冠状位上可以显示肿瘤与海绵窦之间的关系及蝶窦内的分隔情况,可测量出鞍底的宽度和两侧颈内动脉之间的距离。

垂体微腺瘤在 $T_1WI$ 上多呈低信号,在 $T_2WI$ 上呈等或高信号。因肿瘤体积小,特别是直径 5mm 以下的肿瘤在 MRI 平扫上不能显示,只能见到垂体高度增加(正常成人 >10mm)、垂体局部隆起、垂体柄移位、鞍底倾斜等间接征象。MRI 增强扫描对于微腺瘤的诊断具有重要意义,尤其是采用动态增强扫描,注射增强剂后 30~120 秒可见垂体组织明显强化,而肿瘤呈相对低信号;3~5 分钟后肿瘤组织强化;注射增强剂 30 分钟后延时扫描可见肿瘤强化仍呈高信号,而正常垂体信号减低。垂体大腺瘤在 MRI 上易于诊断,在 $T_1WI$ 上呈低信号,$T_2WI$ 上呈高或混杂信号,有时可见出血和囊性变;增强扫描可见肿瘤明显强化。

根据影像学检查所见,参照 Hardy 的垂体腺瘤分级标准,垂体腺瘤可分为五级:

1 级:肿瘤直径在 10mm 以内,于鞍内生长;

2 级:肿瘤向鞍上伸展达 10mm,充填鞍上池;

3级:肿瘤向鞍上扩展10mm~20mm,使第三脑室上抬;

4级:肿瘤向鞍上扩展20mm~30mm,压迫第三脑室前部;

5级:肿瘤向鞍上扩展>30mm,达侧脑室Monro孔,伴梗阻性脑积水。

1级为微腺瘤(图4-2-3-2),2、3级为大腺瘤(图4-2-3-3),4、5级为巨大腺瘤(图4-2-3-4)。

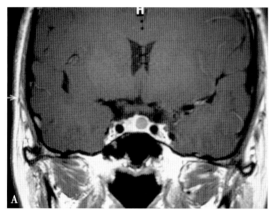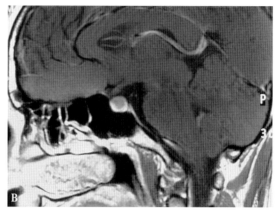

图4-2-3-2　垂体微腺瘤　头颅MRI增强扫描像
A,B.冠状位和矢状位显示垂体内异常低信号影,位于强化的垂体左侧

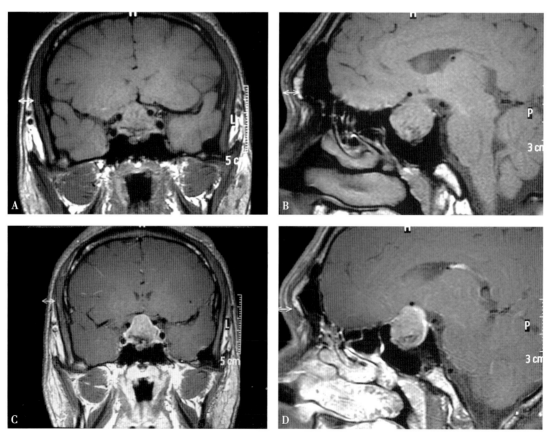

图4-2-3-3　垂体大腺瘤　头颅MRI像
A,B.T₁冠状位和矢状位;C,D.增强扫描冠状位和矢状位

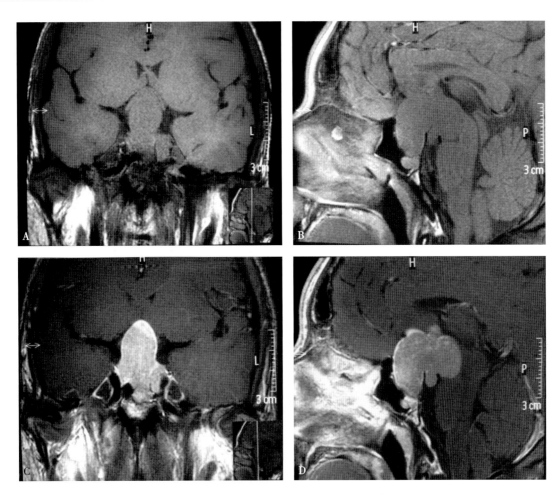

图 4-2-3-4　垂体巨大腺瘤　头颅 MRI 像
A,B. T₁ 冠状位和矢状位;C,D. 增强扫描冠状位和矢状位

## 第四节　垂体腺瘤的诊断和鉴别诊断

根据病人临床表现,结合内分泌学检查和影像学检查,垂体腺瘤诊断并不困难。但生长于鞍区的肿瘤和病变较多,需加以鉴别。

**1. 颅咽管瘤**　多发生在儿童及年轻人,发病缓慢,除视力和视野障碍外,还有发育停滞、性器官不发育、肥胖和尿崩等垂体功能减低和下丘脑受累的表现,体积大的肿瘤引起颅内压增高症状。影像学检查提示肿瘤有囊变和钙化。肿瘤主体多位于鞍上,垂体组织在鞍内底部。

**2. 鞍结节脑膜瘤**　多见于中年人,病情进展缓慢,初发症状为进行性视力减退,伴有不规则的视野缺损、头痛,但内分泌症状不明显。影像学检查提示肿瘤形态规则,明显强化,可见"脑膜尾征"。肿瘤多位于鞍上,鞍内底部可见垂体组织。

**3. Rathke 囊肿**　多无明显临床表现,少数出现内分泌紊乱和视力减退。影像学可见体积小的囊肿位于垂体前后叶之间,类似"三明治",大型囊肿可将垂体组织推挤到囊肿的下、前、上方。易误诊为垂体腺瘤。

**4. 生殖细胞瘤**　又称异位松果体瘤,多见于儿童,病情发展快,多饮多尿,性早熟,消瘦。临床症状明显。影像学检查提示病变多位于鞍上,增强效果明显。

**5. 视交叉胶质瘤**　多发生在儿童及年轻人,

以头痛,视力减退为主要表现,影像学检查提示病变多位于鞍上,边界不清,信号混杂,强化不明显。

**6. 表皮样囊肿**　青年人多见,发病缓慢,临床表现为头痛、视力障碍,影像学检查提示鞍区低信号病变,类似脑脊液信号,DWI可见高信号影。

**7. 其他**　鞍区动脉瘤、下丘脑错构瘤、淋巴瘤、转移瘤等。

# 第五节　垂体腺瘤的内镜经鼻手术治疗

垂体腺瘤的手术治疗经历了一个漫长的探索过程。1889年Horsley采用经额入路成功切除第一例垂体腺瘤,1907年Schoffer首次采用经蝶入路切除垂体腺瘤,1912年Cushing进行改进,发展成经唇下—鼻中隔—蝶窦入路切除垂体腺瘤的手术方法,但因当时手术器械不足、深部照明设备落后,没有抗生素,肿瘤切除不彻底、复发率高;对于向鞍上发展的肿瘤,手术对视神经、视交叉减压不满意,且易发生脑脊液漏、颅内感染,手术死亡率高。20世纪20年代后,经蝶入路手术渐被经额开颅手术取代。

20世纪60年代后,显微神经外科技术逐渐盛行。1965年Guiot应用术中X线透视监测而引起重视。1967年Hardy应用手术显微镜,在X线监视下,采用经蝶入路成功切除垂体腺瘤,保护垂体功能,使经蝶入路垂体腺瘤切除术又获得新生。近20多年来,随着经蝶入路垂体腺瘤切除术的普及,经颅手术逐渐减少。

内镜下经鼻入路垂体腺瘤切除术是在鼻窦镜外科的基础上发展起来的,术中能够提供全景式的视野和成角观察,使得垂体腺瘤的切除更彻底,利于保护垂体柄等重要结构,逐渐被人们接受。术中不使用鼻窥器,增加了内镜及器械在鼻腔、蝶窦内活动的自由度。高速微型磨钻的应用,增加了术中切除骨性结构的安全性。术中冲洗装置的

发明,保证了术中视野清晰。随着不同角度的内镜的应用以及内镜器械的完善,内镜经鼻蝶入路垂体腺瘤切除术逐渐成为了一个规范、成熟的经典手术。内镜经鼻蝶手术具有鼻腔结构损伤小、手术与住院时间短、费用低和术后并发症少的特点。

## 一、内镜经鼻蝶入路手术的适应证和禁忌证

垂体腺瘤的手术适应证为:①无功能腺瘤:有视力下降、颅高压症状、其他占位压迫症状或者垂体功能低下症状;或随访发现肿瘤生长;②服药副作用较大或服药无效的泌乳素腺瘤;③生长激素腺瘤、ACTH腺瘤、GH腺瘤、TSH腺瘤以及其他少见功能腺瘤。

随着内镜手术设备和手术技术的不断进步,目前除了少数向上突出生长到达侧脑室外侧或者向鞍旁侵袭到中颅底的垂体腺瘤,一般都可以通过经鼻入路或经鼻颅底扩大入路切除。

内镜经鼻治疗垂体腺瘤的相对禁忌证鼻腔和鼻窦的急性炎症、重症慢性炎症致鼻腔过窄、严重畸形;肿瘤颅内部分广泛粘连、钙化、坚硬等(图4-2-5-1)。

## 二、内镜经鼻蝶入路手术的优点

内镜可提供良好的近距离广角照明;术中显示全景视野和成角视野,可多角度观察,详细显示鞍内、鞍上结构;通过自然腔道入路,不使用鼻窥器,创伤小;术后可不填塞鼻腔,术后病人更舒适、并发症少、住院时间短、费用低。

## 三、手术方法

### (一)手术设备和器械

**1. 内镜**　目前内镜经鼻蝶入路手术多使用0°镜和30°鼻窦观察镜(图4-2-5-2)。0°镜适用于鼻腔和蝶窦内操作,或用于经双侧鼻孔入路手术,其优点在于0°镜易于掌握,便于操作。经单鼻孔入路手术更适合使用30°镜,因镜头与视野有成

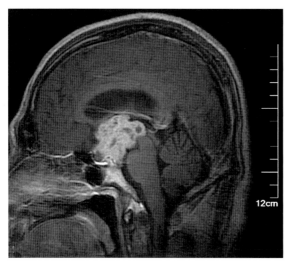
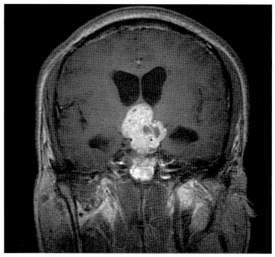

图 4-2-5-1　头颅 MRI 增强扫描像矢状位、冠状位显示肿瘤主体向鞍上生长并突入第三脑室,对于内镜技术不熟练或者内镜下解剖不熟悉者不宜采用内镜经蝶手术治疗

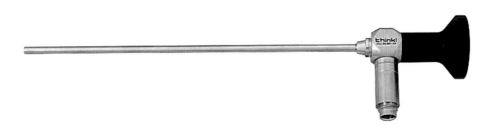

图 4-2-5-2　经鼻治疗鞍区、斜坡病变用 0° 鼻窦镜

角,在使用器械操作时,器械与镜头间不会发生干扰,但初学者往往不易掌握,不能做到很好的手眼配合。70° 内镜使用较少,多用于向鞍上侵袭生长的肿瘤。目前有专门设计用于经蝶手术的内镜。内镜视向角为 30°,镜身呈枪状,避免了镜体与器械之间的干扰;镜体外带一冲水套管,可与冲水泵相连,在术中可冲水清洗污染的镜头(图 4-2-5-3)。

**2. 内镜相关设备**　包括光源、光纤、双极电凝器、冲洗泵、摄像装置、显示器和图像记录系统等。内镜固定装置包括机械装置和气动装置两种,后者使用更加方便。对于是否使用内镜固定装置,可根据术者的习惯来决定。到达鞍底后使用固定装置,可以不需要助手扶持镜体,术者双手进行操作(图 4-2-5-4)。但从囊外完整切除肿瘤时,需要反复调整内镜位置,手持内镜便于随时移动内镜,进行多角度观察,具有较高的灵活性,但需要配合

熟练的助手协助。

**3. 手术器械**　长柄双极电凝、高速磨钻、鼻钳、直镰状刀、钩刀、枪状剪刀(不同长度、角度以及精细程度)、内镜经鼻用剥离子、不同型号的黏膜切钳、咬切钳活检钳、剥离子、不同型号和角度的刮匙和吸引器等(图 4-2-5-5)。

**4. 可配合内镜使用的设备**　神经导航系统、微型多普勒、超声外科吸引器、激光切割系统以及电生理监测设备。

**5. 如何选择内镜系统**　首先应考虑清晰度,首选数字全高清系统;其次是色彩还原性能,颜色逼真;另外经口、鼻操作时内镜景深不能低于 6cm,最好大于 10cm,利于操作;同时也应考虑到摄像头和光源的发热问题,越低越好。

**(二) 手术技术(经鼻孔中鼻甲—鼻中隔入路)**

**1. 常规气管内插管**　全身麻醉,病人取仰卧

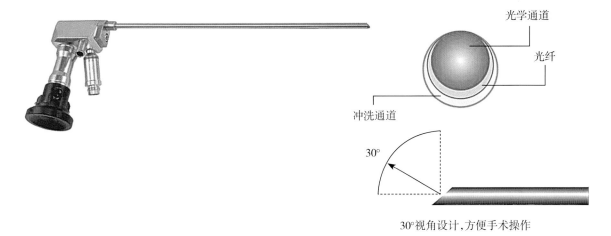

光学通道

光纤

冲洗通道

30°

30°视角设计,方便手术操作

图 4-2-5-3　经鼻治疗鞍区、斜坡病变用 30° 内镜

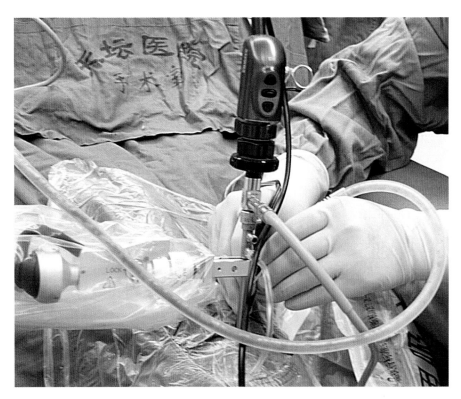

图 4-2-5-4　内镜颅底手术中使用支持臂固定内镜,术者可以双手操作

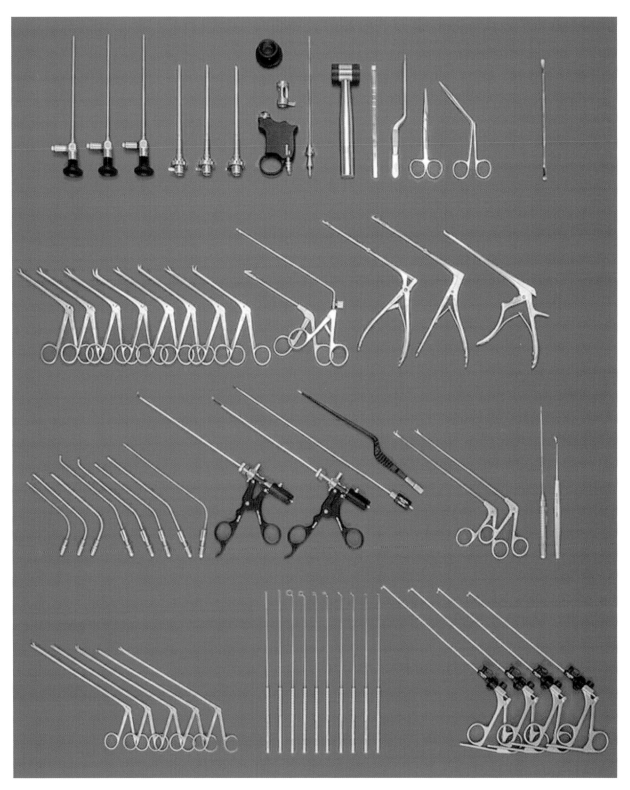

图 4-2-5-5 鞍区手术部分专用器械

位,头部后仰15°,向术者侧偏转20°。将眼睑闭合,护眼膜保护。用0.5%碘伏消毒面部和0.05%碘伏纱条消毒鼻腔。

**2. 根据术前头颅CT和MRI结果选择鼻孔**

在内镜直视下逐步进入鼻腔,用吸引器吸除鼻腔内分泌物,首先辨认下鼻甲(图4-2-5-6),继续深入鼻腔,可见到中鼻甲,中、下鼻甲与鼻中隔之间呈Y形间隙(图4-2-5-7),中鼻甲和鼻中隔间为手术通道。向蝶筛隐窝的方向塞入0.01%肾上腺素盐水棉条,逐渐扩张手术通道(图4-2-5-8)。取出棉条后,沿中鼻甲向后上探查,可到达蝶筛隐窝,隐窝内为蝶窦开口(图4-2-5-9)。

此步骤为下一步操作提供通道,必须耐心进行,做到尽量保护鼻腔黏膜、减少出血。对于儿童病人、慢性鼻腔炎症病人或GH、ACTH腺瘤病人,鼻腔空间较小,鼻黏膜肥厚充血(图4-2-5-10、图4-2-5-11),如操作粗暴,极易损伤鼻腔黏膜,造成广泛渗血。有的老年病人,鼻腔黏膜萎缩,鼻腔内空间较大(图4-2-5-12),但黏膜质地较脆,容易挫伤出血。因此建议使用头端光滑的吸引器,在填塞棉条时应采取逐步深入的方法,避免用吸引器将棉条盲目推入深部。由于在填塞棉条时需要吸引器垫着棉片,向中鼻甲和鼻中隔两个方向施压扩张,因此入路时使用的吸引器尽量硬韧一些。如鼻腔黏膜有出血,可用双极电凝低功率、点状烧灼,避免对中鼻甲中、上部大面积烧灼。暴力操作

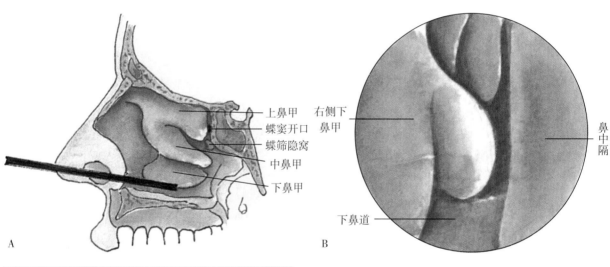

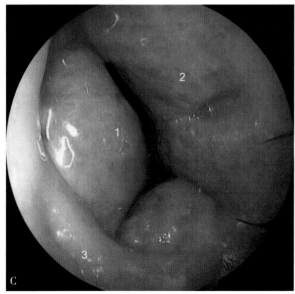

**图4-2-5-6 内镜下探查右侧鼻腔**
A、B. 示意图;C. 内镜下显示:1. 下鼻甲,2. 鼻中隔,3. 鼻前庭

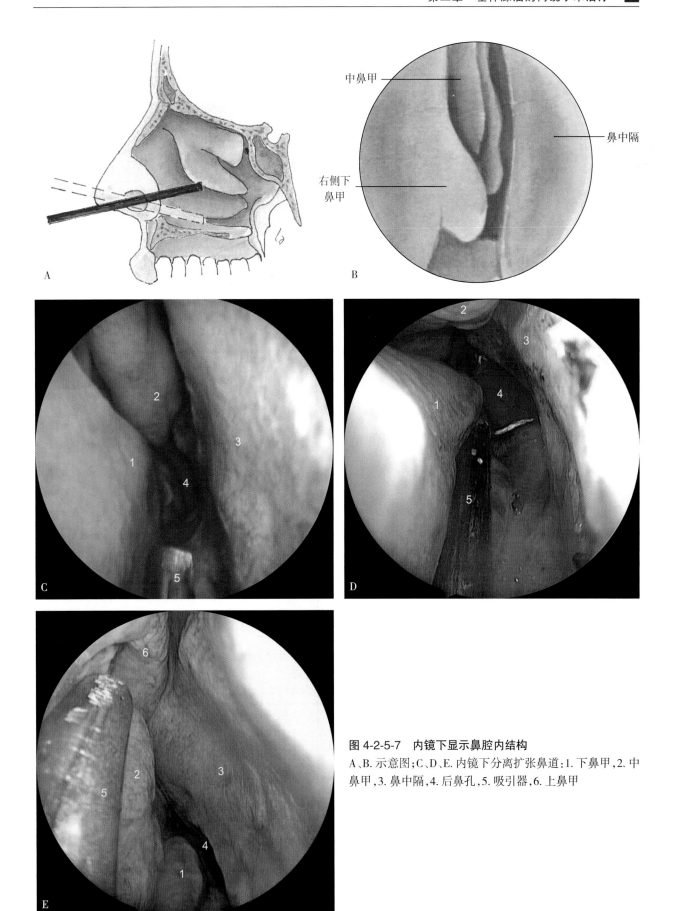

图 4-2-5-7　内镜下显示鼻腔内结构
A、B. 示意图；C、D、E. 内镜下分离扩张鼻道：1. 下鼻甲，2. 中鼻甲，3. 鼻中隔，4. 后鼻孔，5. 吸引器，6. 上鼻甲

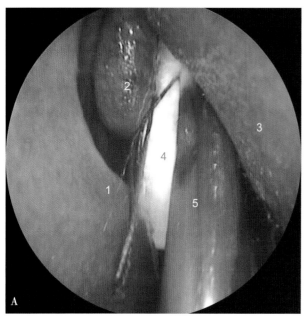
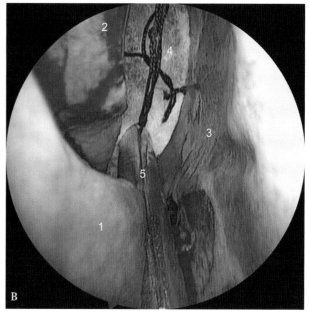

图 4-2-5-8　扩张手术通道
A、B 示从中鼻甲和鼻中隔间填塞棉条,逐步扩张
1. 下鼻甲;2. 中鼻甲;3. 鼻中隔;4. 棉条;5. 吸引器

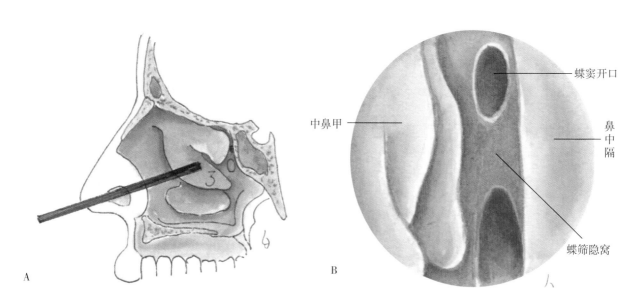

图 4-2-5-9　在蝶筛隐窝内寻找蝶窦开口
A、B. 示意图

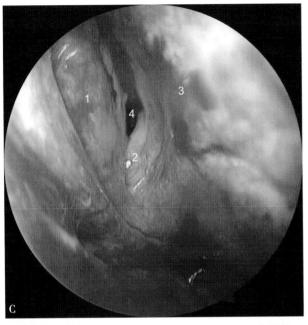

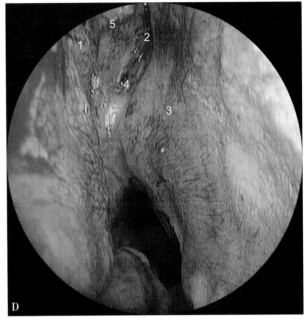

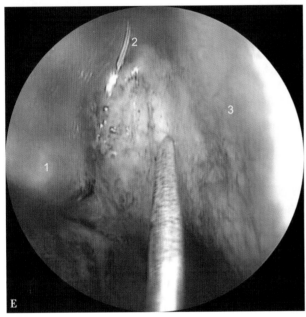

图 4-2-5-9(续)
C.清晰的蝶窦开口;D.裂隙状蝶窦开口;E.无明显蝶窦开口。在后鼻道上方约2cm处切开黏膜。1.上鼻甲;2.蝶筛隐窝;3.鼻中隔;4.蝶窦开口;5.最上鼻甲

可能会增加术后嗅觉障碍。对于鼻窥器的使用，因其并不能有效扩大手术空间，且影响器械操作，目前已为多数医生放弃。有学者主张，为了显露方便，入路时首先切除中鼻甲，可以更宽阔地显露蝶筛隐窝。笔者主张，是否切除中鼻甲要依据手术显露范围决定，多数垂体腺瘤的切除不必切除中鼻甲，也可以足够显露术区，但是操作要有足够的耐心，才能避免鼻腔结构的严重损伤。

蝶窦开口是进入蝶窦前的重要定位标志，但其形态变化较大，有时辨认困难。约2/3的病人蝶窦开口直接暴露在术野内，易于定位。部分病人上鼻甲较大、黏膜肥厚增生、蝶窦开口狭窄，处于阻塞状态(图 4-2-5-13)。还有部分病例，蝶窦开口因骨结构增生而部分封闭(图 4-2-5-14)。如术中不能分辨蝶窦口，可从下鼻道进入找到后鼻孔，沿后鼻孔上缘向上大约 1.5~2cm 处，通常为蝶窦开口位置(图 4-2-5-15)。对于熟悉鼻腔解剖结构者，显露蝶窦开口并非必须，可沿中鼻甲下缘向后直达蝶窦前壁，从此处进入蝶窦即可(图 4-2-5-16)。

3. 从蝶窦开口内上缘，沿蝶窦前壁和鼻中隔

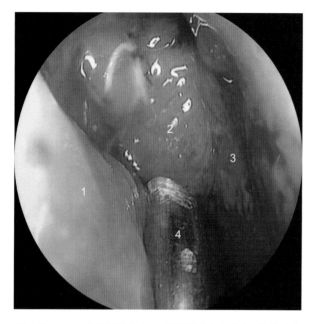

图 4-2-5-10　鼻腔慢性炎症,中鼻甲黏膜充血、肥厚,鼻道狭窄
1.下鼻甲;2.中鼻甲;3.鼻中隔;4.吸引器

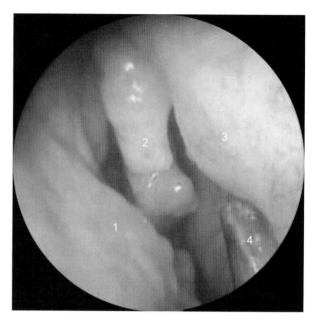

图 4-2-5-12　老年患者鼻腔,黏膜萎缩,鼻道宽大
1.下鼻甲;2.中鼻甲;3.鼻中隔;4.吸引器

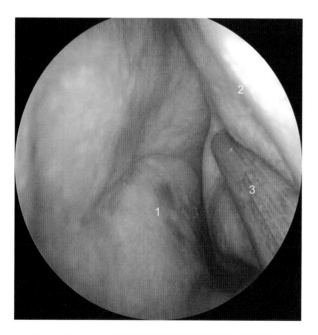

图 4-2-5-11　GH 腺瘤患者鼻腔黏膜肥厚,鼻道狭窄
1.下鼻甲;2.鼻中隔;3.吸引器

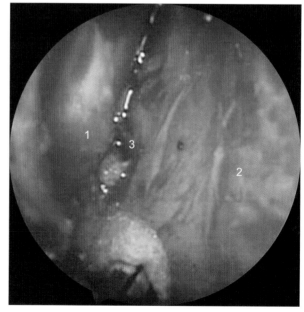

图 4-2-5-13　蝶窦口因黏膜炎性增生被部分封闭
1.上鼻甲;2.鼻中隔;3.蝶窦开口

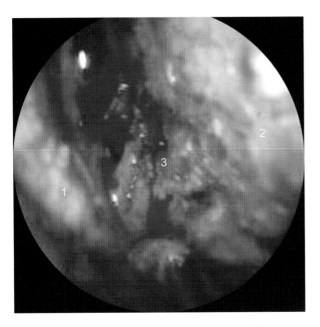

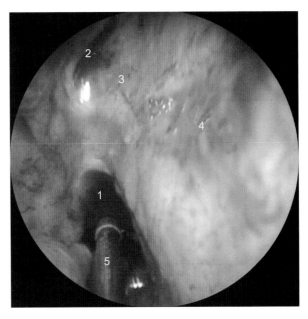

图 4-2-5-14　蝶窦口被增生的骨质部分封闭

1. 上鼻甲；2. 鼻中隔；3. 蝶窦开口

图 4-2-5-15　沿后鼻孔上缘向上大约 2cm 处可找到蝶窦开口

1. 后鼻孔；2. 蝶窦开口；3. 蝶窦前壁；4. 鼻中隔；5. 吸引器

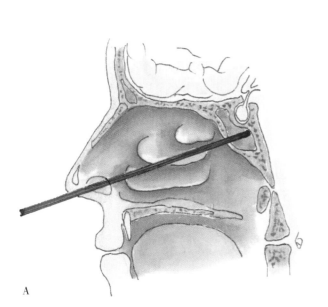

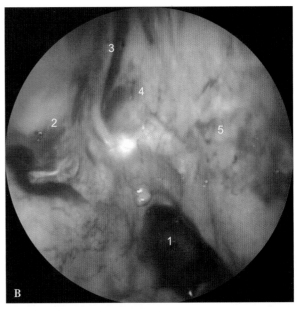

图 4-2-5-16　当蝶窦开口显露困难时，可沿中鼻甲下缘向后直达蝶窦前壁

A. 示意图；B. 内镜下显示：1. 后鼻孔；2. 中鼻甲下缘；3. 蝶窦开口；4. 蝶窦前壁；5. 鼻中隔

后部,用直镰状刀弧形切开鼻黏膜(图 4-2-5-17),用枪状剪刀从鼻腔黏膜和蝶窦黏膜的连接部剪开(图 4-2-5-18),将黏膜瓣掀向下方,显露蝶窦前下壁和骨性鼻中隔(图 4-2-5-19)。如需显露双侧蝶窦前壁,可用剥离子将骨性鼻中隔向对侧推开,显露犁骨。

4. 在两侧蝶窦开口间,用磨钻磨除蝶窦前壁骨质和骨性鼻中隔后部,开放蝶窦腔。部分去除蝶窦黏膜,可见蝶窦间隔(图 4-2-5-20)。

5. 用磨钻磨除蝶窦间隔(图 4-2-5-21),显露鞍底、两侧颈内动脉隆起和鞍底—斜坡隐窝(图

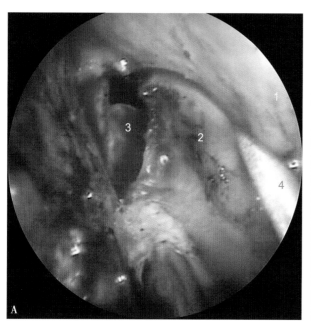
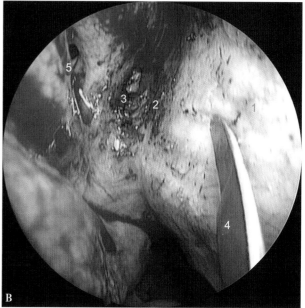

图 4-2-5-17 在蝶窦开口内侧,用直镰状刀弧形切开蝶窦前壁黏膜

1. 鼻中隔;2. 蝶窦前壁黏膜;3. 蝶窦开口;4. 直镰状刀;5. 筛窦开口

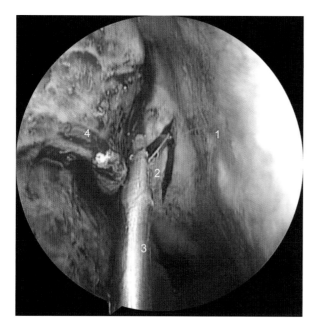

图 4-2-5-18 用枪状剪刀将鼻腔黏膜和蝶窦黏膜的连接部剪开

1. 鼻中隔;2. 切开的黏膜瓣;3. 枪状剪刀;4. 上鼻甲

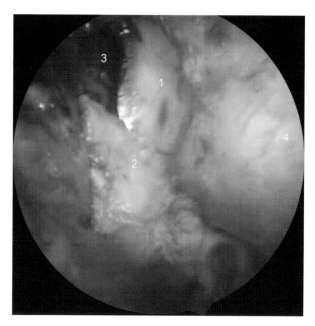

图 4-2-5-19 将黏膜瓣掀向下方,显露蝶窦前下壁

1. 蝶窦前下壁骨质;2. 黏膜瓣;3. 蝶窦开口;4. 鼻中隔

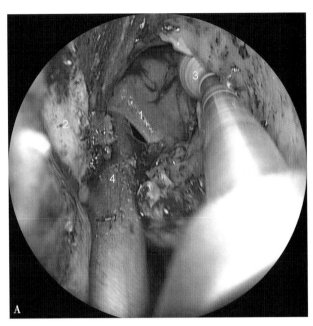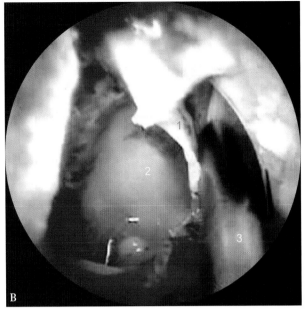

**图 4-2-5-20 用微型磨钻磨除蝶窦前壁骨质,显露蝶窦腔和蝶窦间隔**
A.内镜下显示:1.蝶窦间隔,2.上鼻甲,3.磨钻,4.吸引器;B.内镜下显示:1.蝶窦分隔,2.鞍底,3.吸引器

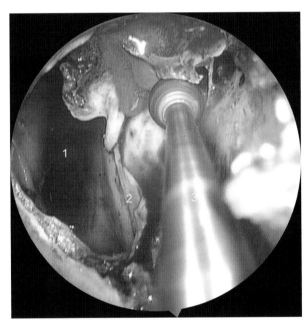

**图 4-2-5-21 用磨钻磨除蝶窦间隔**
1.蝶窦腔;2.蝶窦间隔;3.磨钻

4-2-5-22)。经常会同时显露视神经管和视神经管颈内动脉隐窝。蝶窦黏膜不必完全切除,可用棉片推开,如遇蝶窦黏膜出血,可予以电凝。如有骨质出血,可用骨蜡涂抹止血。蝶窦间隔有时较复杂,术前必须根据冠状位和矢状位 CT 明确蝶窦内

分隔情况(图 4-2-5-23),并根据残余的犁骨和鼻中隔来定位中线,避免鞍底定位偏斜(图 4-2-5-24)。去除蝶窦间隔时建议使用高速磨钻,尽量不使用咬钳,避免造成鞍底、前颅凹底骨折。对于甲介型蝶鞍或蝶窦气化不良的病人(图 4-2-5-25),可在 C 形臂机透视或导航引导下进行定位。蝶窦气化不良或甲介性蝶窦需要用磨钻磨除骨质,此处骨质多为松质骨,磨除时如有出血,可用骨蜡止血后继续磨除骨质,直到鞍底,鞍底骨质为密质骨,可资鉴别。

6. 用磨钻从鞍底下部磨开鞍底骨质(图 4-2-5-26),根据肿瘤大小,开放直径约 1~1.5cm 的骨窗,显露鞍底硬膜(图 4-2-5-27)。在大腺瘤和侵袭性腺瘤的病例中,鞍底因长期受压变得菲薄,甚至已经缺如(图 4-2-5-28),因此在磨除鞍底前必须认真确认。

7. 用穿刺针穿刺鞍内(图 4-2-5-29),抽吸排除动脉瘤后,用直镰状刀十字形或放射状切开硬膜,显露肿瘤(图 4-2-5-30)。

8. 先用取瘤钳取部分肿瘤组织做病理检查(图 4-2-5-31),用环形刮匙和吸引器分块切除肿瘤(图 4-2-5-32)。若肿瘤较大,切除大部肿瘤后,在内

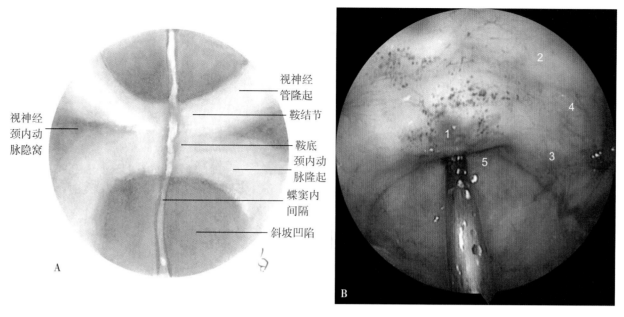

图 4-2-5-22　内镜下显露鞍底和周边结构

A. 示意图；B. 30°内镜所见：1. 鞍底，2. 左侧视神经管，3. 颈内动脉隆起，4. 左侧视神经管 - 颈内动脉隆起隐窝（OCR），5. 鞍底 - 斜坡凹陷

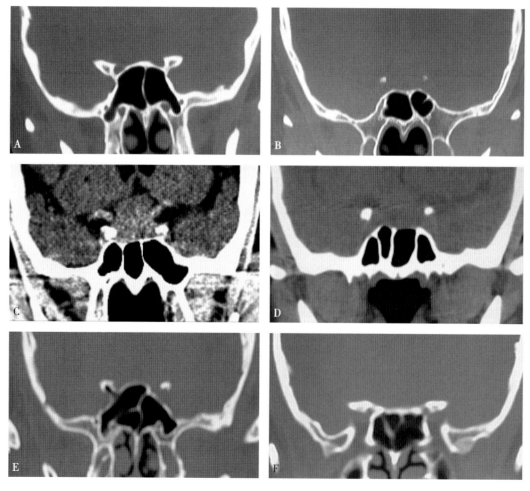

图 4-2-5-23　头颅 CT 显示不同形态的蝶窦间隔

A. 单一间隔，基本位于中线；B. 偏于一侧；C、D. 多个间隔；E、F. 复杂间隔

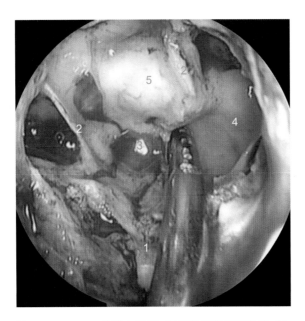

图 4-2-5-24　开放蝶窦腔后,需判断蝶窦间隔位置,并
根据残余犁骨来定位中线,避免鞍底定位偏斜
1. 残余犁骨;2. 蝶窦间隔;3. 鞍底 - 斜坡隐窝;4. 颈内
动脉隆起;5. 鞍底

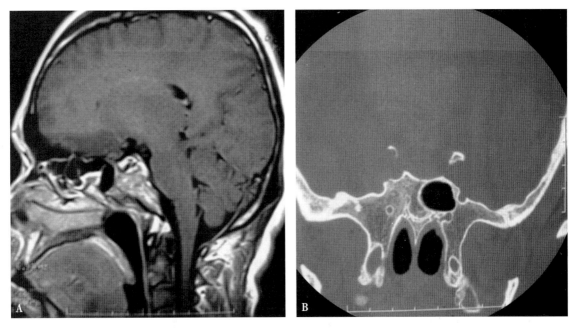

图 4-2-5-25　蝶窦气化不良的患者影像学所见
A. 头颅 MRI $T_1$ 像矢状位片显示甲介型蝶鞍;B. 头颅 CT 冠状位片显示蝶窦气化不良

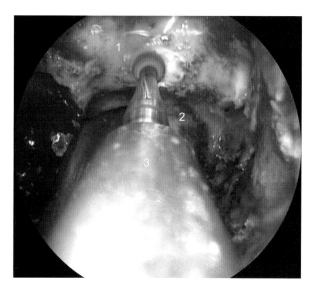

图 4-2-5-26　用磨钻磨开鞍底骨质
1. 鞍底；2. 鞍底 - 斜坡隐窝；3. 磨钻

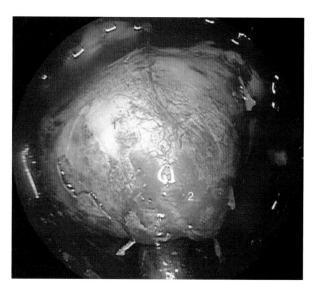

图 4-2-5-28　大腺瘤患者，鞍底菲薄，肿瘤侵透鞍底
1. 鞍底骨质菲薄；2. 肿瘤已侵透鞍底

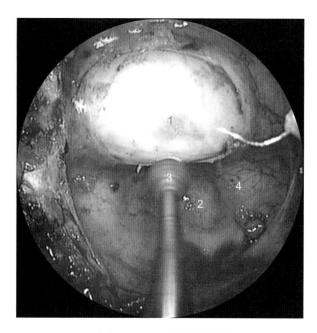

图 4-2-5-27　显露鞍底硬膜
1. 鞍底硬膜；2. 鞍底 - 斜坡隐窝；3. 磨钻；4. 颈内动脉隆突

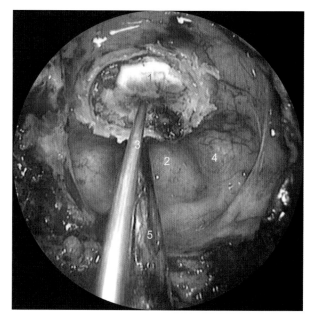

图 4-2-5-29　用穿刺针穿刺鞍底硬膜
1. 鞍底硬膜；2. 鞍底 - 斜坡凹陷；3. 穿刺针；4. 颈内动脉管；
5. 吸引器

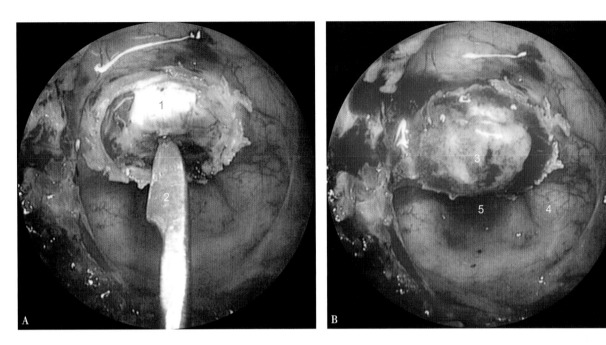

图 4-2-5-30 用直镰状刀切开鞍底硬膜，显露肿瘤
1. 鞍底硬膜；2. 直镰状刀；3. 溢出的肿瘤组织；4. 颈内动脉管；5. 鞍底斜坡凹陷

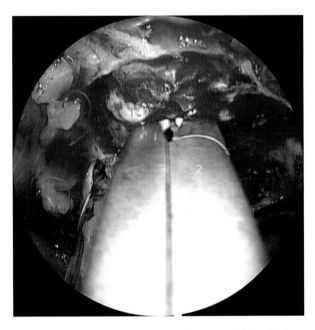

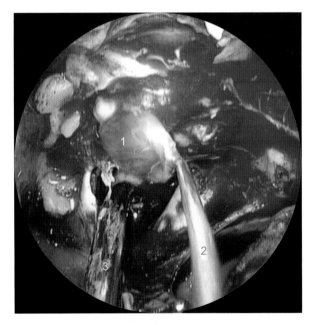

图 4-2-5-31 用取瘤钳取部分肿瘤组织留做病理检查
1. 肿瘤；2. 取瘤钳

图 4-2-5-32 用刮圈刮除肿瘤组织
1. 肿瘤；2. 刮圈；3. 吸引器

镜下探查瘤腔,直视下切除残余肿瘤,注意观察保护周围正常解剖结构(图 4-2-5-33)。切除肿瘤的顺序应当先从前下,切向后下,达到鞍背水平,两侧达到海绵窦水平。再从后上到前上依次切除,这样可使鞍上蛛网膜从后向前逐渐塌陷,避免其下陷过早阻碍肿瘤切除。对于较大的硬韧肿瘤,则可先切肿瘤中间,争取使肿瘤外周变薄,然后分块切除。如果肿瘤过硬,术中不慎使鞍上蛛网膜破溃,则可能因颅内压力骤降,使残余肿瘤失去颅内压的推挤,下降失去动力,造成切除肿瘤困难。在临床实践中,如遇见肿瘤坚硬,则不能强行牵拉,以防止因视神经与周围结构可能的粘连,从而引起视力障碍。更应防止因肿瘤颅内面背膜与血管粘连引起颅内难以控制的出血。对有些大的硬韧肿瘤,可考虑分期开颅手术或者扩大经鼻蝶入路切除。

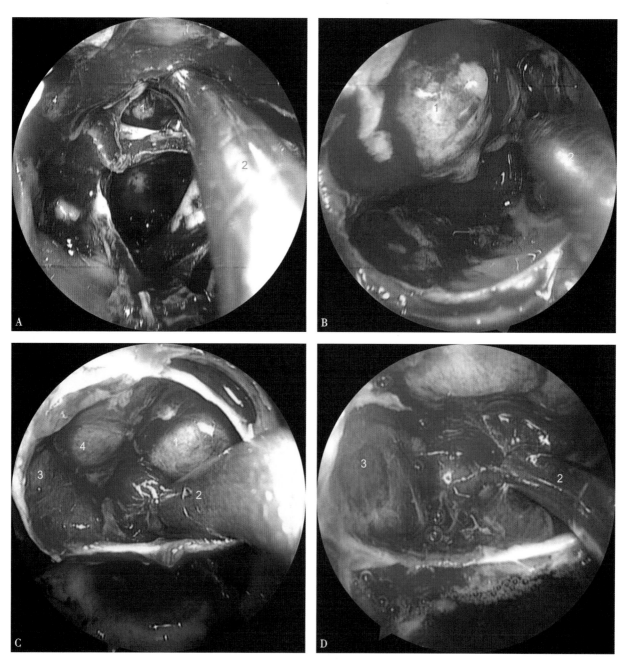

图 4-2-5-33　吸引器吸除鞍内肿瘤,注意保护鞍内正常结构(A-D)

1. 鞍上池蛛网膜;2. 吸引器;3. 海绵窦壁;4. 垂体

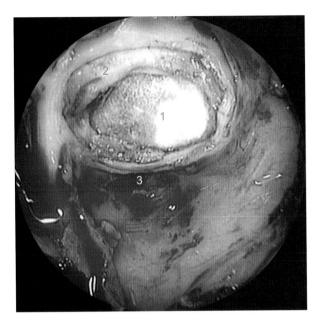

图 4-2-5-34 用明胶海绵填塞于鞍内止血
1. 明胶海绵；2. 鞍底硬膜；3. 鞍底-斜坡隐窝

9. 切除肿瘤后，瘤腔内充填明胶海绵或止血纱布止血（图 4-2-5-34）。鞍底重建形式多样，材质内容也不完全一致，可选用自体或人工材料，与操作者习惯有关（图 4-2-5-35）。重要的原则是封闭完整安全。

10. 将蝶窦前壁黏膜瓣和中鼻甲复位（图 4-2-5-36），吸除鼻腔内积血和积液。蝶窦内尽量减少充填物质，保持蝶窦内引流通畅，可减少术后头痛。以膨胀海绵或碘仿纱条填塞手术侧鼻腔，注意保持下鼻道通畅，方便病人手术后呼吸。若术中无脑脊液漏、鼻腔黏膜保护良好，不必填塞鼻腔。

## 四、不同类型垂体腺瘤手术技术要点

### （一）垂体微腺瘤的手术技巧

垂体微腺瘤多为功能性腺瘤，手术目的在于解决内分泌功能异常，同时保存正常垂体功能，因此在治疗上要求更高。术前需根据增强头颅 MRI 确定肿瘤位置（图 4-2-5-37）。通常提倡尽可能暴露全部鞍底，以利于精准定位肿瘤的具体位置。（图 4-2-5-38~ 图 4-2-5-40）垂体微腺瘤常常生长在垂体前叶组织内，切开鞍底硬膜后往往见不到肿瘤组织，但可见垂体膨隆增大（图 4-2-5-41）。结合 MRI，选择在垂体颜色相对苍白的部位，用镰状刀切开垂体组织，即可显露肿瘤，微腺瘤多质地较软，用刮匙可刮除（图 4-2-5-42），术中注意勿残留肿瘤。正常垂体组织呈淡红色，质地较韧（图 4-2-5-43），通常用刮匙不能刮除，可以与肿瘤组织区分，正常垂体需加以保护。ACTH 腺瘤较为特殊，瘤细胞多散在分布，有时术后皮质醇增多症状不改善，因此有作者提出可切除部分垂体前叶组织以改善症状，防止肿瘤复发。有时，垂体微腺瘤合并空蝶鞍，手术更需要仔细定位，避免脑脊液漏发生（图 4-2-5-44）。

### （二）垂体大腺瘤的手术技巧

垂体大腺瘤的病人主要表现为视力、视野障碍，手术的关键在于解除肿瘤对视神经和视交叉的压迫。以往对于鞍上部分较大或带有"束腰征"的肿瘤，不建议经鼻蝶入路切除。但神经内镜可直接进入蝶鞍内，利用成角度的内镜，能够清晰显示蝶鞍内深部结构和鞍上肿瘤，在直视下安全切除肿瘤，与显微镜下经鼻蝶入路手术相比，具有更大的优势。

为便于肿瘤的显露与切除，手术中蝶窦前壁开放的范围要广，两侧到达蝶窦开口外侧，下方尽量磨除到蝶窦下壁（图 4-2-5-45）。去除蝶窦间隔和黏膜后，要充分显露鞍底、鞍底—斜坡凹陷、双侧颈内动脉隆起和鞍底—蝶骨平台反折处。由于肿瘤的压迫，鞍底骨质往往变薄或缺如，有时不用磨除，用剥离子或枪状咬骨钳即可开放鞍底，两侧到颈内动脉隆起，上方到鞍结节，下方到鞍底—斜坡凹陷。

穿刺切开鞍底硬膜后，肿瘤常可部分自行膨出，切除时应当注意合理切除肿瘤的顺序，否则鞍上蛛网膜会过早降入鞍内，遮挡周边视野，造成边缘肿瘤残留。因此切除垂体大腺瘤时，首先切除前下方和后下方的肿瘤，再向两侧切除，直到显露海绵窦侧壁和后方的鞍背，然后切除后上方肿瘤，此时蛛网膜逐渐降入鞍内（图 4-2-5-46），可用小棉片将蛛网膜轻轻向上推开并加以保护，最后切除前上方的肿瘤。对于向鞍上生长的肿瘤，在切除

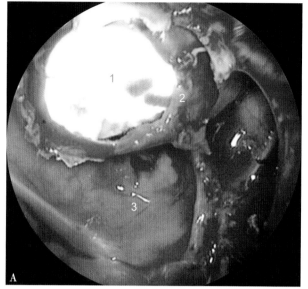

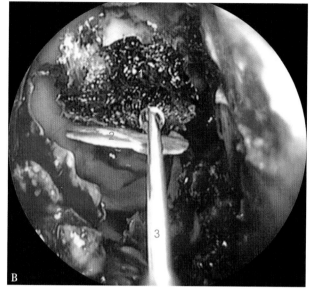

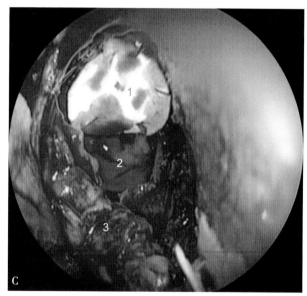

图 4-2-5-35 人工硬膜修补鞍底缺损

A. 在鞍底硬膜内放置人工硬膜:1. 人工硬膜;2. 鞍底硬膜;3. 鞍底 - 斜坡隐窝;B. 在人工硬膜外放置止血纤维,喷涂生物胶:1. 止血纤维,2. 人工硬膜,3. 鞍底 - 斜坡隐窝;C. 在鞍底外放置人工硬膜,用生物胶粘合:1. 人工硬膜,2. 鞍底 - 斜坡隐窝,3. 蝶窦前壁黏膜瓣

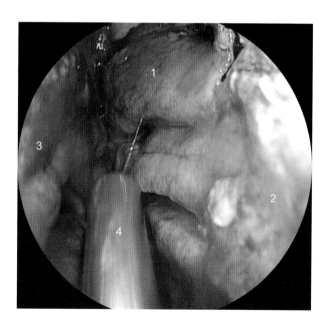

图 4-2-5-36 将蝶窦前壁黏膜瓣复位

1. 蝶窦前壁黏膜瓣;2. 鼻中隔;3. 中鼻甲;4. 吸引器

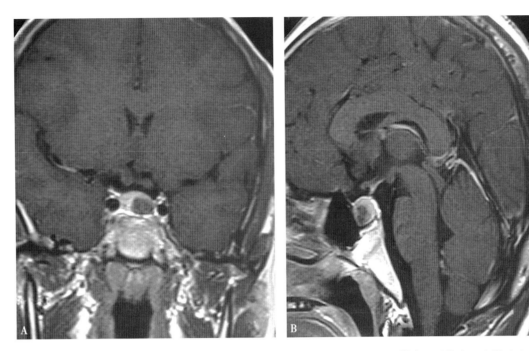

图 4-2-5-37　患者女性,23 岁,表现为闭经、溢乳、不孕,头颅 MRI 增强扫描像示垂体左下方微腺瘤

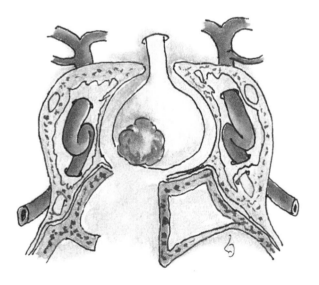

图 4-2-5-38　对于垂体微腺瘤,根据肿瘤位置,只需开放部分蝶窦和鞍底

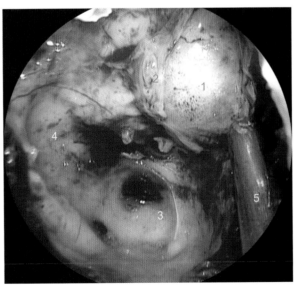

图 4-2-5-39　内镜下显示鞍底左侧隆起,推开蝶窦黏膜后显露鞍底骨质
1. 鞍底骨质;2. 推开的蝶窦黏膜;3. 鞍底 - 斜坡隐窝;4. 右侧颈内动脉隆起;5. 吸引器

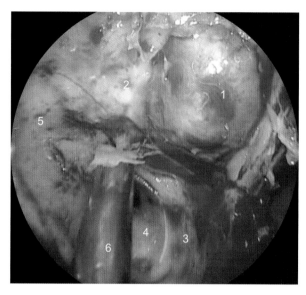

图 4-2-5-40 内镜下磨除鞍底左侧骨质,显露硬膜
1. 鞍底硬膜;2. 鞍底骨质;3. 磨除后的间隔;4. 鞍底-斜坡隐窝;5. 右侧颈内动脉隆起;6. 吸引器

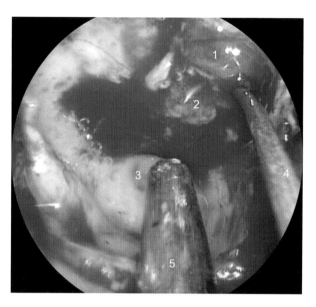

图 4-2-5-42 切开垂体后,用刮圈刮除肿瘤
1. 垂体;2. 肿瘤;3. 鞍底-斜坡隐窝;4. 刮圈;5. 吸引器

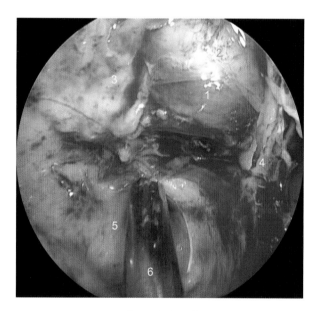

图 4-2-5-41 切开鞍底硬膜,见垂体膨隆
1. 膨隆的垂体;2. 鞍底硬膜;3. 鞍底骨质;4. 磨除后的间隔;5 鞍底-斜坡隐窝;6. 吸引器

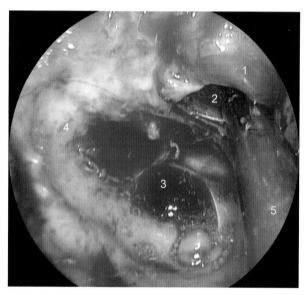

图 4-2-5-43 肿瘤切除后,显示垂体
1. 垂体;2. 肿瘤残腔;3. 鞍底-斜坡隐窝;4. 右侧颈内动脉隆起;5. 吸引器

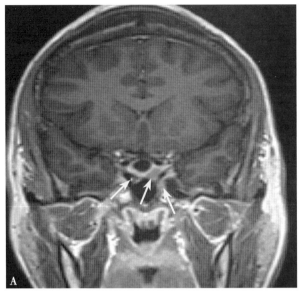

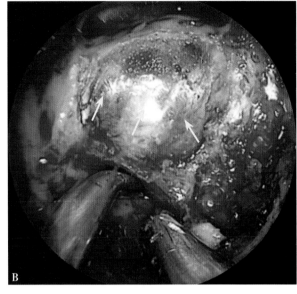

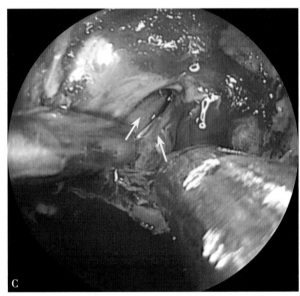

图 4-2-5-44　垂体微腺瘤合并部分空蝶鞍

A. 箭头从左至右指示空蝶鞍、肿瘤和海绵窦内颈内动脉；

B. 对应 A 图箭头从左至右指示空蝶鞍、肿瘤和海绵窦；

C. 肿瘤切除完毕，左侧箭头指示正常垂体，右侧箭头指示海绵窦壁

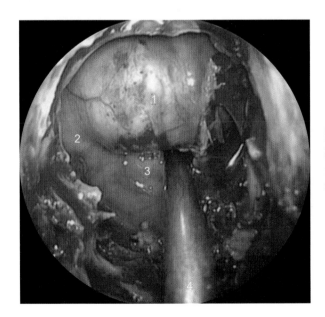

图 4-2-5-45　对于垂体大腺瘤，术中蝶窦前壁开放的范围要广，两侧到达蝶窦开口，下方尽量磨除到蝶窦下壁

1. 鞍底；2. 右侧颈内动脉隆起；3. 鞍底 - 斜坡隐窝；4. 吸引器

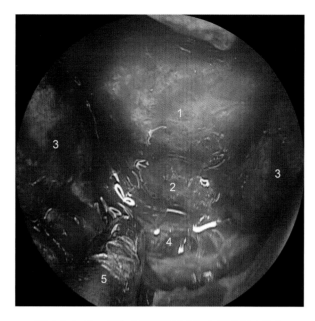

**图 4-2-5-46　垂体大腺瘤切除后，内镜下探查鞍内**
1. 鞍隔；2. 鞍背；3. 海绵窦侧壁；4. 垂体；5. 吸引器

鞍内肿瘤后，鞍上肿瘤会逐渐落入鞍内，多数可完整切除。术中需注意避免鞍上肿瘤过快落入鞍内，以免肿瘤表面滋养小血管断裂，造成术后蛛网膜下腔出血。部分肿瘤突破鞍隔孔向鞍上生长，可

以用细镰状刀或钩刀切开鞍隔，切除鞍上肿瘤。少数肿瘤质地硬韧，与视交叉、大脑前动脉和第三脑室前部粘连，在切除时，只能用刮匙和细吸引器分块切除，切忌用力牵拉。如仍然切除困难，则需要使用扩大经鼻蝶入路，切除鞍结节骨质，从肿瘤前方分离肿瘤和重要神经血管之间的粘连。

肿瘤切除后，将蛛网膜向上推，内镜置入蝶鞍内，变换角度向四周观察，确认肿瘤有无残留。肿瘤残腔如无活动性出血，不要过度填塞，以免填塞物产生占位效应，术后视力障碍加重。垂体大腺瘤在切除过程中易发生脑脊液鼻漏，因此术中需严格修补瘘口（详见脑脊液漏的处理和鞍底重建技术）。

**（三）侵袭性垂体腺瘤的手术技巧和扩大经鼻蝶入路手术**

侵袭性垂体腺瘤不仅侵袭鞍膈，且向鞍外生长（图 4-2-5-47）。肿瘤向外侧沿硬膜侵入海绵窦最为常见。肿瘤可包裹Ⅲ、Ⅳ、Ⅴ、Ⅵ脑神经和颈

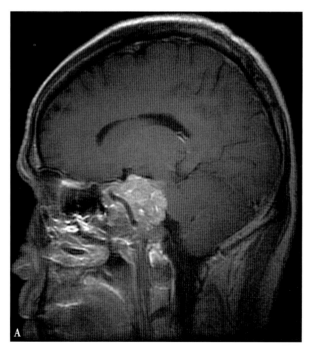
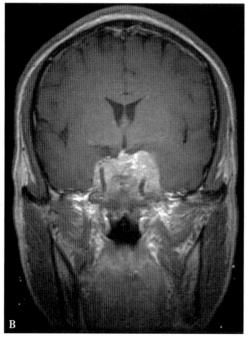

**图 4-2-5-47　头颅 MRI 增强扫描像显示巨大侵袭性垂体腺瘤，向鼻腔、斜坡、鞍旁和鞍上生长**
A. 矢状位；B. 冠状位

内动脉,因血管和神经对侵袭性垂体腺瘤耐受性大,多数病人不出现相应神经、血管受累表现。少数病人可表现一侧眼睑下垂、眼球运动障碍、轻偏瘫、失语等。肿瘤压迫三叉神经半月节可引起三叉神经痛。肿瘤向前方进入硬膜下,压迫额叶而产生精神症状,如神志淡漠、欣快、智力减退、记忆力减退、大小便失禁、癫痫、单侧或双侧嗅觉障碍等。肿瘤向下方生长破坏鞍底,长入蝶窦、鼻咽部,反复出现少量的鼻出血、鼻塞及脑脊液鼻漏等。肿瘤向上方可侵入第三脑室,可引起梗阻性脑积水或压迫下丘脑,出现头痛、多饮、多尿、嗜睡、精神症状、近事遗忘、定向力差、反应迟钝、甚至昏迷等。肿瘤向后方生长进入脚间窝,压迫大脑脚及动眼神经,引起动眼神经麻痹,对侧轻偏瘫,即 Weber 综合征。

由于侵袭性垂体腺瘤生长广泛,侵及蝶鞍周边重要结构,通过常规经蝶入路难以切除,甚至是非常危险的。1987 年,Weiss 提出扩大经蝶入路手术(extended transsphenoidal approach,ETA),在经鼻蝶入路手术的基础上,进一步切除鞍结节、蝶骨平台,打开鞍膈,从而能够处理鞍上病变。此后,很多医生不断对扩大经蝶入路手术进行改进和发展,通过去除后组筛窦、筛板、后床突等结构,使经蝶切除前颅凹底、鞍旁和鞍后病变成为可能。随着内镜器械和技术的完善,内镜扩大经鼻蝶入路手术(extended endoscopic endonasal approach,EEEA)亦得以发展,通过与导航技术相结合,可用于切除向前颅凹底、蝶窦、鞍上、鞍旁和斜坡方向生长的垂体腺瘤。

内镜扩大经鼻蝶入路手术操作复杂,可经双侧鼻孔进行,利于术者和助手配合操作。鼻腔操作阶段需制作带蒂鼻中隔黏膜瓣,用于修补手术后颅底缺损(详见颅底重建章节)。有三种入路方式可供选择,经中鼻甲 - 鼻中隔间入路、经中鼻道入路和经中鼻甲入路,其中切除中鼻甲后能够获得更好的显露,如有需要可在此基础上进一步切除上鼻甲、最上鼻甲和后组筛窦。然后,磨除鼻中隔后部和蝶窦前壁的骨质,去除的范围较一般经蝶

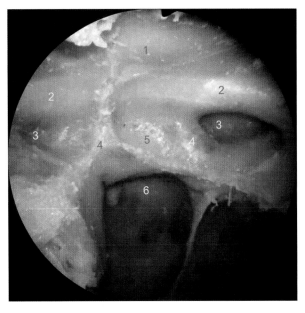

图 4-2-5-48　内镜扩大经鼻蝶入路解剖图,可显露鞍底及周边结构
1. 蝶骨平台;2. 视神经隆起;3. 视神经管 - 颈内动脉隐窝;
4. 颈内动脉隆起;5. 鞍底;6. 鞍底 - 斜坡隐窝

手术要大,两侧应到达翼突内侧板。进入蝶窦腔后,磨除蝶窦间隔,去除蝶窦腔黏膜,注意辨认以下解剖标志:鞍底、两侧颈内动脉隆起、鞍底 - 斜坡隐窝、双侧视神经隆起、视神经—颈内动脉隐窝、蝶骨平台和鞍结节(图 4-2-5-48)。

**1. 向鞍上区域生长肿瘤**　对于向鞍上区域突出较多的垂体腺瘤,有时需要磨除鞍结节区域骨质,从鞍底前方角度切除肿瘤(图 4-2-5-49、图 4-2-5-50)。

**2. 向海绵窦生长肿瘤**　垂体腺瘤向海绵窦生长可分为三种类型:①肿瘤压迫海绵窦内侧壁,但未侵入海绵窦,此类肿瘤可全切;②海绵窦内侧壁缺失,肿瘤疝入海绵窦内,肿瘤有可能全切;③肿瘤侵袭至海绵窦内,包绕颈内动脉和神经,常常只能部分切除。

切除累及海绵窦肿瘤有多种入路以供选择:中线经蝶入路(MTea)、经筛经翼经蝶入路(EPSea)、经上颌经翼入路(TMPea)(偶尔需要使用)。累及海绵窦不同部位肿瘤选择不同相应入路。对于位于中线以及海绵窦后上区域的肿瘤,MTea 就能够

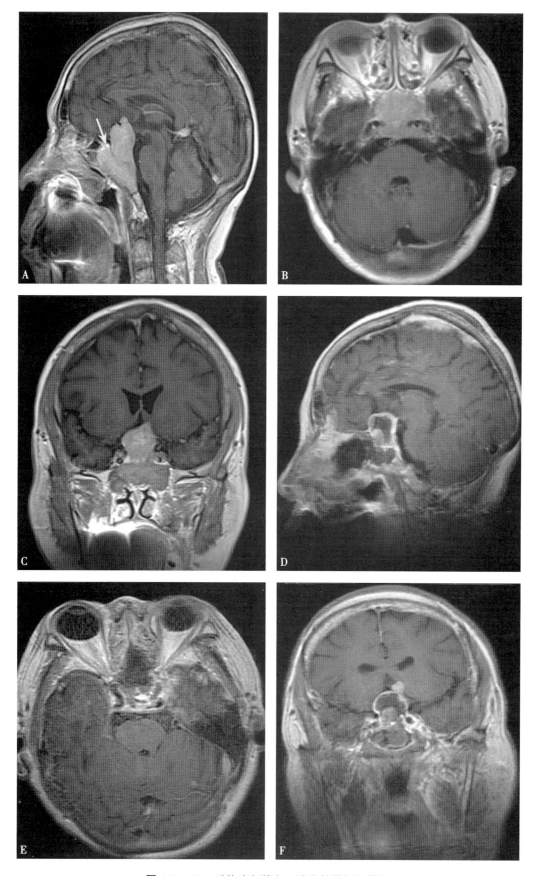

**图 4-2-5-49　垂体瘤向鞍上区域生长并侵犯蝶窦**

A、B、C. 术前头颅 MRI 增强扫描像矢状位,轴位,冠状位,箭头指示需要扩大磨除的鞍结节区域骨质;

D、E、F. 术后头颅 MRI 增强扫描像矢状位,轴位,冠状位

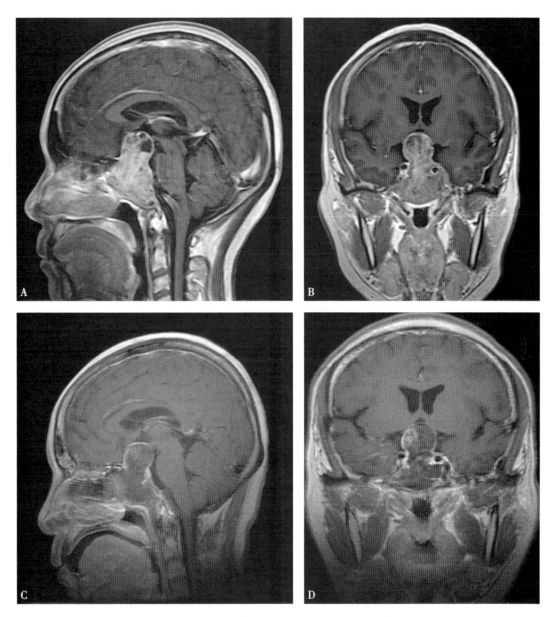

**图 4-2-5-50　垂体瘤向鞍上区域生长并侵犯蝶窦**
A,B. 术前头颅 MRI 增强扫描像矢状位,冠状位;C,D. 术后头颅 MRI 增强扫描像矢状位,冠状位

充分显露。当肿瘤侵犯到海绵窦前下部和外侧部或者侵犯整个海绵窦,则需要选择 EPSea 入路。在很少见的情况下,肿瘤会从海绵窦外侧部沿着圆孔侵袭入翼上颌窝,此时需要 TMPea 入路。

(1) 中线经蝶内镜入路(MTea)(图 4-2-5-51):蝶窦前壁的切除应该尽量充分,垂直方向切除范围为从蝶窦顶部到底部,侧方要超过蝶窦开口。为方便进入双侧鼻腔,可以磨除或用反向咬钳切除鼻中隔后部(约 1cm)。使用磨钻磨除部分鞍底骨质,骨质去除范围应该足够大,上方显露前海绵

间窦,下方显露下海绵间窦两侧显露到双侧海绵窦。侵犯海绵窦肿瘤侧的显露应该小心磨除视神经管 - 颈内动脉隐窝骨质以及斜坡旁颈内动脉管骨质,侧方需要磨除鞍底旁 1 厘米范围内的骨质(图 4-2-5-52),充分显露鞍旁颈内动脉的弯曲。骨质的充分磨除有利于术中向外侧轻柔推压前方的海绵窦膜性壁以观察海绵窦内部。当鞍内肿瘤切除后,用小棉片将鞍上蛛网膜向上推开,使用 30° 内镜进入鞍内,可直接观察到海绵窦内侧壁,用刮匙和带角度的吸引器清除肿瘤,沿肿瘤侵入

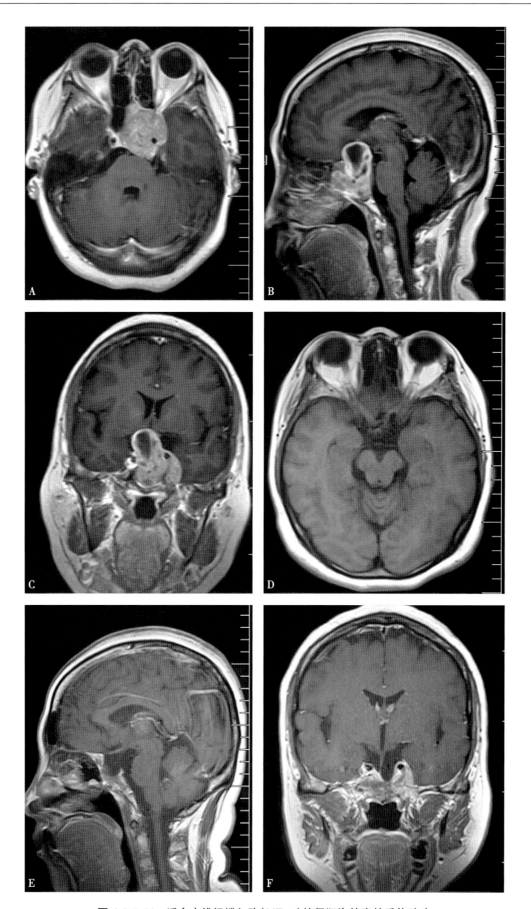

**图 4-2-5-51 适合中线经蝶入路(MTea)的侵犯海绵窦的垂体腺瘤**

A,B,C. 术前头颅 MRI 扫描像轴位,矢状位,冠状位;D,E,F. 术后头颅 MRI 扫描像轴位,矢状位,冠状位

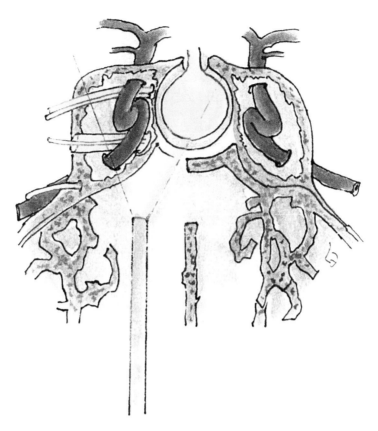

图 4-2-5-52 内镜下向外侧磨除鞍底外侧骨质,显露海绵窦前壁和腹侧壁

方向进一步切开海绵窦壁,向海绵窦内切除肿瘤。Kassam 认为向海绵窦内生长的垂体腺瘤,多压迫颈内动脉前曲向前移位,打开海绵窦内侧壁后,先在前曲与后床突之间切除肿瘤,然后切除颈内动脉与视神经之间的外上方肿瘤。操作时如弯头器械(如刮匙、剥离子、吸引器等)套入颈内动脉时,应顺着进入方向退出,切勿强行牵拉,以免造成大出血。术中应注意肿瘤将颈内动脉向外侧推挤,切除时易损伤垂体下动脉,造成大出血。为避免颈内动脉损伤,术中必须精确定位颈内动脉的走行(通过直视、导航和多普勒)(图 4-2-5-53)。对于海绵窦出血,可用明胶海绵填塞压迫止血。

(2)经筛经翼经蝶内镜入路(EPSea)(图 4-2-5-54):当肿瘤侵犯到海绵窦前下部和外侧部或者侵犯整个海绵窦,则需要选择 EPSea 入路。

该入路暴露很充分,可以显露整个海绵窦,可以同时直接控制海绵窦的所有区域。

该入路也可以分为两个阶段:

1)阶段Ⅰ:入路阶段。手持内镜操作。通常使用 0° 内镜,很少需要 30° 内镜。切除病变同侧中鼻甲,可以获得更宽阔的手术野,并增加手术器械操作便利。

使用经筛入路,广泛切除蝶窦前壁和后组筛窦。切除上颌窦的内侧壁(靠近鼻腔的壁)以充分暴露上颌窦后壁和上腭骨的垂直突起。

为显露前方的海绵窦,必须切除部分蝶窦外侧壁的骨质。切除骨质的范围为外侧的一个四边形,内侧缘为视神经 - 颈内动脉管隐窝和斜坡旁颈内动脉管,外侧缘从眶尖到圆孔,下缘为三叉神经上颌支隆起。终止于蝶窦后壁的翼管是指示颈内动脉岩骨内水平段和垂直向上的颈内动脉斜坡旁段结合部的重要解剖标志,可以指引到达海绵窦内侧壁的下部。

2)阶段Ⅱ:肿瘤切除阶段。同样首先切开鞍底硬脑膜,切除鞍内肿瘤。然后,选择海绵窦内侧壁无血管区切开海绵窦(图 4-2-5-54),再切除海绵窦

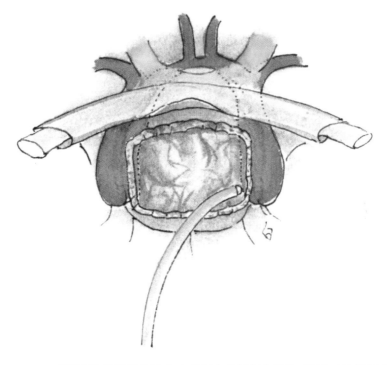

图 4-2-5-53 切除侵犯海绵窦的肿瘤时,使用多普勒超声探头对颈内动脉进行定位

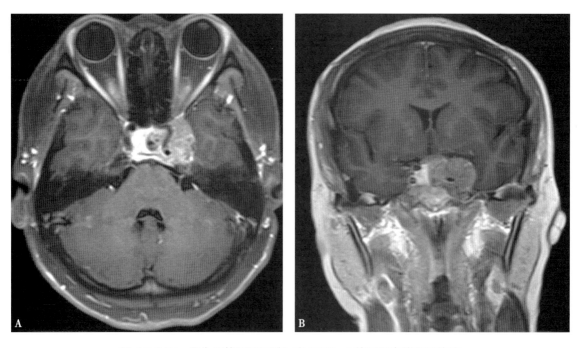

图 4-2-5-54 适合经筛经翼经蝶入路 (EPSea) 的侵犯海绵窦垂体瘤
A,B. 术前头颅 MRI 增强扫描像轴位,冠状位

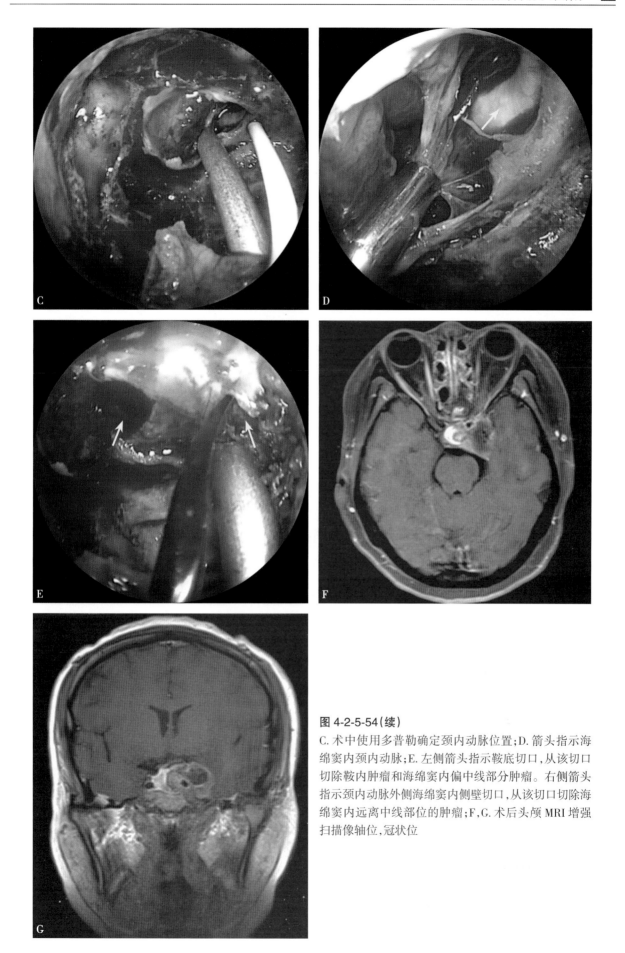

图 4-2-5-54(续)

C. 术中使用多普勒确定颈内动脉位置；D. 箭头指示海绵窦内颈内动脉；E. 左侧箭头指示鞍底切口,从该切口切除鞍内肿瘤和海绵窦内偏中线部分肿瘤。右侧箭头指示颈内动脉外侧海绵窦内侧壁切口,从该切口切除海绵窦内远离中线部位的肿瘤；F,G. 术后头颅 MRI 增强扫描像轴位,冠状位

内肿瘤。切开海绵窦内侧壁前必须精确定位颈内动脉位置,注意避开颈内动脉。该部位颈内动脉受到肿瘤的推挤,可以向内侧移位,也可以向外侧移位,取决于肿瘤主体位于海绵窦内颈内动脉的外侧还是内侧。此时,海绵窦表面硬脑膜切开的位置应该相应选择在颈内动脉的外侧或内侧的安全位置。

**3. 向三脑室和脚间窝生长垂体腺瘤**(图4-2-5-55)

**4. 向斜坡生长肿瘤的处理**　打开蝶窦前壁后,向后扩大磨除蝶窦下壁,显露斜坡上部,沿鞍底—斜坡凹陷磨除中上斜坡骨质,显露硬膜;进一步向后上方切除后床突和鞍背,切开硬膜,肿瘤切除后可显露脑桥、基底动脉及展神经等结构(图4-2-5-56)。磨除斜坡骨质时应注意勿损伤颈内动脉,尽量保持硬膜完整。

扩大经蝶入路手术后,颅底骨质缺损大、硬膜和蛛网膜开放,易导致脑脊液漏、颅内感染、脑膜膨出等严重并发症。因此,与常规经蝶入路手术

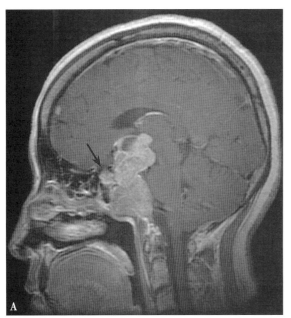

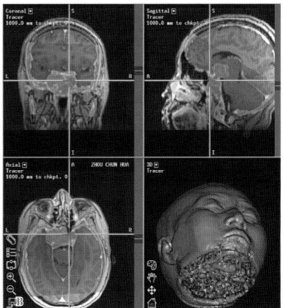

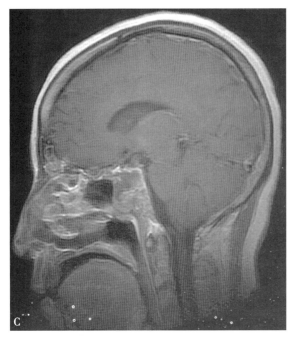

图 4-2-5-55　向三脑室和脚间窝生长垂体腺瘤,需要磨除鞍结节区域骨质,并切开该区域硬脑膜,以增加肿瘤切除的视野和角度

A. 术前头颅 MRI 增强扫描像矢状位;B. 术中导航;C. 术后头颅 MRI 增强扫描像矢状位。红色箭头所指为前交通动脉

相比,颅底重建更加重要,必须严密封闭,消除死腔,同时保护颈内动脉、海绵窦和脑神经等重要结构。颅底重建技术详见本篇第10章。

### (四)切除复发、残留垂体腺瘤的手术技巧

对于经鼻蝶入路手术后复发或残留的肿瘤,建议再次手术治疗切除肿瘤。手术的难点在于前次手术造成的解剖结构改变和局部粘连,使术者失去了一些定位标记。术前必须行薄层CT冠状位和矢状位扫描,明确蝶窦和鞍底骨质缺损情况,以利于术中定位(图4-2-5-57)。如果有导航设备,建议术中常规使用神经导航辅助。如前次手术为显微镜下经鼻蝶入路或经口鼻蝶入路,进入鼻腔后有时可见鼻中隔穿孔(图4-2-5-58)或者鼻腔内黏膜粘连(图4-2-5-59)。根据中鼻甲和后鼻孔来定位蝶窦前壁,因蝶窦前壁骨质缺如,局部只为黏膜覆盖,有时可见黏膜破口(图4-2-5-60)。切开黏膜后进入蝶窦腔,往往可见到前次手术的填充物、瘢痕组织和蝶窦黏膜粘连,如前次手术曾使用生物胶重建鞍底,蝶窦内的残余物多呈硬块状(图4-2-5-61),不易取出,需耐心清理,不可大块钳夹和

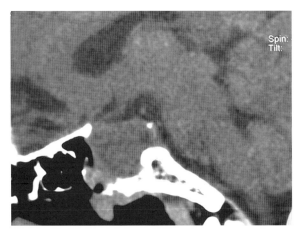

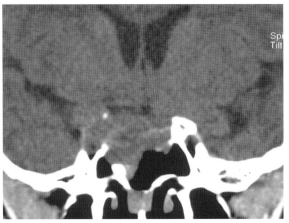

图4-2-5-57　术前通过头颅CT冠状位和矢状位扫描,了解蝶窦和鞍底骨质缺损情况

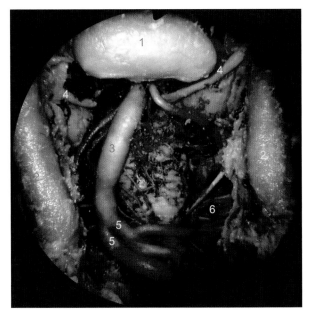

图4-2-5-56　内镜经鼻蝶入路可显露斜坡和脑干前方结构

1.垂体;2.颈内动脉;3.基底动脉;4.动眼神经;5.椎动脉;6.后组颅神经

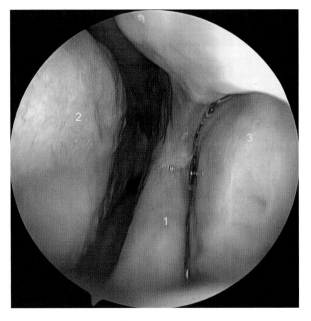

图4-2-5-58　经鼻蝶入路手术后鼻中隔缺损

1.缺损的鼻中隔边缘;2.右侧下鼻甲;3.左侧下鼻甲

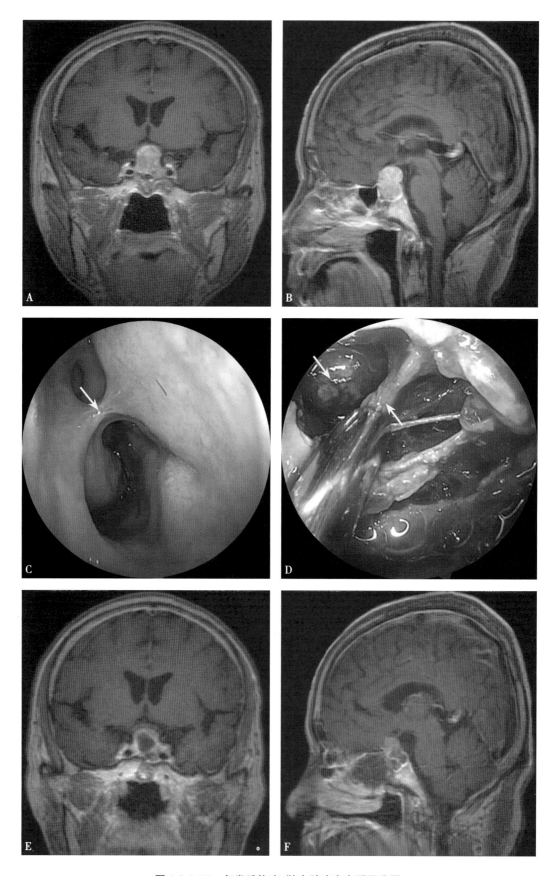

**图 4-2-5-59 复发垂体瘤，鞍内肿瘤内有明显分隔**

A,B. 术前头颅 MRI 增强扫描像冠状位,矢状位;C. 箭头指示鼻中隔和下鼻甲之间的粘连;D. 上方箭头指示鞍隔,下方箭头指示肿瘤内分隔;E,F. 术后头颅 MRI 增强扫描像冠状位,矢状位

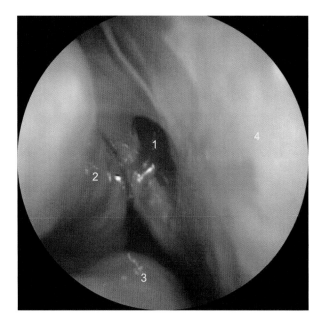

**图 4-2-5-60**　经鼻蝶入路手术后蝶窦前壁黏膜部分缺损
1. 蝶窦前壁黏膜缺损;2. 中鼻甲;3. 下鼻甲;4. 鼻中隔

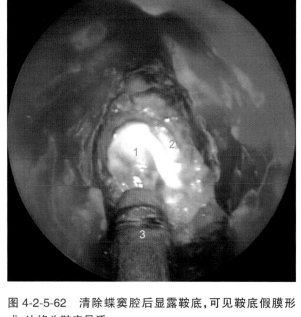

**图 4-2-5-62**　清除蝶窦腔后显露鞍底,可见鞍底假膜形成,边缘为鞍底骨质
1. 鞍底假膜;2. 鞍底骨缘;3. 吸引器

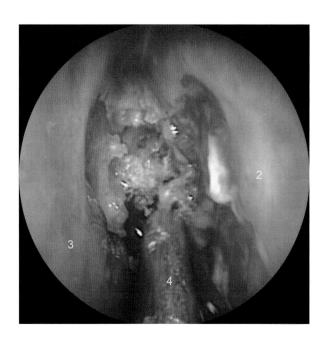

**图 4-2-5-61**　经鼻蝶入路手术后,蝶窦内充满硬块状残余物
1. 蝶窦内残余物;2. 鼻中隔;3. 中鼻甲;4. 吸引器

用力拉拽,有经验的医生也可以使用磨钻磨削瘢痕,但是应当十分小心,防止重要结构损伤。必须找到残余的蝶窦嘴根部(前次手术后梨状骨的残端)以确定中线,并作为解剖参考标志,然后找到鞍底残留的骨缘,逐步清理、显露鞍底,如前次手术使用人工硬膜修补鞍底,往往在鞍底形成一层完整的假膜(图 4-2-5-62、图 4-2-5-63),易于分离;如未修补鞍底,局部多有黏连,可锐性分离,找到硬膜边缘。有时前次手术鞍底骨质磨除过小,需要再扩大鞍底骨质磨除范围(图 4-2-5-64)。有时鞍底硬脑膜形成瘢痕,难以切割,可以使用激光切开鞍底(图 4-2-5-65)。进入鞍内后,注意分辨肿瘤组织,因局部粘连较重,需用刮匙小心刮除。部分肿瘤形成明显分隔(图 4-2-5-63),需要仔细辨明切除。对于向鞍上生长的肿瘤,不可用力牵拉,以免损伤粘连的视交叉和颅底血管。切除复发、残余肿瘤时,手术中可能早期发生脑脊液漏,可用小棉片暂时封闭保护,肿瘤切除后严密修补鞍底,必要时术后留置腰大池外引流 1~2 周,以促进修补鞍底的愈合。

对于开颅手术后复发或残留的垂体腺瘤,如肿瘤大部位于鞍内,可选择经鼻蝶入路手术进行切除。术中基本操作无特殊,在鞍内切除肿瘤时,因前次手术时蛛网膜可能已降入鞍内(图 4-2-5-66),发生脑脊液漏的几率增加,需注意修补瘘口和重建鞍底。

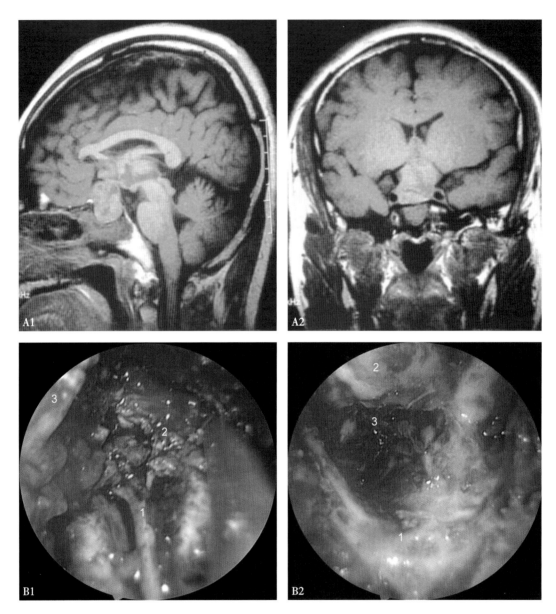

**图 4-2-5-63 复发垂体腺瘤内镜下手术切除**

A1、A2. 术前头颅 MRI 检查显示肿瘤复发,向上推挤压迫视神经,蝶窦内有前次手术混杂信号;B1. 所示蝶窦内结构不清,仅有残存的犁骨残端,1. 犁骨残端,2. 增生组织,3. 上鼻甲;B2. 所示在残存解剖结构的引导下,清楚地寻找鞍底结构,1. 犁骨根部,2. 鞍底,3. 鞍底斜坡凹陷

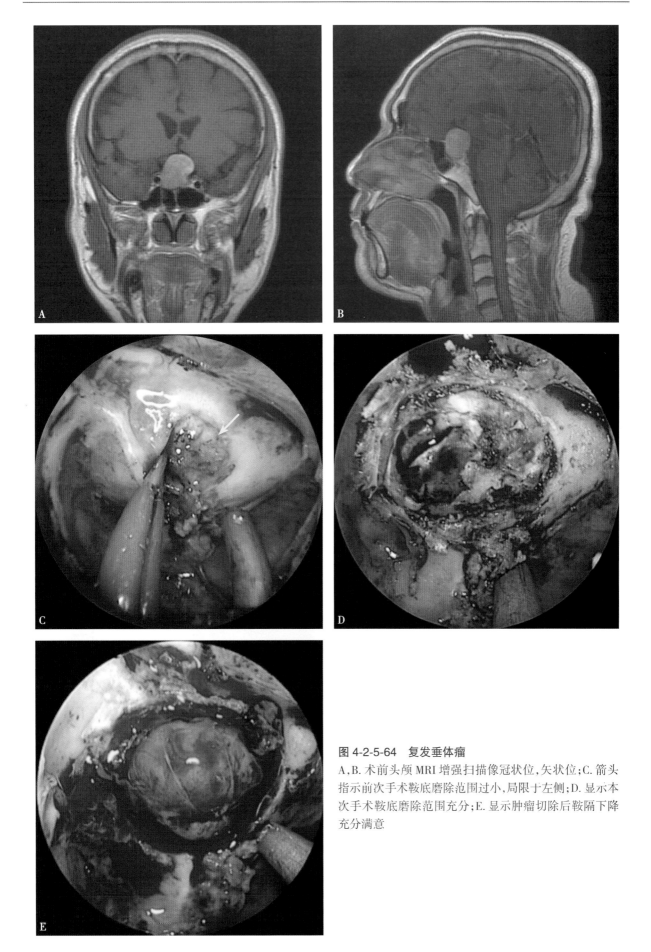

**图 4-2-5-64 复发垂体瘤**

A,B. 术前头颅 MRI 增强扫描像冠状位,矢状位;C. 箭头指示前次手术鞍底磨除范围过小,局限于左侧;D. 显示本次手术鞍底磨除范围充分;E. 显示肿瘤切除后鞍隔下降充分满意

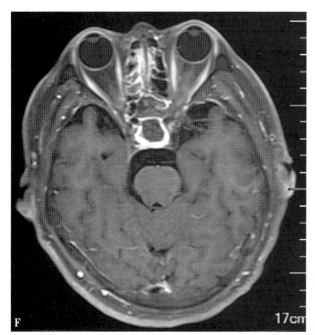
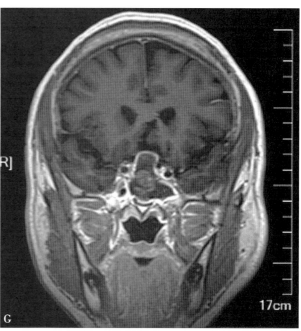
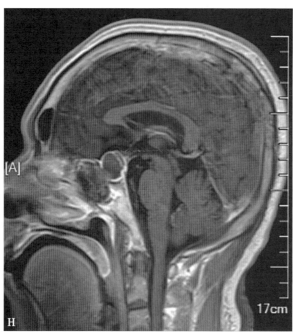

图 4-2-5-64(续)

F,G,H. 术后头颅 MRI 增强扫描像轴位,冠状位,矢状位

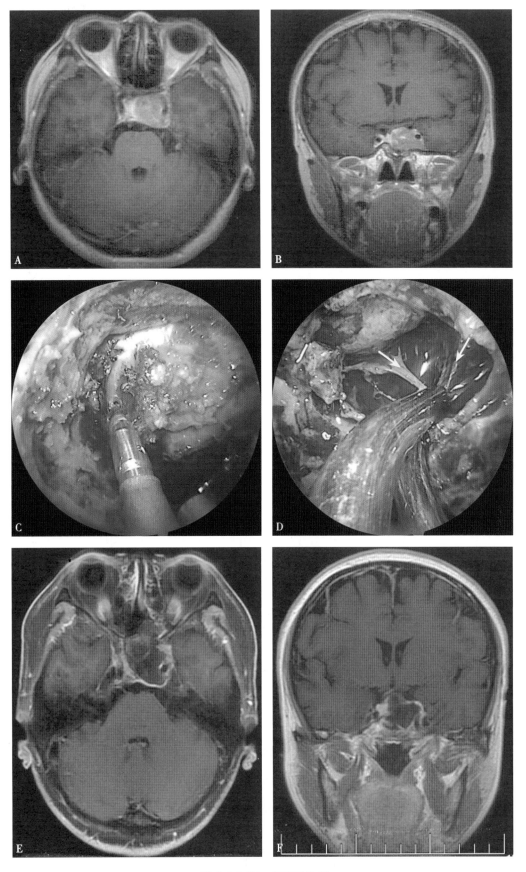

**图 4-2-5-65 复发垂体瘤**

A,B. 术前头颅 MRI 增强扫描像轴位,冠状位;C. 鞍底疤痕化明显,质地坚韧,使用激光切割鞍底硬脑膜;D. 箭头指示肿瘤内纤维条索;E,F. 术后头颅 MRI 增强扫描像轴位,冠状位

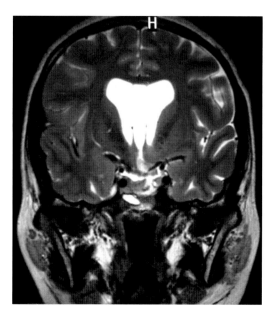

图 4-2-5-66　头颅 MRI 像　T2 冠状位显示：复发垂体腺瘤，部分蛛网膜降入鞍内，鞍内有脑脊液信号

**（五）蝶窦气化不良或完全骨化时的垂体腺瘤内镜经蝶手术技术**

蝶窦可分为蝶鞍型（Sellar type）、鞍前型（Presellar type）和甲介型（Conchal type）3 种类型，自 Hardy 在 1969 年改进、推广显微经蝶窦手术切除垂体腺瘤以来，蝶鞍型一直被认为是经蝶手术的必要条件，而伴有蝶窦气化不良的鞍前型和甲介型一度被认作是经蝶窦入路的禁忌证之一。但内镜技术以其广角、清晰的优势，结合导航等最新定位方法以及高速磨钻的应用，内镜经蝶手术完全可以克服蝶窦气化不良的负面影响，取得良好的手术效果。

此类手术详细的术前计划非常重要，所有病例术前均需要进行头颅 CT 扫描及三维重建，确定蝶窦的气化类型，判断蝶窦口的位置，明确窦腔的位置、大小、方向，计算需磨除的骨质范围。结合 CT 导航技术术中可精确定位，使得手术安全性显著提高。没有导航设备时，鞍前型病例多可于蝶筛隐窝内找到蝶窦开口，对于无蝶窦开口的甲介型蝶鞍病例，可沿后鼻孔向上 1.5~2cm，假想为蝶窦开口位置；根据蝶骨嵴喙突和犁骨判断中线位置。在剥离黏膜瓣后，以金刚砂磨钻头的高速磨

钻小心磨除蝶窦骨质，操作过程中应始终注意判断中线位置，即蝶骨嵴喙突和犁骨所处矢状层面，磨除的范围可参照术前影像测量的数据，避免伤及两侧的颈内动脉以及视神经管等重要结构。此外，蝶窦骨质与斜坡和鞍结节等部位骨质也存在一定的差异，术中可以仔细体会，这也有助于及时校正磨除范围。多数气化不良的蝶窦骨质为松质骨，血窦较多，磨除时常常出血，需用骨蜡封闭后，继续磨除；而鞍底骨质多为密质骨，较光滑，可以作为识别的标志之一（图 4-2-5-67）。

## 五、手术中特殊情况的处理

### （一）术中出血的处理

内镜经鼻蝶入路手术创伤小，术中失血量较少。如术中出血较多，会影响手术操作，因此必须掌握相应处理措施。

1. **鼻腔内出血**　鼻腔内操作时遇到的出血，多数是因为鼻黏膜损伤后局部渗血，出血量一般不大，但黏膜渗血较多时，血液沿内镜镜体流向镜头和术野，造成镜头污染、术野不清，影响操作。处理黏膜渗血，可以用肾上腺素棉条进行压迫，使小血管收缩；对于点状出血，可用双极电凝电灼止血，但要避免对鼻甲大范围的烧灼，以免造成病人术后不适。

2. **蝶窦出血**　在切开蝶窦前壁黏膜和磨除蝶窦前壁骨质时可能会损伤蝶腭动脉，造成出血。蝶腭动脉由上颌动脉发出，经蝶腭孔进入鼻腔，然后分为鼻中隔后动脉和鼻后外侧动脉两支，分布于鼻中隔、鼻腔外侧壁、蝶窦和上颌窦（图 4-2-5-68）。切开蝶窦前壁黏膜时，应在后鼻孔 1.5cm 以上，然后将黏膜瓣向外下方推开，避免在蝶腭孔处损伤蝶腭动脉。开放蝶窦前壁时建议使用高速磨钻，磨除时有一定止血作用，有时在磨除蝶窦前壁下部时会遇到动脉性出血，电凝往往难以止血，可用小块骨蜡涂抹止血。

去除蝶窦黏膜时会出现黏膜渗血，如渗血量较大，将影响下一步鞍内的操作。为避免蝶窦黏膜出血，可用小棉片将黏膜推开或电灼黏膜使其

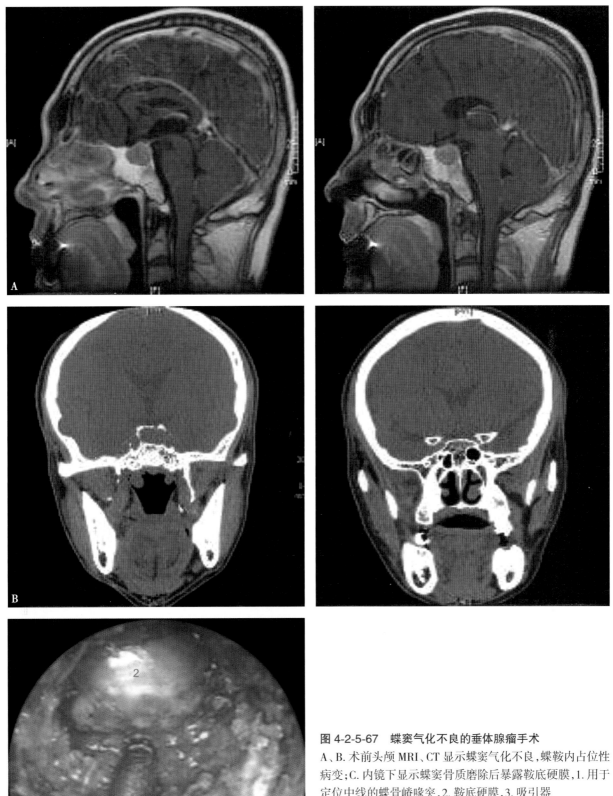

图 4-2-5-67 蝶窦气化不良的垂体腺瘤手术

A、B. 术前头颅 MRI、CT 显示蝶窦气化不良,蝶鞍内占位性病变;C. 内镜下显示蝶窦骨质磨除后暴露鞍底硬膜,1. 用于定位中线的蝶骨嵴喙突,2. 鞍底硬膜,3. 吸引器

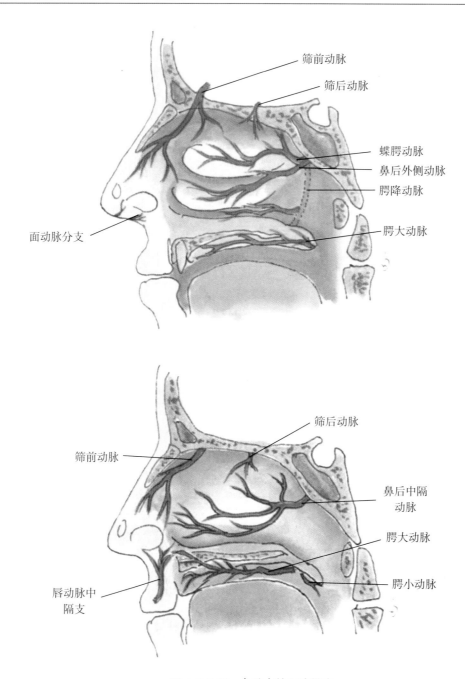

图 4-2-5-68　鼻腔内的血液供应

皱缩,若渗血较多,可用明胶海绵或止血纱布局部压迫止血。

　　**3. 大动脉及其分支的出血**　经鼻蝶入路手术易损伤的大动脉是颈内动脉,损伤的原因是定位错误及动脉解剖变异。如蝶窦间隔复杂,中线定位发生偏移,则在切开鞍底硬膜时会损伤颈内动脉。在蝶窦腔内,有时蝶窦间隔与颈内动脉隆起相连(图 4-2-5-69),如用力折断蝶窦间隔,会损伤颈内动脉。部分颈内动脉隆起骨质缺损,表面仅为薄层蝶窦黏膜覆盖(图 4-2-5-70),撕拽蝶窦黏膜时,可能造成颈内动脉损伤。在蝶鞍内,颈内动脉可能从海绵窦突入蝶鞍内,与垂体贴近(图 4-2-5-71);部分肿瘤向海绵窦内生长,包绕颈内动脉(图 4-2-5-72),因此在切除肿瘤时会造成颈内动脉损伤。术中如发生颈内动脉损伤,会出现汹涌出血,严重时会危及病人生命,属最为凶险的并发症。因此,手术前必须仔细研究影像学资料,尤其是颈内动脉的位置及毗邻关系,并做好相关测量。

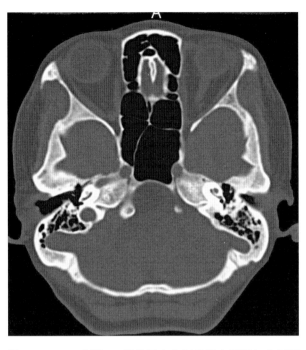

图 4-2-5-69　头颅 CT 轴位骨窗像显示蝶窦间隔与右侧颈内动脉隆起相连

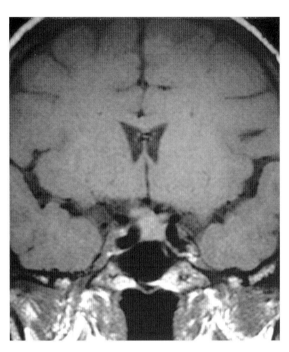

图 4-2-5-71　头颅 MRI 像
T1 冠状位显示：右侧颈内动脉向垂体窝内突出

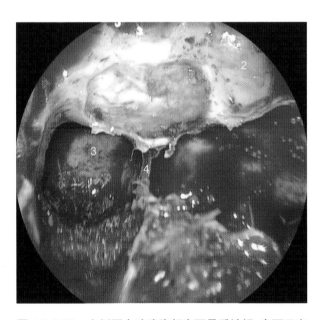

图 4-2-5-70　左侧颈内动脉隆起表面骨质缺损，表面只有蝶窦黏膜覆盖
1. 鞍底硬膜；2. 左侧颈内动脉隆起；3. 鞍底 - 斜坡凹陷；4. 部分磨除的蝶窦间隔

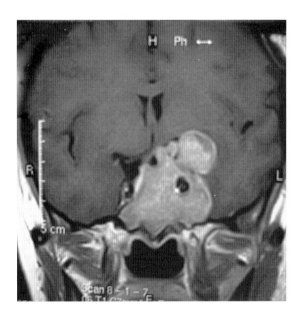

图 4-2-5-72　头颅 MRI 增强扫描像冠状位显示：垂体腺瘤包绕左侧颈内动脉并使动脉移位

术中注意在每一步骤做好观察、定位,预判可能出现的风险。如术中遇到颈内动脉损伤出血,立即换用粗吸引器吸除积血,明确出血的部位和破口大小,用大小合适的棉片压迫于破口处,用吸引器吸住,不要用大棉条大片填塞,往往难以准确压迫出血点,压迫时亦不能过度用力,以免动脉闭塞造成脑梗死。当出血能够控制后,用明胶海绵或其他止血材料放置于动脉破口处,外面盖以棉片,用吸引器吸住继续压迫,压迫时间应足够长。当松开吸引器无出血后,轻轻将棉片移开,局部可用肌肉片覆盖,也可覆盖人工硬膜、止血纱布,然后用少量生物胶固定边缘缝隙。如动脉破口较大,止血困难,可局部暂时填塞止血,并行血管造影检查,应用覆膜支架从血管内封闭破口,再从血管外进行封闭。

在蝶鞍内操作时可能损伤垂体下动脉和McConnell被囊动脉引起出血。垂体下动脉从脑膜垂体干或颈内动脉发出,走向垂体后方(图4-2-5-73),在切除鞍内后部肿瘤时可能损伤此动脉。McConnell被囊动脉从颈内动脉内侧壁发出,向内侧进入垂体囊(图4-2-5-74),在切除海绵窦内肿瘤时可能损伤此动脉。垂体下动脉和McConnell被囊动脉相对细小,出血时通过压迫多可止血,压迫位置必须准确,如只将鞍底部位填塞,出血会发展至鞍上甚至颅内,造成严重后果。如出血部位明确可电凝止血,但切忌盲目烧灼,以免损伤垂体和海绵窦内结构。

大脑前动脉、前交通动脉和基底动脉的损伤少见,多发生在大腺瘤向鞍上、后生长、与大动脉粘连时,在切除过程中过度用力牵拉或盲目使用刮匙,会造成出血。这些动脉一旦出血,往往难以在经蝶路径下止血,需在压迫后行介入止血或转为开颅手术止血。

大动脉损伤出血后均有形成假性动脉瘤的风险,假性动脉瘤破裂后会出现严重鼻出血,严重时造成病人死亡,因此术后必须行全脑血管造影检查,明确有无假性动脉瘤形成(图4-2-5-75),必要时行介入治疗。

**4. 海绵间窦和海绵窦出血** 海绵间窦是围绕垂体形成的环状硬脑膜静脉窦,连接两侧的海

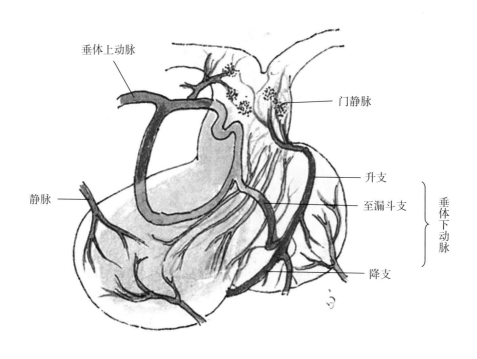

图 4-2-5-73 垂体下动脉及其分支

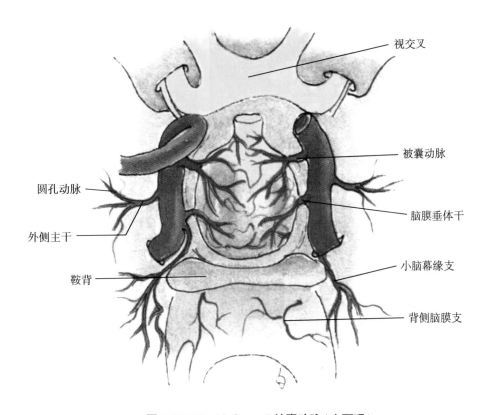

图 4-2-5-74 McConnell 被囊动脉（上面观）

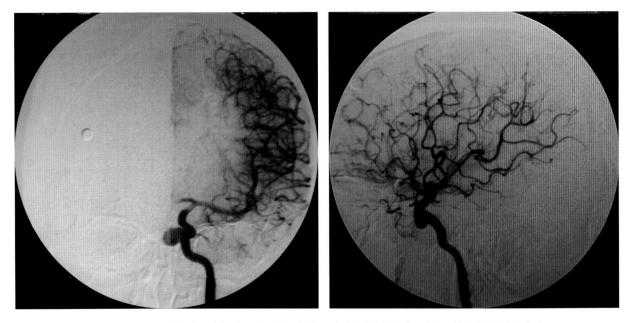

图 4-2-5-75 经鼻蝶入路切除垂体腺瘤，术中损伤左侧颈内动脉，形成海绵窦段假性动脉瘤

绵窦,又可分为前间窦、下间窦、后间窦和基底窦几部分,其中前间窦和基底窦常较发达,后、下间窦常缺如(图4-2-5-76)。对于大型垂体腺瘤病例,肿瘤长期压迫常致海绵间窦闭合,因此术中海绵间窦出血多见于微小腺瘤。术中可选择在后下方切开鞍底硬膜,避免损伤前间窦。如遇海绵间窦出血,可先用小棉片压迫出血部位,吸净出血后找到静脉窦的破口,较小的破口可用双极电凝电灼止血,若破口较大,可用小块明胶海绵或止血纱布压迫止血(图4-2-5-77)。

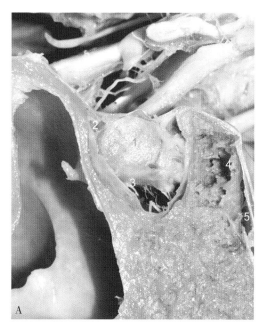 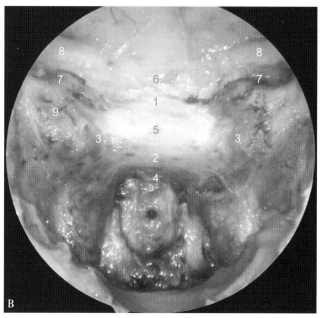

图 4-2-5-76 海绵间窦解剖示意图

A. 1.垂体,2.前海绵间窦,3.下海绵间窦,4.鞍背窦,5.基底窦;B. 1.前海绵间窦,2.下海绵间窦,3.海绵窦,4.基底窦,
5.垂体,6.鞍结节,7.颈内动脉-视神经隐窝,8.视神经管,9.颈内动脉隆起

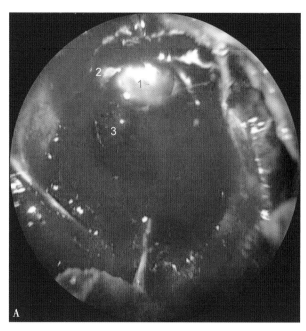 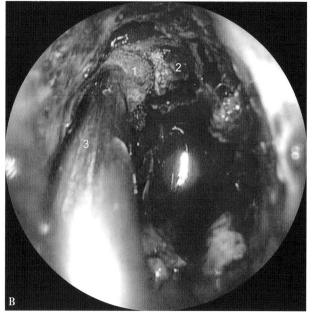

图 4-2-5-77 遇海绵间窦出血时,用小块明胶海绵置于海绵间窦破口处,用小棉片压迫止血

A.海绵间窦出血:1.膨大的垂体,2.切开的鞍底硬膜,3.海绵间窦出血;B.压迫止血:1.小棉片,2.膨大的垂体,3.吸引器

海绵窦出血多见于切除海绵窦内的肿瘤时，当出血较汹涌时会影响进一步切除鞍内肿瘤，因此需助手持吸引器持续吸除术野内出血，术者尽快完成鞍内肿瘤切除，然后局部填入明胶海绵或止血纱布，用棉片压迫止血。注意不可向海绵窦内填入过多止血材料，避免损伤海绵窦内神经和海绵窦血栓的形成。

**5. 肿瘤出血** 少数垂体腺瘤供血较多，切除过程中会遇到较多出血，此时需注意保持术野干净，尽快切除肿瘤，肿瘤切除完整后出血会减少，用止血材料填塞后即可止血。如术中发现肿瘤切除后仍有较多出血，应注意探查鞍内有无肿瘤残留或有无大血管的损伤，压迫止血时应找到明确的出血点，避免盲目大块填塞。

**（二）肿瘤质地垂体腺瘤**

来源于腺体，多数质地软，术中用吸引器即可吸除肿瘤组织，部分质地中等的肿瘤亦可用刮匙刮除。文献报道约有 5%~8% 的垂体腺瘤质地硬韧，切除较困难，尤其是鞍上肿瘤难以下落至鞍内，造成肿瘤残余（图 4-2-5-78）。由于硬韧肿瘤切除时所需时间长，如遇术中出血，将导致出血量较多。

垂体腺瘤的质地可在术前通过影像学来做出初步判断，少数垂体腺瘤在 CT 上可见高密度钙化影（图 4-2-5-79），MR $T_2WI$ 上肿瘤内低信号成分较

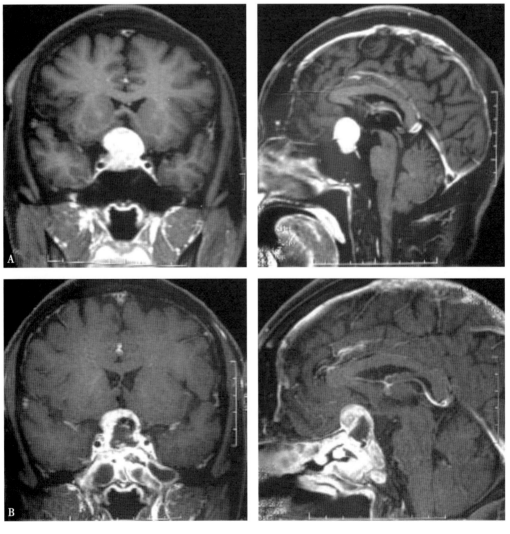

**图 4-2-5-78 质地硬韧的垂体腺瘤术前术后影像**
A. 术前头颅 MRI 增强扫描像冠状位，矢状位；B. 术后 3 个月头颅 MRI 增强扫描像冠状位，矢状位示肿瘤仍未下降至蝶鞍内

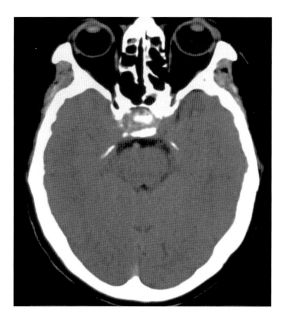

图 4-2-5-79　头颅 CT 显示垂体腺瘤内有高密度钙化灶

多,则肿瘤质地可能较韧。术中发现肿瘤质地硬韧时,切除时必须耐心,用吸引器、细尖刀、刮匙和超声吸引器分块切除肿瘤,不可用力牵拉。切除顺序应先瘤内后周边,防止鞍上蛛网膜早破。对于鞍上肿瘤,如术中不能落入鞍内,可二期手术处理,但注意鞍内不能填塞过紧。也可以经上述扩大经鼻蝶入路切除鞍上部分肿瘤。

**(三)脑脊液漏的处理和颅底重建技术**

详情参见第四篇第十章第三节。

（裴傲　桂松柏　张亚卓）

# 参考文献

1. Carrau RL, Jho HD, Ko Y. Transnasal-transsphenoidal endoscopic surgery of the pituitary gland. *Laryngoscope*. 1996;106:914-918

2. Cappabianca P, Alfieri A, de Divitiis E. Endoscopic endonasal transsphenoidal approach to the sella:towards functional endoscopic pituitary surgery（FEPS）. *Minim Invasive Neurosurg*. 1998;41:66-73

3. Gamea A, Fathi M, el-Guindy A. The use of the rigid endoscope in trans-sphenoidal pituitary surgery. *J Laryngol Otol*. 1994;108:19-22

4. Heilman CB, Shucart WA, Rebeiz EE. Endoscopic sphenoidotomy approach to the sella. *Neurosurgery*. 1997;41:602-607

5. Rodziewicz GS, Kelley RT, Kellman RM, et al. Transnasal endoscopic surgery of the pituitary gland:technical note. *Neurosurgery*. 1996;39:189-193

6. Yaniv E, Rappaport ZH. Endoscopic transseptal transsphenoidal surgery for pituitary tumors. *Neurosurgery*. 1997;40:944-946

7. Jho HD. Endoscopic endonasal pituitary surgery: technical aspects. *Contemporary Neurosurgery*. 1997;19:1-7

8. Jho HD, Carrau RL. Endoscopic endonasal transsphenoidal surgery:experience with 50 patients. *J Neurosurg*. 1997;87:44-51

9. Jho HD, Carrau RL, Ko Y, et al. Endoscopic pituitary surgery:an early experience. *Surg Neurol*. 1997;47:213-223

10. Jho HD, Alfieri A. Endoscopic endonasal pituitary surgery:evolution ofsurgical technique and equipment in 150 operations. *Minim InvasiveNeurosurg*. 2001;44:1-12

11. Jho HD. Endoscopic transsphenoidal surgery. *J Neurooncol*. 2001;54:187-195

12. Jho HD, Alfieri A. Endoscopic transsphenoidal pituitary surgery:various surgical techniques and recommended steps for procedural transition. *Br J Neurosurg*. 2000;14:432-440

13. Jho HD, Jho DH. Use of endoscopic techniques for pituitary adenoma resection.Endocrinologist,2004,14(2):76-86

14. Cappabianca P, Cavallo LM, De Divitiis E. Endoscopic endonasal transsphenoidal surgery. Neurosurgery,2004,55:933-941

15. Alfieri A, Jho HD:Endoscopic endonasal cavernous sinus surgery:An anatomic study. Neurosurgery 2001,48:827-837

16. Cappabianca P, Alfieri A, Colao A, Ferone D, Lombardi G, de Divitiis E:Endoscopic endonasal transsphenoidal approach:An additional reason in support of surgery in the management of pituitary lesions. Skull Base Surg1999,9:109-117

17. Cappabianca P, Alfieri A, Thermes S, Buonamassa S, de Divitiis E:Instruments for endoscopic endonasal transsphenoidal surgery. Neurosurgery1999,45:392-396

18. 张亚卓,王忠诚,刘业剑,等. 内镜经鼻蝶入路手术治疗垂体腺瘤. 中国微侵袭神经外科杂志,2007,12:51-54

19. Papay FA, Maggiaao H, Dominquez S.Rigid endoscopic repair of paranasal cerebrospinal fluid fistulas. Lmyngoscope, 1989, 9:1195-1201

20. Hegazy HM, Carmu RL, Snyderman CH, el al.Transnasal endoscopic repair cerebrespinal fluid rhinonrhea: a Meta-analysis.Laryngoscope, 2000, 110:1166-1172

21. 张亚卓.神经内镜手术技术.北京:北京大学医学出版社, 2004, 176-178

22. Castelnuovo PG, Delu G, Locate UD, el al.Endonasal endoscopic duraplasty: Our Experience.Skull Base, 2005, (15):1-5

23. Zweig J.CarrauRL, Celin SE, et al.Endoscopic repaird CSF leaks to the sinonasal tract.Ototaryllgol Head Neck Sl$\mu$g, 2000, 123(3):195-201

24. Marshall AH, Jones NS, Bobertson IJ.CSF rhinorrhea: the place of endoscopic sinus surgery.Br J Neurosurg, 2001, 15(1):8-12

25. Lopatin AS, Kapitano DN, Potapov.Endonasal endoscopic repair of spontaneous cerebrospinal fluid leaks.Arch Otolaryngol Head Neck Stag, 2003, 129(8):859-863

26. 吴哲褒, 于春江.侵袭性垂体泌乳素腺瘤的治疗策略.中华外科杂志, 2009, 47:123-127

27. 王任直.垂体腺瘤的规范化诊断和治疗.中华神经外科杂志, 2006, 22:325-326
    王忠诚.神经外科学[M].武汉:湖北科学技术出版社, 2005.620-621.

28. Gondirn J, Pinherio I.Neuroendocopic endonasal transseptal approach to the sellar region: study of 30 cases.Aq Neuropsiquiatr, 2001, 59:901-904

29. Cappabianca P, Cavallo LM, Colao A, et al. Endoscopic endonasal transsphenoidal approach: outcome analysis of 100 consecutive procedures.Mimm Invasive Neurosurg, 2002, 45:193-200

30. Cho DY, Liau Wit.Comparison endonad endoscopic surgery and sublabial microsurgery for prolactinomas.Surg neurol, 2002, 58:371-375.

31. Yazhuo Zhang, Zhongcheng Wang, et al. Endoscopic transsphenoidal treatment of pimitmyadenoms Neurol Res, 2008, 30:581-586

32. Kassam A, Carrau RI, Snyderman CH, et al. Evolution of reconstructive techniques following endoscopic expanded endonasal approaches.Neurosurgical Focus. 2005, 19:E8

33. Sudhakag N, Ray A, Vaftdis JA.Complications after transphenoidal surgery: our experience and a review of literature.BJ Neurosurg, 2004, 18:507-512

34. Guvenc G, Kizmazoglu C, Pinar E, et al. Outcomes and Complications of Endoscopic Versus Microscopic Transsphenoidal Surgery inPituitary Adenoma. J Craniofac Surg, 2016, 27(4):1015-1020

35. Kuo CH, Yen YS, Wu JC, et al. Primary Endoscopic Transnasal Transsphenoidal Surgery for Giant Pituitary Adenoma. World Neurosurg, 2016, 91:121-128

36. McCoul ED, Bedrosian JC, Akselrod O, et al. Preservation of multidimensional quality of life after endoscopic pituitary adenoma resection. J Neurosurg, 2015, 123(3): 813-820

37. Zaidi HA, Awad AW, Bohl MA, et al. Comparison of outcomes between a less experienced surgeon using a fully endoscopic technique and a very experienced surgeon using a microscopic transsphenoidal technique for pituitary adenoma. J Neurosurg, 2016, 124(3):596-604

# 第三章

ENDOSCOPIC NEUROSURGERY

## 颅底脊索瘤的内镜手术治疗

## 第一节 概述

### 一、流行病学

脊索瘤是一种起源于胚胎时期残余脊索组织的呈低度恶性生物学行为的肿瘤,主要发生于颅底和骶椎。多数脊索瘤生长缓慢,但是呈侵袭性生长,部分甚至发生转移。脊索瘤早期多无明显症状,肿瘤较大时压迫周围的神经结构可导致明显的神经功能障碍。脊索瘤发病率较低。2001年美国国立癌症研究所(National Cancer Institute)的SEER(Surveillance,Epidemiology and End Results)项目统计了1973年1月1日至1995年12月31日之间的400例手术切除并经病理证实的脊索瘤,结果显示脊索瘤的发病率为0.08/10万人。

脊索瘤可以发生于任何年龄,目前文献报道的发病年龄最小2.5岁、最大95岁。本病好发于中年人,各研究报道发病高峰略有不同,多数在40至70岁之间。美国国立癌症研究所SEER项目2001年的数据显示,400例脊索瘤诊断中位年龄为58.5岁,40岁以下人群发病率明显降低,10岁以下脊索瘤病人极少见。瑞典学者BENCT ERIKSS

等报道一组51例脊索瘤(1958~1970年),结果显示平均发病年龄为57岁,发病高峰在60~70岁,其中骶管组、脊柱组及颅内组的平均发病年龄分别为63岁、47岁、53岁。美国梅奥诊所统计1910~1971年间的155例脊索瘤,显示发病高峰为60~70岁,诊断时平均年龄为48岁(8~83岁),该组中颅内脊索瘤的发病高峰为40~50岁,平均发病年龄明显降低,仅为38岁。北京市神经外科研究所及北京天坛医院张亚卓等人总结2005年至今10年脊索瘤病例共183例,年龄组成分布为3~76岁,最小病人年龄3岁,最大年龄76岁,诊断中位年龄为42.3岁。周定标等人报道一组102例颅底脊索瘤,平均发病年龄为38.6岁(6~67岁)。以上数据显示颅内脊索瘤发病年龄均明显低于骶尾部脊索瘤。

脊索瘤呈现明显的男性发病倾向。美国SEER项目1973~1995年400例脊索瘤男性:女性为1.5:1。Debraj Mukherjee等人于2011年统计了SEER项目的1973~2003年1892例脊柱骨性肿瘤,其中414例脊柱脊索瘤的男女比例为1.69:1。纽约纪念医院一组46例脊索瘤的男女比例为2:1,且颅底、骶管、脊柱等部位的比例类似。美国梅奥诊所一组155例脊索瘤的男女比例为2:1。法国的MuneyoshiYasuda等人报道一组40例颅底及颅颈交界脊索瘤,男女比例为 2.3∶1。周定标等人报道 102 例脊索瘤男女比例为 1.12∶1(54∶48)。张亚卓等人报道 133 例脊索瘤男女比例为 1.2∶1(72∶61)。

## 二、病理生理特征

脊索瘤最早由 Virchow 于 1857 年在显微镜下诊断,他当时描述了空泡状的肿瘤细胞,根据细胞形态推测该肿瘤可能起源于软骨。脊索瘤这一病理学名词最早由 Ribbert 在 19 世纪 90 年代提出。目前多数观点认为脊索瘤起源于胚胎时期残留的脊索组织,包含上皮和间叶两种组织。胚胎发育过程中,脊索组织逐渐退化并在第 11 周由水、胶原等替代,脊索残留物逐渐由中心退化至头端和尾侧,主要位于椎体内和中线部位骨质。这些良性的脊索残留物进展为脊索瘤,主要发生于颅底和骶椎。

脊索瘤多发于颅底、脊柱及骶尾部(图 4-3-1-1),极少数发生于非中线部位,称之为异位脊索瘤。关于脊索瘤在各个部位分布的比例,各项研究报道各有不同。梅奥诊所的 261 例脊索瘤显示骶尾部 50%、颅底 35%、脊柱 15%。纽约纪念医院 1967 年的一组 46 例脊索瘤病人也呈类似的分布,骶尾部 65.2%、颅内 10.9%、脊柱 21.7%、异位(肩胛部)2.2%。来自芬兰、瑞典、苏格兰等地区的小样本数

据也是类似的部位分布特点。美国 SEER 项目是目前最大的一组脊索瘤,这一组数据显示各部位分布较平均,分别为颅内 32.0%、脊柱 32.8%、骶尾部 29.2%、异位 6.6%。

目前的观点认为颅底脊索瘤最常起源于斜坡和颈枕交界处,也可起源于鞍区、蝶窦、鼻咽部、上颌、鼻旁窦等,多数主体位于硬膜外,向周围颅底骨质、海绵窦以及硬脑膜内侵袭生长(图 4-3-1-2)。少数主体位于硬脑膜内(图 4-3-1-3)。

异位脊索瘤也称之为副脊索瘤或外周脊索瘤,其病理学表现、超微结构及免疫表型与经典部位的脊索瘤相同。该类型罕见,可发生于各个部位。文献报道的部位包括胸壁、尺骨、耻骨、股骨、胫骨、肩胛骨、指骨等。

颅内脊索瘤病程一般较长,平均在 3 年以上方可出现症状,早期症状多不明显,随着肿瘤的体积不断增大,侵及周围组织和脑神经,出现相应的临床症状。

根据肿瘤病理不同,分为 3 个亚型。普通型:最为常见;肉瘤样型:又称去分化型,恶性度最高,预后最差;软骨样型:发育相对成熟,预后相对较好。分化成熟的组织,细胞排列稀疏,体积较大,呈梭形或多边形,胞浆内有明显的空泡,肿瘤的间质中有纤维间隔,且有多量的黏液积聚;分化差的

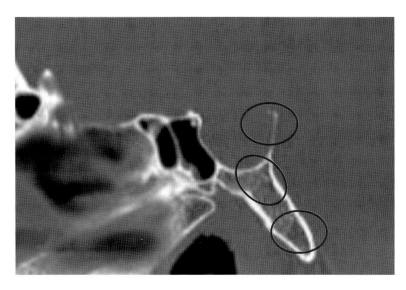

图 4-3-1-1　颅底脊索瘤发生部位

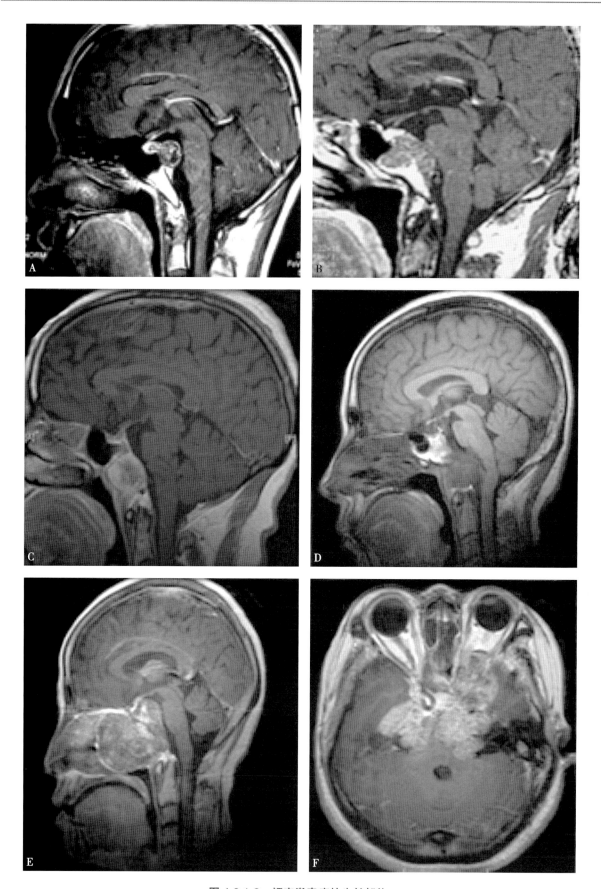

**图 4-3-1-2　颅底脊索瘤的生长部位**

A.上斜坡脊索瘤;B.全斜坡脊索瘤;C、D.下斜坡脊索瘤;E.脊索瘤生长侵犯蝶窦和鼻腔;F.脊索瘤生长侵犯多个部位,包括蝶窦、海绵窦、岩尖,并压迫脑干

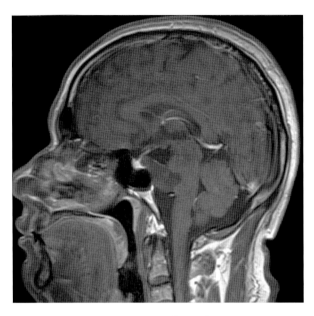

图 4-3-1-3 硬膜内脊索瘤

组织,细胞排列紧密,体积较小,边缘清晰;高度恶化时可见核分裂象。免疫组化检查,脊索瘤中细胞角蛋白(CK)、波形蛋白(VIM)和 S-100 蛋白(S-100)的阳性率高。脊索瘤大多生长缓慢,且呈局部侵袭性生长,但是肿瘤具有远处转移的潜质。

（鲁润春　桂松柏　张亚卓）

# 第二节　颅底脊索瘤的诊断和鉴别诊断

## 一、临床表现

1. **斜坡脊索瘤**　斜坡脊索瘤的典型症状是颅神经功能障碍。其症状和肿瘤位置密切相关。起源于三叉神经根以上部分包括鞍背的斜坡脊索瘤,当其压迫视神经时可导致视力下降、视野缺损,压迫动眼神经可出现动眼神经麻痹的症状,如眼睑下垂、眼球外展、瞳孔散大等(图 4-3-2-1);起源于三叉神经根与舌咽神经之间部分的斜坡脊索瘤,压迫展神经可出现复视等症状(图 4-3-2-2、图 4-3-2-3);起源于舌咽神经以下部分的斜坡脊索瘤,

累及后组脑神经时可出现声音嘶哑、饮水呛咳等症状(图 4-3-2-4)。

斜坡脊索瘤压迫脑干时可出现锥体束征、共济失调等症状;当脑桥背外侧的网状核团、网状结构或者蓝斑受累时,可出现下尿路刺激症状,如尿频、尿急、尿不尽等;当其侵及硬膜、压迫三叉神经或者因占位效应导致颅内压升高时,头痛也是其十分常见的症状。

2. **鼻旁窦、鼻腔脊索瘤**　起源于鼻旁窦、鼻腔的脊索瘤(图 4-3-2-5、图 4-3-2-6),其发病率明显低于起源于斜坡者。其临床症状与肿瘤的起源部位以及侵袭的方向有关,主要表现为局部头痛及鼻腔梗阻症状。起源于筛窦的脊索瘤若侵及眼眶还可以表现为复视、眼球胀痛、结膜水肿等。起源于上颌窦、鼻腔外侧壁的脊索瘤,若及牙槽突者可出现牙槽肿胀、疼痛等(表 4-3-2-1)。

3. **鞍旁脊索瘤**　鞍旁脊索瘤压迫视神经或视交叉时可出现视力下降、视野缺损等症状,压迫动眼神经或者展神经时可出现眼球运动障碍、患侧眼睑下垂、复视等症状;压迫垂体、下丘脑时,可出现垂体功能低下的表现。当肿瘤巨大压迫第三脑室时,可出现头痛、恶心、呕吐等脑积水症状(图 4-3-2-7)。

4. **岩斜区脊索瘤**　岩斜区脊索瘤主要症状是包括三叉神经、展神经、面神经、前庭蜗神经功能障碍的颅神经功能障碍。三叉神经受刺激时可出现同侧三叉神经痛症状,三叉神经麻痹时表现为同侧面部感觉减退;展神经受累时表现为复视和同侧眼球外展受限;前庭蜗神经受累可出现耳鸣、听力下降、眩晕等症状。肿瘤增大压迫脑干时,可出现同侧肢体肌力下降、共济失调等症状。肿瘤压迫中脑导水管可引起幕上脑积水等高颅压症状出现(图 4-3-2-8)。

5. **颈静脉孔区脊索瘤**　颈静脉孔区脊索瘤的主要临床症状为声音嘶哑、饮水呛咳等后组脑神经的症状;舌下神经受累时可出现舌肌萎缩,伸舌偏向患侧等症状体征;若肿瘤生长巨大向上压迫前庭蜗神经、面神经、展神经、三叉神经时,可分

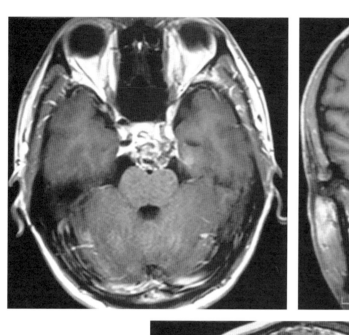
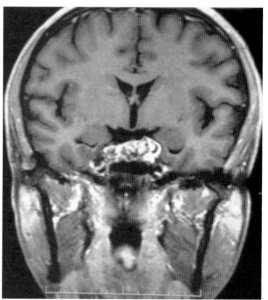
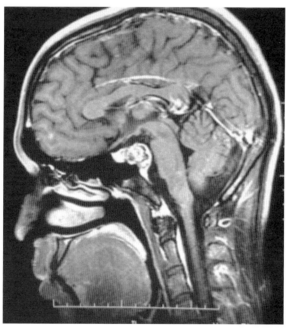

**图 4-3-2-1　上斜坡脊索瘤**

男,25 岁,间断性复视 1 年半。头颅 MRI 增强扫描像提示上斜坡占位,术后病理提示脊索瘤

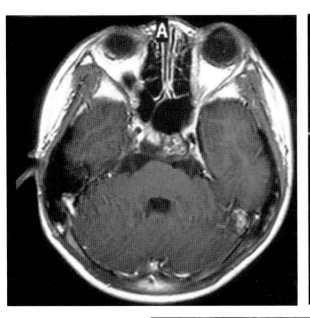
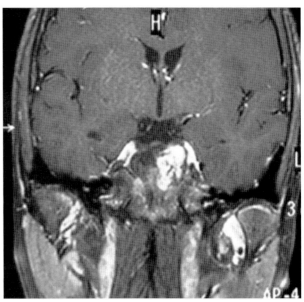
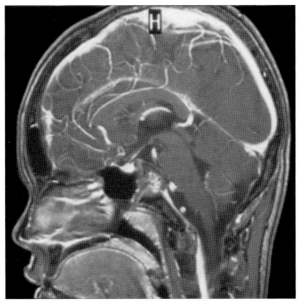

**图 4-3-2-2　上中斜坡脊索瘤**

男性,14 岁,视物重影 2 月余。头颅 MRI 增强扫描像提示上中斜坡占位,术后病理提示脊索瘤

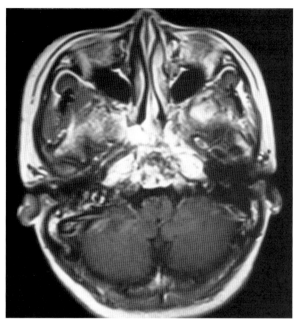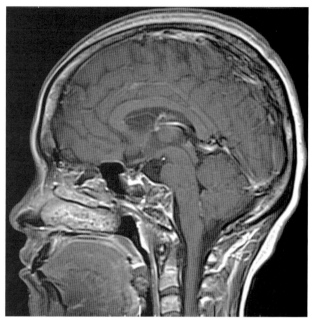

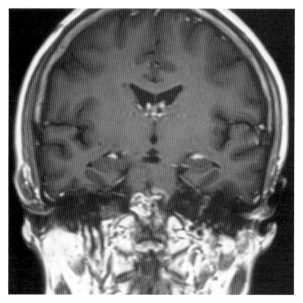

**图 4-3-2-3 中下斜坡脊索瘤**

女性,41 岁,间断性头痛 1 年余。头颅 MRI 增强扫描像提示中、下斜坡占位,术后病理提示脊索瘤

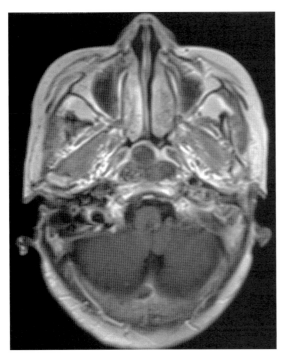
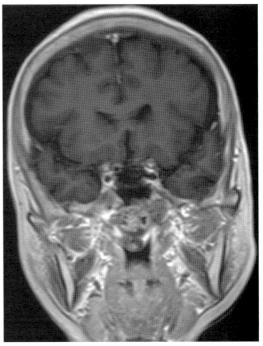
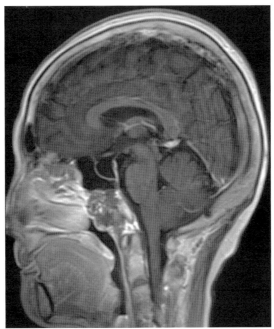

**图 4-3-2-4 下斜坡脊索瘤**
女性,头痛伴耳鸣 2 月余,头颅 MRI 增强扫描像提示下斜坡占位,术后病理提示脊索瘤

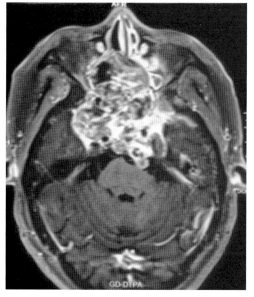

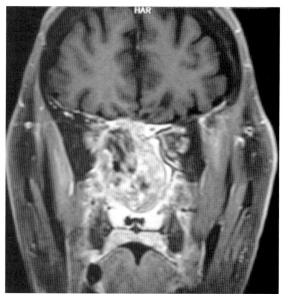

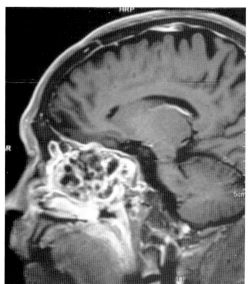

图 4-3-2-5 头颅 MRI 增强扫描像示筛窦内的脊索瘤

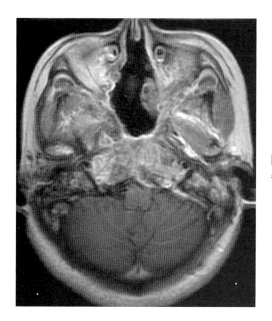

图 4-3-2-6 头颅 MRI 增强扫描像轴位示上颌窦内的脊索瘤

258

表 4-3-2-1　部分文献中鼻旁窦、鼻腔脊索瘤的临床症状

| 病人编号 | 年龄 | 性别 | 肿瘤起源 | 症状 |
| --- | --- | --- | --- | --- |
| 1 | 46 岁 | 女性 | 筛窦 | 鼻塞、流涕 |
| 2 | 11 岁 | 女性 | 筛窦 | 鼻腔梗阻 |
| 3 | 54 岁 | 女性 | 上颌窦 | 牙龈肿胀疼痛 |
| 4 | 30 岁 | 女性 | 上颌窦 | 鼻塞、流涕 |
| 5 | 42 岁 | 女性 | 筛窦 | 鼻腔梗阻症状 |
| 6 | 35 岁 | 女性 | 鼻腔外侧壁 | 鼻腔梗阻症状 |

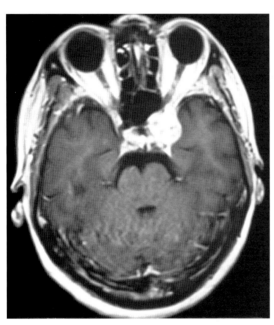
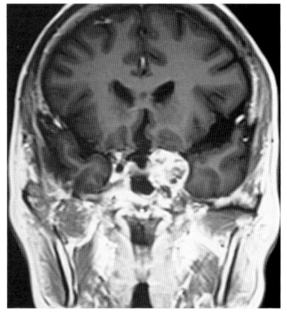
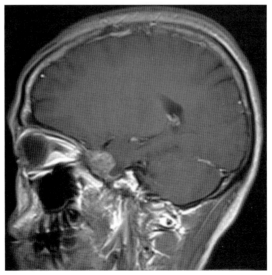

图 4-3-2-7　鞍旁脊索瘤

女性,42 岁。左侧视力下降、眼睑下垂 1 年余。头颅 MRI 增强扫描像提示左侧鞍旁占位,术后病理提示脊索瘤

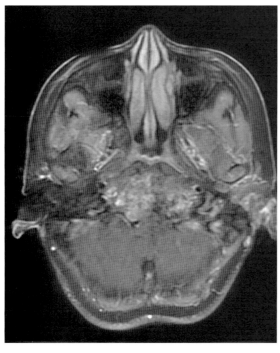

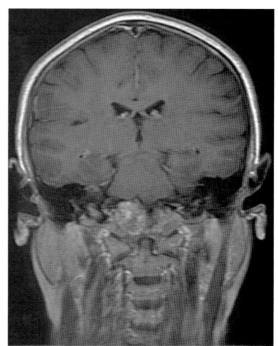

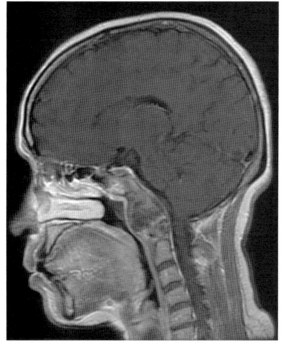

图 4-3-2-8 岩斜区脊索瘤头颅 MRI 增强扫描像

别出现听力障碍、面瘫、面部麻木、眼球外展受限、复视等症状。当肿瘤向后压迫脑干、小脑时可出现肢体麻木、肢体无力、步态不稳等症状(图 4-3-2-9)。

**6. 转移脊索瘤** 脊索瘤生长较为缓慢,主要表现为局部侵袭性,但很少出现转移。骶尾部脊索瘤最容易发生转移,其次是颅内脊索瘤。转移的常见部位依次为骨、肺、肝脏、淋巴结和肌肉、皮肤等,并表现出相应部位占位症状或相应的功能障碍。

## 二、影像特点及鉴别诊断

### (一) 斜坡脊索瘤的影像特点及鉴别诊断

**1. CT 表现** 主要表现为颅底中线区软组织肿块伴局部骨质破坏,肿块内常见钙化或残留骨

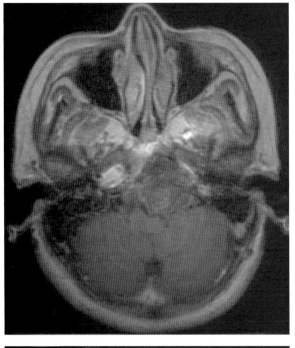
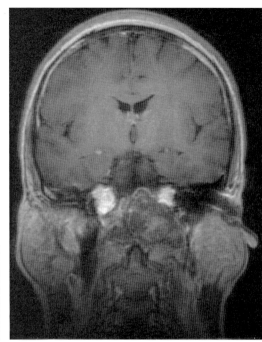
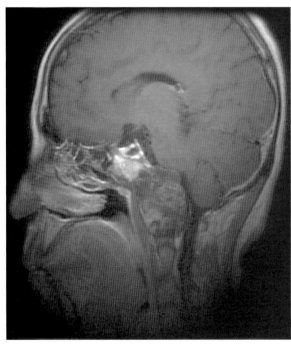

**图 4-3-2-9 颈静脉孔区脊索瘤**
女性,40 岁,言语不行、声音嘶哑伴头痛 3 个月

质。骨质破坏区形态不规则,边界不清,无硬化。增强扫描,病变轻度至中度强化。

2. **MRI 表现** 软组织肿块多表现为长 $T_1$、长 $T_2$ 信号,内可见短 $T_1$、短 $T_2$ 信号影,增强扫描,病变不均匀强化,强化程度不一,多呈小蜂窝状(图 4-3-2-10)。DWI 上,由于脊索瘤细胞密度较低,最小 ADC 值较其他良性颅骨病变较低。

3. **影像鉴别诊断** 斜坡脊索瘤需要与软骨肉瘤、转移瘤相鉴别。作为骨源性肿瘤,斜坡脊索瘤和软骨肉瘤增强扫描常呈小蜂窝状强化,而转移瘤没有此种表现。斜坡脊索瘤的发病率远高于软骨肉瘤,尽管两者均呈蜂窝状强化,但软骨肉瘤恶性度高,病变的强化边界往往不如脊索瘤清晰、完整。

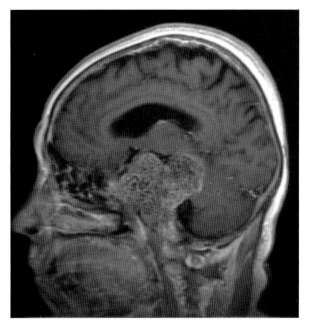

图 4-3-2-10 头颅 MRI 增强扫描矢状位示脊索瘤不均匀强化,呈小蜂窝状

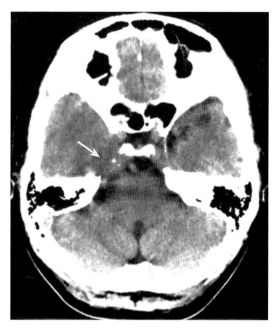

图 4-3-2-11 头颅 CT 平扫轴位示鞍旁脊索瘤。箭头所示为肿瘤

### (二)鞍旁脊索瘤的影像特点及鉴别诊断

单纯位于鞍旁的脊索瘤较少,多数为脊索瘤蔓延至鞍旁,此时的脊索瘤体积较斜坡脊索瘤大。鞍旁脊索瘤常表现为蝶鞍的骨质破坏并软组织肿块,病变局限于硬膜外间隙。单纯的鞍旁脊索瘤需要与垂体瘤鉴别,蝶鞍大小的变化、病变强化程度有助于两者的鉴别,脊索瘤造成的蝶鞍大小改变较轻,瘤体强化程度也较小(图 4-3-2-11)。

### (三)蝶窦内脊索瘤的影像特点及鉴别诊断

主要表现为蝶窦的软组织肿块,常膨胀性生长,充满窦腔,边界清晰,多伴骨性窦壁、颅底及斜坡的骨质破坏,于 CT 检查中显示得较为清晰,骨性破坏区边缘不规则,无硬化;MRI 上,病变呈长 $T_1$、长 $T_2$ 信号改变,但含水量不高,蝶窦膨胀程度较小,有别于蝶窦囊肿。另外,蝶窦囊肿造成明显骨质破坏的情况较少(图 4-3-2-12)。

### (四)颈静脉孔区脊索瘤的影像特点及鉴别诊断

该处的脊索瘤体积往往较大,是该区侵袭性最强肿瘤之一。CT 常常表现为低密度,密度均匀,对周围骨质破坏比较明显,增强扫描多轻度强化。

MRI 多表现为长 $T_1$、长 $T_2$ 信号影,对颈静脉孔多有侵蚀。神经鞘瘤是颈静脉孔区最常见的内源性非血管球性肿瘤,多表现为颈静脉孔的扩大而外形破坏不明显。CT 检查,该处的脑膜瘤多为均匀的等密度病变,增强扫描强化较明显;MRI 上,脑膜瘤多为等信号病变,信号均匀,颈静脉孔扩大不明显,但常造成颅底其他孔道的扩大;增强扫描,表现为中度至明显强化(图 4-3-2-13)。

### (五)鼻咽部脊索瘤的影像特点及鉴别诊断

多表现为鼻咽部分叶状、膨胀性软组织肿块,可以无局部骨质破坏,增强扫描,病变轻度至中度强化。CT 表现为:软组织肿块密度不均,可见钙化灶;MRI 表现为:肿块内部信号不均匀,可有分隔,边界清晰,周围结构如咽隐窝、咽鼓管可变形,但脂肪间隙往往存留。该病变需要与鼻咽癌相鉴别,后者好发于鼻咽顶后壁和咽隐窝,颅内侵犯多表现为颅底骨质明显破坏,但肿块中心主要在鼻咽部。颅底骨质破坏区内很少有钙化及碎骨,破坏区常以一侧鼻咽顶为中心,很少累及鞍背及后床突。增强扫描常明显强化(图 4-3-2-14)。

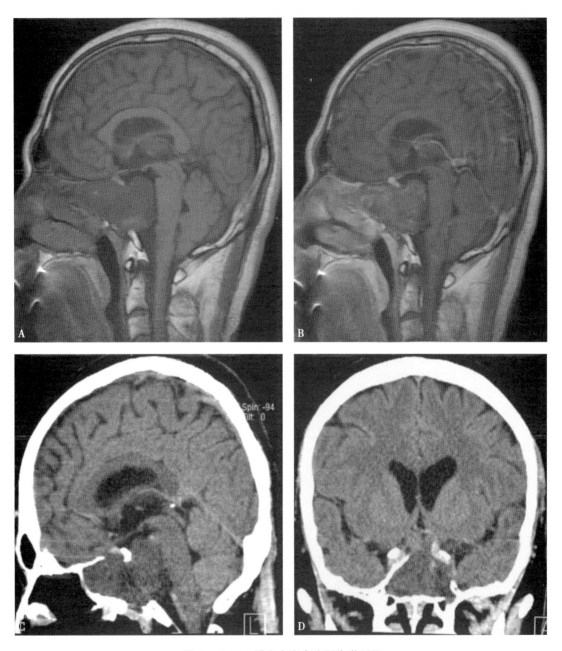

**图 4-3-2-12 蝶窦内脊索瘤影像学所见**
A. 头颅 MRI 矢状位平扫示蝶窦、斜坡脊索瘤;B. 头颅 MRI 矢状位增强示蝶窦、斜坡脊索瘤;C、D. 头颅 CT 示肿瘤导致明显的骨质破坏

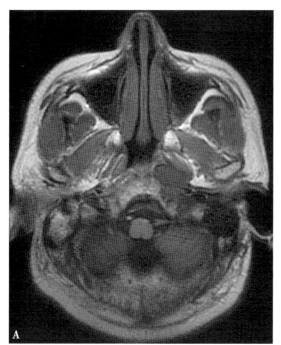
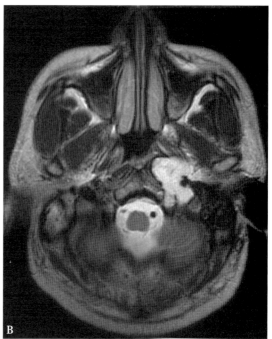
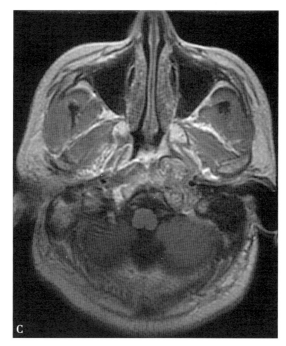

**图 4-3-2-13　头颅 MRI 示颈静脉孔区脊索瘤**
A. 轴位平扫 $T_1$ 相；B. 轴位平扫 $T_2$ 相；C. 轴位增强

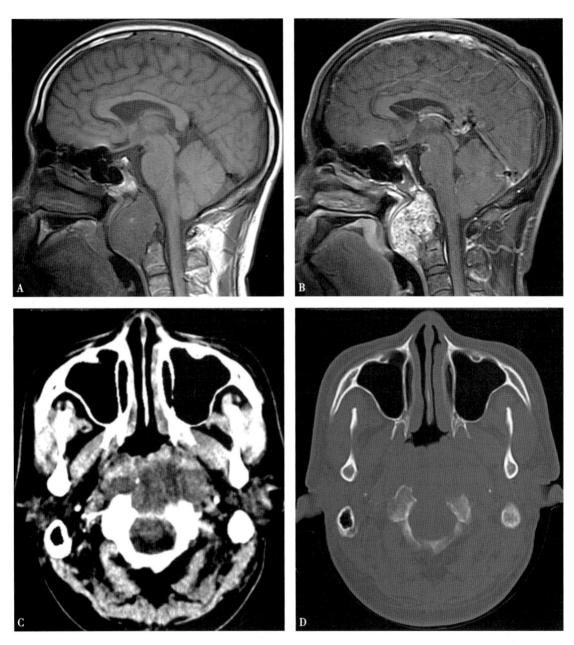

**图 4-3-2-14　鼻咽部脊索瘤影像学所见**

A、B. 头颅 MRI 矢状位平扫和增强；C、D. 头颅 CT 平扫组织相和骨窗相

（陈绪珠　曹磊）

## 第三节　颅底脊索瘤的临床分期、分型及手术入路选择

### 一、临床分期

根据肿瘤的生长方式及进展程度,将颅底脊

索瘤分为四期:

Ⅰ期(图 4-3-3-1):肿瘤生长限于某一部位,完全位于硬膜外,无颅内侵袭。

Ⅱ期(图 4-3-3-2):肿瘤主要位于硬膜外,但对颅内结构产生压迫。

Ⅲ期(图 4-3-3-3):肿瘤突破硬膜。

Ⅳ期(图 4-3-3-4):肿瘤生长广泛,压迫脑干或与脑干粘连,并出现较多和较重的神经功能障碍。

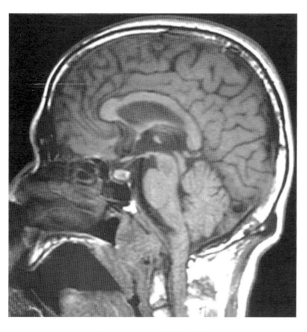

图 4-3-3-1　脊索瘤Ⅰ期

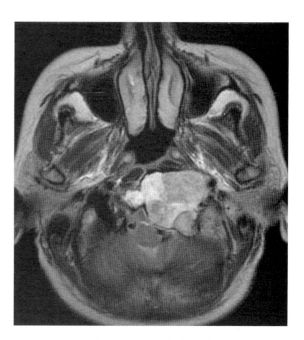

图 4-3-3-2　脊索瘤Ⅱ期

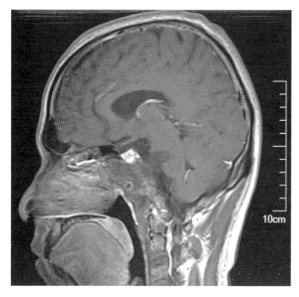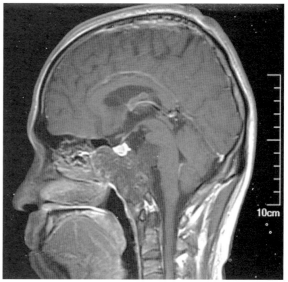

图 4-3-3-3　脊索瘤Ⅲ期

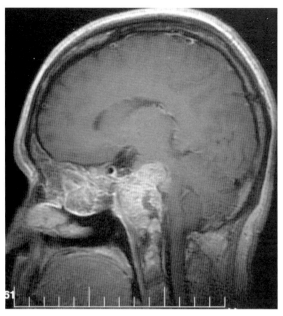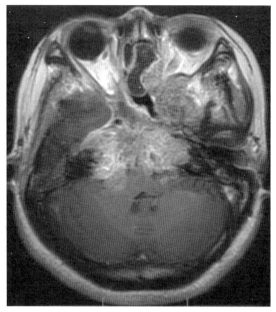

图 4-3-3-4　脊索瘤 IV 期

## 二、临床分型

对于颅底脊索瘤,目前文献报道的临床分型见表 4-3-3-1。

以上分型中,AL-Mefty 分型更类似于肿瘤分期。其他分型全部是依据解剖位置、区域进行分型,但是更多是为了适应上方开颅入路手术的需要。

表 4-3-3-1　颅底脊索瘤临床分型

| 分型名称 | 具体分型内容 | | 分型名称 | 具体分型内容 | |
| --- | --- | --- | --- | --- | --- |
| Thodou 分型 | 蝶鞍型(图 4-3-3-5) | | 吴彦桥分型 | 蝶鞍型 | |
| | 鞍旁型(图 4-3-3-6) | | | 斜坡型 | |
| | 斜坡型(图 4-3-3-7) | | | 广泛型 | |
| 周定标分型 | 蝶鞍型(图 4-3-3-8) | | 黄德亮分型 | 蝶鞍型 | |
| | 颅中窝型(图 4-3-3-9) | | | 斜坡型 | |
| | 斜坡 - 颅后窝型(图 4-3-3-10) | | | 枕颞型 | |
| | 鼻咽型(图 4-3-3-11) | | | 广泛型 | |
| | 混合型(图 4-3-3-12) | | | | |
| 张俊廷分型 | 蝶鞍型 | | AL-Mefty 分型 | 一型:局限于颅底单个解剖腔隙(图 4-3-3-15) | |
| | 颅中窝型 | | | 二型:侵犯 2 个甚至多个颅底解剖腔隙,但可通过一种颅底入路将肿瘤全切(图 4-3-3-16) | |
| | 斜坡型 | | | | |
| | 颅颈交界型(图 4-3-3-13) | | | 三型:广泛浸润颅底多个解剖腔隙,需联合应用多个颅底入路才能全切肿瘤(图 4-3-3-17) | |
| | 广泛型(图 4-3-3-14) | | | | |

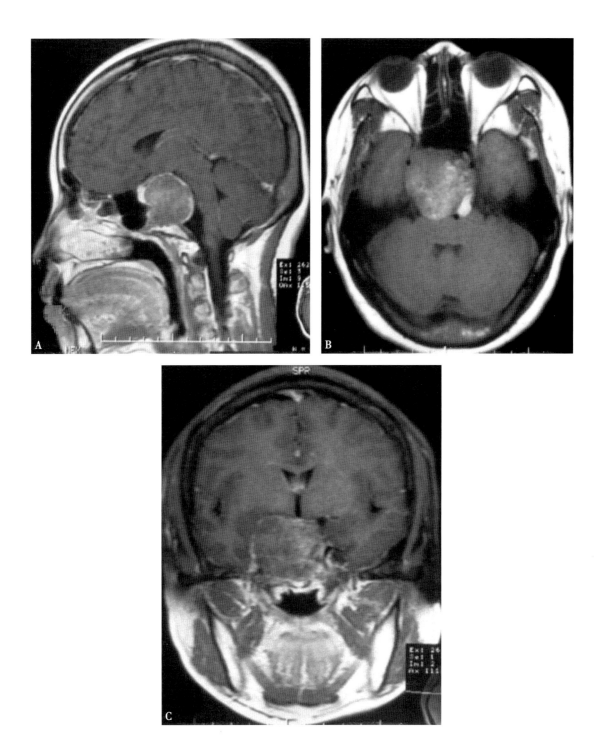

图 4-3-3-5　Thodou 分型 - 蝶鞍型脊索瘤　头颅 MRI 增强扫描像

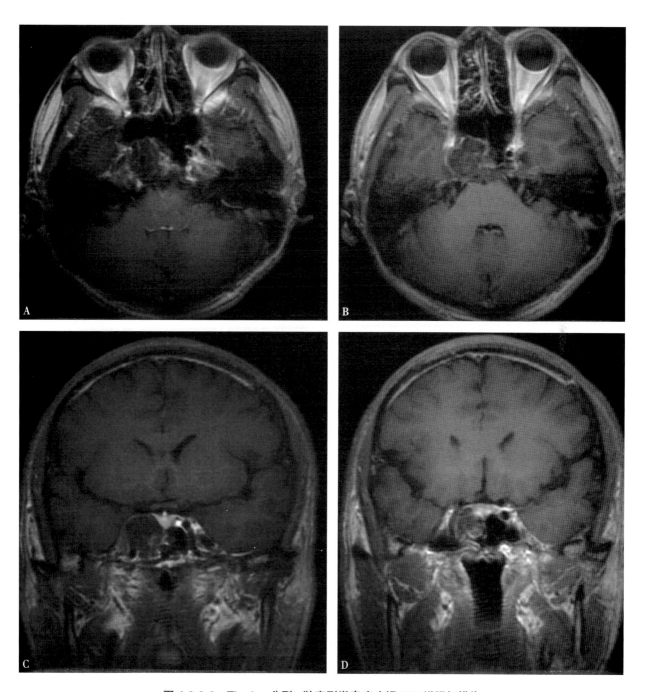

图 4-3-3-6  Thodou 分型 - 鞍旁型脊索瘤头颅 MRI 增强扫描像
A,B. 轴位；C,D. 冠状位

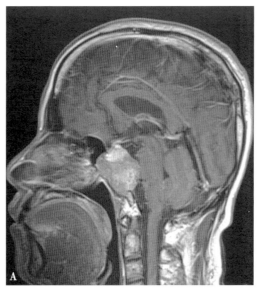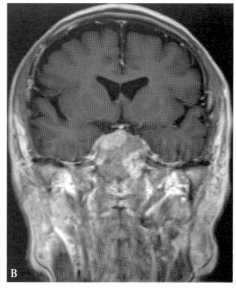

图 4-3-3-7　Thodou 分型 - 斜坡型脊索瘤头颅 MRI 增强扫描像

A. 矢状位；B. 冠状位

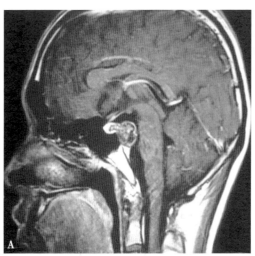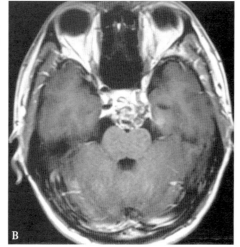

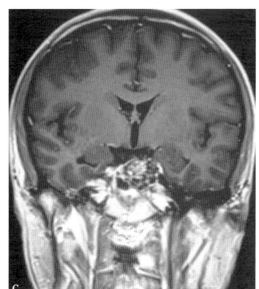

图 4-3-3-8　周定标分型 - 蝶鞍型脊索瘤头颅 MRI 增强扫描像

A. 矢状位；B. 轴位；C. 冠状位

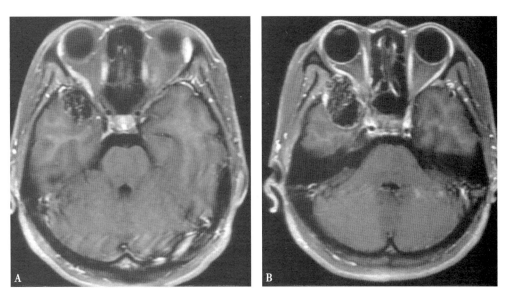

**图 4-3-3-9　周定标分型 - 颅中窝型脊索瘤**
A、B. 头颅 MRI 增强扫描像轴位

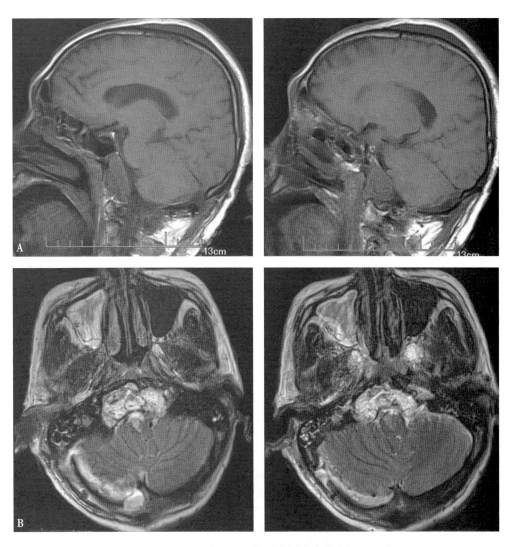

**图 4-3-3-10　周定标分型 - 颅后窝型脊索瘤头颅 MRI 像**
A. 增强扫描矢状位；B. T$_2$ 轴位

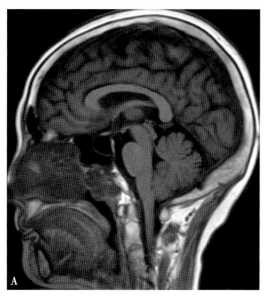
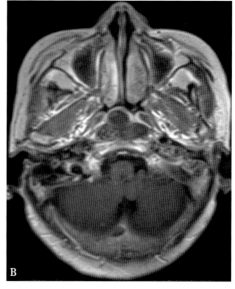

图 4-3-3-11　周定标分型 - 鼻咽型脊索瘤头颅 MRI 像
A. T₁ 矢状位；B. 增强扫描轴位

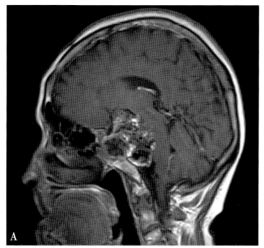
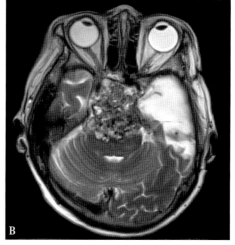

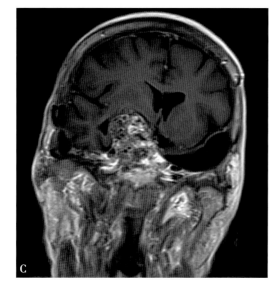

图 4-3-3-12　周定标分型 - 混合型脊索瘤头颅 MRI 像
A. 增强扫描矢状位；B. T₂ 轴位；C. 增强扫描冠状位

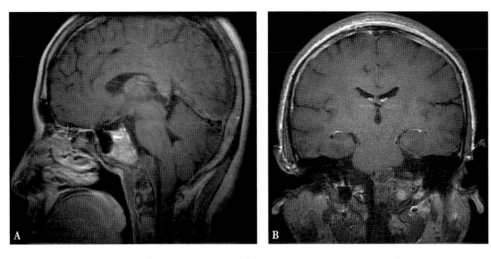

图 4-3-3-13　张俊廷分型 - 颅颈交界型脊索瘤头颅 MRI 增强扫描像
A. 矢状位；B. 冠状位

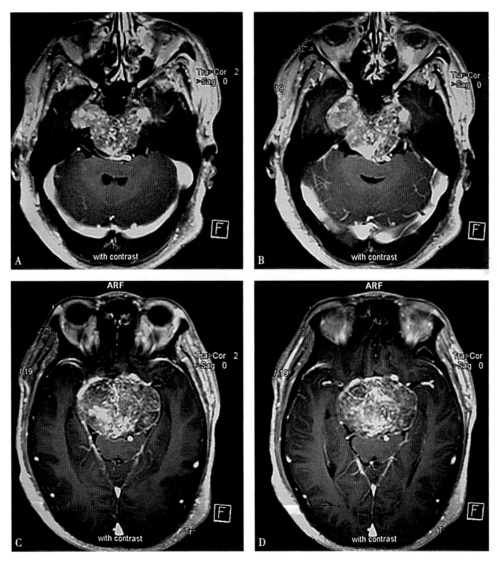

图 4-3-3-14　张俊廷分型 - 广泛型脊索瘤
A，B，C，D. 头颅 MRI 增强扫描像轴位

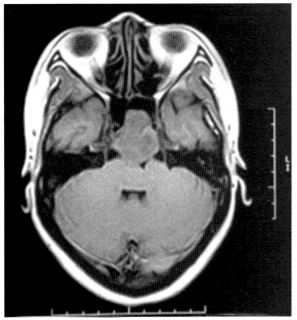
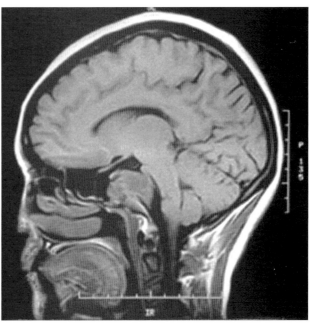
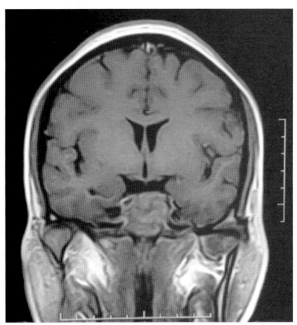

**图 4-3-3-15　AL-Mefty**

Ⅰ型脊索瘤,瘤体局限于颅底某一独立的解剖部位,体积较小,易于切除

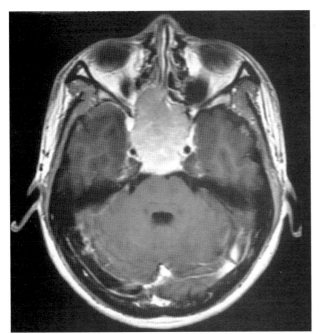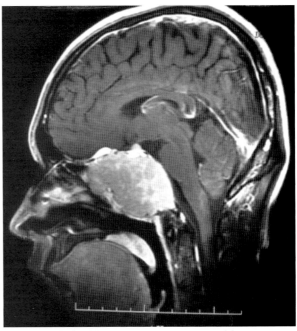

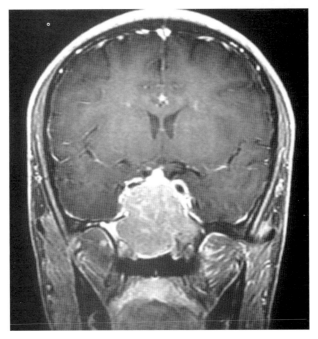

**图 4-3-3-16 AL-Mefty**

Ⅱ型脊索瘤,瘤体扩散至两个或更多个相邻的颅底解剖部位,通过一种手术入路可行根治性切除

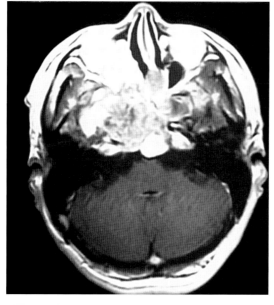

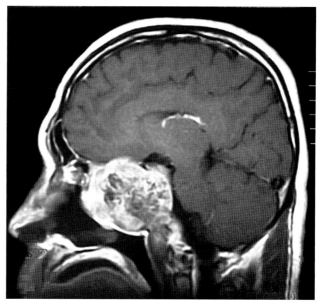

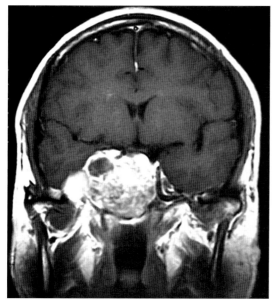

**图 4-3-3-17 AL-Mefty**

Ⅲ型脊索瘤,瘤体扩散至多个相邻的颅底解剖部位,需要通过两种或两种以上手术入路才能将其根治性切除

根据内镜经鼻手术临床需要,我们将脊索瘤进行以下分型。首先以内镜经鼻颅底手术目前所能达到的两侧界限为依据,采用两侧眼眶内侧壁、海绵窦外侧壁、内听道、颈静脉结节、舌下神经孔以及枕髁连线,将颅底分为中线区域和中线旁区域(图 4-3-3-18)。然后,中线区域划分为鞍底前方的前颅底区域和斜坡区域。

中线区域的斜坡区域以经鼻手术角度观察清晰的斜坡腹侧解剖标志(鞍底平面和蝶窦底壁平面)为界限再进一步划分为上、中、下斜坡区域(图 4-3-3-19)。无论肿瘤向斜坡后或蝶窦或鼻腔或鼻

咽部生长,区域划分以水平平面为标准。

根据以上颅底解剖区域划分方法将颅底脊索瘤分型如下(图 4-3-3-20):

1. **中线区域型** 肿瘤位于中线区域,进一步分为:①前颅底型(图 4-3-3-21、图 4-3-3-22);②上斜坡型(图 4-3-3-23、图 4-3-3-24);③上中斜坡型(图 4-3-3-25、图 4-3-3-26);④中下斜坡型(图 4-3-3-27、图 4-3-3-28);⑤下斜坡型(图 4-3-3-29、图 4-3-3-30);⑥全斜坡型(图 4-3-3-31~ 图 4-3-3-33)。

2. **中线旁区域型** 一般多为复发肿瘤,位于中线旁区域(图 4-3-3-34)。

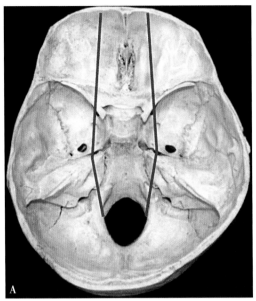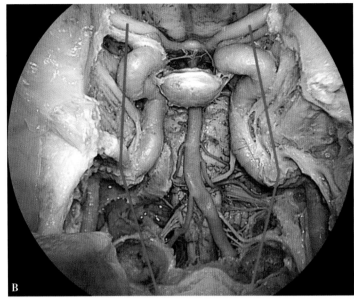

图 4-3-3-18

A. 颅底标本,红线内区域为大致颅底中线区域,红线外区域为大致颅底中线旁区域;B. 内镜解剖图,红线内区域为大致颅底中线区域,红线外区域为大致颅底中线旁区域

(注:本图片来自美国匹兹堡大学神经外科解剖实验室。The copyright of this figure belongs to the Surgical Neuroanatomy Lab at University of Pittsburgh)

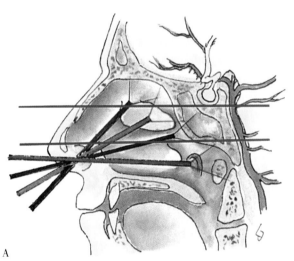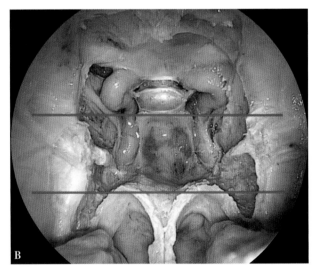

图 4-3-3-19

A. 斜坡分区示意图,上方红色水平线平鞍底下缘,下方红色水平线平蝶窦下壁;B 内镜解剖图,上方红色水平线平鞍底下缘,下方红色水平线平蝶窦下壁。(注:本图片来自美国匹兹堡大学神经外科解剖实验室。The copyright of this figure belongs to the Surgical Neuroanatomy Lab at University of Pittsburgh)。上方红线至鞍背上缘为上斜坡区域,两个红线之间为中斜坡区域,下方红线至寰椎上缘为下斜坡区域

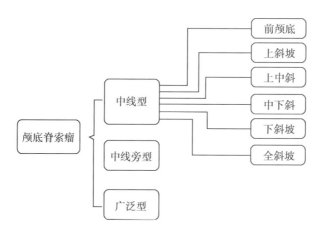

图 4-3-3-20　颅底脊索瘤内镜颅底外科分型

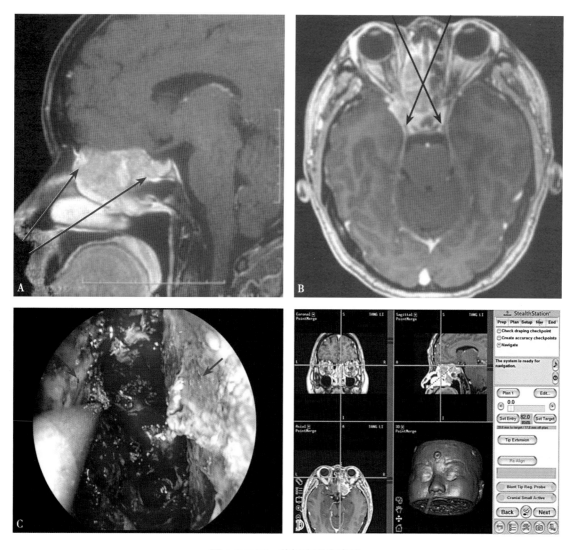

图 4-3-3-21　前颅底型脊索瘤

A、B. 红线所指为手术路径示意；C. 红线所指为眼眶内侧壁；D. 术中导航指导肿瘤切除

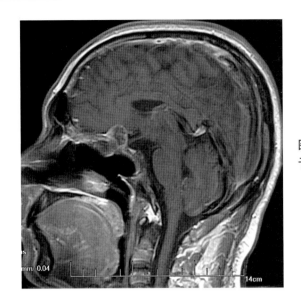

图 4-3-3-22 前颅底型复发脊索瘤:图示肿瘤位于前颅底和筛窦区域

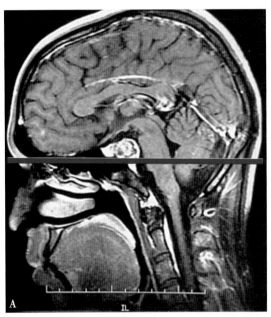

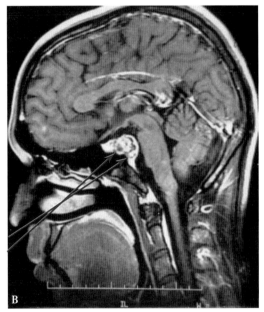

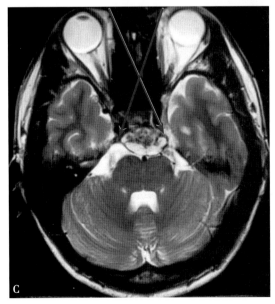

图 4-3-3-23 上斜坡型脊索瘤
A.红线为平鞍底下缘的水平线,可见肿瘤主体位于红线上方;B.红箭头所指为手术路径示意;C.红箭头所指为手术路径示意,可见肿瘤位于海绵窦内颈内动脉内侧

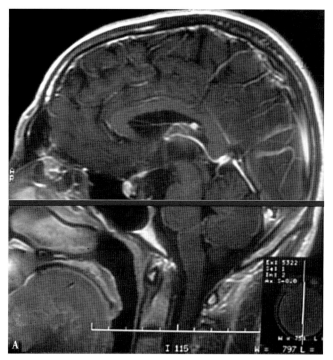
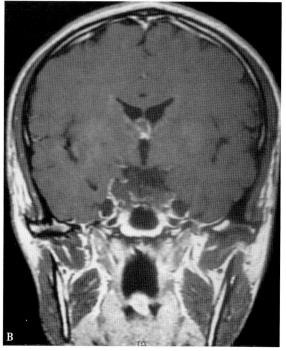
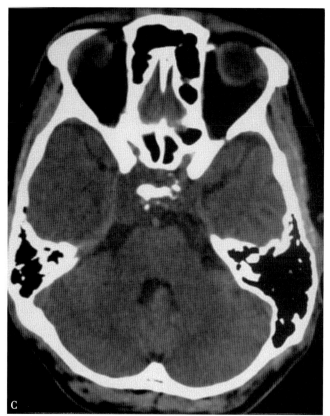

**图 4-3-3-24 上斜坡型脊索瘤(肿瘤主体位于上斜坡)**

A. 红线为平鞍底下缘的水平线,可见肿瘤主体位于红线上方;B. 头颅 MRI 增强扫描像冠状位示肿瘤;C. 头颅 CT 轴位示肿瘤

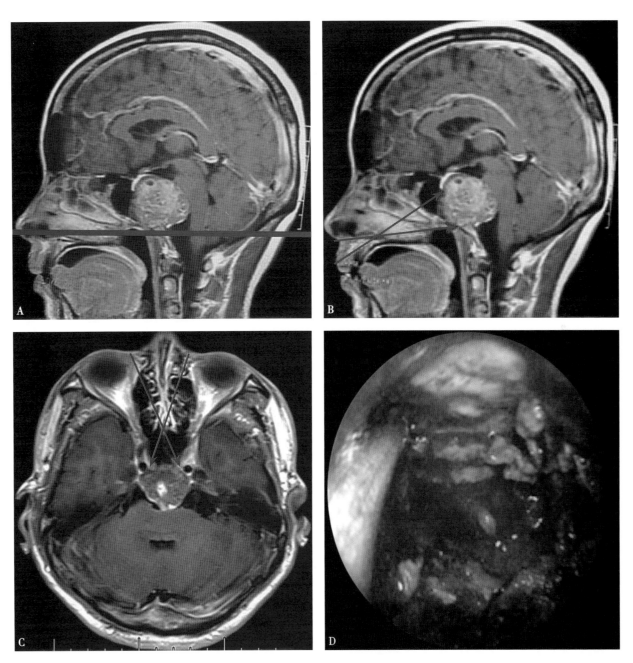

**图 4-3-3-25　上中斜坡型脊索瘤**

A. 红线为平蝶窦底壁的水平线,可见肿瘤主体位于红线上方;B. 红箭头所指为手术路径示意;C. 红箭头所指为手术路径示意,此时需要磨除斜坡旁颈内动脉管表面骨质,向外侧推开颈内动脉切除外侧边缘瘤体;D. 肿瘤切除后,显露鞍底及斜坡硬膜

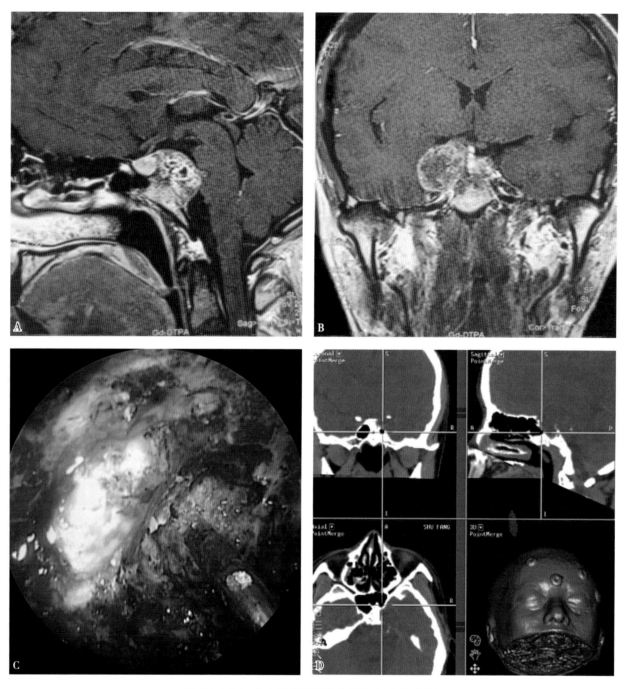

**图 4-3-3-26 上中斜坡型脊索瘤（侵犯侧方海绵窦）**
A. 显示肿瘤位于上中斜坡；B. 显示肿瘤侵犯右侧海绵窦；C. 术中显示海绵窦内下壁；D. 术中导航指导肿瘤切除

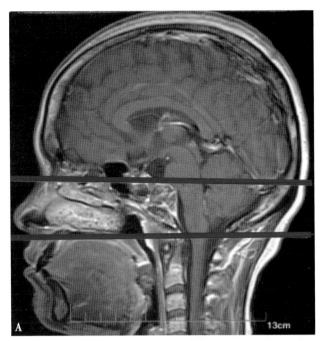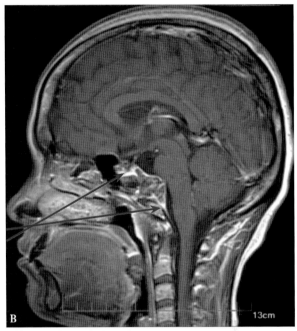

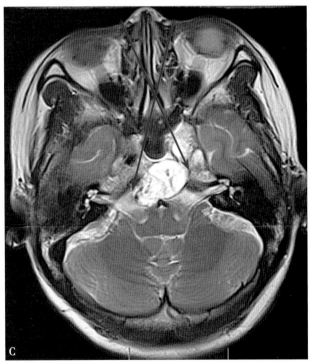

**图 4-3-3-27　中下斜坡型脊索瘤**

A. 上方红色水平线平鞍底下缘,下方红色水平线平寰椎上缘水平,可见肿瘤主体位于两个红线之间;B. 红箭头所指为手术路径示意;C. 红箭头所指为手术路径示意,可见肿瘤位于面听神经内侧

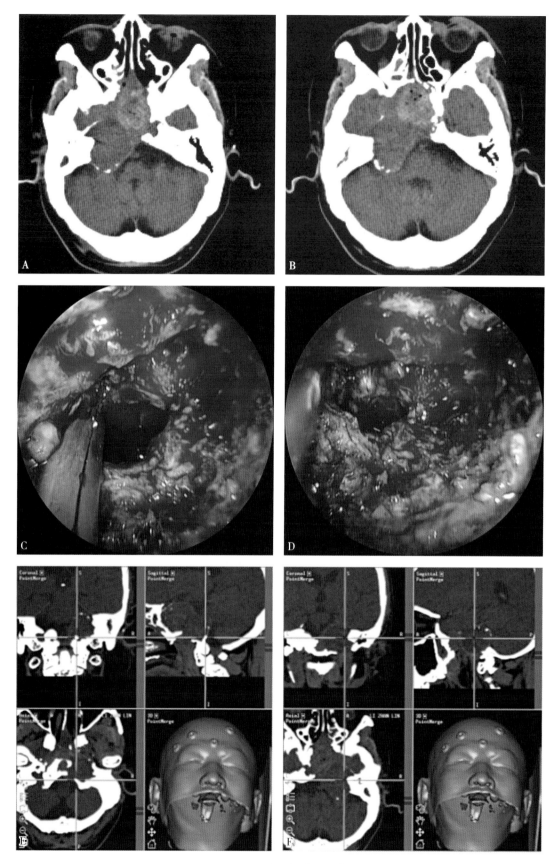

**图 4-3-3-28　中下斜坡型脊索瘤**

A、B. 显示肿瘤侵犯右侧方岩骨区域,破坏岩尖骨质;C、D. 术中内镜下切除肿瘤;E、F. 术中导航显示肿瘤切除已经到达右侧边界

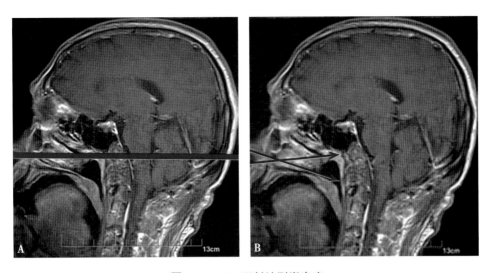

**图 4-3-3-29　下斜坡型脊索瘤**

A.红色水平线平蝶窦底壁,可见肿瘤主体位于红线以下的下斜坡区域;B.红箭头所指为手术路径示意

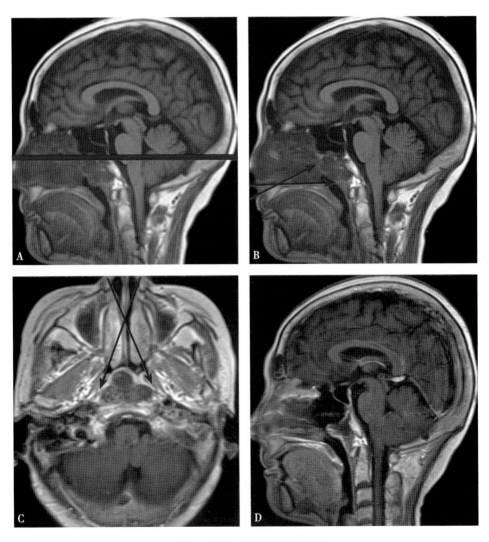

**图 4-3-3-30　下斜坡型脊索瘤**

A.红色水平线平蝶窦底壁,可见肿瘤主体位于红线以下的下斜坡区域;B.红色箭头所指为手术路径示意;C.红色箭头所指为手术路径示意;D、E.内镜经鼻入路手术肿瘤全切后

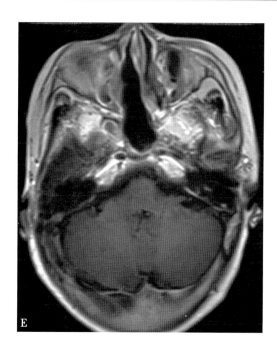

图 4-3-3-30（续）

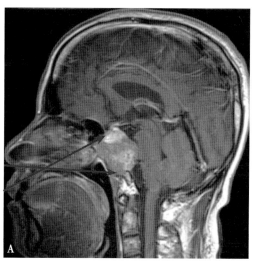

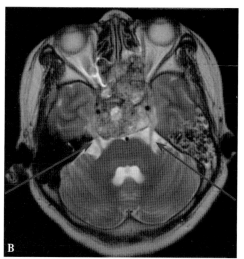

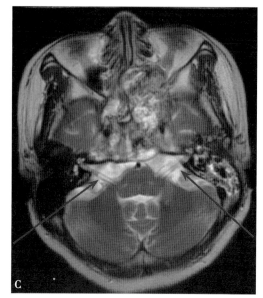

图 4-3-3-31　全斜坡型脊索瘤
A. 红色箭头所指为手术路径示意；B. 红色箭
头所指为三叉神经，提示肿瘤位于三叉神经内
侧；C. 红色箭头所指为面听神经，提示肿瘤位
于面听神经内侧

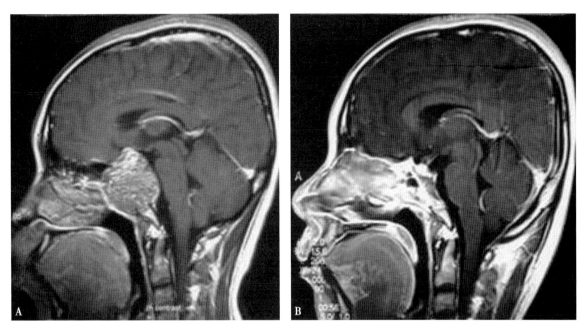

图 4-3-3-32
A. 全斜坡型脊索瘤手术前；B. 内镜经鼻入路手术肿瘤全切后

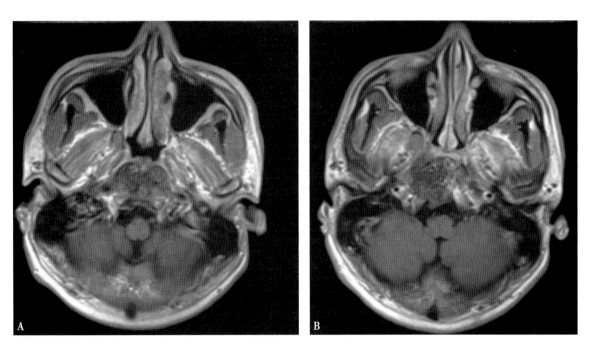

图 4-3-3-33　全斜坡型
术前头颅 MRI 像示肿瘤位于全斜坡，突破硬膜，明显推挤脑干

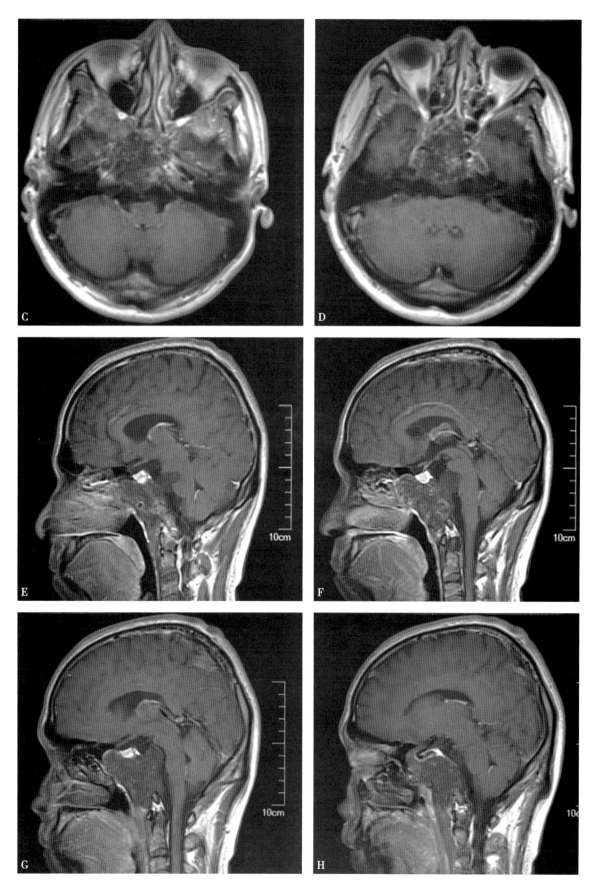

图 4-3-3-33（续）

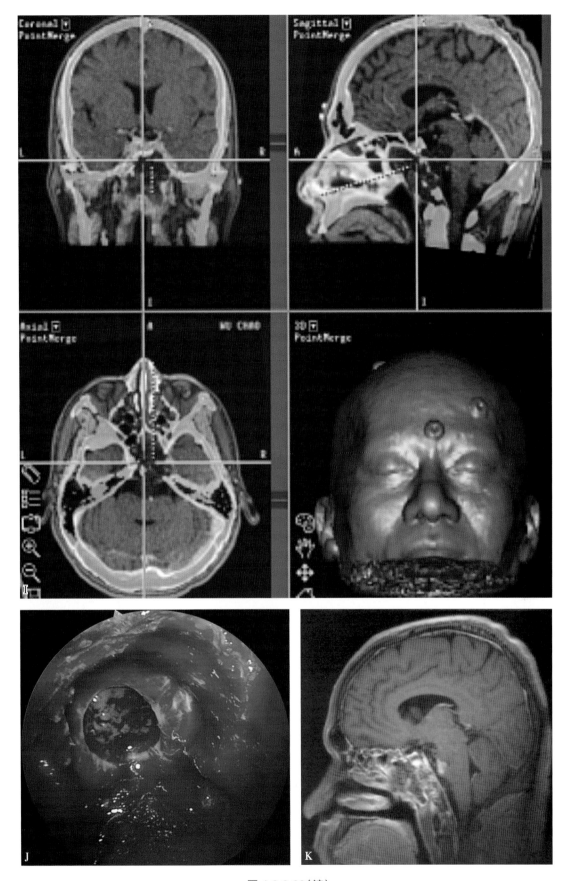

图 4-3-3-33(续)

I.术中使用导航指引手术路径;J.术中切除突入硬膜内肿瘤后显示硬膜缺损和后方脑干;K.术后头颅 MRI 增强扫描像矢状位显示肿瘤全部切除

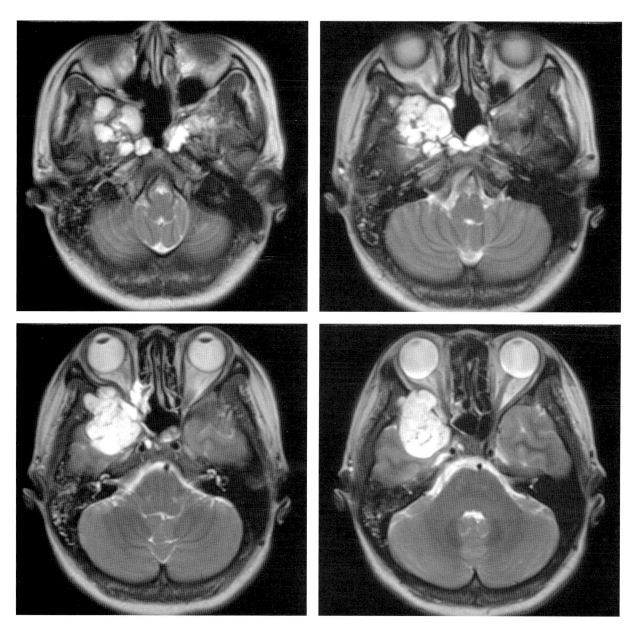

**图 4-3-3-34　中线旁区域型复发脊索瘤**
头颅 MRI 像显示肿瘤位于右侧中颅底和颞下窝区域,该病例使用右侧额颞断颧弓入路切除

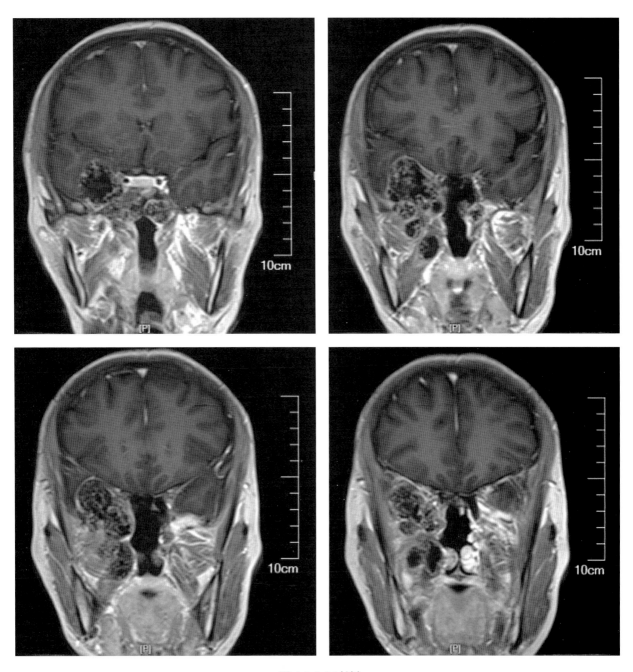

图 4-3-3-34（续）

**3. 广泛型** 肿瘤广泛生长于中线及中线旁区域。（图 4-3-3-35）

## 三、手术入路

颅底脊索瘤为低度恶性肿瘤，具有手术后高复发率的特点。因为起源于颅底中线区域，周围重要动脉、神经组织众多，其手术切除到目前为止仍然为神经外科医生需要面对的挑战。

**（一）手术入路的选择原则**

对于颅底脊索瘤的切除，手术入路的选择至关重要。颅底脊索瘤手术入路选择的原则：

**1. 距离最短** 距病变最近。

**2. 显露最佳** 最大安全的情况下最充分显露。

**3. 破坏最小** 不牵拉甚至不暴露脑组织；尽可能利于恢复原有结构。

**4. 操作最科学** 利于首先切断供血、切除瘤蒂。

**(二)常见手术入路**

迄今为止,已经使用的常见手术入路有:

**1. 下方入路(利用人体自然腔隙的入路)** ①内镜经鼻蝶入路:适合从前颅底至下斜坡的颅底中线区域肿瘤(包括鼻腔、鼻咽部、前颅底、筛窦、蝶窦、鞍区、上中下斜坡);②内镜经口咽入路:适合位于颅颈交界区域的颅底中线区域脊索瘤。

**2. 上方入路** ①侧方入路【颞颧入路、额颞入路、额眶颧入路、扩大中颅凹底入路、乙状窦前入路、颞下入路(图 4-3-3-36、图 4-3-3-37)、经岩骨入路】;②前方入路(额下入路,双额扩展额下入路);③后方入路【远外侧入路(图 4-3-3-38)、乙状窦后入路(图 4-3-3-39)】。

**3. 其他** 其他到达斜坡的入路还有经面、经

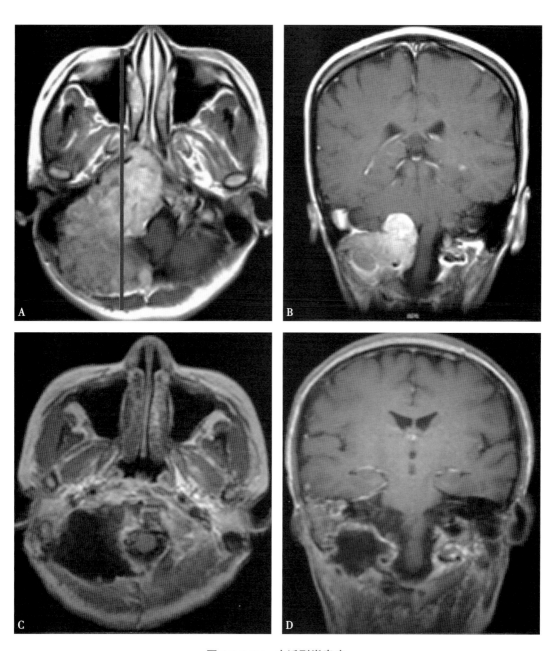

**图 4-3-3-35　广泛型脊索瘤**
A.红线内侧为颅底中线区域内肿瘤,红线外侧为中线旁区域肿瘤;B.冠状位术前;C、D.内镜经鼻手术联合远外侧入路手术肿瘤全切后

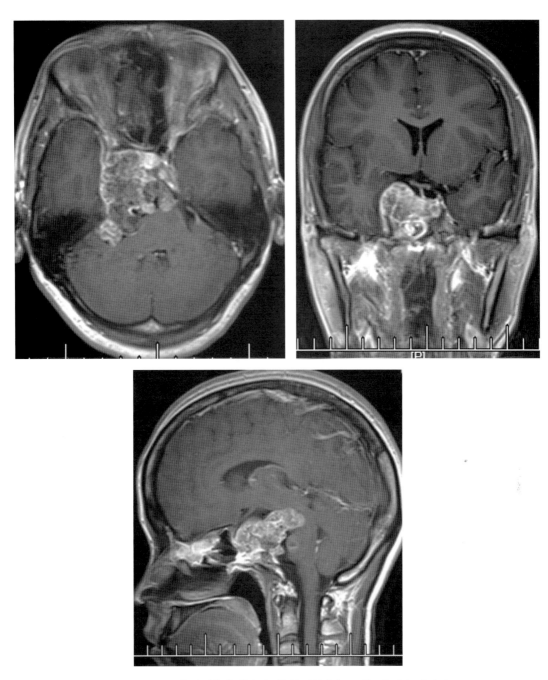

图 4-3-3-36 广泛型复发脊索瘤：使用耳前直切口颞下入路切除肿瘤

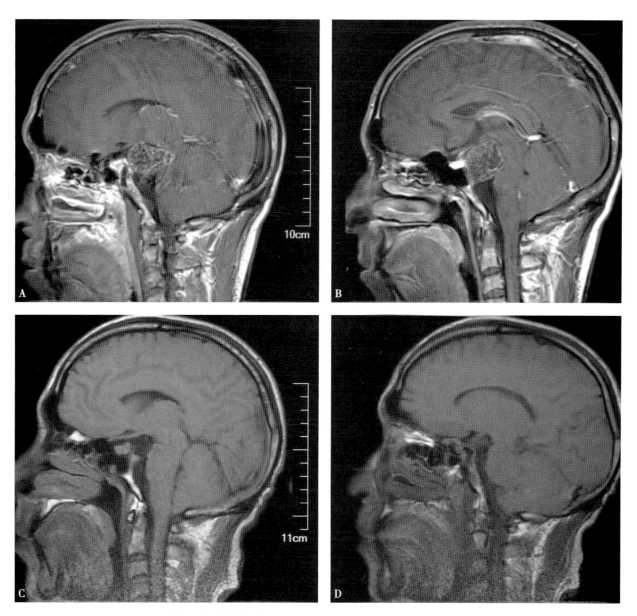

**图 4-3-3-37　肿瘤完全向颅内生长，和脑干关系密切。使用颞下入路切除肿瘤**
A、B. 术前头颅 MRI 增强扫描像矢状位；C、D. 术后头颅 MRI　T₁ 像矢状位

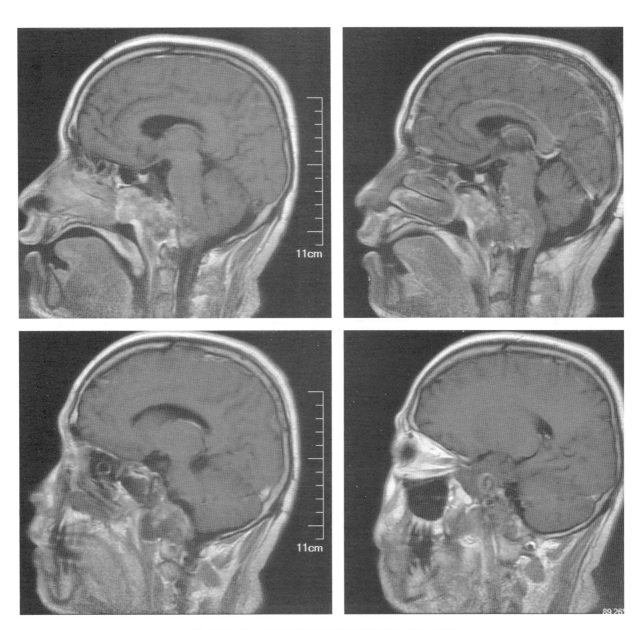

**图 4-3-3-38**　术前头颅 MRI 增强扫描像矢状位、轴位
该病例因为考虑肿瘤和延髓粘连极其紧密，并且推挤延髓移位明显，所以选择远外侧入路切除肿瘤

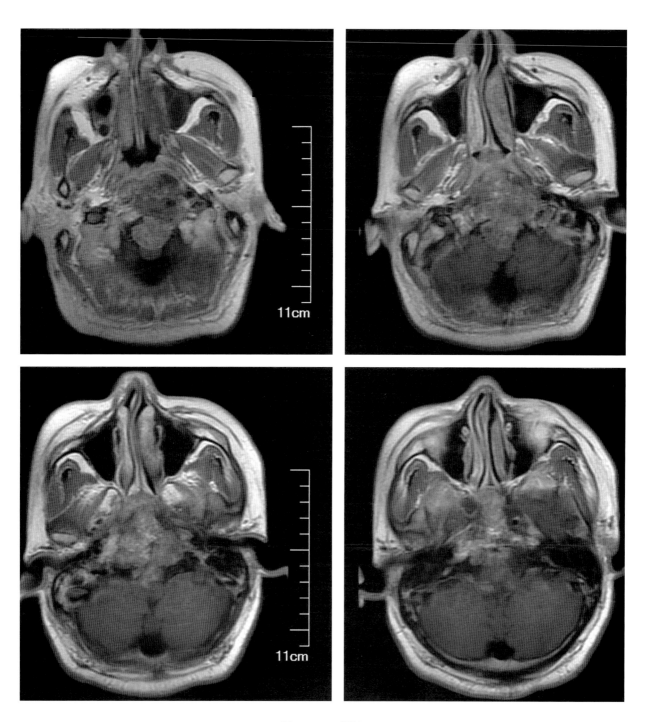

图 4-3-3-38（续）

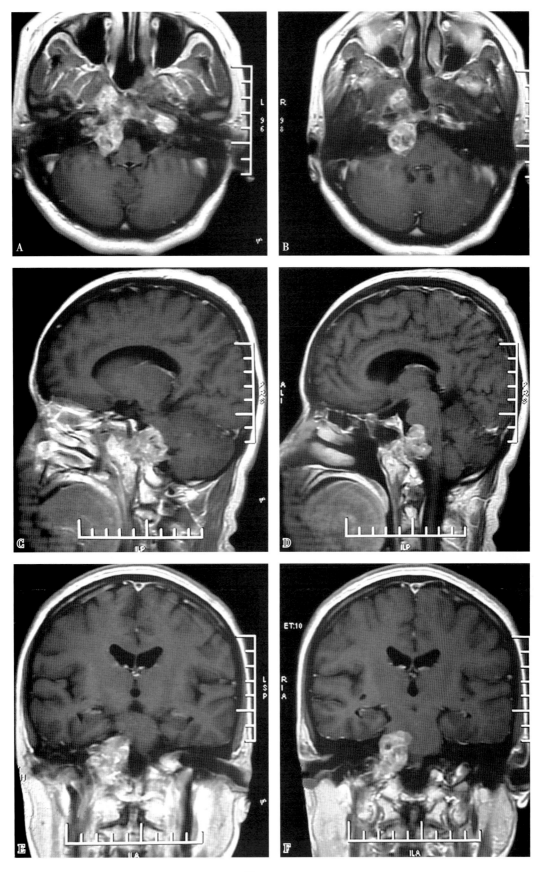

**图 4-3-3-39**

A-F. 术前头颅 MRI 增强扫描像显示肿瘤位于右侧岩骨内和 CPA 区域,肿瘤推挤延髓和桥脑,选择右侧 CPA 入路切除肿瘤突入颅内部分

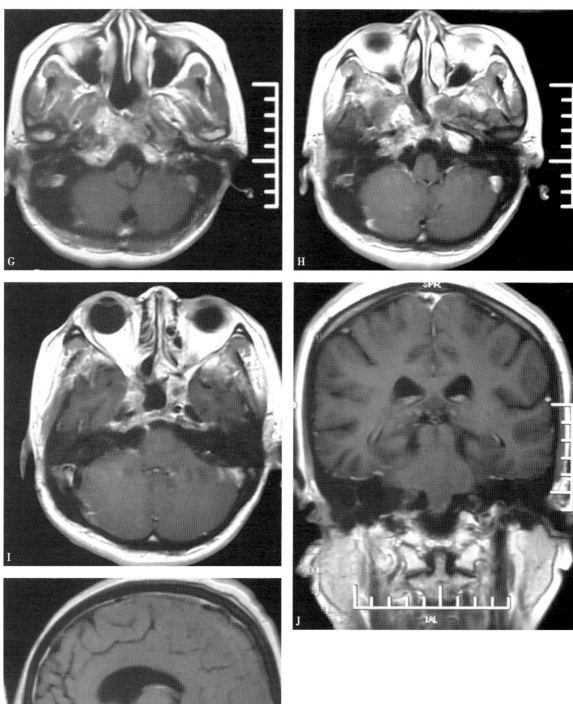

图 4-3-3-39（续）

G-K. 术后头颅 MRI 增强扫描显示手术后颅内肿瘤全部切除，残留岩骨内部分

上颌窦、经口等入路,因为内镜经鼻入路的不断扩展以及内镜经鼻相关设备的不断进步,目前上述入路使用较少。

位于颅底中线区域的脊索瘤,如使用上方开颅入路切除肿瘤,可能:①需要牵拉脑组织以显露病变;②切除肿瘤前,首先面对的是肿瘤背侧及周边的血管和神经,要通过这些神经、血管之间的间隙切除肿瘤。而使用下方经鼻入路切除肿瘤,可能:①可直接到达病变部位腹侧和肿瘤基底部,避免牵拉脑组织;②首先面对肿瘤腹侧,肿瘤切除后才面对肿瘤背侧的血管和神经,减少损伤重要结构的风险。因此,从解剖、生理以及病理学角度,下方入路切除颅底脊索瘤具有独特的优势,是更为理想的手术设计。

**(三) 适合内镜经鼻手术分型的相应手术入路**

依据上述我们适合内镜经鼻手术的分型方法,可以使用四种内镜经鼻手术入路从下方切除中线区域颅底脊索瘤:内镜经鼻 - 前颅底入路、内镜经鼻 - 上斜坡入路、内镜经鼻 - 中斜坡入路、内镜经鼻 - 下斜坡入路。对于内镜经鼻无法到达的中线旁区域脊索瘤,使用开颅显微镜手术从上方入路切除。使用联合内镜经鼻下方入路和开颅显微镜上方入路分期切除广泛型颅底脊索瘤。其中:

**1. 中线区域型** 首选内镜经鼻颅底手术入路切除肿瘤。

(1) 前颅底型:内镜经鼻 - 前颅底入路(图4-3-3-21、图4-3-3-22)。

(2) 上斜坡型:内镜经鼻 - 上斜坡入路(图4-3-3-23、图4-3-3-24)。

(3) 上中斜坡型:联合应用内镜经鼻 - 上斜坡入路和内镜经鼻 - 中斜坡入路(图4-3-3-25、图4-3-3-26);对于侵犯海绵窦的肿瘤,联合应用内镜经鼻 - 海绵窦入路(图4-3-3-26)。

(4) 中下斜坡型:联合应用内镜经鼻 - 中斜坡入路和内镜经鼻 - 下斜坡入路(图4-3-3-27、图4-3-3-28);对于侵犯侧方岩骨区域的肿瘤,应用内镜经鼻 - 岩斜区入路(图4-3-3-28)。

(5) 下斜坡型:内镜经鼻 - 下斜坡入路(图4-3-3-29、图4-3-3-30)。

(6) 全斜坡型:联合应用内镜经鼻 - 上、中、下斜坡入路(图4-3-3-31、图4-3-3-32、图4-3-3-33)。

**2. 中线旁区域型** 如果手术前评估,使用内镜经鼻入路无法到达病变或切除程度较低,则使用上方开颅显微镜入路切除(图4-3-3-34)。

**3. 广泛型** 使用内镜经鼻手术入路结合其他开颅手术入路(颞下、远外侧、额颞等)进行肿瘤切除(图4-3-3-35)或者根据病人病情需要使用单独上方开颅手术入路进行肿瘤切除(图4-3-3-36、图4-3-3-39)。

和以往颅底脊索瘤分型比较,我们的分型有以下优势:①以往解剖分型重点考虑的是适合上方开颅显微手术的需要。我们的分型则是从经鼻角度出发,以经鼻清晰解剖标志划分区域,进行颅底脊索瘤分型,更加适合内镜经鼻手术的需要。首先将颅底简单划分为两个区域:中线区域和中线旁区域。主体位于中线区域脊索瘤首先选择内镜经鼻入路切除。主体位于中线旁区域的肿瘤则选择上方开颅显微手术切除肿瘤。如果脊索瘤广泛生长于中线及中线旁区域,则可以联合内镜经鼻入路和其他上方入路分期手术切除肿瘤。以上可简单明确指导手术策略的制定。②对于中线区域,根据内镜经鼻手术角度进行斜坡分区,将斜坡分为上、中、下三个斜坡区域,并以此为基础进一步对中线区域颅底脊索瘤进行解剖分型,可以进一步规范指导内镜经鼻手术路径、手术入路的选择。不同分型对应不同入路,不同入路有不同的解剖标志和需要注意避免损伤的重要结构。同样简单明确,手术思路清晰,更加适合内镜经鼻手术切除颅底脊索瘤的临床实际需要。③上述区域划分的方法,还可以方便评估肿瘤切除程度,更好地评价手术效果。

同时掌握内镜经鼻手术和显微镜开颅手术技术非常重要,这样在选择手术入路的时候就可以完全从颅底脊索瘤的生长情况出发,而不是根据手术医生对某种类型的手术入路的熟悉程度出发,可以围绕颅底从不同手术角度设计个性化的手术方案,在最大限度切除肿瘤的同时尽量减少手术的创伤。中线区域的颅底脊索瘤绝大多数适合内镜经鼻手术切除,少数需要联合上方开颅切除。例如:①向鞍背上方生长较多的颅底脊索瘤(图4-3-3-40),内镜经鼻切除时有作者主张做垂体移位,以切除垂体后方、后上方肿瘤。我们不主张做垂体移位,因为可能影响垂体功能。首先尽量经鼻切除,如果经鼻手术后残留,可以考虑二期

开颅手术切除残余肿瘤。②和脑干粘连过紧的肿瘤,如果经鼻手术切除困难(图4-3-3-41),则可以考虑二期开颅切除残留和脑干粘连的肿瘤。以上两种情况,如果术前评估经鼻无法全部切除,而开颅则可能全部切除,也可以考虑首先行开颅手术。对于广泛型脊索瘤,有的病例可以经过经鼻和开颅手术联合全切或次全切;有的病例则无法做到全切或次全切,此时则选择能够更多切除肿瘤(图4-3-3-36)或者可以缓解病人症状(图4-3-3-39)的手术入路。

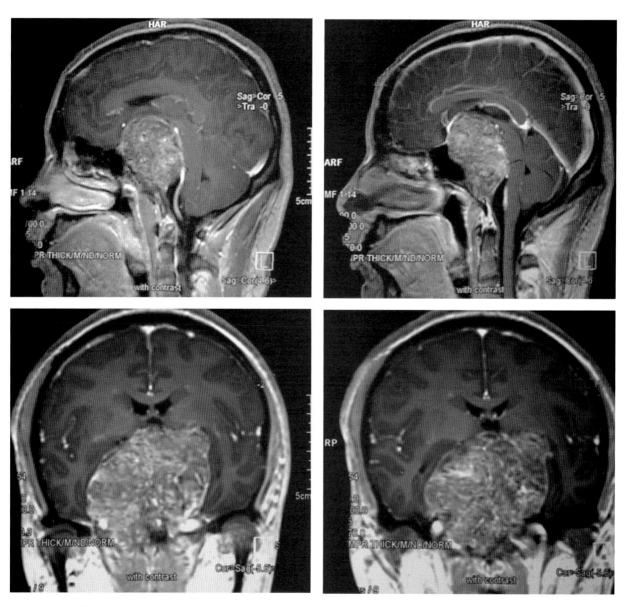

图4-3-3-40　全斜坡型脊索瘤:内镜经鼻手术无法直视切除肿瘤上部,切除大部,上方及脑干腹侧部分肿瘤残留,残留部分二期颞下入路切除

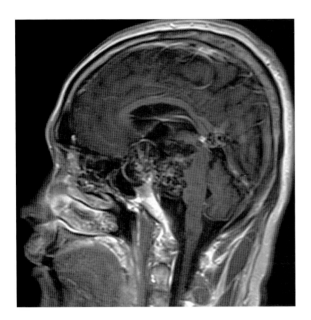

图 4-3-3-41 全斜坡型脊索瘤：肿瘤和脑干粘连极其紧密，经鼻手术后残留脑干腹侧部分肿瘤，二期行颞下入路切除

（桂松柏　张亚卓）

# 第四节　颅底脊索瘤的内镜经鼻手术方法和入路要点

颅底脊索瘤一般起源于颅底中线区域骨质。部分脊索瘤生长局限，侵袭范围小，手术相对简单

和安全。部分脊索瘤侵入硬脑膜内，并和视神经、下丘脑、脑干、椎-基底动脉系统以及脑神经黏连紧密，部分脊索瘤广泛侵袭中线区域以及中线旁区域骨质，并包裹、侵袭在颅底骨质内或周围走行的颈内动脉以及重要脑神经(图 4-3-4-1 至图 4-3-4-3)。部分脊索瘤病人为幼儿或儿童，鼻腔通道狭小(图 4-3-4-4)。对于这些侵袭广泛、和硬脑膜下结构紧密黏连的颅底脊索瘤，手术则可能极其复杂，是神经外科医生面临的巨大挑战。北京天坛医院神经外科神经内镜专业组，迄今为止共完成颅底脊索瘤内镜经鼻手术近 400 例，我们总结经验认为，复杂颅底脊索瘤的内镜经鼻手术治疗，需要以下几个必不可少的条件：①对手术区域内镜经鼻入路解剖的熟悉，熟悉路径中的重要解剖标志，需要熟悉避免损伤重要结构的位置以及和邻近组织结构的相对关系；②熟练的内镜经鼻颅底外科手术技巧和丰富的手术经验；③需要高清内镜设备、神经导航系统、微型经鼻多普勒超声以及电生理监测设备；④可靠的颅底重建技术和经验。

## 一、手术适应证

无论是依据我们自己的经验，还是依据国内外文献报道，颅底脊索瘤肿瘤体积越小，累及区域越

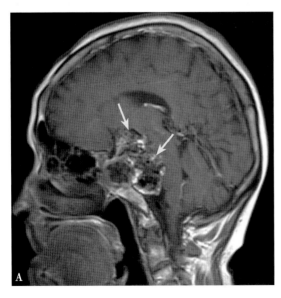

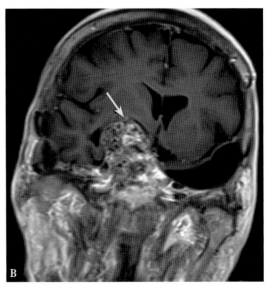

图 4-3-4-1 可见肿瘤完全突入硬脑膜内，并和下丘脑、脑干腹侧面、左侧基底节区下方粘连紧密（箭头指向）

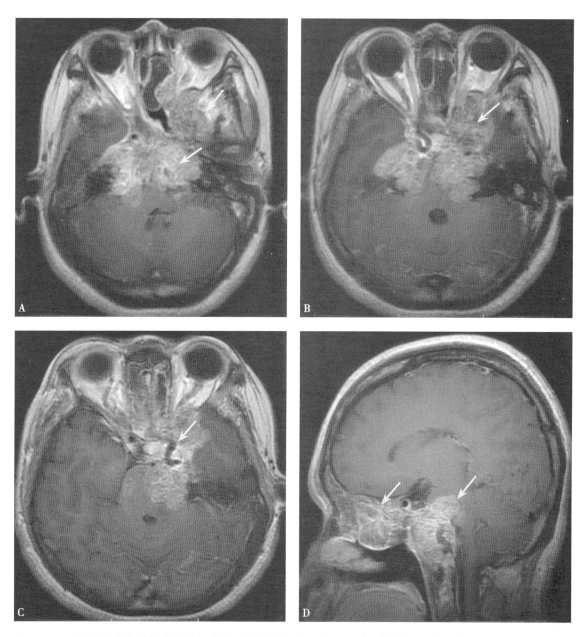

**图 4-3-4-2**　可见肿瘤广泛侵袭前颅底、鞍区、整个斜坡、翼腭窝、颞下窝、海绵窦、视神经管、眶内,并突入硬脑膜内,侵入脚间池和下丘脑、视神经颅内部分以及脑干广泛粘连

A. 箭头指示肿瘤侵犯翼腭窝和颞下窝;B. 箭头指示肿瘤侵犯视神经管和眼眶内,并突入到脑干腹侧;C. 箭头指示为侵入左侧海绵窦内肿瘤,并包裹颈内动脉;D. 箭头指示肿瘤侵袭前颅底,并突入至脚间池和中脑粘连

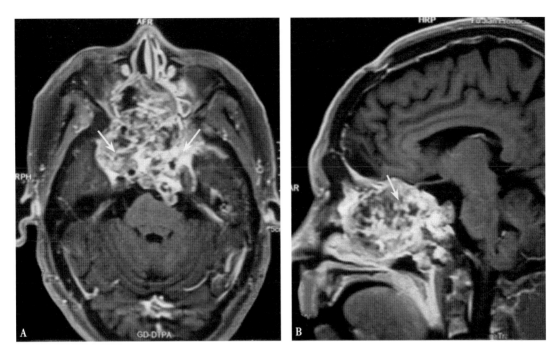

图 4-3-4-3　可见肿瘤广泛侵袭整个前颅底、全斜坡以及双侧海绵窦，完全包裹两侧颈内动脉，并突入硬脑膜内

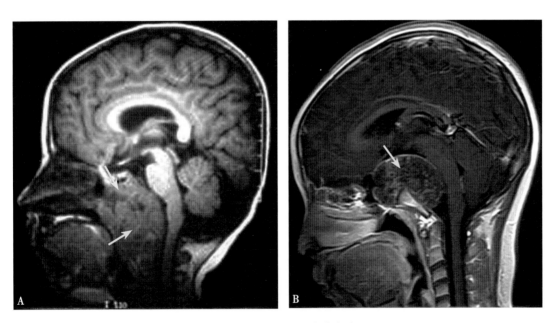

图 4-3-4-4　婴幼儿巨大脊索瘤

A. 3 岁患儿脊索瘤，箭头指示显示肿瘤完全侵蚀整个斜坡骨质；B. 九岁患儿脊索瘤，箭头指示肿瘤膨胀球形生长，位于鞍上和斜坡区域

少,全切率越高。因此,我们认为对于有症状的颅底脊索瘤,如果没有手术禁忌,提倡早期手术。对于没有症状、偶然发现的颅底脊索瘤(图4-3-4-5)或者仅有轻微症状、体积小的脊索瘤(图4-3-4-6),同样提倡早期手术,争取切除彻底,达到长期治愈的目的。

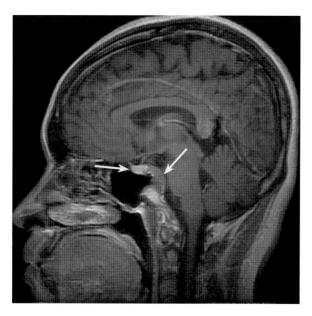

**图4-3-4-5　无症状斜坡脊索瘤,术前头颅MRI增强扫描像矢状位:左侧箭头指示垂体,右侧箭头指示肿瘤**

## 二、手术步骤

应用0°、30°、45°硬性神经内镜。

### (一)入路阶段

1. 通常需要经双侧鼻道切除肿瘤。如果肿瘤体积较小,并且单纯位于蝶窦和上中斜坡中线区域,也可以经单侧鼻道切除肿瘤(图4-3-4-7)。

2. 根据肿瘤生长方向,决定主要操作鼻道侧别。如果肿瘤范围局限于上中斜坡中线区域并且体积较小(图4-3-4-8),可以考虑保留中鼻甲。多数情况下需要切除主要操作侧鼻道的中鼻甲(图4-3-4-9A、图4-3-4-9B、图4-3-4-9C),以增加侧方手术显露范围以及器械操作空间。

3. 显露主要操作鼻道侧蝶筛隐窝和蝶窦开口。有些肿瘤已经侵蚀蝶窦前壁或底壁,并突入鼻腔,此时需要切除部分肿瘤,直接显露残余蝶窦前壁。如果肿瘤完全位于硬脑膜外,做常规黏膜瓣,首先在蝶筛隐窝显露蝶窦开口,于其上方弧形切开蝶窦前壁黏膜,然后从鼻中隔骨质、犁状骨以及蝶窦前壁上剥离黏膜瓣,并翻向鼻底部

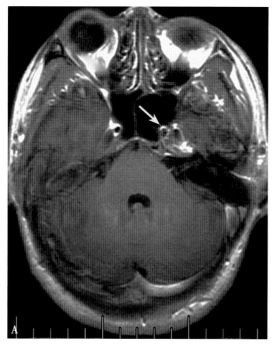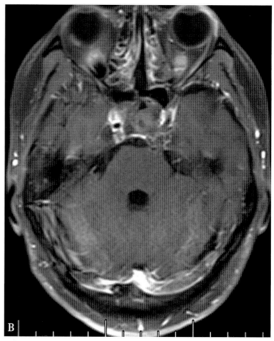

**图4-3-4-6　无症状颅底脊索瘤,患者症状为轻微视物重影**

A.术前头颅MRI增强扫描像轴位,箭头指示海绵窦内小脊索瘤;B.术后MRI增强扫描像轴位提示肿瘤切除彻底

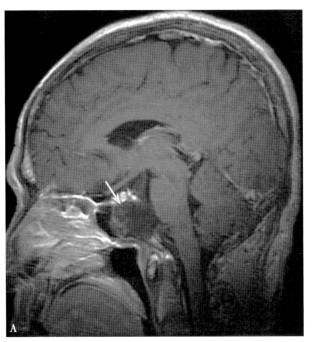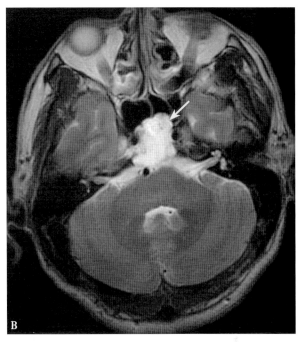

图 4-3-4-7　箭头指示肿瘤位于上中斜坡,突入蝶窦内,头颅 MRI 像

A. 增强扫描矢状位;B. T₂轴位

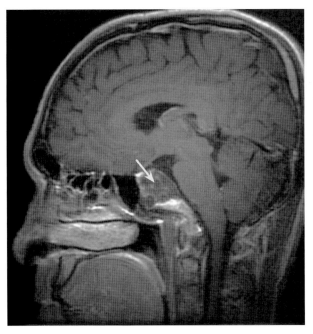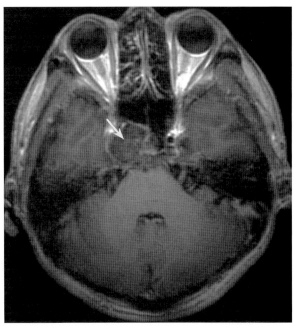

图 4-3-4-8　箭头指示显示肿瘤范围局限于上中斜坡中线区域并且体积较小

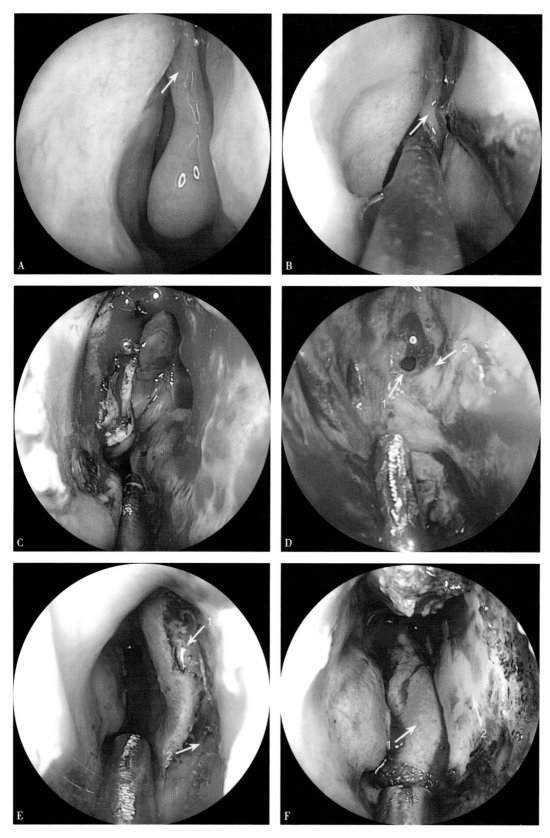

**图 4-3-4-9 内镜经鼻入路手术鼻腔、蝶窦阶段**

A、B. 从中鼻甲基部切除该鼻甲箭头所指为中鼻甲基部;C. 中鼻甲切除后;D. 在蝶筛隐窝显露蝶窦开口,于其上方,弧形切开蝶窦前壁黏膜,然后从鼻中隔骨质、犁状骨以及蝶窦前壁上剥离黏膜瓣,箭头 1 指示为蝶窦开口,箭头 2 指示为蝶窦前壁;E. 制作备用鼻中隔黏膜瓣,鼻底部黏膜暂时不切开,箭头 1 指示鼻前庭后方鼻中隔黏膜切口,箭头 2 指示鼻中隔骨质;F. 将备用鼻中隔黏膜瓣推入鼻咽部,箭头 1 指示黏膜瓣,箭头 2 指示鼻中隔骨质

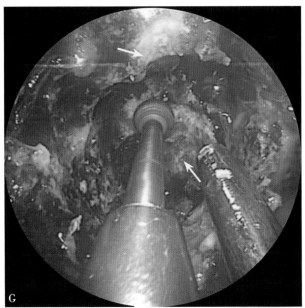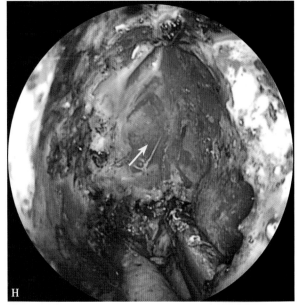

图 4-3-4-9（续）

G. 磨除肿瘤前方骨质，上方箭头指示鞍底骨质，下方箭头指示下方部分肿瘤腹侧面；H. 肿瘤表面骨质充分磨除后，箭头指示肿瘤腹侧面

（图 4-3-4-9D）。如果术前影像提示肿瘤有侵袭生长入硬脑膜内可能，则需要做鼻中隔黏膜瓣（具体见颅底重建章节）。此时，如果肿瘤位于上中斜坡，没有累及下斜坡区域，我们通常于蝶窦开口上方切开鼻中隔黏膜至鼻前庭后方，然后向下切开至鼻底。暂时不做鼻底部黏膜切开操作，将黏膜瓣翻向下方鼻咽部区域备用（图 4-3-4-9E、图 4-3-4-9F）。如果肿瘤切除后，有脑脊液漏，则切开鼻底部黏膜，完成黏膜瓣制作，并进行颅底修补（见颅底重建章节）。如果硬脑膜完整，则复位黏膜瓣，从而减少病人鼻腔的黏膜缺损。

4. 磨除蝶窦前壁。此时，如果肿瘤已经侵袭入蝶窦腔，可以见到肿瘤。但不宜急于切除肿瘤。蝶窦前壁的切除应该尽量充分，垂直方向切除范围为从蝶窦顶部到底部，侧方要超过蝶窦开口。为方便器械进入双侧鼻腔，使用反咬钳切除鼻中隔后部约 1~2cm 区域骨质和黏膜。广泛磨除蝶窦底壁。

5. 如果肿瘤表面仍有颅底骨质，则必须根据肿瘤累及区域，广泛磨除肿瘤前方所有的骨质结构，以充分显露肿瘤腹侧面（图 4-3-4-9G、图 4-3-4-9H）。

（二）肿瘤切除阶段

1. 首先尽量辨别并分离部分肿瘤边界，找到正常骨性结构作为参考标志。

2. 使用吸引器、磨钻、剥离子以及取瘤钳分块切除所有硬脑膜外软性或硬质肿瘤。对于质地较软的肿瘤，可以用不同角度以及不同直径吸引器吸除肿瘤（图 4-3-4-10A）；对于稍韧的肿瘤，需要取瘤钳和吸引器配合切除肿瘤；对于骨性肿瘤，则往往需要使用磨钻和咬骨剪切除肿瘤。

3. 切除硬脑膜外肿瘤，直至显露后方的硬脑膜（图 4-3-4-10B）。此时，需要继续扩大磨除肿瘤周围骨质，以减少肿瘤复发几率。如果硬脑膜完整，肿瘤没有侵犯硬脑膜，我们建议保留硬脑膜，可以明显降低术后并发症发生率（图 4-3-4-10C）。

4. 如果肿瘤侵袭入硬脑膜内或者硬膜被肿瘤侵蚀（图 4-3-4-10D、图 4-3-4-10F），在硬脑膜外肿瘤切除以及骨质磨除步骤完成后，切除受侵蚀硬脑膜（图 4-3-4-10G），继续切除硬脑膜内的肿瘤。侵入硬脑膜内肿瘤通常和脑干、重要神经血管之间有一层蛛网膜隔离。此时，沿着肿瘤包膜和脑干以及神经血管结构表面的蛛网膜之间的界限锐

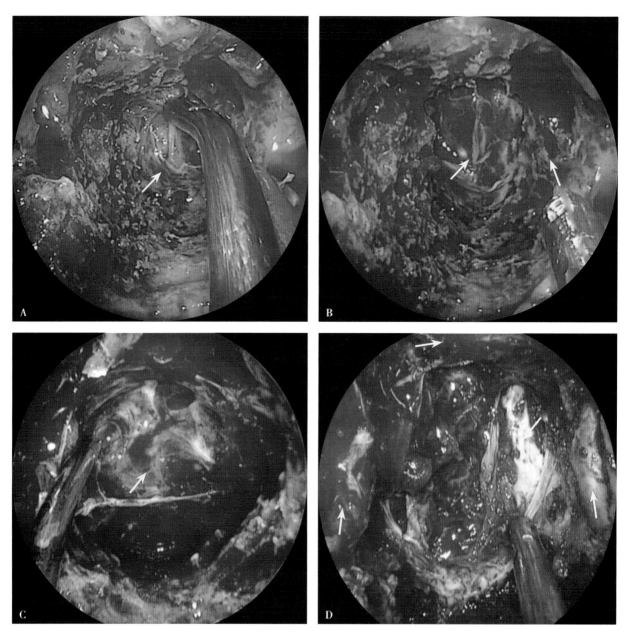

**图 4-3-4-10　颅底脊索瘤切除步骤**

A. 使用各种角度以及不同直径吸引器切除质地软的肿瘤, 箭头指示斜坡硬脑膜; B. 肿瘤切除后, 显露后方硬脑膜, 右侧箭头指示肿瘤周围可能受侵袭骨质, 左侧箭头指示斜坡硬脑膜; C. 继续扩大磨除周围肿瘤累及骨质, 箭头指示斜坡硬脑膜; D. 充分切除肿瘤累及鞍底以及斜坡、斜坡旁颈内动脉管表面骨质, 显露硬脑膜结构, 右侧上方箭头指示斜坡硬脑膜, 右侧下方箭头指示左侧斜坡旁颈内动脉表面硬脑膜, 左侧上方箭头指示鞍底硬脑膜, 左侧下方箭头指示右侧斜坡旁颈内动脉表面硬脑膜

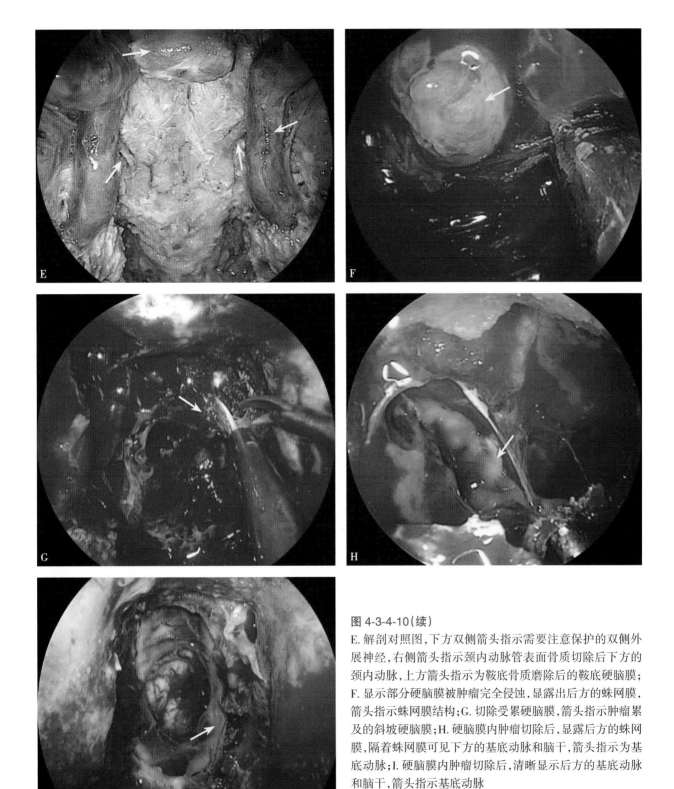

图 4-3-4-10（续）

E. 解剖对照图，下方双侧箭头指示需要注意保护的双侧外展神经，右侧箭头指示颈内动脉管表面骨质切除后下方的颈内动脉，上方箭头指示为鞍底骨质磨除后的鞍底硬脑膜；F. 显示部分硬脑膜被肿瘤完全侵蚀，显露出后方的蛛网膜，箭头指示蛛网膜结构；G. 切除受累硬脑膜，箭头指示肿瘤累及的斜坡硬脑膜；H. 硬脑膜内肿瘤切除后，显露后方的蛛网膜，隔着蛛网膜可见下方的基底动脉和脑干，箭头指示为基底动脉；I. 硬脑膜内肿瘤切除后，清晰显示后方的基底动脉和脑干，箭头指示基底动脉

性分离,将蛛网膜屏障保留下来(图4-3-4-10H)。有时肿瘤已经破坏蛛网膜,切除残余肿瘤后可清晰显露后方脑干等结构(图4-3-4-10I)。

对于血供极其丰富的肿瘤,往往需要术者的冷静和熟练操作,将肿瘤迅速切除(图4-3-4-11),然后再磨除受侵犯骨质。

对于部分侵袭包裹颈内动脉的肿瘤,此时动脉管壁可能已经瘤化,肿瘤切除后,会有动脉出血。如果破裂口较小,可以使用低功率电凝准确夹闭止血,如果裂口较大,需要自体肌肉和海绵填塞止血。所有颈内动脉破裂病人术后常规早期介入植入敷膜支架。

**(三)颅底重建阶段**

见第四篇第十章。

## 三、不同部位颅底脊索瘤显露要点

**1. 前颅底脊索瘤(图4-3-4-12)** 向前,切除鼻中隔附着于前颅底的鼻中隔部分(从额窦到蝶窦前壁),以不阻碍双侧器械到达前颅底。使用内镜经鼻前颅底入路切除肿瘤,该解剖区域前方是额窦,侧方是两侧的眼眶内侧壁和外侧视神经管-颈内动脉管隐窝(LOCR),后方是蝶鞍的上半部分。切除该区域脊索瘤,需要避免损伤眼眶内侧壁的眶筋膜、眼动脉、视神经以及额叶皮层。

**2. 上斜坡脊索瘤以及上中斜坡脊索瘤(图4-3-4-13)** 上斜坡由鞍背和后床突构成。上斜坡解剖区域:下方是鞍底,侧方是岩斜裂的顶端。垂体位于上斜坡正前方,如果要到达该区域,需要做垂体移位。我们通常采用硬脑膜外垂体移位,在硬脑膜外将垂体上抬以显露鞍背以及后床突以切除该部位骨质起源肿瘤,以避免损伤垂体血供和功能。在两侧颈内动脉之间磨除鞍底、鞍结节、中床突以及蝶窦内斜坡上方骨质,目的是轻柔抬起鞍内的垂体等组织,以到达后方的鞍背和后床突。咬除鞍旁颈内动脉管表面骨质可以更方便垂体移位。中斜坡上方界限为鞍底,下方界限为蝶窦底壁,侧方界限为斜坡旁颈内动脉和岩斜裂,下外侧

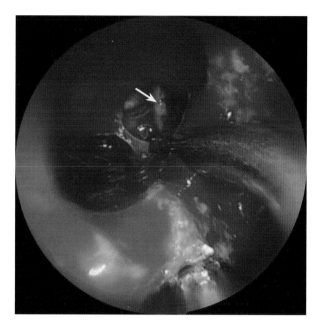

图4-3-4-11 肿瘤血供丰富,并且完全将斜坡硬脑膜侵蚀。快速切除后,即可见后方的脑干和基底动脉,箭头指示基底动脉

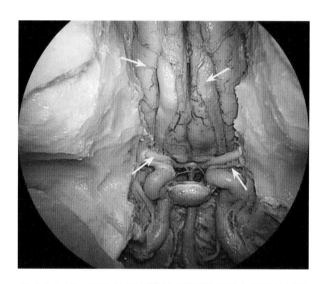

图4-3-4-12 切除前颅底脊索瘤需要注意避免损伤的重要结构,左侧上方箭头指示额叶直回,左侧下方箭头指示视神经,右侧上方箭头指示嗅神经,右侧下方箭头指示眼动脉
(注:本图片来自美国匹兹堡大学神经外科解剖实验室。The copyright of this figure belongs to the Surgical Neuroanatomy Lab at University of Pittsburgh)

界限为破裂孔内的颈内动脉以及翼管神经。切除上中斜坡脊索瘤需要重点注意保护的结构是:垂体、颈内动脉系统、展神经、脑干腹侧面、翼管神经、基底动脉主干、小脑前下动脉。对于侵犯海绵窦的上中斜坡脊索瘤,骨质切除范围应该足够大,

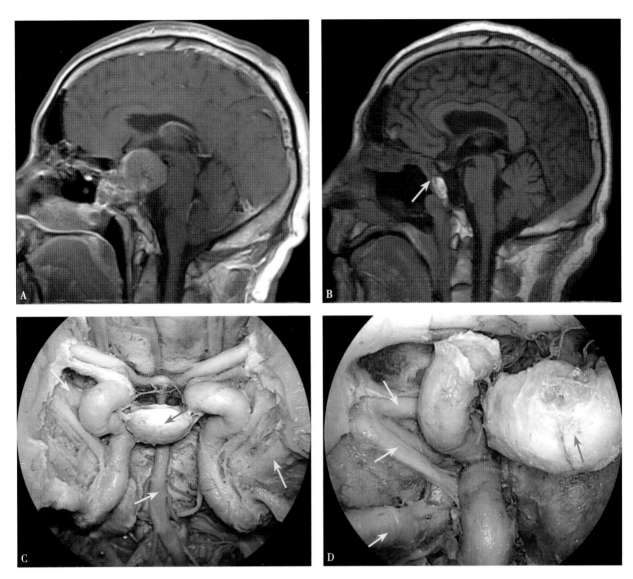

**图 4-3-4-13　上中斜坡脊索瘤,侵犯海绵窦,突入硬脑膜内到达脑干腹侧**

A. 术前头颅 MRI 增强扫描像矢状位;B. 术后头颅 MRI 像 T1 矢状位,箭头指示用于修复颅底的鼻中隔黏膜瓣;C. 切除上中斜坡脊索瘤需要注意避免损伤的重要结构,右侧上方箭头指示垂体,右侧下方箭头指示海绵窦外侧壁上颌神经,左侧上方箭头指示海绵窦外侧壁动眼神经,左侧下方箭头指示基底动脉以及后方脑干(注:本图片来自美国匹兹堡大学神经外科解剖实验室。The copyright of this figure belongs to the Surgical Neuroanatomy Lab at University of Pittsburgh);D. 切除侵犯海绵窦区域脊索瘤需要注意避免损伤的重要结构,右侧上方箭头指示垂体,左侧上方箭头指示海绵窦外侧壁动眼神经,左侧中间箭头指示海绵窦内外展神经,左侧下方箭头指示海绵窦外侧壁上颌神经(注:本图片来自美国匹兹堡大学神经外科解剖实验室。The copyright of this figure belongs to the Surgical Neuroanatomy Lab at University of Pittsburgh)

上方显露前海绵间窦,下方显露下海绵间窦。广泛切除蝶窦前壁和后组筛窦。切除上颌窦的内侧壁(靠近鼻腔的壁)以充分暴露上颌窦后壁内侧部分。需要显露和磨除侵犯海绵窦肿瘤侧蝶窦外侧壁部分骨质,从而显露侵犯侧海绵窦内侧壁肿瘤。显露应注意小心切除视神经管 - 颈内动脉隐窝骨质以及斜坡旁颈内动脉管骨质,侧方需要咬除鞍底旁 1cm 范围内的骨质,充分显露鞍旁颈内动脉的弯曲。骨质的充分切除有利于术中向外侧轻柔推压前方的海绵窦膜性壁以观察和切除海绵窦内部肿瘤。切除海绵窦内或海绵窦附近肿瘤应时刻注意通过直视、导航和多普勒精确定位颈内动脉的走行,避免损伤颈内动脉(图 4-3-4-14)。

如果肿瘤侵犯翼腭窝和颞下窝,则需要充分

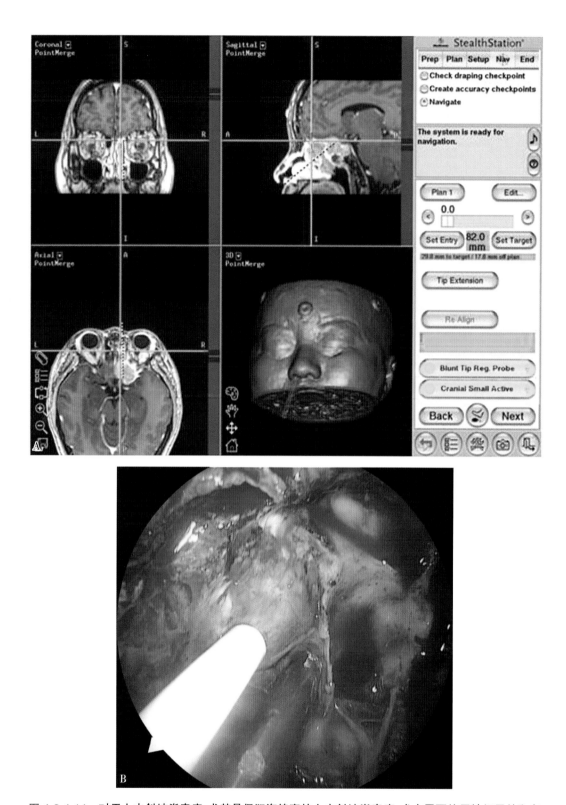

图 4-3-4-14　对于上中斜坡脊索瘤,尤其是侵犯海绵窦的上中斜坡脊索瘤,术中需要使用神经导航和多普勒反复定位重要结构以及颈内动脉

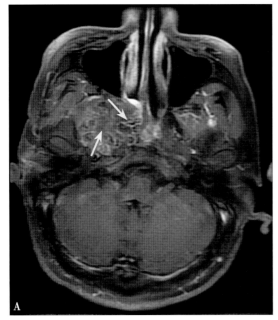
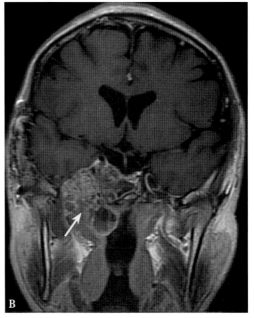
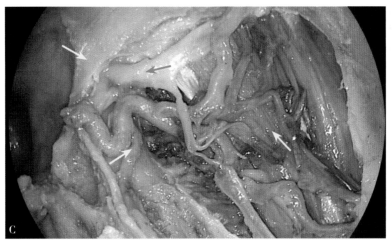

**图 4-3-4-15　侵犯翼腭窝和颞下窝脊索瘤**

A. 上方箭头指示侵犯翼腭窝脊索瘤,下方箭头指示侵犯颞下窝脊索瘤;B. 箭头指示位于颞下窝肿瘤;C. 切除侵犯翼腭窝和颞下窝区域脊索瘤需要注意避免损伤的重要结构,左侧上方箭头指示圆孔,右侧上方箭头指示从圆孔续上颌神经的眶下神经,左侧下方箭头指示翼腭窝区域,右侧下方箭头指示颞下窝区域

(注:本图片来自美国匹兹堡大学神经外科解剖实验室。The copyright of this figure belongs to the Surgical Neuroanatomy Lab at University of Pittsburgh)

显露和切除上颌窦后壁骨质,从而显露和切除该区域肿瘤(图 4-3-4-15)。

**3. 下斜坡脊索瘤以及中下斜坡脊索瘤(图 4-3-4-16、图 4-3-4-17)**　下斜坡上方界限为蝶窦底壁,下方界限为枕骨大孔,外侧界限为内侧翼板和颈静脉孔。该部位手术需要将鼻咽部黏膜、头长肌、头直肌从下斜坡腹侧面骨质上剥离以显露枕骨大孔前部、寰枕筋膜以及寰椎前弓。需要充分磨除蝶窦底壁,使得中斜坡和下斜坡成为一个

统一的手术野。切除下斜坡位置脊索瘤需要注意保护的结构包括:椎动脉、椎动脉基底动脉汇合部分、小脑后下动脉、脊髓前动脉、后组脑神经以及延髓腹侧面(图 4-3-4-19C)。对于侵犯岩尖及岩斜区的脊索瘤,肿瘤切除时需要重点保护的结构包括动眼神经、三叉神经、展神经、前庭蜗神经、面神经、小脑前下动脉、脑干以及基底动脉(图 4-3-4-18)。对于侵犯颈静脉孔区的脊索瘤,需要重点保护后组脑神经(图 4-3-4-19)。当手术操作已经在重要

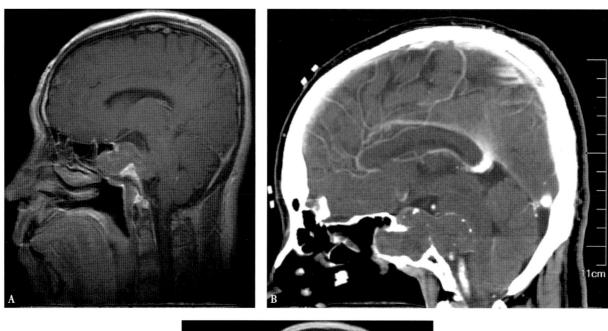

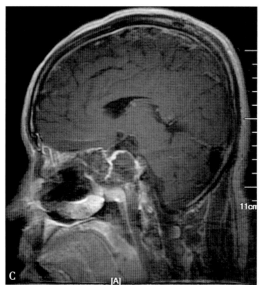

**图 4-3-4-16　中下斜坡脊索瘤**

A. 术前头颅 MRI 增强扫描像矢状位；B. 术前头颅 CT 增强扫描像矢状位，可见肿瘤完全侵入硬脑膜内，并和脑干粘连紧密；
C. 术后头颅 MRI 增强扫描像矢状位，可见肿瘤切除彻底

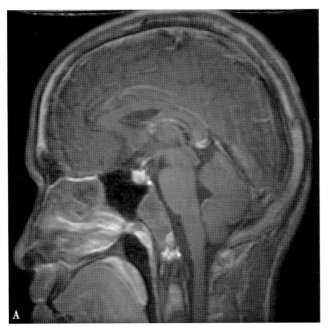
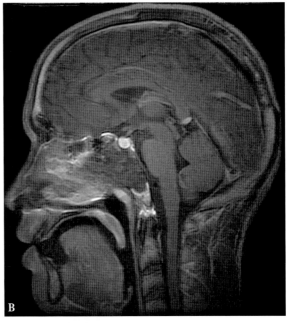
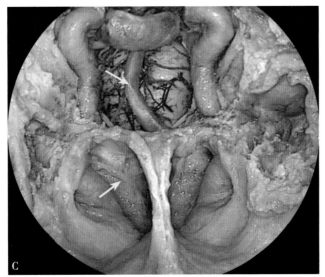

**图 4-3-4-17　中下斜坡脊索瘤**

A. 术前头颅 MRI 增强扫描像矢状位,可见肿瘤位于中下斜坡;B. 术后头颅 MRI 增强扫描像矢状位,可见肿瘤切除彻底;
C. 上方箭头指示基底动脉,下方箭头指示需要剥离的下斜坡表面的黏膜和肌肉组织(注:本图片来自美国匹兹堡大学神经外科解剖实验室。The copyright of this figure belongs to the Surgical Neuroanatomy Lab at University of Pittsburgh)

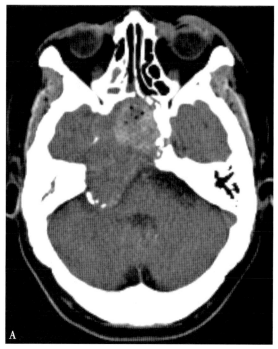

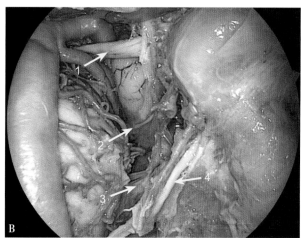
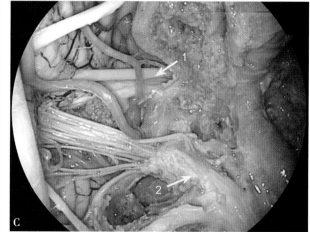

**图 4-3-4-18　侵犯岩斜区域脊索瘤**

A. 头颅 CT 可见肿瘤侵蚀右侧岩尖,并侵袭岩斜区;B. 切除岩斜区域脊索瘤需要注意避免损伤的重要结构,箭头 1 指示动眼神经脑池段,箭头 2 指示滑车神经,箭头 3 指示三叉神经,箭头 4 指示外展神经(注:本图片来自美国匹兹堡大学神经外科解剖实验室。The copyright of this figure belongs to the Surgical Neuroanatomy Lab at University of Pittsburgh);C. 切除侵犯岩斜区域脊索瘤需要注意避免损伤的重要结构,箭头 1 指示前庭蜗神经,箭头 2 指示后组颅神经(注:本图片来自美国匹兹堡大学神经外科解剖实验室。The copyright of this figure belongs to the Surgical Neuroanatomy Lab at University of Pittsburgh)

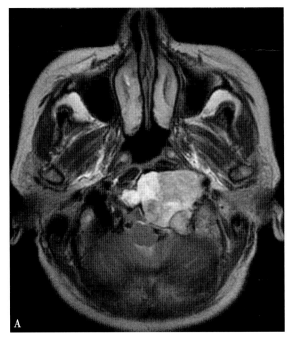
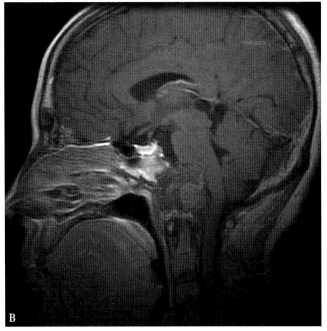
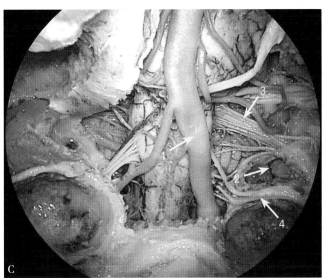

**图 4-3-4-19　侵犯颈静脉孔区域脊索瘤**

A,B. 可见肿瘤侵犯颈静脉孔区域,并和脑干粘连;C. 切除侵犯颈静脉孔区域脊索瘤需要注意避免损伤的重要结构,箭头 1 指示椎动脉,箭头 2 指示颈内静脉,箭头 3 指示后组颅神经(9-11),箭头 4 指示舌下神经(注:本图片来自美国匹兹堡大学神经外科解剖实验室。The copyright of this figure belongs to the Surgical Neuroanatomy Lab at University of Pittsburgh)

动脉附近时,应该使用微型多普勒探头和导航了解主要动脉走行情况。

全斜坡脊索瘤:需要结合上述上、中、下斜坡的显露要点、解剖标志以及需要避免损伤的重要结构。

（桂松柏　张亚卓）

## 第五节　颅底脊索瘤预后
## 影响因素

### 一、概述

脊索瘤占全部恶性骨肿瘤的1%~4%,任何年龄均可受累,主要位于脊柱和颅底,其中颅底脊索瘤各个年龄均可发病,好发于30岁和40岁年龄段。颅底脊索瘤全切困难,往往在第一次术后29~43个月复发,20%的病人在术后1年内复发。尽管经过多年的努力,但对于残存肿瘤再生长、复发或转移的脊索瘤,仍缺乏有效的治疗方法。

脊索瘤多局部生长或复发,疾病早期发生转移的比例约为5%,至疾病后期转移的比例可高达30%~65%,转移部位包括肺、肝、骨、淋巴结、皮肤和肌肉等。颅底脊索瘤较脊柱脊索瘤转移情况少,<10%,脊椎脊索瘤转移约20%~40%。脊椎脊索瘤比颅内的脊索瘤发生转移比例高,其原因可能是由于发生在脊柱的病人比颅内脊索瘤的病人生存期长所致。

WHO将脊索瘤病理分为三种类型,包括经典型、软骨型和去分化型。一般认为软骨型的预后最好,去分化型预后最差。然而近期也有大规模的临床资料回顾分析未能得出软骨型预后最佳的结果。儿童最常见的发病部位是颅底和颅颈交界部位,约占54%,成人约占35%。在病理形态上,儿童脊索瘤比成年脊索瘤分化差,具有恶性的组织学表现,生长较快且易出现转移。对于成年人,年龄与生存期有关,年龄越大预后越差。

### 二、影像表现与预后

脊索瘤的影像学诊断相对容易,需要依据影像学表现选择适当的手术技术和手术入路。诊断上MRI优于CT,对于早期发现脊索瘤具有重要意义,进行MRI检查可以发现体积较小的病灶,对于

改善预后具有价值。此外根据MRI表现可以判断肿瘤的部位,肿瘤部位是脊索瘤常见分型的依据。笔者提出的颅底脊索瘤分型对于预后具有很好的价值(详见相关章节)。MRI可用于判断肿瘤是否突破硬膜、进入颅内,观察肿瘤与脑神经和海绵窦的关系,对于指导手术是必不可少的。CT对于鉴别诊断也有一定价值,并且通过CT判断钙化或者骨性瘤体情况是MRI不能替代的,肿瘤钙化程度可以影响切除程度,通过术前CT可以判断钙化程度。当肿瘤呈片状钙化并与脑组织或颅底血管关系密切时,切除难度大,切除程度低。CT也可反映颅底骨质破坏情况。血管成像技术对于了解肿瘤和血管的关系,尤其是海绵窦中颈内动脉的关系意义重要,对于肿瘤全切、保证手术安全的意义已经得到公认。

根据术前影像可以计算肿瘤体积,肿瘤体积不但与切除程度相关,也与放疗效果相关。有学者研究认为,肿瘤体积>70ml,且肿瘤组织中有>10%的坏死区域,可作为预示肿瘤复发可能高的指标。

### 三、手术与预后

尽管脊索瘤最佳的治疗方式仍不确定,多数研究仍支持手术可以改善预后。美国癌症监测、流行病学和最终结果(SEER)数据库1973年至2009年间共纳入符合标准的颅底脊索瘤病人共394人,其中位生存期151个月,多数病人进行了手术(89.1%),不论是否接受过其他治疗方式,手术治疗的病人中位生存期都明显长于未手术的病人(分别为152个月和81个月)。

颅底脊索瘤可采用多种手术入路,包括各种侧方入路、后方入路和颅底中线入路,采用的技术有显微外科技术和新近发展起来的颅底内镜技术。全切是手术治疗目标,但往往难以达到。(图4-3-5-1)传统开颅显微手术通常要广泛的磨除颅底骨质、牵拉脑组织、移位正常神经血管结构,完整暴露肿瘤往往困难,术后出现并发症和肿瘤残留概率高。近来随着内镜设备发展和内镜技术的

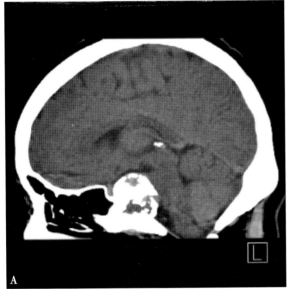
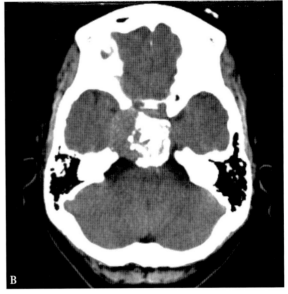
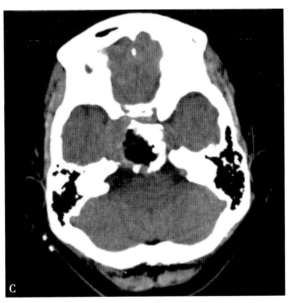

图 4-3-5-1 肿瘤呈片状钙化,全切困难
A,B. 术前头颅 CT;C. 术后当天头颅 CT 提示钙化部分肿瘤未全切除

提高,内镜的应用范围不断扩大,既往通过内镜经鼻无法全切的病变也可能全切,颅底脊索瘤全切比例越来越高。对于脊柱和骶尾部脊索瘤,全球脊索瘤专家共识中推荐肿瘤周边彻底切除干净,不残留肿瘤,然而对于颅底脊索瘤周边切除是很难做到的,应当提倡安全的、最大限度的切除,力争全切,保留病人的正常神经功能,维持、改善病人的生活质量;为了改善预后,更应强调在第一次手术时力争全切。

肿瘤切除程度与复发快慢有关,与无进展生存期和总生存期相关。近年来内镜下的全切率在4.7%~71.6%。

采用内镜经鼻入路切除颅底脊索瘤时,肿瘤部位对于切除程度影响明显。主体位于中斜坡的脊索瘤内镜全切率最高,该型肿瘤多采用内镜经鼻斜坡入路。笔者认为中斜坡脊索瘤全切率较高与以下因素有关:手术路径直接,没有垂体、海绵窦等结构阻挡,肿瘤未包绕大血管、未侵袭脑干时,损伤脑组织、神经和血管的风险较上斜坡和下斜坡低。肿瘤生长广泛时切除难度大,同时广泛的骨质破坏也往往预示着较高的复发率。

降低手术全切率的因素还包括肿瘤体积大、位于下斜坡并向侧方生长以及之前接受过治疗等。虽然有研究认为肿瘤切除程度与肿瘤体积无相关性，但是笔者内镜治疗123例脊索瘤病人的结果显示体积<20cm³时全切率最高，可达到45.0%；体积越大，侵袭、包绕的神经血管结构越多，全切除的可能性越低。肿瘤与脑干的关系可以影响手术的难度和病人的预后，肿瘤嵌入脑干、不能彻底切除是预后不良的危险因素。

钙化明显的颅底脊索瘤往往分块切除困难，磨钻磨除或咬骨钳咬除可能导致震动、牵拉明显、损伤血管和神经的风险增加，因此，切除过程往往需谨慎、保守，切除率低。

血供丰富可能造成术中视野不清晰，影响肿瘤切除，然而笔者的资料并未发现血供越丰富切除程度越低的结果，因此内镜切除脊索瘤过程中应具有耐心，应在尽量控制出血的前提下力争多切除肿瘤。脊索瘤血供丰富的一部分原因同肿瘤侵入海绵窦有关。海绵窦中存在颈内动脉及多支脑神经，术者可能会为了避免难以控制的大出血和脑神经损害而残留海绵窦中的肿瘤。笔者体会肿瘤质地软，未突破海绵窦外壁时，在导航、术中多普勒超声血管探测仪等辅助设备指引下，对于部分侵袭入海绵窦的肿瘤也可安全切除。

肿瘤切除程度与手术年代的关系也很密切，多项研究提示近些年脊索瘤的全切率明显提高。手术年代影响全切的原因与先进设备的应用有关，包括神经导航设备、术中电生理监测、超声吸引设备以及微型血管超声等的应用，以及带蒂黏膜瓣技术的应用，不但提高了全切率，也提高了手术的安全性。导航可以定位术野邻近的重要结构，辅助术者确认病灶及空间关系。肿瘤巨大、侵袭范围广、包绕重要结构的脊索瘤，术中使用导航尤为重要。CT导航与MRI导航结合可达到更高的手术精确度。目前笔者在斜坡脊索瘤中常规使用导航。

脊索瘤手术治疗可导致医源性播散转移，因此应保持手术路径的清洁。术者经验的积累对于切除程度有影响，笔者报告的123例脊索瘤病人手术均为高年资医生主刀完成，2012年后全切率较之前提高了近一倍，其结果说明即使是熟练掌握神经内镜的医生，在手术治疗脊索瘤这种少见病时也存在学习曲线。

## 四、放疗与预后

手术后，脊索瘤局部复发超过50%，其中部分已不再适合继续手术治疗；并且至少有20%的病人可发生转移，高剂量放疗时残留或复发肿瘤为适应证。对于颅底脊索瘤放疗的结果报道差异较大。麻省总医院的研究认为对于原发肿瘤手术后放疗和复发肿瘤放疗两者疗效差别大，前者效果好，复发肿瘤再放疗预后差。该结果结合手术切除程度不同预后不同的结论，再次强调了脊索瘤应当力争在原发肿瘤阶段获得最好的治疗，最初治疗应该在有经验、具备多学科团队的医学中心进行。

多数研究认为放疗对延长脊索瘤复发时间、提高肿瘤局部控制率有效，也有少数研究认为放疗并没有改善生存，甚至发现放疗后的病人的10年生存率反而更低。尽管放疗的疗效还不能最终得到确认，但是在没有更为有效的治疗方式情况下，尤其是对于无法进行手术治疗的病人放疗仍是目前主要的治疗方法之一，并且辅助放疗很可能是影响生存期最重要的因素。麻省总医院学者认为高剂量的质子放疗和光子放疗都是有效的治疗手段。质子放疗和重离子放疗能够将高剂量的射线聚集于治疗靶点，优于光子放疗，多数研究也认为质子和重离子放疗的疗效优于光子放疗。由于脊索瘤为罕见疾病，各家研究报道病例数上都不是很多，最终的疗效还需要进一步观察。

## 五、化疗和靶向治疗与预后

蒽环类药物、烷化剂、喜树碱类似物等细胞毒性药物都曾用于治疗脊索瘤的研究，但均未获得预期效果。很少有临床上应用相关药物进行脊索瘤治疗的报道。目前，传统的细胞毒类药物在脊索瘤的化疗中效果并不理想。

至今尚无确定有效的化疗和靶向治疗药物，但已有靶向药物进入临床试验阶段。Brachyury蛋白仅在脊索瘤细胞中表达，是脊索瘤诊断的特异性标志物，针对该蛋白的药物研究极具诱惑力。GI-6301（Yeast-Brachyury vaccine）是针对brachyury蛋白的治疗性疫苗，2013年Tarmogen公司独家授权Celgene公司生产。该疫苗用于治疗包括脊索瘤在内的转移瘤或其他恶性实体肿瘤的I期临床实验（ClinicalTrials.gov Identifier：NCT01519817）已经结束，研究证实该疫苗可以促进免疫系统攻击表达brachyury蛋白的肿瘤，联合GI-6301和放疗的II期临床即将启动。

EGFR靶向药物已有较多的临床应用，但在脊索瘤上的应用均为个案报道。EGFR的靶向药物西妥昔单抗（cetuximab）和吉非替尼（gefitinib）通过作用于EGFR通路的不同节点发挥作用。有报道西妥昔单抗和吉非替尼可用于复发脊索瘤和脊索瘤转移，改善病人的神经功能障碍。另外厄洛替尼（erlotinib）也是EGFR的抑制剂，对脊索瘤也有明显作用。有文献报道，对于伊马替尼（imatinib，PDGF/RTK的抑制剂）耐药的脊索瘤病人，当其EGFR阳性时仍可能有效，甚至可缩小肿瘤体积。

伊马替尼（imatinib）是血小板源性生长因子受体（platelet-derived growth factor receptor，PDGFR）β的抑制剂，有报道显示PDGFR阳性的病人应用该药物后出现细胞密度减低、CT增强程度减弱，但仅有个别病人出现影像学体积缩小。应用伊马替尼治疗脊索瘤的多中心临床试验（ClinicalTrials.gov Identifier：NCT00150072，使用伊马替尼800mg/d，直到疾病进展）已经完成II期临床，该试验纳入56例恶性程度高的脊索瘤病人，这些病人PDGFRβ阳性，其中位无进展生存期32周时84%的病人病情稳定，38%病人在1年时仍无进展；1例病人（2%）在6个月时部分缓解，70%病人稳定，64%的

病人临床获益，中位PFS9个月，无意料外毒性，该初步结果同伊马替尼治疗其他实体肿瘤结果类似。但是由于该试验为探索性研究，结论强度不足，尚不能得出伊马替尼治疗脊索瘤有效，但是伊马替尼联合或单独治疗脊索瘤仍值得关注。2014年另外一项临床实验（Nilotinib With Radiation for High Risk Chordoma，ClinicalTrials.gov Identifier：NCT01407198）采用尼洛替尼联合放疗治疗高级别脊索瘤的临床实验已经注册并开始招募病人，尼洛替尼是PDGFR的靶向药物（200~400mg，bid，联合外放疗，每次1.8Gy，每周5次，共28次）。

随着基础研究的深入，新的分子标志物和潜在靶点不断发现，靶向治疗是一个值得尝试的方法。

## 六、分子生物学与预后

作为增殖相关的重要指标，Ki67在各种肿瘤中都具有重要意义。Ki67水平高，预后差，但是Ki67水平低预后却未必好，这可能与取材位置相关，也与肿瘤的异质性相关。

P53的表达和CDKN2A基因的缺失可能与预后差有关，但是这是引起的原因还是肿瘤预后差的结果还不清楚。P53在斜坡原发和复发肿瘤中具有差异，提示其具有不同的增殖潜能。另有研究显示在原发脊索瘤中10%~45%具有p53、MDM2、cyclin D1和pRb蛋白水平的改变，在这些蛋白中只有p53过表达与总生存期负相关，另一项类似的研究结果提示CDK4和p53与不良预后相关。

通过对64例脊索瘤病人染色体核型的研究发现，染色体3,4,12,13和14异常的病人，相对染色体10,7,5,22,24和18拷贝数正常的病人，复发的风险增加。染色体核型正常的脊索瘤病人5年无复发生存率为80%，而异常染色体核型仅为34%。异常核型对于复发和无复发生存期、总生存期都是不良预后的指标。

50%的原发脊索瘤存在6P12位点的缺失，该

位点中存在编码血管内皮生长因子（VEGF）的基因序列，应用 VEGF 的单克隆抗体治疗可能在脊索瘤的血管生成和侵袭方面会有所作为。VEGF的受体 2（VEGFR2）在脊索瘤中表达水平低，当其高表达时提示预后差。促血管生成因子 FGF2 和 TGF-α 的表达与脊索瘤的复发相关。另外，有学者应用组织芯片免疫组化的方法对脊椎的 120 例脊索瘤标本（40 人）进行染色，结论认为 VEGFR2和 iNOS（inducible nitric oxide synthase）在复发脊索瘤中都是强表达，其高表达对总生存期有影响。

基质金属蛋白酶 -2（MMP2）高表达与总生存期降低有关。在骨质破坏的脊索瘤中 MMP1和 2 高表达，MMP1 的高表达也与预后差相关。Takahiko 等人总结认为蛋白酶的表达高与低并不与肿瘤局部复发相关，但是高表达基质金属蛋白酶 -1（MMP-1）和尿激酶纤维蛋白溶酶原激活剂（urokinase plasminogen activator，uPA）者预后较差。在儿童组，高表达 MMP-1 同样具有较高的复发率和侵袭性。

肝细胞生长因子受体（hepatocyte growth factor receptor，c-Met）是肝表皮生长因子目前已知的唯一受体，是基质 - 上皮转化因子（mesenchymal-epithelial transition factor）。c-Met 与 EGFR 的表达呈很强的相关性，在原发脊索瘤中更为明显。c-Met与 MMP1 和 MMP2 的表达水平呈相关性，表明其可能与脊索瘤的侵袭性和转移有关。c-Met 激活一般发生在胚胎阶段和器官形成阶段。大约 80%的脊索瘤内可以检测到 c-Met 的表达。c-MET 表达水平越高生存时间越长。

鞘氨醇激酶 1（sphingosine kinase 1，SPHK1）是保守的酯酶家族成员（conserved lipid enzymes family），它催化鞘氨醇的磷酸化，形成 sphingosine 1-phosphate（S1P）。在细胞侵袭、迁移和血管生成中具有一定作用。对骶尾部脊索瘤进行免疫组化研究显示 69%（29/42）的强阳性，其与肿瘤复发、周围肌肉侵袭相关，而与年龄、性别、肿瘤部位及大小无关；SPHK1 高表达与较短的无进展生

存期相关。SPHK1 有可能用做预测复发和预后的标志物。

各种基因和蛋白与脊索瘤预后的研究还有很多，例如肿瘤表达 CSPG4 与预后差有关，病人转移比例高，死亡风险增加。此外小 RNA（miRNA）也与脊索瘤预后相关，一项脊索瘤 miRNA 表达谱的研究发现 miR-155 与脊索瘤分期和转移相关，与预后不良相关。

（白吉伟　张亚卓）

## 第六节　颅底脊索瘤的现代放疗

原发骨恶性肿瘤占全部恶性肿瘤不足 0.2%，而脊索瘤是一种比较少见、起源于胚胎时期中轴骨的原发骨肿瘤。颅内脊索瘤大多数位于斜坡，在脊索瘤中约占 30%~40%，通常生长缓慢，对周围组织具有侵袭性和破坏性。颅内脊索瘤在组织学上属于低级别的肿瘤，由于邻近脑干、脑神经、颅内大血管等重要结构，手术完整切除可能性不大以及术后易于反复复发，因此临床表现为恶性程度较高。目前关于脊索瘤的治疗模式主要是基于单中心的回顾性研究或非随机性比较研究。手术切除是主要治疗，放疗通常用于术后残留、复发肿瘤、不能切除的肿瘤。对于完全切除的病人采用术后放疗在一定的情况下可以获益，尤其是对年轻病人、软骨肉瘤组织学亚型的病人能减少局部复发率。2011 年华盛顿大学发表一项基于 1999~2010 年间 23 个研究 807 例病人的荟萃分析显示，通过综合治疗加权平均 5 年无进展生存（PFS）和总生存（OS）分别是 50.8% 和 78.4%，完全切除相对不能完全切除病人 5 年 PFS 加权平均改善 20.7%；与完全切除的病人相比，不能完全切除的复发和死亡的风险分别是 3.83 倍和 5.85 倍。根据切除程度的亚组分析显示，完全切除和不能完全切除病人的 5 年 PFS 分别是 87% 和 50%（$P<0.0001$），5 年 OS 分别是 95% 和 71%（p=0.001）。

脊索瘤对常规放疗效果不佳,即使达到 60Gy 剂量仍有较高的复发率,5 年 PFS 不到 25%。目前颅底脊索瘤一般采用现代放疗技术,包括质子束(PB)碳离子束(CB)放疗(RT)、光子放射外科治疗技术如伽马刀(GS)和射波刀(CK)以及分次光子放疗(fXRT)技术。颅底脊索瘤综合治疗疗效如表 4-3-6-1 所示。这些治疗技术各有特色,在达到更好的靶区适形和剂量聚焦的同时,可以使肿瘤获得更高的生物学剂量,从而最大限度的控制肿瘤。本节阐述颅底脊索瘤放疗技术及其疗效。

## 一、质子重离子放疗技术

质子束医学应用是由 Wilson 于 1946 年提出,1954 年 Tobias 等人在美国加州大学 Lawence Berkeley 实验室(LBL)进行了世界上第一例质子束治疗。1991 年美国 Loma Linda 大学医学中心(LLUMC)首先启用了医学专用质子束治疗装置,开始了具有跨时代意义的质子束放疗。质子束工作原理:质子在行进过程中能量损失与运动速度的平方成反比,接近射程末端,能量损失最大,峰值前剂量约为峰值剂量的 20%。质子的这种剂量分布形式最早由 Bragg 和 Kleeman 于 1904 年观测到,故取名为布拉格峰剂量分布。质子束的 Bragg 峰效应如果精确置于肿瘤部位,能够产生很高的治疗增益比,肿瘤前的正常组织只受到低剂量照射(1/3~1/2),肿瘤后的正常组织几乎没有受到照射,从而更好地保护肿瘤周围的正常组织。重离子束具有质子束相似的 Bragg 峰效应。质子的相

表 4-3-6-1　颅底脊索瘤无法手术切除及术后残留的放疗疗效

| 作者年代 | 地点国家 | 时间跨度 | 病例数 | 平均年龄(岁) | 放疗技术 | 5 年 OS | 5 年 PFS | 随访(月) |
|---|---|---|---|---|---|---|---|---|
| Almefty 2007 | 小石城 美国 | 1990-2006 | 89 | 38.3 | PBRT(75%) | 74.8% | 51.4% | 48 |
| Sen 2010 | 纽约 美国 | 1991-2005 | 71 | 40.7 | PBRT(100%) | 75% | 64% | 66 |
| Takahashi 2009 | 东京 日本 | 1996-2007 | 32 | 41.4 | P,C(44%) fXRT(22%) | 92.5% | 29.3% | 36.3 |
| Tzortzidis 2006 | 西雅图 美国 | 1988-2004 | 74 | – | PBRT(38%) GK(43%) fXRT(19%) | 82.4% | 41% | 96 |
| Krishnan 2005 | 罗切斯特 美国 | 1990-2002 | 25 | 45 | GK | – | 32% | 57.6 |
| Pamir 2004 | 伊斯坦布尔 土耳其 | 1986-2001 | 26 | 40.5 | GK(26.9%) | 76.9% | 46.2% | 48.5 |
| Dassoulas 2009 | 夏洛茨维尔 美国 | 1990-2007 | 15 | 46 | GK(100%) | – | 50.3% | 38.3 |
| Martin 2007 | 休斯敦 美国 | 1987-2004 | 18 | 44(中位) | GK(100%) | 62.9% | 53.4% | 88(中位) |
| Noël 2005 | 奥赛 法国 | 1993-2002 | 100 | 53(中位) | fXRT+P (70%) | 80.5% | 53.8% (4 年) | 31(中位) |
| Pallini 2003 | 罗马 意大利 | 1988-2002 | 22 | 50.3 | fXRT,PBRT | 61.5% | 50% | 62.8 |

注:PBRT,P 质子放疗;C 碳离子治疗;fXRT 分次放疗;GK 伽马刀。

对生物学效应(RBE)基本上与X射线和电子线的RBE相同,RBE=1.1-1.2,具有切断DNA单键间接杀死肿瘤细胞的功能。重离子(碳离子)RBE值在2-3,具有切断DNA双键直接杀死肿瘤细胞的功能,还有一个较小的氧增比(OER)。

质子束通过固定水平束流室或旋转束流室进行施照。病人可以固定在治疗床或专用椅上接受治疗。为了达到治疗需要的剂量分布,需要使用两类主要线束:被动系统(散射)和使用磁扫描的动态系统(笔形束扫描)。在被动系统中,线束通过一个(单一散射)或两个(双散射)散射方法覆盖射野的横断面。调制器允许布拉格峰在一定范围内展开覆盖射野方向上的靶区,最终通过病人特定区域的金属实现较好的靶区剂量适形度。束流孔根据外部靶边界调整剂量,而塑形补偿器根据靶区附近的剂量限制调整适宜的深部剂量。质子和这些金属相互作用产生的快中子可能给病人带来不必要的和令人不安的剂量。世界范围内质子治疗中心主要使用常规被动散射。目前已经开始尝试使用笔形扫描束(PBS)开展治疗。精细的笔形束通过磁性反射可以刻画整个靶区的剂量。PBS可以使靶区两侧以及邻近靶区的远侧达到剂量适形。由于没有质子与上述金属的相互作用,也可以使病人受照的中子剂量降到最低限度。精细笔形束的能量和强度优化每一个单野具有不均一的剂量分布。多个不均一野的叠加形成了高度均一和适形的治疗而最好地避免了器官的风险。由于能量依赖性深部剂量分布的原因,调强质子治疗(IMPT)可以调节剂量的自由度引起关注。尽管目前尚未用于放射外科治疗,但值得进一步研究尤其在规则和不规则形状的中等大到大病变上。

有几个大样本回顾性临床研究报道了质子和碳离子治疗颅底脊索瘤的疗效,这些治疗研究表明质子重离子对颅底脊索瘤具有良好局部控制和远期疗效。

1999年来自于美国波士顿麻省总医院的研究报告表明,169例颅底脊索瘤病人采用质子放疗中位随访41个月,5年、10年局控(LC)分别是73%和54%,总生存(OS)分别是80%和54%。这是第一个关于颅底脊索瘤质子治疗的大样本研究。

2007年美国阿肯色州大学报告89例病人中45%得到了完全切除,术后残留病人75%接受了质子放疗,平均随访48个月,5年PFS和OS分别是51.4%和74.8%。2010年美国卢克斯罗斯福医院中心报告71例颅底脊索瘤病人手术完全切除率为58.5%,术后残留病人采用质子束治疗,5年PFS和OS分别为64%和75%。

2014年德国海德堡大学报道了155名病人采用光栅式扫描重离子治疗,肿瘤的中位计划靶区容积(PTV)70ml,中位等效剂量60Gy,单次剂量3Gy。中位随访72个月,3年、5年和10年局部控制(LC)分别是82%、72%和54%,3年、5年和10年总生存(OS)分别是95%、85%和75%。这是基于重离子治疗的最大样本量,也是关于颅底脊索瘤放疗第二大样本量的研究。

1999—2014年间发表的文献颅底脊索瘤基于质子碳离子治疗的具体剂量和疗效总结见表4-3-6-2。

## 二、光子放射外科治疗(SRS)技术

光子SRS技术包括伽马刀(Gamma knife,GK)、射波刀(Cyberknife,CK)和调强直线加速器(Linac)。

伽马刀(GK)经典装置是在半圆形头盔状结构的厚防护罩内排列201枚小钴源($Co^{60}$),通过初级准直器汇聚,再经过次级准直器聚焦到不同直径射野。病人采用位置精度<0.5mm的固定框架,剂量通常采用50%剂量线。改进的GK装置都是通过调整准直器数量、孔径和位置,以达到剂量覆盖与肿瘤高度适形,肿瘤周围组织剂量迅速下降。对于术后残留,无法手术切除的颅底脊索瘤,文献报告采用GK治疗,5年PFS为32%~53.4%,5年总生存为62.9%~76.9%。伽马刀的治疗情况详见下一章节。

表 4-3-6-2　颅底脊索瘤质子碳离子治疗疗效

| 研究 | 放疗粒子束 | 总剂量（Gy RBE） | 分次量（GyRBE） | 病例 | 随访（月） | 局控率 | 总生存 |
|---|---|---|---|---|---|---|---|
| Hug 1999 | 质子 + 光子 | 71.9（66.6~79.2） | 1.8 | 33 | 33.2 | 3 年 67%<br>5 年 59% | 3 年 87%<br>5 年 79% |
| Munzenrider 1999 | 质子 + 光子 | 66~83 | 1.8~1.92 | 169 | 41 | 5 年 73%<br>10 年 54% | 5 年 80%<br>10 年 54% |
| Noel 2005 | 质子 + 光子 | 67（60~71） | 1.8~2.0 | 100 | 31 | 2 年 86%<br>4 年 53% | 2 年 94%<br>4 年 90% |
| Ares 2009 | 质子 | 73.5（67~74） | 1.8~2.0 | 42 | 38 | 3 年 87%<br>5 年 81% | 5 年 62% |
| Schultz-Ertner 2007 | 碳离子 | 60（60~70）（3 周） | 3~3.5 | 96 | 31（平均） | 4 年 53.4%（无进展生存） | 5 年 80.5% |
| Mizoe 2009 | 碳离子 | 48~60.8（4 周） | 3~3.8 | 33 | 53（平均） | 5 年 85%<br>10 年 64% | 5 年 88%<br>10 年 67% |
| Uhl 2014 | 碳离子 | 60（57~70）（3 周） | 3~3.5 | 155 | 72 | 3 年 82%<br>5 年 72%<br>10 年 54% | 3 年 95%<br>5 年 85%<br>10 年 75% |

注：总剂量和随访若非注明均为中位值；RBE 相对生物学效应。

射波刀（CK）通过固定于机械臂上可移动的直线加速器以及实时追踪肿瘤的图像引导方式实现多线束聚焦。病人通过热塑体膜固定体位，红外线监控呼吸运动，诊断级 X 线测量病人位置和运动。通过采集红外监控数据建立呼吸运动周期模式、通过诊断 X 线以及治疗计划系统确定的治疗参照进行配准并实时反馈和引导，可移动的加速器机头发出线束对肿瘤进行切削，实现真正意义上剂量刻画放疗。射波刀具有与基于框架的 SRS 一样的治疗精度，可以一次或分次治疗。对于累及视觉通路的病人和不适合放射外科的病人可以采取少分次（hypofractionated）方案治疗。射波刀采用 CT 模拟定位，根据 CT 和核磁（MRI）融合影像勾画肿瘤靶区。临床靶区体积（CTV）定义为大体肿瘤容积（GTV），PTV 一般在 CTV 或 GTV 边缘外扩 2mm。

2005 年韩国报道报道采用射波刀分次立体定向放疗治疗 9 例原发和复发颅底和颈段脊索瘤的疗效。肿瘤处方剂量 21~43.6 Gy，治疗 3~5 次。中位随访 24 个月，44%（4/9）病人出现肿瘤缩小，89%（8/9）病人病情稳定。

2012 年斯坦福大学报告采用射波刀放射外科治疗 20 例颅底和脊柱脊索瘤病人的疗效，其中 13 例是颅底（斜坡）脊索瘤病人。这些接受 CK 治疗的病人包括活检后无法手术的、术后残留或复发的以及放疗后复发的。病人的中位肿瘤容积是 12.0cm³（2.4~46.0cm³），接受 CK 治疗中位肿瘤边缘剂量和中位分次数分别是 30.0Gy（18~50Gy）和 5 次（1~5 次），中位等剂量线和适形指数分别是 80%（74%~85%）和 1.54（1.23~1.84）。中位随访 34 个月，LC 是 55%（11/20），8 例（40%）病人肿瘤缩小。研究中发现采用 CK 作为主要辅助治疗手段的病人中有 81.8% 的病人取得肿瘤病情稳定或改善。首次接受 CK 治疗的病人 5 年生存率是 52.5%。局部控制失败与多次手术、术后治疗延迟、先前放疗局部未控有关。

2014 年土耳其报道了 11 例颅底脊索瘤接受 CK 治疗的疗效，中位肿瘤容积是 14.7cm³（3.9~40.5

cm³)，中位肿瘤边缘剂量是 30.0Gy(20~36Gy)，中位分次数 5 次(3~5 次)，中位等剂量线和适形指数分别是 71%(64%~86%)和 1.7。中位随访 42 月，73%(8/11)病人病情稳定，2 年 OS 是 91%。

分次光子放疗一般是指通过直线加速器(Linac)实现放射外科(SRS)。通常使用(精度 <0.5~1.0mm)固定框架固定病人，通过多弧或多线束实现肿瘤靶区和正常组织之间的剂量差异。通过调整束流强度、限定机架角度和弧长、微准直器和多等中心改善剂量梯度。通过锥形或环形准直器或小得多叶准直器(MLC)出束。MLC 是由计算机控制的多达 120 个平行的、独立可调节固定在直线加速器机头的叶片。通过 MLC 的移动产生可调节出束孔。出束孔的形状在治疗过程中可以动态变化实现固定出束或动态拉弧。MLC 可以实现调强放射外科(IMRS)，达到更复杂的剂量分布以满足不规则非球形的肿瘤。与 GK、CK 的剂量分布相比，IMRS 的剂量更加均一，适合治疗较大的肿瘤。根据肿瘤的部位、体积以及邻近器官的耐受性确定剂量分次模式，目的是达到控制肿瘤的生物学有效剂量，一般通过少分次的剂量分次模式实现。

2001 年斯坦福大学报告采用直线加速器(Linac)放射外科治疗 10 例残留或复发的脊索瘤，其中 8 例是颅内脊索瘤。肿瘤的容积为 1.1~21.5ml，平均放疗剂量 19.4Gy(18~24Gy)。平均随访 4 年，80% 病人病情稳定或缩小。

2014 年加拿大多伦多大学报告了 24 例连续颅底脊索瘤病人的疗效，包括完整手术切除 8 例(33.3%)，次全切除 15 例(62.5%)，活检 1 例(4.2%)。中位肿瘤直径 3.5cm(1.1~6.4cm)，中位肿瘤容积 14.5ml(1.7~85.6ml)，中位放疗剂量 76Gy(60~78Gy)，单次放疗 2Gy/次。中位随访 31.5 月(3.3~90.5月)，33.3%(8/24)病人局部肿瘤进展，3 年 LC 是 65.3%，3 年和 5 年的 OS 分别是 100% 和 85.6%。

综上所述，最近十年来颅底脊索瘤的观察研究表明，完整切除与次全切除相比可改善无进展生存和总生存。对于术后接受辅助放疗的病人，质子治疗、分次立体放疗、和碳离子治疗在无进展生存和总生存上没有明显差异，但仍需大样本对照研究进一步验证。

（王竞）

# 第七节　颅底脊索瘤的伽玛刀放射外科治疗

颅底脊索瘤为少见肿瘤，源于骨骼轴上残留的脊索组织，起自蝶骨和枕骨连接处；不足颅内肿瘤的 1%；约为所有原发颅底病变的 6%。脊索瘤在颅底局部呈浸润性生长，侵蚀骨质。无论病理上如何界定肿瘤的性质，其临床表现被视为"恶性行为"。尽管显微手术、内镜技术的不断进展，从颅底复杂的解剖结构中彻底清除肿瘤几率仍较低，术后肿瘤的局部复发和进展较常见。人们也在细胞发生学方面开展了肿瘤基因的研究，但临床尚无实质性的突破。在保护病人神经功能的前提下，尽量切除肿瘤；术后残留、或复发的肿瘤辅以放射治疗仍是当下遵循的治疗原则。典型脊索瘤的组织病理学表现对既往的常规放疗并不敏感，加大放射剂量换取更长生存，往往是以牺牲部分神经功能、降低生存质量为代价。伽玛刀放射外科(Gamma Knife Radiosurgery, GKRS)的出现，为这种容易原位复发的肿瘤提供了更有效的辅助治疗方法。

## 一、伽玛刀技术介绍

伽玛刀立体定向放射外科是一种能精确毁损颅内中小病灶、而较少伤及周围正常组织的微创治疗技术，它是神经外科、放射治疗、放射物理、神经影像和神经病理综合的一门交叉学科。放射外科(Radiosurgery)的概念是瑞典的神经外科医生 LarsLeksell 教授 1951 年首次提出的，定义为"无需开颅用单次高剂量射线精准作用到颅内要害部位的小体积靶区上"，他认为伽玛刀就是一种"外科工具",类似常规手术中的烧灼环,切断或去除肿瘤、甚至摧毁特定的正常组织,达到某些生理功能的平衡。伽玛刀从1967年问世至今,几经改革,但其基本原理为射线的交叉聚焦照射,201个$^{60-}$钴小源有序排列在类半球的封闭结构中。初级准直器将放射源发出的伽马射线校准到一个共同的焦点上,次级准直孔以不同大小的组合,使射线在焦点上产生不同直径、不同形态的照射野,而照射野外的剂量呈陡峭梯度的衰减,不伤害病灶周边正常脑组织的功能,靠病变和正常组织之间的放射剂量差异达到治疗目的。特别是近几年研发换代的Perfexion$^{TM}$伽玛刀,其核心部分在类圆锥体上排列8个扇区、192个$^{60-}$钴小源,四组不同准直孔(0,4mm,8mm和16mm)的排列组合,使医生可以"随心所欲"做出多种射束流合成的等剂量治疗曲线,动态靶区适形功能可以"一目了然"地实时掌握多靶点组合的变化。治疗的精准度在毫米级以下,靶区的适形性、选择性更优,操作的智能化和治疗的放射防护性大大提高。图4-3-7-1为

Perfexion$^{TM}$伽玛刀原理模式图,图4-3-7-2为脊索瘤治疗计划图。

伽玛刀的治疗程序一直遵循手术操作的特点,治疗前签署知情同意书,佩戴头架的局部麻醉,定位影像扫描,设计治疗规划,对靶区实施"打击"等;整个过程由神经外科医生和助手在数小时内完成。伽玛刀放射外科治疗强调的是:单次高剂量、较小的照射靶区、病变不一定为射线敏感型和精准的立体定向技术。这与传统放射治疗的多次低剂量、照射范围较大、射线敏感或恶性病变较多以及治疗组中以放射肿瘤学家为主的特点有许多不同。

## 二、伽玛刀治疗颅底脊索瘤疗效

### (一)概述

尽管伽玛刀较常规放疗能达到更好的肿瘤控制率及较低治疗副作用,但脊索瘤较少见,系列的大宗病例报道亦相对少。总结近年来在PubMed上发表的立体定向放射外科治疗脊索瘤的文献

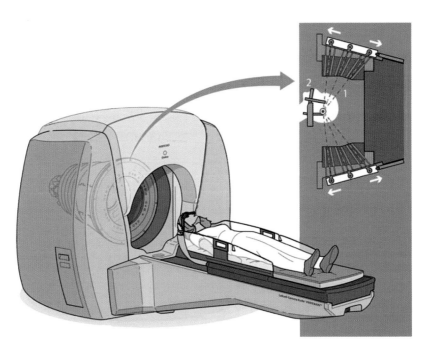

**图4-3-7-1　Perfexion$^{TM}$伽玛刀模式图**

1.由192个$^{60}$Co放射源分布在一个类圆柱体上,分8个扇区有序排列,192条射线精确聚焦至脑部需要治疗的区域上,准确度约0.5mm;2.佩戴在患者头上的立体定向头架与主机相连,确保治疗精度

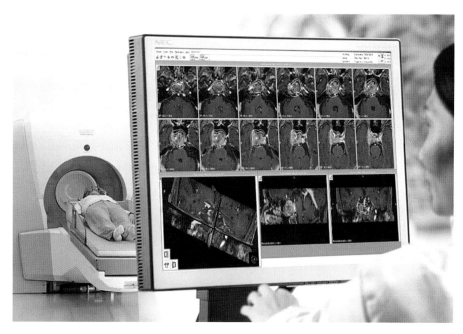

图 4-3-7-2　设计脊索瘤患者的治疗计划

肿瘤和颈内动脉、视神经等周围正常解剖结构在伽玛刀治疗工作站上直观显示

（表 4-3-7-1）。脊索瘤放射外科治疗后的总生存期（OS）5 年 52.5%~80%；个别报道 10 年 53%。而 5 年的实际肿瘤控制率为 21.4%~76%。近十年主要放射外科治疗颅底脊索瘤的综述（见后）。

伽玛刀放射外科多为一次性治疗，有学者认为 3~5 次治疗的 CyberKnife，X- 刀等均属于放射外科（SRS）范畴。总结这些综述，单纯放射外科治疗的并发症很低，其相关因素包括病人年长、肿瘤体积较大、周边剂量较低和既往放疗史等；肿瘤复发是引起神经功能障碍的最主要原因。

**（二）北京市神经外科研究所伽玛刀中心的经验**

我们曾总结 1996~2004 年在本院伽玛刀中心连续治疗的手术后的脊索瘤病例 31 例；其中男性 20 例，女性 11 例；中位年龄 41 岁（范围 8~70 岁）。手术后至伽玛刀治疗的中位时间 4 个月（范围 1~60 个月）。本组 3 例手术后伽玛刀治疗前曾接受常规放疗；放疗的总剂量分别为 50Gy 和 2 例 60Gy；放疗至伽玛刀的间隔时间分别为 46 个月，22 个月和 18 个月。

伽玛刀治疗前的临床症状有头痛 8 例，复视 28 例（90.3%），视力下降 6 例，呛咳 3 例；感觉障碍 4 例，运动障碍 4 例，多饮多尿及闭经各 1 例。脑神经损伤包括视神经 6 例，动眼神经 8 例，面神经 5 例，展神经 22 例，面、听神经 5 例，舌咽、迷走神经 3 例和舌下神经 2 例。

伽玛刀治疗计划：中位靶区体积 10.70cm³，（范围 0.47~27.6cm³）；肿瘤边缘的中位处方剂量 13Gy（范围 10~16Gy）；中心的中位剂量 28.89Gy（范围 20.8~40Gy）；中位等剂量曲线 45%（范围 35%~60%）。

本组 28 例（90.3%）得到伽玛刀治疗后 6~102 个月的临床随访，平均 30.2 个月。临床症状体征明显好转的 18 例（64.3%），平稳者 3 例（10.7%），加重的 7 例（25%）。伽玛刀治疗后好转病例发生在治疗后数月至 1 年左右，而加重的则在治疗后 1.5 年以后，多由于肿瘤复发。本组死亡 2 例，其中 1 例 2 次手术，3 次伽玛刀治疗，4 年后因肿瘤出血死亡；另 1 例因手术造成后组脑神经麻痹，伽玛刀治疗 3 年后死于吸入性肺炎。经 Kaplan-Meier 生存分析，本组伽玛刀后 3 年和 5 年的病人总生存率为 90.9% 和 75.8%，见图 4-3-7-3。

表 4-3-7-1 近十年主要放射外科治疗颅底脊索瘤的综述

| 作者 | 病例数 | 病灶体积 | 放疗方法 | 剂量(范围)(Gy) | 随诊时间(范围) | 总生存期 OS | 无进展生存 PFS | 肿瘤控制率 LTC |
|---|---|---|---|---|---|---|---|---|
| Zorlu F 等 2014 | 11 | 中位 14.7$^{cc}$ (3.9~40.5$^{cc}$) | CyberKnife 5 次 (3~5) | 中位周边剂量 30(20~30) | | 91%@2 年 | | |
| BugociDM 等 2013 | 12 | | IMRT & IGRT | 中位 66.6 (48.6~68.4) | 中位 42 月 | 76.4%@5 年 | 46.7%@2 年 37.5%@5 年 | |
| Jiang B 等 2012 | 20 | 平均 16.1cm$^3$ (2.4~45.9cm$^3$) | CyberKnife 5 次 (3~5) | 平均 32.5 (18~50) | 中位 34 月 (2~131) | 52.5%@5 年 | | |
| Kano H 等 2011 | 71 | 中位 7.1cm$^3$ (0.9~109cm$^3$) | GammaKnife | 平均 15.0 (9~25) | 中位 5 年 (0.6~14) | 80%@5 年 | | 66%@5 年 |
| Koga T 等 2010 | 14 | | GammaKnife | 平均 15 (10-20) | 平均 65 月 | | 53%@3 年 43%@5 年 | |
| Ito E 等 2010 | 19 | | GammaKnife | | 平均 71.2 月 | 89.5%@ 71.2 月 | | |
| Dassoulas K 2009 | 15 | 平均 5.8cm$^3$ (1.03~15.6cm$^3$) | GammaKnife | 平均 12.7 (12~20) | 中位 88 月 (8~167) | | 75%@5 年 | 50.3%@5 年 |
| Cho YH 等 2008 | 19 | | GammaKnife 和 (或)常规放疗 | | 平均 56.1 月 | | 61.5%@3 年 40.0%@5 年 | |
| Ali L 等 2008 | 31 | 平均 11.4cm$^3$ (0.47~27.6cm$^3$) | GammaKnife | 平均 12.7 (10~16) | 平均 30.2 月 (6~102) | 90.9%@3 年 75.8%@5 年 | | 64.2%@3 年 21.4%@5 年 |
| Martin JJ 等 2007 | 18 | 平均 9.8cm$^3$ | GammaKnife | 中位 16 | | 62.9%±10.1 @5 年 | | 62.9%±10.1 @5 年 |
| Hasegawa T 等 2007 | 27 | 平均 20ml | GammaKnife | 平均 14 | 平均 59 月 | 80%@5 年 53%@10 年 | | 76%@5 年 67%@10 年 |
| Krishnan S 等 2005 | 25 | | | | | | | 89%@2 年 32%@5 年 |

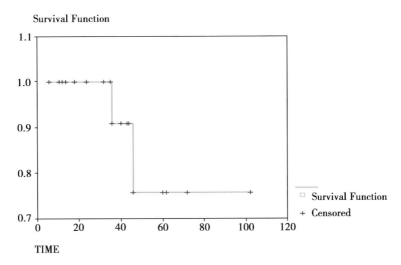

图 4-3-7-3 Kaplan-Meier 分析计算伽玛刀治疗后患者的生存率

伽玛刀后的影像随诊平均 28 个月（6~78 个月），共随诊了 43 次 MR。以肿瘤体积变化 ±20% 为界，肿瘤缩小 17 次，不变 17 次，增大 9 次。肿瘤体积变化与时间有关，肿瘤缩小多表现在 2 年内，随时间延长肿瘤复发增多，图 4-3-7-4 显示随时间延长，肿瘤体积的变化。用 Kaplan-Meier 分析得出伽玛刀治疗后 3 年和 5 年的肿瘤实际控制率分别为 64.2% 和 21.4%，见图 4-3-7-5。

本组病人伽玛刀治疗后的临床症状体征好转或平稳者占 75%；3 年和 5 年的总生存率较实际肿瘤控制率要高，因为总生存者中包括那些肿瘤已经复发，需进一步治疗病例。本组肿瘤增大的 9 例

中，7 例为伽玛刀治疗靶区外生长（见图 4-3-7-6）。4 例分别在伽玛刀后 18、20、22 和 40 个月再手术治疗，4 例再次伽玛刀治疗。

并发症：本组有限的随诊时间内，尚未发现伽玛刀相关的严重并发症。2 例有常规放疗史者原有症状略有加重；还有 2 例伽玛刀治疗后 2 个月左右症状体征一过性加重，3 个月后逐渐自行缓解。其余的症状体征均系肿瘤增大所致。

无论临床表现、还是影像学随诊中，均在伽玛刀治疗后 1 年左右疗效较佳。我们认为多数脊索瘤对射线有一定的敏感性，对这种很少转移、局部浸润性生长的肿瘤，用立体定向放射治疗优于常

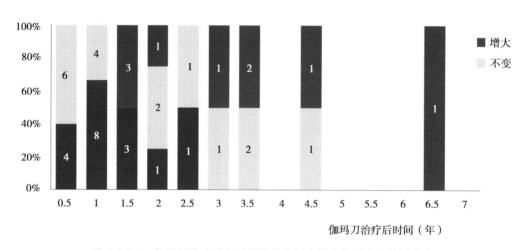

图 4-3-7-4　伽玛刀治疗后各时间段影像学上肿瘤体积变化的百分比
柱形条上显示的数字为头颅 MRI 的例次

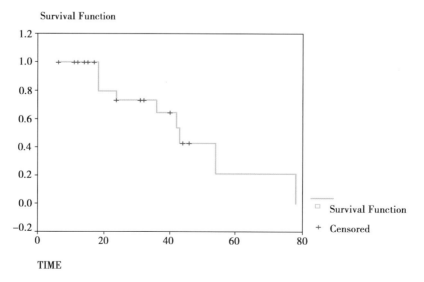

图 4-3-7-5　Kaplan-Meier 分析计算伽玛刀治疗后实际肿瘤控制率

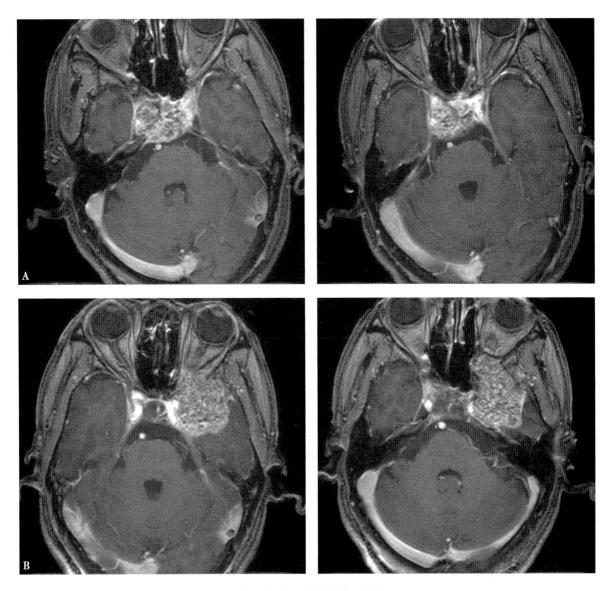

图 4-3-7-6　患者男性,57 岁

A. 颅底脊索瘤手术后 1 年,残存肿瘤复发,行伽玛刀治疗,靶区周边处方剂量 14Gy,43% 的等剂量曲线包裹;B. 伽玛刀治疗后 3.5 年复查头颅 MRI,治疗区域治疗基本消失,左颞(靶区外)肿瘤复发

规的放射治疗,起码大大减少了放射性相关的并发症;对有常规放疗史病人要适当的控制处方剂量。

伽玛刀治疗后随诊时间延长,肿瘤复发的比例增高。分析本组肿瘤增大的原因,认为除了脊索瘤本身的特性外,对早期的病例给予的处方剂量偏低,并未充分考虑到斜坡骨会使 $^{60}$Co 的伽马射线剂量减低的因素。另外个别病例的等中心剂量曲线的包裹可能存在潜在的遗漏,造成靶区外的复发。在本组复发的 9 例中,其中 5 例曾在伽玛刀治疗后 0.5~1 年的 MR 随诊时肿瘤曾有明显缩小(见图 4-3-7-7),也就是说,如果对射线敏感的脊索瘤,同样也存在易复发的风险。故此,加强伽玛刀治疗后的随诊很重要,在肿瘤缩小时,可以安全补加剂量;并一旦肿瘤向靶区外生长,也可以得到及时的再治疗。

## 三、伽玛刀放射外科治疗脊索瘤的过程及经验

1. **安装立体定位头架** 在病人前额及后枕顶部的固定点,1% 利多卡因局部麻醉,以 4 枚螺

钉将 Leksell 立体定向头架固定在颅骨上。尽量将病灶位于头架中心,新型 Perfexion™ 设备治疗空间的加大,更有利于颅底和上颈部肿瘤的治疗。

2. **定位扫描** 对于脊索瘤的定位影像最好融合 MR 和 CT,CT 尤其骨窗相能清楚显示颅底骨质的侵蚀和破坏的情况,但脊索瘤对软组织的破坏范围往往大于骨骼破坏范围;强化的 MR 上,脊索瘤多呈花斑状高信号,肿瘤的边缘及其对周围

组织压迫、浸润的状况可较清楚显示,$T_2WI$ 和脂肪抑制序列对分析病变与周围组织的关系提供更多信息。

3. **治疗计划和处方剂量** 脊索瘤多侵蚀颅底骨,由斜坡向海绵窦区发展;颅底重要神经、血管经常被包裹在肿瘤之中。计划时尽量分清肿瘤的边界,其实脊索瘤是一个无包膜、侵袭性生长的肿瘤,除了刻意规避肿瘤周围的重要血管、神经

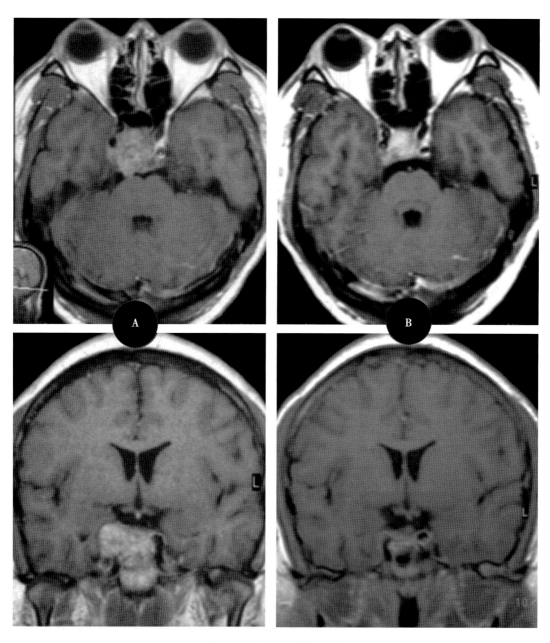

**图 4-3-7-7 患者男性,35 岁**

颅底脊索瘤累及斜坡及右侧海绵窦,伴右侧外展神经麻痹;A. 第一次伽玛刀治疗的头颅 MRI 定位片;B. 治疗后 1.2 年复查头颅 MRI,肿瘤明显缩小,临床症状亦随之缓解

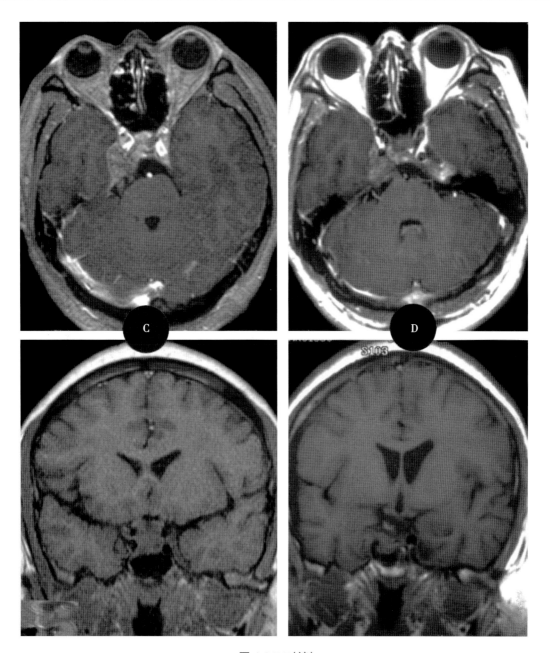

图 4-3-7-7（续）

C.治疗后 2.5 年,头颅 MRI 显示肿瘤复发,给予第二次伽玛刀治疗;D.为第二次治疗后 1 年的头颅
MRI,肿瘤又有缩小

外,靶区的覆盖要宽泛些,即处方等剂量体积(PIV)要大于影像显示的实际肿瘤体积(GTV)。处方剂量的选择需要考虑几个因素,病变体积、与周围比邻血管和神经的关系等,对于肿瘤而言,较大的放射剂量能更有效杀伤肿瘤细胞,达到长久控制生长的目的,但对周边的正常组织的照射剂量越小越好。对于脊索瘤周边 12~16Gy 的剂量,等剂量曲线 40%~50%,随诊 1 年左右,肿瘤明显缩小。

但复发率很高,有资料显示,肿瘤周边的处方剂量至少 16Gy 以上,能较长时间控制肿瘤生长。但处方剂量往往受限于肿瘤中、或周围正常神经组织的耐受性。颅底、海绵窦区的这些神经、血管对射线的耐受不尽相同。临床的实践研究中表明,脑神经对射线的耐受性由低至高依次为:特殊感觉神经 < 躯体感觉神经 < 运动神经,尤其是纯运动纤维,射线耐受性相对最好,≤18Gy 不会引起明显

的运动功能障碍。我们自己的经验,在肿瘤治疗中,海绵窦外侧壁的处方剂量控制在16Gy以下,是相对安全的,一般不会引起迟发性脑神经损伤。对于颅底大血管的规避,并不像脑神经那样重要,但尽量不要将射点的热区直接布在血管上,减少射线远期对血管的可能副作用。

4. **照射治疗** 病人仰卧治疗床上,立体定向头架与主机衔接,通过系列连锁装置开启主机,在遥控、监视下按计划进行照射治疗。照射后酌情给予20%甘露醇250ml,地塞米松5~10mg静脉滴注,可有效缓解照射后的急性反应症状。

5. **随诊** 建议伽玛刀治疗脊索瘤后半年、1年和逐年进行临床和影像的定期随诊。观察病人临床症状的改善,肿瘤对射线的反应等。如果首次处方剂量不足,当肿瘤缩小,可补加剂量治疗。往往肿瘤在半年之内明显皱缩的,意味对射线敏感,其复发的几率亦高。定期随诊中,发现肿瘤复发的,尤其靶区外复发的,可以及时再次治疗。

## 四、伽玛刀治疗脊索瘤的病理分析

本组31例脊索瘤首次手术病理均表现为典型性脊索瘤,即大囊泡样肿瘤细胞,核较小,分裂相不多见的低恶性度肿瘤。近年我们收集了12例伽玛刀治疗后再手术的脊索瘤的病理标本。其中男性9例,女性3例;中位年龄44岁(24~69岁);伽玛刀和再次手术的中位间隔时间48个月(17~120个月)。

和其他肿瘤类似,伽玛刀放射外科后的主要病理表现为肿瘤实质和基质放射性坏死和血管壁的增生性病变,从而诱发疤痕组织取代、肿瘤细胞失去血液供给进一步退变等一系列的反应过程。就本组脊索瘤而言,我们得到的标本均为肿瘤复发、尤其是靶区外复发的,所以特征性的大面积凝固性坏死较少见(图4-3-7-8),常可见肿瘤本身应有的病理改变,如基质黏液样变性、出血、含铁血黄素沉积,组织细胞及淋巴细胞浸润在灶性坏死

周围等等(图4-3-7-9)。脊索瘤的血运不丰富,放射治疗引发血管壁的增值反应也少见。图4-3-7-10示,肿瘤和骨组织混杂,进一步证实脊索瘤为侵袭性生长无包膜的肿瘤,手术很难完全切除,放射性治疗也要充分考虑这个特征。我们认真分析了5例伽玛刀治疗前后的病理标本和所有伽玛刀后再手术的病理标本,没有发现放射治疗后细胞增殖性增高的表现。

总之,伽玛刀治疗手术后残存的脊索瘤是一种安全、有效的方法。为了使脊索瘤病人得到更好的疗效,手术后尽早对残存肿瘤实施伽玛刀治疗,一般术后2~3个月的定位影像基本可恢复手术的反应。不同序列的MRI联合CT定位扫描,可以为治疗计划提供更多信息。要充分利用颅底各种组织对射线耐受性的差异作符合个体的特异性治疗规划,尽量给予肿瘤较高的处方剂量,争取最佳疗效。治疗后的定期随诊,是保证病人长期高质量生存之必要。

## 五、伽玛刀治疗脊索瘤的不足和粒子束治疗

虽然伽玛刀设备以其独特的设计,聚焦数百细束γ射线杀伤颅内深部病灶,病灶周围的散射线陡峭衰减,较好地保护灶周的正常组织。但这种技术的适应证多为颅内中 - 小型病变,对大的病灶的治疗还是受限于光子射线的限局性。光子射线具有穿透物质的能力,其辐射的深度几乎没有尽头,就单束射线所经之处,均产生射线杀伤。大的病灶,周边累及正常组织的体积也随之增大,要在一定深度得到较高剂量,又需大大增加初始的剂量,过高的治疗剂量对颅底重要血管、神经造成损伤的威胁。我们的临床实践也证实,常规的治疗剂量对颅底脊索瘤短期疗效很好,但复发率较高。属于光子束的放疗设备还包括赛博刀、X-刀,图像引导的、调强的立体定向放射治疗设备等。

针对光子束的物理特征而言,粒子束更有其

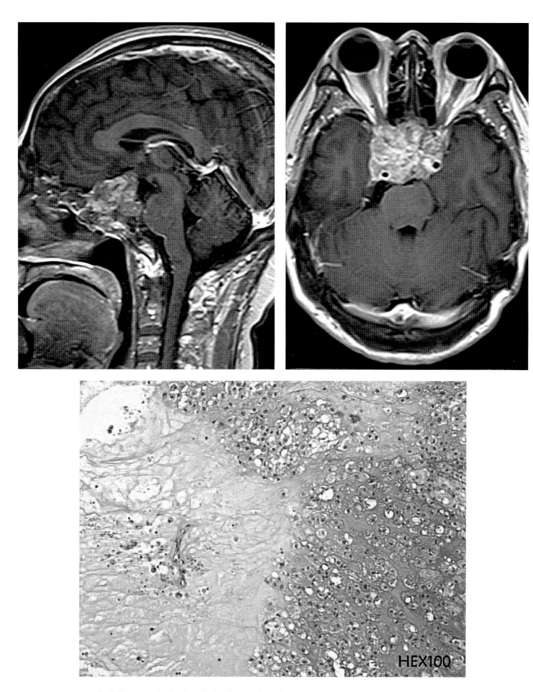

图 4-3-7-8　脊索瘤伽玛刀治疗后 5 年复发,再次手术切除。病理显示部分肿瘤坏死(左侧),伴肉芽组织反应;部分肿瘤复发(右侧)

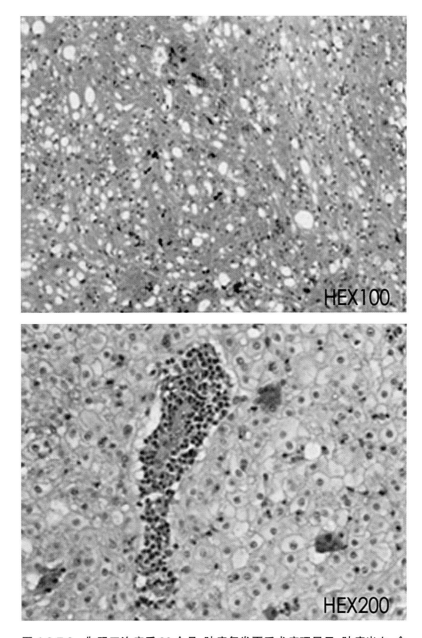

图 4-3-7-9　伽玛刀治疗后 26 个月,肿瘤复发再手术病理显示:肿瘤出血、含铁血黄素沉积(左侧)和血管周围淋巴细胞嗜酸性粒细胞浸润(右侧)

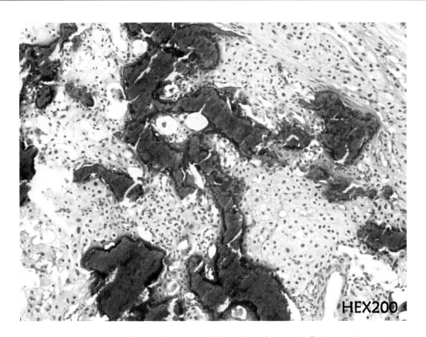

图 4-3-7-10　脊索瘤和骨组织混杂在一起,肿瘤无包膜的浸润性生长

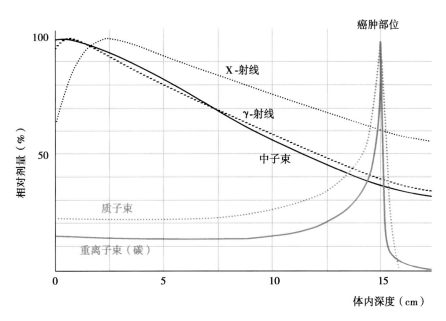

图 4-3-7-11　各种电离辐射的物理特性比较:质子束和重离子束在体内一定深度(癌肿部位)产生高剂量的 Bragg 峰,峰值后的射线剂量迅速降低到零点;而单束的光子束,如 X- 射线、γ- 射线等辐射的强度随深度逐渐衰减

独特的物理学特性。粒子束主要包括质子和重离子束,它们可使射线在一定深度产生高剂量的 Bragg 峰,峰值后的射线剂量迅速降低到零点,对物质产生直接的电离作用。各种电离辐射的物理特性比较见图 4-3-7-11。

质子和重离子的这些特性,允许更多照射剂量作用在肿瘤上,大幅度地降低周围正常组织的剂量。这些粒子束放射治疗的研究源于 20 世纪 50 年代,由于设备庞大、费用高昂,这种治疗技术一直未得到普遍开展。近年来发展的旋转技术,笔形束、或点扫描技术的应用及立体定向技术的介入,使粒子束的放疗技术有大大进步。尤其对颅底脊索瘤治疗有越来越多的资料证实粒子束治疗的优越性。有报道质子束治疗颅底脊索瘤5年的平均肿瘤局部控制率和平均总生存率分别为 69.2%(46%~73%) 和 79.8%(66.7%~80.5%);10年的总生存率和肿瘤局部控制率可达到 54%。一组碳离子治疗 155 例脊索瘤的长期随诊表明:3 年、5 年、10 年的肿瘤局控率分别为 82%、72%、54%;3 年、5 年、10 年的总生存率分别为 95%、85%、75%;是目前放射治疗颅底脊索瘤最好的结果。但是,至今尚无立体定向放射外科(SRS)质子束治疗脊索瘤的报道。再者,不论放射性的物理学特性如何,它们对肿瘤的作用均为放射生物学效应。

(刘阿力)

# 参 考 文 献

1. Jones PS, Aghi MK, Muzikansky A, et al: Outcomes and patterns of care in adult skull base chordomas from the Surveillance, Epidemiology, and End Results (SEER) database. Journal of clinical neuroscience: official journal of the Neurosurgical Society of Australasia 2014, 21: 1490-1496

2. Di Maio S, Temkin N, Ramanathan D, et al: Current comprehensive management of cranial base chordomas: 10-year meta-analysis of observational studies. Journal of neurosurgery2011, 115: 1094-1105

3. Jian BJ, Bloch OG, Yang I, et al: Adjuvant radiation therapy and chondroid chordoma subtype are associated with a lower tumor recurrence rate of cranial chordoma. Journal of neuro-oncology 2010, 98: 101-108

4. Holliday EB, Frank SJ: Proton radiation therapy for head and neck cancer: a review of the clinical experience to date. International journal of radiation oncology, biology, physics2014, 89: 292-302

5. Almefty K, Pravdenkova S, Colli BO, et al: Chordoma and chondrosarcoma: similar, but quite different, skull base tumors. Cancer 2007, 110: 2457-2467

6. Sen C, Triana AI, Berglind N, et al: Clival chordomas: clinical management, results, and complications in 71 patients. Journal of neurosurgery2010, 113: 1059-1071

7. Takahashi S, Kawase T, Yoshida K, et al: Skull base chordomas: efficacy of surgery followed by carbon ion radiotherapy. Acta neurochirurgica 2009, 151: 759-769

8. Tzortzidis F, Elahi F, Wright D, et al: Patient outcome at long-term follow-up after aggressive microsurgical resection of cranial base chordomas. Neurosurgery 2006, 59: 230-237; discussion 230-237, 2006

9. Krishnan S, Foote RL, Brown PD, et al: Radiosurgery for cranial base chordomas and chondrosarcomas. Neurosurgery 2005, 56: 777-784; discussion 777-784, 2005

10. Pamir MN, Kilic T, Ture U, et al: Multimodality management of 26 skull-base chordomas with 4-year mean follow-up: experience at a single institution. Acta neurochirurgica2004, 146: 343-354; discusion 354, 2004

11. Dassoulas K, Schlesinger D, Yen CP, et al: The role of Gamma Knife surgery in the treatment of skull base chordomas. Journal of neuro-oncology2009, 94: 243-248

12. Martin JJ, Niranjan A, Kondziolka D, et al: Radiosurgery for chordomas and chondrosarcomas of the skull base. Journal of neurosurgery 2007, 107: 758-764

13. Uhl M, Mattke M, Welzel T, et al: Highly effective treatment of skull base chordoma with carbon ion irradiation using a raster scan technique in 155 patients: first long-term results. Cancer 2014, 120: 3410-3417

14. Hug EB, Loredo LN, Slater JD, et al: Proton radiation therapy for chordomas and chondrosarcomas of the skull base. Journal of neurosurgery1999, 91: 432-439

15. Noel G, Feuvret L, Calugaru V, et al: Chordomas of the base of the skull and upper cervical spine. One hundred patients irradiated by a 3D conformal technique combining photon and proton beams. Acta oncologica 2005, 44: 700-708

16. Ares C, Hug EB, Lomax AJ, et al: Effectiveness and safety of spot scanning proton radiation therapy for chordomas and chondrosarcomas of the skull base: first long-term report. International journal of radiation oncology, biology, physics 2009, 75: 1111-1118

17. Schulz-Ertner D, Karger CP, Feuerhake A, et al: Effectiveness of carbon ion radiotherapy in the treatment of skull-base chordomas. International journal of radiation oncology, biology, physics 2007, 68: 449-457

18. Mizoe JE, Hasegawa A, Takagi R, et al: Carbon ion radiotherapy for skull base chordoma. Skull base: official journal of North American Skull Base Society ... [et al.]

2009,19:219-224

19. Amichetti M, Amelio D, Minniti G: Radiosurgery with photons or protons for benign and malignant tumours of the skull base: a review. Radiation oncology2012,7:210

20. Gwak HS, Yoo HJ, Youn SM, et al: Hypofractionated stereotactic radiation therapy for skull base and upper cervical chordoma and chondrosarcoma: preliminary results. Stereotactic and functional neurosurgery 2005, 83:233-243

21. Jiang B, Veeravagu A, Lee M, et al: Management of intracranial and extracranial chordomas with CyberKnife stereotactic radiosurgery. Journal of clinical neuroscience: official journal of the Neurosurgical Society of Australasia 2012,19:1101-1106

22. Zorlu F, Gultekin M, Cengiz M, et al: Fractionated stereotactic radiosurgery treatment results for skull base chordomas. Technology in cancer research & treatment 2014,13:11-19

23. Chang SD, Martin DP, Lee E, et al: Stereotactic radiosurgery and hypofractionated stereotactic radiotherapy for residual or recurrent cranial base and cervical chordomas. Neurosurgical focus 2001,10:E5

24. Boari N, Gagliardi F, Cavalli A, Gemma M, Ferrari L, Riva P, Mortini P: Skull base chordomas: clinical outcome in a consecutive series of 45 patients with long-term follow-up and evaluation of clinical and biological prognostic factors. Journal of neurosurgery 2016:1-11

25. Jones PS, Aghi MK, Muzikansky A, Shih HA, Barker FG, 2nd, Curry WT, Jr.: Outcomes and patterns of care in adult skull base chordomas from the Surveillance, Epidemiology, and End Results (SEER) database. Journal of clinical neuroscience: official journal of the Neurosurgical Society of Australasia 2014,21(9):1490-1496

26. Di Maio S, Temkin N, Ramanathan D, Sekhar LN: Current comprehensive management of cranial base chordomas: 10-year meta-analysis of observational studies. Journal of neurosurgery 2011,115(6):1094-1105

27. Gulluoglu S, Turksoy O, Kuskucu A, Ture U, Bayrak OF: The molecular aspects of chordoma. Neurosurgical review 2016,39(2):185-196

28. Jahangiri A, Chin AT, Wagner JR, Kunwar S, Ames C, Chou D, Barani I, Parsa AT, McDermott MW, Benet A et al: Factors predicting recurrence after resection of clival chordoma using variable surgical approaches and radiation modalities. Neurosurgery 2015,76(2):179-186

29. 白吉伟,郑仕奇,桂松柏,王帅,李储忠,杜江,赵澎,曹磊,张亚卓:神经内镜下经鼻入路治疗斜坡脊索瘤的影

响因素分析.中华神经外科杂志 2015,31(9):865-869

30. Wu Z, Zhang J, Zhang L, Jia G, Tang J, Wang L, Wang Z: Prognostic factors for long-term outcome of patients with surgical resection of skull base chordomas-106 cases review in one institution. Neurosurgical review 2010,33(4):451-456

31. Songbai Gui, Xuyi Zong, Xinsheng Wang, Chuzhong Li, Peng Zhao, Lei Cao, Yazhuo Zhang: Classification and surgical approaches for transnasal endoscopic skull base chordoma resection: a 6-yearexperience with161 cases. Neurosurg Rev 2016,39:321-333

32. Komotar RJ, Starke RM, Raper DM, Anand VK, Schwartz TH: The endoscope-assisted ventral approach compared with open microscope-assisted surgery for clival chordomas. World neurosurgery 2011,76(3-4):318-327; discussion 259-362

33. Stacchiotti S, Sommer J, on behalf of a Chordoma global consensus g: Building a global consensus approach to chordoma: a position paper from the medical and patient community. Lancet Oncol 2015,16(2):e71-e83

34. 白吉伟,王帅,沈宓,桂松柏,李储忠,杜江,张红波,杨晓红,张亚卓:脊索瘤全球专家共识(颅底部分)的解读与探讨.中华神经外科杂志 2015,31(11):1173-1175

35. Pallini R, Maira G, Pierconti F, Falchetti ML, Alvino E, Cimino-Reale G, Fernandez E, D'Ambrosio E, Larocca LM: Chordoma of the skull base: predictors of tumor recurrence. Journal of neurosurgery 2003,98(4):812-822

36. Park L, Delaney TF, Liebsch NJ, Hornicek FJ, Goldberg S, Mankin H, Rosenberg AE, Rosenthal DI, Suit HD: Sacral chordomas: Impact of high-dose proton/photon-beam radiation therapy combined with or without surgery for primary versus recurrent tumor. International journal of radiation oncology, biology, physics 2006,65(5):1514-1521

37. Choy W, Terterov S, Kaprealian TB, Trang A, Ung N, DeSalles A, Chung LK, Martin N, Selch M, Bergsneider M et al: Predictors of recurrence following resection of intracranial chordomas. Journal of clinical neuroscience: official journal of the Neurosurgical Society of Australasia 2015,22(11):1792-1796

38. Hamilton DH, Fernando RI, Schlom J, Palena C: Aberrant expression of the embryonic transcription factor brachyury in human tumors detected with a novel rabbit monoclonal antibody. Oncotarget 2015,6(7):4853-4862

39. Yakkioui Y, van Overbeeke JJ, Santegoeds R, van Engeland M, Temel Y: Chordoma: the entity. Biochimica et biophysica acta 2014,1846(2):655-669

40. Fischer C, Scheipl S, Zopf A, Niklas N, Deutsch A, Jorgensen M, Lohberger B, Froehlich EV, Leithner A, Gabriel C et al: Mutation Analysis of Nine Chordoma Specimens by Targeted Next-Generation Cancer Panel Sequencing. Journal of Cancer 2015, 6(10): 984-989

41. Zhang K, Chen H, Wu G, Chen K, Yang H: High expression of SPHK1 in sacral chordoma and association with patients' poor prognosis. Medical oncology 2014, 31 (11): 247

42. Akhavan-Sigari R, Gaab MR, Rohde V, Abili M, Ostertag H: Prognostic significance of immunohistochemical expression of VEGFR2 and iNOS in spinal chordoma. European spine journal: official publication of the European Spine Society, the European Spinal Deformity Society, and the European Section of the Cervical Spine Research Society 2014, 23(11): 2416-2422

43. Zorlu F, Gultekin M, Cengiz M, Yildiz F, Akyol F, Gurkaynak M, Ozyigit G. Fractionated stereotactic radiosurgery treatment results for skull base chordomas. Technol Cancer Res Treat. 2014 Feb; 13(1): 11-19

44. Bugoci DM, Girvigian MR, Chen JC, Miller MM, Rahimian J. Photon-based fractionated stereotactic radiotherapy for postoperative treatment of skull basechordomas. Am J Clin Oncol. 2013 Aug; 36(4): 404-410

45. Jiang B, Veeravagu A, Lee M, Harsh GR, Lieberson RE, Bhatti I, Soltys SG, Gibbs IC, Adler JR, Chang SD. Management of intracranial and extracranial chordomas with CyberKnife stereotactic radiosurgery. J Clin Neurosci. 2012 Aug; 19(8): 1101-1106

46. Kano H, Iqbal FO, Sheehan J, Mathieu D, Seymour ZA, Niranjan A, Flickinger JC, Kondziolka D, Pollock BE, Rosseau G, Sneed PK, McDermott MW, Lunsford LD. Stereotactic radiosurgery for chordoma: a report from the North AmericanGammaKnifeConsortium. Neurosurgery. 2011 Feb; 68(2): 379-389

47. Koga T, Shin M, Saito N. Treatment with high marginal dose is mandatory to achieve long-term control of skull base chordomas and chondrosarcomas by means of stereotactic radiosurgery. J Neurooncol. 2010 Jun; 98(2): 233-238

48. Ito E, Saito K, Okada T, Nagatani T, Nagasaka T. Long-term control of clival chordoma with initial aggressive surgical resection andgammakniferadiosurgeryfor recurrence. Acta Neurochir (Wien). 2010 Jan; 152(1): 57-67

49. Dassoulas K, Schlesinger D, Yen CP, Sheehan J. The role of Gamma Knife surgery in the treatment of skull base chordomas. J Neurooncol. 2009 Sep; 94(2): 243-248

50. Cho YH, Kim JH, Khang SK, Lee JK, Kim CJ. Chordomas and chondrosarcomas of the skull base: comparative analysis of clinical results in 30 patients. NeurosurgRev. 2008 Jan; 31(1): 35-43

51. Liu AL, Wang ZC, Sun SB, Wang MH, Luo B, Liu P. Gamma knife radiosurgery for residual skull base chordomas. Neurol Res 2008 Jul; 30(6): 557-561

52. Martin JJ, Niranjan A, Kondziolka D, Flickinger JC, Lozanne KA, Lunsford LD. Radiosurgery for chordomas and chondrosarcomas of the skull base. J Neurosurg. 2007 Oct; 107(4): 758-764

53. Hasegawa T, Ishii D, Kida Y, Yoshimoto M, Koike J, Iizuka H. Gamma Knife surgery for skull base chordomas and chondrosarcomas. J Neurosurg. 2007 Oct; 107(4): 752-7.

54. Krishnan S, Foote RL, Brown PD, Pollock BE, Link MJ, Garces YI. Radiosurgery for cranial base chordomas and chondrosarcomas. Neurosurgery. 2005 Apr; 56(4): 777-84.

55. Noel G, Habrand JL, Mammar H, et al. Combination of photon and proton radiation therapy for chordomas and chondrosarcomas of the skull base: The Center de protontherapie D'Orsay experience. Int J Radiat Oncol Biol Phys 2001; 51: 392-398

56. Munzenrider JE, Liebsch NJ. Proton therapy for tumors of the skull base. StrahlentherOnkil 1999; 175: 57-63

57. Terahara A, Niemierko A, Goitein M, et al. Analysis of the relationship between tumor dose inhomogeneity and local control in patients with skull base chordoma. Int J Radiat Oncol Biol Phys 1999; 45: 351-358

58. Amichetti M, Cianchetti M, Amelio D, Enrici RM, Minniti G. Proton therapy in chordoma of the base of the skull: a systematic review. Neurosurg Rev. 2009 Oct; 32(4): 403-416

59. Uhl M, Mattke M, Welzel T, Roeder F, Oelmann J, Habl G, Jensen A, Ellerbrock M, Jäkel O, Haberer T, Herfarth K, Debus J. Highly effective treatment of skull base chordoma with carbon ion irradiation using a raster scan technique in 155 patients: First long-term results. Cancer 2014; 120(21): 3410-3417

# 第四章

*ENDOSCOPIC NEUROSURGERY*

# 海绵窦肿瘤的内镜手术治疗

海绵窦肿瘤是指原发于海绵窦腔内或者由海绵窦腔外向海绵窦侵犯的肿瘤。海绵窦位于蝶鞍两侧,其内穿行颈内动脉、脑神经等重要结构,周围毗邻蝶鞍、眶尖等关键部位,解剖结构复杂。该区域病变种类多样、与周围结构关系复杂,怎样能够在保留神经功能的同时全切除肿瘤是神经外科的一个挑战性工作。随着影像学、显微技术等的不断发展,该区域病变的手术治疗效果逐渐提高,特别是近年来神经内镜技术的进步和内镜手术技术的推广,为海绵窦病变的微创治疗提供了新的方法和思路。

## 第一节 海绵窦区应用解剖

### 一、海绵窦区显微外科解剖

充分认识海绵窦区的解剖是这一区域手术成功的基本保证。既往国内外有大量学者对海绵窦区的显微解剖进行研究,更新并完善了以往的认识,为外科手术提供了解剖依据。

关于海绵窦的组织构成一种观点认为海绵窦是一连续的、充满小梁的静脉腔,而另外的学者则认为海绵窦内是一丛大小不一的静脉分支合并后

间断的包绕颈内动脉。Rhoton 通过大量显微解剖研究认为这两种结构在海绵窦中均存在,在海绵窦的不同部位其结构不同。

海绵窦位于蝶鞍、垂体及蝶窦的两侧,由硬膜包绕的静脉腔隙构成(图 4-4-1-1)。海绵窦从前方的眶上裂延伸至后方的鞍背外侧,前缘附着于眶上裂的边缘,后壁内侧是鞍背、外侧是 Meckel 腔开口。海绵窦内有诸多重要结构走行:颈内动脉、眼神经、上颌神经、动眼神经、滑车神经及展神经等。其中动眼神经、滑车神经及眼神经走行于外侧壁上。展神经走行于眼神经内侧和颈内动脉之间。海绵窦有四个壁:外侧壁紧贴颞叶;顶壁邻基底池;内侧壁紧贴垂体、蝶鞍和蝶骨体;下缘位于颈内动脉海绵窦段水平部下方。海绵窦和诸多部位都存在静脉沟通:大脑半球、小脑、脑干、面部、眼球、眶、鼻咽、乳突及中耳。

既往的学者们从显微外科的角度对海绵窦的解剖进行了细致深入的研究,划分出诸多辨认解剖标志的三角区,如 Parkinson 三角、动眼神经三角、床突三角等,这些三角区的划分对海绵窦区手术有一定的益处。但是 Samii 认为当海绵窦发生肿瘤时,由于肿瘤的压迫、推移及侵蚀作用,原有的神经血管等结构受到破坏,术中难以明确原有的神经血管间隙,因此对手术的帮助有限。

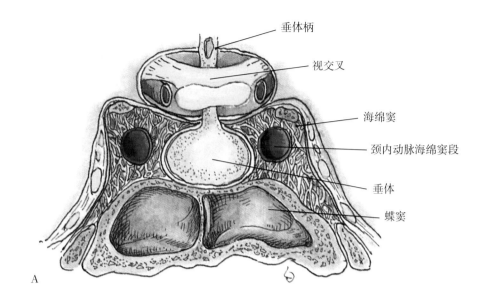

垂体柄

视交叉

海绵窦

颈内动脉海绵窦段

垂体

蝶窦

A

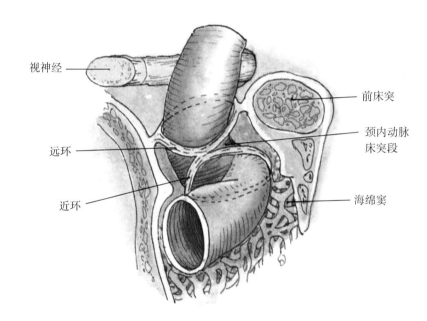

视神经

前床突

颈内动脉
床突段

远环

近环

海绵窦

B

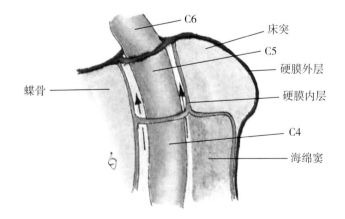

C6

床突

C5

硬膜外层

硬膜内层

蝶骨

C4

海绵窦

**图 4-4-1-1 海绵窦结构示意图**

A. 海绵窦冠状断面示意图;B. 显示海绵窦内颈内动脉的分段

## 二、海绵窦区神经内镜解剖

神经内镜解剖学从神经内镜的角度详细阐述了经鼻至颅底中线和侧方区域的解剖,为神经内镜治疗颅底疾病奠定了坚实的基础。通过内镜解剖入路可以清晰地显露鞍区及海绵窦(图4-4-1-2)。

Alessandra Alfieri 等对海绵窦的神经内镜解剖进行了详细的研究。神经内镜从海绵窦的前方和内侧显露海绵窦,因和传统显微解剖的视角不同,因而有其特别的地方。

海绵窦的神经内镜解剖主要包括内镜下蝶窦后壁、内镜下海绵窦内侧壁、内镜下海绵

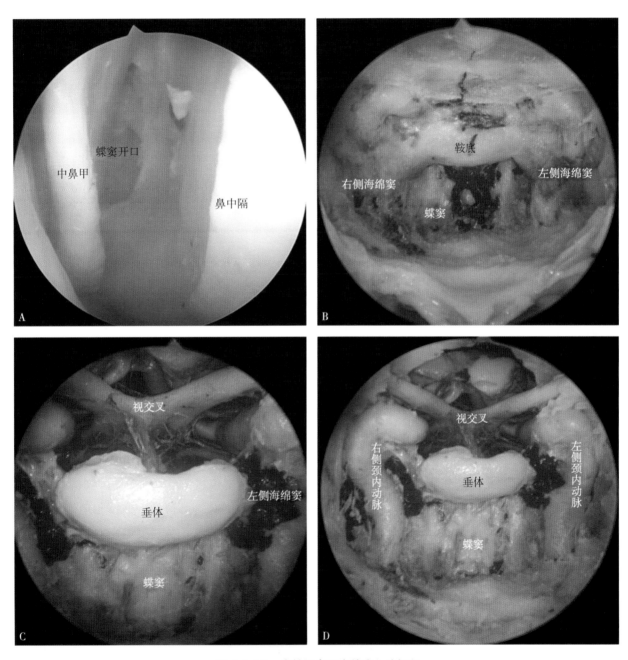

**图 4-4-1-2　内镜经鼻至海绵窦入路解剖**

A. 经中鼻甲和鼻中隔间入路显露深部位于蝶筛隐窝的蝶窦开口;B. 将双侧蝶窦开口扩大后显示蝶窦腔、鞍底、双侧颈内动脉隆起及海绵窦内侧;C. 将鞍底及蝶窦侧壁骨质磨除后显示垂体、双侧颈内动脉及二者之间的海绵窦内侧;D. 向两侧磨除部分筛窦骨质扩大显露后将整个海绵窦显露出来,包括颈内动脉海绵窦段及围绕在其周围的静脉腔隙

窦外侧壁及内镜下海绵窦内颈内动脉等几个部分。

**（一）内镜下蝶窦后壁解剖**

蝶窦后壁周围的解剖结构不仅是内镜下显露鞍区及海绵窦的必经途径，同时也是判断鞍区及海绵窦位置的重要解剖参照。鞍底-斜坡凹陷位于鞍底和斜坡之间的返折处，是该区域十分重要的解剖标志。蝶窦周围的结构以蝶鞍为中心排列，上方是蝶骨平台，下方是斜坡，侧面由上至下是视神经管、视神经-颈内动脉隐窝、颈内动脉隆起。以颈内动脉隆起的内、外缘为界，蝶窦区可以分为纵向排列的5个区域：正中区、旁正中区及外侧区。正中区内的骨性结构由上至下分别是：蝶骨平台、蝶鞍、斜坡凹陷、斜坡；旁正中区内由上至下分别是：视神经管内侧段、颈内动脉鞍旁段、颈内动脉斜坡旁段；外侧区由上至下分别是：视神经管外侧段、视神经-颈内动脉隐窝、海绵窦尖、上颌神经隆起，蝶窦气化良好时还可见到下颌神经隆起。外侧区可见四个突起和三个隐窝，四个突起分别是视神经管外侧段、海绵窦尖、上颌神经隆起、下颌神经隆起；位于这四个骨性突起之间是分别是三个隐窝：视神经管外侧段、海绵窦尖之间的视神经-颈内动脉隐窝，海绵窦尖、上颌神经隆起之间的V1~V2三角，上颌神经隆起、下颌神经隆起之间的V2~V3三角。这些结构仅在蝶窦气化良好时能完全见到。

**（二）内镜下海绵窦内侧壁及颈内动脉解剖**

去除蝶窦后壁骨质可以显露蝶鞍内及海绵窦内侧壁结构。鞍底硬膜包括两层：浅面是一层骨膜，向两侧延续覆盖周围的骨性结构；深面是一层硬膜，向两侧延续和外层骨膜分开构成海绵窦内侧壁。所谓的海绵窦内侧壁常不完整，是鞍区肿瘤易向海绵窦发展的重要因素。去除海绵窦内侧壁硬膜后可显示其深面的颈内动脉海绵窦段。传统显微解剖学中颈内动脉海绵窦段的分段有多种，但都不适合于内镜手术。从内镜解剖的角度对海绵窦内颈内动脉进行分段对于内镜手术

有重要的意义。内镜下可将海绵窦内颈内动脉分为两大段：①鞍旁段，此段呈"旁段形"，由上至下又可分为上水平段、前垂直段、下水平段、隐藏段；②斜坡旁段，此段又可分为上方的三叉神经段（海绵窦内）和下方的破裂孔段（其实已经位于海绵窦外）。

**（三）内镜下海绵窦外侧壁解剖**

颈内动脉海绵窦段的位置相当于海绵窦中1/3部分，动眼神经和滑车神经走行于颈内动脉"内动形中间"。动眼神经先从后床突下方穿行颈内动脉"中间形中间，经颈内动脉前垂直段后方至海绵窦尖，然后穿眶上裂进入眶内。滑车神经平行于动眼神经走行于其下方。三叉神经节位于海绵窦内颈内动脉斜坡旁段的后方，此节发出三支神经，第一支眼神经向前外走行至海绵窦尖。展神经经Dorello管入海绵窦，在眼神经的内下方走行达海绵窦尖。这些神经中只有展神经是走行于海绵窦静脉腔隙中，其余的神经都是走行于海绵窦外侧壁上并被硬膜所覆盖。

# 第二节　海绵窦区肿瘤的分类

海绵窦区肿瘤常分为两类：一类是原发于海绵窦的肿瘤，包括淋巴瘤、海绵状血管瘤、血管外皮细胞瘤、脑膜瘤、脊索瘤等，这类肿瘤较少；另一类是由邻近部位侵犯至海绵窦的肿瘤，多见，如鞍内、斜坡、鼻咽腔等部位的肿瘤侵犯至海绵窦，常见的病理类型包括垂体瘤、脑膜瘤、脊索瘤、神经鞘瘤、软骨瘤、软骨肉瘤、鼻咽血管纤维瘤、鼻咽癌、转移癌等。

El-Kalliny将海绵窦区肿瘤分为海绵窦内肿瘤、海绵窦硬膜间肿瘤及侵犯海绵窦的肿瘤三类。海绵窦内肿瘤指肿瘤完全位于海绵窦内，如脑膜瘤、血管外皮细胞瘤。海绵窦硬膜间肿瘤指肿瘤位于海绵窦壁硬膜内外层间，如三叉神经鞘瘤、滑车神经鞘瘤、动眼神经鞘瘤、海绵状血

管瘤、皮样囊肿和表皮样囊肿，以三叉神经鞘瘤较常见。侵犯海绵窦肿瘤指肿瘤起源于海绵窦外，经窦壁或沿神经血管侵犯海绵窦，如侵袭性垂体腺瘤、岩斜脑膜瘤、脊索瘤、软骨肉瘤、鼻咽癌等。

此外，为了在手术前更准确评估肿瘤海绵窦受累情况，国际上多采用 Sekhar 提出的海绵窦病变分级（表 4-4-2-1），这一分级将海绵窦腔隙分为内侧、外侧、前下及后上 4 个腔，根据海绵窦静脉腔隙受累程度及颈内动脉（ICA）包裹及变窄程度分级。

表 4-4-2-1　海绵窦病变分级

| 分级 | 海绵窦受累范围 | ICA 包裹程度 | ICA 狭窄程度 |
|---|---|---|---|
| Ⅰ | 仅限于一个腔 | 无 | 无 |
| Ⅱ | 2 个以上腔 | 部分 | 无 |
| Ⅲ | 一侧全海绵窦 | 全部 | 无 |
| Ⅳ | 一侧全海绵窦 | 全部 | 狭窄或闭塞 |
| Ⅴ | 双侧海绵窦 | | |

# 第三节　海绵窦区肿瘤的内镜手术治疗

## 一、概述

虽然应用显微外科技术治疗海绵窦肿瘤取得了明显的进步，但是目前仍然存在创伤大、全切率低、并发症发生率高等问题。随着神经内镜技术的发展以及神经内镜解剖研究的不断深入，内镜经鼻入路切除海绵窦区病变作为一种新的方法和思路逐渐受到重视。

既往已经对神经内镜下海绵窦的解剖入路进行了详细的研究，虽然各个学者采取的解剖入路之间不尽相同，但是大体来说神经内镜下海绵窦解剖入路分为三种：①内镜经鼻 - 蝶入路：这一入路即为常规的内镜经鼻 - 蝶入路，可以显露海绵窦内侧壁；②经鼻 - 筛窦入路：可以通过磨除筛窦显露海绵窦中部区域，必要时可以切除中鼻甲增加显露；③经鼻 - 上颌窦入路：此入路可以显露海绵窦外侧部分。

上述入路已经在国内外临床应用于海绵窦肿瘤的治疗，应用最多的入路是经鼻 - 蝶入路。但是这三种入路都有其优点和限制性。经鼻 - 蝶入路主要适用于鞍内病变侵犯海绵窦内侧的情况，配合成角度内镜和成角器械通过这一入路可以清晰地显露并处理海绵窦内侧病变，并可通过磨除鞍结节和上斜坡增加上方和下方的显露。经鼻 - 筛窦入路可以更直接地显露海绵窦内侧，但是因为要磨除颈内动脉隆突骨质，有动脉损伤的风险，这一入路对海绵窦外侧的显露有限。经鼻 - 上颌窦入路可以用来处理海绵窦外侧病变，显露范围较大，可以同时用来处理蝶窦外侧、翼腭窝、Meckel 腔和颞下窝等部位的病变。

神经内镜手术相关的并发症包括脑脊液漏、血管损伤、脑神经损伤等。特别需要注意的是在内镜手术中严密确切的颅底修复是预防脑脊液漏的有效措施。

## 二、常见海绵窦肿瘤的内镜手术治疗

海绵窦肿瘤的手术治疗是神经外科领域的一个难题，神经内镜因为具有诸多优势而成为此类肿瘤治疗的一个新方法。目前应用最多的仍然是从鞍区向海绵窦侵犯的肿瘤如垂体瘤、脊索瘤等，其他海绵窦内中路如脑膜瘤等也可以选择性应用。神经内镜的优势在于显露范围广、成像清晰，且经鼻入路所有操作均在硬膜外进行，对脑组织影响小。但该入路要求术者熟练掌握神经内镜解剖及神经内镜技术，并经常需导航、术中 B 超等技术的配合，对术者的要求较高。目前主要应用于：①鞍区向海绵窦侵犯的肿瘤：垂体瘤、脊索瘤;②由内向外生长将血管神经向外推移的病变:部分脑膜瘤。相信随着神经内镜技术的进步,内镜下处理海绵窦肿瘤将更加成熟有效。

### (一)垂体瘤

垂体瘤是鞍区常见肿瘤,神经内镜是垂体瘤治疗的重要方法。垂体瘤多数位于鞍内,但有相当一部分侵袭性腺瘤向海绵窦生长。既往传统的显微镜下经蝶窦入路由于视野范围窄,对海绵窦内侧壁不能有效显露,所以对于侵袭海绵窦的垂体瘤仅能切除鞍内部分,导致海绵窦内肿瘤残留。神经内镜具有显露角度广、可抵近观察、成像清晰的优势,可以在术中清晰地显露海绵窦,在处理海绵窦侵袭垂体瘤中具有明显的优势。

在侵袭海绵窦垂体腺瘤的治疗中,一个关键问题就是海绵窦侵袭的判定和评估。既往最常用的是 Knosp 标准(图 4-4-3-1),这一标准是从影像学根据肿瘤和颈内动脉的关系判定的,有一定的指导意义,但是不能准确判定海绵窦侵袭与否。随着神经内镜技术的发展和其在垂体瘤治疗中应用的不断深入,现已总结出了垂体瘤海绵窦侵袭

的内镜判断标准(图 4-4-3-2、图 4-4-3-3):①内镜下看到海绵窦内侧壁缺口;②内镜下看到颈内动脉海绵窦段的至少一个分段;③内镜下看到肿瘤通过海绵窦内侧壁的缺口进入海绵窦;④出血较多

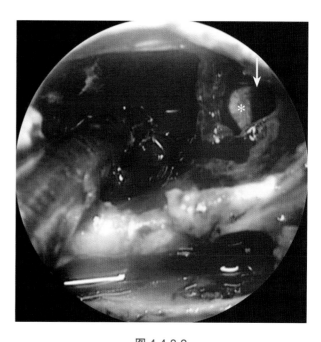

**图 4-4-3-2**

患者女性,43 岁,复发垂体瘤完全侵入海绵窦,内镜下经鼻蝶入路术中探查海绵窦,* 所示为海绵窦内颈内动脉,箭头所示为海绵窦的颈内动脉外侧腔隙

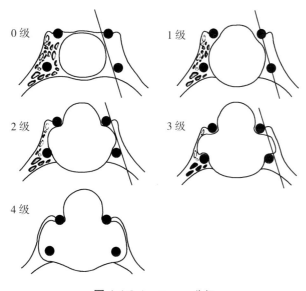

**图 4-4-3-1 Knosp 分级**

0 级:肿瘤不超过颈内动脉内缘连线;1 级:肿瘤不超过颈内动脉中心点连线;2 级肿瘤不超过颈内动脉外缘连线;3 级:肿瘤超过颈内动脉外缘连线;4 级:肿瘤完全包绕颈内动脉

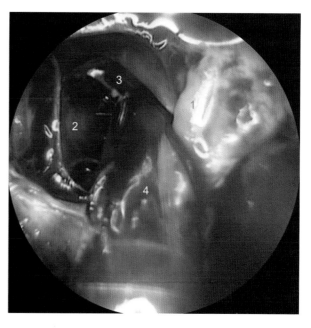

**图 4-4-3-3 内镜经鼻蝶垂体瘤手术,术中清晰显示颈内动脉海绵窦段,符合内镜海绵窦侵袭标准**

1. 硬膜;2. 颈内动脉;3. 残余肿瘤;4. 吸引器

无法辨认颈内动脉时,可用微型 B 超确定颈内动脉并判定海绵窦侵袭的状态。此外人们通过神经内镜解剖的研究和内镜手术总结发现海绵窦内有两个天然的"通路":颈内动脉内侧通路和颈内动脉外侧通路,垂体腺瘤是通过这两个通路侵袭海绵窦。颈内动脉内侧通路由颈内动脉海绵窦段的环形部分围成,后界是鞍背和鞍结节;颈内动脉外侧通路后界是颈内动脉海绵窦段主干,前界是蝶骨内侧翼突,下界是翼管神经。由于内侧通路较薄弱,所以垂体腺瘤常通过内侧通路侵袭海绵窦。根据上述途径总结垂体瘤海绵窦侵袭的内镜分型如下:1 型肿瘤仅侵犯颈内动脉内侧通路;2 型肿瘤仅累及颈内动脉外侧通路;3 型肿瘤侵犯内侧和外侧通路(图 4-4-3-4)。

神经内镜处理侵犯海绵窦的垂体瘤是一项具有挑战性的工作。多数垂体瘤质地较软,可通过成角镜如 30°镜配合成角吸引器、刮匙等切除海绵窦内肿瘤,多数能全切(图 4-4-3-5)。部分肿瘤质地较韧,若病人无神经损伤症状,不必过分追求全切以免造成神经损伤,残留部分可再次手术或者选择放疗(图 4-4-3-6)。处理海绵窦内肿瘤应务必轻柔,避免颈内动脉及脑神经的损伤。少部分肿瘤仅通过海绵窦内侧壁以小口进入海绵窦,这时应切开海绵窦内侧壁继续切除窦内肿瘤。切除海绵窦内肿瘤时,关键的问题是出血,一般肿瘤由鞍内突入海绵窦,已经将海绵窦外侧推挤,所以一般出血较少。若有出血应采取填塞压迫的方法止血,一般都可获得满意止血。但是要注意填塞不宜过多,以免造成占位效应影响神经功能。若遇海绵窦内静脉丛或海绵间窦出血,应快速切除肿瘤后用明胶海绵等止血材料填塞止血。和处理鞍内肿瘤相同,切除海绵窦肿瘤也可以参照周围解剖结构来判断肿瘤切除范围和程度,术

中常参照蝶窦、鞍底等骨性结构。垂体常在显露过程中暴露,也可作为肿瘤切除的良好解剖参照(图 4-4-3-7)。

**(二) 脊索瘤**

脊索瘤起源于斜坡的残余脊索组织,肿瘤生长常较广泛,侵袭破坏斜坡、鞍区骨质,并可侵犯海绵窦。脊索瘤对海绵窦结构的侵犯以推挤压迫为主,少数有包绕甚至侵蚀海绵窦内血管、神经者。脊索瘤若质地软,配合成角内镜及成角器械可做到大部切除甚至全切除(图 4-4-3-8);若质地硬、伴有钙化或者有血管神经包裹,则可考虑做部分切除,以避免血管、神经功能的损伤,残留部分可考虑再次手术或者放疗。切除海绵窦内肿瘤时应注意保护颈内动脉,特别是脊索瘤。脊索瘤为侵袭性生长,可能侵蚀动脉引起术中易出血,也可能侵蚀骨质后产生的病理性骨片损伤动脉。如果病理性骨片或器械损伤颈内动脉:破口较小时应及时用明胶海绵填塞式压迫,需要动作迅速、稳准(图 4-4-3-9);破口较大填塞式压迫无效时刻暂时加压止血后用介入手术方法止血。

**(三) 脑膜瘤**

海绵窦脑膜瘤的手术治疗海绵窦脑膜瘤多起源于 Meckel 腔和海绵窦外侧壁的蛛网膜细胞,常经海绵窦硬脑膜壁的三个薄弱区扩散:眶上裂周围静脉、眶内侧壁及动眼神经和三叉神经的鞘膜腔。海绵窦肿瘤的起源造成其和周围血管、神经的关系十分复杂。内镜经鼻入路尽管可以显露海绵窦内侧和外侧部分,但是目前内镜手术治疗的海绵窦脑膜瘤以从下内侧突入海绵窦后将神经血管推移至外侧的为主。其余类型如起自蝶骨嵴的脑膜瘤将血管、神经推向内侧者,经鼻入路显露和切除都较为困难。

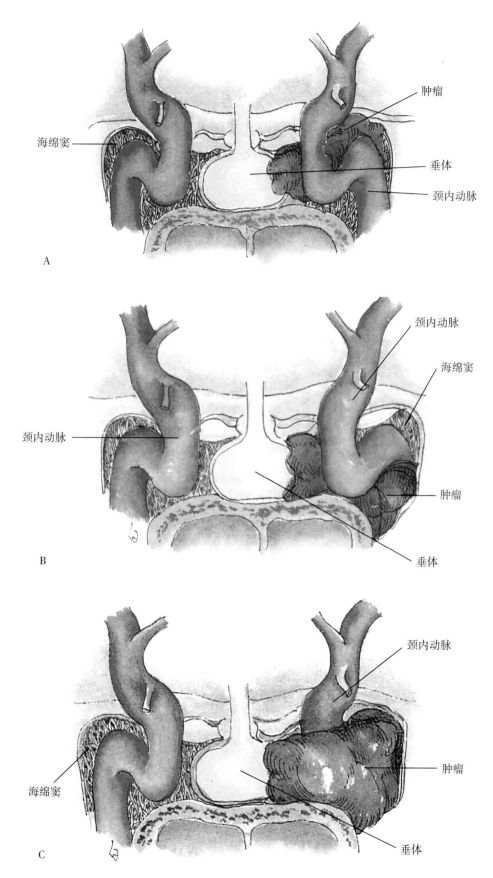

海绵窦

肿瘤

垂体

颈内动脉

A

颈内动脉

海绵窦

颈内动脉

肿瘤

垂体

B

颈内动脉

海绵窦

肿瘤

垂体

C

图 4-4-3-4 垂体瘤海绵窦侵袭内镜分型

A.1 型,肿瘤仅侵犯颈内动脉内侧通路;B.2 型,肿瘤仅累及颈内动脉外侧通路;C.3 型,肿瘤侵犯内侧和外侧通路

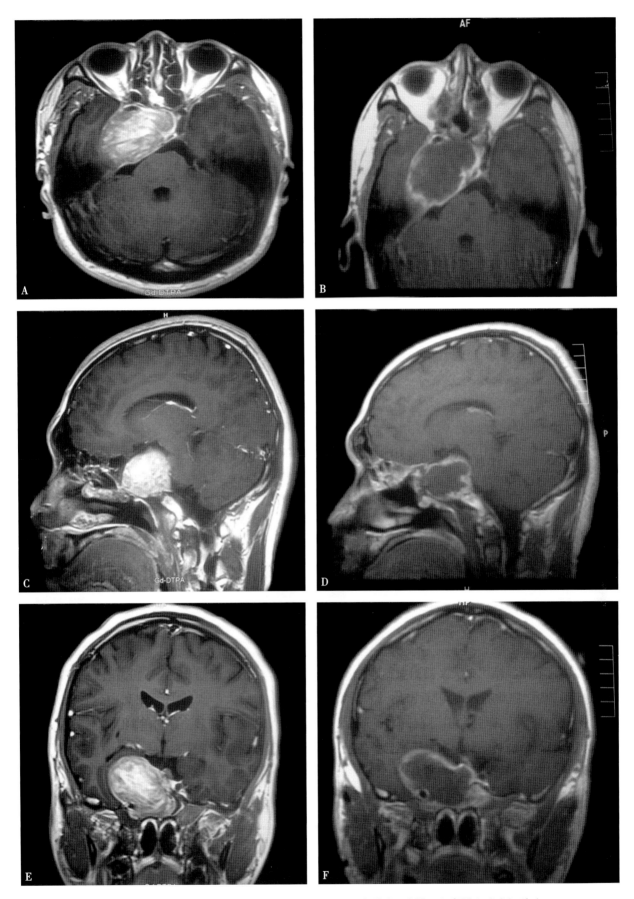

图 4-4-3-5 患者男性，26 岁，复发垂体瘤，向右侵入海绵窦，内镜下经鼻蝶入路全切肿瘤
A、C、E. 术前头颅 MRI 增强扫描像；B、D、F. 术后 1 周头颅 MRI 增强扫描像

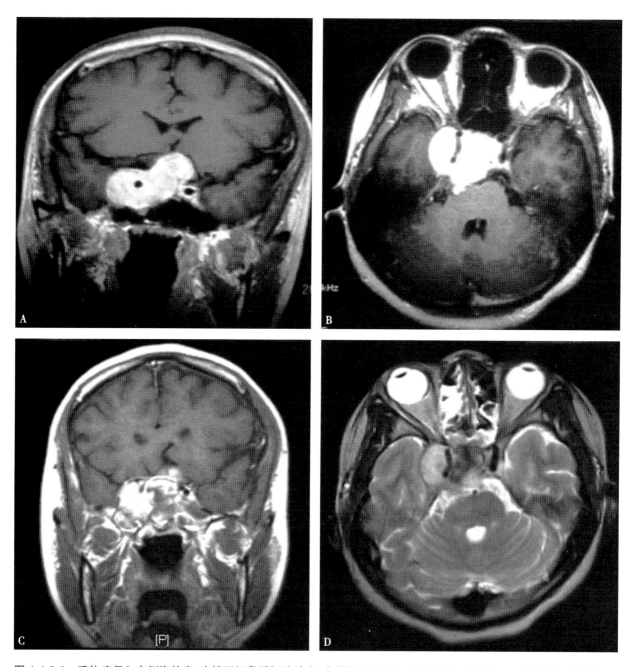

图 4-4-3-6　垂体瘤侵入右侧海绵窦，内镜下经鼻蝶切除肿瘤，术前（A 和 B）和术后（C 和 D）对比，内镜下行大部切除，右侧颈内动脉外侧肿瘤部分残留

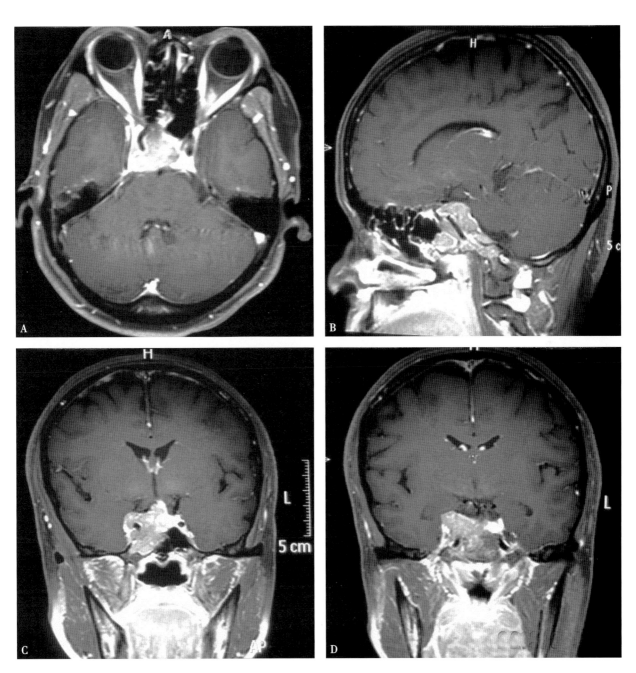

**图 4-4-3-7　垂体瘤侵犯右侧海绵窦**
A~D. 术前头颅 MRI 增强扫描像示肿瘤侵袭右侧海绵窦,包绕颈内动脉海绵窦段

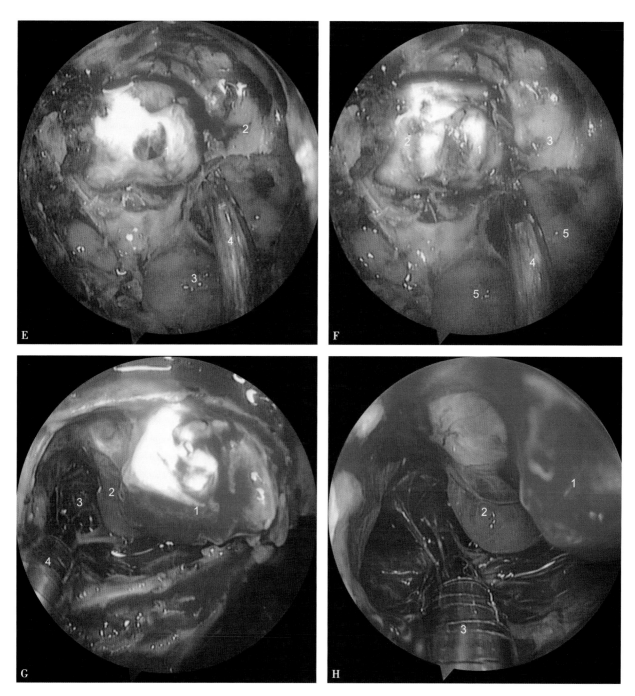

图 4-4-3-7（续）

E~H 图为患者术中情况，显示垂体瘤侵犯右侧海绵窦，内镜下经鼻蝶入路切除海绵窦内肿瘤。E. 内镜经鼻蝶入路，显露蝶窦及鞍底，磨除右侧鞍底及部分海绵窦底壁骨质，1.磨除部分鞍底及海绵窦底壁骨质后显露其深面的硬膜，2.鞍底骨质，3.蝶窦，4.吸引器；F.扩大鞍底及海绵窦底壁显露，剪开鞍底及海绵窦硬膜，显露其深面的肿瘤，1.剪开硬膜后显露其深面呈黄白色的肿瘤，2.肿瘤外侧未剪开的硬膜，3.鞍底骨质，4.吸引器，5.蝶窦；G.切除海绵窦内肿瘤后，可见作为解剖参照的垂体及在垂体上方的鞍上池蛛网膜，切除肿瘤后海绵窦内可见神经纤维。1.垂体，2.切除肿瘤后下陷的鞍上池蛛网膜，3.海绵窦的神经纤维，4.吸引器；H.进入瘤腔内探查，显示海绵窦内神经纤维。1.垂体，2.鞍上池蛛网膜，3.吸引器

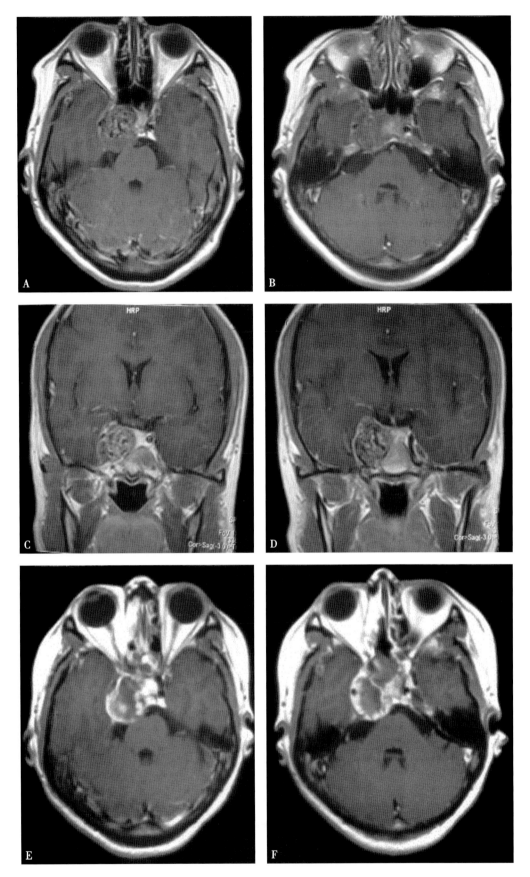

**图 4-4-3-8　海绵窦内脊索瘤**

A~D. 为术前头颅 MRI 增强扫描像轴位、冠状位,示肿瘤位于鞍区并侵袭右侧海绵窦;E~H. 为术后
头颅 MRI 增强扫描像轴位、冠状位,示鞍区及右侧海绵窦内肿瘤切除

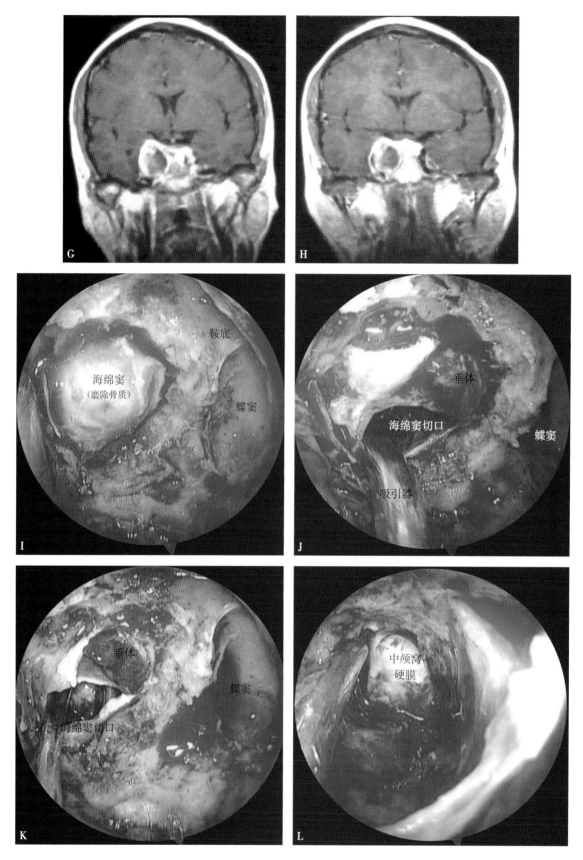

图 4-4-3-8(续)

I. 磨除部分鞍底及海绵窦后壁骨质,显露海绵窦;J. 切开海绵窦壁切除海绵窦内肿瘤,可见暴露的垂体,切除海绵窦肿瘤的过程中常以暴露的垂体为解剖参照;K. 海绵窦内肿瘤切除后,显示海绵窦与垂体和蝶窦的关系,海绵窦内可见与中颅窝毗邻的海绵窦外侧壁硬膜;L. 肿瘤切除后探查海绵窦内瘤腔,可见海绵窦外侧壁硬膜

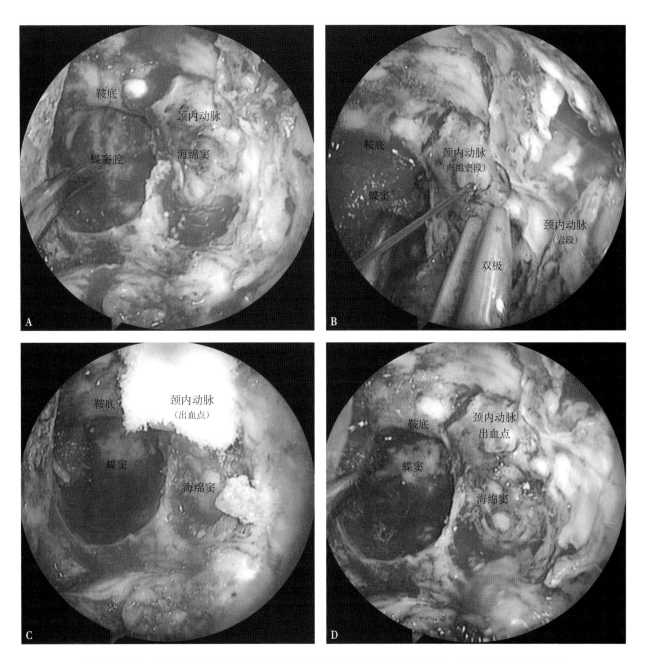

**图 4-4-3-9 脊索瘤侵犯左侧海绵窦,显露肿瘤过程中颈内动脉破损出血,止血后继续切除肿瘤**
A. 内镜下经鼻入路显露左侧海绵窦,可见反"C"形的颈内动脉海绵窦段;B. 显露过程中颈内动脉破裂出血,可见血液呈水柱状从颈内动脉中喷射而出;C. 快速、仔细应用明胶海绵施行填塞式压迫止血,5 分钟后止血成功,白色者为出血点覆盖的止血材料;D. 成功止血后显示完整的颈内动脉、海绵窦及鞍底和蝶窦,随后切除剩余肿瘤

(张亚卓 鲁润春)

# 参 考 文 献

1. Parkinson D. History of the extradural neural axis compartment. Surg Neurol, 2000, 54:422-431

2. Mao YP, Xie FY, Liu LZ, et al Re-evaluation of 6th edition of AJCC staging system for nasopharyngeal carcinoma and proposed improvement based on magnetic resonance imaging. Int J Radiat Oncol Biol Phys, 2009, 73:1326-1334

3. Alfieri A, Jho HD. Endoscopic endonasal cavernous sinus surgery: an anatomic study. Neurosurgery, 2001, 48:827-837

4. Alfieri A, Jho HD. Endoscopic endonasal approaches to the cavernous sinus: surgical approaches. Neurosurgery, 2001, 49:354-362

5. Cavallo LM, Cappabianca P, Galzio R, et al. Endoscopic transnasal approach to the cavernous sinus versus transcranial route: anatomic study. Neurosurgery, 2005, 56:379-389.

6. Couldwell WT, Sabit I, Weiss MH et al. Transmaxillary approach to the anterior cavernous sinus: a microanatomic study. Neurosurgery, 1997, 40:1307-1311

7. 王亮, 张俊廷, 吴震等, 海绵窦区脑膜瘤的手术疗效分析. 中华神经外科杂志, 2009, 8:716-719

8. Sindou M, Wydh E, Jouanneau E, et al. Long-term follow-up of meningiomas of the cavernous sinus after surgical treatment alone. J Neurosurg, 2007, 107:937-944

9. Kehrli P, Ali M, Reis MJ, et al. Anatomy and embryology of the lateral sellar compartment (cavernous sinus) medial wall. Neurol Res. 1998, 20:585-592

10. Kalinin PL, Sharipov OI, Pronin IN, et al. Endoscopic transsphenoidal resection of pituitary adenomas invading the cavernous sinus. Zh Vopr Neirokhir Im N N Burdenko, 2016, 80(4):63-74.

11. Zoli M, Milanese L, Bonfatti R, et al. Cavernous sinus invasion by pituitary adenomas: role of endoscopic endonasal surgery. J Neurosurg Sci, 2016, 60(4):485-494

12. Shin M, Kondo K, Hanakita S, et al. Endoscopic transsphenoidal anterior petrosal approach for locally aggressive tumors involving the internal auditory canal, jugular fossa, and cavernous sinus. J Neurosurg, 2017, 126(1):212-221

13. Lobo B, Zhang X, Barkhoudarian G, et al. Endonasal Endoscopic Management of Parasellar and Cavernous Sinus Meningiomas. Neurosurg Clin N Am, 2015, 26(3):389-401

14. Micko AS, Wöhrer A, Wolfsberger S, et al. Invasion of the cavernous sinus space in pituitary adenomas: endoscopic verification and its correlation with an MRI-based classification. J Neurosurg, 2015, 122(4):803-811

# 第五章

*ENDOSCOPIC NEUROSURGERY*

# 颅咽管瘤的内镜手术治疗

## 第一节　概述

颅咽管瘤是一种先天性肿瘤,可见于儿童和成人。颅咽管瘤可以起源于五个部位:垂体、垂体柄、漏斗、灰结节、三脑室下部侧壁下丘脑,也就是垂体-下丘脑轴从起点到终点的任何部位。大多数颅咽管瘤起源于垂体柄鞍上段、下丘脑漏斗部、灰结节,主要在鞍膈上生长,形成鞍上型颅咽管瘤,此时如果肿瘤主体向后下方向鞍后生长,形成鞍后型颅咽管瘤;如果向脑室内生长,则形成鞍上三脑室内外型;如果向前方或侧方生长,则形成鞍上三脑室外型。少数肿瘤起源于鞍膈以下垂体柄或垂体,在鞍膈下方生长,形成鞍内型颅咽管瘤。部分颅咽管瘤在鞍上和鞍内都有,为鞍内鞍上型。起源于第三脑室下部下丘脑者,单纯在三脑室内部生长,形成三脑室型。另外,有异位颅咽管瘤,如位于四脑室、蝶窦内等,起源不详。

对于颅咽管瘤,手术获得长期治愈的唯一途径就是全部切除。

### 一、诊断

#### (一)临床表现

1. 视力、视野障碍。

2. 垂体-下丘脑症状儿童病人多表现为生长迟缓,身体矮小。成年病人多表现为性功能减退、无力、精神差、嗜睡。抗利尿激素分泌轴损害,出现尿崩、多饮。

3. 颅内压增高症状。

#### (二)影像表现

颅咽管瘤按肿瘤内部成分不同可分为囊性、囊实性和实性。

1. CT 扫描　囊性部分以低密度多见,少数为等密度,实性部分多呈等密度。增强扫描后囊变部分囊壁呈环状强化,实性部分均匀或不均匀强化。有时可见蛋壳样或斑块钙化。

2. MRI 扫描　囊液有三种表现:$T_1WI$ 和 $T_2WI$ 均为高信号;$T_1WI$ 及 $T_2WI$ 均为低信号;$T_1WI$ 为较低信号,$T_2WI$ 表现为高信号。实质性瘤体:病变在 $T_1WI$ 多为等信号,$T_2WI$ 为高信号。增强扫描:囊壁或实性部分可显著强化。肿瘤向下生长可压迫垂体,垂体受压变扁,蝶鞍扩大;向上生长压迫视交叉、下丘脑,并可突入三脑室、脚间窝和鞍旁、鞍后、前颅底。

### 二、分型

国内外对于颅咽管瘤的分型方法较多,各有侧重。基本分型为:鞍内型、鞍内鞍上型、鞍上型、三脑室型、异位型。异位颅咽管瘤极其少见，本章不做叙述。

Kassam 等人从经鼻内镜的手术角度将鞍上区域颅咽管瘤分为四种类型：漏斗前型（多数情况下，将视交叉上抬，肿瘤主体位于视交叉下方，垂体柄位于肿瘤后方，肿瘤两侧是颈内动脉，下方是鞍膈）、漏斗后型（进一步分为向三脑室底部漏斗隐窝、下丘脑区域延伸型和向脚间窝鞍后延伸型）。肿瘤主体位于视交叉和垂体柄的后方，可以向上生长在乳头体前方突入三脑室，向后生长可以在乳头体后方突入脚间池接近后循环动脉系统，向下生长可以突入鞍后区域，此时肿瘤两侧是动眼神经和后交通动脉）、漏斗内型（肿瘤主体位于视交叉后方，肿瘤在漏斗、垂体柄内膨胀生长，向上可以突入三脑室内）、单纯三脑室内型。部分病人术前通过高分辨率的薄层扫描 MRI 可分辨垂体柄和肿瘤的位置关系，但也有部分病人术前 MRI 无法分辨漏斗和垂体柄或无法确定肿瘤和漏斗关系，可在术中观察确定。该分型着重于肿瘤实性部分的位置和漏斗的关系，因为该部分是手术切除的主要靶点。分型目的主要是确定肿瘤切除的方法和策略。该分型对于确定到达肿瘤主体的手术通道极为重要。如果肿瘤位于漏斗后，则可能需行手术中垂体移位或垂体切除以及鞍背、后床突的骨质切除以达到术中经鼻通道能够直视肿瘤主体的目的。

为方便针对不同类型颅咽管瘤内镜经鼻切除不同方法的描述，并便于理解，在本章我们简单将颅咽管瘤分为五型：鞍内型、鞍内鞍上型、鞍上型（鞍上三脑室外型和鞍上三脑室内外型）、鞍后型、单纯三脑室内型。其中以鞍上型最为常见。

鞍内型（图 4-5-1-1）：主体位于鞍膈下方。

鞍内鞍上型（图 4-5-1-2）：肿瘤位于鞍膈上下。

鞍上型（图 4-5-1-3）：主体位于鞍上区域，可以突入三脑室。

鞍后型（图 4-5-1-4）：主体向后下生长，位于脚间窝和鞍后、斜坡后。

单纯三脑室型（图 4-5-1-5）：完全位于三脑室

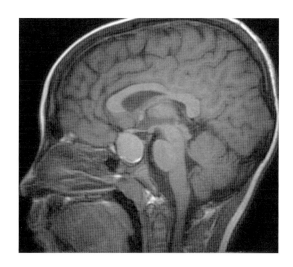

图 4-5-1-1 鞍内型颅咽管瘤

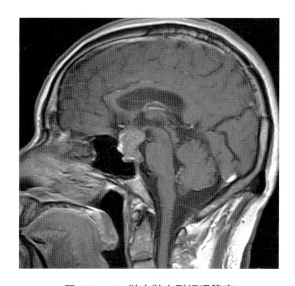

图 4-5-1-2 鞍内鞍上型颅咽管瘤

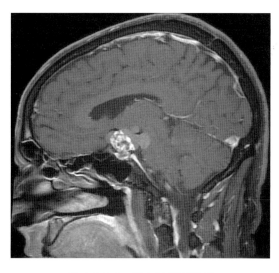

图 4-5-1-3 鞍上型颅咽管瘤

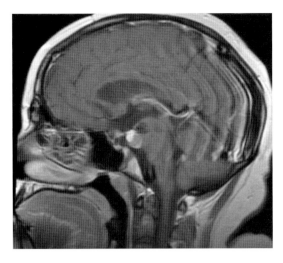

图 4-5-1-4　鞍后型颅咽管瘤

内部,与鞍上结构没有直接关系。

颅咽管瘤通常与下丘脑关系密切,术前从影像学上对肿瘤与下丘脑关系做出预测非常重要。依据两者之间的关系,可分为以下几种类型:

Ⅰ型:即完全鞍内型,对鞍上区域结构包括下丘脑无任何压迫接触关系(图 4-5-1-6)。

Ⅱ型:涉及鞍内及鞍上区域类型,此型对下丘脑仅仅是推挤关系,下丘脑依然完整,在影像学上可看到下丘脑底壁和乳头体构成的"鹰嘴征"向上抬起。该型包括起源鞍内向鞍上压迫和起源于垂体柄下段向鞍内压迫两种亚型(图 4-5-1-7)。

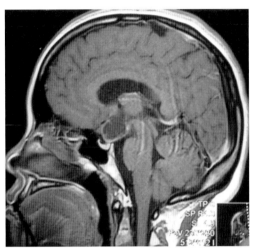
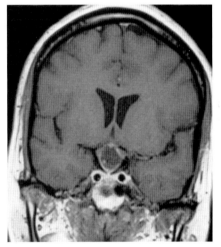

图 4-5-1-5　单纯三脑室型颅咽管瘤,不适合内镜经鼻入路切除

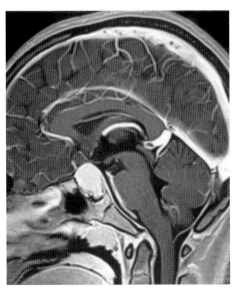
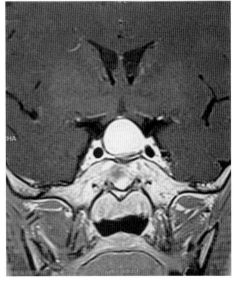

图 4-5-1-6　头颅 MRI 增强示完全鞍内型颅咽管瘤

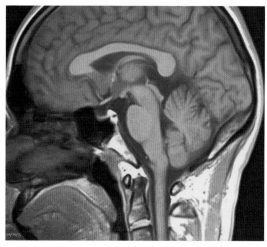
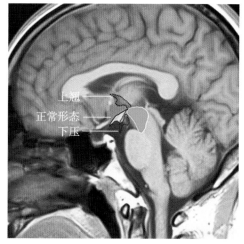
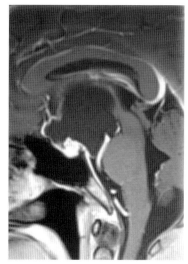
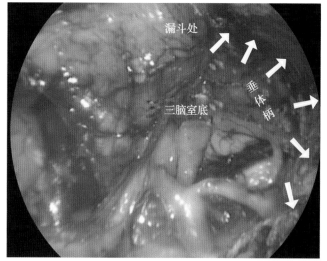

图 4-5-1-7　Ⅱ型颅咽管瘤。下丘脑底壁上翘提示下丘脑被推挤，下丘脑结构完整

Ⅲ型：鹰嘴向下压，指向肿瘤后下方，肿瘤部分生长入三脑室内，但肿瘤后缘未达到乳头体。这一型多起源于垂体柄上段和下丘脑结节部，对下丘脑已有侵犯，损害在所难免，但损害范围不大（图4-5-1-8）。

Ⅳ型：鹰嘴亦向下，肿瘤后缘超过乳头体。该型多直接起源于下丘脑，包括结节部和其他区域，对下丘脑损害范围较大（图4-5-1-9）。

内镜下对垂体柄的保护更有效。依据颅咽管瘤和垂体柄的关系，又可以分为中央型和偏侧型。

中央型：肿瘤生长在垂体柄内，将垂体柄膨胀菲薄，形成肿瘤最外层薄壁，手术过程中要保留到垂体柄是非常困难的（图4-5-1-10）。

偏侧型：肿瘤生长在垂体柄的一旁（也可以是

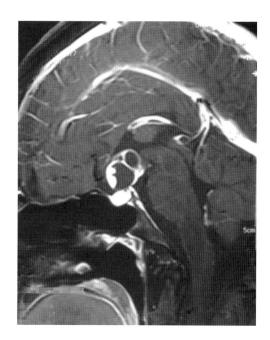

图 4-5-1-8　Ⅲ型颅咽管瘤，鹰嘴向下压，指向肿瘤后下方

前方和后方),将垂体柄向外推挤,可探查到明显的垂体柄走向。在内镜下要保留此类垂体柄成功率较高(图4-5-1-11)。

### 三、手术适应证

1. 适用于鞍内型、鞍内鞍上型、鞍上型(鞍上三脑室外型和鞍上三脑室内外型)、鞍后型颅咽管瘤的手术治疗。

内镜经鼻入路可以到达的鞍上区域可以被两个假象平面划分为四个区域,第一平面为经过视交叉下缘和乳头体的平面;第二平面为经过视交叉后缘和鞍背的平面(图4-5-1-12)。

2. 肿瘤向前颅底和后颅凹延伸,只要是在颅底中线区域,都适合内镜经鼻入路切除(图4-5-1-13)。但对于实性瘤体向两侧延伸较多的颅咽管瘤,例如在鞍旁生长到颈内动脉分叉部的外侧

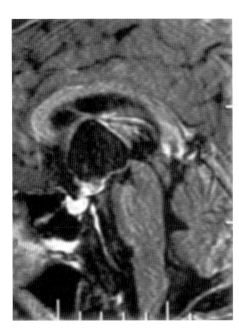
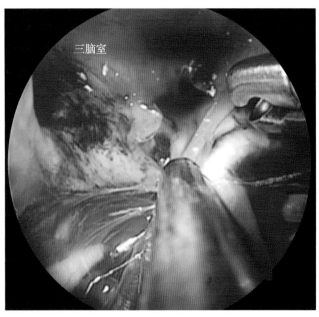

图4-5-1-9　Ⅳ型颅咽管瘤,鹰嘴向下,肿瘤侵犯下丘脑,进入第三脑室

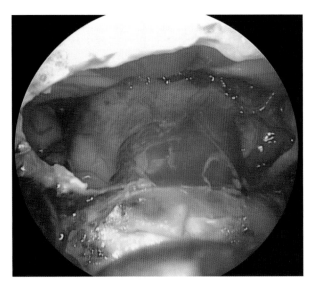

图4-5-1-10　中央型颅咽管瘤,垂体柄膨胀菲薄,形成肿瘤最外层薄壁

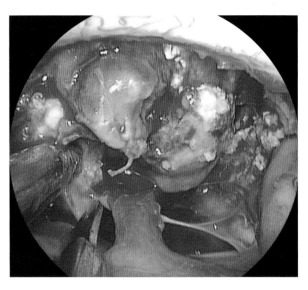

图4-5-1-11　偏侧型颅咽管瘤,肿瘤生长在垂体柄的一旁

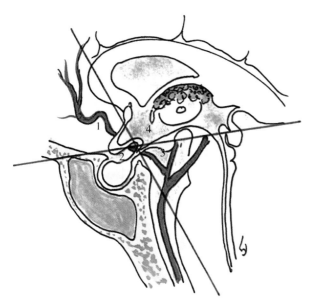

图 4-5-1-12　内镜经鼻扩展入路所能到达鞍上区域
1. 视交叉上；2. 视交叉下；3. 鞍后；4. 三脑室内

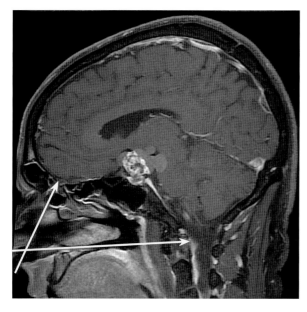

图 4-5-1-13　颅咽管瘤内镜经鼻入路可以切除的前后范围
箭头前方指向为额窦后，后方指向为寰椎

（将分叉部向外侧推移不影响内镜经鼻手术切除），此时如果以全切为目的，则不适合选择内镜经鼻入路。

3. 单纯三脑室内型不适合选择内镜经鼻入路手术。虽然内镜经鼻入路经过垂体移位后能够切除三脑室内肿瘤，但是单纯三脑室肿瘤不适合经鼻切除，因为：①无论是颈内动脉系统还是视路系统都在肿瘤的腹侧，从下方入路损伤几率增大；

②单纯三脑室型并非是由鞍上区域突入三脑室（上抬三脑室底部或突破三脑室底部进入三脑室），而是在脑室内生长，其三脑室底部是完整的，所以下方入路切除损伤灰结节和乳头体的可能性较大；③单纯三脑室型颅咽管瘤往往需要做垂体移位或切除才能达到全切的目的。虽然垂体移位可以保留垂体功能，但是也有损伤垂体功能的潜在可能。

4. 颅咽管瘤的高发病率是儿童病人。对于儿童病人，使用经鼻入路困难较大，因为鼻腔狭小，蝶窦未气化，使手术操作通道狭窄。所以儿童病人使用经鼻入路切除的困难程度大于成人，但并非禁忌，目前报道最小的经鼻入路患儿的年龄是三岁。

5. 无论是蝶窦气化不良、没有气化还是高鞍背对于鞍后部分切除的限制目前都已经不再是经鼻入路的障碍。

## 四、内镜经鼻蝶中颅底扩展入路切除颅咽管瘤的主要优点

1. 可以早期从垂体上缘找到垂体柄，利于术中的垂体柄保护。

2. 无需牵拉脑组织，手术通道直接到达肿瘤本身。

3. 近距离观察肿瘤和周围重要结构，从而清晰分辨。可以清楚分辨肿瘤和视路系统、颈内动脉系统、基底动脉系统、垂体柄的界限，更有利于术中保护和全切肿瘤。尤其对起源于颈内动脉和垂体上动脉供应垂体柄和视神经、视束的小动脉的清晰辨别，非常有优势。

4. 使用经鼻内镜入路，从肿瘤下方到达瘤体，直视下从多个角度和通道（视交叉下、上、垂体柄两侧）切除各个角落的肿瘤，没有视野死角。对于突入三脑室下部的肿瘤，其和下丘脑的分离，在颅底入路显微镜下开颅手术时，需要盲目牵拉以分离肿瘤残余包膜和下丘脑之间的粘连；内镜经鼻入路则是直视该区域，对于视交叉下方、后方和下丘脑、三脑室下部能够从下方角度清晰直视，可以避免在下丘脑 - 肿瘤界限区域盲目切除，有利于肿

瘤全切和避免下丘脑损伤。其解剖观察、视野清晰度毫无疑问优于经颅入路。

5. 不受视交叉位置由于肿瘤推挤前置的影响,不受前交通动脉系统低位的影响,而这些位置变化对于任何颅底开颅入路都会使肿瘤切除变得非常困难。

6. 手术创伤小,病人术后恢复快。

# 第二节 鞍上型颅咽管瘤的内镜经鼻手术治疗

## 一、手术通道角度

鞍上型颅咽管瘤经鼻内镜手术通道角度示意图见图4-5-2-1。

## 二、病人体位

病人取平卧位,头略后仰10°~20°,向术者方向转5°~10°。

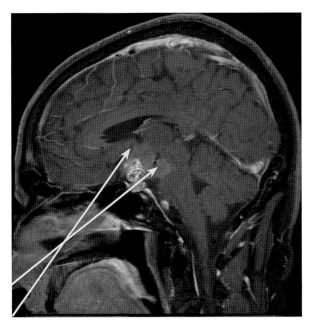

图4-5-2-1 箭头指向为经鼻入路手术角度和方向。将垂体略向后推移,可以增宽到三脑室和鞍上区域后方的手术空间。磨除蝶骨平台可以增加向鞍上区域前方和前颅底切除的手术空间

## 三、手术步骤

### (一)鼻腔基础步骤(开放四手双鼻腔通道)

1. 切除右侧中鼻甲。

2. 右侧鼻中隔做黏膜瓣(具体见颅底重建章节)。

3. 磨除部分蝶窦前壁,并切除鼻中隔后部1~2cm区域骨质。

4. 鼻中隔左侧后部的黏膜可利用针状单极完整切下,作为颅底重建时的替补游离黏膜瓣。

### (二)蝶窦内步骤

详见第四篇第六章第二节鞍结节脑膜瘤章节步骤。

1. 广泛磨除蝶窦前壁和底壁。

2. 去除蝶窦内所有间隔和黏膜。

3. 向前,需要磨除部分后组筛窦气房以清楚显示蝶骨平台。

4. 最终形成一个前方到蝶骨平台和筛骨交界,后方到斜坡凹陷,两侧到蝶窦侧壁的颅底手术空间。

### (三)观察蝶窦后壁解剖标志

需要清晰显露以下解剖标志:鞍底、斜坡、双侧颈内动脉管、双侧视神经管、双侧MOCR、LOCR(内、外侧视神经-颈内动脉隐窝)、鞍结节和蝶骨平台区域(图4-5-2-2至图4-5-2-6)。

### (四)蝶窦后壁步骤

具体骨质磨除范围由肿瘤位置和大小决定。最小磨除范围为上半部分鞍底、鞍结节、MOCR和蝶骨平台(图4-5-2-7)。

1. MOCR磨除时要持续冲水降温,避免损伤视神经;MOCR是前海绵间窦进入海绵窦的位置,容易出现静脉出血。磨除范围不应越过MOCR。向前越过视神经管水平后,向两侧扩大磨除蝶骨平台。

2. 骨质磨除的目的不单纯是显露需要切开区域的硬膜,扩大硬膜显露可以方便手术中牵拉以增加显露,因为骨质是限制牵拉的障碍。

3. 骨质磨除顺序 首先磨除鞍底和鞍结节骨质。然后向两侧磨除鞍旁两侧颈内动脉管表面

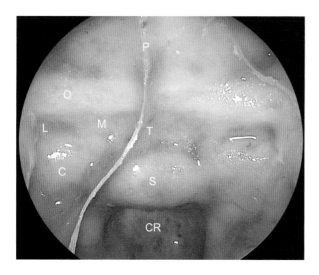

图 4-5-2-2 蝶窦后壁解剖标志

P:蝶骨平台;T:鞍结节;S:鞍底;CR:斜坡隐窝;O:视神经管;C:颈内动脉管;L:视神经 - 颈内动脉外侧隐窝;M:视神经 - 颈内动脉内侧隐窝

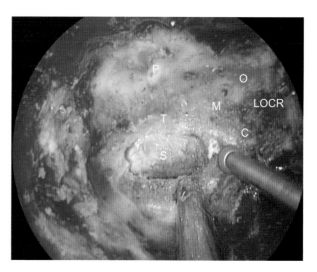

图 4-5-2-3 蝶窦后壁解剖标志

P:蝶骨平台;T:鞍结节;S:鞍底;O:视神经管;C:颈内动脉管;LOCR:视神经 - 颈内动脉外侧隐窝;M:视神经 - 颈内动脉内侧隐窝

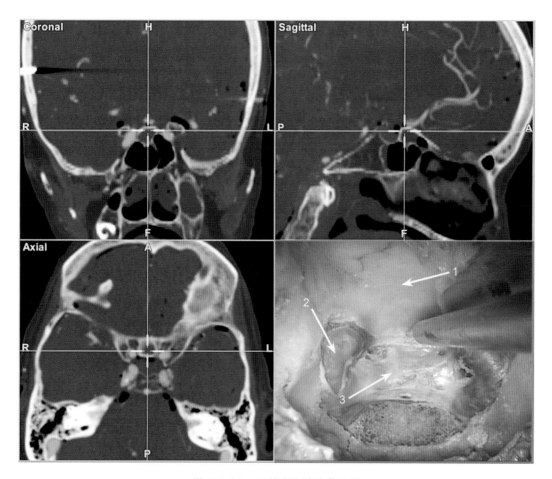

图 4-5-2-4 导航定位鞍结节位置

箭头 1 指向为蝶骨平台;箭头 2 指向为鞍旁颈内动脉;箭头 3 指向为鞍底硬膜

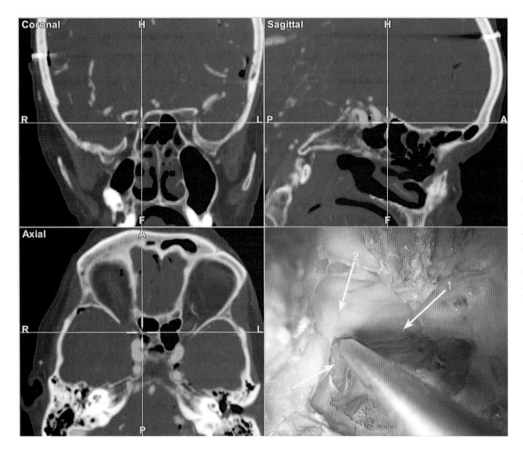

图 4-5-2-5　导航定位外侧视神经 - 颈内动脉隐窝（OCR）的下界

箭头 1 指向为鞍结节；箭头 2 指向为视神经管；箭头 3 指向为鞍旁颈内动脉

图 4-5-2-6　导航定位内侧视神经 - 颈内动脉隐窝（OCR）

箭头 1 指向为鞍结节；箭头 2 指向为视神经管；箭头 3 指向为鞍旁颈内动脉

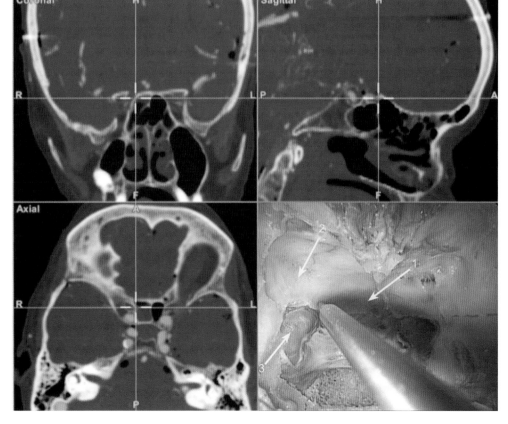

部分骨质、MOCR骨质,然后向前磨除蝶骨平台区骨质(图4-5-2-8)。

4. 在去除鞍底及鞍结节前方骨质过程中,可能会撕裂前海绵间窦,导致出血,此时生物胶注射封堵是一种非常可靠快速的止血方法。包括在后述的前组海绵间窦及后组海绵间窦的处理过程中,这不失为一个方便的选择。

5. 切开硬膜手术中心区域为鞍结节硬膜区域,通过该位置,变换不同角度,可以到达鞍上区域的核心位置(图4-5-2-9)。其他硬膜显露及切开,主要是方便牵拉进一步扩大手术空间。

(1)对于鞍上三脑室外型颅咽管瘤,当肿瘤较

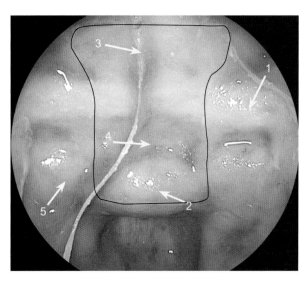

**图4-5-2-7 黑线内区域为最小骨质磨除范围**
箭头1指向为视神经管;箭头2指向为鞍底;箭头3指向为蝶骨平台;箭头4指向为鞍结节;箭头5指向为鞍旁颈内动脉管

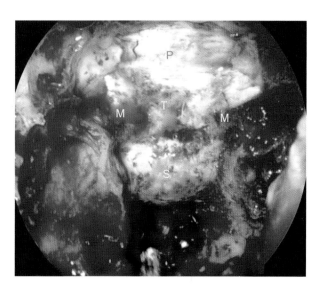

**图4-5-2-8 硬膜显露范围**
S:鞍底;T:鞍结节;M:视神经颈内动脉管内侧隐窝;P:蝶骨平台

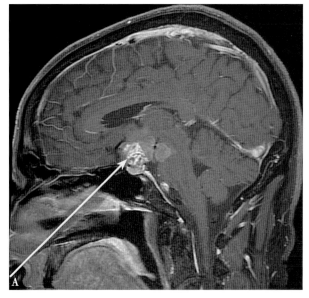

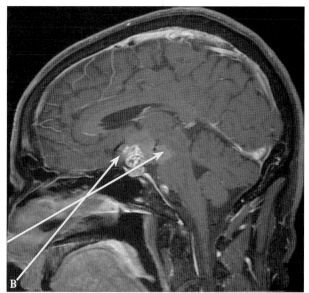

**图4-5-2-9 鞍上型颅咽管瘤手术通道**
A.箭头指向提示通过鞍结节区域可以到达肿瘤主体;图B.箭头提示向下后略推移垂体,通过垂体上缘通道可以到达鞍后和三脑室底部区域

小时,仅切开鞍结节区域硬膜即可(图4-5-2-10、图4-5-2-11),此时前海绵间窦显露,但并未切断,可以向后牵拉,以增加鞍上区域的显露空间。

(2)如果肿瘤较大或为鞍上三脑室内外型,则需要切断前海绵间窦和鞍底硬膜以进一步增加硬膜下手术空间,有时根据需要还要剪开蝶骨平台区域硬膜。具体硬膜切开步骤如下:

1)首先切开鞍底硬膜。

2)电凝前海绵间窦并剪断(图4-5-2-12)。也可以在切开鞍结节硬膜后,再电凝切断前海绵间窦。这是一个关键步骤,有助于早期发现垂体柄(在出垂体处)和向后下方推移鞍内的垂体组织,可提

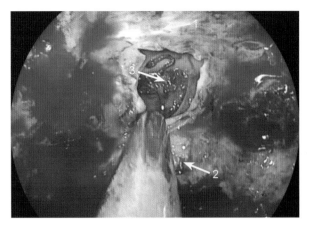

图4-5-2-10 显示最小需要切开的硬膜范围为切开鞍结节区域硬膜

箭头1指向为蝶骨平台;箭头2指向为鞍底;箭头3指向为鞍结节区域

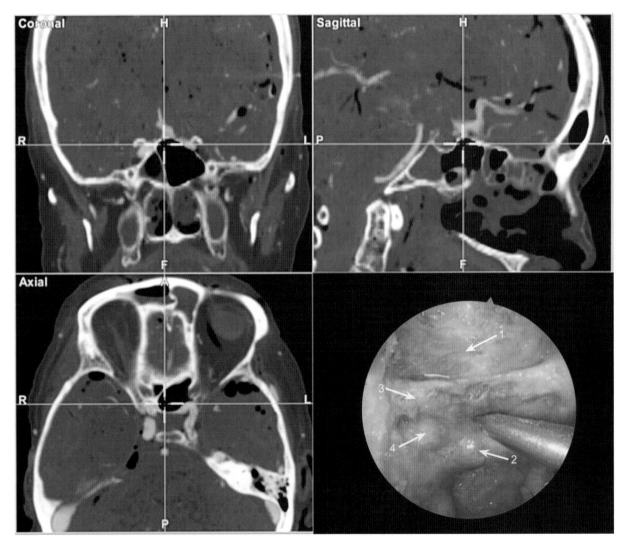

图4-5-2-11 导航定位鞍结节区域硬膜位置
箭头1指向为蝶骨平台;箭头2指向为鞍底;箭头3指向为视神经管;箭头4指向为鞍旁颈内动脉

供一个从垂体柄两侧到达三脑室和鞍后区域的操作通道(图 4-5-2-9B 和图 4-5-2-13、图 4-5-2-14)。

3)向两侧斜行切开鞍结节硬膜(图 4-5-2-15)。在此过程中可尽量向两侧扩大,为后续操作提供更多空间,但在此区域两侧易损伤到颈内动脉眼动脉段和床突段以及眼动脉起始部,操作需谨慎。

6. 剪除鞍结节区域硬膜,显露下方蛛网膜(图 4-5-2-16)。

7. 切开蛛网膜,显露其下方的视神经、视交叉及肿瘤(图 4-5-2-17)。

8. **肿瘤切除**

(1)首先应辨明垂体柄出垂体处,以便在术中注意保护(图 4-5-2-18)。

(2)分离术野中能够显露的肿瘤边界。辨明肿瘤和周围结构的关系。

(3)切开肿瘤包膜,放出囊液、分块切除位于

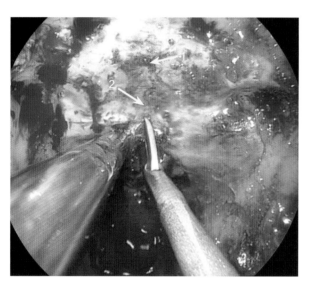

**图 4-5-2-12 剪断前海绵间窦**
箭头 1 指向为蝶骨平台区域;箭头 2 指向为鞍结节区域

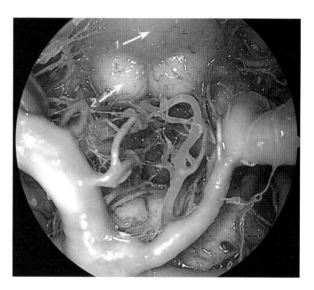

**图 4-5-2-14 三脑室底部及鞍后区域**
箭头 1 指向为三脑室底部位置,切开后可以从三脑室下方进入三脑室;箭头 2 指向为乳头体

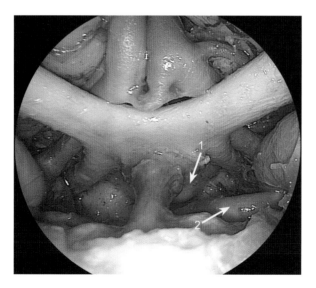

**图 4-5-2-13 垂体略向下后推移后可以增加从垂体柄两侧到鞍后和三脑室底部的手术通道**
箭头 1 指向为乳头体;箭头 2 指向为后交通动脉

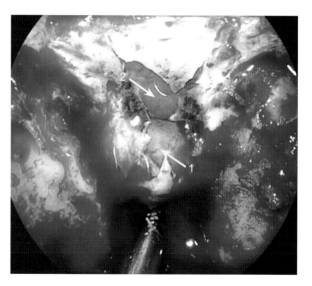

**图 4-5-2-15 剪开鞍底和鞍结节区域硬膜**
箭头 1 指向为鞍底硬膜切开后显露的垂体;箭头 2 指向为鞍结节区域蛛网膜

视交叉下方区域垂体柄前方和侧方的瘤体；对于位于垂体柄后方瘤体，需要从垂体柄两侧通道到达切除瘤体（图4-5-2-19）。

正常情况下在视交叉下区域能够看到的解剖结构是：垂体柄、环绕垂体柄的垂体上动脉、颈内动脉、大脑前动脉A1段以及垂体柄后方的鞍背顶部（图4-5-2-20）。

（4）切除位于视交叉上方区域瘤体，切开终板，可以切除突入三脑室内瘤体（图4-5-2-21）。

正常情况下在视交叉上区域能够看到的解剖结构是：视交叉前缘、双侧视神经、大脑前动脉系统（位于终板前方）、双侧额叶直回（图4-5-2-20）。

（5）对于位于垂体柄后方、突入鞍后和三脑室内的瘤体，因为瘤体膨胀生长，将各种结构之间的空间扩大，所以可以将垂体向后下略推移（图4-5-2-9B、图4-5-2-13），从垂体柄两侧（图4-5-2-22）、

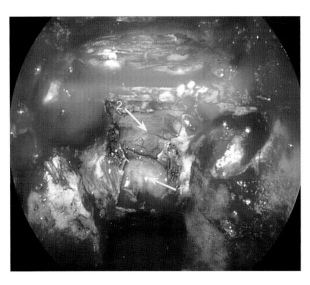

**图4-5-2-16　鞍结节区域硬膜已经被剪除**
箭头1指向为鞍底硬膜切开后显露的垂体；箭头2指向为鞍结节区域蛛网膜

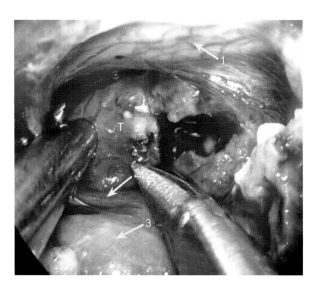

**图4-5-2-18　显露垂体柄出垂体处**
箭头1指向为视神经；箭头2指向为垂体柄；箭头3指向为垂体

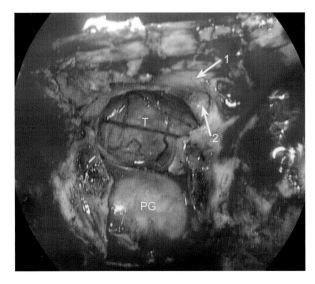

**图4-5-2-17　切开蛛网膜显露肿瘤**
箭头1所指为视神经；箭头2所指为颈内动脉。T：肿瘤；PG：垂体

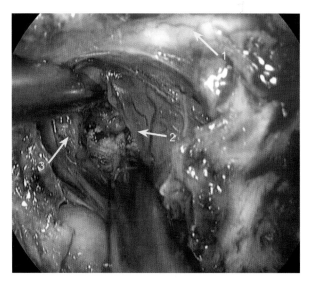

**图4-5-2-19　从视交叉下区域的垂体柄左侧通道切除瘤体**
箭头1为视神经、箭头2为肿瘤、箭头3为垂体柄

视交叉下(图 4-5-2-23)、视交叉上方(图 4-5-2-21)等多个通道及使用不同角度内镜到达上述区域,切除肿瘤。一般无需做垂体移位或垂体切除即可以切除突入鞍后和三脑室的肿瘤。

(6)肿瘤减压后,分离肿瘤边界。将瘤体包膜从周围的视神经系统、重要动脉、脑干、下丘脑、垂体柄等重要结构上锐性切除(图 4-5-2-24 至图 4-5-2-26)。对于偏侧生长的肿瘤,首先探明其起源部位,再从其对侧开始分离,有助于寻找肿瘤外胶质增生界面,可减小操作难度。注意保护来自垂

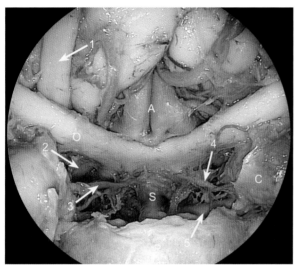

**图 4-5-2-20　视交叉上、下区域能够看到的解剖结构**
A:大脑前动脉 A2 段;S:垂体柄;P:垂体;O:视神经;C:颈内动脉;箭头 1 指向为嗅神经,其上方为额叶直回;箭头 2 指向为大脑前动脉 A1 段;箭头 3 指向为从颈内动脉发出的垂体上动脉;箭头 4 指向为营养视交叉下部的小动脉,由颈内动脉发出;箭头 5 指向为后交通动脉

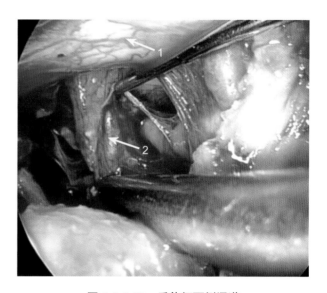

**图 4-5-2-22　垂体柄两侧通道**
从垂体柄两侧通道切除突入脚间窝和三脑室底部的肿瘤,箭头 1 指向为视交叉;箭头 2 指向为垂体柄

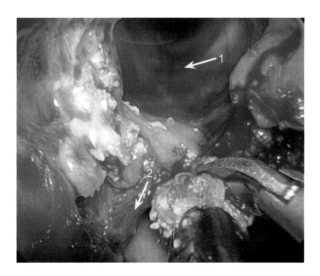

**图 4-5-2-21　视交叉上方区域**
箭头 1 显示终板切开后可以看到三脑室内部;箭头 2 指向为垂体柄;吸引器下方为残余瘤体

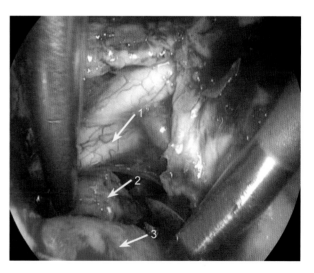

**图 4-5-2-23　视交叉下方通道**
从上方角度,视交叉下方、垂体柄两侧的通道,切除垂体后方鞍后区域的瘤体。箭头 1 指向为视束;箭头 2 指向为肿瘤;箭头 3 指向为垂体

体上动脉的小分支血管,这些血管供应垂体柄的血供(图4-5-2-20)。注意保护视交叉上下的小动脉,这些动脉可能参与视交叉和漏斗的血供(图4-5-2-20)。尽量完整保留垂体柄。无法保留垂体柄或很难保留垂体柄的是漏斗内膨胀生长型。对于这类病人,

如果术前内分泌功能已经较差,切除垂体柄以避免勉强保留导致的术后肿瘤复发可能是更明智的选择。

9. **冲洗术野**(图4-5-2-27)。

10. 颅底重建见本篇第10章颅底重建章节。

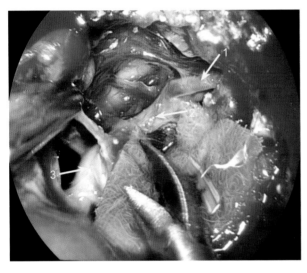

**图4-5-2-24　切除鞍后区域与基底动脉粘连的残余瘤体**
箭头1指向为后交通动脉;箭头2指向为大脑后动脉;箭头3所指为基底动脉

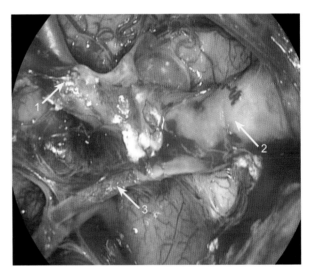

**图4-5-2-26　切除残留于颈内动脉分叉表面的肿瘤**
箭头1所指为大脑前动脉A1段;箭头2所指为颈内动脉;箭头3所指为后交通动脉

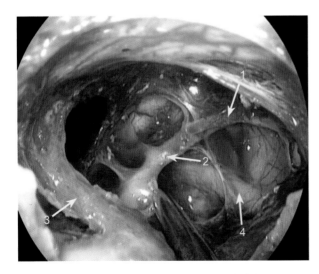

**图4-5-2-25　切除残留于垂体柄的肿瘤**
箭头1所指为后交通动脉;箭头2所指为大脑后动脉;箭头3所指为垂体柄,下方连接垂体;箭头4所指为动眼神经,其后方为中脑脚间窝

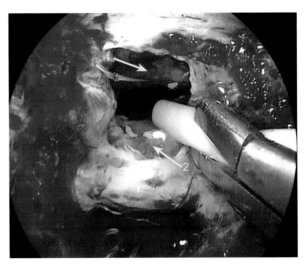

**图4-5-2-27　持续冲洗瘤腔**
箭头1所指为视交叉;箭头2所指为垂体

## 第三节　鞍后型颅咽管瘤的内镜经鼻手术治疗

### 一、手术通道角度

手术通道角度示意见图 4-5-3-1。

### 二、病人体位

平卧位，头略后仰 10°，向术者转 5°。

### 三、手术步骤

1. **鼻腔步骤方法**　同第二节：鞍上型所述

2. **蝶窦内步骤方**　法同第二节：鞍上型所述

3. **蝶窦后壁步骤**

（1）首先磨除鞍底、鞍结节、MOCR、蝶骨平台骨质（方法同第二节：鞍上型所述）。

（2）继续磨除蝶窦内斜坡骨质（根据需要决定磨除范围，但至少需要磨除蝶窦内斜坡的上半部分，图 4-5-3-2、图 4-5-3-3）。

（3）去除鞍背后骨质（图 4-5-3-4）。

（4）骨质全部磨除后显示硬膜范围（图 4-5-3-5）。

4. 切开鞍区、前海绵间窦和鞍结节区域硬膜（切开顺序及方法同第二节：鞍上型中所述）。

5. 垂体移位或切除

（1）如果术前垂体功能已丧失，可在垂体上方找到垂体柄，切除垂体（图 4-5-3-6）。

（2）如存在垂体功能，则需行垂体硬膜内移位（图 4-5-3-7、图 4-5-3-8），即在硬膜内游离垂体，仅保留垂体上动脉血供（图 4-5-3-9）和垂体柄完整（图 4-5-3-8），垂体游离后，将垂体从垂体窝内游离上抬，以显露垂体后方的鞍后区域以及三脑室底部结构。

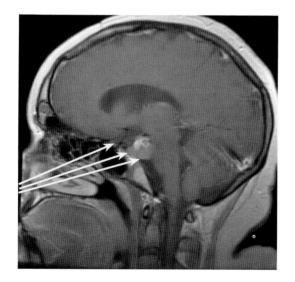

**图 4-5-3-1　手术通道**

下方箭头指向提示到达肿瘤主体的手术通道，但是有垂体阻隔，所以如果不切开垂体，则需要做垂体移位，将垂体上抬，使手术通道通畅。如果垂体功能明显低下，以全切防止复发为主要目的，则可以切除垂体

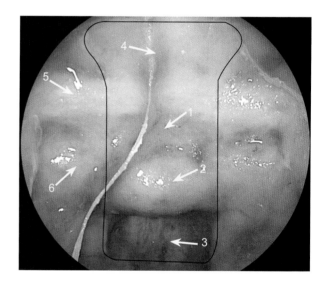

**图 4-5-3-2　黑线内区域为需要磨除骨质的范围**

箭头 1 指向为鞍结节；箭头 2 指向为鞍底；箭头 3 指向为斜坡。箭头 4 指向为蝶骨平台；箭头 5 指向为视神经管；箭头 6 指向为鞍旁颈内动脉管

6. 向下切开斜坡硬膜

（1）垂体移位抬起或垂体切除后，切除可能残余的后床突，电凝下海绵间窦，并切断（图 4-5-3-10）。

（2）根据需要可向下剪开部分斜坡硬膜（图 4-5-3-11），切开时注意避免损伤两侧展神经（图 4-5-3-12）。

7. 显露鞍后区域和三脑室底部区域的肿瘤（图 4-5-3-13、图 4-5-3-14）正常情况下在垂体移位

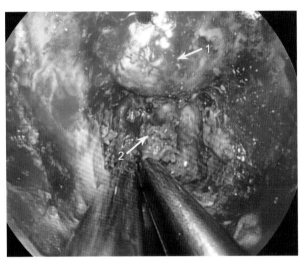

图 4-5-3-3 在磨除鞍底、鞍结节、MOCR、蝶骨平台骨质后，继续磨除斜坡骨质
箭头 1 指向为鞍底；箭头 2 指向为斜坡

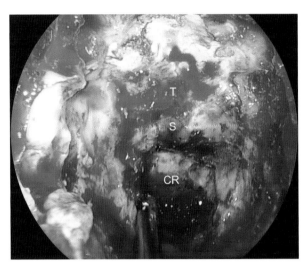

图 4-5-3-5 硬膜显示范围，可见双侧 MOCR 已经磨除
P:蝶骨平台；T:鞍结节；S:鞍底；CR:斜坡

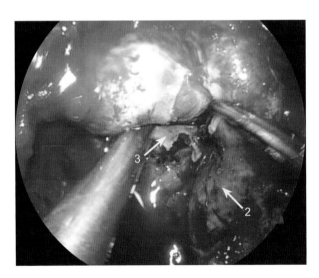

图 4-5-3-4 在硬膜外抬起垂体，去除鞍背骨质
箭头 1 指向为鞍底；箭头 2 指向为斜坡旁颈内动脉。箭头 3 指向为鞍背骨质

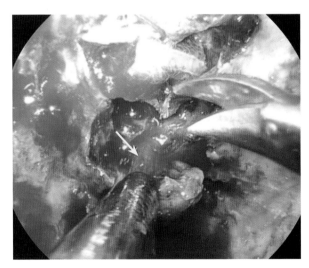

图 4-5-3-6 切断垂体柄以切除垂体
箭头所示为垂体柄

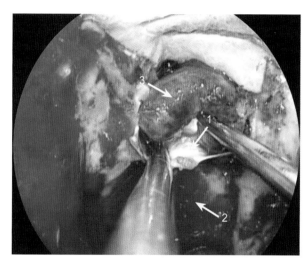

图 4-5-3-7 在垂体窝内分离垂体与周围硬膜之间的疏松组织,游离垂体

箭头 1 指向为鞍底硬膜;箭头 2 指向为斜坡;箭头 3 指向为垂体

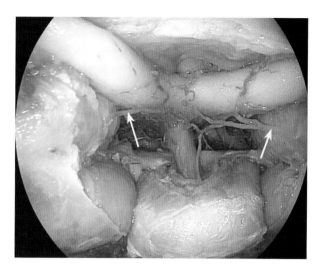

图 4-5-3-9 颈内动脉发出的垂体上动脉

双侧箭头所指为垂体上动脉

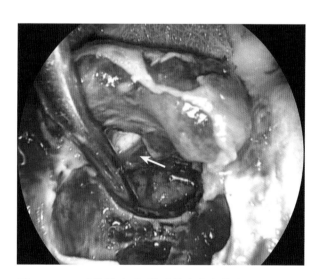

图 4-5-3-8 垂体游离后,从垂体窝内上抬移位以显露其后方的空间

箭头指向为垂体柄

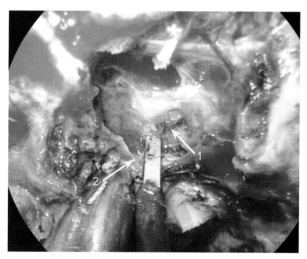

图 4-5-3-10 电凝下海绵间窦

箭头 1 指向为垂体切除后的残余垂体柄;箭头 2 指向为下海绵间窦

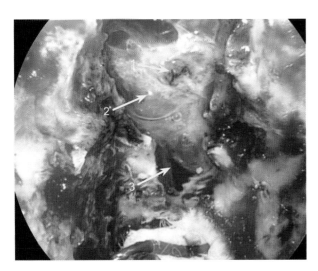

**图 4-5-3-11 向下继续切开部分斜坡硬膜**

箭头 1 指向为垂体切除后的残余垂体柄;箭头 2 指向为鞍底区域;箭头 3 指向为斜坡区域

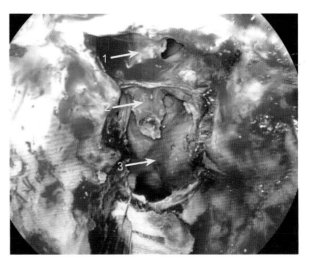

**图 4-5-3-13 显露鞍后区域肿瘤**

箭头 1 指向为视交叉上方区域,切开终板可以进入三脑室前部;箭头 2 指向为视交叉下方区域(残余垂体柄);箭头 3 指向为鞍后区域

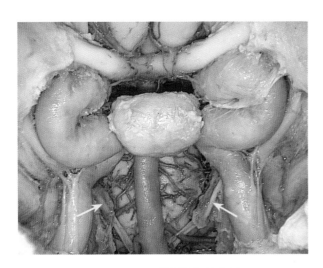

**图 4-5-3-12 外展神经的走行**

在剪开斜坡隐窝上部硬膜时需要注意神经监测,避免损伤。双侧箭头指向为进入海绵窦前外展神经

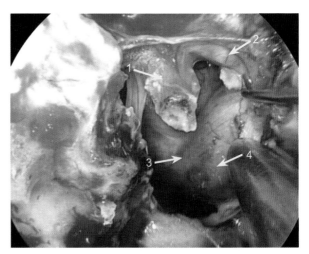

**图 4-5-3-14 显露三脑室底部区域的肿瘤**

箭头 1 指向为残余垂体柄;箭头 2 指向为视神经;箭头 3 指向为动眼神经;箭头 4 指向为肿瘤

后可以见到鞍后区域和三脑室底部区域的解剖结构是:脑桥、基底动脉、大脑后动脉、小脑上动脉、动眼神经、乳头体和三脑室底部(图4-5-3-15)。

**8. 肿瘤切除**

(1)同样先找到垂体柄(图4-5-3-15)。

(2)然后大致分离肿瘤边界,放出肿瘤囊液,从各个间隙分块切除瘤体(图4-5-3-16~图4-5-3-18)。

(3)瘤壁塌陷后再仔细分离边界切除肿瘤包膜和残余瘤体(图4-5-3-19、图4-5-3-20)。大脑后动脉的穿支可能和肿瘤后部包膜粘连,分离此处

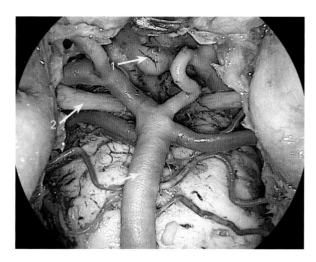

**图4-5-3-15 显露鞍后区域及三脑室底部区域**
箭头1指向为三脑室底部位置(乳头体);箭头2所示为动眼神经,从大脑后动脉和小脑上动脉之间从中脑脚间窝发出;箭头3指向为基底动脉

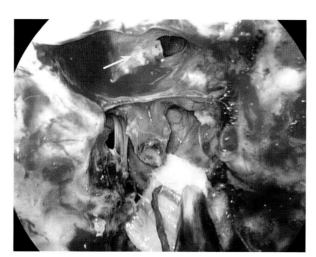

**图4-5-3-17 切开终板切除瘤体**
箭头指向为终板

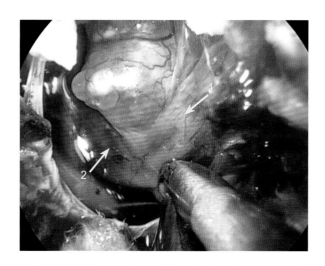

**图4-5-3-16 释放肿瘤囊液减压,肿瘤表面为动眼神经**
箭头1指向为动眼神经;箭头2指向为肿瘤囊壁

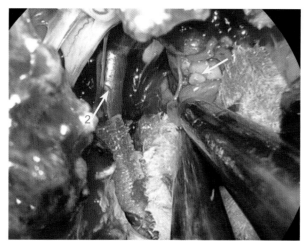

**图4-5-3-18 在鞍后区域分块切除肿瘤,图中左侧动脉为基底动脉**
箭头1指向为肿瘤。箭头2指向为基底动脉

需要注意避免损伤。

（4）切除鞍后区域的肿瘤需要重点保护动眼神经和展神经，该神经进入海绵窦之前往往与入路过程或肿瘤关系密切，容易损伤。操作时需要经常使用神经监测，以保护Ⅲ、Ⅵ对脑神经（图4-5-3-12 至图 4-5-3-16；图 4-5-3-21、图 4-5-3-22）。

9. 如果垂体移位，肿瘤切除后将垂体复位（图4-5-3-23）。

10. 冲洗术野。

11. 颅底重建。（见本篇第 10 章）

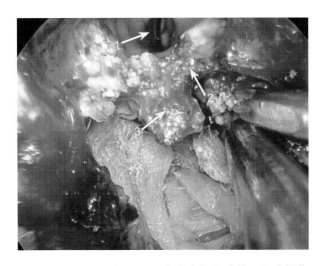

图 4-5-3-19 切除视交叉下方残余钙化瘤体。取瘤钳指向为视交叉下方瘤体
箭头 1 指向为三脑室；箭头 2 指向为视交叉；箭头 3 指向为残余垂体柄

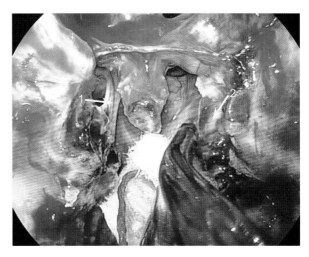

图 4-5-3-21 注意保护外展神经及动眼神经
箭头 1 指向为外展神经；箭头 2 指向为动眼神经

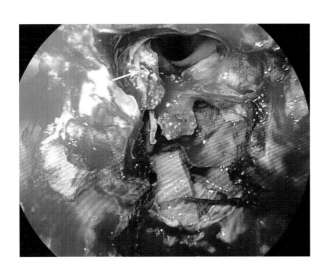

图 4-5-3-20 切除终板下方残余钙化瘤体
箭头指向为残余瘤体

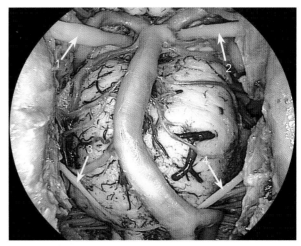

图 4-5-3-22 鞍后区域所见
箭头 1、2 指向所示为动眼神经，从大脑后动脉和小脑上动脉之间从中脑脚间窝发出；箭头 3、4 指向为外展神经

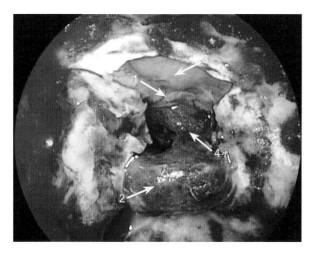

图 4-5-3-23 垂体复位

箭头 1 指向为视交叉；箭头 2 指向为垂体；箭头 3 指向为鞍上池蛛网膜；箭头 4 指向为垂体柄

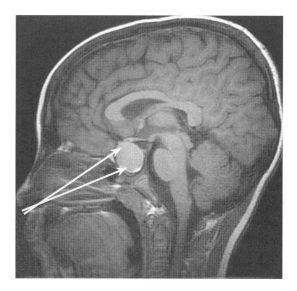

图 4-5-4-1 鞍内型颅咽管瘤手术通路

# 第四节 鞍内型、鞍内鞍上型颅咽管瘤的内镜经鼻手术治疗

## 一、经鼻内镜手术通道

鞍内型及鞍内鞍上型颅咽管瘤经鼻内镜手术通道（图 4-5-4-1、图 4-5-4-2）应避开垂体，从鞍底前上部和鞍结节区域进入，首先找到垂体柄出垂体处，然后开始切除瘤体，即可以不损伤垂体，又可以直接到达肿瘤主体，方便肿瘤切除。

## 二、病人体位

病人取平卧位，头略后仰 10°~20°，向术者方向转 5°~10°。

## 三、手术步骤

1. **鼻腔步骤方法** 同第二节：鞍上型所述。

2. **蝶窦内步骤方法** 同第二节：鞍上型所述。

3. **蝶窦后壁步骤**

具体骨质磨除范围由肿瘤位置和大小决定。

（1）鞍内型：蝶窦后壁骨质磨除最小范围（图 4-5-4-3）需包括鞍底和鞍结节，两侧磨除骨质不超

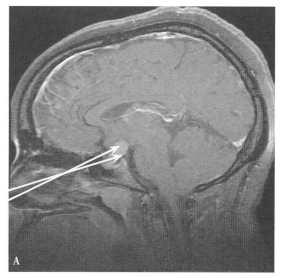

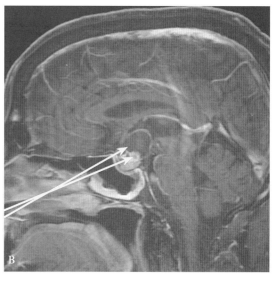

图 4-5-4-2 箭头指示为鞍内鞍上型颅咽管瘤手术通路

过内侧 OCR,向前可达视神经管水平,但多需要再向前磨除部分蝶骨平台骨质。

(2) 鞍内鞍上型:蝶窦后壁骨质磨除范围(图4-5-4-4)需包括鞍底和鞍结节,向两侧磨除 MOCR,向前越过视神经管水平后,向两侧扩大磨除蝶骨平台(图4-5-4-5)。

4. 切开硬膜鞍内型切开鞍底硬膜、前海绵间窦和鞍结节硬膜,鞍内鞍上型有时根据需要还要切开部分蝶骨平台硬膜(图4-5-4-6)。

5. 分离蛛网膜,在鞍内找到垂体柄(图4-5-4-7、

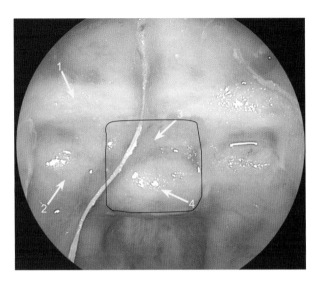

**图 4-5-4-3　鞍内型颅咽管瘤骨质磨除最小范围**
黑线内区域为需要磨除骨质的范围。箭头 1 指向为视神经管;箭头 2 指向为鞍旁颈内动脉管;箭头 3 指向为鞍结节区域;箭头 4 指向为鞍底

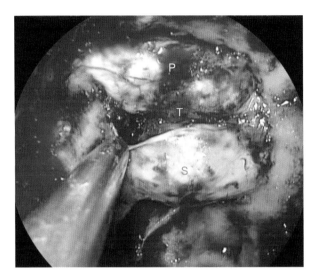

**图 4-5-4-5　鞍内鞍上型颅咽管瘤硬膜显露范围,双侧MOCR 已经磨除**
P:蝶骨平台;T:鞍结节;S:鞍底

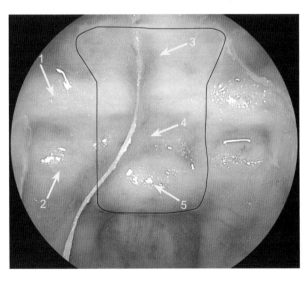

**图 4-5-4-4　鞍内鞍上型颅咽管瘤骨质磨除范围**
黑线内区域为需要磨除骨质的范围。箭头 1 指向为视神经管;箭头 2 指向为鞍旁颈内动脉管。箭头 3 指向为蝶骨平台;箭头 4 指向为鞍结节区域;箭头 5 指向为鞍底

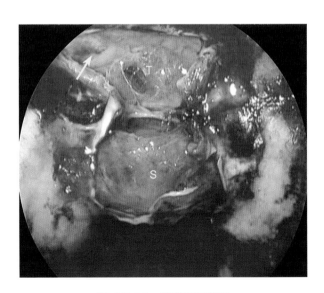

**图 4-5-4-6　硬膜切开范围**
T:鞍结节区域硬膜;S 鞍底区域硬膜。左侧箭头指向为视神经

图 4-5-4-8）。

6. 可以从多个通道分块切除鞍内、鞍上肿瘤。在垂体柄前方、两侧和视交叉上、下切除瘤体（图 4-5-4-9 至图 4-5-4-11）。

7. 肿瘤囊内减压后，分离肿瘤边界，从垂体柄两侧、视交叉上、下切除残余肿瘤（图 4-5-4-12）。

8. 冲洗瘤腔。

9. 颅底重建（见本篇第十章）。

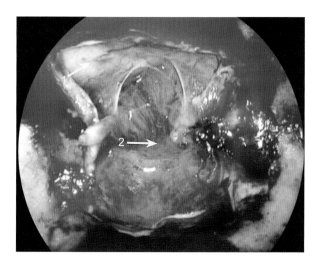

**图 4-5-4-7　分离蛛网膜后所见**
箭头 1 指向为视神经；箭头 2 指向为垂体柄

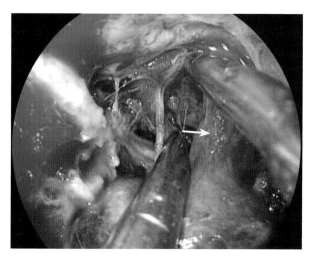

**图 4-5-4-9　在垂体柄右侧切除瘤体**
箭头指向为垂体柄

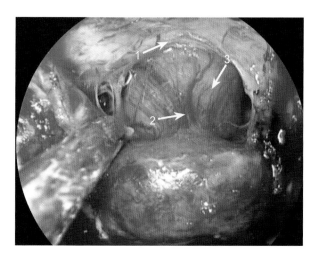

**图 4-5-4-8　图 4-5-4-7 放大观**
箭头 1 指向为视神经；箭头 2 指向为垂体柄；箭头 3 指向为肿瘤。可见垂体柄位于肿瘤前方，被挤压成薄片状贴附于瘤体表面

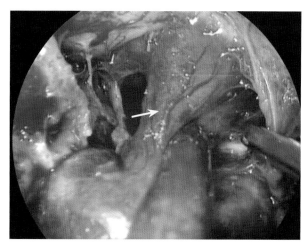

**图 4-5-4-10　在垂体柄左侧切除瘤体**
箭头指向为垂体柄

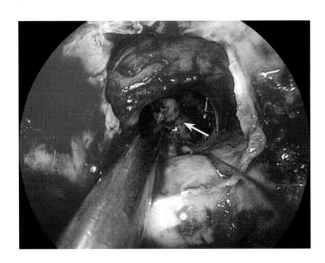

图 4-5-4-11 在视交叉下方切除瘤体
箭头指向为肿瘤

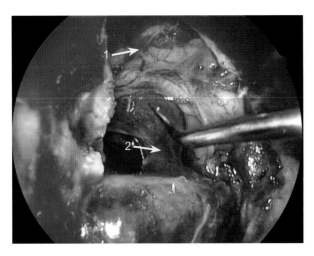

图 4-5-4-12 视交叉上下以及垂体柄上的残余瘤体已经
被切除
箭头 1 指向为视交叉上额叶直回；箭头 2 指向为视交叉下
垂体柄

（桂松柏　洪涛　Paul A. GardnerJuan C.
Fernandez-Miranda）

注：本章部分图片来自美国匹兹堡大学医学
中心颅底外科（手术图片）和美国匹兹堡大学神
经外科解剖实验室（解剖图片）。The copyright of
these figures on this chapter belongs to the UPMC-
Center for Cranial Base Surgery（surgery pictures）
and the Surgical Neuroanatomy Lab at University of
Pittsburgh（dissection pictures）.

# 参 考 文 献

1. Kassam AB，Gardner PA，Snyderman CH，et al. Expanded endonasal approach，a fully endoscopic transnasal approach for the resection of midline suprasellar craniopharyngiomas：a new classification based on the infundibulum. J Neurosurg，2008，108（4）：715-728

2. Cavallo LM，Prevedello DM，Solari D，et al. Extended endoscopic endonasal transsphenoidal approach for residual or recurrent craniopharyngiomas. J Neurosurg，2009，111（3）：578-589

3. Kassam A，Snyderman CH，Mintz A，et al. Expanded endonasal approach：the rostrocaudal axis. Part I. Crista galli to the sella turcica. Neurosurg Focus，2005，19（1）：E3-E3

4. Abou-Al-Shaar H，Blitz AM，Rodriguez FJ，et al. Expanded Endonasal Endoscopic Approach for Resection of an Infrasellar Craniopharyngioma. World Neurosurg，2016，95：618.e7-618

5. Stefko ST，Snyderman C，Fernandez-Miranda J，et al. Visual Outcomes after Endoscopic Endonasal Approach for Craniopharyngioma：The Pittsburgh Experience. J Neurol Surg B Skull Base，2016，77（4）：326-32

6. Nishioka H，Fukuhara N，Yamaguchi-Okada M，et al. Endoscopic Endonasal Surgery for Purely Intra-third Ventricle Craniopharyngioma. World Neurosurg，2016，91：266-271

7. Solanki SP，Sama A，Robertson IJ. Endoscopic transnasal external fistulation in recurrent cystic subdiaphragmaticc-raniopharyngioma：a novel technique. J Neurosurg Pediatr，2015，16：1-6

# 第六章

**ENDOSCOPIC NEUROSURGERY**

# 颅底脑膜瘤的内镜手术治疗

## 第一节　嗅沟脑膜瘤的内镜经鼻手术治疗

### 一、概述

嗅沟脑膜瘤起源于嗅神经沟筛板，属于前颅凹底脑膜瘤，可单侧或双侧生长。与嗅神经、视神经、大脑前动脉及其分支等重要结构关系较密切，其中，肿瘤后方和视神经、大脑前动脉的界限是手术中需要注意的区域。

### 二、诊断

#### （一）典型临床表现

1. 单侧或双侧嗅觉减退或消失。

2. 肿瘤向后生长压迫视神经，可导致视力下降。

3. 肿瘤巨大时可导致颅高压症。此时部分病人可出现 Foster-Kennedy 综合征（同侧视神经萎缩和对侧视乳头水肿）。

4. 压迫额叶可出现精神症状。

#### （二）影像表现

1. CT　多呈等密度病变，基底附着在筛板和筛顶硬膜上，向后可以到达鞍结节区域，增强后肿瘤强化。三维 CT 检查为术前计划所必须，以清楚地显示颅底骨质、蝶窦、筛窦等结构（图4-6-1-1）。

2. 在 MR 上，肿瘤多数呈等 $T_1$ 等 $T_2$ 信号，边界清楚，多呈均匀明显强化。可以显示肿瘤与嗅神经、视神经、大脑前动脉及其分支等周围重要结构的关系（图 4-6-1-2）。肿瘤周围脑组织常有严重的脑水肿。

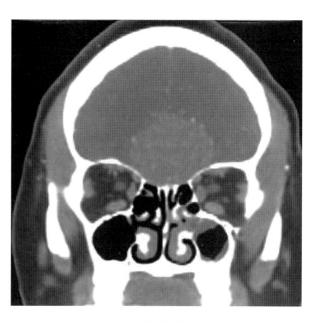

**图 4-6-1-1　嗅沟脑膜瘤 CT 表现**
头颅 CT 冠状位，可见肿瘤和颅底骨质的关系

## 三、手术适应证

1. 对于肿瘤向前后方向发展,内镜经鼻入路没有限制(图 4-6-1-3)。

2. 内镜　经鼻不能到达双侧眼眶顶部中线以外区域(图 4-6-1-4)。因此对于肿瘤基底宽度超过

筛板和筛顶过多的嗅沟脑膜瘤如果以一次手术全切为目的,不适合经鼻入路切除。

## 四、手术步骤

1. 经鼻内镜手术通道角度示意(图 4-6-1-5)。
2. 病人体位和头架固定病人仰卧,头略伸位。

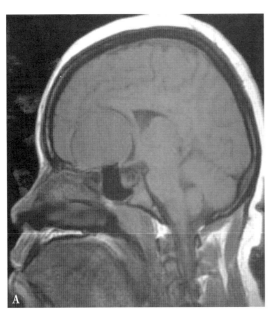
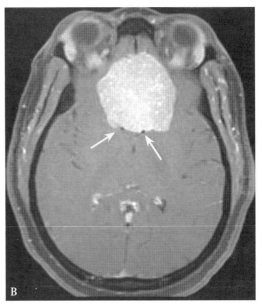

**图 4-6-1-2　嗅沟脑膜瘤的 MRI 表现**

A. 头颅 MRI 平扫矢状位 T1 相所见;B. 头颅 MRI 增强扫描轴位所见。双侧箭头指向为肿瘤后方的大脑前动脉,该处是手术危险区域之一

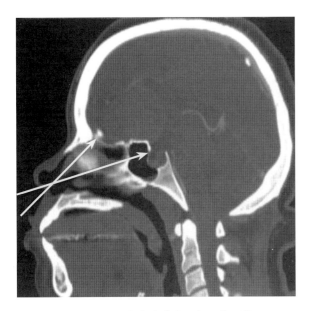

**图 4-6-1-3　嗅沟脑膜瘤经鼻手术通道**

箭头提示经鼻内镜可以到达的前后范围,足够切除向前后方向扩展的嗅沟脑膜瘤

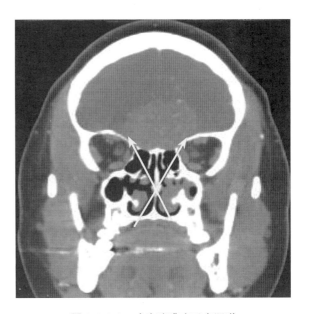

**图 4-6-1-4　嗅沟脑膜瘤手术通道**

箭头提示内镜经鼻到达双侧眼眶顶部中线以外区域受限制

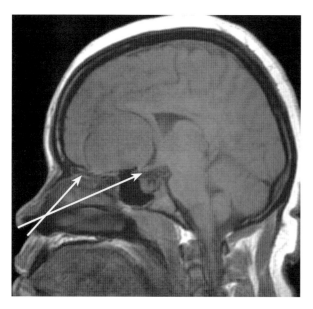

图 4-6-1-5　内镜经鼻手术通道

箭头指向为内镜经鼻到达肿瘤前、后界的手术通道和角度

上头架固定头部。行脑神经监测。

3. 鼻腔准备　鼻腔及面部常规消毒。鼻腔黏膜肾上腺素棉条收缩黏膜。

4. 手术步骤

（1）鼻腔步骤：

1）切除双侧上、中鼻甲。

2）根据术者习惯，多行右侧鼻中隔带蒂黏膜瓣，并推到鼻后孔备用。

3）磨除蝶窦前壁。

4）切除鼻中隔附着于前颅底的鼻中隔上半部分（从额窦到蝶窦下壁）（图 4-6-1-6）。以不阻碍双侧器械到达蝶窦腔内和前颅底。

（2）蝶窦步骤：

1）广泛切除蝶窦前壁向下至两侧翼突内侧板，向两侧显露蝶窦外侧壁，完全显露两侧颈内动脉管，向上显露蝶骨平台。

2）去除所有附着于蝶窦下壁犁骨的残余，向下磨除至接近斜坡水平。

3）去除蝶窦间隔和蝶窦内所有黏膜。

（3）筛窦步骤：向前需切除全部前、中、后组筛窦气房（图 4-6-1-7、图 4-6-1-8）以清楚显示蝶骨平台和筛板、筛顶、鸡冠，向两侧磨除筛窦气

房到纸样板，注意识别和保护筛后动脉和筛前动脉。

以上所有操作目的是最终形成一个前方到额窦，后方到斜坡凹陷，两侧到纸样板（眼眶内壁）、中间是筛板、筛顶、蝶骨平台、鞍结节、鞍底的前颅底手术通道（图 4-6-1-9），以利于手术显露、操作和止血。

（4）观察蝶窦后壁和前颅底解剖标志：观察鞍底、颈内动脉管、视神经管、鞍结节、蝶骨平台、筛板、筛顶、鸡冠、筛前动脉（筛板和额隐窝的分界

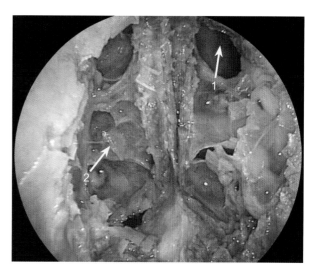

图 4-6-1-6　筛窦气房

箭头 1 指向为额隐窝前方的额窦；箭头 2 指向为筛窦气房

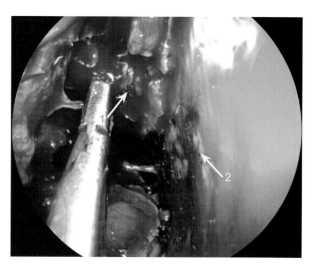

图 4-6-1-7　去除右侧筛窦气房

箭头 1 指向为筛窦；箭头 2 指向为鼻中隔

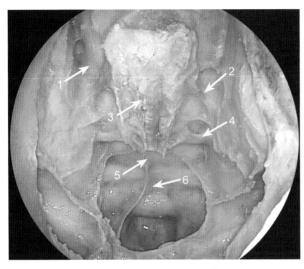

图 4-6-1-8　颅底骨质显露范围

箭头 1 指向为额隐窝；箭头 2 指向为筛前动脉；箭头 3 指向为筛板和鸡冠位置；箭头 4 指向为筛后动脉；箭头 5 指向为蝶骨平台；箭头 6 指向为鞍结节；鞍结节后方为鞍底，鞍底下方为斜坡凹陷；两侧壁为眼眶内侧壁

线）、筛后动脉、额隐窝和额窦、两侧眼眶内侧壁（图 4-6-1-9 至图 4-6-1-14）。

（5）前颅底骨质磨除：

1）从前向后磨除蝶骨平台和鞍结节的骨质（图 4-6-1-15）。重要区域骨质磨除的方法是将骨质磨成蛋壳样薄层后，用咬骨钳咬除。

2）磨除残余筛窦气房、筛板、筛顶骨质，去除鸡冠骨质（注意鸡冠在上方连接大脑镰）（图 4-6-1-16）。

3）磨除部分眼眶内侧壁骨质（图 4-6-1-17）以增加两侧牵拉范围和手术空间（两侧视野可以到达两侧眶顶的中点平面以内）。

4）最终显露前方到额窦，后方到鞍底前方，两侧到眼眶内壁的前颅底硬膜区域（图 4-6-1-18、图 4-6-1-19）。

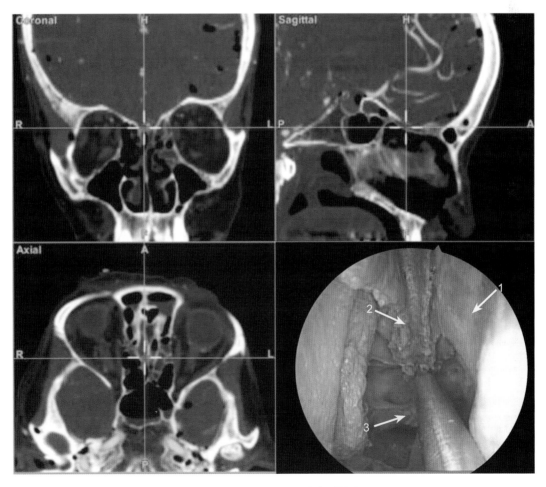

图 4-6-1-9　导航显示嗅沟（筛板）

箭头 1 指向为鼻中隔；箭头 2 指向为前颅底区域；箭头 3 指向为鞍底

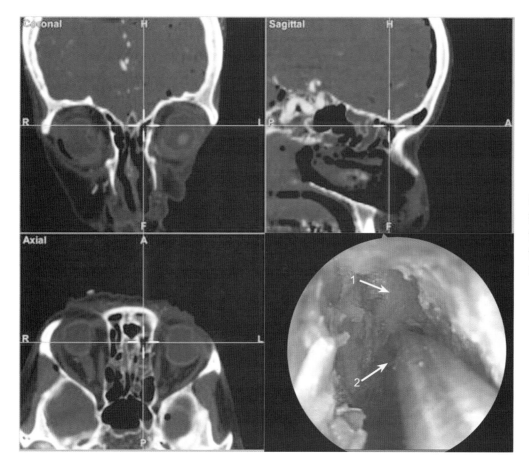

图 4-6-1-10　导航提示额隐窝

箭头 1 指向为额窦；箭头 2 指向为筛前动脉

图 4-6-1-11　导航显示筛前、后动脉，前者为额隐窝后界

导航探针所指为筛前动脉，箭头 1 指向为额隐窝；箭头 2 指向为筛后动脉；箭头 3 指向为眼眶内侧壁

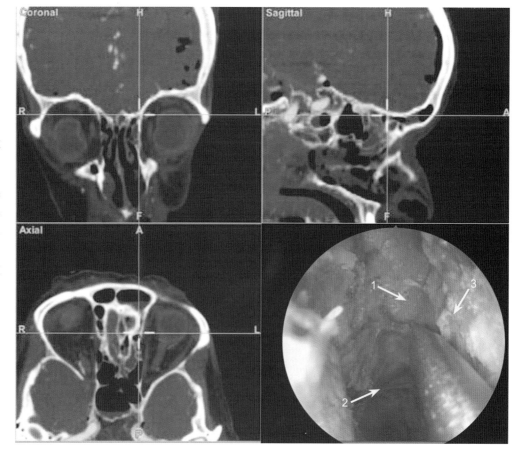

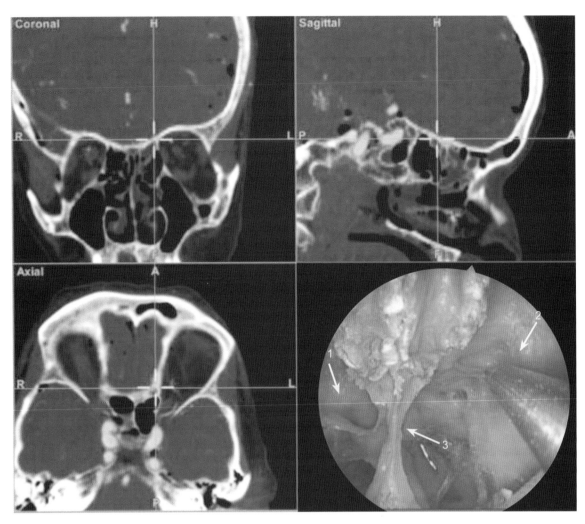

**图 4-6-1-12　导航显示筛后动脉（为蝶骨平台前界）**

箭头 1 指向为视神经管；箭头 2 指向为眼眶内侧壁；箭头 3 指向为鞍底

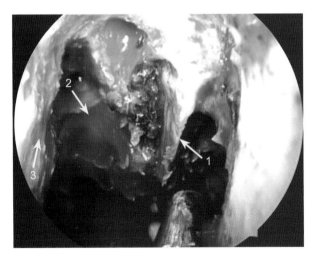

**图 4-6-1-13　前颅底**

箭头 1 指向为筛骨垂直板；箭头 2 指向为磨除筛窦气房后显露的右侧筛顶；箭头 3 指向为眼眶内侧壁

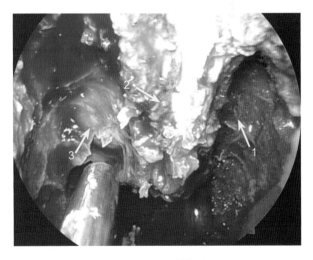

**图 4-6-1-14　前颅底**

箭头 1 指向为左侧筛顶；箭头 2 指向为鸡冠和筛板；箭头 3 指向为右侧筛顶和残余筛窦气房

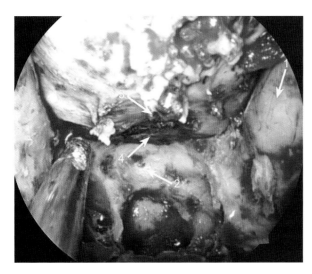

**图 4-6-1-15 磨除鞍结节和蝶骨平台骨质**

箭头 1 指向为左侧眼眶内侧壁;箭头 2 指向为鞍底;箭头 3 指向为蝶骨平台;箭头 4 指向为鞍结节

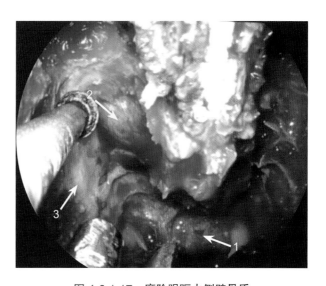

**图 4-6-1-17 磨除眼眶内侧壁骨质**

箭头 1 指向为鞍底;箭头 2 指向为前颅底硬膜;箭头 3 指向为右侧眼眶内侧壁

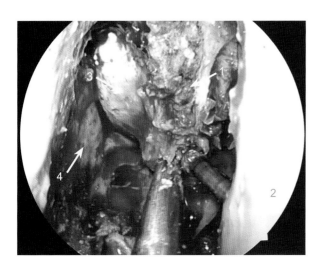

**图 4-6-1-16 磨除鸡冠和筛板骨质**

箭头 1 指向为鸡冠和筛板骨质;箭头 2 指向为鼻中隔;箭头 3 指向为前颅底硬膜;箭头 4 指向为右侧眼眶内侧壁

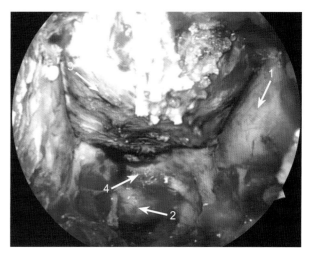

**图 4-6-1-18 颅底硬膜显露范围**

两侧为磨除骨质后的眶内侧壁,后方为鞍底,前方到额隐窝。箭头 1 指向为左侧眼眶内侧壁;箭头 2 指向为鞍底;箭头 3 指向为前颅底硬膜;箭头 4 指向为鞍结节区域

（6）离断肿瘤血供:

1）前颅底脑膜瘤的血供通常来自筛前动脉、筛后动脉(由眼动脉在眶内发出)(图 4-6-1-20)。

2）电凝切断时需要注意一定要烧灼充分后剪断(图 4-6-1-21),否则可能会回缩入眼眶内导致眶内血肿。

3）导航确定肿瘤基底范围。同时电凝显露肿瘤基底区域硬膜以进一步切断肿瘤血供(图 4-6-1-22)。

（7）围绕肿瘤基底剪开硬膜(图 4-6-1-23)。

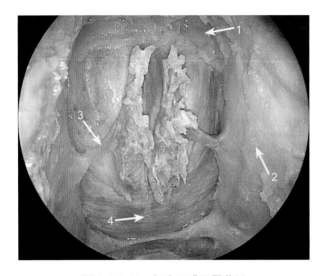

**图 4-6-1-19 颅底硬膜显露范围**

两侧界限为纸样板,前方界限为额窦,后方界限到鞍底硬膜前方。箭头 1 指向为额窦;箭头 2 指向为左侧眶内侧壁;箭头 3 指向为筛前动脉;箭头 4 指向为蝶骨平台区域

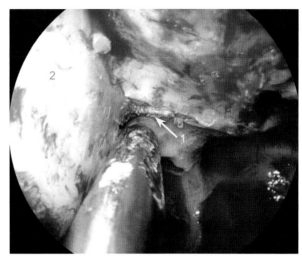

**图 4-6-1-21 右侧筛后动脉电凝后**

箭头 1 指向为筛后动脉;箭头 2 指向为右侧眼眶内侧壁

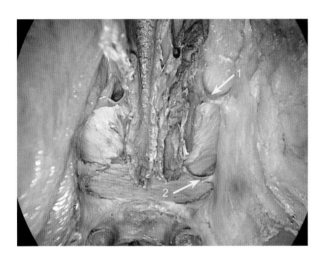

**图 4-6-1-20 嗅沟脑膜瘤供血动脉**

箭头 1 指向为筛前动脉;箭头 2 指向为筛后动脉。可见其皆由眼眶发出

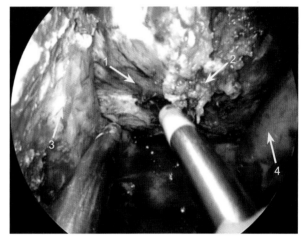

**图 4-6-1-22 电凝肿瘤基底硬膜**

箭头 1、2 指向为前颅底硬膜;箭头 3、4 指向为眼眶内侧壁

(8) 肿瘤切除:

1) 分块切除肿瘤内容物(图 4-6-1-24)。

2) 分离肿瘤边界(图 4-6-1-25~ 图 4-6-1-27),继续分块切除肿瘤内容物(图 4-6-1-28)。

3) 瘤壁塌陷后,分离残余肿瘤与脑组织、视神经、大脑前动脉(图 4-6-1-29~ 图 4-6-1-31)等重要结构的界限,全切肿瘤。肿瘤切除完毕后可见上方额叶直回(图 4-6-1-32、图 4-6-1-33)。

(9) 冲洗瘤腔(图 4-6-1-34)。

(10) 颅底重建:详见本篇第十章。

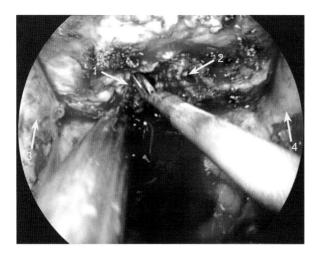

图 4-6-1-23　剪开肿瘤硬膜基底

箭头 1、2 指向为前颅底硬膜剪开后显露的瘤体;箭头 3、4
指向为眼眶内侧壁

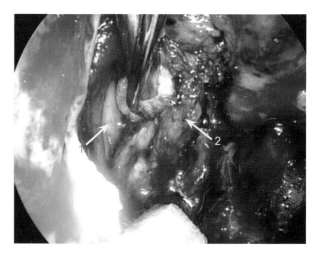

图 4-6-1-26　分离肿瘤右侧边界

箭头 1 指向为额叶脑组织;箭头 2 指向为肿瘤

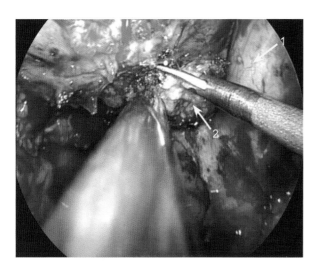

图 4-6-1-24　分块切除肿瘤

箭头 1 指向为眼眶内侧壁;箭头 2 指向为肿瘤

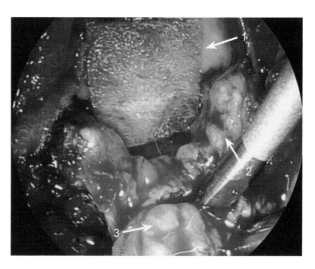

图 4-6-1-27　分离肿瘤前界

箭头 1 指向为额叶脑组织;箭头 2、3 指向为肿瘤

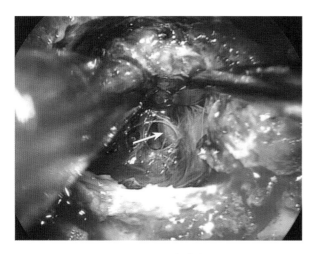

图 4-6-1-25　分离肿瘤后界

箭头指向为大脑前动脉

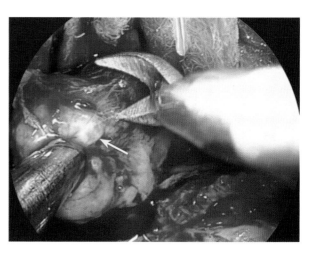

图 4-6-1-28　分块切除肿瘤

箭头指向为肿瘤

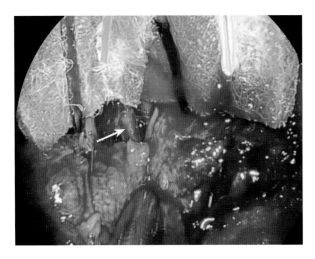

图 4-6-1-29　切除残余瘤体

箭头指向为大脑前动脉

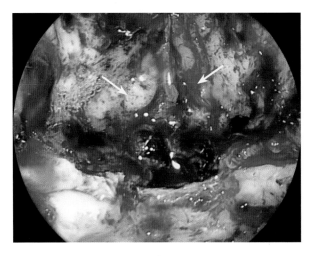

图 4-6-1-32　肿瘤切除后所见

可见上方额叶组织,两箭头指向为额叶直回

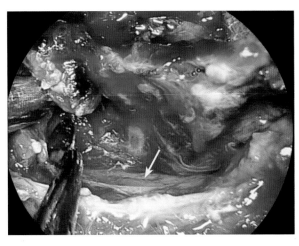

图 4-6-1-30　从视神经上切除残余瘤体

箭头指向为视神经

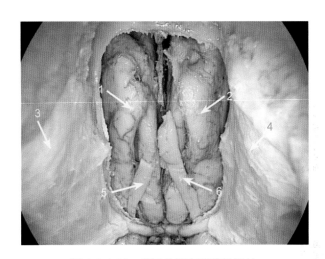

图 4-6-1-33　剪开前颅底硬膜后解剖

可见上方双侧额叶直回和嗅神经;箭头 1、2 指向为额叶直回;箭头 3、4 指向为眼眶内侧壁;箭头 5、6 指向为嗅神经

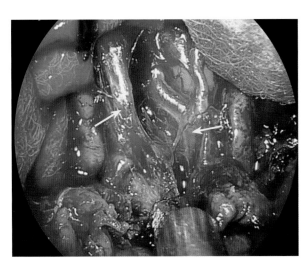

图 4-6-1-31　从大脑前动脉上切除残余瘤体

箭头指向为双侧大脑前动脉

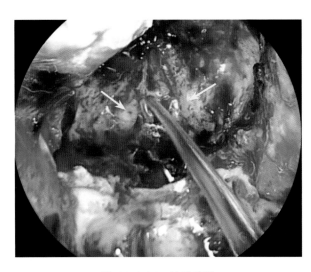

图 4-6-1-34　冲洗瘤腔

双侧箭头指向为额叶直回

## 五、内镜经鼻扩展前颅底入路切除嗅沟脑膜瘤的优点

1. 从下方切除,有利于彻底切除肿瘤基底,避免复发。

2. 避免牵拉损伤脑组织和视神经等。

3. 对于侵犯视神经管视神经内侧和下侧的肿瘤切除很有优势。

4. 对于肿瘤生长侵犯筛窦、额窦、蝶窦的病例是最好的适应证。

## 六、典型病例

女性病人,65 岁,嗅觉丧失,双侧视力下降、双颞侧视野缺损。术前影像学检查嗅沟脑膜瘤(图 4-6-1-35)。病人行内镜下肿瘤切除术,手术过程如下(图 4-6-1-36~ 图 4-6-1-40)。

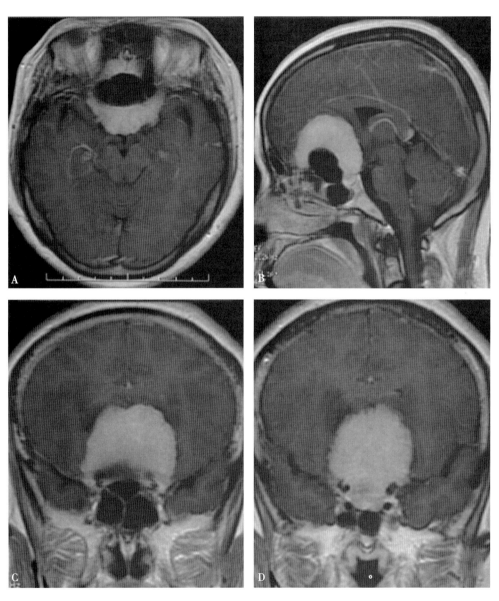

**图 4-6-1-35**

A~D. 术前头颅 MRI 增强扫描示嗅沟脑膜瘤,筛骨气化突入颅内

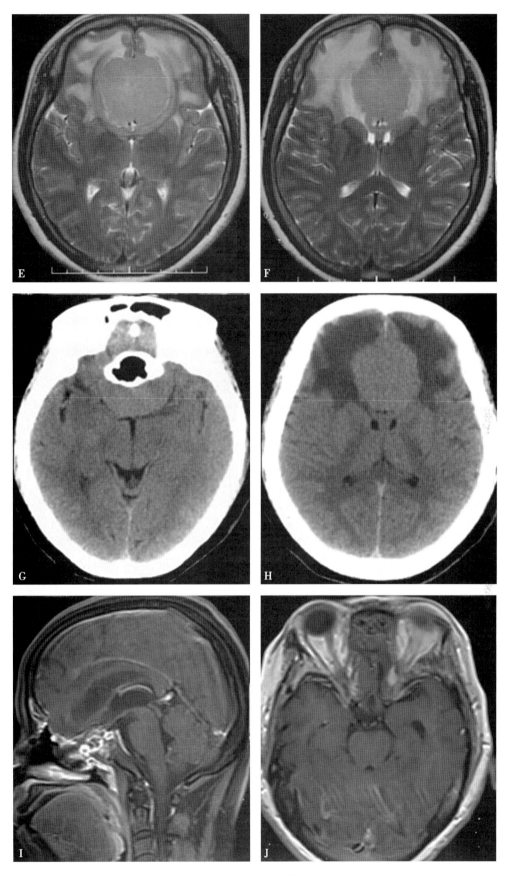

**图 4-6-1-35（续）**

E、F. 头颅 MRI 平扫 T2 加权相示双侧额叶水肿；G、H. 术前头颅 CT 示筛骨气化突入颅内，双侧额叶水肿；I、J. 术后 1 月头颅 MRI 平扫示肿瘤全切

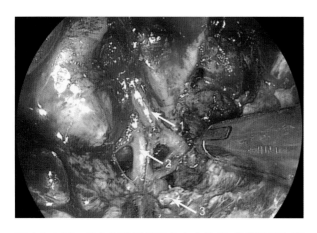

图 4-6-1-36　首先切除蝶骨平台上方肿瘤,分离肿瘤和双侧前动脉间粘连

左侧前动脉(箭头 1)、右侧前动脉(箭头 2)、肿瘤(箭头 3)

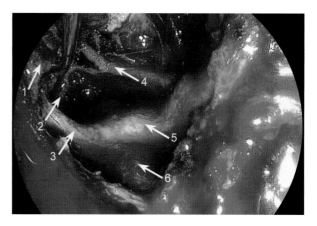

图 4-6-1-39　分离肿瘤和视神经之间粘连,继续切除肿瘤

肿瘤(箭头 1)、右侧 A1 段前动脉(箭头 2)、右侧视神经(箭头 3);左侧 A1 段前动脉(箭头 4)、视交叉(箭头 5)、垂体柄(箭头 6)

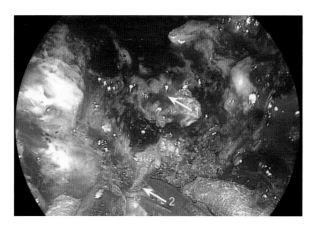

图 4-6-1-37　继续向下切除鞍结节上方和鞍内肿瘤,先电凝再剪开上海绵间窦

肿瘤(箭头 1)和上海绵间窦(箭头 2)

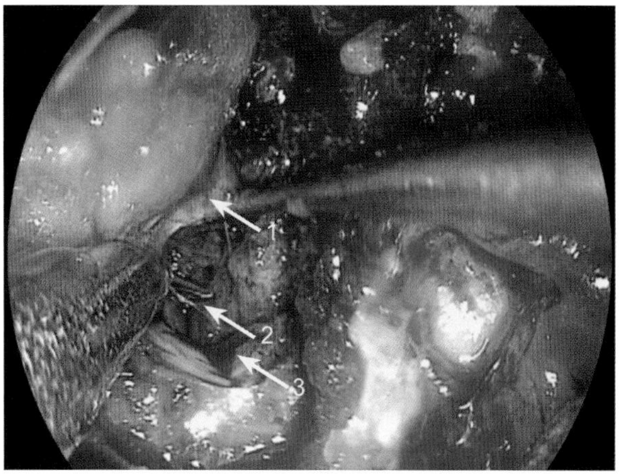

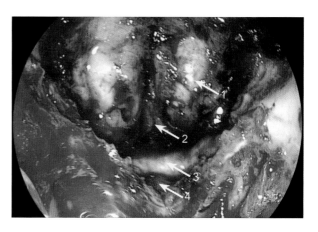

图 4-6-1-40　肿瘤切除后

额叶直回(箭头 1)、双侧 A2 段前动脉(箭头 2)、视交叉和视神经(箭头 3)、垂体柄(箭头 4)

(桂松柏　张晓彪)

# 第二节　鞍结节脑膜瘤的内镜经鼻手术治疗

## 一、概述

　　鞍结节脑膜瘤是指包括起源于鞍结节、鞍膈、前床突和蝶骨平台的脑膜瘤,约占颅内脑膜瘤的 5%~10%,毗邻前循环血管、下丘脑、视神经、垂体

图 4-6-1-38　切除鞍内部分肿瘤

肿瘤(箭头 1)、垂体柄(箭头 2)、垂体(箭头 3)

柄等重要结构。肿瘤的生长常造成视物障碍和头痛,由于其临床症状不典型,一旦出现神经功能障碍,肿瘤的体积都比较大,给手术治疗带来了挑战。

## 二、诊断

### (一)临床表现

1. 视力下降,视野缺损。

2. 内分泌的障碍。

3. 颅高压症状。

### (二)影像学检查

①CT多呈等密度病变,基底附着在鞍结节硬膜上,增强后肿瘤强化。经鼻入路手术前三维CT为必查项目,三维CT可以清楚了解肿瘤是否存在钙化及肿瘤基底部颅底骨质的增生或者破坏情况,以及蝶窦及筛窦骨性分隔的情况。同时最好可以行三维CT血管造影(CTA)以了解病变和颅底骨质、血管以及周围神经组织的解剖关系(图4-6-2-1);②在MR上,肿瘤多数呈等$T_1$等$T_2$信号,边界清楚,多呈均匀明显强化。可以显示肿瘤与视神经、颈内动脉及其分支等周围重要结构的关系(图4-6-2-2、图4-6-2-3)。

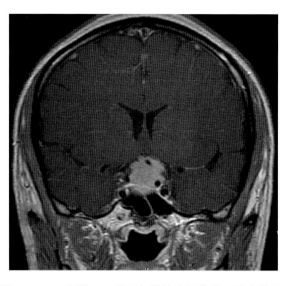

图4-6-2-2　头颅MRI增强扫描检查冠状位示肿瘤增强,肿瘤两侧为海绵窦内颈内动脉

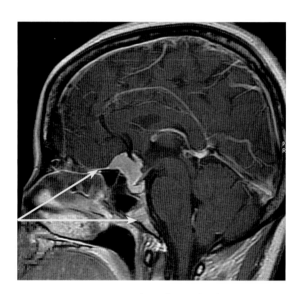

图4-6-2-3　鞍结节脑膜瘤经鼻手术范围

箭头提示经鼻内镜可以到达的前后范围,足够切除向前后方向扩展的鞍结节脑膜瘤

### (三)内分泌检查

了解垂体功能是否受影响。

## 三、手术适应证及禁忌证

1. 对于肿瘤向前后方向发展,适合内镜经鼻扩大入路(图4-6-2-3)。

2. 肿瘤侵犯视神经管内下方,内镜经鼻可以切除该部位肿瘤(图4-6-2-4)。对于肿瘤基底延展

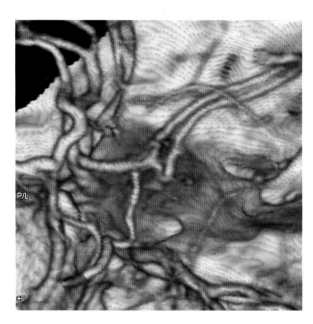

图4-6-2-1　显示前循环血管与肿瘤的关系

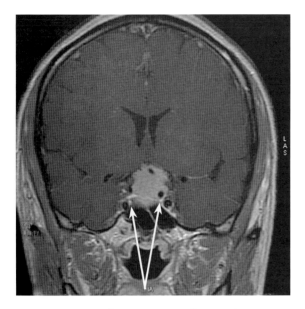

图 4-6-2-4　内镜经鼻到达鞍结节脑膜瘤的手术通道和角度

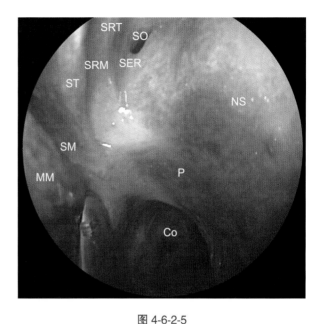

图 4-6-2-5

SO:蝶窦开口,SRT:最上鼻甲,SRM:最上鼻道,ST:上鼻甲,SM:上鼻道,P:犁骨,NS:鼻中隔,Co:后鼻腔,MM:中鼻甲,SER:蝶筛隐窝

到双侧视神经管视神经上方及外侧及眶顶上方的鞍结节脑膜瘤,由于内镜难以到达双侧视神经管以上区域,不适合经鼻扩大入路切除。

3. 对于肿瘤生长明显超出颈内动脉外侧及包裹颈内动脉及其分支的鞍结节脑膜瘤,使用经鼻扩大入路需要慎重。如果基底、脑膜尾征广泛的鞍结节脑膜瘤同样应慎重考虑使用经鼻入路。

4. 蝶窦气化不良及蝶窦严重感染未控制的病人不适合此入路。

5. 手术者的手术经验、团队合作能力不足以及设备条件不够的列为相对禁忌证。

## 四、内镜经鼻扩大入路至鞍上区的解剖

在神经内镜的引导下经双侧鼻腔进入,可见后鼻孔的内侧缘是犁骨,它是此阶段重要的中线解剖标志。将内镜沿着后鼻孔向上移动到达蝶筛隐窝,并可见蝶窦的自然开口位于其中(图 4-6-2-5、图 4-6-2-6),用高速磨钻磨除蝶窦前壁及蝶窦腔内分隔后可见蝶窦后壁和外侧壁的各个解剖标志,其中鞍底位于中央,蝶骨平台和鞍结节位于上方,斜坡

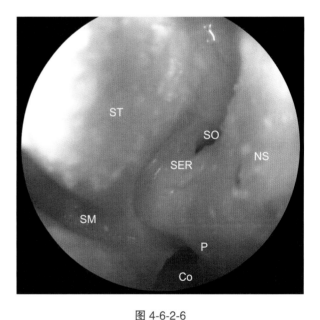

图 4-6-2-6

Co:后鼻腔,P:犁骨,SO:蝶窦开口,SER:蝶筛隐窝,SM:上鼻道,ST:上鼻甲,NS:鼻中隔

区位于下方,在鞍底的外侧可见颈内动脉隆起和视神经隆起以及位于两者之间由前床突的视柱气化成的颈内动脉视神经隐窝(图 4-6-2-7)。在进行鞍上区时,常向前颅底扩展,可见后筛动脉等结构(图4-6-2-8)。在去除鞍上区骨质时由于受两侧视神经

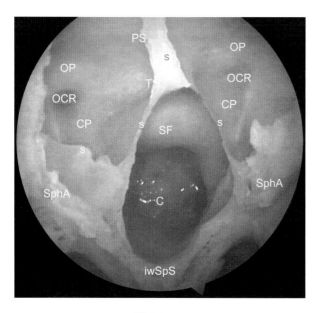

图 4-6-2-7

s:蝶窦腔内分隔,SF:鞍底,C:斜坡,OCR:颈内动脉视神经隐窝,TS:鞍结节,CP:颈内动脉管隆起,PS:蝶骨平台,OP:视神经管隆起,SphA:蝶腭动脉,iwSpS:蝶窦的下壁

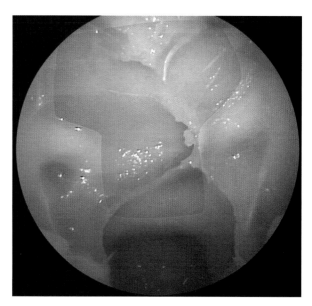

图 4-6-2-9　红色代表鞍上区磨除骨质的范围

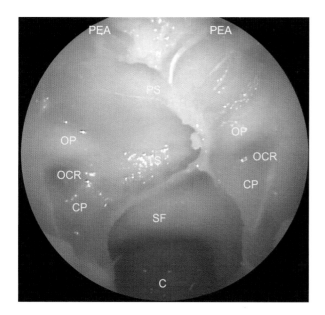

图 4-6-2-8

SF:鞍底,C:斜坡,OCR:颈内动脉视神经隐窝,TS:鞍结节,CP:颈内动脉管隆起,PS:蝶骨平台,OP:视神经管隆起,PEA:后筛动脉

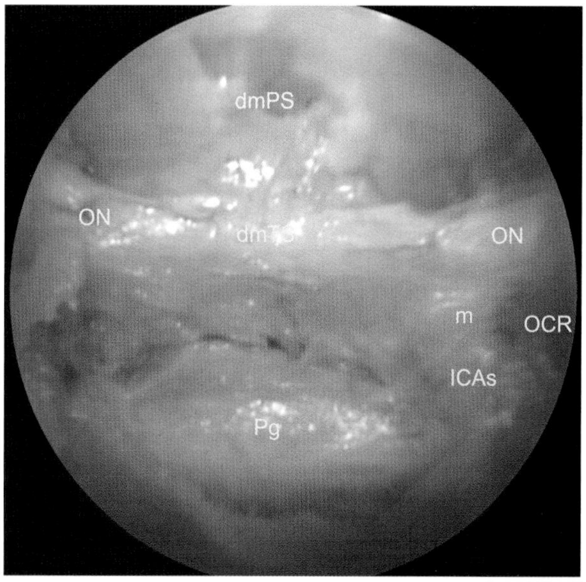

图 4-6-2-10

m:颈内动脉视神经隐窝内侧壁,dmPS:鞍结节的硬膜,dmTS:蝶骨平台的硬膜,ON:视神经,ICAs:颈内动脉鞍旁段,Pg:垂体腺

内侧的限制,在视神经上方可以前至后筛动脉,上方两侧到眶纸板,下方至蝶鞍的前上方,去除的骨质范围呈"鸭舌帽"状(图 4-6-2-9、图 4-6-2-10),在剪开鞍上区硬膜时应首先从中间开始以避免损伤视神经,打开硬膜后可见颅内的解剖结构,以假想

的两个连线将鞍上区分为四个部分:以视交叉后部和鞍背的作一连线,另一个以乳头体和视交叉的下缘作一直线,将鞍上区分为四个部分,分别为视交叉上部、视交叉下部、鞍背后部和脑室部。打开硬膜后首先看到的是视交叉下部,视交叉位于视

野中间,垂体柄位于下方,垂体柄通过鞍膈孔与垂体相连,在视交叉下部的外侧可见斜形向外的视神经,颈内动脉床突段位于视神经外侧,从颈内动脉的内侧发出垂体上动脉,一部分至垂体和垂体柄,一部分供应视神经和视交叉的下内侧部(图4-6-2-11)。在视交叉上部可见额叶直回、前纵裂,两侧的大脑前动脉A1段从颈内动发出后于视交叉上方通过前交通动脉相连,两侧的A2段分别向上方行走(图4-6-2-12)。回返动脉向后方走形,其位置变异较大。将内镜从垂体柄和颈内动脉之间,后床突的上方深入,此时可见鞍背后部结构:从上至下依次为三脑室底部、双侧乳头、两侧大脑后动脉P1段、部分后交通动脉、小脑上动脉、动眼神经、基底动脉的上1/3部分和位于其后方的桥脑(图4-6-2-13、图4-6-2-14)。将内镜从乳头体前方的三脑室底部穿过,与内镜三脑室底造瘘相反,进入三脑室内部后首先可见两侧由丘脑组成的三脑室侧壁、丘脑间联合、两侧Monro孔和位于其中的脉络丛、大脑内静脉(图4-6-2-15)。将内镜从丘脑间联合的下方深入可见三脑室后壁的结构:松果体和松果体上隐窝、两侧的髓纹、缰三角、后联合和导水管上部(图4-6-2-16)。

## 五、手术步骤

1. 经鼻内镜手术通道角度示意(图4-6-2-3、图4-6-2-4)。

2. 病人体位和头架固定病人仰卧,头略伸位,后仰10°。上头架固定头部。行脑神经监测。

3. 鼻腔准备鼻腔及面部常规消毒。鼻腔黏膜肾上腺素棉条收缩黏膜(图4-6-2-17)。

**4. 手术步骤**

(1) 鼻腔基础步骤:鼻腔内步骤没有定式,完成以下主要目的即可:Ⅰ尽可能保留中鼻甲;Ⅱ切除鼻中隔后部(根据需要决定切除范围和区域)和蝶窦前壁;Ⅲ采用双侧鼻腔入路;Ⅳ做鼻中隔黏膜瓣。

1) 收缩双侧鼻腔黏膜,可见蝶窦开口(图4-6-2-18)。

2) 根据习惯一般做右侧鼻中隔带蒂黏膜瓣,并推到鼻后孔备用。

3) 沿着右侧蝶窦开口处磨除部分右侧蝶窦前壁、蝶骨嘴及部分鼻中隔后部骨质,然后向左侧推

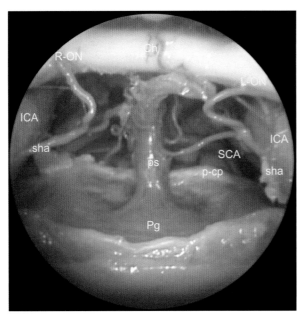

**图4-6-2-11**

R-ON:右侧视神经,L-ON:左侧视神经,Pg:垂体腺,ICA:颈内动脉,ps:垂体柄,p-cp:后床突,SCA:小脑上动脉,sha:垂体上动脉,Ch:视交叉

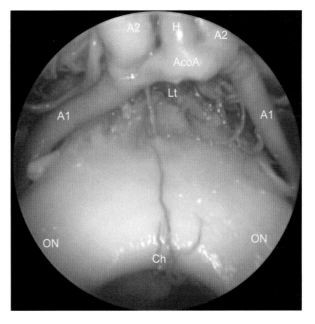

**图4-6-2-12**

ON:视神经,Ch:视交叉,Lt:终板,H:回返动脉,AcoA:前交通动脉,A1:大脑前动脉A1段,A2:大脑前动脉A2段

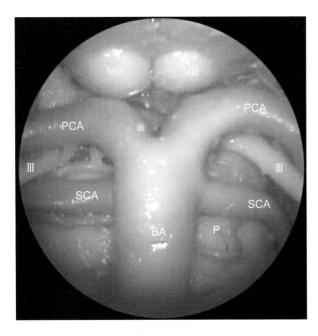

图 4-6-2-13

MB:乳头体,BA:基底动脉,SCA:小脑上动脉,PCA:大脑后动脉,P:桥脑,Ⅲ:动眼神经

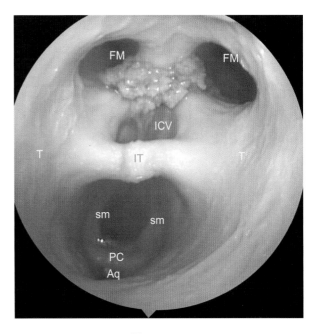

图 4-6-2-15

Aq:导水管,FM:Monro 孔,IT:丘脑间联合,PC:后联合,sm:髓纹,*:脉络丛,T:丘脑,ICV:大脑内静脉

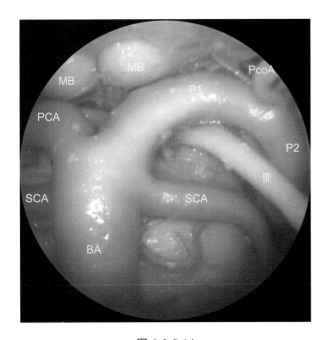

图 4-6-2-14

MB:乳头体,BA:基底动脉,SCA:小脑上动脉,PCA:大脑后动脉,Ⅲ:动眼神经,P1:大脑后动脉 P1 段,P2:大脑后动脉 P2 段,PcoA:后交通动脉

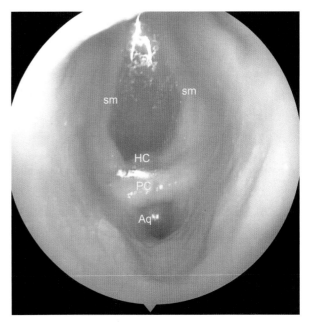

图 4-6-2-16

HC:缰联合,PC:后联合,sm:髓纹,Aq:导水管

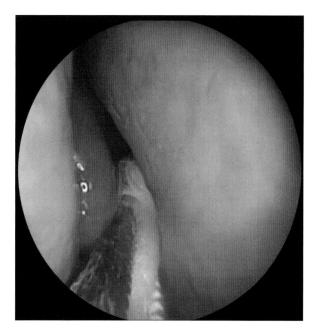

图 4-6-2-17　手术前填塞浸有肾上腺素脑棉

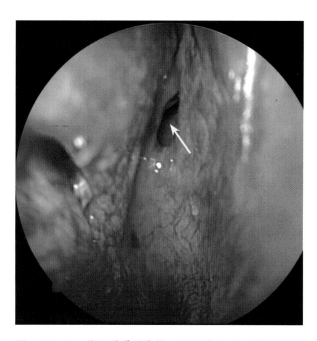

图 4-6-2-18　收缩黏膜后内镜下可见蝶窦开口（箭头所示）

开蝶窦左侧前壁表面黏膜。

4）左侧中鼻甲向外侧推开以扩大手术路径的宽度。

5）从左侧鼻腔进入纵向切开鼻中隔后部部分黏膜，左侧游离的较小黏膜瓣也翻向后鼻孔备用，磨除部分左侧蝶窦前壁。

6）切除鼻中隔后部约 1~2cm 骨质和黏膜，以

不阻碍内镜指引双侧器械在蝶窦后壁的操作。

（2）蝶窦步骤：

1）广泛磨除蝶窦前壁向两侧显露蝶窦侧壁。可以从蝶窦开口扩大，也可以直接从蝶骨嘴处扩大咬除两侧蝶窦前壁。蝶窦前壁切除的范围较常规经蝶扩大，尤其在侧方和上方，以创造足够的空间。

2）向前，需要磨除部分后组筛窦气房以清楚显示蝶骨平台。磨除筛窦气房的范围向前不要超过筛后动脉，以保留嗅觉黏膜。筛后动脉是筛板和蝶骨平台的分界线。

3）去除蝶窦间隔和蝶窦内所有黏膜，去除蝶窦间隔时需要注意该间隔可能直接连着颈内动脉管骨质，将蝶窦腔变为一个单一的宽敞的空间。

以上所有操作目的是创造一个良好的手术通道，以利于手术显露、操作和止血。

（3）观察蝶窦后壁和前颅底解剖标志：鞍底、颈内动脉管、视神经管、鞍结节、蝶骨平台、斜坡凹陷（图 4-6-2-19）。

（4）颅底骨质磨除：从后向前磨除鞍底、鞍结节和蝶骨平台的骨质（图 4-6-2-19），以显露上海绵间窦。显露上海绵间窦的目的是方便手术时向后牵拉，以多显露鞍结节后方的区域。导航定位脑膜瘤基底范围，决定磨除蝶骨平台骨质范围的大小。

磨除 MOCR 骨质（图 4-6-2-20）。磨除时注意冲水降温，避免损伤视神经。MOCR 的下方是上海绵间窦注入海绵窦的地方，此处磨除骨质时经常会有静脉出血。

根据肿瘤大小决定是否去除部分鞍旁海绵窦段颈内动脉管表面的骨质，根据肿瘤是否侵入视神经管内决定是否磨除部分视神经管内侧和下方骨质。最终形成一个前方到蝶骨平台和筛骨交界，后方到斜坡凹陷，两侧到蝶窦侧壁的手术通道。

（5）硬膜显露范围（图 4-6-2-20）。

（6）断肿瘤血供：导航确定肿瘤基底范围，电凝显露的肿瘤基底区域硬膜以及硬膜表面血管，

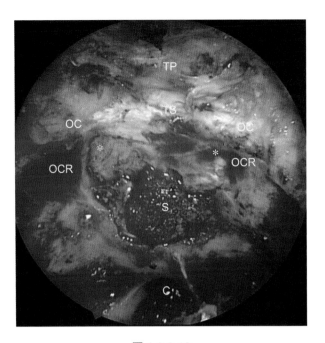

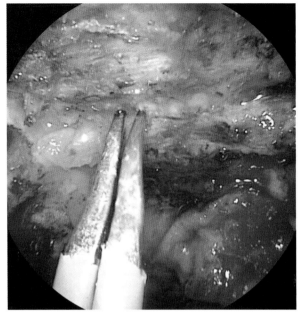

图 4-6-2-21　电凝肿瘤基底部的血供

图 4-6-2-19
S:鞍底,C:斜坡,OCR:颈内动脉视神经隐窝,TS:鞍结节,
TP:蝶骨平台,OC:视神经管隆起,*:内侧颈内动脉视神经隐窝

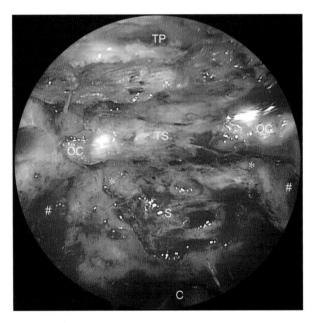

图 4-6-2-20
S:鞍底,C:斜坡,TS:鞍结节,TP:蝶骨平台,OC:视神经管
隆起,#:外侧颈内动脉视神经隐窝,*:内侧颈内动脉视神
经隐窝

以减少肿瘤血供(图 4-6-2-21)。

（7）围绕肿瘤基底剪开硬膜:在切开硬膜前,
另外当手术操作已经在血管结构附近时(海绵窦

内或鞍上区域),应该使用微型多普勒探头了解主
要动脉情况。

（8）肿瘤切除:

1）分块切除肿瘤内容物:首先进行瘤内减压,
用超声吸引缓慢切除肿瘤(图 4-6-2-22)。

2）瘤壁塌陷后,分离肿瘤边界(图 4-6-2-23),
注意沿着肿瘤包膜和周围神经血管结构表面的蛛
网膜之间的界限分离,将蛛网膜保留下来。肿瘤
基底部的硬膜锐性剪除(图 4-6-2-24),调整内镜
视角,探查周围及视神经管腹侧肿瘤切除情况(图
4-6-2-25、图 4-6-2-26),完全切除肿瘤后可见周围
的结构有视神经、视交叉、垂体柄、前交通动脉以
及颈内动脉,需要注意保护。重点注意保护供应
视路下方的垂体上动脉(图 4-6-2-27)。

（9）冲洗瘤腔。

（10）颅底重建:详见本篇第十章颅底重建。

## 六、内镜经鼻蝶扩大入路切除鞍结节脑膜瘤优势

和其他手术方式比较内镜经鼻蝶扩大入路切

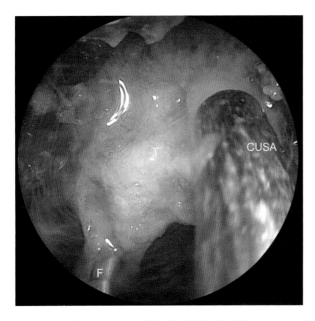

图 4-6-2-22 用超声吸引切除肿瘤
CUSA:超声吸引,T:肿瘤,F:取瘤钳

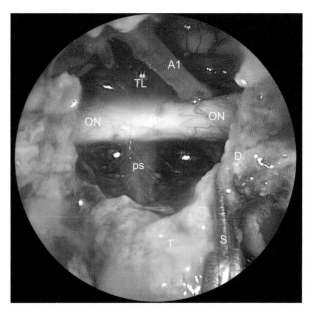

图 4-6-2-24 剪除肿瘤附着硬膜边缘,达到 Simpson Ⅰ
级切除
T:肿瘤,D:硬膜,ON:视神经,OC:视交叉,ps:垂体柄,A1:
大脑前动脉,TL:终板,S:吸引器

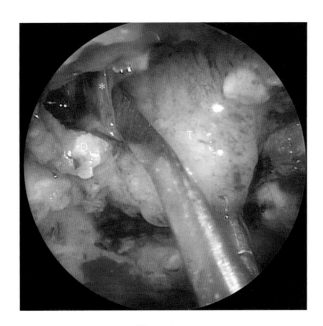

图 4-6-2-23
T:肿瘤,D:硬膜,*:蛛网膜

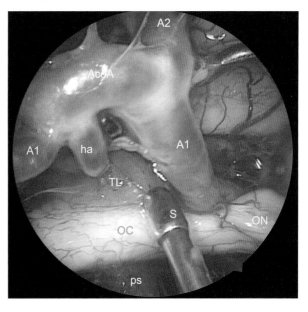

图 4-6-2-25 调整内镜角度可见视交叉上区的解剖结构
ps:垂体柄,OC:视交叉,ON:视神经,A1:大脑前动脉,A2:
大脑前动脉第二段,AcoA:前交通动脉,ha:回返动脉,TL:
终板,S:吸引器

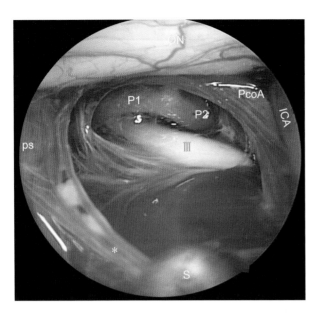

**图 4-6-2-26　调整内镜角度可见视交叉下区的解剖结构**
ps:垂体柄,ON:视神经,ICA:颈内动脉,PcoA:后交通动脉,P1:大脑后动脉第一段,P2:大脑后动脉第二段,Ⅲ:动眼神经,S:吸引器;*:垂体上动脉

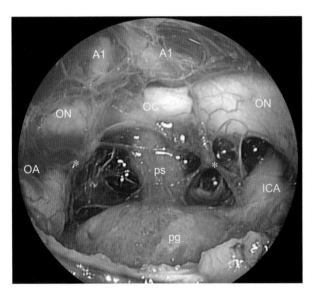

**图 4-6-2-27　完全切肿瘤后可见周围的解剖结构**
pg:垂体,ps:垂体柄,ICA:颈内动脉,A1:大脑前动脉,OC:视交叉,ON:视神经,OA:眼动脉,*:垂体上动脉

除鞍结节脑膜瘤有以下优势。

1. 最大限度地利用自然孔道,损伤小。

2. 手术视野广,显露范围大,照明好。

3. 切除了肿瘤的硬膜起源处硬膜和增生的骨质,可获 Simpson Ⅰ级切除。

4. 无需在视神经和视交叉上方操作,减少了损伤视路血供的风险。

（鲁晓杰）

# 第三节　岩斜区脑膜瘤的内镜手术治疗

## 一、概述

岩斜区脑膜瘤是指起源于Ⅴ~Ⅺ脑神经出颅部位内侧的中上斜坡脑膜瘤,深居脑干腹侧面,毗邻基底动脉、大脑后动脉、小脑上动脉以及Ⅲ~Ⅻ对脑神经等重要结构。一般分为三型:斜坡型、岩斜型和蝶岩斜坡型。

## 二、诊断

### (一)典型临床表现

1. 肢体运动及感觉障碍。

2. Ⅱ~Ⅻ脑神经受损症状。

3. 头痛、眩晕。

4. 共济失调。

5. 颅内压增高。

### (二)影像表现

1. 最好可以行三维 CT 以了解病变和颅底骨质、血管以及周围神经组织的解剖关系(图4-6-3-1)。

2. 在 MR 上,肿瘤多数呈等 $T_1$ 等 $T_2$ 信号,边界清楚,多呈均匀明显强化。可以显示肿瘤与周围重要结构的位置关系(图 4-6-3-2)。

## 三、手术适应证

1. **矢状位**　肿瘤向下斜坡方向延伸,内镜经鼻入路没有限制;肿瘤向鞍背上方延伸过多,使用经鼻入路需慎重(图 4-6-3-3)。

2. **轴位**　对于肿瘤基底向双侧延伸至内听道以外区域的岩斜区脑膜瘤,因为受到双侧斜坡

旁颈内动脉走形的限制,不适合经鼻入路切除(图
4-6-3-4)。

## 四、手术步骤

1. 经鼻内镜手术通道角度示意(图4-6-3-5、

图4-6-3-6)

2. 病人体位和头架固定病人仰卧位。上头架
固定头部。行脑神经监测。

3. 鼻腔准备和抗生素应用鼻腔及面部常规消
毒。鼻腔黏膜肾上腺素棉条收缩黏膜。

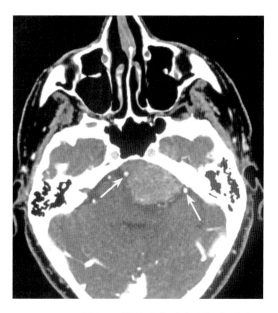

**图4-6-3-1　头颅 CT 轴位观察肿瘤和颅底骨质以
及血管的关系**
左侧箭头指向为基底动脉,右侧箭头指向为小脑前
下动脉

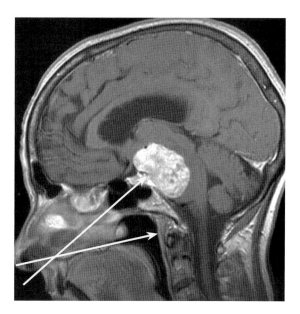

**图 4-6-3-3　0°内镜经鼻可以直视的上下范围(箭头示)**
肿瘤内容物大部切除后,肿瘤会塌陷,向下移位,如果
肿瘤向鞍背上方生长延伸不多,此时瘤体上界会进入
内镜视野;但是肿瘤如果向上方生长过多,如果以一
次手术全部切除为目的,则不适合内镜经鼻入路切除

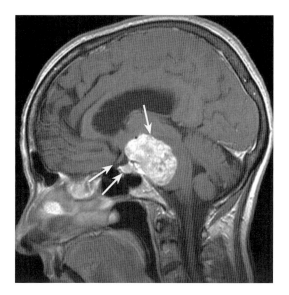

**图 4-6-3-2　头颅 MR 矢状位 T1WI 增强**
上方箭头指向肿瘤与中脑的界限;中间箭头指向为
视神经;下方箭头指向为垂体

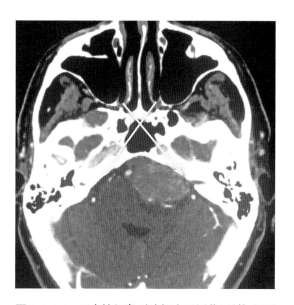

**图 4-6-3-4　0°内镜经鼻到达颅底两侧范围(箭头示)**
向外侧牵开颈内动脉后,能够直视的双侧区域。对
于该区域以外的肿瘤无法直视切除

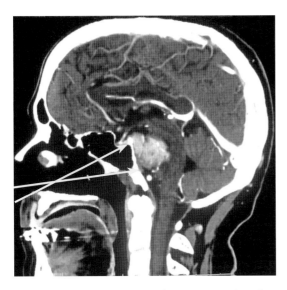

图 4-6-3-5 矢状位示意经鼻内镜颅底手术通道

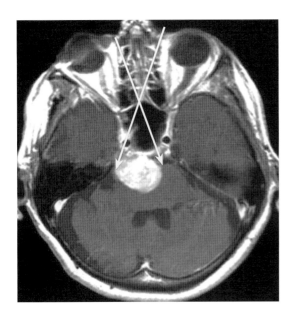

图 4-6-3-6 轴位示意经鼻内镜颅底手术通道

4. 手术步骤

（1）鼻腔步骤：

1）切除右侧中鼻甲。

2）做右侧鼻中隔带蒂黏膜瓣，并推到鼻后孔备用（有时如果考虑会妨碍操作，可以扩大上颌窦口，将黏膜瓣推入上颌窦内备用）。

3）磨除蝶窦前壁（具体同前：鼻腔基础步骤）。

4）切除鼻中隔后部 1~2cm。

（2）蝶窦步骤：

1）广泛磨除蝶窦前壁向下至两侧蝶骨翼板处，向两侧到达蝶窦侧壁，完全显露两侧颈内动脉管，向上显露鞍底。

2）去除蝶窦间隔和蝶窦内所有黏膜。

（3）观察解剖标志：鞍底、颈内动脉管斜坡旁段和鞍旁段、斜坡凹陷（图 4-6-3-7）

（4）磨除蝶窦下壁：剥离蝶窦下壁和犁骨结合部表面的黏膜。去除所有附着于蝶窦下壁的犁骨残余。向下磨除蝶窦下壁到接近斜坡水平。磨除时首先找到翼管开口和翼管动脉、神经。翼管走行在蝶窦底壁的外侧，翼管后方开口处是颈内动脉岩骨段和斜坡旁段的转折处。顺着翼管动脉、神经走行在其内侧、下方向后方磨除蝶窦底壁，直到蝶窦底壁完全磨除，并找到颈内动脉转折处（图 4-6-3-7、图 4-6-3-8）。

（5）磨除颅底骨质：

1）去除鞍底骨质（图 4-6-3-9）。

2）磨除斜坡凹陷骨质（图 4-6-3-10）。

3）磨除病变侧鞍旁和斜坡旁颈内动脉管表面骨质（图 4-6-3-11）。

4）去除鞍背骨质：上抬垂体，将垂体后方鞍背

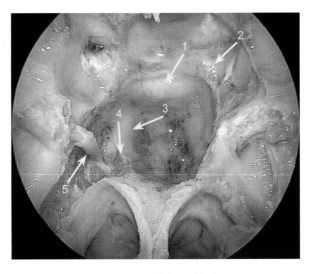

图 4-6-3-7 蝶窦下壁解剖

箭头 1 指向为鞍底；箭头 2 指向鞍旁颈内动脉管；箭头 3 指向为斜坡旁颈内动脉。箭头 4 指向为斜坡旁颈内动脉管和岩骨段颈内动脉转折处；箭头 5 指向为翼管神经

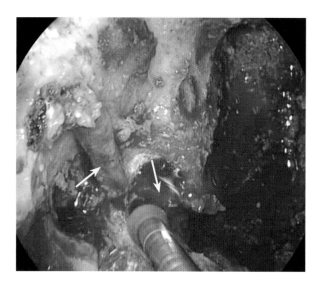

**图 4-6-3-8 在翼管神经内侧磨除蝶窦底壁骨质**
左侧箭头指向为斜坡旁颈内动脉管和岩骨段颈内动脉转折处。右侧箭头指向为翼管神经

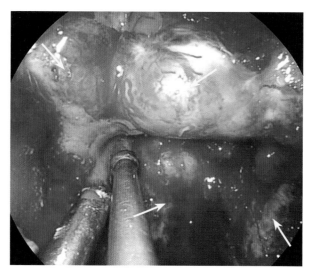

**图 4-6-3-10 磨除斜坡凹陷骨质**
右侧上方箭头指向为鞍底;右侧下方箭头指向为斜坡旁颈内动脉;左侧上方箭头指向为鞍旁颈内动脉管;左侧下方箭头指向为斜坡

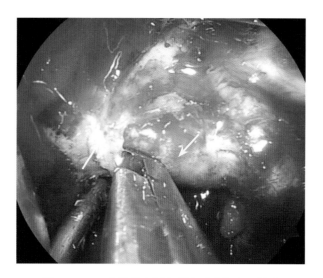

**图 4-6-3-9 去除鞍底侧方颈内动脉管表面骨质**
左侧箭头指向为鞍旁颈内动脉管;右侧箭头指向为鞍底

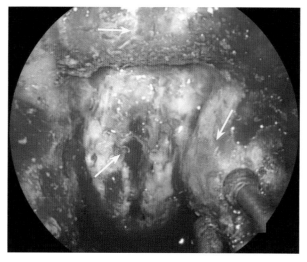

**图 4-6-3-11 磨除斜坡旁颈内动脉管表面骨质**
右侧箭头指向为斜坡旁颈内动脉;左侧上方箭头指向为鞍底;左侧下方箭头指向为斜坡

骨质去除(图 4-6-3-12)。

5)去除病变侧颈内动脉管后壁骨质(图 4-6-3-13)。

6)继续磨除斜坡骨质显露硬膜(图 4-6-3-14)。

(6)硬膜显露范围:包括鞍底、鞍旁颈内动脉、

斜坡旁颈内动脉表面海绵窦硬膜。斜坡硬膜显露范围根据肿瘤前后范围决定,一般显露上、中斜坡硬膜(图 4-6-3-15、图 4-6-3-16)。

(7)在病变侧斜坡旁颈内动脉内侧切开硬膜(图 4-6-3-17)。切开硬膜时注意展神经监测,避免

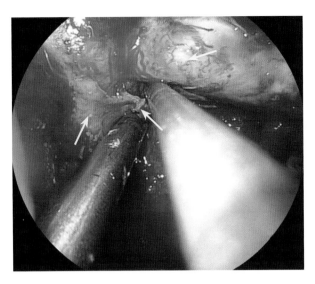

图 4-6-3-12 硬膜外上抬垂体去除鞍背骨质

右侧上方箭头指向为鞍底;右侧下方箭头指向为鞍背骨质;左侧箭头指向为斜坡旁颈内动脉

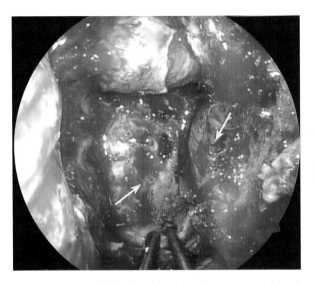

图 4-6-3-14 蝶窦底壁磨除后继续向后磨除其后方斜坡骨质到硬膜

左侧上方箭头指向为鞍底;左侧下方箭头指向为斜坡;右侧箭头指向为斜坡旁颈内动脉

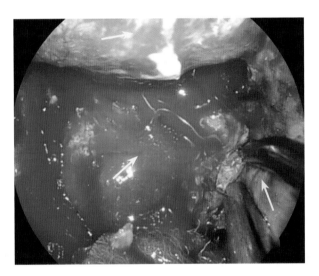

图 4-6-3-13 去除病变侧颈内动脉管后壁骨质

左侧上方箭头指向为鞍底;左侧下方箭头指向为斜坡;右侧下方箭头指向为斜坡旁颈内动脉

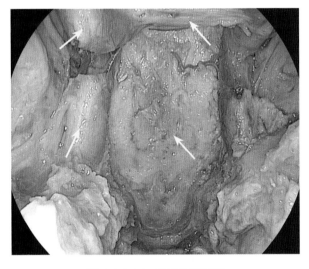

图 4-6-3-15 硬膜显露范围

右侧上方箭头指向为鞍底硬膜;右侧下方箭头指向为中斜坡硬膜;左侧上方箭头指向为鞍旁颈内动脉表面硬膜;左侧下方箭头指向为斜坡旁颈内动脉表面硬膜

损伤(图 4-6-3-18)。

(8)肿瘤切除:

1)分块切除斜坡区域肿瘤(图 4-6-3-19)。

2)向外侧分块切除岩尖后方区域肿瘤(图 4-6-3-20)。

(9)分离肿瘤边界,切除残余肿瘤和包膜。

1)分离肿瘤内侧、背侧和脑干之间的边界(图 4-6-3-21、图 4-6-3-22)。

2)分离肿瘤上方边界(图 4-6-3-23),肿瘤上方可见重要解剖结构(图 4-6-3-24)。

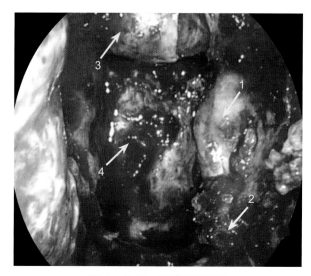

图 4-6-3-16 硬膜显露范围

箭头 1 指向为斜坡旁颈内动脉表面硬膜;箭头 2 指向为破裂孔段颈内动脉表面硬膜;箭头 3 指向为鞍底硬膜;箭头 4 指向为中斜坡硬膜

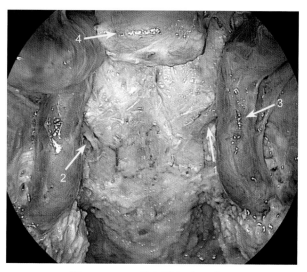

图 4-6-3-18 外展神经出硬膜处

箭头 1、2 指向为外展神经出硬膜处;箭头 3 指向为斜坡旁颈内动脉;箭头 4 指向为鞍底硬膜

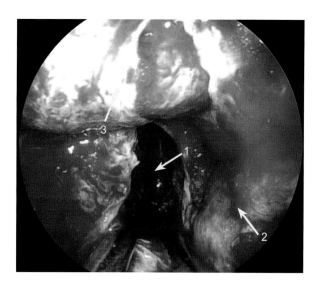

图 4-6-3-17 切开硬膜

箭头 1 指向为硬膜切开处;箭头 2 指向为斜坡旁颈内动脉;箭头 3 指向为鞍底

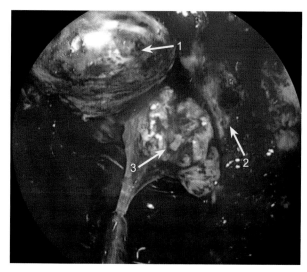

图 4-6-3-19 分块切除斜坡后方肿瘤

箭头 1 指向为鞍底;箭头 2 指向为斜坡旁颈内动脉;箭头 3 指向为斜坡后肿瘤

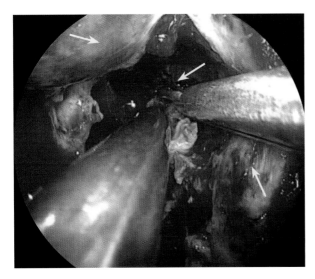

**图 4-6-3-20 分块切除岩尖后方肿瘤**
向外侧牵开颈内动脉可以明显扩大侧方显露空间,右侧上方箭头指向为岩尖后方肿瘤;右侧下方箭头指向为斜坡旁颈内动脉;左侧箭头指向为鞍底

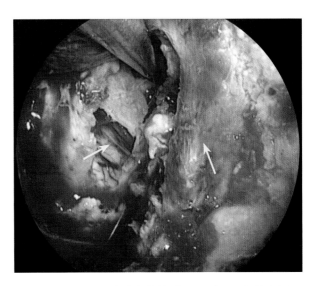

**图 4-6-3-22 分离肿瘤内侧、背侧和脑干之间的边界**
右侧箭头指向为斜坡旁颈内动脉;左侧箭头指向为脑干

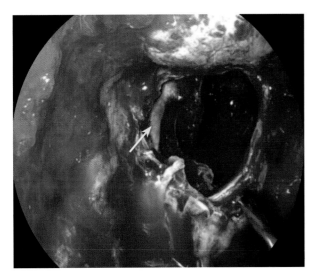

**图 4-6-3-21 分离肿瘤内侧、背侧和脑干之间的边界**
箭头指向为基底动脉

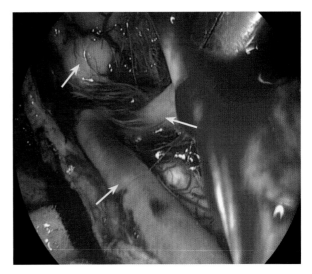

**图 4-6-3-23 分离肿瘤上界**
左侧上方箭头指向为乳头体;左侧下方箭头指向为基底动脉;右侧箭头指向为动眼神经

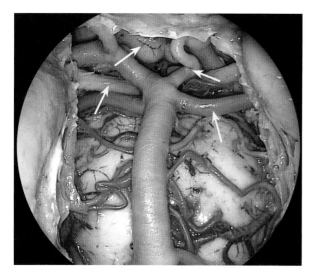

**图 4-6-3-24　肿瘤上方毗邻的解剖结构**
左侧上方箭头指向为乳头体;左侧下方箭头指向为动眼神经;右侧上方箭头指向为大脑后动脉,右侧下方箭头指向为小脑上动脉

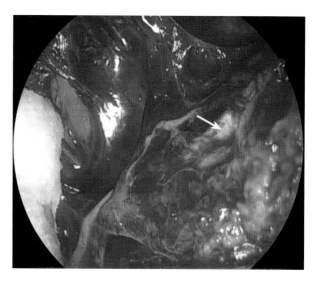

**图 4-6-3-26　分离外侧边界**
箭头指向为外展神经

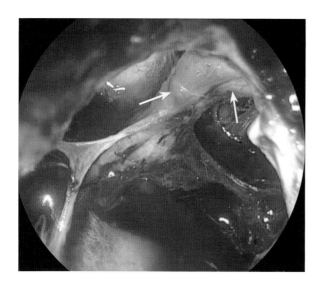

**图 4-6-3-25　分离外侧边界**
左侧箭头指向为后交通动脉;右侧箭头指向为动眼神经

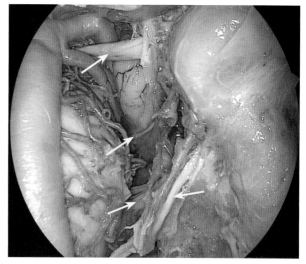

**图 4-6-3-27　肿瘤外侧上部毗邻的解剖结构**
左侧上方箭头指向为动眼神经;左侧中间箭头指向为滑车神经;左侧下方箭头指向为三叉神经;右侧箭头指向为外展神经

3) 分离肿瘤外侧边界(图 4-6-3-25~图 4-6-3-28)。

4) 肿瘤切除时时刻注意神经监测,尤其避免展神经损伤(图 4-6-3-29)。

(10) 冲洗瘤腔。

(11) 颅底重建:见本篇第八章。

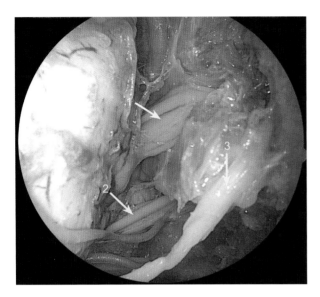

**图 4-6-3-28  肿瘤外侧下部毗邻的解剖结构**

箭头 1 指向为三叉神经;箭头 2 指向为前庭蜗神经;箭头 3 指向为外展神经

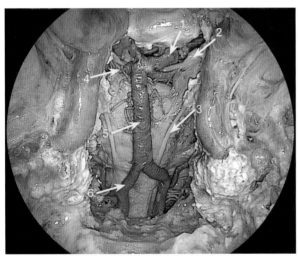

**图 4-6-3-29  肿瘤毗邻解剖结构**

箭头 1 指向为大脑后动脉;箭头 2 指向为动眼神经;箭头 3 指向为外展神经;箭头 4 指向为小脑上动脉;箭头 5 指向为基底动脉;箭头 6 指向为椎动脉

(桂松柏  Paul A. Gardner
Juan C. Fernandez-Miranda)

# 第四节  枕骨大孔区腹侧及颈静脉结节区脑膜瘤的内镜经鼻手术治疗

## 一、概述

枕骨大孔脑膜瘤约占颅后窝脑膜瘤的 7%。枕大孔区前界上起自斜坡下 1/3,下至 $C_2$ 椎体上缘,此区域的脑膜瘤位置深在,毗邻脑干、后组脑神经、椎动脉及其分支等重要结构。按解剖位置分为颅脊髓型和脊髓颅型。颅脊髓型起源于脑干腹侧或腹外侧硬膜,基底位于下斜坡枕大孔之上,向枕骨大孔方向生长。脊髓颅型由颈段脊膜瘤向颅内生长,血供主要来自于椎动脉、枕动脉和咽升动脉的分支。该区域脑膜瘤可以向外侧延伸至颈静脉结节区域。

## 二、诊断

### (一)典型临床表现

1. 肢体运动及感觉障碍;

2. 后组颅神经功能障碍;

3. 枕颈部疼痛;

4. 共济失调;

5. 颅内压增高。

### (二)影像表现

1. **三维 CT 血管造影**  可以了解病变和颅底骨质、血管以及周围神经组织的解剖关系(图 4-6-4-1)。

2. 在 MR 上,肿瘤多数呈等 $T_1$ 等 $T_2$ 信号,边界清楚,多呈均匀明显强化。可以显示肿瘤与周围重要结构的位置关系(图 4-6-4-2)。

## 三、手术适应证

1. **矢状位**  肿瘤在斜坡前、后方向延伸,内镜经鼻入路没有限制(图 4-6-4-3)。但如肿瘤下极到达枢椎平面,经鼻切除较困难。

2. **轴位**　对于肿瘤基底向双侧延伸至颈静脉结节以外区域(延伸至颈静脉孔区域)的脑膜瘤，因为受到双侧颈内静脉走行的限制，不适合经鼻入路切除(图4-6-4-4)。

# 四、手术步骤

1. 手术通道(图4-6-4-5、图4-6-4-6)。

2. **体位**　病人取仰卧位，头架固定头部，行

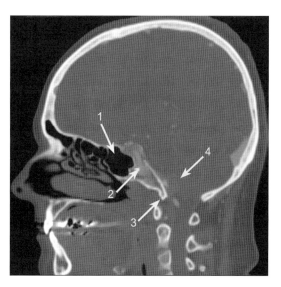

**图4-6-4-1　头颅CT矢状位可同时观察肿瘤和颅底骨质以及血管的关系**
箭头1指向为蝶窦，箭头2指向为颈内动脉，箭头3指向为枕骨大孔前缘；箭头4指向为肿瘤

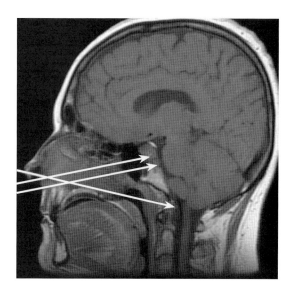

**图4-6-4-3　0°内镜经鼻直视的斜坡前后范围**

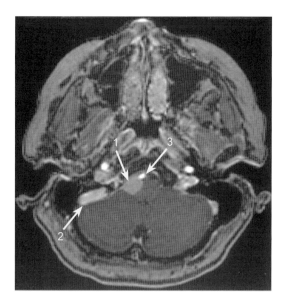

**图4-6-4-2　头颅MRI增强扫描轴位所见**
箭头1指向为肿瘤；箭头2指向为乙状窦；箭头3指向为基底动脉

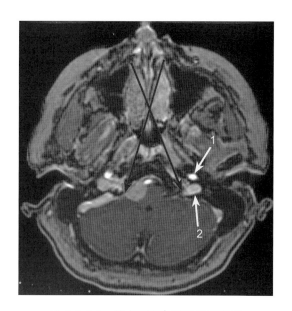

**图4-6-4-4　0°内镜经鼻到达颅底范围**
在两侧能够到达侧方区域的外限(红色箭头示)。可见双侧能够到达的区域受到颈静脉孔内颈内静脉的限制。黄色箭头1指向为颈内动脉，黄色箭头2指向为颈内静脉

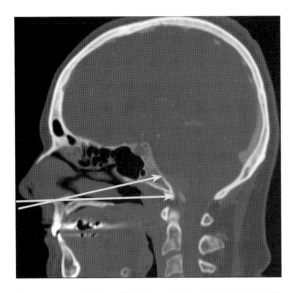

图 4-6-4-5 经鼻内镜颅底入路到达枕骨大孔区及颈静脉结节区脑膜瘤的通道示意图(矢状位)

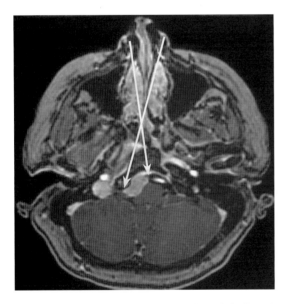

图 4-6-4-6 经鼻内镜颅底入路到达枕骨大孔区及颈静脉结节区脑膜瘤的通道示意图(轴位)

脑神经监测。

**3. 鼻腔准备和抗生素应用** 鼻腔及面部常规消毒。鼻腔黏膜肾上腺素棉条收缩黏膜。

**4. 手术步骤**

(1) 鼻腔步骤:

1) 切除右侧中鼻甲。

2) 做鼻中隔带蒂黏膜瓣,扩大上颌窦口,将黏膜瓣推入上颌窦内备用。

3) 磨除蝶窦前壁(具体同前:鼻腔基础步骤)。

4) 切除鼻中隔后部 1~2cm。

(2) 蝶窦步骤:

1) 广泛磨除蝶窦前壁向下至两侧蝶骨翼板处,向两侧到达蝶窦侧壁,完全显露两侧颈内动脉管,向上显露鞍底(图 4-6-4-7)。

2) 去除蝶窦间隔和蝶窦内所有黏膜。

3) 磨除蝶窦下壁:①去除所有附着于蝶窦下壁犁骨的残余。咬除部分内侧的上颌窦后壁,辨认翼腭窝内的翼管神经和动脉的外鞘。也可以直接在蝶窦底壁由内向外找到翼管神经进入翼管前方开口的位置;②顺着翼管神经走行方向,在其内侧向后磨除蝶窦下壁骨质(图 4-6-4-8、图 4-6-4-9);③继续磨除蝶窦下壁,辨认颈内动脉破裂孔段骨质(图 4-6-4-10)。

(3) 下斜坡步骤:

1) 显露鼻咽后壁和咽鼓管咽口(图 4-6-4-11、图 4-6-4-12)。

2) 剥离咽后壁的黏膜和肌肉以显露下斜坡骨质(图 4-6-4-13)

3) 进一步显露翼管神经,在其内侧磨除蝶窦底壁残余骨质,磨除蝶窦下壁直到和蝶窦后壁斜坡平齐,并显露颈内动脉破裂孔段(图 4-6-4-14)。

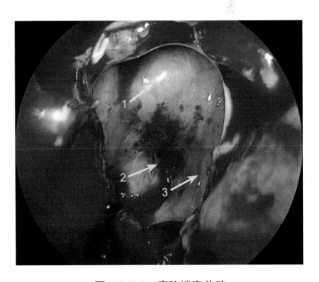

**图 4-6-4-7 磨除蝶窦前壁**
箭头 1 指向为鞍底;箭头 2 指向为斜坡凹陷;箭头 3 指向为斜坡旁颈内动脉管

4）根据肿瘤范围及基底部大小决定磨除斜坡骨质和去除斜坡旁颈内动脉管表面骨质的范围。①磨除斜坡骨质（图4-6-4-15至图4-6-4-17）：磨除

下斜坡区域骨质时，上方两侧界限为破裂孔，下方两侧界限为枕髁。磨除斜坡骨质范围由肿瘤基底大小决定；②去除斜坡旁颈内动脉管下半部分的

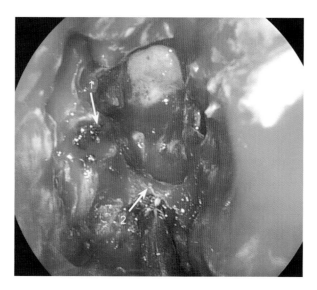

**图4-6-4-8 磨除蝶窦下壁**
箭头1指向为翼管前口处翼管神经；箭头2指向为蝶窦下壁

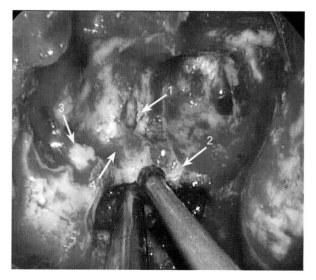

**图4-6-4-10 磨除蝶窦下壁**
箭头1指向斜坡旁颈内动脉管；箭头2指向蝶窦底壁；箭头3指向翼管神经；箭头4指向颈内动脉破裂孔段骨质

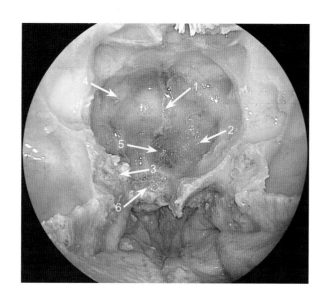

**图4-6-4-9 翼管神经解剖对照图**
箭头1指向为鞍底；箭头2指向为斜坡旁颈内动脉管；箭头3指向为翼管前口处翼管神经；箭头4指向为鞍旁颈内动脉管；箭头5指向为斜坡凹陷；箭头6指向为蝶窦下壁

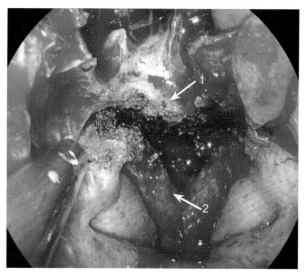

**图4-6-4-11 显露鼻咽后壁（下斜坡）**
箭头1指向残余的蝶窦底壁；箭头2指向鼻咽后壁

表面骨质(图4-6-4-18、图4-6-4-19)。

　　5)下斜坡侧方区域显露:①在导航指引下向外侧磨除枕髁区域和颈静脉结节区域骨质(图

4-6-4-20、图4-6-4-21);②如果没有导航辅助,可依照以下步骤磨除颈静脉结节区域骨质:a.去除部分寰枕关节的关节囊以清楚显示枕髁。b.找到髁

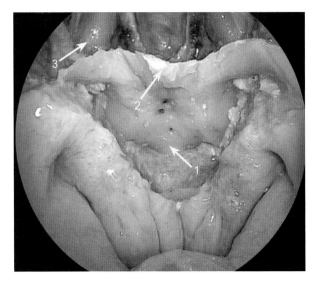

**图4-6-4-12　鼻咽后壁解剖对照图**
可见鼻咽后壁、下斜坡骨质和枕大孔前缘。箭头1指向枕大孔前缘;箭头2指向蝶窦底壁;箭头3指向颈内动脉出破裂孔后

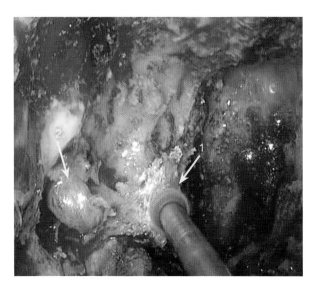

**图4-6-4-14　磨除颈内动脉破裂孔段骨质**
箭头1指向为磨除颈内动脉破裂孔段骨质;箭头2指向为翼管神经

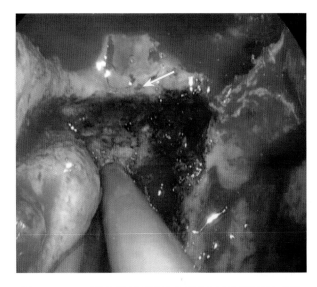

**图4-6-4-13　剥离鼻咽后壁的软组织以显露下斜坡骨质**
箭头指向为残余蝶窦底壁

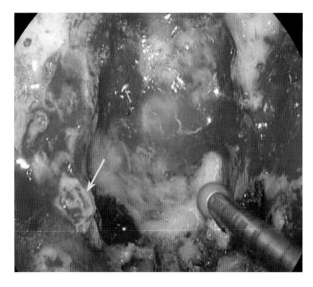

**图4-6-4-15　蝶窦底壁完全磨除后继续向后磨除后方斜坡骨质到硬膜**
箭头指向为颈内动脉出破裂孔处

上沟（位于枕髁的上部的表面）。髁上沟是定位舌下神经管的重要标志，舌下神经管位于该沟的后方。组成舌下神经的根丝从延髓的橄榄前沟发出，向前外走行于椎动脉的后方去往舌下神经管。舌下神经管的外孔位于该沟的外侧。在髁上沟水平磨除下斜坡外侧骨质，可以到舌下神经管的前壁的皮质骨。舌下神经管将下斜坡侧方的安全区域分为上方的颈静脉结节区和下方的枕髁区（图

4-6-4-22）。c.磨除舌下神经上方的颈静脉结节区域骨质。该区域为颈静脉结节的腹侧面。颈静脉结节区的侧方边界是颈静脉孔的内缘，其最上缘位于脑桥延髓交界水平。正常情况下，在颈静脉结节区的硬膜下是Ⅸ、Ⅹ、Ⅺ脑神经（从脑干发出至进入颈静脉孔前的行程）。颈静脉结节区的内侧是椎动脉；③如果肿瘤向下外侧延伸，可以磨除枕骨髁继续扩大下外侧的显露空间。

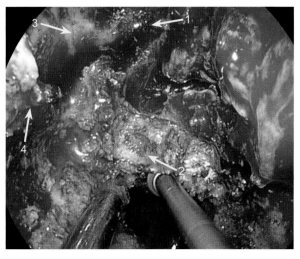

**图 4-6-4-16　磨除下斜坡上部的骨质**
箭头 1 指向中斜坡下部；箭头 2 指向下斜坡上部；箭头 3 指向斜坡旁颈内动脉；箭头 4 指向颈内动脉出破裂孔处

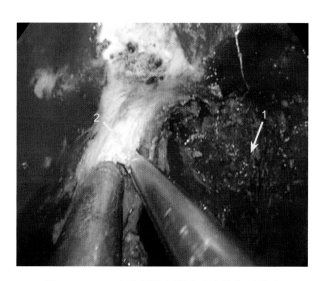

**图 4-6-4-18　去除斜坡旁颈内动脉管表面骨质**
箭头 1 指向为斜坡骨质；箭头 2 指向为斜坡旁颈内动脉管骨质

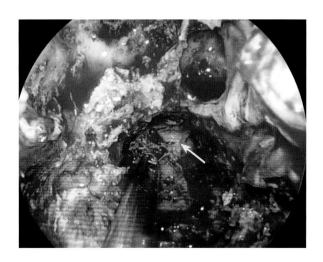

**图 4-6-4-17　磨除下斜坡骨质至硬膜**
箭头指向为下斜坡硬膜

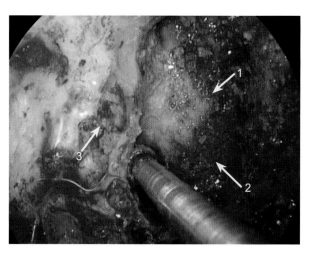

**图 4-6-4-19　继续去除斜坡旁颈内动脉管表面骨质**
箭头 1、2 指向为斜坡骨质；箭头 3 指向为斜坡旁颈内动脉管

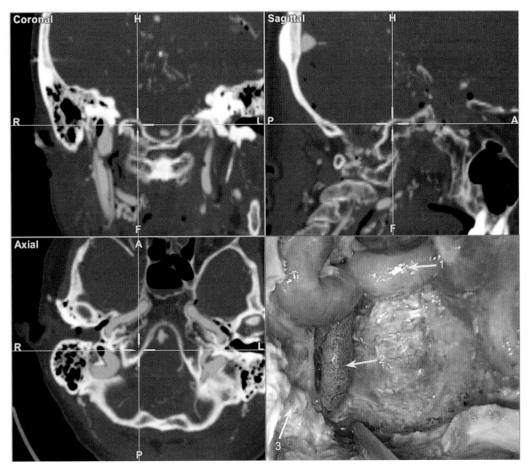

图 4-6-4-20　颈静脉结节区解剖图,导航探针指向为颈静脉结节

箭头 1 指向为鞍底;箭头 2 指向为斜坡旁颈内动脉;箭头 3 指向为翼管神经

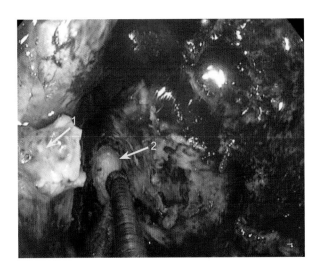

图 4-6-4-21　磨除颈静脉结节区域骨质

箭头 1 指向为颈内动脉破裂孔段;箭头 2 指向为颈静脉结节区域

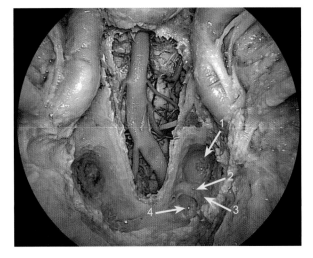

图 4-6-4-22　斜坡侧方安全区域划分

箭头 1 指向为颈静脉结节区;箭头 2、3 指向为舌下神经管位置;左侧箭头指向为枕髁区域

6）切开硬膜（图 4-6-4-23）：在颈内动脉破裂孔段水平切开斜坡外侧硬膜时需要直视在硬膜下切开，因为此处有时邻近展神经穿过硬膜进入 Dorello's 管处，其和颈内动脉后曲的关系是位于后曲的上方和背侧（图 4-6-4-24）。

7）肿瘤切除：①分块切除肿瘤（图 4-6-4-25、图 4-6-4-26）；②分离肿瘤边界，切除残余肿瘤和包膜：a. 分离肿瘤背侧和脑干之间的边界（图 4-6-4-27）。b. 分离肿瘤侧方和小脑后下动脉之间边界（图 4-6-4-28）；③肿瘤切除后所见（图 4-6-4-29、图 4-6-4-30）。

8）冲洗瘤腔。

9）见第四篇第十章颅底重建内容。

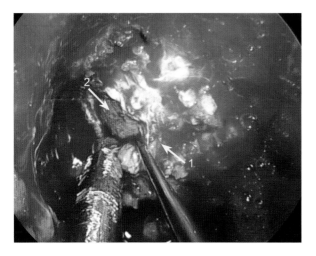

**图 4-6-4-23　切开硬膜见其上方肿瘤**
箭头 1 指向为下斜坡硬膜；箭头 2 指向为肿瘤

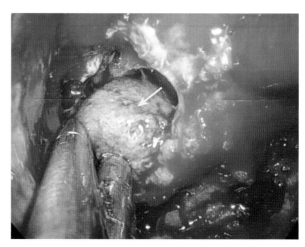

**图 4-6-4-25　分块切除肿瘤**
箭头指向为瘤体

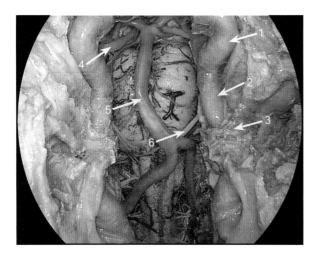

**图 4-6-4-24　外展神经和颈内动脉后曲的关系**
箭头 1 指向为鞍旁颈内动脉；箭头 2 指向为斜坡旁颈内动脉；箭头 3 指向为颈内动脉破裂孔段；箭头 4 指向为动眼神经；箭头 5 指向为基底动脉；箭头 6 指向为外展神经，可见外展神经在颈内动脉后方走行进入海绵窦

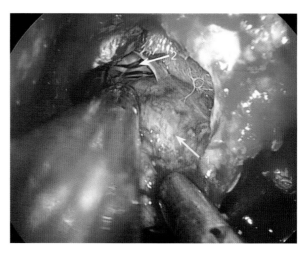

**图 4-6-4-26　可见肿瘤后方为后组颅神经**
箭头 1 指向为肿瘤；箭头 2 指向为肿瘤后方的后组颅神经

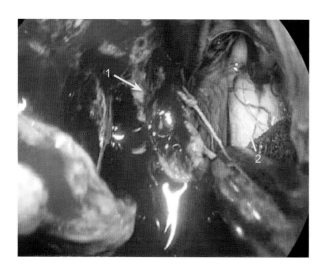

图 4-6-4-27　分离肿瘤背侧和脑干之间的边界
箭头 1 指向为肿瘤;箭头 2 指向为脑干

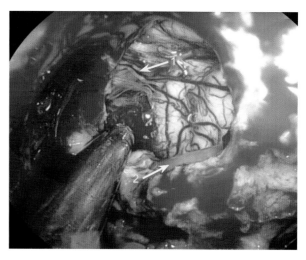

图 4-6-4-29　肿瘤切除后所见
箭头 1 指向为后组颅神经;箭头 2 指向为椎动脉

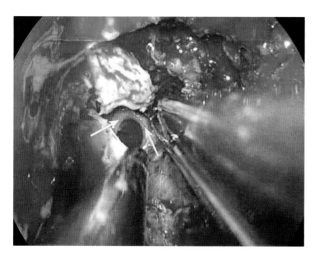

图 4-6-4-28　肿瘤侧方和小脑后下动脉之间边界
双侧箭头指向为右侧小脑后下动脉

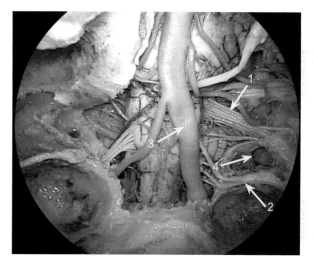

图 4-6-4-30　肿瘤背侧毗邻的解剖结构
小脑延髓池、延髓以及桥脑下部的腹侧面,可见椎动脉向上在桥延沟水平汇集为基底动脉,外展神经在桥延沟侧方发出。箭头 1 为Ⅸ～Ⅺ颅神经;箭头 2 指向为舌下神经;箭头 3 指向为椎动脉;箭头 4 指向为颈内静脉

（桂松柏　Juan C. Fernandez-Miranda　Paul A. Gardner）

# 参 考 文 献

1. Divitiis E, Cavallo LM, Esposito F, et al. Extended endoscopic transsphenoidal approach for tuberculum sellae meningiomas. Neurosurgery, 2007, 61 (5 Suppl 2): 229-237

2. de Divitiis E, Esposito F, Cappabianca P, et al. Endoscopic transnasal resection of anterior cranial fossa meningiomas. Neurosurg Focus, 2008, 25 (6): 8

3. Gardner PA, Kassam AB, Thomas A, et al. Endoscopic endonasal resection of anterior cranial base meningiomas. Neurosurgery, 2008, 63 (1): 36-52

4. Cavallo LM, Messina A, Cappabianca P, et al. Endoscopic endonasal surgery of the midline skull base: anatomical study and clinical considerations. Neurosurg Focus, 2005, 19 (1): E2.Kshettry VR, Elshazly K, Evans JJ. Endoscopic transnasal surgery for planum and tuberculum sellameningiomas: decision-making, technique and outcomes. CNS Oncol. 2016, 5 (4): 211-222

5. Beer-Furlan A, Abi-Hachem R, Jamshidi AO, et al. Endoscopic trans-sphenoidal surgery for petroclival and clivalmeningiomas. J Neurosurg Sci, 2016, 60 (4): 495-502.

6. Lucas JW, Zada G. Endoscopic Endonasal and Keyhole Surgery for the Management of Skull Base Meningiomas. Neurosurg Clin N Am, 2016, 27 (2): 207-214

7. El-Fiki M. Surgical Anatomy for Control of Ethmoidal Arteries During Extended Endoscopic Endonasal or Microsurgical Resection of Vascular Anterior Skull Base Meningiomas. World Neurosurg, 2015, 84 (6): 1532-1535

8. Beer-Furlan A, Vellutini EA, Balsalobre L, et al. Endoscopic Endonasal Approach to Ventral Posterior FossaMeningiomas: From Case Selection to Surgical Management. Neurosurg Clin N Am, 2015, 26 (3): 413-426

9. Liu JK, Hattar E, Eloy JA. Endoscopic Endonasal Approach for Olfactory GrooveMeningiomas: Operative Technique and Nuances. Neurosurg Clin N Am, 2015, 26 (3): 377-388

10. Ditzel Filho LF, Prevedello DM, Jamshidi AO, et al. Endoscopic Endonasal Approach for Removal of Tuberculum Sellae Meningiomas. Neurosurg Clin N Am, 2015, 26 (3): 349-361

11. Schroeder HW. Indications and limitations of the endoscopic endonasal approach for anterior cranial base meningiomas. World Neurosurg, 2014, 82 (6 Suppl): S81-85

12. Koutourousiou M, Fernandez-Miranda JC, Wang EW, et al. Endoscopic endonasal surgery for olfactory groove meningiomas: outcomes and limitations in 50 patients. Neurosurg Focus, 2014, 37 (4): E8

13. Gadgil N, Thomas JG, Takashima M, et al. Endoscopic resection of tuberculum sellae meningiomas. J Neurol Surg B Skull Base, 2013, 74 (4): 201-210

# 第七章

ENDOSCOPIC NEUROSURGERY

# 内镜经鼻入路治疗侧颅底病变

## 一、概述

侧颅底位于中颅窝和后颅窝的侧部,沿眶下裂和岩枕裂各作一延长线,向内交角于鼻咽顶部,向外分别止于颧骨和乳突后缘,此两线之间的三角形区域即为侧颅底。该区包括颈内动脉孔、颈静脉孔、圆孔、卵圆孔、棘孔、破裂孔、茎乳孔和经各孔穿行的脑神经和血管以及鞍旁区、颞骨岩区、斜坡区、颞下窝、翼腭窝等颅底内外的重要结构。近年来神经内镜技术取得了长足的进步,内镜下处理中央颅底病变如前颅底脑膜瘤、垂体腺瘤、颅咽管瘤被越来越多单位所采用。相比于中央颅底,内镜下暴露侧颅底更加困难、技术难度更高、解剖更加复杂。我们在此章节中讲述内镜经鼻入路治疗侧颅底病变,主要包括翼腭窝、颞下窝、Meckel 囊区、岩斜区等病变,其中翼腭窝、颞下窝和 Meckel 囊区手术相对成熟,将作为重点介绍。

## 二、内镜下相关解剖及手术步骤

### (一)翼腭窝和颞下窝

翼腭窝是上颌骨、腭骨与蝶骨翼突之间围成的一个狭窄骨性间隙,上部较宽,下部渐窄。窝内容物有颌内动脉、上颌神经及蝶腭神经节。翼腭窝向外经翼上颌裂通颞下窝,向内经蝶腭孔通鼻腔,向前经眶下裂通眼眶,向后经圆孔通颅中窝、经翼管通破裂孔、经腭蝶管通鼻咽,向下经腭大管通口腔。内镜手术入路中更重要结构是蝶腭孔以及翼腭窝后壁三个开口,从外上方向内下方依次为圆孔、翼管前口和腭蝶管开口。

颞下窝是上颌骨体和颧骨后方的不规则间隙,容纳肌肉(咀嚼肌、颞肌下部)、动脉(脑膜中动脉、下牙槽动脉、颞深动脉、颊动脉)、静脉(翼静脉丛、下颌后静脉)、神经(上颌神经、下牙槽神经、舌神经、颊神经、鼓索神经、耳神经节),向上通颞窝。窝前壁为上颌骨体和颧骨、内壁为翼突外侧板、外壁为下颌支、下界为附着于下颌骨的翼内肌、后界为颞骨的关节结节和蝶骨脊部(蝶下颌韧带连接处)。此窝向上经卵圆孔和棘孔与颅中窝相通。向前经眶下裂通眶,向内经上颌骨与蝶骨翼突之间的翼上颌裂通翼腭窝。

翼腭窝是内镜经鼻入路至侧颅底一个通道,通常进入翼腭窝的路径包括经蝶腭孔、经腭蝶管和经上颌窦后壁。具体来讲,第一种方法是在右侧鼻腔中外移下鼻甲并切除中鼻甲,在下鼻甲附着处后下缘和中鼻甲游离缘下缘之间的鼻腔外侧壁垂直切开鼻腔黏膜,向后剥离可找到一个明显的骨性突起即腭骨筛嵴,沿筛嵴向后为蝶腭孔及其中行走的蝶腭动脉及其分支。扩大蝶腭孔后进入翼腭窝;第二种方法是在后鼻孔即鼻咽顶部,在其外侧切开黏膜,向内寻找到一个小的但是明显的进入到骨孔的动脉,此动脉即为上颌动脉的咽支。此咽支由腭蝶管的咽部开口进入腭蝶管,腭蝶管呈向上外侧方向的走形进入翼腭窝,内容物为上颌动脉咽支及骨膜组织。去除覆盖在该动脉表面的骨壁,可显露腭蝶管内容物(包括骨膜及上颌动脉咽支),在外上端切断其内容物并向外翻开,即可进入翼腭窝。第三种方法是切除勾突和筛泡后找到上颌窦开口,向后方扩大开口,包括去除蝶腭孔前方的筛嵴及其周围上颌窦内侧壁进入上颌窦,剥离上颌窦黏膜暴露上颌窦后壁,磨除上颌窦后壁,显露翼腭窝内容物。翼

腭窝内有脂肪包裹着颌内动脉,上颌神经及蝶腭神经节,在进行下一步手术时需要向外侧推开。在显露翼腭窝后,继续向外下暴露,并打开上颌窦后外侧壁,即可进入颞下窝(图 4-7-0-1)。

## (二) Meckel 囊区

Meckel 囊又称为三叉神经节囊,容纳三叉神经半月节,外有包裹神经的蛛网膜和二层硬膜。外上方是小脑天幕、内上方是海绵窦外侧壁、内侧是斜坡、外下方是颞骨岩部。它的命名是用来纪念德国的解剖学家 Johann Friedrich Meckel,the Elder(1724—1774)。

内镜下显露 Meckel 囊区:第一步,内镜下手

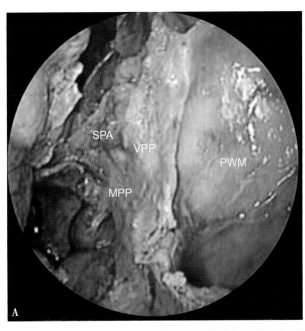

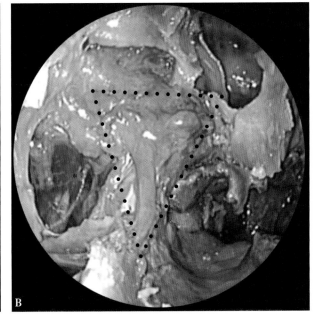

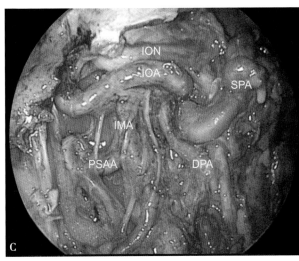

**图 4-7-0-1　内镜下翼腭窝解剖**
A. 左侧鼻腔中,打开上颌窦后壁,暴露鼻腔外侧结构;B. 右侧鼻腔,暴露翼腭窝(三角形虚线)和颞下窝(*);C. 右侧翼腭窝中神经血管结构。DPA:腭降动脉;IMA:颌内动脉;IOA:眶下动脉;ION:眶下神经;MPP:翼突内侧板;PSAA:后上牙槽动脉。PWM:上颌窦后壁;SPA:蝶腭动脉;VPP:腭骨垂直板

术侧下鼻甲外移,同侧中鼻甲切除,对侧中鼻甲外移,扩大手术操作空间。第二步,双侧蝶窦、部分后组筛窦及鼻中隔后部切除,磨平蝶窦底骨质,提供鼻腔通道。第三步,打开上颌窦后壁并显露翼腭窝,在腭蝶管前口处,把翼腭窝内容物向外侧推移,可见翼管前口的位置,以翼管前口向外上或者通过眶下神经可找到圆孔。使用磨钻沿翼管下内侧半环磨除骨质,避开上缘的颈内动脉,去除斜坡旁段颈内动脉隆突的前壁及外侧中颅底的骨质,开放圆孔,即显露颈内动脉表面和外

侧 Meckel 前方的硬膜覆盖的四边形区域,此四边形区域内界和下界为颈内动脉,外界为上颌神经,上界是展神经。切开该硬膜,深入 Meckel 囊腔可见到三叉神经半月节结构,此间隙后方为岩尖前部(图 4-7-0-2)。

（三）岩斜区

岩斜区通常指斜坡、岩尖、内听道和脑干之间的区域。

内镜经鼻入路显露岩斜区:先经鼻、上颌窦暴露翼腭窝,识别翼管神经,向后磨除翼管周围骨质

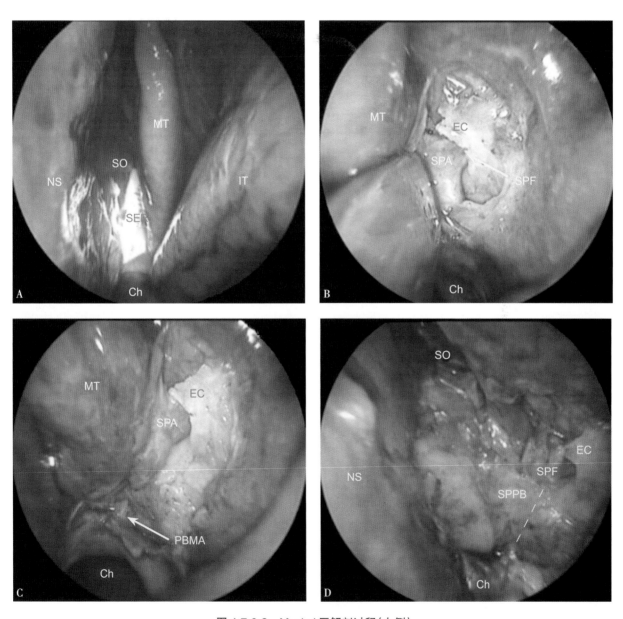

图 4-7-0-2　Meckel 区解剖过程(左侧)

A.确定鼻腔阶段各解剖标志点;B-C.在中鼻甲外侧找到蝶腭孔和上颌动脉咽支;D、E.切除中鼻甲,打开腭蝶管

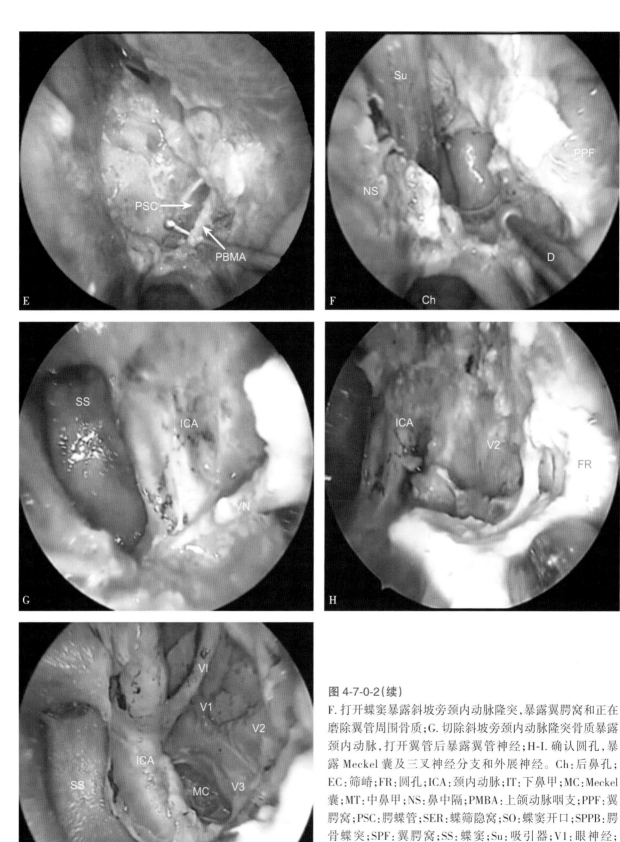

图 4-7-0-2（续）

F. 打开蝶窦暴露斜坡旁颈内动脉隆突，暴露翼腭窝和正在磨除翼管周围骨质；G. 切除斜坡旁颈内动脉隆突骨质暴露颈内动脉，打开翼管后暴露翼管神经；H-I. 确认圆孔，暴露 Meckel 囊及三叉神经分支和外展神经。Ch：后鼻孔；EC：筛嵴；FR：圆孔；ICA：颈内动脉；IT：下鼻甲；MC：Meckel 囊；MT：中鼻甲；NS：鼻中隔；PMBA：上颌动脉咽支；PPF：翼腭窝；PSC：腭蝶管；SER：蝶筛隐窝；SO：蝶窦开口；SPPB：腭骨蝶突；SPF：翼腭窝；SS：蝶窦；Su：吸引器；V1：眼神经；V2：上颌神经；V3：下颌神经；VI：外展神经；VN：翼管神经

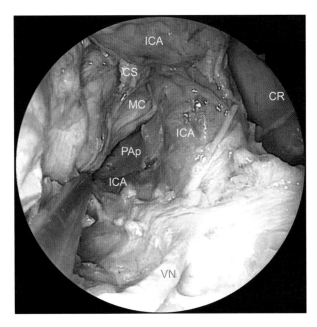

**图 4-7-0-3　内镜下右侧岩尖部解剖**
CR:斜坡凹陷;CS:海绵窦;MC:Meckel 囊;ICA:颈内动脉;
PAp:岩尖,VN:翼管神经

达颈内动脉膝部并暴露岩骨段颈内动脉。向外侧移开颈内动脉,此处即是岩尖内侧。磨除蝶窦底骨质,切开咽后壁筋膜和肌肉,再向外侧分离,即暴露岩斜区。内镜下可暴露天幕以下的岩斜区、外侧界限为颈内动脉、后方界限为内听道(图 4-7-0-3)。

## 三、临床应用

### (一)适应证

**1. 翼腭窝和颞下窝**　适用于位于翼腭窝和颞下窝的所有病变,特别适用于翼腭窝和颞下窝沟通性的病变。

**2. Meckel 区**　适用于位于三叉神经前内侧的病变,包括神经鞘瘤、脑膜瘤、胆脂瘤、转移性肿瘤等其他少见肿瘤。

**3. 岩斜区**　适用于位于天幕以下、内听道之前、动眼神经和展神经以及颈内动脉内侧的岩斜区病变,常见的疾病包括脑膜瘤、神经鞘瘤、脊索瘤和软骨肉瘤、胆固醇性肉芽肿等。

### (二)典型病例

**1. 翼腭窝神经鞘瘤**　男性,47 岁,左侧面部麻木、触觉减退,行内镜下经左侧翼突、翼腭窝入路切除左侧翼腭窝肿瘤。术后病理:神经鞘瘤(图 4-7-0-4、图 4-7-0-5)。

**2. 颞下窝神经鞘瘤**　女性,52 岁,因头晕检查发现右侧颞下窝病变。查体无阳性体征,行内镜经鼻经上颌颞下窝入路全除肿瘤。术后病理为神经鞘瘤(图 4-7-0-6、图 4-7-0-7)。

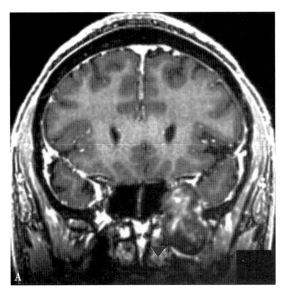
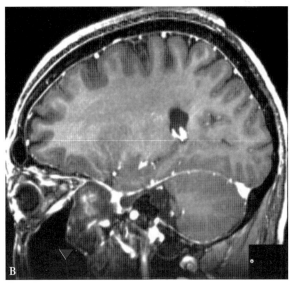

**图 4-7-0-4　术前头颅 MRI 增强扫描示左侧翼腭窝病变(红色箭头)**
A. 冠状位;B. 矢状位

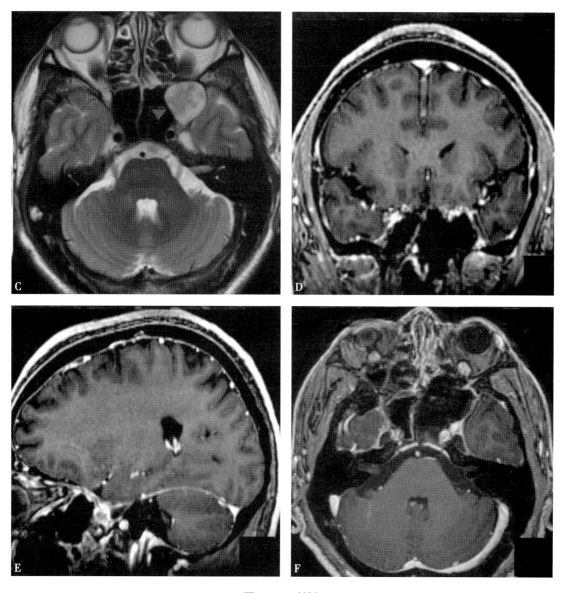

图 4-7-0-4(续)
C. 轴位,T2 像为高信号,增强后不均匀强化,符合神经鞘瘤特征;D-F. 术后增强扫描示肿瘤全切

3. Meckel 区病变　女性,40 岁,左侧头面部麻木 2 年,体检:左侧面部 V1~V3 区域触觉减退,角膜反射(+),咀嚼肌运动可,下腭运动无偏向,无其他阳性体征。术前 MR 检查发现左侧 Meckel 囊区肿瘤。行内镜经鼻翼突入路全切肿瘤。术后病理为神经鞘瘤(图 4-7-0-8 至图 4-7-0-10)。

（三）并发症

包括 CSF 漏、血管损伤(颈内动脉损伤)、神经损伤(干眼症、复视、咀嚼肌无力等)、鼻腔相关并发症(鼻出血、嗅觉减退、鼻中隔穿孔等)。

## 四、总结

内镜经鼻入路治疗侧颅底病变可以避免牵拉脑组织和尽量少的侵扰脑神经和颈内动脉,内镜下视角宽广清晰,在良好的团队配合下运用显微操作技术可以获得更加微创的效果。选择合适的病例可以安全有效的切除病变,虽然存在学习曲线,但熟悉内镜下解剖、熟练的内镜下的显微操作技术可以保证手术成功。

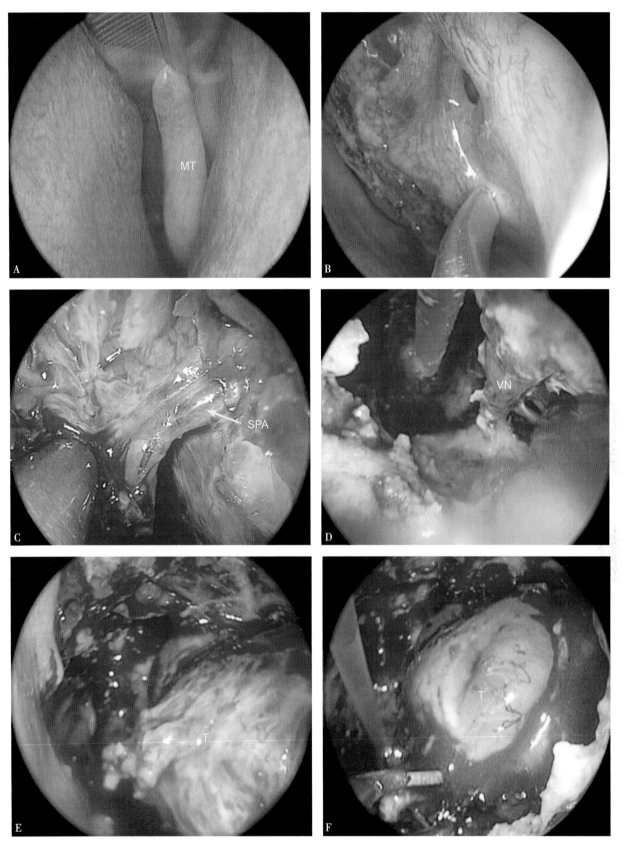

**图 4-7-0-5　术中所见**

A. 左侧鼻腔入路切除左侧中鼻甲（MT）；B. 左侧中鼻甲切除后可见左侧上颌窦开口；C. 暴露左侧蝶腭动脉（SPA）；D. 切除翼管周围骨质，暴露其内的翼管神经（VN）；E~G. 暴露肿瘤和切除肿瘤（T）

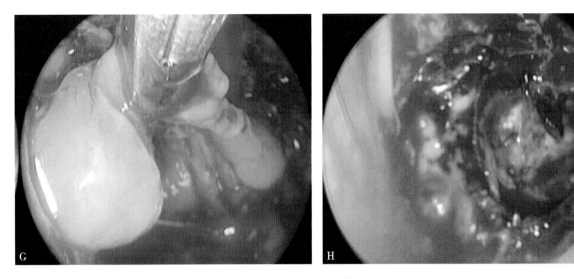

图 4-7-0-5(续)
H. 肿瘤切除后所见

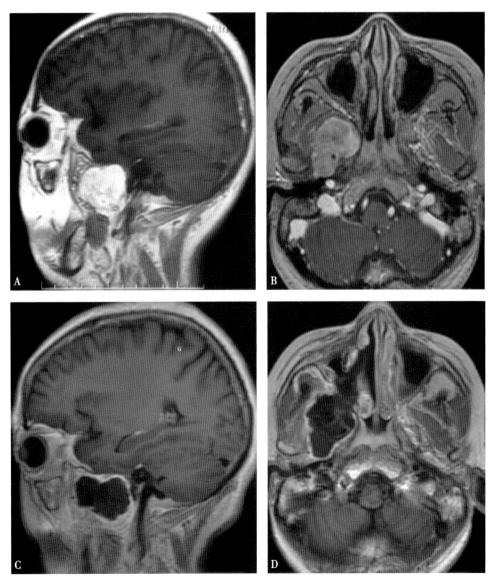

图 4-7-0-6
A、B. 术前头颅 MRI 示右侧颞下窝病变;C、D. 术后 MR 示右侧颞下窝病变全切

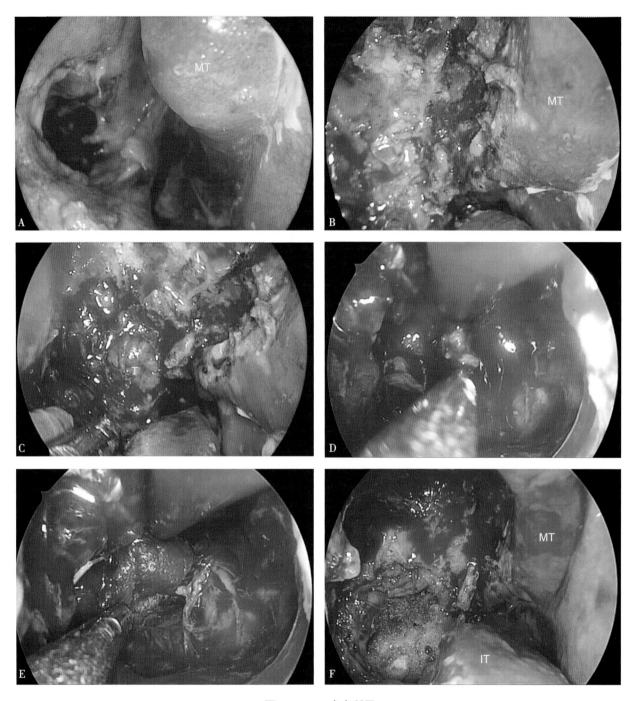

**图 4-7-0-7　术中所见**

A. 在右侧中鼻道打开上颌窦内侧壁；B. 进入上颌窦、打开上颌窦后壁及外侧壁，暴露肿瘤；C. 继续打开肿瘤包膜，D. 分块切除肿瘤；E. 肿瘤切除后瘤腔填塞明胶海绵止血；F. 取脂肪修补

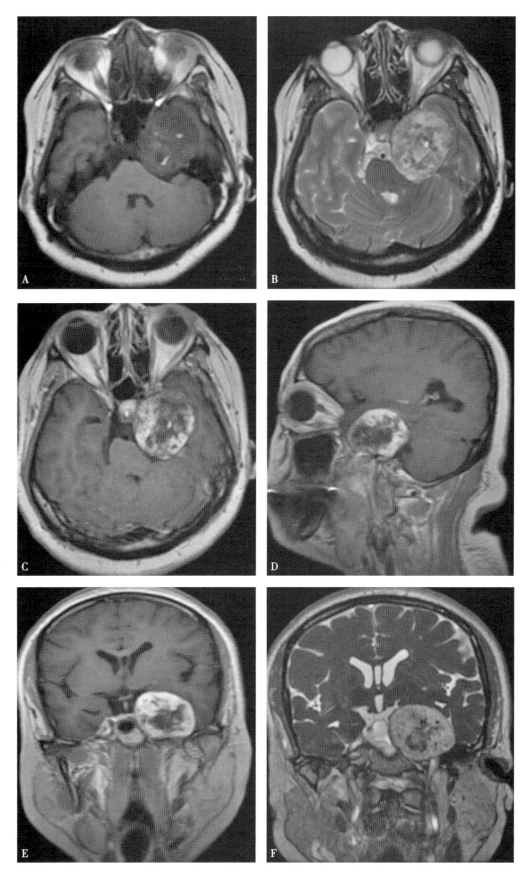

图 4-7-0-8 术前头颅 MRI

A-B. $T_1$ 和 $T_2$ 影像,可见肿瘤位于左侧 Meckel 囊内,$T_1$ 为稍低及混杂信号,$T_2$ 为稍高混杂信号;C-E. 轴位、矢状位和冠状位增强影像,提示左侧 Meckel 囊区肿瘤,不均匀强化,边界清楚;F. 3D-FIESTA 冠状位扫描,肿瘤边界清楚

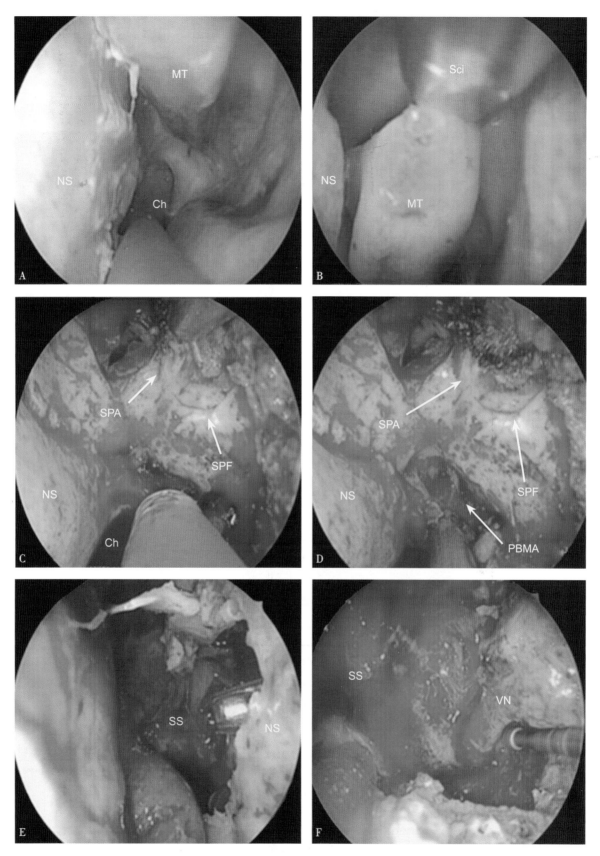

图 4-7-0-9　术中图片

A. 左侧鼻腔解剖结构；B. 切除左侧中鼻甲；C. 暴露左侧蝶腭孔，其内有蝶腭动脉经过，予以电凝；D. 在咽后壁可以找到左侧上颌动脉的咽支，由腭蝶管至咽后壁，供应咽部黏膜，予以电凝；E. 从右侧鼻腔观察，蝶窦广泛开放后，切除鼻中隔后部；F. 左侧翼管神经已全程显露，指向岩骨段颈内动脉前膝部

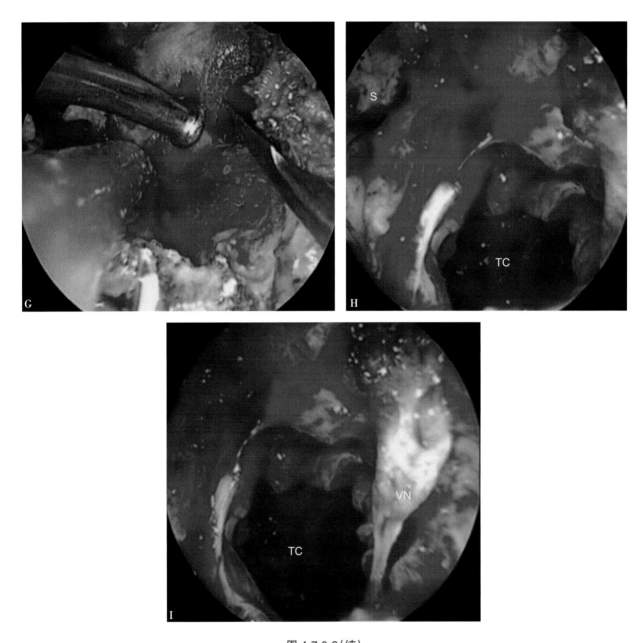

图 4-7-0-9（续）

G. 切开硬膜；H. 肿瘤已完全切除；I. 肿瘤切除后的瘤腔，翼管神经保留。Ch：后鼻孔，ICA：颈内动脉，NS：鼻中隔，MT：中鼻甲，PBMA：上颌动脉咽支，PSC：腭蝶管，SPA：蝶腭动脉，SPF：腭蝶孔，SS：蝶窦，Sci：剪刀，TC：瘤腔，VN：翼管神经

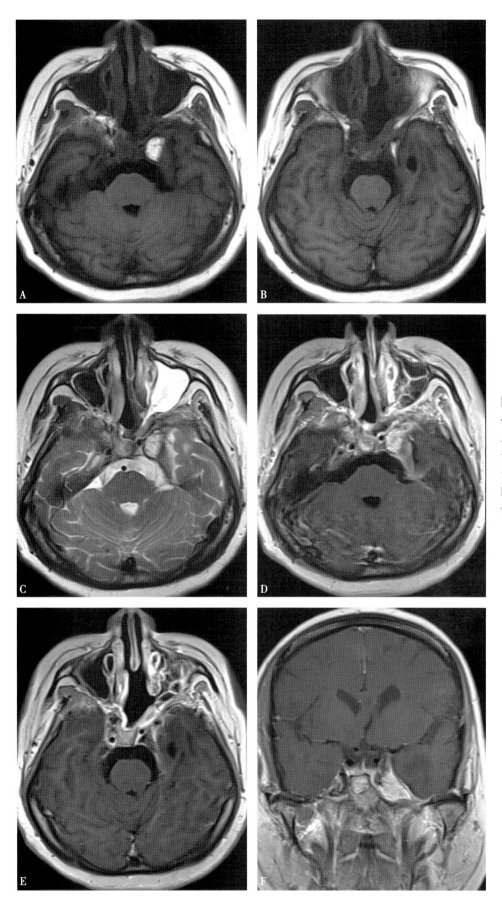

图 4-7-0-10　术后 3 月
头颅 MRI 示肿瘤全部切除
A、B.T$_1$ 轴位平扫示肿瘤
切除后,瘤腔内有高信
号脂肪;C. T$_2$ 轴位影像;
D、E. T$_1$ 轴位增强扫描影
像;F.T$_1$ 增强冠状位影像

（张晓彪）

# 参 考 文 献

1. Benet A,Prevedello DM,Carrau RL,et al. Comparative Analysis of the Transcranial "Far Lateral" and Endoscopic Endonasal "Far Medial" Approaches:Surgical Anatomy and Clinical Illustration. World Neurosurgery,2014,81:385-396

2. de Notaris M,Cavallo LM,Prats-Galino A,et al. Endoscopic endonasal transclival approach and retrosigmoid approach to the clival and petroclival regions. Neurosurgery,2009,65:42-50,50-52

3. Faith J,Thorburn S,Sinky TH. Exploring healthcare experiences among online interactive weight loss forum users. Computers in Human Behavior,2016,57:326-333

4. Jacquesson T,Simon E,Berhouma M,et al. Anatomic comparison of anterior petrosectomy versus the expanded endoscopic endonasal approach:interest in petroclival tumors surgery. Surgical and Radiologic Anatomy,2015,37:1199-1207

5. Kassam AB,Gardner P,Snyderman C,et al. Expanded endonasal approach:fully endoscopic,completely transnasal approach to the middle third of the clivus,petrous bone,middle cranial fossa,and infratemporal fossa. Neurosurg Focus,2005,19:E6

6. Muto J,Prevedello DM,DitzelFilho LFS,et al: Comparative analysis of the anterior transpetrosal approach with the endoscopic endonasal approach to the petroclival region.Journal of Neurosurgery,2016,125(5):1171-1186

7. Sekhar LN,Tariq F,Osbun J. Far Lateral and Far Medial Approaches to the Foramen Magnum:Microsurgery or Endoscopy？ World Neurosurgery,2014,81:283-284

8. Taniguchi M,Akutsu N,Mizukawa K,et al.Endoscopic endonasal translacerum approach to the inferior petrous apex. J Neurosurg,2016,124(4):1032-1038

9. Van Gompel JJ,Alikhani P,Tabor MH,et al.Anterior inferior petrosectomy:defining the role of endonasal endoscopic techniques for petrous apex approaches. Journal of Neurosurgery,2014,120:1321-1325

10. Zanation AM,Snyderman CH,Carrau RL,Gardner PA,et al.Endoscopic endonasal surgery for petrous apex lesions. The Laryngoscope,2009,119:19-25

11. Lobo B,Zhang X,Barkhoudarian G,et al. Endonasal Endoscopic Management of Parasellar and Cavernous Sinus Meningiomas. Neurosurg Clin N Am,2015,26(3):389-401

12. Maurer AJ,Bonney PA,Iser CR,et al. Endoscopic Endonasal Infrapetrous Transpterygoid Approach to the Petroclival Junction for Petrous Apex Chondrosarcoma:Technical Report. J Neurol Surg Rep,2015,76(1):e113-116

13. Jean WC,Felbaum DR,Anaizi A,et al. Endoscopic Endonasal Approach for Transclival Resection of aPetroclival Meningioma:A Technical Note. Cureus,2016,14;8(6):e641

14. Wang X,Xu E,Zhang H,et al. Endoscopic Intradural Subtemporal Keyhole Kawase Approach to the Petroclival and Ventrolateral Brainstem Regions. J Craniofac Surg,2016,27(3):e240-244

15. Youssef A,Carrau RL,Tantawy A,et al. Endoscopic versus Open Approach to the Infratemporal Fossa:A Cadaver Study. J Neurol Surg B Skull Base,2015,76(5):358-364

# 第八章

# 眶周疾病的内镜手术治疗

## 第一节 眶内海绵状血管瘤的内镜手术治疗

眶内眶尖区常见肿瘤有海绵状血管瘤、神经鞘瘤、表皮样囊肿和恶性肿瘤等,手术切除仍是目前治疗眶内眶尖区肿瘤的主要方法。传统眼眶肿瘤切除术包括经眼眶(经外侧、内侧以及下方开眶术,经结膜、眶上)和经颅入路,但是眼眶内容空间狭小,重要结构居多,因此组织损伤和并发症风险均较大,而随着解剖研究和内镜经鼻手术技术的不断进步,对于位于肌锥内外视神经内侧、毗邻筛窦的部分肿瘤(如海绵状血管瘤)则越来越多的可以选择经鼻内镜下切除。

海绵状血管瘤是最常见的成人眶内肿瘤,约占所有眼眶肿物的6%~8%。其主要起源于眶尖区肌锥内间隙,边界清楚,包含扩张的海绵状静脉血管,并被囊性纤维组织所包绕,无明显的供养血管。肉眼形态为椭圆形或有分叶的实性肿瘤,呈暗紫红色,外有薄的纤维膜包裹,切面呈海绵状、多孔,组织学显示肿瘤由大小不等的血管腔及纤维间隔构成。本病一般发病缓慢,肿瘤对眼眶内周围组织产生压迫损伤,主要损害表现为眼部外观改变和视功能下降。病变早期患眼轴性眼球突出;中晚期患眼视乳头水肿,视神经萎缩,视力下降,甚至失明。因此,尽管海绵状血管瘤是良性病变,但如果侵犯眶内或邻近结构,通常需要手术治疗。

### 一、诊断

#### (一)临床表现

1. 视力下降、视野缺损。

2. 眼球突出,眼痛或头痛。

3. 眼球活动受限。

#### (二)影像学检查

超声检查:表现为圆形或类圆形的肿物、内回声多且分布均匀、声衰减少等特点,彩超探测肿瘤内部缺乏血流信号,是由于肿瘤内部血窦内的血液流动极其缓慢的缘故。由于超声的每帧图像只显示一个有限的层面,不能很好地提供肿瘤的空间位置,因此定位诊断作用局限。

CT检查:能够显示肿瘤在眼眶内的位置,冠状面有助于显示肿瘤与视神经的关系。肿瘤多呈圆形或类圆形,动态增强扫描显示渐进性强化征象,是诊断海绵状血管瘤的比较特异的征象。

MRI检查:$T_1$加权为与眼外肌相似的中等强

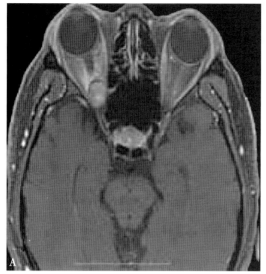
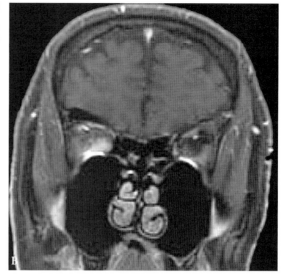
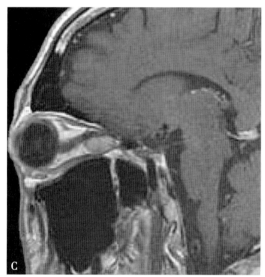

图 4-8-1-1 肌锥内肿瘤
A. MRI 轴位增强像,肿瘤位于右侧眶尖区肌锥内。增强可见肿瘤不均匀强化,边界清楚;B. MRI 冠位增强像,肿瘤位于右侧视神经内侧,临近右侧筛窦;C. MRI 矢状位增强像,肿瘤位于右侧眶尖区视神经下方肌锥内,向上方挤压视神经

度信号,$T_2$ 加权为高信号,注射造影剂后信号明显增强。动态增强扫描"渐进性强化"为该病的特征性表现。MRI 平扫及动态增强扫描能够作出准确的定性和定位诊断,可正确地判断肿瘤与周围组织有无明显黏连,以及与视神经、眼外肌、眼球的位置关系,从而指导手术方式和手术入路的选择。依据肿瘤与眼肌锥的关系,眼眶肿瘤可分为 4 类:肌锥内肿瘤(图 4-8-1-1、图 4-8-1-2)、肌锥外肿瘤(图 4-8-1-3、图 4-8-1-4)、肌锥内外沟通肿瘤(图 4-8-1-5、图 4-8-1-6)以及视神经管内肿瘤(图 4-8-1-7、图 4-8-1-8)。

**(三)其他辅助检查**

包括视力、视野、眼底照相、VEP 等主要需评

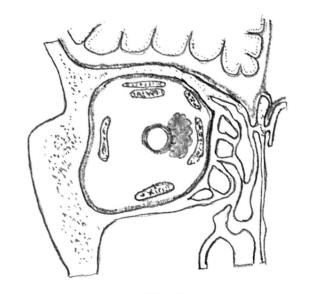

图 4-8-1-2 眶内肌锥内海绵状血管瘤示意图
红色为肿瘤,位于内直肌与视神经之间

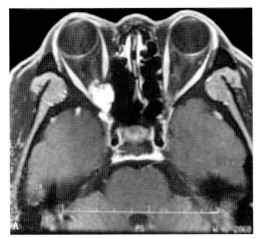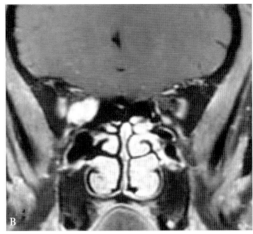

图 4-8-1-3　肌锥外肿瘤

A. MRI 轴位增强像,肿瘤位于右侧眶尖区肌锥外;B. MRI 冠位增强像,肿瘤位于右侧眶尖区肌锥外,视神经内下方

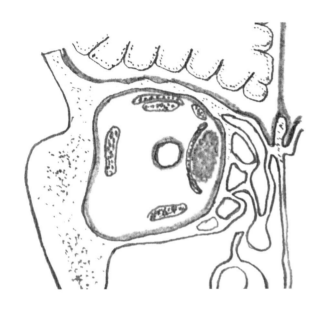

图 4-8-1-4　眶内肌锥外海绵状血管瘤示意图

红色为肿瘤,位于内直肌与眶骨膜之间

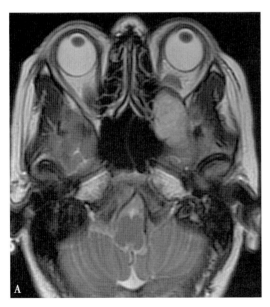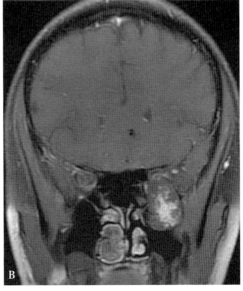

图 4-8-1-5　肌锥内外沟通肿瘤

A. 头颅 MRI 轴位增强像,肿瘤位于眶内下方突入翼腭窝;B. 头颅 MRI 冠位增强像,肿瘤位于眶内下方突入翼腭窝

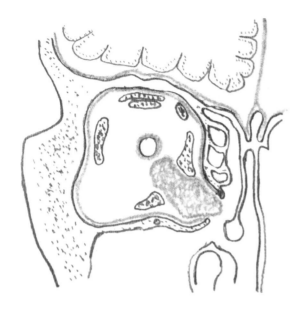

图 4-8-1-6　眶内外沟通海绵状血管瘤示意图
红色为肿瘤,突破眶骨膜至眶外

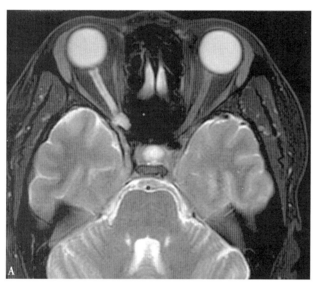

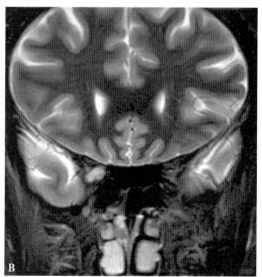

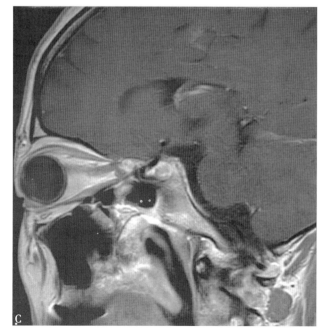

图 4-8-1-7　视神经管内肿瘤
A. 头颅 MRI 轴位 T$_2$ 像,肿瘤位于右眶尖视神经管眶口内侧;B. 头颅 MRI 冠位 T$_2$ 像,肿瘤位于右眶尖视神经管眶口内侧,右侧视神经结构显示不清;C. 头颅 MRI 矢状位增强像,肿瘤位于右眶尖视神经管眶口内侧,视神经下方

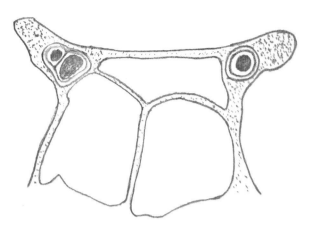

**图 4-8-1-8　视神经管内海绵状血管瘤示意图**
红色为肿瘤,位于右眶尖视神经管眶口内侧

价术前视功能损害情况。

## 二、内镜经鼻入路的手术指征

1. 出现较明显临床症状如眼球突出、视力下降等的眶内海绵状血管瘤。

2. 经 MRI 检查显示肿瘤位于视神经内侧,靠近筛窦一侧。

3. 内镜的设备、器械和术者的内镜手术技巧可以完成较高难度的眶内手术。

## 三、内镜经鼻入路的手术方法

### (一)手术步骤

1. **体位及麻醉**　病人取平卧位,头略于术者侧 10°~15°;采用气管插管全麻,术中控制性降低血压。

2. 1% 丁卡因 15ml 加 15 肾上腺素 2ml 浸润棉片,鼻腔黏膜局部收缩、表面麻醉。

3. 0°4mm 内镜下取患侧鼻腔入路。辨认中鼻甲、钩突、筛泡等结构。于中鼻甲外侧切除钩突、筛泡,如鼻道狭窄或鼻甲肥大可切除中鼻甲下部扩大操作空间。

4. 开放筛窦和蝶窦后,充分暴露眶纸板,定位眶尖区,显露眼眶内壁和蝶窦侧壁视神经管,显微磨钻行眶尖视神经管减压。

5. 根据术前影像学资料确定切除眶内壁的

部位和范围,一般 2cm×1cm 范围即可,如肿瘤较大或突入筛窦,可见局部眶内壁及眶骨膜隆起(图 4-8-1-9),对于肌锥外肿瘤,切开眶骨膜即可见肿瘤组织(图 4-8-1-10)。而位于肌锥内的肿瘤,位置较深在,眶内壁并无隆起,切开眶筋膜(图 4-8-1-11)后,需以生理盐水棉片推开脂肪和内直肌扩大视野。剥离眶内脂肪后,可见质软呈紫红色团状的肿瘤组织(图 4-8-1-12),边界清楚,术中边向鼻腔轻轻牵拉肿瘤边钝性和锐性分离粘连,肿瘤基底多位于眶尖部(图 4-8-1-13),需仔细观察无血管神经附着后再予切除。

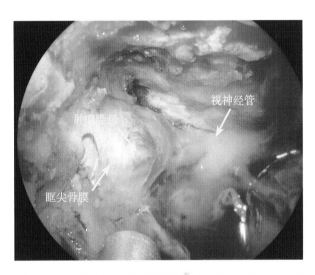

**图 4-8-1-9　术中截图示眶尖骨膜及视神经管眶口硬膜受肿瘤挤压隆起,视神经管上壁及内下壁骨质已磨除**

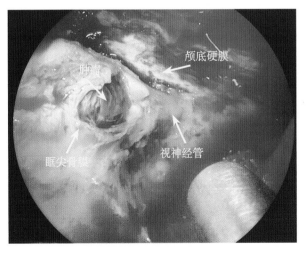

**图 4-8-1-10　术中截图示切开眶尖骨膜可见下方紫红色肿瘤组织**

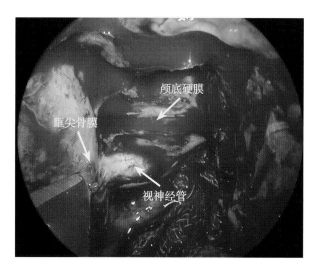

图 4-8-1-11　肌锥内海绵状血管瘤术中截图示眶壁无隆起,以尖刀切开眶尖视神经管眶口前方骨膜

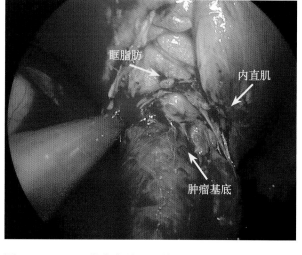

图 4-8-1-13　肌锥内海绵状血管瘤术中截图示在内直肌的下方,向鼻侧轻轻牵拉肿瘤并分离与周围组织粘连,逐渐显露眶尖部肿瘤基底

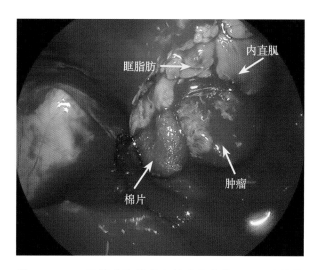

图 4-8-1-12　肌锥内海绵状血管瘤术中截图示以小棉块推开眶内脂肪,和内直肌,显露肌锥内侧紫红色肿瘤

6. 病变切除后以庆大霉素和地塞米松的盐水冲洗术腔,用人工硬脑膜修补眶筋膜并将脱出的眶脂肪向眼眶内推挤,鼻腔内填塞可吸收纳吸棉止血。

（二）术中注意

1. **术中眶内脂肪和眼肌的处理**　内直肌和眶内脂肪的突出阻挡视野,是术中显露肿瘤的主要困难,尤其是位于肌锥内的肿瘤。可采用 1cm小脑棉块或纱条逐渐推开突出的脂肪和内直肌,将绵块填塞至肿瘤周围扩大显露范围。对于内直肌不可过度牵拉或切开,否则组织水肿将使显露

更加困难,并可能因内直肌损伤导致术后眼球活动障碍。

2. 肿瘤一般与周围组织界限清楚,不重,可用较尖锐剥离子逐渐分离。在基底部多有小血管供血,可电凝后切断,肿瘤需完整分离切除,分块切除因出血多易导致副损伤。

3. 因眶内空间狭小,对术者和助手的内镜技术要求较高,需要熟练的"双人四手"单鼻孔操作技术(图 4-8-1-14)。术中助手向鼻内牵拉肿瘤力度应适当,否则如肿瘤有粘连可能造成神经血管尤其是视神经的损伤。

4. 切除肿瘤后的眶壁重建需要还纳脂肪,并用自体或人工材料重塑眶壁。

（三）术后处理

1. 术后应观察视力、瞳孔、眼底、眼位、眼球运动等情况。

2. 术后予以抗感染治疗 3 天,如术后考虑有神经损伤,则需激素冲击疗法:甲基强的松龙 500~1000mg 静滴 3 天,再改为 80mg 静滴 3 天。予以适量甘露醇及血管扩张剂。

3. 术后少量鼻出血可以局部冷敷及应用止血药物,出血较多应再次填塞鼻腔止血。

4. 术后常规给予鼻用糖皮质激素和黏液溶解

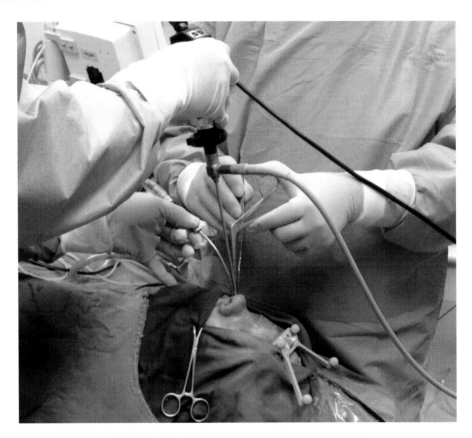

图 4-8-1-14　图示右侧单鼻孔入路,双人四手操作

促排剂。

5. 术后 7 天、3 个月、1 年分别复查视力视野和眼眶 MRI。

# 第二节　视神经损伤的内镜手术治疗

视神经损伤(traumatic optic neuropathy,TON)是指视神经管及其附近骨折压迫、挤压、牵拉所致的视神经损伤。颅脑损伤合并视神经损伤的发生率约为 0.5%~4%,主要发生在管内段和颅内段视神经,多见于额部或额颞部的损伤,特别是眶外侧缘的直接暴力。各种原因的外力打击可导致颅面部骨骼的移位或通过蝶骨的弹性变形,这种改变将力量传导至视神经管。由于视神经与视神经管骨膜紧密相连,任何视神经管的损伤都有可能直接压迫视神经,造成视神经的损伤,以及继发性视神经血液循环和轴浆运输功能障碍,最终引起视网膜神经节细胞(retinalganglion cells,RGCs)逆行性溃变、凋亡,引起视功能障碍。目前,TON 的治疗主要以视神经减压术为主,辅助应用药物和高压氧等治疗方法。内镜经鼻眶尖 - 视神经管减压术是通过去除眶尖、视神经管骨性结构对视神经的直接压迫或束缚,从而缓解损伤后视神经的肿胀和循环障碍,减少 RGC 的凋亡,改善视功能。内镜经鼻眶尖 - 视神经管减压术因其手术创伤小、减压充分、术中视野清晰等优点,逐渐成为主要的手术方式。

## 一、诊断

### (一)临床表现

1. 有额眶部或者面部外伤史;

2. 伤后出现视力下降或者失明;

3. 体征:伤侧眼直接对光反应消失,瞳孔散大,呈传入性瞳孔障碍;

4. 眼球和眼底检查无明显异常。

## （二）影像学表现

**1. 视神经管 CT**　视神经管可有不同程度的骨折和移位，同时可伴有前颅底、筛窦、蝶窦以及蝶骨大翼等骨折和移位。

**2. 视神经 MRI**　视神经损伤区呈椭圆形或者球形肿胀增粗，边界不清，眶内结构紊乱；视神经损伤区 $T_1W$ 呈等信号或稍低信号改变；视神经损伤区 $T_2WII$ 可见斑片状或者条索状较高信号改变，边缘不清。

**3. 视觉诱发电位（VEP）**　P100 波幅可出现明显的降低，和（或）P100 潜伏期明显延长，严重者可出现波形完全消失。

**4. 彩色多普勒**　多出现眼动脉、睫状后动脉收缩峰值速度（PSV）明显增加，舒张末期流速（EDV）明显减低，时间平均最大血流速度（TAMX）减低，阻力指数（RI）明显增高。

# 二、视神经管与周围结构的关系

## （一）根据蝶骨体气化的程度将蝶窦分为四型

甲介型，蝶窦仅有小的气化，其后壁距蝶鞍达 1cm 以上（图 4-8-2-1）；鞍前型，蝶窦气化未越过鞍结节垂直平面（图 4-8-2-2）；半鞍型，蝶窦气化越过鞍结节平面但未达蝶鞍一半（图 4-8-2-3）；全鞍型，蝶窦气化达到或超过蝶鞍一半以上（图 4-8-2-4）。

## （二）根据突入到蝶窦腔内程度的不同将视神经管进行分为三型

未突入型：指神经血管骨壁仅与蝶窦外侧壁毗邻，未突入蝶窦腔（图 4-8-2-5）；半突入型：指神经血管骨壁突入蝶窦腔但突入小于管壁的一半（图 4-8-2-6）；全突入型：指神经血管骨壁突入蝶窦腔达到或超过管壁的一半（图 4-8-2-7）。

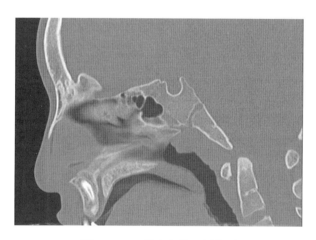

图 4-8-2-1　蝶窦气化—甲介型

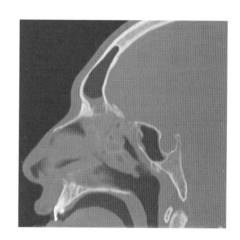

图 4-8-2-3　蝶窦气化—半鞍型

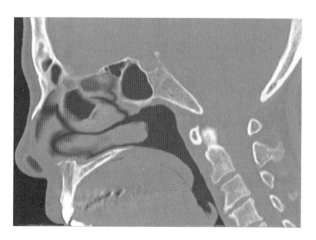

图 4-8-2-2　蝶窦气化—鞍前型

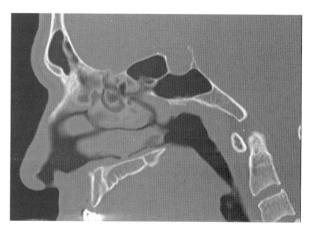

图 4-8-2-4　蝶窦气化—全鞍型

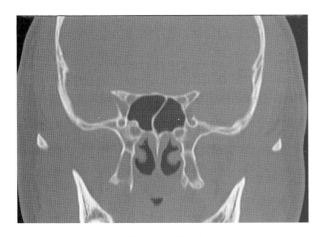

图 4-8-2-5　视神经管与蝶窦关系（未突入型）

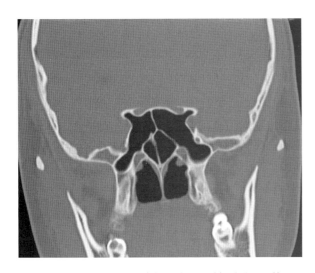

图 4-8-2-6　视神经管与蝶窦关系（部分突入型）

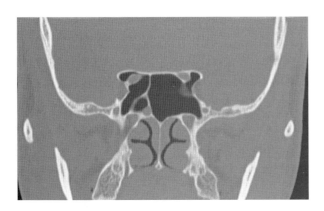

图 4-8-2-7　视神经管与蝶窦关系（全突入型）

了解蝶窦气化程度以及视神经管与蝶窦、后筛的关系，对术中辨认和暴露视神经管以及周围结构有着重要的意义，可减少并发症的发生。

### 三、经鼻视神经管减压手术适应证

1. 术后有残存视力，但是视力 <0.1，应积极手术治疗。

2. 药物治疗过程中出现视力急剧下降者，应急诊手术减压。

3. 无残存视力，受伤时间 <7 天，根据病人的受伤情况，特别是视神经管相关区域的骨折情况，决定是否手术治疗。

4. 受伤时间较长者，应参照眼动脉彩超结果及 VEP 结果，存在眼动脉及分支供血障碍者或 VEP 波形未呈熄灭者可考虑行视神经管减压术。

5. 排除眼球和眶内结构损伤导致的视力下降或失明。

### 四、手术禁忌证

1. 伴有颈内动脉海绵窦瘘和颈内假性动脉瘤等血管性疾病。

2. 严重的眶尖区骨折导致镰状襞游离，压迫视神经成角畸形，手术方式不能解决此问题者。

3. 视神经管隆突不明显或甲介型蝶窦为相对禁忌，必要时可在神经导航下定位，以增加手术的安全性。

4. 对视神经减压术有顾虑者。

### 五、经鼻视神经管减压手术优点

1. 微创，不开颅，术后恢复快。

2. 颅面部无手术瘢痕。

3. 减压范围充分。

4. 手术视野良好，直视下减压。

### 六、手术步骤

1. **病人体位**　病人取平卧中立位，头略后仰 10°~20°。

2. 1% 丁卡因 15ml 加 1‰肾上腺素 2ml 浸润棉片，鼻腔黏膜局部收缩、表面麻醉；

3. 0° 直径 4mm 内镜下取患侧鼻腔入路，辨认中鼻甲、钩突、筛泡等结构(图4-8-2-8、图4-8-2-9)。

4. 于中鼻甲外侧切除钩突,暴露筛泡(图4-8-2-10)。

5. 切除筛泡,暴露中鼻甲基板(图4-8-2-11)。

6. 切除中鼻甲基板,暴露筛房,清除前后筛气房,如筛窦内骨折及积血可一并清除(图4-8-2-12)。

7. 充分暴露眶内壁和蝶窦前壁,切开蝶筛隔,开放并扩大蝶窦前壁进入蝶窦(图4-8-2-13)。

8. 判断视神经管位置　充分去除蝶窦内的骨性分隔,视神经管为管状骨性隆起,位于蝶窦外侧壁的顶部,双侧呈"八"字形由内后向前外走行,其下方为颈内动脉隆起。可根据筛后动脉的位置、

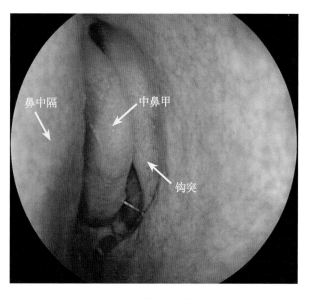

图4-8-2-8　示左侧鼻道,中鼻甲与周围结构

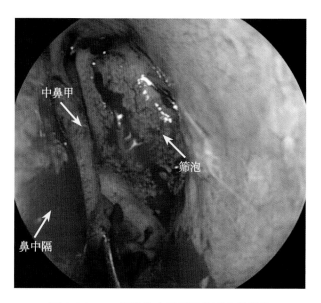

图4-8-2-10　切除钩突后显示其后方的筛泡

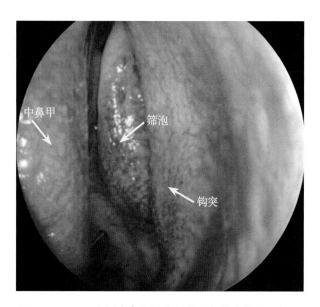

图4-8-2-9　示左侧中鼻甲的内侧钩突与筛泡的位置关系

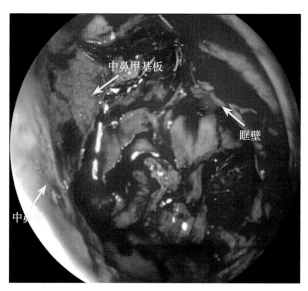

图4-8-2-11　切除筛泡后显示中鼻甲基板和眶内壁。中鼻甲基板横贯筛窦,把筛窦分为前后两组,基板之后为后组筛窦

视神经上方的凹陷和视神经与颈内动脉之间的凹陷定位视神经管和颈内动脉的位置,观察视神经管和蝶窦内的骨折情况(图4-8-2-14、图4-8-2-15)。

**9. 磨除视神经管骨质**　使用内镜专用磨钻磨薄眶尖和视神经管内侧壁骨质,间断用生理盐水冲洗术腔,以防止钻头过热损伤视神经。用小剥离子或钩针小心剥离视神经管内侧壁全长约1/2周径。必要时磨除前颅底和视神经管上壁(图4-8-2-16~图4-8-2-20)。

**10. 切开视神经鞘**　以小尖刀自眶尖向后切开眶骨膜、总腱环和视神经鞘,内镜应抵近观察,确保既切开鞘膜又未伤及神经纤维。切开时注意

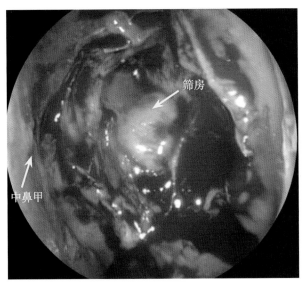

图4-8-2-12　显示后组筛房,后筛窦与蝶窦因气化关系,结构复杂,构成筛蝶区,与视神经、颈内动脉相互毗邻,是鼻内窥镜手术的危险地区

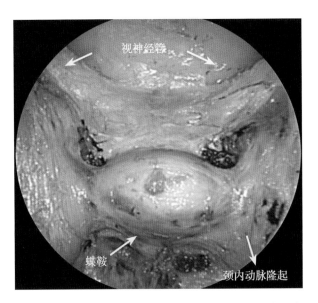

图4-8-2-14　解剖标本,显示双侧视神经管在蝶窦内的隆起和走行

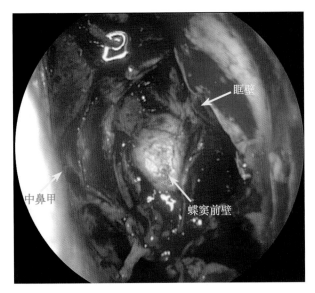

图4-8-2-13　切除前后组筛窦后,显露眶内壁和蝶窦前壁。视神经管眶口,与蝶筛隔位置相重叠,骨质明显增厚,是视神经管眶尖减压术的难点,手术中须用气钻磨开骨质方可减压

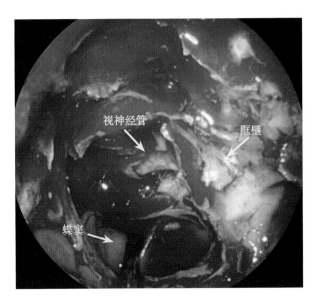

图4-8-2-15　术中左侧视神经管在蝶窦内的走行

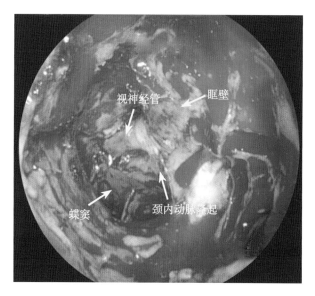

图 4-8-2-16　充分暴露左侧视神经管

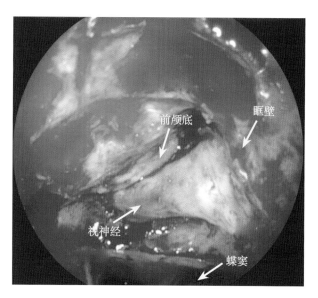

图 4-8-2-18　逐步磨除左侧视神经管骨质,显露视神经鞘

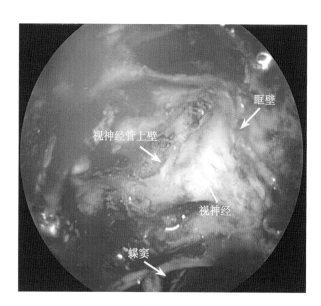

图 4-8-2-17　逐步磨除左侧视神经管骨质

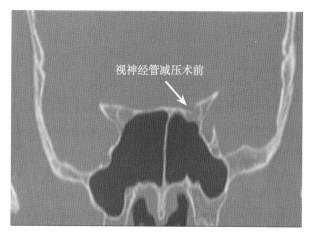

图 4-8-2-19　视神经管减压术前 CT

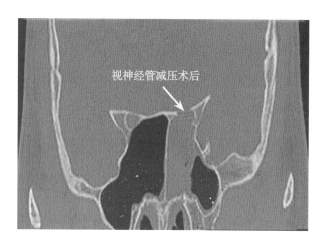

图 4-8-2-20　视神经管减压术后 CT

要在视神经的内侧切开视神经鞘,以免损伤眼动脉(图 4-8-2-21)。

11. 以庆大霉素和地塞米松的盐水冲洗蝶窦,止血材料覆盖出血黏膜,中鼻甲内侧填塞小块纳吸棉止血,中鼻甲复位。

## 七、手术并发症和注意事项

### (一)出血

经鼻腔手术常见的出血血管为蝶腭动脉、筛

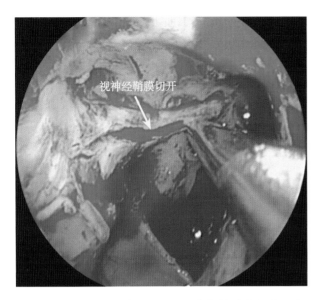

图 4-8-2-21 视神经管内下壁及眶尖部骨质全程减压后，以尖刀自眶尖至视神经管颅口切开视神经鞘膜

后动脉和颈内动脉，最严重的出血并发症为颈内动脉损伤的出血，可危及生命。

**1. 颈内动脉损伤出血** 为致命性的大出血，处理不及时短时间即可危及生命。可出现于术前、术中及术后。视神经管骨折的病例常常合并有严重的颅底骨折，当骨折累及蝶窦侧壁时可造成海绵窦段颈内动脉的损伤，形成假性动脉瘤或颈内动脉海绵窦瘘。因此，颅底骨折严重的病例，术前CTA 和 DSA 的检查是必要的。还有个别蝶窦气化良好的病例，蝶窦侧壁的颈内动脉存在解剖变异，动脉管壁直接暴露于蝶窦内而无骨质覆盖，术中也易造成颈内动脉损伤。

**2. 蝶腭动脉出血** 蝶腭动脉是鼻腔后部主要供血血管，在中鼻甲根部穿出蝶腭孔。术中止血不严格可能造成术后的鼻腔出血。

**3. 筛后动脉出血** 筛后动脉为眼动脉分支，穿筛后孔进入鼻腔顶部，术中找寻视神经管时易伤及，可电凝止血。

**（二）脑脊液漏**

颅底骨折严重的病例，术前、术中均容易出现脑脊液漏。术中发现脑脊液漏应在视神经减压的同时，一期修补漏口，并应用抗生素预防感染。如

术前已出现严重的脑脊液漏，视神经减压的手术应谨慎，而应积极治疗脑脊液漏。

**（三）眶内结构损伤**

多见于眶内壁骨折严重的病例。因眶内脂肪突入鼻腔，造成术中解剖关系不清，可能误将脂肪当作筛窦黏膜或积血清除，甚至可能损伤内直肌，造成术后眼球运动障碍。因此，术前应根据眼眶CT，判断眶壁骨折情况，突入鼻腔内脂肪必须还纳回位，必要时应用充填材料植入，进行眶壁修补。术中时刻注意眼位情况，若发现术眼外斜，表明内直肌受损应中止手术，进行详查。

## 八、术后处理

1. 术后予以抗感染药物，按照视神经损伤治疗常规，予以适量糖皮质激素及血管扩张剂。

2. 术后少量鼻出血可以局部冷敷及应用止血药物；出血较多应再次填塞鼻腔止血。

3. 术后有脑脊液漏，应严格平卧，必要时辅以腰大池外引流，1~2 周后大多数可自愈，如仍不愈可考虑二期漏口修补。

4. 术后应观察视力、瞳孔、眼底、眼球活动、眼位、视野等情况。

（康军）

## 参 考 文 献

1. Di Somma A，Cavallo LM，de Notaris M，et al. Endoscopic endonasal medial-to-lateral and transorbital lateral-to-medial optic nerve decompression：an anatomical study with surgical implications. J Neurosurg，2016，28：1-10

2. Jacquesson T，Berhouma M，Jouanneau E. Response to："considerations about endoscopic endonasaloptic nerve and orbital apex decompression". Acta Neurochir（Wien），2015，157（4）：631-632

3. Chen F，Zuo K，Feng S，et al. A modified surgical procedure for endoscopic optic nervedecompression for the treatment of traumatic optic neuropathy. N Am J Med Sci，2014，6（6）：270-273

4. Sencer A, Akcakaya MO, Basaran B, et al. Unilateral endoscopic optic nerve decompression for idiopathic intracranial hypertension: a series of 10 patients. World Neurosurg, 2014, 82 (5): 745-750

5. Yang QT, Zhang GH, Liu X, et al. The therapeutic efficacy of endoscopic optic nervedecompression and its effects on the prognoses of 96 cases of traumatic optic neuropathy. J Trauma Acute Care Surg, 2012, 72 (5): 1350-1355

6. Arai Y, Kawahara N, Yokoyama T, et al. Endoscopic transnasal approach for orbital tumors: A report of four cases. Auris Nasus Larynx, 2016, 43 (3): 353-358

7. Park IH, Lee HM, Yanagi K. Endoscopic transantral and transnasal repair of orbital floor fracture with the ballooning technique, and classification and characterization of orbital floor fractures. Am J Rhinol Allergy, 2015, 29 (6): 445-448

8. Yao WC, Bleier BS. Endoscopic management of orbital tumors. Curr Opin Otolaryngol Head Neck Surg, 2016, 24 (1): 57-62

9. Stokken J, Gumber D, Antisdel J, et al. Endoscopic surgery of the orbital apex: Outcomes and emerging techniques. Laryngoscope, 2016, 126 (1): 20-24

10. Lenzi R, Bleier BS, Felisati G, et al. Purely endoscopic trans-nasal management of orbitalintraconal cavernous haemangiomas: a systematic review of the literature. Eur Arch Otorhinolaryngol, 2016, 273 (9): 2319-2322

11. Tan SH, Prepageran N. Endoscopic transnasal approach to medial orbital lesions. J Laryngol Otol, 2015, 129 (9): 928-931

# 第九章

# 拉克氏囊肿的内镜手术治疗

## 一、概述

拉克氏囊肿(Rathkecyst)为一种先天性疾病,是起源于胚胎发育中 Rathke 囊的良性上皮性囊肿。1913 年 Goldzieher 首次报道,临床上较少见,任何年龄段都可发病,多见于 20~50 岁之间,女性多见。随着影像技术的发展,诊断率逐年增多。

人胚胎发育第 4 周,消化管的颊泡向上凸起,发育成一憩室状结构,称 Rathke 囊。第 11~12 周时,Rathke 囊前后壁增生形成垂体前部和中部。在垂体中部可残留一小腔隙,在发育过程中此腔隙逐渐被上皮细胞充填,在少数人可一直存在。如腔隙中的分泌物逐渐增加,腔隙可扩大形成囊肿。

拉克氏囊肿内壁主要由纤毛柱状上皮、少量的杯状细胞和腺垂体细胞衬覆,也可见鳞状上皮分化细胞灶。衬覆细胞显示对低分子量角蛋白免疫反应强阳性,对 S-100 蛋白局灶性阳性,少数细胞 GFAP 和波形蛋白阳性。部分囊肿边缘出现钙化,易与颅咽管瘤混淆,β-catenin 免疫组化分析可用于鉴别。囊肿内含无色黏液,囊液含有胆固醇结晶时呈棕色,有时囊液呈胶冻样,40% 病例可见陈旧性出血。

## 二、临床表现

拉克氏囊肿生长缓慢,出现临床症状者较少。临床表现主要为头痛、垂体功能低下、视力下降和视野改变。头痛,多为慢性头痛。垂体功能低下在男性表现为易疲劳,性欲减退;妇女表现为疲乏,月经不规则,溢乳和精神改变。视野改变多为双颞侧偏盲,与囊肿压迫视交叉有关。

## 三、影像学表现

拉克氏囊肿在 CT 和 MR 上表现多样。在 CT 上,多表现为鞍内、鞍上低密度灶,根据囊液成分不同也可呈等或高密度。在 MRI 上,位于垂体前后叶之间,因囊肿内容物不同,信号变化多样:$T_1WI$ 低信号,$T_2WI$ 高信号,囊液成分类似脑脊液;$T_1WI$ 高信号,$T_2WI$ 变化不一,与囊液的蛋白含量高有关;$T_1WI$ 和 $T_2WI$ 均为高信号,与囊内粘多糖含量增加、慢性出血、胆固醇含量高及囊壁的细胞碎屑等多种成分共存有关。增强扫描时,囊肿内部无强化。

## 四、诊断和鉴别诊断

由于拉克氏囊肿临床症状缺乏特异性,影像学检查呈多样化,需要与卒中垂体腺瘤、颅咽管瘤、蛛网膜囊肿、表皮样囊肿及鞍区其他囊性或囊实性病变相鉴别。拉克氏囊肿的临床表现通常较轻微,病史长,影像学表现有以下特点:鞍内、鞍上囊性占位病变,周边清楚、光滑,钙化少见,内部无强化,信号均匀一致,可见垂体组织。最终诊断需要根据病理。

## 五、内镜手术治疗

对于有症状的拉克氏囊肿,应采取手术治疗。大多数拉克氏囊肿位于鞍内,内镜经鼻蝶入路手术是首选手术方法,具有创伤小、并发症少、复发率低的优点。手术原则是彻底清除囊肿内容物,缓解囊肿对垂体、视神经和视交叉的压迫,改善内分泌障碍和视力、视野障碍,同时尽量减少对正常垂体组织的损伤。

### (一)手术方法

1. 手术设备和器械同内镜经鼻蝶入路垂体瘤切除术。

2. 手术方法

(1)常规气管内插管:全身麻醉,病人取仰卧位,头部后仰15°。用0.5%碘伏消毒面部和0.05%碘伏纱条消毒鼻腔。

(2)在内镜直视下逐步进入鼻腔,选择中鼻甲-鼻中隔间入路,塞入0.01%肾上腺素盐水棉条扩张手术通道。沿中鼻甲向后上探查,在蝶筛隐窝内找到蝶窦开口。

(3)从蝶窦开口内上缘,沿蝶窦前壁和鼻中隔后部,弧形切开黏膜,将黏膜瓣翻向下方,显露蝶窦前下壁和骨性鼻中隔后部。

(4)用磨钻磨除蝶窦前壁骨质和骨性鼻中隔后部,开放蝶窦腔。

(5)部分去除蝶窦黏膜,磨除蝶窦间隔,显露鞍底。

(6)用磨钻从鞍底下部磨开鞍底骨质,显露鞍底硬膜。

(7)用穿刺针穿刺鞍内,可抽出囊肿内黏液;用直镰状刀十字形切开硬膜。

(8)切开囊肿壁,用吸引器吸出囊肿内容物,然后在内镜直视下分离囊壁,用显微剪刀剪除。

(9)切除囊肿壁后,多有脑脊液漏发生,修补方法详见颅底重建章节。

(10)将蝶窦前壁黏膜瓣和中鼻甲复位,通常不必填塞鼻腔。

3. 手术技术要点

(1)有时囊肿壁与正常垂体粘连紧密,切除部分囊肿壁即可,不必勉强全切,以免影响垂体功能。

(2)切除囊肿壁后,如无明显出血或脑脊液漏,不需用止血材料严密填塞于鞍内,只修补鞍底即可。

### (二)手术并发症及处理

拉克氏囊肿术后可出现尿崩、垂体功能低下、脑脊液漏、蝶窦炎等并发症,处理同垂体瘤。

(裴傲 张亚卓 赵澎)

## 参 考 文 献

1. Peng Y, Fan J, Li Y, et al. The Supraorbital Keyhole Approach to the Suprasellar and Supra-Intrasellar Rathke Cleft Cysts Under Pure Endoscopic Visualization. World Neurosurg, 2016, 92: 120-125

2. Xie T, Hu F, Yu Y, et al. Endoscopic endonasal resection of symptomatic Rathke cleft cysts. J Clin Neurosci, 2011, 18 (6): 760-762

3. Madhok R, Prevedello DM, Gardner P, et al. Endoscopic endonasal resection of Rathke cleft cysts: clinical outcomes and surgical nuances. J Neurosurg, 2010, 112 (6): 1333-1339

4. Potts MB, Jahangiri A, Lamborn KR, et al. Suprasellar Rathke cleft cysts: clinical presentation and treatment outcomes. Neurosurgery, 2011, 69 (5): 1058-1068

5. Fan J, Peng Y, Qi S, et al. Individualized surgical strategies for Rathke cleft cyst based on cyst location. J Neurosurg, 2013, 119 (6): 1437-1446

6. Hang W, Liu G, Zhang JL. Transsphenoidal endoscopic endonasal approach for the resection of Rathke cleft cysts. Zhonghua Er Bi Yan Hou Tou Jing Wai Ke Za Zhi, 2013, 48 (3): 209-212

# 第十章

ENDOSCOPIC NEUROSURGERY

# 神经内镜手术后颅底重建技术

## 第一节　概述

20世纪60年代颅底外科发轫之初,脑脊液漏相关并发症是主要的致死原因之一,发生率高达71%。随着手术技术和理念的快速发展,颅底重建技术也获得了巨大的进步,多种修补材料与修补技术相继应用于临床。到20世纪90年代,颅底外科手术脑脊液漏并发症的发生率已降低至10%左右。同期,内镜经鼻颅底外科诞生并逐渐成熟起来。内镜经鼻入路颅底重建的原则和传统颅底外科一致,包括完全分隔颅内外空间、消除死腔和保护正常结构等,借鉴传统颅底外科颅底重建的经验,以多层复合重建技术为基础的多种颅底重建技术在临床广泛应用,术后脑脊液漏发生率约为1%~15%。本世纪以来,内镜经鼻颅底外科快速发展,处理病变的种类日益增多,扩大经鼻蝶入路的广泛应用对颅底重建技术提出了更高的要求,尤其颅底脑膜瘤、颅咽管瘤等硬膜下肿瘤的处理,术中颅底缺损较大,术后CSF漏发生率明显增高。2008年,带蒂鼻中隔黏膜瓣(Haddad-Bassagastegay黏膜瓣)的应用使扩大经鼻蝶入路术后脑脊液漏的发生率降低至5%左右。

颅底重建成功的标志是自体血供进入修补材料内部,使之瘢痕化并成为颅底组织的一部分,从而可以有效地支撑颅内组织及脑脊液压力并分隔颅内外结构。颅底重建刚完成时无血供的修补材料只能提供暂时的分隔和屏蔽脑脊液的作用,如长时间不能瘢痕化,在脑脊液的冲击和浸泡下,脑脊液漏是必然的。因此,颅底修补材料血供的多少和血供重建时间的长短对于颅底重建的成功至关重要。对于小的颅底缺损,血供易长入,单纯游离组织重建是可以的,而对于大的颅底缺损,血供重建相对比较困难,带血管蒂组织瓣能够有效增加修补材料的血供,提高重建的成功率。

多层复合重建是内镜经鼻颅底外科术中颅底重建的基本原则,利用多种材料的不同特性分隔、封闭颅底,如利用脂肪组织斥水、人工硬膜贴敷性好、肌肉筋膜组织相容性好等特性,重建的关键是每一层填充材料交互重叠,各层材料间尽量贴合紧密,不能有缝隙,因为脑脊液容易沿缝隙流出,浸泡修补材料使重建失败;其次需要清除干净颅底缺损边缘骨质表面的鼻腔黏膜,避免术后发生黏膜囊肿。

本章将讲述以多层复合重建技术以及带血管蒂黏膜瓣技术为代表的多种颅底重建技术。

## 第二节　颅底重建材料的选择

颅底重建的材料按照来源可分为自体材料和人工材料两大类,前者包括脂肪、肌肉、筋膜、带蒂或游离组织瓣、骨膜、皮肌瓣、骨片等;后者包括人工硬脑膜、生物胶、明胶海绵、骨替代材料、鼻腔填充材料等。如果按照材料的用途来可分为软组织修补材料、骨性修补材料、封闭剂和鼻腔填充材料四大类(表 4-10-2-1 至表 4-10-2-3)。

理想的颅底重建材料应具备组织相容性好、可吸收、水密性好、支撑性和贴敷性好等特点,但目前临床应用材料都不能同时具备上述优点,因此根据缺损类型和材料的不同特性个性化的选择不同种类的材料并遵循多层复合重建的原则进行颅底重建尤为重要。

脂肪组织具有斥水性,可置于术腔第一层,起到暂时隔绝脑脊液的作用,但脂肪组织易于被吸收或移位,对其不能过于依赖。从自体材料来源上讲,可切取腹部或股部的脂肪、肌肉筋膜和肌肉,但对于大的缺损,最好取股部的阔筋膜,因其更为坚韧,对颅底组织的支撑性最好。肌肉筋膜与人工硬膜的作用类似,都是起到支撑颅底、分散颅内压力的作用,同时由于其自身不透水,可以使大的缺损变为小的缺损,常置于缺损位置的硬膜

表 4-10-2-1　颅底重建用软组织和骨性修补材料

| 修补材料分类 | | 软组织修补材料 | 骨性修补材料 |
|---|---|---|---|
| 自体材料 | | 脂肪、肌肉、筋膜、带蒂或游离组织瓣、骨膜 | 自体骨片 |
| 人工材料 | 不可吸收 | GORE—TEX 等人工硬膜 | 不可吸收 | 钛网、多孔聚乙烯(Medpor) |
| | 可吸收 | 胶原人工硬膜、异体真皮无细胞基质(ADA) | 可吸收 | 羟基磷灰石、聚乳酸、聚内消旋乳酸、聚二恶烷酮 |

表 4-10-2-2　国产颅底重建用封闭剂分类

| 产品名称 | 生物蛋白胶(纤维蛋白黏合剂) | 医用化学胶(耳脑胶) |
|---|---|---|
| 来源 | 哺乳动物血液 | 化学人工合成 |
| 成分 | 纤维蛋白原、凝血酶 | α - 氰基丙烯酸酯等 |
| 特点 | (1) 组织相容性好<br>(2) 完全降解<br>(3) 水密性差<br>(4) 医用 | (1) 组织相容性好<br>(2) 不降解,局部硬结<br>(3) 水密性差<br>(4) 用途非常广泛 |
| 功能 | 止血、封闭、防粘连、促进愈合 | 黏合性好、止血 |

表 4-10-2-3　颅底重建用鼻腔填塞材料

| 类型 | 特点 | | 代表材料 |
|---|---|---|---|
| 纱条类 | 直接压迫、鼻腔胀痛多见、无弹性、不降解 | | 凡士林纱条、碘仿纱条、抗生素纱条 |
| 膨胀类高分子材料 | 吸水膨胀、鼻腔胀痛轻、有弹性 | 不降解 | 聚乙烯醇(Polyvinyl Alcohol,PVA,商品名 Ivalon、Marocel 等) |
| | | 可降解 | 聚氨酯(Polyurethane,商品名纳吸绵,NasoPore) |
| 止血材料 | 止血、可降解、压迫性差 | 传统止血材料 | 胶原、明胶、氧化纤维素 |
| | | 凝胶类 | 藻酸钙(Sorbalgon) |
| 球囊类 | 压迫均匀、拔除容易、塑形性差 | | Foley 球囊导管 |

下,与不可吸收的人工硬膜相比,肌肉筋膜的组织相容性和贴敷性更好,与可吸收的人工硬膜比较,其支撑作用更佳,但贴敷性和水密性稍逊。

目前国内临床应用的封闭剂主要分为生物蛋白胶和耳脑胶两大类,具体优缺点见表 4-10-2-2。国外广泛使用的封闭剂为 DuraSeal,该材料 2005 年 FDA 批准用于神经外科手术,由聚乙二醇酯(polyethylene glycol ester)和三赖氨酸胺(trilysine amine),混合后生成密封胶,4 至 8 周内吸收,是目前应用的较为理想的颅底封闭材料。也可以将肌肉组织捣碎成肌肉浆作为封闭剂使用,起到封闭缺损周缘和均匀分散鼻腔填塞压力的作用,常置于颅底缺损的外层。

常见的鼻腔填塞材料见表 4-10-2-3,对于术中无明确脑脊液漏的颅底重建的鼻腔填塞,可选以膨胀海绵为代表的可吸收或不可吸收的材料,主要起到压迫止血和防止鼻腔黏膜粘连的作用,对颅底的支撑作用较弱,术后 2~3 天即可拔除。对于术中有明确脑脊液漏的缺损,最好选择纱条类或球囊填塞,前者以碘仿纱条为佳,因其具有良好的抗菌性能,可放置较长时间,但纱条类填塞物中尤以碘仿纱条刺激性大,局部和全身反应重,拔除纱条时可引起病人明显的疼痛,同时容易引起鼻腔出血。球囊的优点是拔除容易,支撑力量分布均匀,周边缝隙可以引流鼻腔渗液或少量脑脊液渗出,缺点是塑形性差,较大缺损的隐匿部位容易压迫不到位,同时目前临床常用的 Foley 导尿管非用于鼻腔手术设计,质量和安全性无法保证,压力不当可引起黏膜坏死等并发症,导致重建失败。

## 第三节　颅底重建的方法

### 一、游离组织多层复合颅底重建

#### (一)一般修复

如术中硬膜/蛛网膜完整,术中未见明确的脑脊液漏,瘤腔止血后,以人工硬膜(最好选用可吸收材料)覆盖,人工硬膜外放置薄层明胶海绵,然后鼻腔填塞即可,此时可选择膨胀海绵(可吸收/不可吸收)填塞鼻腔,2~3 天后即可拔除。如术中见蛛网膜菲薄,有隐性脑脊液漏的风险,最好将人工硬膜置入硬膜下,并将其修剪成颅底缺损的形状,面积稍大于颅底缺损,使其周缘嵌入颅底硬膜下,这样在鼻腔填塞的衬托下可以均匀分散颅内压力,封闭颅底效果更佳(图 4-10-3-1)。

#### (二)多层复合颅底重建

适用于术中蛛网膜缺损 <1cm 的颅底重建。首先将止血纤维或脂肪组织置于硬膜缺损下方(图 4-10-3-2C),将其稍事修剪使其能够在术区薄层铺开;再将直径大于缺损范围的人工硬膜置于硬膜缺损下方(图 4-10-3-2D);缺损骨质外再以自体阔筋膜贴附加固(图 4-10-3-2E),并用自体肌肉糜压迫并封闭筋膜边缘(图 4-10-3-2G),最外层用薄层明胶海绵或氧化再生纤维素隔开鼻腔填塞,最后可用球囊或纱条支撑。各层之间可以用纤维蛋白胶封闭缝隙,应用耳脑胶时,一定要注意其对血供的隔绝作用,仅可少量应用(图 4-10-3-2F)。因修补材料初步瘢痕化能够支撑颅底组织的时间至少需要 5~7 天,因此,鼻腔填塞拔除的时间一般也需要 5~7 天。

### 二、以带血管蒂组织瓣为基础的颅底重建

适用于硬膜/蛛网膜缺损大于 1cm 或脑室、颅底脑池开放的高流量脑脊液漏。临床应用的带蒂组织瓣类型见表 4-10-3-1。带蒂鼻中隔黏膜瓣因其面积大、易分离、黏膜厚、适用范围广、血供好而在临床上广泛应用,其次是带蒂中鼻甲黏膜瓣,因其损伤小,如个性化操作可同时切取上鼻甲及中鼻道的部分黏膜扩大黏膜瓣面积,是不能应用带蒂鼻中隔黏膜瓣时的最佳选择。本节主要讲述带蒂鼻中隔和中鼻甲黏膜瓣的临床应用。

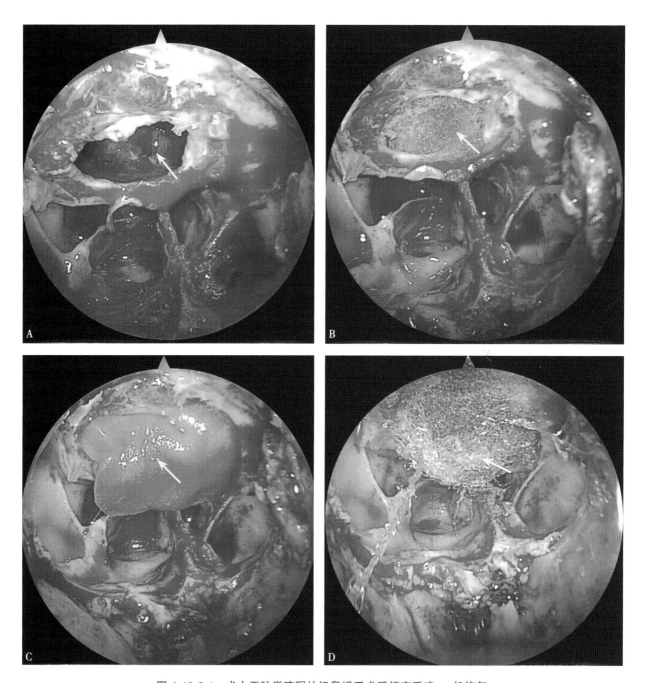

图 4-10-3-1　术中无脑脊液漏的经鼻蝶手术后颅底重建：一般修复

A. 切除肿瘤后；B. 瘤腔止血材料填塞；C. 人工硬膜覆盖；D. 薄层 Surgicel 止血纤维分隔颅底重建材料与鼻腔填塞

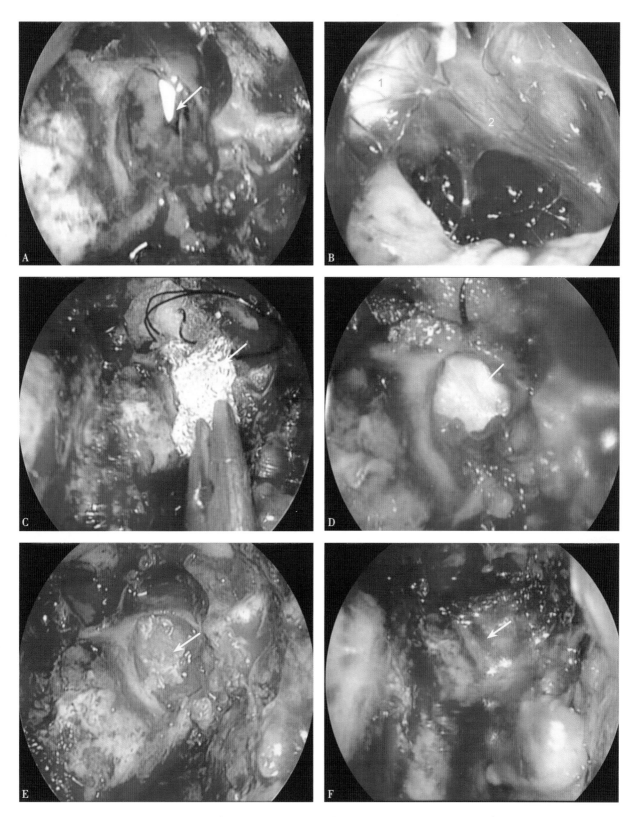

**图 4-10-3-2　鞍区相对较小的骨质缺损,脑脊液漏非常明显时可以采用多层加固的方法**
此例患者为脑膜蝶窦膨出,外院误诊为蝶窦囊肿,经蝶手术切除后致鞍底 1cm 直径的骨缺损,与颅内结构直接相通,严重脑脊液漏,经多层加固重建颅底,疗效满意。A. 显微镜经蝶术后鞍区小缺损,显露缺损后可见脑脊液流出,箭头所示为鞍底缺损与颅内相通处;B. 内镜下观察可见垂体柄及视交叉,1. 视交叉,2. 垂体柄;C. 第一层止血纤维填塞垂体窝;D. 第二层人工硬膜覆盖,箭头所示为人工硬膜覆盖鞍底缺损,大小约 1cm;E. 第三层自体筋膜及脂肪填塞封闭,箭头所示为阔筋膜;F. 第四层以生物胶及止血纤维加固修补鞍底

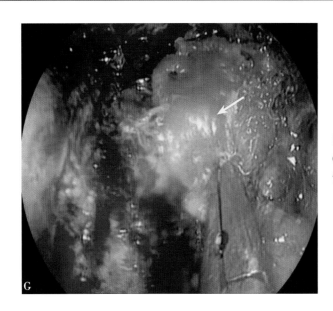

图 4-10-3-2（续）
G. 第五层自体肌肉糜、生物胶加固修补鞍底，箭头所示为自体肌肉糜

表 4-10-3-1　临床应用的带蒂组织瓣

| 带蒂组织瓣类型 | 颅底缺损位置 | | | | | |
|---|---|---|---|---|---|---|
| | 蝶鞍 | 鞍结节/蝶骨平台 | 筛板 | 斜坡 | | |
| 血管蒂 | 特点 | | | √ | 鼻中隔后动脉 | 面积大、易分离、较厚、血供好 |
| | 蝶鞍 | 鞍结节/蝶骨平台 | 筛板 | × | 中鼻甲动脉 | 面积小、损伤小、难分离、薄、易破损 |
| 带蒂鼻中隔黏膜瓣 | √ | √ | √ | √ | 下鼻甲动脉 | 面积较大、难分离、薄、易破损 |
| 中鼻甲黏膜瓣 | √ | √ | × | √ | 腭大动脉 | 面积大、操作困难、较厚、血供好 |
| 下鼻甲黏膜瓣 | × | × | × | × | 眶上和滑车上动脉 | 面积大、额外皮肤切口及颅骨破坏、操作较困难、坚韧 |
| 硬腭黏骨膜瓣 | √ | √ | √ | √ | 颞浅动脉 | 面积大、额外皮肤切口及侧颅底颅骨破坏、操作困难、坚韧、血供好 |

### （一）带蒂鼻中隔黏膜瓣

适用于绝大部分的内镜经鼻颅底手术，对于复发肿瘤再次手术的病人，还可以留取对侧的鼻中隔黏膜瓣。能够获取的鼻中隔黏膜瓣的最大长度是自蝶窦开口下方黏膜瓣的蒂部到前方鼻腔黏膜和皮肤分界处，最大宽度从鼻腔顶壁到鼻底，甚至可以扩展至下鼻道，可以根据术中预计颅底缺损的大小进行个性化的设计和调整（图 4-10-3-3）。

具体操作步骤：

1. 鼻中隔黏膜下注射生理盐水，以利于黏膜瓣剥离（图 4-10-3-4A）。

2. 于鼻中隔做黏膜瓣切口。根据预测的缺损范围大小可以个性化的设计留取黏膜瓣的面积，通常需要保留距鼻顶部约 1cm 区域的嗅区黏膜。最大面积黏膜瓣制作方法：应用窦口扩张钳分离蝶窦与鼻腔黏膜，然后在蝶窦开口上方切开黏膜（图 4-10-3-4B），沿鼻腔顶壁向上（图 4-10-3-4C）、向前延伸至鼻腔黏膜、皮肤交界处稍后方，然后转向下方至鼻底部（图 4-10-3-4D），向最外侧可延伸至下鼻道，然后转向后方，沿鼻腔外侧壁或鼻底向后延伸至鼻中隔后方（图 4-10-3-4E），保留蝶窦开口下方 ≥1cm 宽的血管蒂。

3. 将黏膜从鼻中隔骨质上剥离下来（图 4-10-3-4F），从蝶窦开口下缘至鼻后孔上缘为黏膜瓣蒂部，约 1cm 宽，此处的鼻后中隔动脉为黏膜瓣的主要供血动脉。

4. 将黏膜瓣推入鼻后孔（图 4-10-3-4G）或置入上颌窦内（对于中下斜坡病变）备用，以免影响手术操作。

5. 肿瘤切除、术腔止血彻底后，如缺损面积不大，可放置薄层脂肪；如缺损面积大（图 4-10-3-5A），脂肪难以固定在缺损处，就不能发挥斥水作用。此时可直接将人工硬膜或肌肉筋膜置于硬膜缺损部位的硬膜下（图 4-10-3-5B），硬膜或筋膜的面积应稍大于颅底缺损，使其能够在颅内压力的作用下压迫于缺损边缘，以有效的分散压力并封闭颅底缺损。然后把鼻中隔黏膜瓣贴敷在颅底缺损外表面（图 4-10-3-5C），注意一定要把缺损颅底骨质边缘的黏膜清除干净，骨质和黏膜瓣的直接接触有利于血供的重建同时可以防止发生黏膜囊肿。然后使用肌肉浆覆盖黏膜瓣的边缘（图 4-10-3-5D），各层间可注射少量生物蛋白胶增强黏合作用，黏膜瓣外面贴附明胶海绵，以免拔除鼻腔填塞时损伤黏膜瓣（图 4-10-3-5E），最后将碘仿纱条或扩张的球囊置于最外层以支撑颅底重建材料（图 4-8-10-5F）。颅底重建材料血供重建需要 2~3 天时间，5~7 天后各层重建材料间固定已比较

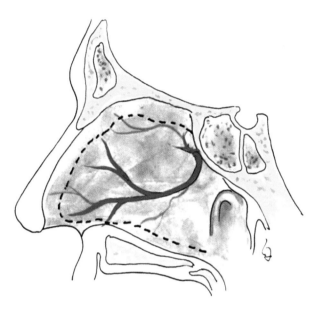

**图 4-10-3-3　带蒂鼻中隔黏膜瓣示意图**
图中蒂部供血血管为鼻后中隔动脉（蝶腭动脉的分支）。虚线示黏膜切口，上方水平切口线位于颅底下方 1 厘米，下方水平切口线位于鼻底。垂直切口线位于鼻腔皮肤、黏膜交界处的黏膜侧。三线汇合后，从骨质上剥离黏膜瓣

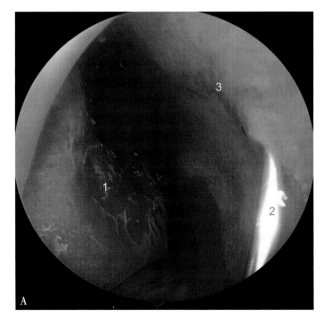

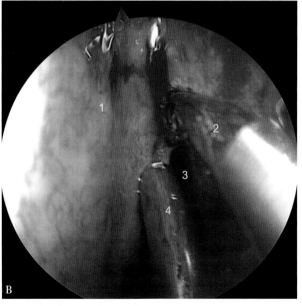

**图 4-10-3-4　带蒂鼻中隔黏膜瓣的制备**，切取鼻中隔黏膜可以选择单极电凝、激光或钩刀锐性切取，相比较而言，单极对黏膜边缘的灼烧和损伤最重（C、D），激光次之（B、E），钩刀锐性切取损伤最小，其缺点是边缘容易渗血。对于复发肿瘤，尤其是曾有放疗病史的患者，黏膜血供较差，可以选择锐性切取黏膜，保留黏膜边缘血供有利于提高颅底重建成功率
A.在鼻中隔黏膜和骨质之间用注射器注入生理盐水以利于分离黏膜和骨质。1.右侧下鼻甲，2.注射器针头，3.鼻中隔；B.后界切口起自蝶窦开口上方（左侧鼻腔）。1.鼻中隔，2.激光刀头，3.蝶窦开口，4.吸引器

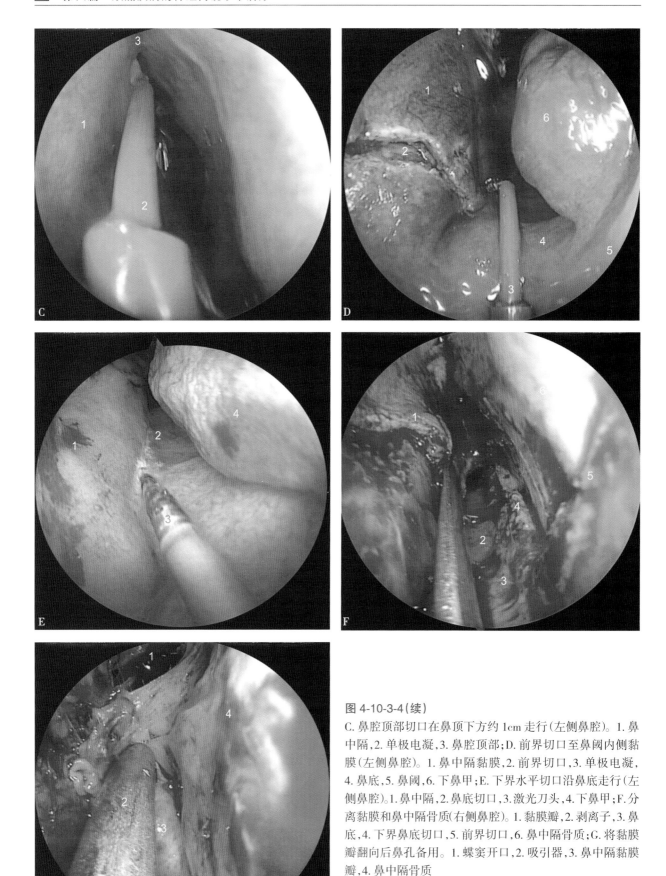

图 4-10-3-4（续）

C. 鼻腔顶部切口在鼻顶下方约 1cm 走行（左侧鼻腔）。1. 鼻中隔，2. 单极电凝，3. 鼻腔顶部；D. 前界切口至鼻阈内侧黏膜（左侧鼻腔）。1. 鼻中隔黏膜，2. 前界切口，3. 单极电凝，4. 鼻底，5. 鼻阈，6. 下鼻甲；E. 下界水平切口沿鼻底走行（左侧鼻腔）。1. 鼻中隔，2. 鼻底切口，3. 激光刀头，4. 下鼻甲；F. 分离黏膜和鼻中隔骨质（右侧鼻腔）。1. 黏膜瓣，2. 剥离子，3. 鼻底，4. 下界鼻底切口，5. 前界切口，6. 鼻中隔骨质；G. 将黏膜瓣翻向后鼻孔备用。1. 蝶窦开口，2. 吸引器，3. 鼻中隔黏膜瓣，4. 鼻中隔骨质

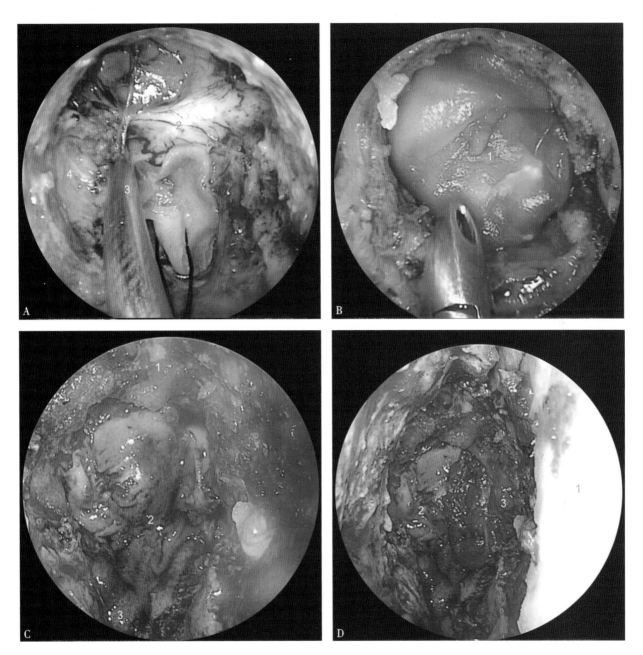

**图 4-10-3-5　鞍结节脑膜瘤扩大经鼻蝶切除术后应用带血管蒂鼻中隔黏膜瓣颅底重建**

A. 肿瘤切除过程中所示颅底缺损,1. 终板,2. 视交叉,3. 吸引器,4. 与视交叉粘连的肿瘤;B. 将免缝人工硬膜置于缺损处硬膜下,硬膜面积稍大于颅底缺损,1. 人工硬膜;C. 鼻中隔黏膜瓣覆盖术区,1. 前颅凹底,2. 鼻中隔黏膜瓣,3. 血管蒂;D. 薄层肌肉浆覆盖黏膜瓣边缘,1. 鼻中隔骨质,2. 鼻中隔黏膜瓣,3. 肌肉浆

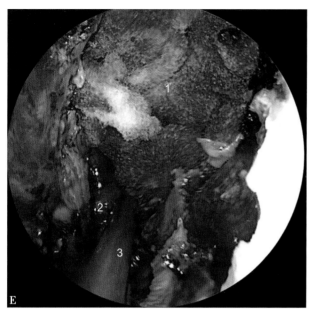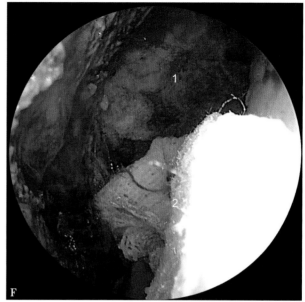

图 4-10-3-5(续)

E. 表明覆盖明胶海绵分隔黏膜瓣和鼻腔填塞材料,1. 明胶海绵,2. 鼻中隔黏膜瓣,3. 吸引器;F. 碘仿纱条填塞鼻腔,1. 明胶海绵,2. 碘仿纱条

确实,可以去除鼻腔填塞。取出填塞后最好用内镜检查鼻腔,了解颅底重建材料是否有移位以及是否有脑脊液漏存在。

6. 在鼻腔填塞前可以把手术初期切除的中鼻甲表面的黏膜剥离,然后将其贴敷在鼻中隔的裸露骨质上,用支架或者将游离黏膜瓣与鼻底及鼻前庭处残留鼻中隔黏膜缝合两针固定游离黏膜瓣。

### (二)带蒂中鼻甲黏膜瓣

带血管蒂中鼻甲黏膜瓣的制备相对鼻中隔黏膜瓣要困难,黏膜薄,血供亦稍差,但比后者创伤小,适用于不能行鼻中隔黏膜瓣或预计术中颅底缺损不大的鞍区或上斜坡手术。

制备步骤:首先以肾上腺素棉条收缩鼻腔及中鼻甲黏膜,确认中鼻甲附着部(图 4-10-3-6A),多处黏膜下注水以利分离,从附着部上端锐性切开部分中鼻甲游离缘(图 4-10-3-6B),然后用剥离子分离黏膜与骨质的黏连(图 4-10-3-6C、图 4-10-3-6D)。因中鼻甲骨质形状不规则,加之覆盖的黏膜较薄,一定要仔细分离,以免黏膜破损。首

先分离中鼻甲内侧黏膜,可向上鼻道及上鼻甲扩展(图 4-10-3-6E),以扩大黏膜瓣面积,但要注意清理筛骨和筛窦的黏膜。然后分离外侧黏膜,分离时可向中鼻道扩展(图 4-10-3-6F),但中鼻甲外侧黏膜和筛泡间的角度呈锐角,分离较内侧困难。最后去除中鼻甲骨质,因骨质与黏膜黏连紧密,加之最后分离时中鼻甲已基本游离,着力困难,此时可双手操作,分块剔除骨质(图 4-10-3-6G)。骨质切除完毕后保留中鼻甲游离缘后下方黏膜的末端,鼻后外侧动脉的中鼻甲支走行其中,作为黏膜瓣的主要血供来源。分离完毕后将中鼻甲黏膜瓣推向后鼻孔或上颌窦内备用。

手术结束后颅底重建步骤同带蒂鼻中隔黏膜瓣(图 4-10-3-6H、图 4-10-3-6I)。

### 三、颅底硬膜缝合

内镜经鼻颅底手术术野窄小,周围重要结构众多,鼻腔操作通道狭长,并且多使用枪式长器械,完成缝合动作较为困难。但对于反复修补的颅底缺损,尤其是难以应用带蒂组织瓣时,如能将

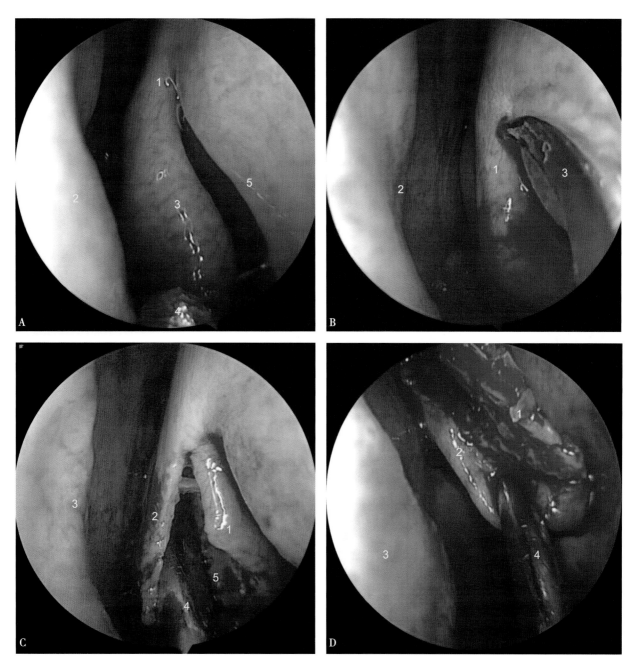

**图 4-10-3-6 带蒂中鼻甲黏膜瓣的制作和使用**

A. 内镜下确认中鼻甲（左侧），1. 中鼻甲附着部，2. 鼻中隔，3. 中鼻甲垂直部，4. 吸引器，5. 钩突；B. 锐性切开中鼻甲游离缘，直至中鼻甲垂直部和水平部移行处，1. 中鼻甲游离缘，2. 鼻中隔，3. 钩刀；C、D. 分离中鼻甲内侧黏膜和骨质 C：1. 中鼻甲外侧黏膜，2. 内侧黏膜，3. 鼻中隔，4. 吸引剥离子，5. 中鼻甲骨质；D：1. 中鼻甲骨质，2. 中鼻甲内侧黏膜，3. 鼻中隔，4. 吸引器

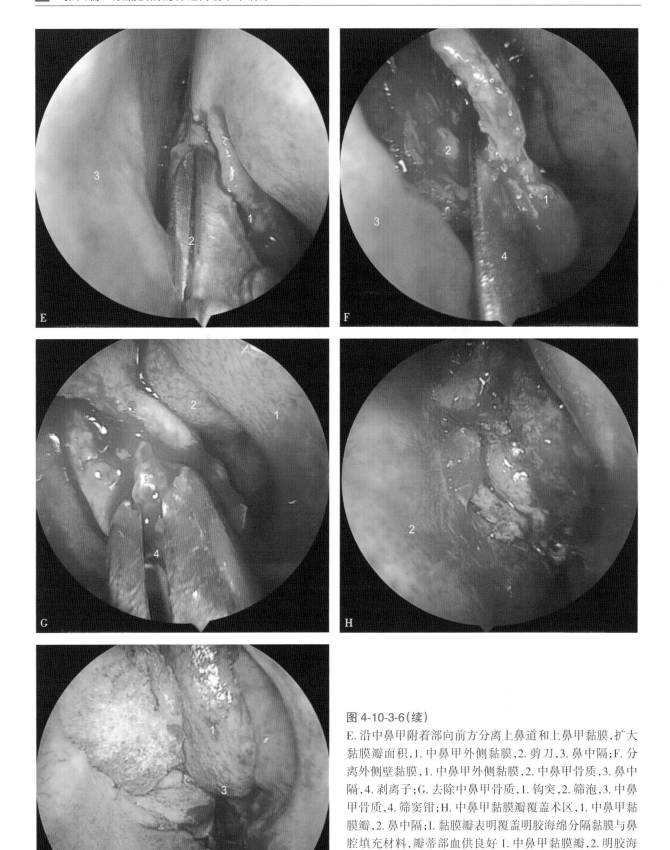

图 4-10-3-6（续）

E. 沿中鼻甲附着部向前方分离上鼻道和上鼻甲黏膜，扩大黏膜瓣面积，1. 中鼻甲外侧黏膜，2. 剪刀，3. 鼻中隔；F. 分离外侧壁黏膜，1. 中鼻甲外侧黏膜，2. 中鼻甲骨质，3. 鼻中隔，4. 剥离子；G. 去除中鼻甲骨质，1. 钩突，2. 筛泡，3. 中鼻甲骨质，4. 筛窦钳；H. 中鼻甲黏膜瓣覆盖术区，1. 中鼻甲黏膜瓣，2. 鼻中隔；I. 黏膜瓣表明覆盖明胶海绵分隔黏膜与鼻腔填充材料，瓣蒂部血供良好 1. 中鼻甲黏膜瓣，2. 明胶海绵，3. 黏膜瓣血管蒂

人工硬膜、肌肉筋膜、鼻腔黏膜甚至带蒂组织瓣与颅底硬膜缝合数针，即使不能水密性缝合，结合鼻腔填塞材料的应用也能有效地起到固定修补材料、分散颅内压力、加速血供重建的作用。随着内镜下器械和颅底重建材料的不断改进，内镜下颅底硬膜缝合将更加容易，适用范围会更广泛。

（李储忠　桂松柏　张亚卓）

# 参 考 文 献

1. Ketcham AS, Hoye RC, Van Buren JM, et al. Complications of intracranial facial resections for tumors of the paranasal sinuses. Am J Surg. 1966, 112:591-596

2. Eloy JA, Nasoseptal flap repair after endoscopic transsellar versus expanded endonasal approaches: is there an increased risk of postoperative cerebrospinal fluid leak ? Laryngoscope. 2012 , 122(6):1219-1225

3. Eloy JA, Challenges and surgical nuances in reconstruction of large planum sphenoidale tuberculum sellae defects after endoscopic endonasal resection of parasellar skull base tumors. Laryngoscope. 2013, 123(6):1353-1360

4. Eloy JA, Endoscopic nasoseptal flap repair of skull base defects: is addition of a dural sealant necessary? Otolaryngol Head Neck Surg. 2012, 147(1):161-166

5. Hadad G, Bassagasteguy L, Carrau RL, et al: A novel reconstructive technique after endoscopic expanded endonasal approaches: Vascular pedicle nasoseptal flap. Laryngoscope.2006, 116:1882-1886

6. Georgalas C, Quality of life in extended endonasal approaches for skull base tumours. Rhinology. 2012, 50(3): 255-261

7. Lee DH, Clinical utility of the inferior turbinate flaps in the reconstruction of the nasal septum and skull base. J CraniofacSurg. 2012, 23(4):e322-326

8. Horiguchi K, Murai H, Hasegawa Y, etc.Endoscopic endonasal skull base reconstruction using a nasal septal flap: surgical results and comparison with previous reconstructions. Neurosurg Rev. 2010, 33(2):235-241

9. Kassam AB, Thomas A, Carrau RL, etc.Endoscopic reconstruction of the cranial base using a pedicled nasoseptal flap. Neurosurgery. 2008, 63(1 Suppl 1):44-53

# 第十一章

ENDOSCOPIC NEUROSURGERY

# 颅底其他病变的内镜手术治疗

## 第一节　颅底脑膜脑膨出的内镜手术治疗

脑组织和脑膜通过颅骨的缺陷向颅外疝出为脑膨出（encephalocele）。脑膨出既可表现为明显的畸形，亦可隐匿发病，出现并发症后才确诊。脑膨出可源于先天神经管及骨盖发育不全，后天性的脑膨出主要见于外伤后、神经外科术后或鼻窦术后。脑膨出可发生在额部、鼻咽部、颞部、顶部或枕骨中线。枕部的脑膨出以欧美多见，而东南亚却以额部的脑膨出更为常见。据文献报导，脑膨出患儿中，枕叶膨出占71%，顶叶膨出占10%，额叶膨出占9%，从鼻腔膨出占9%，从鼻咽部膨出仅占1%。枕部脑膨出以女性多见，其他部位的脑膨出以男性多见。脑膨出的发病率在美国为10 000个活产婴儿中有1例，在英国为每2500个活产婴儿中有1例。一般脑膨出位于中线，其内容物通常仅来自一侧半球。一般患侧半球较小，对侧的正常半球向患侧移位。膨出的脑组织常有发育畸形、扭曲，可有皮层萎缩或脑组织肥厚、局部坏死甚至液化，但组织学所见大多正常，还可见局部脑室扩大并发脑积水等异常改变。

## 一、分类

### （一）根据脑膨出的内容物分类

根据脑膨出的内容物可分为4种类型。

1. 脑膜膨出膨出囊内仅含有硬膜和脑脊液。

2. 脑膜脑膨出脑组织随硬膜一起膨出，但不含脑室成分。

3. 脑室脑膨出脑室与脑膜脑膨出的腔相通。

4. 脑膜脑室脑膨出除脑与脑室膨出外，在硬膜与脑组织之间有壁和囊腔。

### （二）根据脑膨出部位分类

根据脑膨出部位可分为两大类：后位或枕部脑膨出，前位或额部脑膨出即额骨与鼻骨或鼻软骨连接处的膨出。

1. **枕部脑膨出**　约占脑膨出的70%，以女性多见。根据其与枕外粗隆的关系分为两类：①枕外粗隆上方的枕上脑膨出；②位于枕外粗隆下方的枕下脑膨出。

2. **前位脑膨出**　较后位脑膨出少见，可分为前顶脑膨出和颅底脑膨出。额骨与鼻软骨的生长方式不同，其连接处为薄弱点，是脑膨出的好发部位。

（1）前顶脑膨出：又称额筛脑膨出，分为3个亚型：①鼻额型：膨出位于额骨与鼻骨连接处；

②鼻筛型:膨出位于鼻骨或鼻软骨处;③鼻眶型:从眼眶与筛骨前部膨出。

(2) 颅底脑膨出分为5种:①经筛(鼻内)脑膨出:通过筛板疝至鼻腔;②蝶筛(鼻内后部)脑膨出:通过蝶骨疝至鼻腔后部;③经蝶脑膨出:通过蝶骨疝至鼻咽部;④蝶眶脑膨出:通过眶上裂疝至眼眶;⑤蝶上颌脑膨出:通过翼裂疝至眼眶,然后经眶内裂至翼窝。

本节重点介绍颅底脑膨出。

## 二、临床表现

临床症状取决于脑膨出的部位,但是其伴发的神经缺陷通常并不严重。鼻部或鼻咽部脑膨出常引起鼻塞,可伴有唇裂及腭裂;眼部或蝶眶部脑膨出可引起单眼突出。在膨出物液体中含有糖可确定本病的诊断。

影像学检查可显示颅底骨缺损的位置和范围,脑膨出的内容及大小,有无中枢神经系统畸形及脑脊液的异常等。CT薄层扫描可清楚地显示颅底的骨缺损和膨出的内容物。同骨折时骨皮质中断不同,颅底骨质缺损的边缘完整,多呈弧形。内容物经骨缺损处膨出,形成"疝"。囊壁为硬膜,边界清楚、光整,囊内容物与颅内脑组织相连,并可分辨出皮质、白质、脑沟、脑室等。增强时囊壁明显强化,囊内容物与脑组织的强化一致。一些囊内脑组织中可见不强化的斑片状,甚至大片低密度区,有时可见疝出的脑组织发育异常。MR可显示脑膨出的细节,如灰质、白质、脑回增宽、皮质增厚、白质内异位灰质团块及各种发育畸形等,可辨别膨出脑组织的来源,但显示骨质缺损不如CT。

## 三、治疗

颅底脑膨出有脑脊膜炎的危险,反复发生脑膜炎是患儿的常见死因,若伴有脑脊液鼻漏,应积极治疗。较小的颅底脑膨出,可采用内镜经鼻入路修补颅底。

脑膨出一般有较细的囊颈,囊内脑组织多无

功能,除非脑膨出的基底较广泛。内镜下仔细辨认膨出的囊壁,切除被覆的黏膜。若脑膨出的囊壁较大,可切除囊壁,寻找颅底缺损。切除脑膨出,降低颅内感染的发生率,修剪缺损骨缘,形成新鲜创面,用黏膜修补颅底缺损。

较大的脑膨出需采用经颅手术,切除或还纳疝出脑组织,进行颅底重建。开颅手术可引起嗅觉丧失、术后颅内出血、脑水肿、癫痫、额叶损伤、额骨骨髓炎、记忆力和注意力下降。

# 第二节　鞍内蛛网膜囊肿的内镜手术治疗

## 一、概述

鞍内蛛网膜囊肿发病率极低,从1980年至今,英语和法语文献报道总共有42例外科治疗的鞍内蛛网膜囊肿。其症状类似于无功能垂体腺瘤。

## 二、临床表现和影像特点

**1. 临床表现**　①头痛;②视力下降,视野缩小;③内分泌症状,如月经失调、体重增加等;④眩晕;⑤意识障碍。内分泌检查有时有垂体分泌激素的减少。

**2. 影像特点**　① CT:鞍底下陷,鞍底不对称,蝶鞍扩大,鞍内椭圆形低密度占位,密度可以等于或大于脑脊液密度,部分向鞍上扩展;② MRI:椭圆形规则占位,长 $T_1$ 长 $T_2$ 信号。部分病例可见视交叉和三脑室被推挤上移。大多数病例无法看到明确的垂体组织,少部分病例可以看到。

**3. 手术指征**　①垂体功能低下;②视力下降,视野缺损;③顽固性头痛。

## 三、内镜手术方法

1. 在完成以上内镜经鼻蝶-鞍底入路基础步骤的基础上,进一步磨除鞍底的上半部分,到达上海绵间窦。鞍底骨质一般较薄。

2. 根据病变范围和手术需要决定是否需要磨除鞍结节及蝶骨平台。

3. 处理上海绵间窦。

4. 穿刺鞍底硬膜,穿刺液体可以为无色透明、淡黄色和淡血性。切开硬膜。

5. 观察囊肿内部结构,可见囊肿壁为薄层蛛网膜,并了解囊肿是否与脑池相通。

6. 对于和周围脑池有沟通的囊肿,尽量切除视野内的囊肿壁,尽量扩大囊肿和周围脑池之间的沟通,部分病例囊肿壁可以全切,如果囊肿壁和垂体柄或视路粘连紧密,则可以残留部分囊肿壁。对于和周围脑池没有沟通的囊肿,可以只做囊肿壁切除,无需沟通囊肿和周围脑池。

7. 鞍内填塞脂肪组织。

8. 颅底重建。

（白吉伟 王飞）

# 第三节 垂体脓肿的内镜 手术治疗

## 一、概述

垂体脓肿又称鞍内脓肿,临床上较为少见,约占鞍区占位性疾病的 0.3%~0.5%,可发生在 3~69 岁,以中青年多见。垂体脓肿病因上分为原发性、继发性和隐源性。

原发性垂体脓肿即脓肿发生在既往健康的垂体,常见的病因有:①副鼻窦炎(尤其是蝶窦炎)、蝶鞍周围骨髓炎、海绵窦血栓性静脉炎等直接蔓延侵入鞍内,引起垂体组织感染,形成脓肿;②身体其他部位的感染灶,经血行途径引起垂体组织感染;③外伤性脑脊液漏后。

继发性垂体脓肿较少见,即脓肿发生在有病变的垂体,常见的病因有:①垂体腺瘤、颅咽管瘤、Rathke 囊肿等占位继发形成脓肿;②继发于鞍区

病变手术后、γ 刀治疗后。

大部分垂体脓肿病例始终找不到感染灶,称之为隐源性垂体脓肿。此类病人无明确的发热史,亦无鞍区的其他病变,这可能与症状不典型有关,亦可能是由于至今未明的其他原因引起。

垂体脓肿发病率极低,且常缺乏感染征象,临床表现、影像学检查等又类似于鞍区肿瘤,术前诊断非常困难,常误诊为垂体瘤卒中、囊性垂体瘤、颅咽管瘤或先天性囊肿等,往往多在术中才能确诊。

## 二、临床表现及影像特点

### (一)临床表现

垂体脓肿的临床表现无特异性,主要症状为头痛、视力障碍和内分泌紊乱。最常见的症状为持续性头痛,单侧或双侧,双侧颞部痛常见,部分病人伴恶心呕吐及脑膜刺激症状,与病变压迫鞍膈或鞍旁硬脑膜有关。垂体压迫相关的内分泌功能损害较常见,如月经紊乱或闭经,部分出现全垂体功能减退。压迫垂体柄、垂体后叶及下丘脑可出现烦渴、多饮、多尿等症状。感染的临床征象如发热、周围血白细胞增高等并不常见。视力障碍表现为视力下降和视野缺损。

### (二)影像特点(图 4-11-3-1)

1. CT 和 MRI 表现 为垂体占位,正常垂体结构消失;病灶最大径一般小于 3cm,病灶形态呈类圆形,分叶状或见腰身征;位于鞍内或位于鞍内及鞍上。可伴有鼻窦炎症。

2. CT 表现 多表现为低密度,少数呈等或混杂密度,增强后环形强化,部分钙化或骨质破坏为特征。

3. MRI 主要表现鞍内占位,$T_1WI$ 呈稍高、等或低信号,病灶边缘信号相对较高,$T_2WI$ 高信号,增强后环形强化。MRI 显示病灶的信号主要与脓液的内容物有关,由于感染的关系,脓肿内的蛋白和脂肪含量较高,所以 $T_1WI$ 的信号可较高。增强后,病变呈环状强化,但由于脓肿壁厚薄不

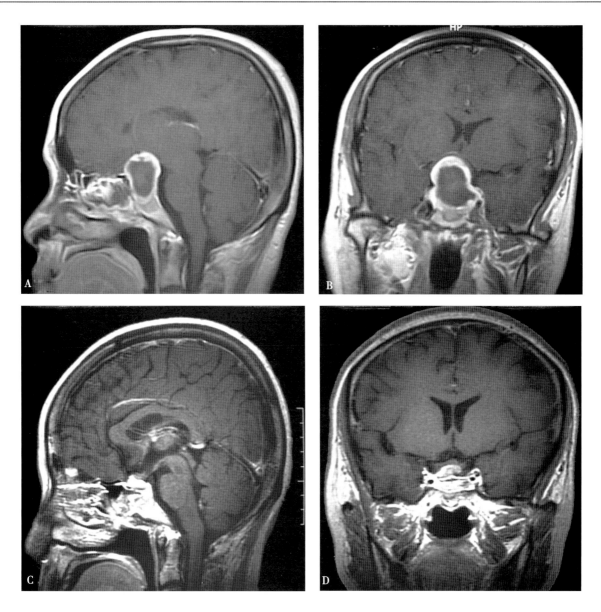

**图 4-11-3-1　垂体脓肿术前、术后 MRI**
术前头颅 MRI：A. 矢状位；B. 冠状位；术后头颅 MRI：C. 矢状位；D. 冠状位

均，环形强化可不均匀。部分病例伴有邻近脑膜强化及垂体柄增粗强化，为垂体脓肿炎症累及脑膜和垂体柄，致其炎性强化所致。MRI 不仅可以显示垂体脓肿病变本身，而且可以显示垂体脓肿的基础病变，如垂体肿瘤、邻近鼻窦或乳突的感染病灶等。

**（三）鉴别诊断**

垂体脓肿的鉴别诊断主要包括垂体瘤囊变或卒中、颅咽管瘤、Rathke 囊肿。其鉴别要点如下：①垂体腺瘤：尿崩是垂体脓肿与垂体腺瘤鉴别的

重要指标，由于疾病早期垂体后叶组织受侵，垂体脓肿病人常见中枢性尿崩，而垂体腺瘤有尿崩症状者少见。囊变垂体瘤 MRI 表现囊壁的环形强化较均匀。而垂体脓肿壁由于厚薄不均，致使病灶不均匀环状强化；②颅咽管瘤的位置较高、较后。典型者呈分叶状，多囊性，部分钙化，囊性的颅咽管瘤因含胆固醇结晶，往往有特别的 $T_1WI$ 高信号和 $T_2WI$ 低信号，增强后实质部分不均匀强化，无明显的环形强化；囊壁的钙化可显示为 $T_1WI$ 和 $T_2WI$ 低信号，结合 CT 扫描则更为明确，往往可见

受压的垂体;可以鉴别;③Rathke 囊肿囊内信号多均匀,囊壁无强化,可以鉴别。

## 三、神经内镜手术方法

1. 鼻腔消毒,常规肾上腺素棉条收缩鼻道。

2. 找到蝶窦开口,切开黏膜。扩大蝶窦开口,开放蝶窦前壁。

3. 清除蝶窦内黏膜组织和部分脓性分泌物。

4. 根据影像决定鞍底骨质磨除部位和范围。

5. 显露鞍底硬膜,行诊断性穿刺,可见黄白色脓液。

6. 切开硬膜,暴露脓肿腔,鼻内镜伸入脓腔内,用刮匙轻轻搔刮清除脓肿及坏死组织。

7. 先后用3%过氧化氢液和含万古霉素盐水反复冲洗。

8. 脓腔内放入碘仿纱条引流至蝶窦内。不做鞍内填塞及鞍底重建,置油纱条外引流。

## 四、术后治疗

术后常规抗生素应用,根据激素检查结果决定是否使用激素替代治疗。

(白吉伟 鲁润春)

# 参 考 文 献

1. Cavallo LM,Prevedello D,Esposito F. The role of the endoscope in the transsphenoidal management of cystic lesions of the sellar region. Neurosurg Rev,2008,31(1):55-64

2. Dubuisson AS,Stevenaert A,Martin DH,et al. Intrasellar arachnoid cysts.Neurosurgery,2007,61(3):505-513

3. Ciappetta P,Calace A,D'Urso PI,et al. Endoscopic treatment of pituitary abscess:two case reports and literature review.Neurosurg Rev,2008,31(2):237-246

4. Yu H,Liu G. Transsphenoidal endoscopic endonasal approach for the surgery of pituitary abscess. Zhonghua Er Bi Yan Hou Tou Jing Wai Ke Za Zhi,2014,49(1):16-19

5. Lin BJ,Chen YH,Chung TT,Pituitary abscess following expanding sphenoid sinus pyocele:complication of endoscopic endonasal transsphenoidal surgery. Clin Neurol Neurosurg,2013,115(8):1502-1505

6. Hsu CH,Chang CF,Tsai YL,et al. Endoscopic resection of intranasal meningo-encephaloceleaccompanying meningioma. Auris Nasus Larynx,2014,41(4):392-395

7. Wang EW,Snyderman CH,Rothfus WE,et al. Pontine encephalocele and abnormalities of the posterior fossa following transclival endoscopic endonasal surgery. J Neurosurg,2014,121(2):359-366

8. Warf BC,Stagno V,Mugamba J. Encephalocele in Uganda:ethnic distinctions in lesion location,endoscopic management of hydrocephalus,and survival in 110 consecutive children. J Neurosurg Pediatr,2011,7(1):88-93

9. Xu S,Wang Y,Luo Q,Endoscopic Fenestration of Twenty-Six Patients With Middle Fossa Arachnoid Cyst. J Craniofac Surg,2016,27(4):973-975

10. Shim KW,Park EK,Lee YH,et al. Transventricular endoscopic fenestration of intrasellararachnoid cyst. Neurosurgery,2013,72(4):520-528

11. Yadav YR,Parihar V,Sinha M,et al. Endoscopic treatment of the suprasellar arachnoid cyst. Neurol India,2010,58(2):280-283

*ENDOSCOPIC*
*NEUROSURGERY*

# 第五篇

# 脊柱脊髓疾病的内镜手术治疗

# 概　　述

1963年，Smith首次报道木瓜蛋白酶溶解髓核的研究，开启了脊柱外科的微创时代。1972年，Kambin提出"安全三角"明确了内镜手术的安全范围。1991年Kambin应用改良的关节镜进行非直视下的椎间盘摘除。1997年Yeung研发的同轴脊柱内镜操作系统（Yeung Endoscopic Spine System，YESS）获得FDA批准，成为微创脊柱外科技术发展的里程碑。2002年，Hoogland对YESS系统进行改进，发明了TESYS（Transforaminal Endoscopic Spine System）系统。YESS技术和TESSYS技术不仅在操作方法上有所不同，也分别有各自的最佳适应证，前者适用于椎间盘源性腰痛的髓核减压和撕裂纤维环成形术，后者适应证广泛，尤其适用于巨大的椎间盘脱出和游离的椎间盘组织的直接摘除。总之，脊柱内镜技术已成为脊柱疾病尤其是椎间盘突出症治疗的成熟技术之一，随着器械的改进，手术理念的更新和技巧的提高，内镜技术在脊柱脊髓外科的应用越来越广泛。

目前已开展的内镜脊柱外科手术治疗范围及疾病种类见表5-1-0-1。

表 5-1-0-1　内镜脊柱外科手术治疗范围及疾病种类

| 病变部位 | 疾病 | 术式 |
|---|---|---|
| 颅颈交界区 | Chiari 畸形 | 内镜下寰枕减压术 |
| | 齿状突畸形 | 内镜下经鼻腔或口腔齿状突切除术 |
| 颈段 | 神经根型颈椎病 | 内镜下后路颈椎间孔减压术 |
| | 颈椎间盘突出 | 内镜下前、后路颈椎间盘切除术 |
| | 颈椎管狭窄 | 内镜下后路椎管扩大术 |
| | 硬膜外 / 髓外硬膜下肿瘤 | 内镜下后路肿瘤切除术 |
| | 蛛网膜囊肿 | 内镜下囊肿切除术 |
| 胸段 | 胸椎间盘突出 | 内镜下后路椎间盘切除术、腹腔镜椎间盘切除术 |
| | 手汗症 | 内镜下胸交感神经切断术 |
| | 硬膜外 / 髓外硬膜下肿瘤 | 内镜下后路肿瘤切除术 |
| | 黄韧带骨化 | 内镜下后路黄韧带切除术 |
| | 脊髓空洞症 | 内镜下空洞——蛛网膜下腔分流术 |
| 腰骶段 | 腰椎间盘突出症 | 内镜下椎间盘切除术 |
| | 腰椎管狭窄症 | 内镜下椎管扩大术 |
| | 硬膜外 / 髓外硬膜下肿瘤 | 内镜下后路肿瘤切除术 |
| | 脊髓栓系综合征 | 内镜下终丝切断术 |
| | 痉挛性瘫痪 | 内镜下选择性后根切断术 |

（楼美清　李储忠　王继超）

# 第二章

ENDOSCOPIC NEUROSURGERY

# 颅颈交界区病变的内镜手术治疗

## 第一节　Chiari 畸形 I 型的内镜手术治疗

### 一、病理与发病机制

Chiari 畸形又称小脑扁桃体下疝畸形,是由于胚胎期枕骨内生软骨发育不良,导致后颅凹骨性狭窄,引起后脑(小脑和桥脑)下疝,小脑扁桃体向下延伸,导致枕骨大孔梗阻,脑和脊髓蛛网膜下腔脑脊液压力分离,引起脑脊液动力学改变。获得性小脑扁桃体下疝见于假性脑瘤、后颅凹病变、脑积水、中枢神经系统感染、多次腰穿、腰大池 - 腹腔分流等。

临床上以 I 型 Chiari 畸形最为多见,14%~75% 的病人可伴有脊髓空洞,50% 的病人伴有其他寰枕交界区的畸形,如颅底凹陷、寰枕融合、扁平颅底、寰椎枕化和寰枢椎脱位等。

### 二、临床表现

#### (一) 症状和体征

轻度小脑扁桃体下疝病人(约占 50%)可无症状,外伤、感染、咳嗽及腰椎穿刺可诱发症状或使症状加重。病情通常进展缓慢,常见症状包括:

1. **头痛**　多位于枕下区域,轻中度不等,可向上放射至头顶及眶后,有时向下放射至颈肩部,低头常加重。

2. **眼部症状**　包括幻视、畏光、视物模糊、复视、视野缩小和黑矇等;眼底检查可见双侧视乳头水肿。

3. **上颈髓及延髓症状**　轻偏瘫或四肢瘫、腱反射亢进等锥体束征,动作不协调、震颤、精细运动功能下降、感觉障碍、二便障碍、睡眠呼吸暂停、晕厥和呼吸困难等。

4. **后组脑神经和颈神经根症状**　声音嘶哑、构音障碍、吞咽困难、咽喉疼痛、心悸、咳嗽费力、枕项部疼痛及活动受限、上肢麻木、肌萎缩、面部感觉减退、三叉神经和 / 或舌咽神经痛、舌萎缩、咽反射受损、声带麻痹、斜方肌力量降低等。

5. **小脑症状**　小脑性共济失调,走路不稳,旋转、横向、或下视性眼球震颤等。

6. **脊髓症状**　肌肉萎缩、痉挛或无力、痛觉减退、感觉过敏、温度觉和位置觉障碍、脊柱侧弯、感觉分离等。

#### (二) 辅助检查

1. **MR**　显示变尖的小脑扁桃体下端位于枕大孔平面下方≥5mm,后颅凹脑池狭窄或消失,同时应判断是否伴有脑积水和脊髓空洞(图 5-2-1-1)。

2. CT　可显示颅颈交界区骨性畸形。

## 三、治疗

除部分轻型病人可长期随访观察外,Chiari 畸形应采取寰枕减压手术治疗,包括枕骨、寰椎后弓的切除减压,有时还包括枢椎椎板的切除、小脑扁桃体部分切除、硬膜减张缝合、脊髓空洞引流等处理,目的在于解除对小脑、脑干和颈髓的压迫,恢复脑脊液循环,预防脊髓空洞形成或缓解空洞症状。如病人合并脑积水,可先行第三脑室底部造瘘术或脑室 - 腹腔分流术,术后脑脊液循环好转,减轻枕大孔区压迫,可能改善病人症状。

内镜下寰枕减压手术创伤小、显露清晰、疗效较好,手术要点如下

### (一)术前准备

气管插管全麻,术中注意监测生命体征变化,因插管、变换体位、上头架等操作均可使脑干或脊髓受压导致意外。对于寰枢椎不稳定、韧带松弛、寰枕融合、合并脊髓空洞或有脑干受压症状的病人,应予术中电生理监测,监测体感和运动诱发电位以策安全。

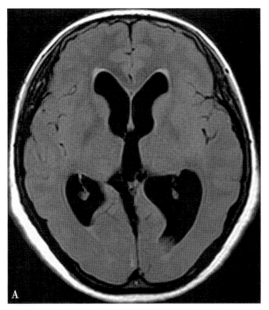
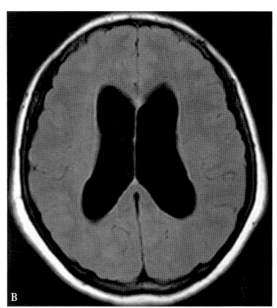
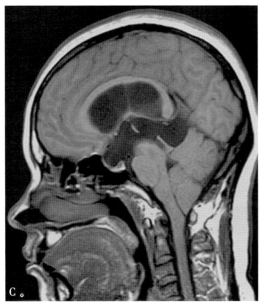

图 5-2-1-1　Chiari 畸形Ⅰ型合并脑积水。患者女性,32 岁,以"头晕、头痛伴视力下降 2 个月"为主诉收入院

A,B. 为头颅 MRI 轴位 $T_1WI$ 像显示幕上脑室扩大;
C. 为头颅 MRI 矢状位 $T_1WI$ 像显示小脑扁桃体下疝

## （二）体位

病人取侧俯卧位,头架固定,使项部保持自然伸展位或轻度前屈,但下颌和胸骨间至少应保持2指的距离。注意不能使颈部过伸,因为可能使已经狭窄的颅颈交界区域更为拥挤,压迫脑干、脊髓、血管等导致意外。

## （三）切口

取枕下后正中纵行切口,长2~3cm,原则上以枕大孔和$C_1$的投影为中心,下端到枢椎棘突上方,以利术中暴露寰椎后弓和枕骨。根据病人颅颈交界的形态个性化调整切口位置,漏斗型病人切口居中,$C_2$套$C_1$型稍偏上,凹陷型稍偏下(图5-2-1-2)。

## （四）手术步骤

首先将0°内镜固定于支持臂。切开皮肤后,在内镜下沿中线分离,切断头后小直肌,保留头后大直肌并牵开,显露枕大孔后缘和$C_1$后弓。显露范围上至下项线,下至$C_2$棘突上缘,侧方至中线旁开1.5~2.0cm。内镜下用高速磨钻磨除枕骨鳞部,骨切除范围向上至枕大孔上2cm处,向外侧1.5~2.0cm。然后磨除$C_1$后弓2~3cm,向侧方磨除时在30°镜下进行,注意避免损伤椎动脉。

硬膜暴露后轻型病人只需尽量去除寰枕筋膜,并稍切开硬膜浅层即可(图5-2-1-3);中度病人可"+"形或放射状切开硬膜,但应尽量保持蛛网膜完整,因为一旦蛛网膜开放,术区渗血进入脑池、蛛网膜下腔可造成脑膜刺激症状,并引起后期枕大池蛛网膜粘连,从而影响疗效。切开时如遇枕窦出血,需缝扎止血以策安全。重型病人需彻底打开蛛网膜下腔,探查四脑室出口,如小脑扁桃体

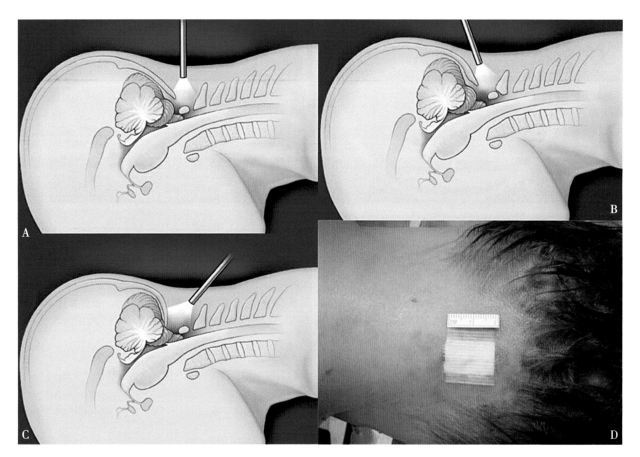

图5-2-1-2　根据患者颅颈交界的形态个性化调整切口位置

A.漏斗型切口居中;B.C2套C1型稍偏上;C.凹陷型稍偏下;D.漏斗型颅颈交界患者切口位置,长度为2cm

下疝明显,可内镜下电灼使之回缩。也可在去除寰枕筋膜并切开浅层硬膜后用超声多普勒首先判断减压情况,若脑脊液流动良好,则不切开硬膜;若脑脊液流动不畅,则需切开硬膜(同样保持蛛网膜完整),并用自体筋膜或人工硬膜扩大修补。

同传统手术相比,内镜下枕大孔区减压术深部照明好、视野清晰、侧方暴露充分(图5-2-1-4)、创伤小,恢复快,术后2~3天病人即可出院。对项部肌肉韧带损伤小,几乎不影响颈椎稳定性,术后不需颈托固定。

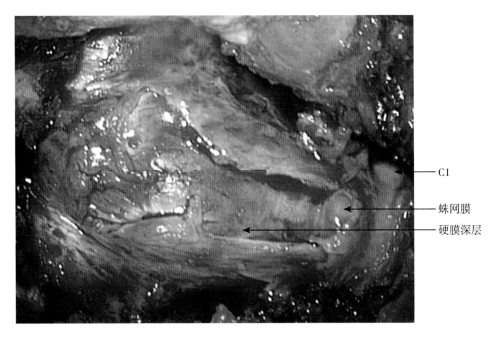

C1
蛛网膜
硬膜深层

图 5-2-1-3　切开寰枕筋膜和硬膜浅层,部分硬膜全层切开,可见蛛网膜

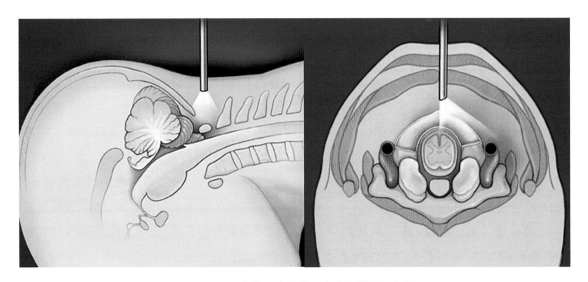

图 5-2-1-4　内镜下寰枕减压术术野暴露示意图

(楼美清)

# 第二节　内镜经口咽
# 齿状突切除术

## 一、概述

内镜下经口咽齿状突切除术多用于处理颅底凹陷、Chiari 畸形、先天性齿状突发育异常、游离齿状突、齿状突骨折不愈合、风湿性关节炎、$C_1$ 横韧带断裂等。上述情况下齿状突疝入枕骨大孔，压迫脑干产生症状。如未合并寰枕关节不稳定，在内镜下磨除齿状突后，同期或分期行前路 $C_1$ 和 $C_2$ 的固定，无需寰枕融合。如果附着于寰枢关节前面的肌肉、韧带及关节囊挛缩，形成难复性寰枢关节脱位，应彻底松解寰枢关节，颈部牵引复位，然后行后路固定、寰枕融合术。

## 二、临床表现

### （一）临床症状和体征

1. 颈枕部疼痛及颈部运动受限，可有 Lhermitte 征；在寰枢椎前脱位时，寰椎前弓向咽后壁突出，发生吞咽困难。若为单侧前脱位则出现头部姿势异常，头颈偏向脱位侧，而下颌则转向对侧。

2. **脊髓损害症状**　感觉障碍、手持物无力、行走无力、步态不稳、大小便障碍、四肢肌肉萎缩；严重者可出现全身瘫痪。

3. 脑干受压致构音障碍和吞咽困难。

4. 病人可因头颈部轻微伤或颈椎过度屈伸而突然出现硬瘫，甚至呼吸停止而死亡。

### （二）辅助检查

1. **X 线检查**　寰椎前弓 - 齿状突间距（ADI）的增大，为诊断寰枢椎脱位的主要根据，成人 >3mm、儿童若超过 4mm 可诊断有脱位。在可疑脱位者加拍过屈位片，显示脱位情况，以进一步确诊。寰枢椎管储备间隙（SAC）：14mm 以下时，发生脊髓受压症状，15~17mm 者有脊髓受压之可能。

2. **三维 CT**　可清晰显示寰椎、枢椎、齿状突及寰枢关节的位置和形态。

3. **MRI**　可更清楚地观察脊髓受压形态、位置、程度、范围（图 5-2-2-1）。

## 三、治疗

传统口咽入路齿突或部分枢椎体切除术由于齿状突部位深在、术野狭小、视野及暴露范围有限，手术非常困难，操作难度大，并发症发生率高。内窥镜技术对局部结构显露清晰，创伤小，较传统手术有一定的优势。

### （一）手术技术

气管切开插管或经鼻腔插管全麻，也可选择经口腔插管，只需将口腔内插管牵向一侧即可。

病人取仰卧位，维持头颅牵引，碘伏消毒口咽部，Codman 撑开器撑开口腔，显露咽后壁，输尿管自鼻腔引入牵开软腭及悬雍垂，充分暴露咽后壁。

C 形臂机透视结合术中导航确认手术位置，导航对于需同期作前路固定的病人来说尤为重要，可以借此确认螺钉位置。

导入 0° 内镜，以 $C_1$ 前结节为中心纵形切开咽后壁 2~3cm，如需作前路固定，切口需延至 $C_2$ 椎体。向两侧牵开黏膜和咽肌，直至显露位于前纵韧带两侧的颈长肌，牵开颈长肌并切开前纵韧带，暴露 $C_1$ 前结节和 $C_2$ 椎体。侧方暴露时可以选用 30° 内镜，但 $C_1$ 水平向侧方分离不应超过 2cm，$C_2$ 水平不应超过 1cm，以免损伤椎动脉。接近椎动脉时，内镜下可以看到其搏动。

高速磨钻结合咬骨钳去除寰椎前结节，清除寰枢之间的瘢痕组织和骨赘，磨除齿状突或切除已畸形愈合的骨痂（图 5-2-2-2），彻底松解寰枢关节使之复位。

寰枕关节不稳定的病人需行固定，目前后路固定手术应用较多，若需一期手术后路固定，则在齿状突切除后翻身俯卧位行后路植骨融合内固定。也可以在行齿状突切除后，行颅颈牵引一段

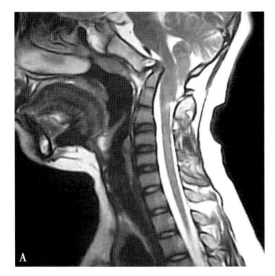

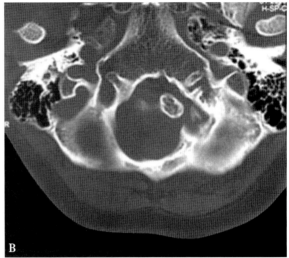

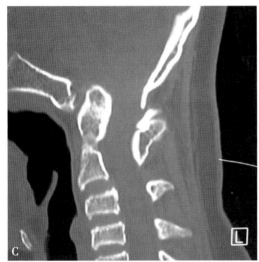

图 5-2-2-1　患者 14 岁,女性

A. 颈部 MRI 矢状位像示齿状突后突畸形,延髓受压移位;
B. 颈部 CT 轴位像示齿状突凸入后颅凹;C. 颈部 CT 矢状
位像示齿状突后突畸形,寰枕融合

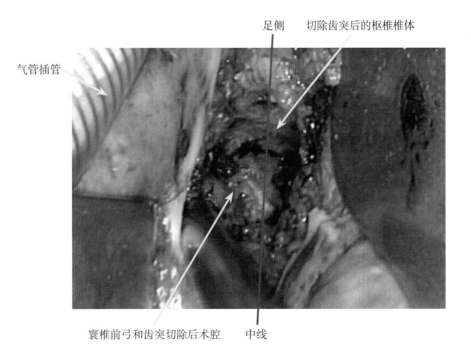

图 5-2-2-2　高速磨钻结合咬骨钳去除寰椎前弓和齿状突后术中所见

时间后，再行二期固定手术。但术中翻身有一定的风险，且枕颈融合后对枕颈关节的活动影响较大。前路固定更为简洁，可用Harms钢板固定寰枢椎，并取髂嵴骨质行寰枢植骨融合。但Harms钢板没有锁钉机制，文献有松钉的报道，还需行调整拧紧螺钉并联合后路固定手术。

用可吸收线分层缝合咽后壁切口（图5-2-2-3），如术中硬膜开放，应缝合后以人工硬膜、生物胶、咽部肌肉瓣等封闭，并行腰大池置管引流。

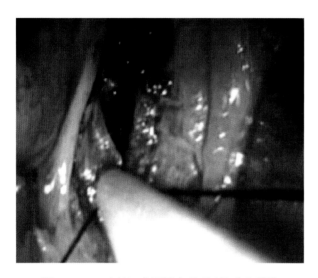

图5-2-2-3　内镜下分层缝合咽后壁肌肉和黏膜

### （二）术后处理

术后口咽部超声雾化3次/天直至软组织水肿消退；鼻饲饮食一周后，视水肿状态改为经口进流食；卧床1周；颈托保护2~3个月。

（楼美清　李储忠　王继超）

# 参 考 文 献

1. Holly LT, Batzdorf U. Management of cerebellar ptosis following craniovertebraldecompression for Chiari Ⅰ malformation. J Neurosurg, 2011, 94(1):21-26

2. Arnautovic A, Splavski B, Boop F A, et al. Pediatric and adult Chiari malformation Type I surgical series 1965-2013:a review of demographics, operative treatment, and outcomes. Journal of Neurosurgery Pediatrics, 2014, 15(2):161-177

3. Bekerman I, Sigal T, Kimiagar I, et al. Diagnostic value of neuro-ophthalmological signs in cases of Chiari I malformation. Childs Nervous System Chns Official Journal of the International Society for Pediatric Neurosurgery, 2016:1-6

4. Schijman E. History, anatomic forms, and pathogenesis of Chiari Ⅰ malformations. ChildsNervSyst, 2004, 20(5):323-328

5. Rijken B F, Lequin M H, Van d L F, et al. The role of the posterior fossa in developing Chiari Ⅰ malformation in children with craniosynostosis syndromes. Journal of cranio-maxillo-facial surgery:official publication of the European Association for Cranio-Maxillo-Facial Surgery, 2015, 43(6):813-819

6. Whitson W J, Lane J R, Bauer D F, et al. A prospective natural history study of nonoperatively managed Chiari I malformation:does follow-up MRI surveillance alter surgical decision making? Journal of Neurosurgery Pediatrics, 2015, 16(2):1-8

7. Smith B W, Jennifer S, Erick K, et al. Impact of body mass index on cerebellar tonsil position in healthy subjects and patients with Chiari malformation. Journal of Neurosurgery, 2015, 123(1):1-6

8. Wen Z, Sha S, Xu L, et al. The prevalence of intraspinal anomalies in infantile and juvenile patients with "presumed idiopathic" scoliosis:a MRI-based analysis of 504 patients Bmc Musculoskeletal Disorders, 2016, 17(1):1-6

9. Yuh W T, Kim C H, Chung C K, et al. Surgical Outcome of Adult Idiopathic Chiari Malformation Type 1. Journal of Korean Neurosurgical Society, 2016, 59(5):512-517

10. Sivaswamy L. Pediatric Intracranial Hypertension. Pediatric Neurology Briefs, 2016, 30(10):39

11. Shim Y, Gwak H S, Kim S, et al. Retrospective Analysis of Cerebrospinal Fluid Profiles in 228 Patients with Leptomeningeal Carcinomatosis:Differences According to the Sampling Site, Symptoms, and Systemic Factors. Journal of Korean Neurosurgical Society, 2016, 59(6):570-576

12. Digre K B. Idiopathic intracranial hypertension headache. [J]. Current Pain and Headache Reports, 2002, 6(3):217-225

13. Golzan S M, Graham S L, Leaney J, et al. Dynamic association between intraocular pressure and spontaneous pulsations of retinal veins. Current Eye Research, 2011, 36(1):53-59

14. Birnbaum F A, Johnson G M, Johnson L N, et al. Increased Prevalence of Optic Disc Drusen after Papilloedema from Idiopathic Intracranial Hypertension: On the Possible Formation of Optic Disc Drusen. Neuro-Ophthalmology, 2016:1-10

15. AguiarPH, Tella OI, Pereira CU, et al. Chiari type I presenting as left glossopharyngeal neuralgia with cardiac syncope. Neurosurg Rev, 2002, 25(1-2):99-102

16. Tarani L, Del B F, Costantino F, et al. Chiari type I malformation, syncope, headache, hypoglycemia and hepatic steatosis in an 8-year old girl: a causal association? Pediatric Reports, 2010, 2(1):e8

17. Bunc G, Vorsic M. Presentation of a previously asymptomatic Chiari I Malformation by a flexion injury to the neck. J Neurotrauma, 2001, 18(6):645-648

18. Wan M J, Nomura H, Tator C H. Conversion to symptomatic Chiari I malformation after minor head or neck trauma. Neurosurgery, 2008, 63(4):748-753; discussion 753

19. Vaphiades MS, Eggenberger ER, Miller NR, Frohman L, et al. Resolution of papilledema after neurosurgical decompression for primary Chiari I malformation. Am J Ophthalmol, 2002, 133:673-678

20. Sgulò F G, Spennato P, Aliberti F, et al. Contemporary occurrence of hydrocephalus and Chiari I malformation in sagittal craniosynostosis. Case report and review of the literature. Childs Nervous System, 2016:1-6

21. Kumar A, Patni AH, Charbel F. The Chiari I Malformation and the Neurotologist. OtolNeurotol, 2002, 23:727-735

22. Pencovich N, Ben-Sira L, Kesler A, et al. Acquired and reversible Chiari-like descent following a single lumbar puncture: case report. Child's Nervous System, 2012, 28(8):1269.

23. Kijsirichareanchai K, Limsuwat C, Mankongpaisarnrung C, et al. Chiari syndrome and respiratory failure: a literature review. Journal of Intensive Care Medicine, 2014, 29(5):260-268

24. Potgieser A R E, Hoving E W. A novel technique to treat acquired Chiari I malformation after supratentorial shunting. Child S Nervous System, 2016, 32(9):1-5

25. Blegvad C, Grotenhuis J A, Juhler M. Syringomyelia: a practical, clinical concept for classification. Acta Neurochirurgica, 2014, 156(11):2127-2138

26. Haldar R, Gyanesh P, Samanta S. Anesthesia for a patient of acromesomelic dysplasia with associated hydrocephalus, Arnold Chiari malformation and syringomyelia. Journal of Anaesthesiology Clinical Pharmacology, 2013, 29(4):555-557

27. Kennedy B C, Kelly K M, Anderson R C E. Isolated thoracic syrinx in children with Chiari I malformation. Child's Nervous System, 2016, 32(3):1-4

28. Fuller J C, Sinha S, Caruso P A, et al. Chiari malformations: An important cause of pediatric aspiration. International Journal of Pediatric Otorhinolaryngology, 2016, 88:124

29. Krishna V, Sammartino F, Yee P, et al. Diffusion tensor imaging assessment of microstructural brainstem integrity in Chiari malformation Type I. Journal of Neurosurgery, 2016:1-8

30. Peters T, Perrier R, Haber R M. Focal dermal hypoplasia: report of a case with myelomeningocele, Arnold-Chiari malformation and hydrocephalus with a review of neurologic manifestations of Goltz syndrome. Pediatric Dermatology, 2014, 31(2):220-224

31. Yeh DD, Koch B, Crone KR. Intraoperative ultrasonography used to determine the extent of surgery necessary during posterior fossa decompression in children with Chiari malformation Type I. J Neurosurg(1 Suppl Pediatrics), 2006, 105:26-32

32. Mcgirt M J, Attenello F J, Datoo G, et al. Intraoperative ultrasonography as a guide to patient selection for duraplasty after suboccipital decompression in children with Chiari malformation Type I. Journal of Neurosurgery Pediatrics, 2008, 2(1):52-57

33. Milhorat TH. Tailored operative technique for Chiari Type I malformation using intraoperative color Doppler ultrasonography.Neurosurgery, 2003, 53:899-906

34. Dasenbrock HH, Clarke MJ, Bydon A, et al. Endoscopic image-guided transcervical odontoidectomy: outcomes of 15 patients with basilar invagination. Neurosurgery, 2012, 70(2):351-360

35. Lee JY, Lega B, Bhowmick D, et al. Da Vinci Robot-assisted transoral odontoidectomy for basilar invagination. ORL J Otorhinolaryngol Relat Spec, 2010, 72(2):91-95

36. Jian FZ, Chen Z, Wrede KH, et al. Direct posterior reduction and fixation for the treatment of basilar invagination with atlantoaxial dislocation. Neurosurgery, 2010, 66(4):678-687

37. Krauss WE, Bledsoe JM, Clarke MJ, et al. Rheumatoid arthritis of the craniovertebral junction. Neurosurgery, 2010, 66(3Suppl):83-95

38. Mammis A, Yanni DS, Goldstein IM. Use of isocentric fluoroscopy during transoral odontoidectomy. J Clin Neurosci, 2009, 16(12):1624-1627

39. Magrini S, Pasquini E, Mazzatenta D, et al. Endoscopic endonasal odontoidectomy in a patient affected by Down syndrome: technical case report. Neurosurgery, 2008, 63 (2): 373-374

40. Hwang SW, Heilman CB, Riesenburger RI, et al. C1-C2 arthrodesis after transoral odontoidectomy and suboccipital craniectomy for ventral brain stem compression in Chiari I patients. Eur Spine J, 2008, 17(9): 1211-1217

41. McGirt MJ, Attenello FJ, Sciubba DM, et al. Endoscopic transcervical odontoidectomy for pediatric basilar invagination and cranial settling. Report of 4 cases. J Neurosurg Pediatr., 2008, 1(4): 337-342

42. Messina A, Bruno MC, Decq P, et al. Pure endoscopic endonasal odontoidectomy: anatomical study. Neurosurg Rev, 2007, 30(3): 189-194

43. Wolinsky JP, Sciubba DM, Suk I, et al. Endoscopic image-guided odontoidectomy for decompression of basilar invagination via a standard anterior cervical approach. Technical note. J Neurosurg Spine, 2007, 6(2): 184-191

44. Mummaneni PV, Haid RW. Transoral odontoidectomy. Neurosurgery, 2005, 56(5): 1045-1050. Shriver M F, Kshettry V R, Sindwani R, et al. Transoral and transnasal odontoidectomy complications: A systematic review and meta-analysis. Clinical Neurology & Neurosurgery, 2016, 148: 121

45. Oya S, Tsutsumi K, Shigeno T, et al. Posterolateral odontoidectomy for irreducible atlantoaxial dislocation: a technical case report. Spine J, 2004, 4(5): 591-594

46. Garg A, Gaikwad SB, Gupta V, et al. Bipartite atlas with os odontoideum: case report. Spine (Phila Pa 1976), 2004, 29(2): 35-38

47. Salunke P, Sahoo S K, Mahajan A. Bipartite Atlas with Os Odontoideum with Block Cervical Vertebrae: A Case Report with Emphasis on the "Overlooked" C1 Lateral Masses. Turkish Neurosurgery, 2014, 25(5): 814

48. Tubbs RS, McGirt MJ, Oakes WJ. Surgical experience in 130 pediatric patients with Chiari I malformations. J Neurosurg, 2003, 99(2): 291-296

49. Kanamori Y, Miyamoto K, Hosoe H, et al. Transoral approach using the mandibular osteotomy for atlantoaxial vertical subluxation in juvenile rheumatoid arthritis associated with mandibular micrognathia. J Spinal Disord Tech, 2003, 16(2): 221-224.

50. Zileli M, Cagli S. Combined anterior and posterior approach for managing basilar invagination associated with type I Chiari malformation. J Spinal Disord Tech, 2002, 15(4): 284-289

51. Kandziora F, Pflugmacher R, Ludwig K, Duda G, Mittlmeier T, Haas NP et al. Biomechanical comparison of four anterior atlantoaxial plate systems. J Neurosurg, 2002, 96(3 Suppl): 313-320

52. Veres R, Bagó A, Fedorcsák I. Early experiences with image-guided transoral surgery for the pathologies of the upper cervical spine. Spine (Phila Pa 1976), 2001, 26 (12): 1385-1388

53. Iizuka H, Iizuka Y, Mieda T, et al. Retrospective review of 22 surgically treated adults with congenital anomalies of the upper cervical spine: a clinical and radiological review. European Spine Journal, 2015, 24(12): 2961

54. Kumar A, Dash HH. Dynamic intraoperative kinking of flexometallic tube. J NeurosurgAnesthesiol. 2001, 13(3): 243-245

55. Dube S K, Pandia M P, Jain V. Kinking of a patent flexometallic tube due to dislodgement of reinforcing spirals. Journal of Anaesthesiology Clinical Pharmacology, 2013, 29(3): 408-409

56. Kandziora F, Kerschbaumer F, Starker M, et al. Biomechanical assessment of transoral plate fixation for atlantoaxial instability. Spine (Phila Pa 1976), 2000, 25(12): 1555-1561

57. Mendes G A, Dickman C A, Rodriguezmartinez N G, et al. Endoscopic endonasal atlantoaxial transarticular screw fixation technique: an anatomical feasibility and biomechanical study. Journal of Neurosurgery Spine, 2015, 22(5): 470-477

58. Kaufmann AM, Halliday WC, West M, et al. Periodontoid synovial cyst causing cervico-medullary compression. Can J Neurol Sci, 1996, 23(3): 227-230

59. Goel A, Shah A. Lateral atlantoaxial facetal dislocation in craniovertebral region tuberculosis: report of a case and analysis of an alternative treatment. Acta Neurochirurgica, 2009, 152(4): 709-712

60. Ferreira E D Z, Botelho R V. Atlas Assimilation Patterns in Different Types of Adult Craniocervical Junction Malformations. Spine, 2015, 40(22): 1763-1768

61. Cai R, Di X. Combined intra- and extra-endoscopic techniques for aggressive resection of subependymal giant cell astrocytomas. World Neurosurg, 2010, 73(6): 713-718

62. Deng K, Li YN, Li GL, et al. Neural endoscopic assisted micro-invasive management of Chiari I malformation. Chin Med J (Engl), 2010, 123(14): 1878-1883

63. Di X. Endoscopic suboccipital decompression on pediatric Chiari type I. Minim Invasive Neurosurg,2009,52(3): 119-125

64. Liu HS,Di X. Endoscopic endonasal surgery for biopsy of cavernous sinus lesions. Minim Invasive Neurosurg, 2009,52(2):69-73

65. Di X. Endoscopic spinal tethered cord release:operative technique. ChildsNervSyst. 2009,25(5):577-581

# 第三章

*ENDOSCOPIC NEUROSURGERY*

# 颈椎疾病的内镜手术治疗

## 第一节  内镜下颈前路椎间盘切除术

前路椎间盘切除术（AECM）具有损伤小、恢复快、并发症少等优点，无需植骨，不影响邻近椎体的稳定性。

AECM 手术可采用局麻监测，或采用全麻。病人取仰卧位，肩下垫起，使颈部保持后伸，双肩向下牵开，描记颈正中线、水平线以及进针点。C 形臂机下定位，确定手术平面。在胸锁乳突肌和气管之间用手指将喉和气管推向中线，使颈动脉向外移，扪及椎体表面（图 5-3-1-1）。进针点靠近

传统的颈前路椎间盘切除植骨融合手术并发症发生率较高，包括植骨塌陷、突出、内固定松脱、植骨不融合而致颈椎不稳、感染、食管瘘、永久性疼痛、周围神经损伤、植骨供区感染等。内镜下颈

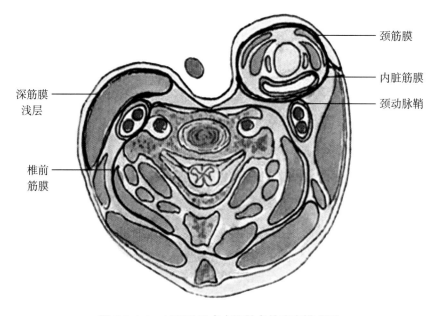

图 5-3-1-1  AECM 手术中进针点的确定模式图

深筋膜浅层

椎前筋膜

颈筋膜

内脏筋膜

颈动脉鞘

482

右胸锁乳突肌内侧缘,用18号穿刺针穿入椎间隙,C形臂机透视确认位置。切开皮肤约3mm,经穿刺针将细导丝穿入,拔去穿刺针。通道或扩张器沿导丝分离,进入椎间隙。经通道插入环钻,切开纤维环。在C形臂机和内镜监视下,用刮匙和髓核钳切除椎间盘。

内镜下颈前路椎间盘切除术(AECM)安全、简洁、有效,术后1小时病人可下床行走,颈围固定3天后即可开始恢复日常生活,3~7周后完全恢复。但不适于伴有以下病变的颈椎间盘突出病人:①严重颈椎管狭窄;②脱垂游离型椎间盘,且不在相应节段;③脊椎强直伴有严重的椎间隙狭窄和骨赘;④明显的后纵韧带骨化。

## 第二节 内镜下经皮颈椎间盘切除和内固定术

经皮内镜下颈椎间盘切除(PECD)通过局麻下经皮切除突出的髓核组织,达到脊神经根减压的目的,术后并发症少,手术时间短,康复快,复发率低。PECD适用于那些颈椎间盘髓核破裂,突出至后纵韧带下的病人。禁忌证包括严重的神经病变、节段性不稳、出现急性椎体束征、进行性脊髓病变如骨折、肿瘤、感染等。

术中病人体位同AECM。在局麻、镇痛下进行手术,术中医生同病人保持交流,便于了解病人症状和体征改变。术中若出现颈髓压迫加重,病人感到肢体活动减弱,需改行开放手术。在C形臂机透视下插入穿刺针至病变椎间盘,行椎间盘造影确定椎间盘突出类型和纤维环破裂情况,插入细导丝,取出穿刺针,皮肤上作一小切口,沿细导丝逐级导入扩张通道,进行扩张。环钻切开前纤维环,将工作通道固定在椎间隙,C形臂机透视确认。用环钻切除部分纤维环,再广泛地切除后方的椎间盘,进行减压。髓核钳去除髓核组织,并用YAG激光切割椎间盘。彻底减压后经工作通

道植入脊髓膨胀融合系统,保持脊柱稳定。

PECD创伤小,恢复快,术后观察3小时即可回家,颈托固定不超过2周。

## 第三节 内镜下颈后路椎间盘切除术

目前临床多采用颈前入路治疗颈椎间盘病变,但对于颈椎间盘后外侧突出伴有局部椎间孔狭窄,及存在前路手术禁忌证或前路手术风险较大的病人,应采用后路手术治疗。传统的后路手术包括椎板切除、椎管成形和椎间孔扩大术,通常进行间接减压,也可直接切除突向椎间孔的椎间盘。与传统开放手术相比,内镜下颈后路椎间盘切除术软组织损伤小,术后病人不适明显减轻,可取得较好疗效,尤其适用于单侧并局限于单节段或两个连续节段的神经根压迫的病人。

术中采用气管插管全麻,病人俯卧位,在C形臂机监视下,沿后正中线旁开2cm处穿入18号定位针,确认病变椎间孔。行长1.5cm皮肤切口,将导丝插入病变小关节,依次导入扩张器进行扩张(图5-3-3-1、图5-3-3-2),插入通道,并固定(图5-3-3-3)。内镜下显露椎板间隙和小关节(图5-3-3-4),高速

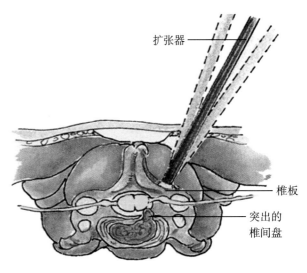

图5-3-3-1 导入扩张器,用其前端分离椎板间的软组织

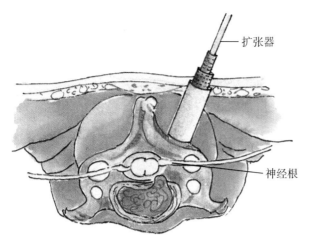

图 5-3-3-2　依次导入扩张器，显露小关节

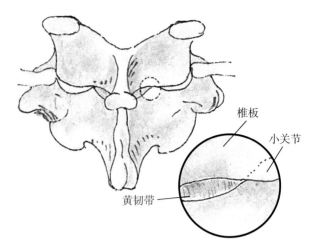

图 5-3-3-4　镜下显示椎板间隙

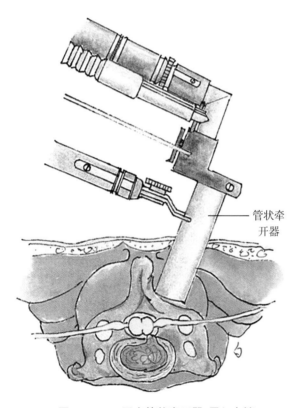

图 5-3-3-3　固定管状牵开器，置入内镜

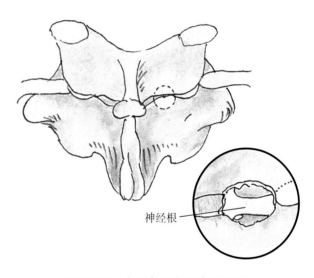

图 5-3-3-5　切除椎间盘后神经根显露

内镜下颈后路椎间盘切除术创伤小，对脊柱稳定性影响不大，术后当天或次日病人即可出院。

（楼美清　李储忠　王继超）

磨钻和咬骨钳切除半侧椎板，磨除下位椎体的上关节突内侧缘显露神经根袖。

切除黄韧带，咬骨钳咬开椎间孔，牵开神经根，进一步扩大神经根管，切除神经根内下方突出的椎间盘和骨赘（图 5-3-3-5）。彻底止血后，取出工作通道，逐层缝合肌肉和皮肤。

## 参 考 文 献

1. Ruetten S，Komp M，Merk H，Godolias G. A new full-endoscopic technique for cervical posterior foraminotomy in the treatment of lateral disc herniations using 6.9-mm endoscopes：prospective 2-year results of 87 patients. *Minim Invasive Neurosurg*. 2007；50：219-226

2. Kamitsuji H, Watanabe T, Honda Y, et al. Full-endoscopic cervical posterior foraminotomy for the operation of lateral disc herniations using 5.9-mm endoscopes: a prospective, randomized, controlled study. Spine, 2008, 33 (9): 940-948

3. Ahn Y, Lee SH, Lee SC, Shin SW, Chung SE. Factors predicting excellent outcome of percutaneous cervical discectomy: analysis of 111 consecutive cases. *Neuroradiology*. 2004; 46: 378-384

4. Yan D, Li J, Zhu H, et al. Percutaneous cervical nucleoplasty and percutaneous cervical discectomy treatments of the contained cervical disc herniation. Archives of Orthopaedic and Trauma Surgery, 2010, 130 (11): 1371-1376

5. Ahn Y, Lee SH, Shin SW. Percutaneous endoscopic cervical discectomy: clinical outcome and radiographic changes. *Photomed Laser Surg*. 2005; 23: 362-368

6. June Ho L, Sang-Ho L. Clinical and radiographic changes after percutaneous endoscopic cervical discectomy: a long-term follow-up. Photomedicine & Laser Surgery, 2014, 32 (12): 663-668

7. Haufe SM, Mork AR. Complications associated with cervical endoscopic discectomy with the holmium laser. *J Clin Laser Med Surg*. 2004; 22: 57-58

8. Kim C H, Chung C K, Kim H J, et al. Early Outcome of Posterior Cervical Endoscopic Discectomy: An Alternative Treatment Choice for Physically/Socially Active Patients. Journal of Korean Medical Science, 2009, 24 (2): 302-306

9. O' Toole JE, Sheikh H, Eichholz KM, Fessler RG, Perez-Cruet MJ. Endoscopic posterior cervical foraminotomy and discectomy. *Neurosurg Clin N Am*. 2006; 17: 411-422

10. Alvin M D, Lubelski D, Abdullah K G, et al. Cost-Utility Analysis of Anterior Cervical Discectomy and Fusion with Plating (ACDFP)Versus Posterior Cervical Foraminotomy (PCF) for Patients with Single-Level Cervical Radiculopathy. Journal of Spinal Disorders & Techniques, 2014, 13 (9): S120-S121

11. Ruetten S, Komp M, Merk H, Godolias G. Full-endoscopic cervical posterior foraminotomy for the operation of lateral disc herniations using 5.9-mm endoscopes: a prospective, randomized, controlled study. *Spine*. 2008; 33: 940-948

12. RiewKD, Cheng I, Pimenta L, Taylor B. Posterior cervical spine surgery for radiculopathy. *Neurosurgery*. 2007; 60 (1 Suppl 1): S57-S63

13. Shiraishi T, Kato M, Yato Y, et al. New techniques for exposure of posterior cervical spine through intermuscular planes and their surgical application. Spine, 2012, 37 (5): E286-96

14. Knight, M.T., Goswami, A., Patko, J.T. Cervical percutaneous laser decompression: preliminary results of an ongoing prospective outcome study. J. Clin. Laser Med. Surg. 2001, 19: 3-8

15. Chiu, J.C., Clifford, T.J., Greenspan, M., et al. Percutaneous microdecompressive endoscopic cervical discectomy with laser thermodiskoplasty. Mt. Sinai J. Med. 2000, 67: 278-282

16. Kapoor S G, Huff J, Cohen S P. Systematic review of the incidence of discitis after cervical discography. Spine Journal, 2010, 10 (8): 739-745

# 第四章

## ENDOSCOPIC NEUROSURGERY

# 胸椎疾病的内镜手术治疗

## 第一节 内镜下后外侧入路胸椎间盘切除术

胸椎间盘突出仅占椎间盘突出症的0.25%~0.75%。常表现为胸椎痛、椎旁痛、胸壁痛、上腹痛或腰痛,初期常难以确诊,病人在出现神经损伤症状时才就诊。外伤、椎间盘退变、脊柱畸形等是导致椎间盘退变的主要原因。根据突出部位可分为:中央型、旁正中型、外侧型和硬膜内型。中央型多引起脊髓损害,外侧型多表现为神经根症状。中央型和旁中央型约占70%,硬膜内型罕见。突出节段以$T_{11,12}$最常见,约占26%;75%的胸椎间盘突出症发生在$T_8$~$T_{12}$。

治疗胸椎间盘突出症可采用多种手术入路,包括后路椎板切除术(易损伤脊髓和神经)、经肋横突入路、胸腔镜手术、后外侧入路内镜手术。内镜下后外侧入路胸椎间盘切除术,又称经皮胸椎间盘切除术(PETD),在内镜下切除椎间盘,较传统手术创伤小。

PETD手术技术:病人取俯卧位,患侧胸部下放置透X线的海绵垫。前臂置于头上前臂托上。C形臂机透视确定下胸段病变节段。描记中线、病变节段及进入点,中胸段进入点中线旁开4~5cm,下胸椎及上胸椎旁开6~7cm。X线透视下用18号针刺入椎间盘确认病变节段。

局麻后在X线透视引导下用20号穿刺针以35°~45°角从矢状面指向椎间盘,逐渐进入椎弓根和肋椎关节的肋骨头之间。刺穿纤维环后,进入椎间盘中心,X线透视确认。导丝经穿刺针插入椎间盘,拔出穿刺针,行长3~4mm的皮肤切口,导入扩张器,用环锯切开纤维环,用刮匙、环锯、髓核钳、激光等切除椎间盘,进行减压。在内镜下用微型磨钻、髓核钳等切除增厚的椎间盘,去除骨赘,可用YAG激光切除残余组织,热凝固椎间盘,最后切除纤维环。

内镜下后外侧入路胸椎间盘切除创伤小,不需打开胸腔和肺塌陷,不需切断肋骨,不引起脊柱不稳,也不需进行脊柱融合和固定,并发症的发生率低,安全有效。但不适用与那些严重椎间盘突出、先天或后天性椎管狭窄、椎关节强硬和椎孔狭窄的病人。

## 第二节 胸腔镜椎间盘切除术

Mark于1993首先报道了视频辅助的胸腔镜

技术(vedio-assisted thoracoscopic surgery,VATS),1994 年 Horowitz 和 Rosenthal 开始探讨 VATS 在胸椎间盘切除术中的应用。随着研究的不断深入和器械的改进,胸腔镜辅助下的胸椎间盘切除术业已成熟。

手术技术:采用全身麻醉下,双腔管插管使手术对侧肺通气,大多采用左侧卧位,身体稍前倾。第一切口(约 2cm)在腋前线之第五或第六肋间上,另两个切口(长 2.5~3.5 cm)可位于腋后线或稍后,与第一切口略成一三角形,中心位于病灶节段之上。如椎间盘突出节段在 $T_8$ 以下的话,切口可以选择在其上二肋间;若突出在 $T_8$ 以上的话,选择其上一肋间即可。一侧肺萎陷后,向前方牵开,透视证实病变节段,将肋骨头与椎间隙上的壁胸膜切开,磨除肋骨近端和椎弓根,显露突出的椎间盘,咬骨钳去除后纵韧带,内镜直视下将纤维环切开,再以髓核钳取出纤维环及髓核。

目前 VATS 技术已成功地用于胸椎间盘切除术、胸椎病灶清除术、脊柱侧凸的前路松解和内固定术。因胸椎病变远不及腰椎病变多见,因此胸腔镜下脊柱手术开展尚不十分普遍,但与创伤较大的开胸手术相比,VATS 较传统脊柱手术有明显的优势。

(楼美清　李储忠　王继超)

# 参 考 文 献

1. Choi KY,Eun SS,Lee SH,et al Percutaneous endoscopic thoracic discectomy transforaminal approach. Minim Invasive Neurosurg. 2010 Feb;53(1):25-28

2. Dickman CA,Rosenthal D,Karahalios DG. Thoracic vertebrectomy and reconstruction using microsurgical thoracoscopic approach. Neurosurgery,1996,38:279-293

3. Verheyden AP,Hoelzl A,Lill H,et al.The endoscopically assisted simultaneous posteroanterior reconstruction of the thoracolumbar spine in prone position.Spine J,2004,4(5):540-549

4. Perez-Cruet MJ,Fessler RG,Perin NI.Review:complications of minimally invasive spinal surgery. Neurosurgery,2002,51(5 Suppl):S26-S36

5. Beisse R. Video-assisted techniques in the management of thoracolumbar fractures. Orthop Clin North Am.2007,38(3):419-429

# 第五章

*ENDOSCOPIC NEUROSURGERY*

# 腰椎疾病的内镜手术治疗

## 第一节　腰椎间盘突出症的内镜手术治疗

　　腰椎间盘突出症是最常见的退行性病变之一，主要是由于腰椎间盘发生不同程度的退行性改变后，在外力的作用下，纤维环破裂，髓核组织从破裂之处突出于后方，甚至脱出进入椎管内，导致相邻脊神经根遭受压迫和刺激，产生腰部及下肢的疼痛、麻木症状。以腰$_{4-5}$、腰$_5$~骶$_1$发病率最高，占90%以上。一般首先行保守治疗，症状严重者需要手术。随着内镜器械的不断改进和技术的飞速进步，内镜手术治疗腰椎间盘突出症与经典开放手术相比，创伤大大减少、提高疗效的同时缩短了住院时间，是微创脊柱外科发展的方向。

## 一、诊断

### （一）临床表现

　　（1）腰痛：90%的患者表现为首发症状，可伴有臀部疼痛。

　　（2）下肢放射痛：90%以上的患者表现为坐骨神经痛。典型症状是从下腰部向臀部、大腿后方、小腿外侧直到足部的放射痛，在喷嚏和咳嗽时疼痛会加剧。多为一侧，少数可表现为双侧疼痛。

　　（3）马尾神经症状：突出的组织压迫马尾神经，表现为大、小便障碍，会阴和肛周感觉异常。严重者可出现大小便失禁及双下肢不完全性瘫痪。

### （二）体征

　　1. **一般体征**　包括腰椎侧凸，腰部活动受限，压痛、叩痛及骶棘肌痉挛等。

　　2. **特殊体征**

　　（1）直腿抬高试验及加强试验：患者仰卧，伸膝，被动抬高患肢。正常人神经根有4mm滑动度，下肢抬高到60°~70°始感腘窝不适。腰椎间盘突出症患者神经根受压或粘连使滑动度减少或消失，下肢抬高在60°以内即可出现坐骨神经痛，称为直腿抬高试验阳性。

　　（2）股神经牵拉试验：患者俯卧，伸膝，被动抬高患肢，使髋关节处于过伸位，过伸到一定程度出现大腿前方股神经分布区域疼痛时，则为阳性。主要用于检查腰$_{2-3}$和腰$_{3-4}$椎间盘突出的患者。

　　3. **神经系统检查**

　　（1）感觉障碍：早期表现为皮肤感觉过敏，逐渐出现麻木、刺痛及感觉减退。一般感觉障碍范围较小，若马尾神经受累则感觉障碍范围较广泛。

　　（2）肌力下降：腰$_5$神经根受累表现为踝及趾背

伸力下降,骶₁神经根受累时,趾及足跖屈力下降。

(3) 反射改变:有较大定位意义,如腰₄神经根受累时,可出现膝跳反射障碍;腰₅神经根受损时对反射无影响;骶₁神经根受累时则出现跟腱反射障碍。

**（三）影像学检查**

1. **腰椎 X 线片** 了解有无脊柱偏斜、脊柱侧凸。过伸过屈位可以了解有无滑脱等不稳定。

2. **CT 检查** 可清晰显示椎间盘突出的部位、大小、形态和神经根、硬脊膜囊受压移位的情况,以及椎板及黄韧带肥厚、小关节增生肥大、椎管及侧隐窝狭窄等情况。

3. **MRI 检查** 可清晰显示椎间盘的形态及其与周围组织的关系,同时鉴别是否存在椎管内其他占位性病变,但对钙化的显示稍差。

4. **电生理检查** 包括肌电图、神经传导速度与诱发电位的检查。可协助确定神经损害的范围及程度,观察治疗效果。

## 二、临床分型

根据椎间盘病理变化,结合影像学特征和治疗方法可将椎间盘突出症做以下分型。

1. **膨隆型** 纤维环部分破裂,而表层尚完整,髓核向椎管内局限性隆起,表面光滑。此类型经保守治疗大多可缓解或治愈。

2. **突出型** 纤维环完全破裂,髓核突向椎管,仅有后纵韧带或一层纤维膜覆盖,表面高低不平。此类型常需手术治疗。（图 5-5-1-1)

3. **脱垂游离型** 破裂突出的椎间盘组织或碎块脱入椎管内或完全游离。此型容易导致马尾神经症状,常需手术治疗。（图 5-5-1-2)

4. **Schmorl 结节型** 髓核经上下终板软骨的裂隙进入椎体松质骨内,一般仅有腰痛,无神经根症状,多不需要手术治疗。

另外,根据椎间盘突出髓核和椎管的横向解剖关系还可分为以下 5 型:中央型、旁中央型、椎间孔型、椎间孔外型、侧方型。

## 三、腰椎间盘突出症内镜手术治疗适应证和禁忌证

**（一）适应证**

1. 诊断明确,经正规保守治疗 6 个月无效者。

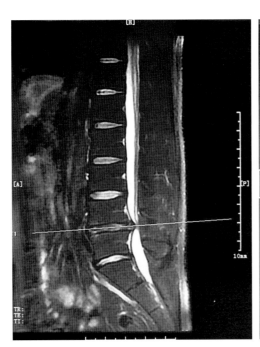
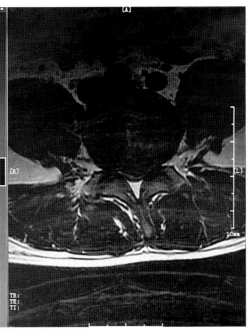

图 5-5-1-1 腰椎磁共振显示中央突出型的 L₄₋₅ 椎间盘

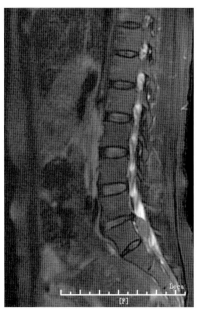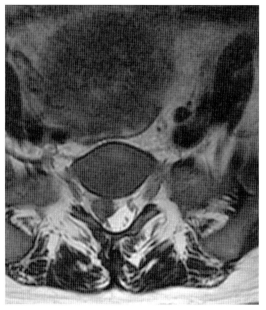

图 5-5-1-2　腰部磁共振显示脱垂游离型的 $L_5$-$S_1$ 椎间盘

2. 保守治疗有效,但经常复发且症状严重者。

3. 突发性腰椎间盘突出症根性痛剧烈,无法缓解,并持续加剧,患者难以行动和入眠,处于强迫体位者。

4. 合并马尾神经受压表现。

5. 出现神经根麻痹,伴有肌肉萎缩、肌力下降。

6. 合并椎管狭窄者。

**(二) 禁忌证**

1. 腰椎间盘突出症初次发作,症状较轻经非手术治疗可缓解,对其工作和生活影响不明显者。

2. 腰椎间盘突出症影像学诊断不明确者。

3. 节段性腰椎滑脱。

4. 马尾综合征。

5. 腰椎间盘手术史伴瘢痕形成。

6. 糖尿病性神经炎、神经病变。

## 四、腰椎间盘突出症内镜手术主要优缺点

**(一) 优点**

**1. 适应证广泛**　能处理各种类型的腰椎间盘突出或脱出,可直接取出游离的椎间盘组织,同时可行腰椎间孔扩大成形术。

**2. 手术安全性高**　局部麻醉下手术,术者和患者术中可以随时互动,术野清晰,利于辨认和保护硬膜囊、神经根和椎管内血管丛,增加手术安全性。

**3. 创伤小**　对皮肤和肌肉的创伤小,皮肤切口仅 1cm,出血很少,手术瘢痕形成少,术后病人恢复快,一般第二天可以下床,部分医院将其列为门诊手术。

**4. 保留脊柱稳定性**　最大限度保留了脊柱后韧带复合结构的完整性,有效降低术后瘢痕粘连,不影响脊柱的稳定性。

**5. 手术并发症发生率低**　内镜手术治疗腰椎间盘突出症的手术并发症发生率是目前所有微创脊柱外科手术中最低的。

**(二) 缺点**

操作难度较高,学习曲线较长。不能连续、清晰地观察脊柱结构,难以确认减压程度是否足够。易损伤椎管内血管、走行神经根和硬膜囊等。常见风险包括术后椎间隙感染、神经根损伤、硬膜囊撕裂、椎管内出血及瘢痕粘连等。

## 五、腰椎间盘突出症内镜手术入路

目前治疗腰椎间盘突出症常用的脊柱内镜入路主要有经椎间孔入路和经椎间盘入路两种,其原理和特点并不相同,最佳的适用范围也有区别,应针对患者的具体情况个体化选择最合适的入路。术前评估应包括以下内容:

1. 症状和体征。

2. 正侧位 X 线片确定椎间孔形态和大小、髂嵴高度和脊椎形态,以确定穿刺部位和方向。

3. 腰椎过伸过屈动态 X 线片判定腰椎稳定性。

4. 行腰椎 CT 和 MR 检查,观察腰椎间盘突出部位和程度、是否伴有腰椎管狭窄和椎间盘钙化,以确定手术方式、工作通道的置入位置与方向。

### (一) 经皮内镜下椎间孔入路腰椎间盘突出切除术

经皮内镜下椎间孔入路腰椎间盘突出摘除术(transforaminal percutaneous endoscopic lumber disectomy,TF-PELD)是在局麻下经腰椎侧后方入路进入椎间盘内或神经根与硬膜囊前间隙,直接摘除脱出或游离的椎间盘组织,一般不需特别牵拉神经根和硬膜囊,对椎管内结构干扰较小,不易导致传统后路经椎板间隙入路所致的椎管内粘连。

手术步骤如下:

1. **体位**　患者取侧卧位,患侧在上,健侧腰部垫高,以健侧髂骨刚离开床面为宜。(图 5-5-1-3)

2. **手术入路**　取后外侧入路,穿刺点 $L_{3\sim4}$ 为后正中线旁开 8~10cm,$L_{4\sim5}$ 为 10~12cm,$L_5\sim S_1$ 为 12~14cm,肥胖者各节段较普通患者多旁开 1~2cm。(图 5-5-1-4)

3. **麻醉**　使用 1% 利多卡因 40ml 进行逐层局部浸润麻醉,包括皮下组织、深筋膜和关节突关节。(图 5-5-1-5)

4. **穿刺**　以 $L_5\sim S_1$ 为例,根据髂嵴的高低,针尾向头侧倾斜约 40°~60°,外展角约 30°~50°,定位针在正位 X 线透视下刚好位于后背正中的棘突连线上,侧位 X 线透视下则紧贴上关节突腹侧,下缘位于下位椎体的后上缘。(图 5-5-1-6)

5. **穿刺点**　做大约 1cm 皮肤切口,用导丝置换穿刺针,沿导丝用扩张器逐级扩大软组织。(图 5-5-1-7、图 5-5-1-8)

6. **置入定位器**　在上关节突上打孔,退出扩张器,再磨除部分关节突关节,逐级扩大椎间孔。(图 5-5-1-9~ 图 5-5-1-13)

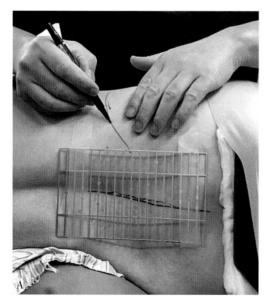
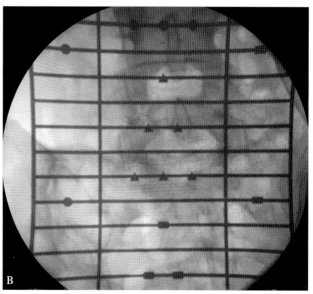

**图 5-5-1-3　定位板前后位 X 线片标定靶点和穿刺方向**
A. 术前定位板标记体表位置;B. 定位板 X 线射片投影图

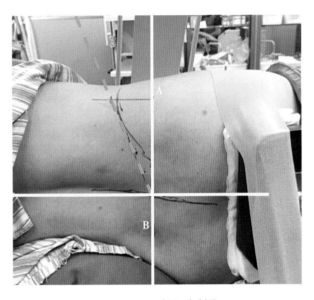

图 5-5-1-4 标记穿刺线

A. $L_5$-$S_1$ 椎间盘平面；B. 棘突中线连线；C. 穿刺假想体表投影

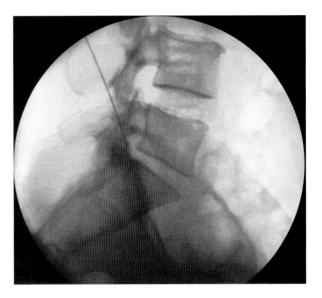

图 5-5-1-6 穿刺针 X 线片侧位投影图

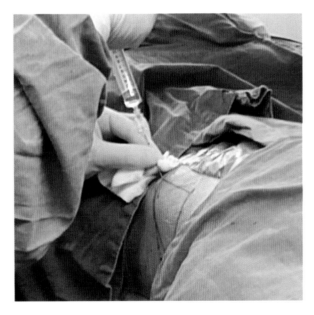

图 5-5-1-5 使用利多卡因进行局部分层麻醉（皮肤、皮下组织、筋膜、关节突周围）

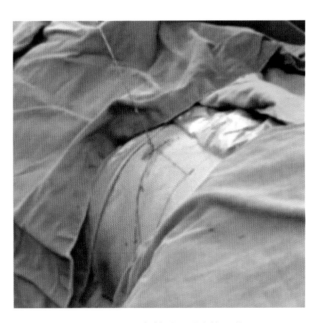

图 5-5-1-7 穿刺到位后交换导丝

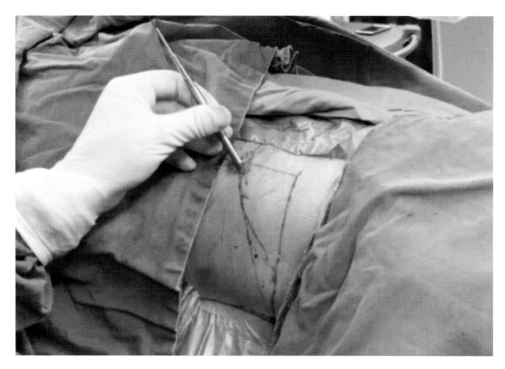

图 5-5-1-8　导丝引导下通过导杆、三级套管扩张肌肉及软组织

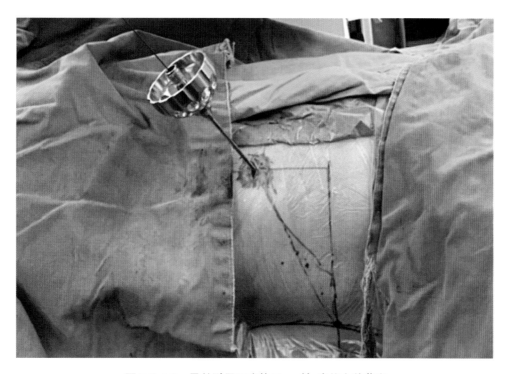

图 5-5-1-9　导丝引导下交换 Tom 针,定位上关节突

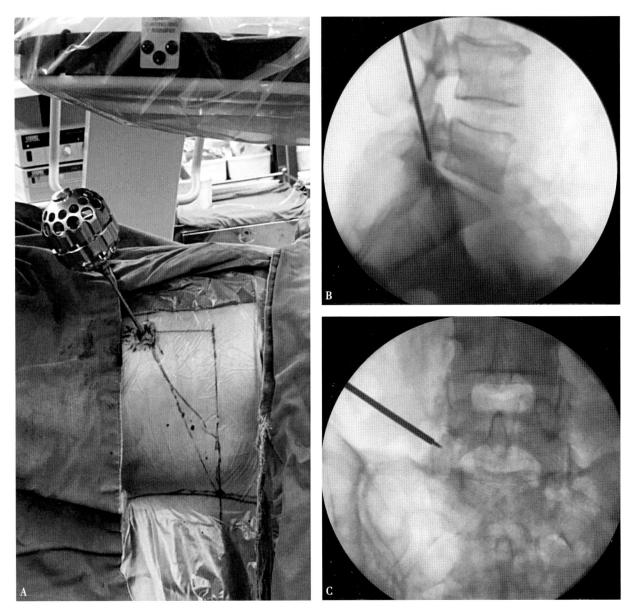

图 5-5-1-10　Tom 针定位上关节突
A. Tom 针定位上关节突;B. Tom 针 X 线片侧位投影图;C. Tom 针 X 线片前后位投影图

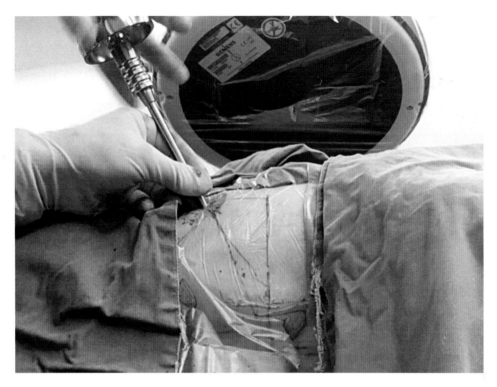

图 5-5-1-11　6mm 扩孔骨钻扩孔过程中

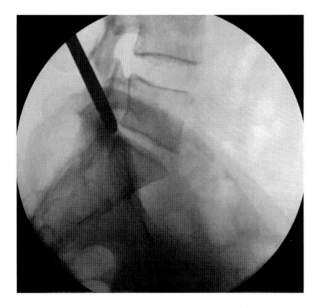

图 5-5-1-12　6mm 扩孔骨钻侧位 X 线片投影图

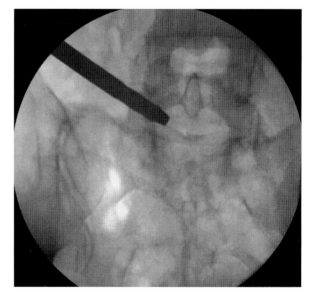

图 5-5-1-13　8mm 扩孔骨钻前后位 X 线片投影图

**7. 置入工作套管**　将 7.5mm 外径的工作套管置入椎间孔,并沿工作套管放入椎间孔镜。(图 5-5-1-14、图 5-5-1-15)

**8. 镜下操作**　采用一次性双极射频手术刀头、Punch 钳、小直钳、磨钻依次切除或修整部分肥厚或钙化的黄韧带、椎体后缘增生的骨赘、椎体后缘对神经根造成压迫的外层纤维环及其边缘的硬化或骨化结构、与后纵韧带粘连的增生结缔组织,对神经根背侧和腹侧进行全面的减压松解,特别是神经根下方的微小硬化性组织。(图 5-5-1-16~ 图 5-5-1-21)

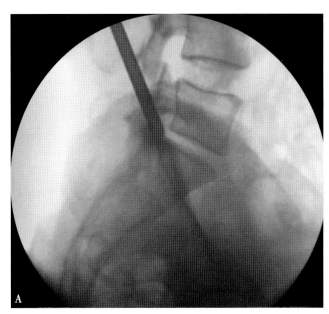
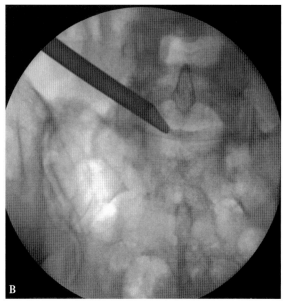

图 5-5-1-14　工作套管到位,X 线片投影图显示套管头端位于椎管腔内
A. 侧位;B. 前后位

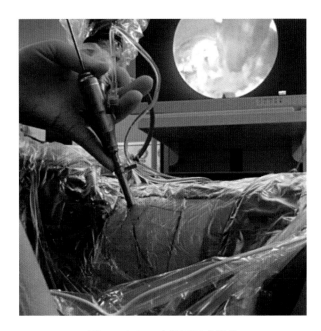

图 5-5-1-15　内镜下手术操作

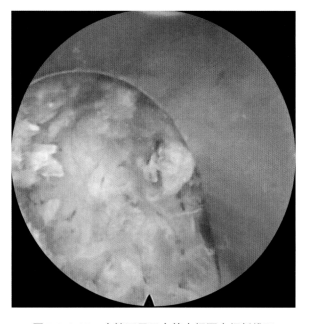

图 5-5-1-16　内镜下显示套管内视野中间纤维环

9. 双极射频使破裂的纤维环消融皱缩成形。观察可见硬膜囊自主搏动,神经根表面血运明显改善,血管充盈,神经根复位,术中行直腿抬高试验,可见神经根被牵拉后滑移自如。(图 5-5-1-22、图 5-5-1-23)

10. 旋转工作套筒检查视野内无出血、残余碎片等,确认无异常后移除内镜及工作套管。切口缝合 1~2 针。(图 5-5-1-24)

11. 术后复查 MRI 可见突出的椎间盘被摘除。(图 5-5-1-25)

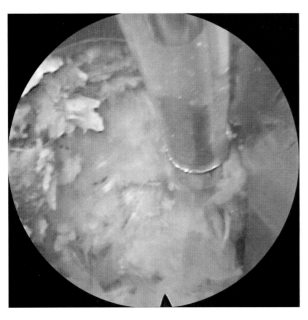

图 5-5-1-17　内镜下显示套管内视野中间纤维环

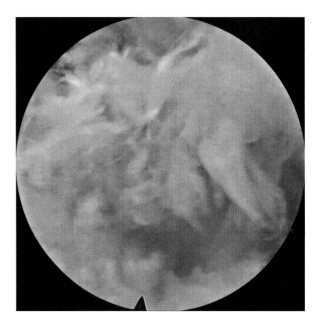

图 5-5-1-19　取出部分髓核后张力下降,神经张力间接下降

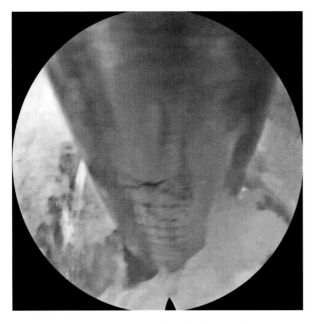

图 5-5-1-18　内镜下小直钳取髓核

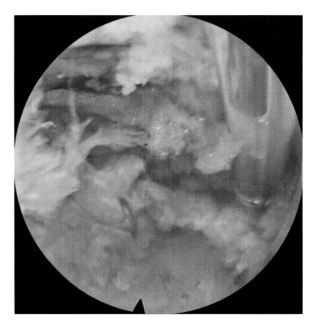

图 5-5-1-20　转动工作套管显露硬膜囊和周围组织

**（二）经皮内镜下椎板间入路腰椎间盘切除神经减压术**

经皮内镜椎板间入路椎间盘切除术（percutaneous endoscopic interlaminar discectomy，PEID）主要用于高髂嵴和 $L_5$ 横突肥大的患者。PELD 手术

难以处理的 $L_5 \sim S_1$ 椎间盘突出和脱出患者。

手术步骤如下：

1. 患者取俯卧位，下肢降低并屈髋、屈膝。（图 5-5-1-26）

2. 透视定位病变节段，于后正中患侧旁开约

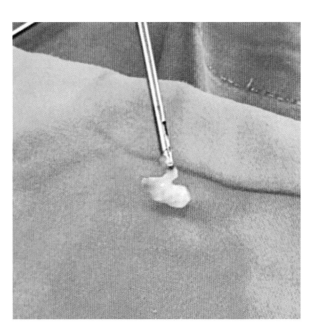

图 5-5-1-21　取出的髓核组织（中间部分硬化）

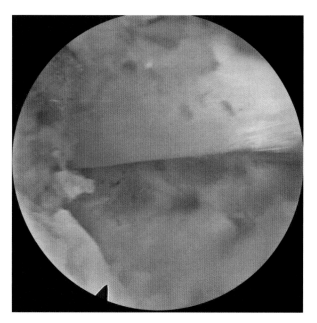

图 5-5-1-23　硬膜囊、下行根减压后神经松解，博动良好

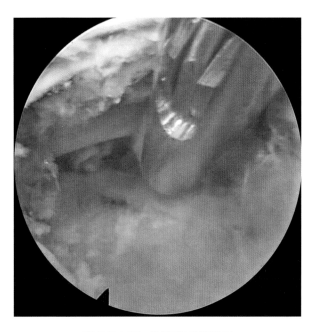

图 5-5-1-22　下行根头端减压

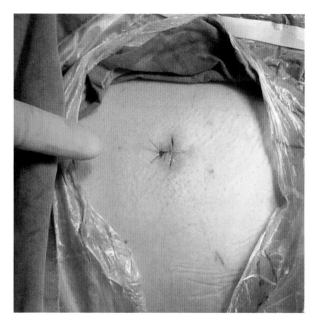

图 5-5-1-24　手术切口（大小约 8mm）

1.0cm 处按对应椎板间隙标记穿刺点（图 5-5-1-27），术区皮肤常规消毒铺无菌巾。

3. 于穿刺点以 0.5% 利多卡因行局部浸润麻醉，以 18G 穿刺针向患侧关节突内侧及椎板间隙穿刺，根据椎间盘突出位置适当调整穿刺针在椎

板间隙的位置。

4. 穿刺至黄韧带外，插入导丝，拔出穿刺针，沿进针点做 7~8mm 皮肤小切口，用扩张套管逐级扩张，待序列扩张后，安装工作套管（图 5-5-1-28），与内镜及冲洗系统相连接。（图 5-5-1-29）

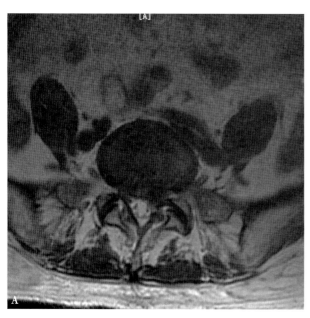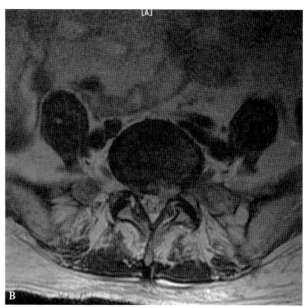

图 5-5-1-25　术前和术后 MRI 磁共振对比
A. 术前腰椎 MRI 轴位；B. 术后腰椎 MRI 轴位

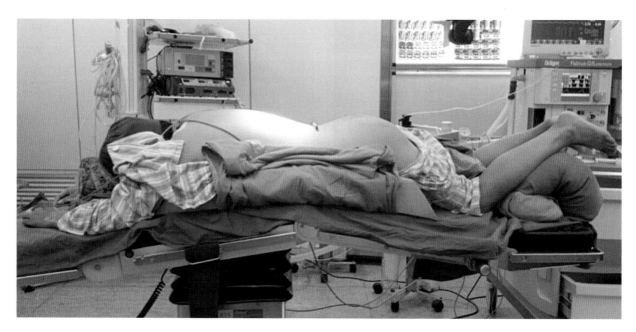

图 5-5-1-26　患者俯卧体位

5. 黄韧带扩孔,直视镜下沿黄韧带裂隙将锥形工作套管轻柔地旋转入椎管,可见破碎的髓核组织及纤维环组织。(图 5-5-1-30~图 5-5-1-35)

6. 确定髓核组织后,用镜下髓核钳将突出髓核组织切除(图 5-5-1-36~图 5-5-1-40),直至清晰地看到后纵韧带和神经根周围脂肪组织。

7. 双极射频刀头电极在直视下行残存髓核组织消融止血,纤维环破口皱缩成形。(图 5-5-1-41)

8. 减压充分的标志是可在镜下看到神经根及硬膜囊随呼吸波动(图 5-5-1-42),仔细探查无脱出髓核残留后,退出内镜系统,伤口缝合。

9. 术后复查 MRI。(图 5-5-1-43、图 5-5-1-44)

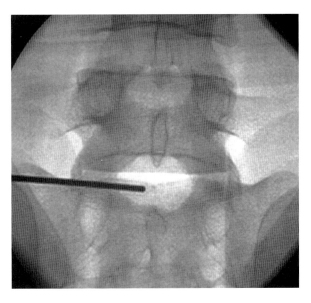

图 5-5-1-27 术前透视定位

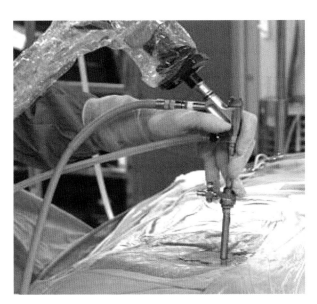

图 5-5-1-29 连接内镜和冲洗

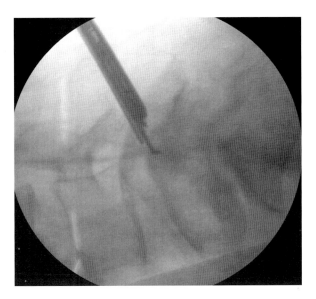

图 5-5-1-28 安装工作套管

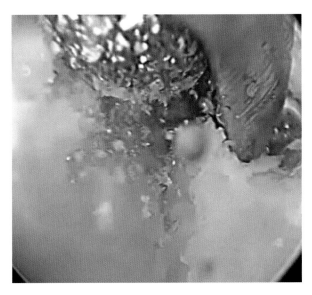

图 5-5-1-30 内镜下磨除关节突关节下方,尽量向侧方显露

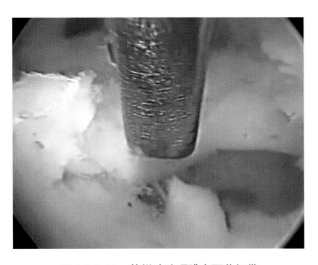

图 5-5-1-31 篮钳咬除硬膜表面黄韧带

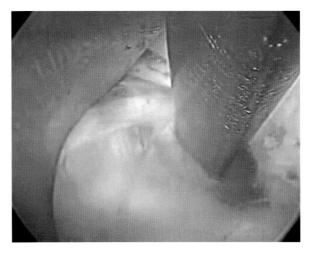

图 5-5-1-34 继续旋转工作套管,借助套管头端将神经从髓核表面移开

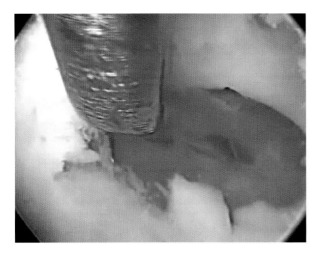

图 5-5-1-32 篮钳咬除黄韧带并注意隆起的硬膜囊

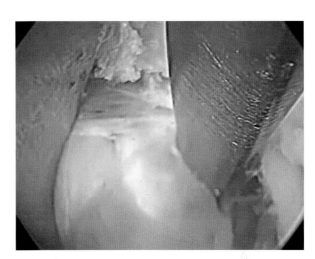

图 5-5-1-35 下行根和硬膜囊已经从髓核表面移开

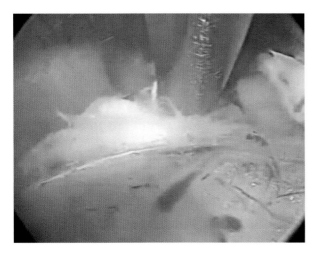

图 5-5-1-33 剥离子插入突出髓核并开始旋转工作套管

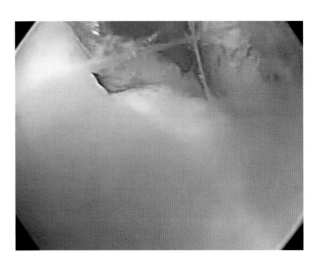

图 5-5-1-36 髓核摘除,白色为突出髓核

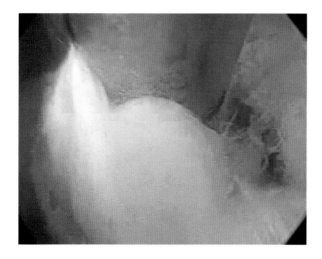

图 5-5-1-37 髓核摘除过程中

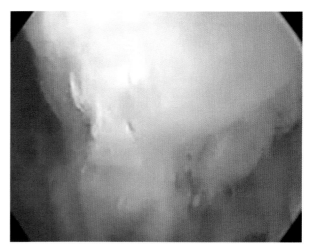

图 5-5-1-39 大块髓核被拖出

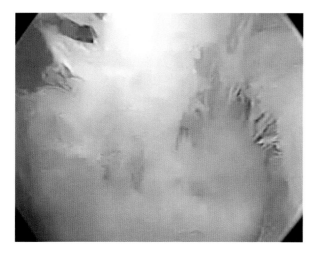

图 5-5-1-38 髓核被拖出过程中

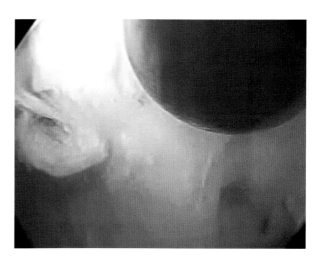

图 5-5-1-40 大块髓核被清除过程中

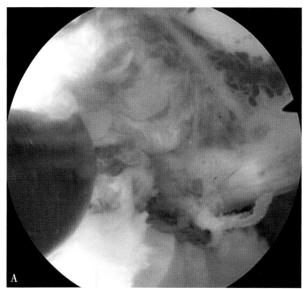

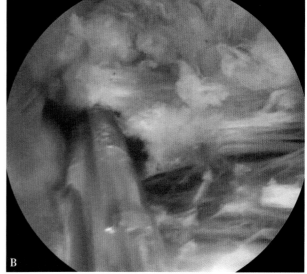

图 5-5-1-41 双极射频止血,纤维环成形

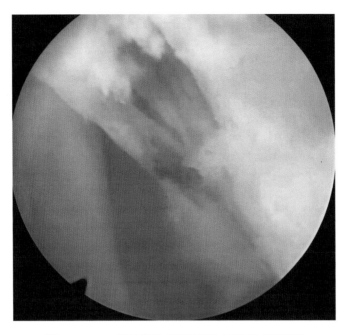

图 5-5-1-42　髓核摘除后硬膜囊和下行根减压松解

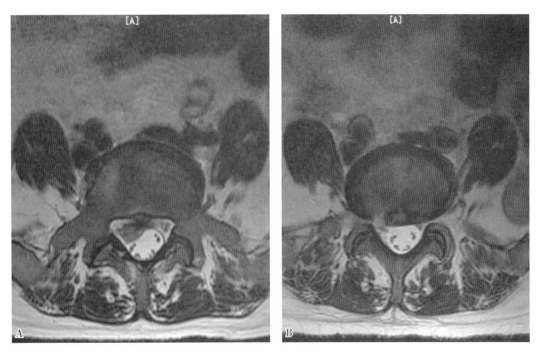

图 5-5-1-43　术前和术后 MRI 轴位对比
A. 术前腰椎 MRI 轴位；B. 术后腰椎 MRI 轴位

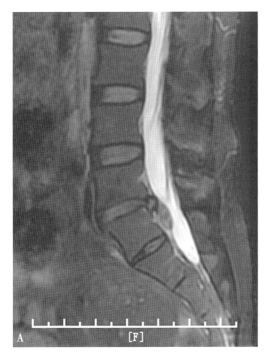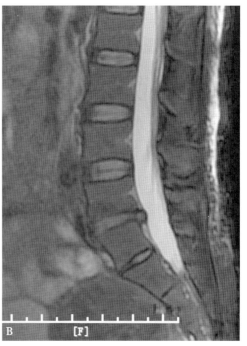

图 5-5-1-44 术前和术后 MRI 核磁共振矢状位对比

A. 术前腰椎 MRI 矢状位;B. 术后腰椎 MRI 矢状位

# 第二节 腰椎管狭窄症的内镜手术治疗

腰椎管狭窄症是由于腰椎退行性病变引起椎管空间狭窄,导致神经和血管受压而引起的神经根性疼痛、神经性间歇性跛行及机械性腰痛等症状,是引起腰腿痛的常见原因之一,严重影响患者的日常生活及工作。随着内镜手术器械的不断改进与完善,内镜手术可以充分去除来自腰椎侧隐窝骨性、肥厚韧带、关节突关节囊肿及椎间盘的压迫,可获满意效果。内镜手术治疗腰椎管狭窄的优势包括:

1. 采用微创扩张技术建立工作通道,无需广泛剥离,不损伤支配肌肉的神经支,很好地保留了多裂肌功能,单侧入路也避免了对侧软组织的损伤。

2. 腰椎管狭窄病理性改变主要位于椎板间隙水平,工作通道可较好显露该区域,便于镜下操作。

3. 由于术野放大,可精确咬除需要去除的椎板和关节突,保留大部分关节突,保留了脊柱稳定的骨性结构;镜下操作准确,粘连松解精细,可有效避免神经根或硬膜囊损伤。

4. 对侧椎管内镜下潜行减压,保留了对侧椎板外层及大部分关节突,并留了棘突与棘上韧带,有利于维持术后脊柱后柱的稳定性。

5. 通过向上下调整通道方向,即可通过较小的切口对相邻两个节段椎管实施手术。

## 一、诊断

### (一)症状

1. **腰、腿痛** 疼痛主要位于腰骶部,多出现于站立位或走路过久时,躺下、蹲位以及骑自行车时,疼痛多能缓解或自行消失。腰腿痛多因腰后伸、站立或行走加重,卧床休息可减轻和缓解。

2. **间歇性跛行**　为本病的重要特征,当站立和行走时,出现腰痛或腿痛,下肢麻木、无力。若继续站立或行走,可出现下肢发软或迈步不稳。停止行走或蹲下休息时,疼痛亦随之减轻或缓解,但再行走时症状又重新出现。

3. 病情严重者可出现尿急或排尿困难、双下肢不全瘫、马鞍区麻木及下肢感觉减退。

### (二) 体格检查

症状和体征不一致是本病的重要特征,一般自觉症状较重,但阳性体征较少。

1. **触诊检查**　无明显压痛及叩痛,无局部椎体后突畸形。

2. **物理检查**　可出现脊柱侧弯、生理前凸减小及腰部后伸受限。除神经根管狭窄,直腿抬高试验一般呈阴性。下肢肌力减弱,感觉减退,腱反射减弱或消失。如果马尾神经受压,可出现马鞍区麻木或肛门括约肌功能障碍。

### (三) 影像学检查

1. **X 线片**　正位片表现为椎弓根粗大,椎弓根间距小,椎间关节肥大且向中线偏移,下关节突间距小,椎板间隙狭窄。侧位片表现为椎体后缘退变,椎弓根短,关节肥大,椎间孔小,椎间隙狭窄,椎体间有滑移。斜位片可见椎弓根切迹小、椎间孔狭窄及峡部不连等。X 线正侧位显示椎管横径 <18mm,前后径 <13mm,或腰椎孔前后径、横径乘积与同一椎体前后径、横径乘积之比(腰椎指数)<1:4.5,即应考虑椎管狭窄。

2. **脊髓造影**　可显示狭窄的范围、硬膜囊和神经根袖受压的程度,还可排除马尾圆锥处的椎管肿瘤。脊髓造影显示前后径 <10mm 时,一定有椎管狭窄。正位片上有多处油柱中断、腰椎屈位时梗阻消失、伸展时梗阻明显是本病的特点。

3. **CT 检查**　CT 检查可准确地测定椎管的形态和管径,对诊断有重要价值。

4. **MRI 检查**　MRI 检查可以确定狭窄部位,显示脊髓受压程度。

## 二、腰椎管狭窄症内镜手术适应证与禁忌证

### (一) 适应证

除了疼痛、麻木与间歇性跛行,如伴有与活动密切相关的明显腰痛或机械性腰痛,则需考虑有无节段不稳。具体适应证包括:

1. 腰痛伴有或不伴有下肢放射痛,影像学证实存在退行性腰椎管狭窄,与临床表现一致。

2. 神经性间歇性跛行,主要是由于腰腿痛或不能持久站立而引起行走受限。

3. 不能耐受运动者。

4. 临床多表现为以一侧症状为主的下肢神经根性疼痛患者,经过 6 个月保守治疗失败者。

5. 有腰椎不稳者可考虑结合其他脊柱微创稳定或融合手术。

### (二) 禁忌证

1. 临床表现与影像学检查不一致。

2. 先天性腰椎管狭窄。

3. 超过 I 度的腰椎滑脱,峡部裂性腰椎滑脱,或术前腰椎明显不稳且不适用于脊柱微创稳定或融合术者。

4. Cobb 角超过 20° 的退行性腰椎侧凸或存在严重腰椎畸形。

5. 有同节段腰椎手术史。

6. 存在急性感染或肿瘤性疾病。

7. 马尾综合征,或合并巨大中央型椎间盘突出并钙化者。

8. 超过 3 个节段腰椎管狭窄。

## 三、腰椎管狭窄症内镜手术入路

内镜下腰椎管狭窄减压术主要包括经皮内镜下椎间孔入路腰椎管狭窄减压术和显微内镜辅助下腰椎一侧入路双侧减压术两种主要术式。

术前评估主要包括:

1. 症状和体征

2. 正侧位 X 线片确定椎间孔形态和大小、髂

嵴高度和脊椎形态,确定穿刺部位和方向。

3. 腰椎过伸过屈动态 X 线片,判定腰椎稳定性。

4. 腰椎CT和MR检查(图5-5-2-1、图5-5-2-2)观察腰椎间盘突出部位和程度、是否伴有腰椎管狭窄和椎间盘钙化,确定手术方式、工作通道的置入位置与方向。

**(一)经皮内镜下椎间孔入路腰椎管狭窄减压术**

**1. 经皮内镜下椎间孔入路腰椎管狭窄减压术**　手术步骤如下:

(1)全麻或局部麻醉,患者取侧卧或俯卧位;固定髋部,术中保持稳定。

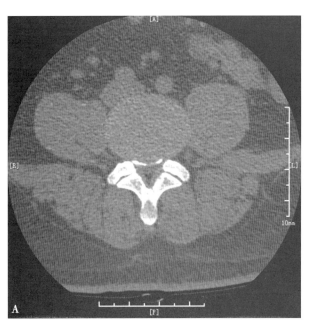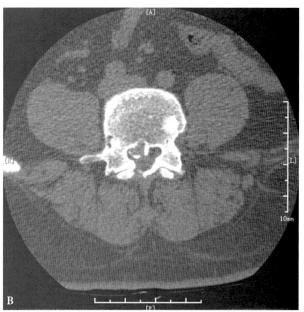

图 5-5-2-1　腰椎 CT 见椎间盘突出、椎管狭窄和后纵韧带骨化

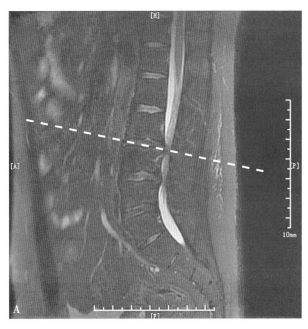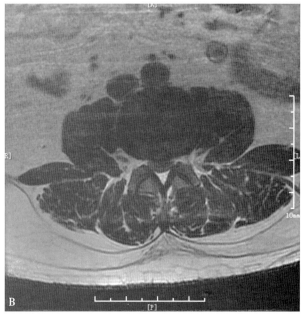

图 5-5-2-2　腰椎 MR 侧位见椎间盘突出、黄韧带增厚和椎管狭窄

（2）X线透视下确定穿刺点和穿刺方向，在皮肤上画定位线（图5-5-2-3）。L₂~L₃和L₃~L₄水平，选择中线旁开10cm处进入；L₄~L₅和L₅~S₁水平，选择在中线旁开12~14cm处进入。实际的旁开距离还需要依病人身体大小和肥胖程度做适当调整。肥胖、椎间孔狭小、小关节面假性关节病的病人旁开的距离要大一些。

（3）应用0.5%利多卡因局麻穿刺点皮肤和穿刺道肌筋膜，18G穿刺针穿刺椎间孔，穿刺线为上关节突尖部与下位椎体后上缘连线，扩孔到中线，X线透视定位。（图5-5-2-4）根据需要，必要时穿刺针进入椎间盘后行椎间盘造影。（图5-5-2-5）

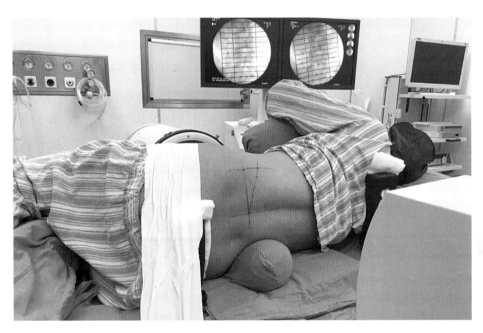

图5-5-2-3　患者取侧卧位，患侧在上，健侧腰部垫高，以健侧髂骨刚离开床面为宜

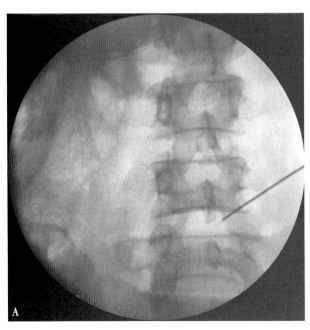
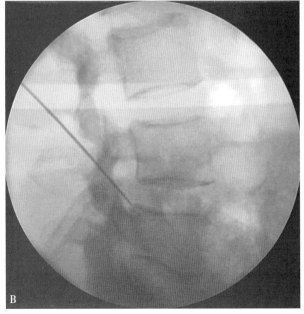

图5-5-2-4　定位针在正位X线透视下刚好位于后背正中的棘突连线上，侧位X线透视下则擦着上关节突腹侧下缘位于下位椎体的后上缘

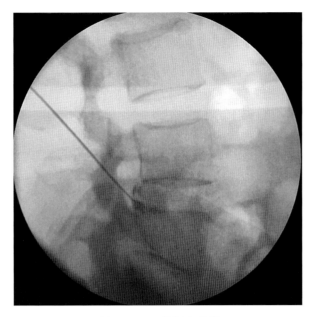

图 5-5-2-5　椎间盘造影

（4）穿刺针到位后注射利多卡因 5~8ml，置入软导丝，扩张管逐级扩张通道。（图 5-5-2-6）

（5）逐级打磨上关节突，扩大椎间孔。（图 5-5-2-7~ 图 5-5-2-9）

（6）置入工作套管。（图 5-5-2-10）

（7）经工作套管放置内镜，观察并辨识黄韧带、出口神经根、行走神经根、髓核、纤维环、后纵韧带、硬膜囊及椎间隙等组织结构及病变情况。（图 5-5-2-11）

（8）镜下使用髓核钳处理椎管内突出椎间盘、骨赘、黄韧带等，使用低温射频止血、分离组织、行纤维环成形；减压成功后可见神经根外膜血管充盈、神经根和硬膜囊搏动明显（图 5-5-2-12），直腿抬高时可见神经根滑动。

（9）止血彻底后结束镜下操作，拔出内镜，缝合切口。

**2. 经皮内镜下椎板间入路腰椎管扩大神经减压术**　对于大多数椎间盘突出和椎间孔狭窄，首选椎间孔入路技术（TESSYS），但对于病变椎间盘游离至硬脊膜后方、髂嵴非常高的 $L_5/S_1$ 或黄韧带肥厚所致的中央型椎管狭窄等，椎板间入路技术（iLESSYS）是更好的选择，因为腰椎间孔由上向下越来越小，下腰椎椎板间隙自上而下逐渐增大。（图 5-5-2-13）

手术步骤如下：

（1）患者体位：一般均采用俯卧位，双侧屈髋屈膝，腰椎前屈扩大椎板间隙。

（2）透视：

1）正位定位：棘突正中连线，下关节突内侧缘连线，在二者中央划第三条线；确定穿刺节段之椎

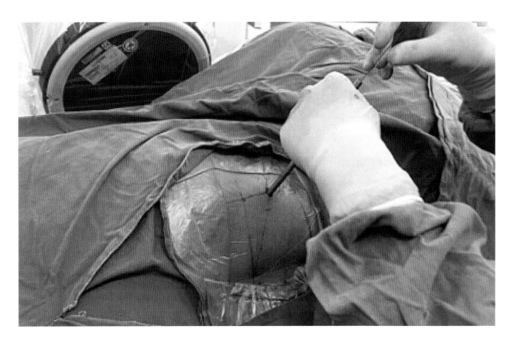

图 5-5-2-6　扩张管逐级扩张通道

孔平面,与第三条线交点为拟穿刺点。(图 5-5-2-14、图 5-5-2-15)

2)侧位定位:根据突出或脱出物位置微调穿刺点。(图 5-5-2-16)

(3)局麻后应用引导针进行穿刺,正侧位确定穿刺针方向。

(4)突破黄韧带后注气或生理盐水以推开硬膜囊,插入钝头针芯直至椎体或椎间盘后缘。(图 5-5-2-17)

(5)植入导丝拔出导引针,扩张管逐级扩张通道,骨钻逐级扩张至穿透黄韧带。(图 5-5-2-18)

(6)植入工作套管。(图 5-5-2-19)

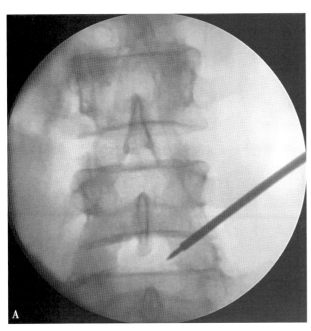
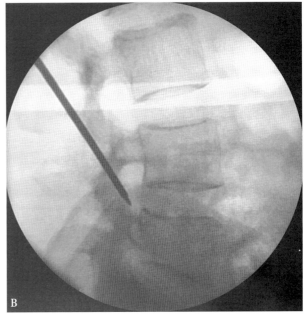

图 5-5-2-7　Tom 针定位上关节突,到达靶点位置

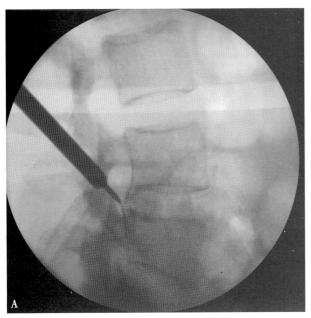
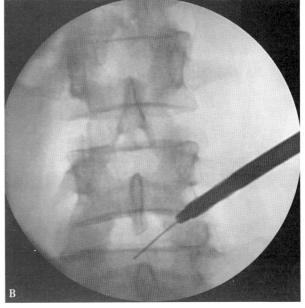

图 5-5-2-8　逐级打磨上关节突

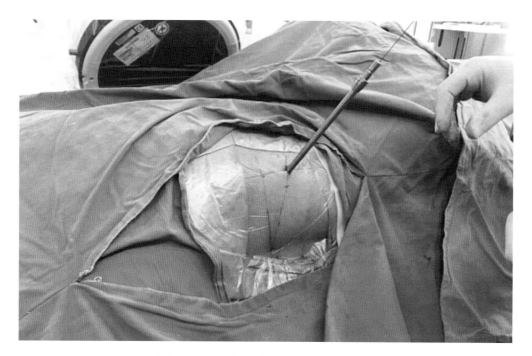

图 5-5-2-9　逐级打磨上关节突手术过程中

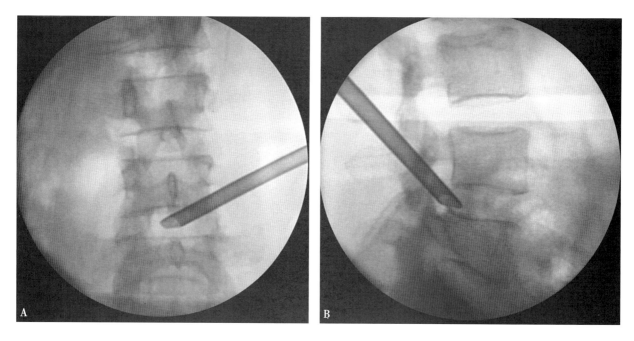

图 5-5-2-10　置入工作套管

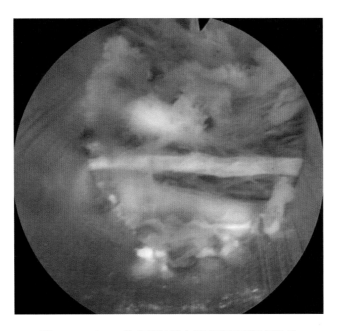

图 5-5-2-11　工作套管放置内镜观察辨别解剖结构

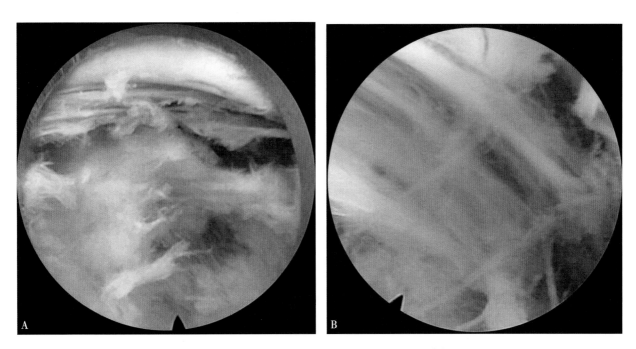

图 5-5-2-12　减压后见神经根外膜血管充盈、神经根和硬膜囊波动明显

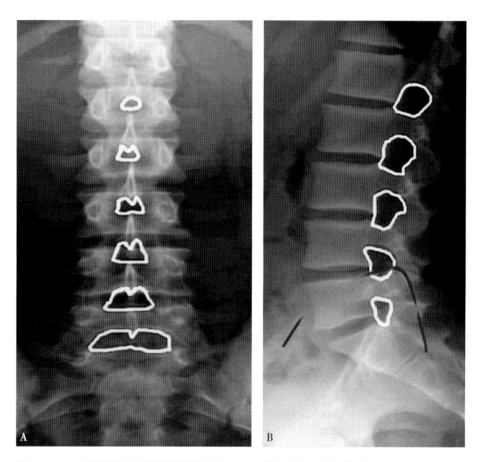

图 5-5-2-13 腰椎正侧位片可见椎间孔由上向下越来越小,而椎板间隙由上向下越来越大

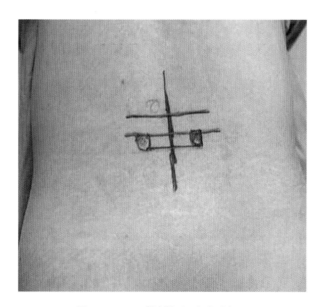

图 5-5-2-14 椎板间入路皮肤切口

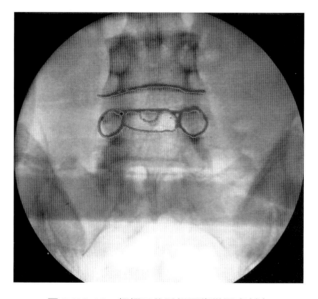

图 5-5-2-15 根据正位透视图像微调穿刺点

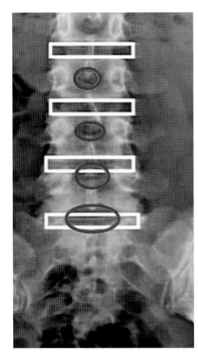
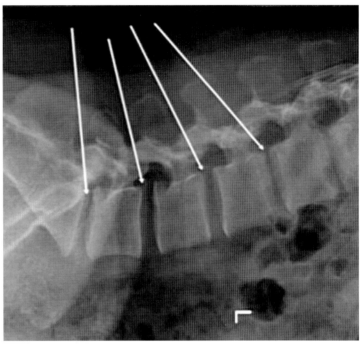

图 5-5-2-16　穿刺点根据节段及病变位置微调

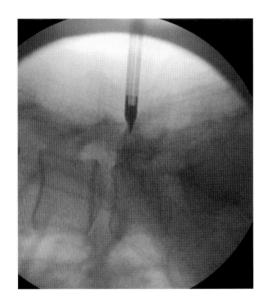

图 5-5-2-17　到达椎体或椎间盘后缘

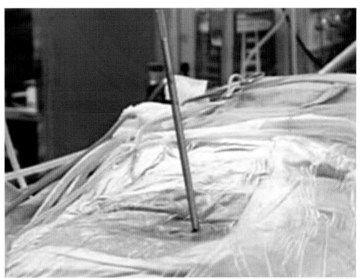

图 5-5-2-18　扩张管逐级扩张通道

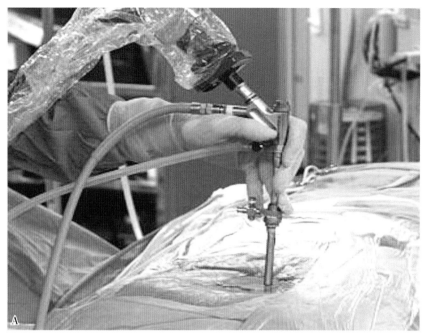

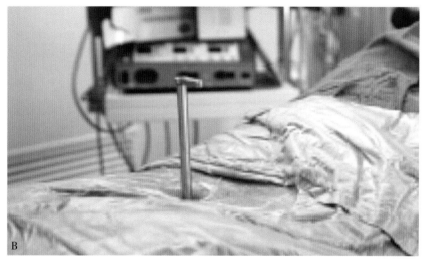

图 5-5-2-19 置入工作套管

（7）镜下操作：射频、抓钳、磨钻结合应用，去除增生的黄韧带、关节突和椎间盘。（图 5-5-2-20~图 5-5-2-30）

（8）减压满意，可见硬膜搏动良好，神经根外膜血管充盈，下肢活动时可以看到神经根滑动。（图 5-5-2-31）

（9）术毕拔除内镜和工作套管，缝合切口。（图 5-5-2-32）

（二）显微内镜腰椎一侧入路双侧减压术

对于部分腰椎管狭窄伴腰椎间盘突出患者，可以采用微创通道下内镜椎管减压技术，其和微创内镜下腰椎间盘摘除术（microendoscopic discectomy，MED）MED 技术类似，但暴露效果更好。经单侧入路可行双侧减压，完整保留对侧的小关节突结构，与传统减压手术相比，不需要固定、融合，创伤小、恢复快。

手术步骤如下：

1. **体位和麻醉** 全身麻醉后采取俯卧位。

2. **置入牵开器，建立工作通道** 选择症状重的一侧用细定位针自棘突旁穿刺至该侧腰椎板下

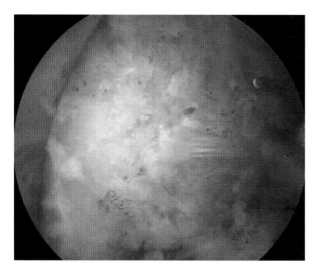

图 5-5-2-20 显露上位椎板下缘

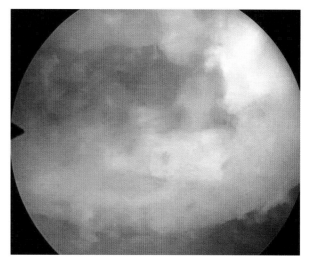

图 5-5-2-23 显示磨除的骨质和黄韧带交界处

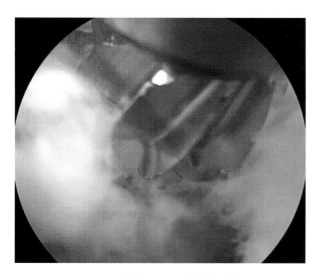

图 5-5-2-21 内镜下用西瓜钻磨除椎板下缘

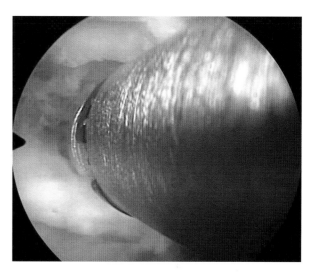

图 5-5-2-24 显示尽量向侧方磨除关节突关节下缘

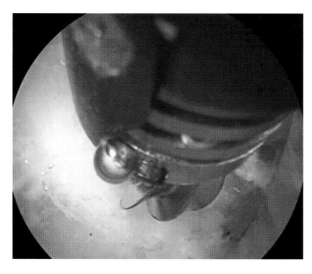

图 5-5-2-22 磨除后显露黄韧带

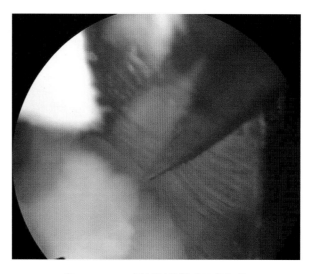

图 5-5-2-25 显示用蓝钳咬开黄韧带

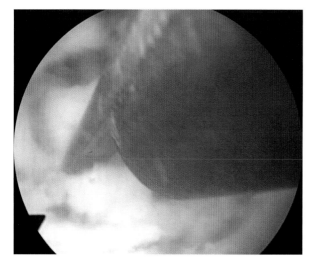

图 5-5-2-26　显示用咬骨钳咬除黄韧带

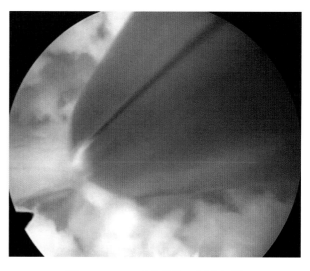

图 5-5-2-29　咬除椎管双侧黄韧带

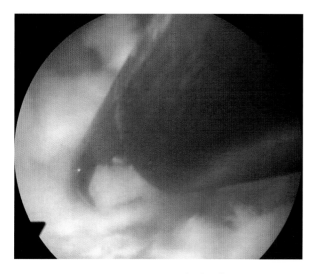

图 5-5-2-27　继续扩大咬除范围

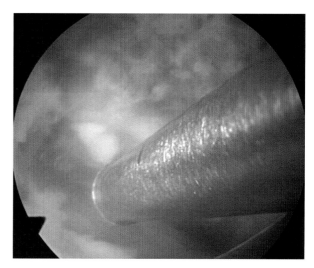

图 5-5-2-30　椎管腔内用双极射频止血

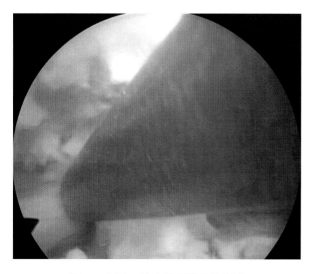

图 5-5-2-28　扩大黄韧带咬除范围

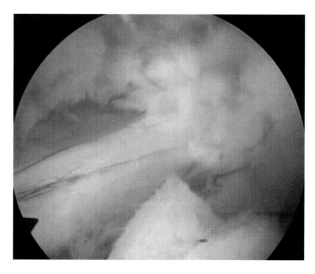

图 5-5-2-31　椎管腔内背侧及双侧减压满意

缘,依次递增插入椎间盘镜扩张管进行肌肉软组织扩张,最后置入牵开器(图 5-5-2-33),连接自由臂固定,清楚显示一侧椎板及其间隙、小关节突内侧部分,建立工作通道。

3. 同侧椎管减压 清除椎板外残余软组织,双极电凝止血,咬除椎板间韧带、上下椎板黄韧带附着部及关节突内侧部分(图 5-5-2-34),分离黄韧带与硬膜间粘连,咬除黄韧带(图 5-5-2-35)。可进一步扩大减压范围(图 5-5-2-36),包括上位椎板下 2/3、下位椎板上 1/2 或半椎板减压、增生的关节突内侧非关节面部分,重点为对侧隐窝及神经根管

减压。对同时存在椎间盘突出者,保护好神经根后行髓核摘除,进一步咬除关节突增生部分,扩大神经根管,减压至同侧神经根。

4. 对侧椎管减压 向内侧咬除黄韧带至棘突椎板交接处,将工作通道管向对侧倾斜,镜下去除椎板与棘突间韧带连接的基底部以扩大中央管,以便在角度 30° 的情况下内窥镜直视下进行对侧椎管的减压操作。

工作通道角度可根据需要调整,潜行咬除对侧椎板深层,可用带保护套的高速小磨钻磨除椎板深层,即将对侧椎板磨薄,将椎管对侧部及对侧

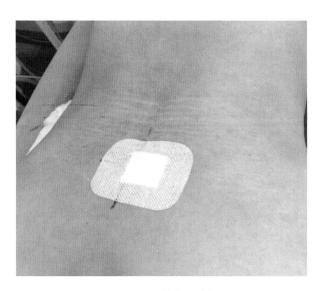

图 5-5-2-32 缝合手术切口

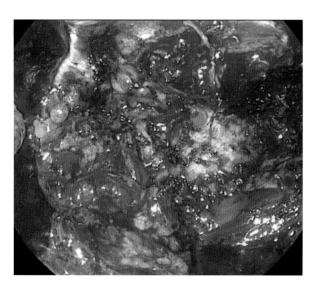

图 5-5-2-34 显露右侧椎板

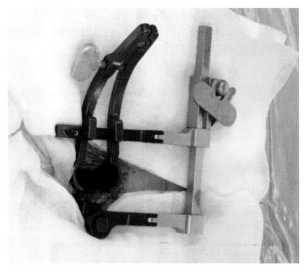

图 5-5-2-33 术中应用牵开器

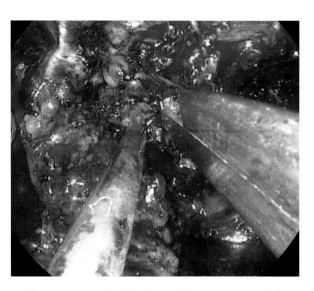

图 5-5-2-35 分离黄韧带与硬膜间粘连,咬除黄韧带

侧隐窝扩大成形,咬除对侧黄韧带至硬膜囊对侧外缘处与椎弓根处,根据对侧小关节突增生情况可用磨钻扩大对侧椎间孔与神经根管以解除对侧神经根压迫。

5. **术中判断减压效果** 术中可行椎管造影来判断手术节段与双侧神经根减压情况,于邻近节段用腰穿针穿刺,注入造影剂欧乃派克,调节脊柱手术床,正侧位与双斜位透视了解造影剂注入是否通畅及神经根显影情况。减压成功后,直视下可见对侧硬膜囊外侧缘与神经根根袖,用神经探子可探查对侧椎神经根(图5-5-2-37)。如探查

对侧神经根及术中造影提示仍存在狭窄压迫,可利用一皮肤切口,牵拉之到对侧棘突旁建立对侧工作通道。通过此通道实现对侧椎管镜下减压。

(楼美清 李储忠 王继超)

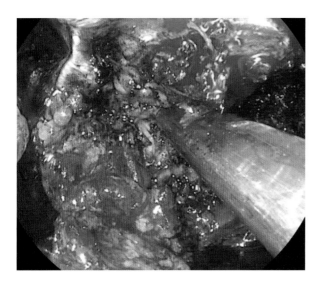

图5-5-2-36 咬除部分椎弓根

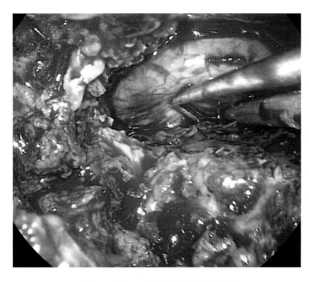

图5-5-2-37 硬膜囊减压满意

# 参 考 文 献

1. Smith L, Garvin PJ, Gesler RM, et al. Enzyme dissolution of the nucleus pulposus. Nature, 1963. 198: 1311-1312.
2. Kambin P. Arthroscopic microdiskectomy. Mt Sinai J Med, 1991. 58(2): 159-164.
3. Yeung AT. Minimally Invasive Disc Surgery with the Yeung Endoscopic Spine System (YESS). Surg Technol Int, 1999. 8: 267-277.
4. Yeung AT, Tsou PM. Posterolateral endoscopic excision for lumbar disc herniation: Surgical technique, outcome, and complications in 307 consecutive cases. Spine (Phila Pa 1976), 2002. 27(7): 722-731.
5. Tsou PM, Yeung AT. Transforaminal endoscopic decompression for radiculopathy secondary to intracanal noncontained lumbar disc herniations: outcome and technique. Spine J, 2002. 2(1): 41-48.
6. Hoogland T, Schubert M, Miklitz B, et al. Transforaminal posterolateral endoscopic discectomy with or without the combination of a low-dose chymopapain: a prospective randomized study in 280 consecutive cases. Spine (Phila Pa 1976), 2006. 31(24): E890-897.
7. Hoogland T, van den Brekel-Dijkstra K, Schubert M, et al. Endoscopic transforaminal discectomy for recurrent lumbar disc herniation: a prospective, cohort evaluation of 262 consecutive cases. Spine (Phila Pa 1976), 2008. 33(9): 973-978.
8. 周跃. 经皮椎间孔内窥镜技术的现状与未来. 中国脊柱脊髓杂志, 2009, 19(5): 326-328.
9. Epstein NE, Epstein JA, Carras R, et al. Far lateral lumbar disc herniations and associated structural abnormalities. An evaluation in 60 patients of the comparative value of CT, MRI, and myelo-CT in diagnosis and management. Spine (Phila Pa 1976), 1990. 15(6): 534-539.
10. 李长青, 周跃, 王建, 等. 经皮椎间孔内窥镜下靶向穿刺椎间盘切除术治疗腰椎间盘突出症. 中国脊柱脊髓杂志, 2013, 23(3): 193-197.
11. 张西峰, 张琳. 脊柱内镜技术的历史、现状与发展. 中

国疼痛医学杂志,2015,21(2):81-85.

12. 白一冰,徐岭,赵文亮,等.经皮腰椎间孔镜手术的穿刺定位策略.中国微创外科杂志,2012,12(6):540-543.

13. 白一冰,李嵩鹏,王力文,等.改良 TESSYS 技术治疗腰椎神经根管狭窄症.颈腰痛杂志,2015,36(1):16-19.

14. Ruetten S,Komp M,Godolias G. An extreme lateral access for the surgery of lumbar disc herniations inside the spinal canal using the full-endoscopic uniportal transforaminal approach-technique and prospective results of 463 patients. Spine(Phila Pa 1976),2005;30(22):2570-2578.

15. Kreiner DS,Shaffer WO,Baisden JL,et al. An evidence-based clinical guideline for the diagnosis and treatment of degenerative lumbar spinal stenosis(update). Spine J, 2013. 13(7):734-743.

16. Ruetten S,Komp M,Hahn P,et al. Decompression of lumbar lateral spinal stenosis:full-endoscopic,interlaminar technique. Oper Orthop Traumatol,2013. 25(1):31-46.

17. Komp M,Hahn P,Merk H,et al. Bilateral operation of lumbar degenerative central spinal stenosis in full-endoscopic interlaminar technique with unilateral approach:prospective 2-year results of 74 patients. J Spinal Disord Tech,2011. 24(5):281-287.

18. 周跃.微创脊柱外科手术的发展方向与展望.中华医学会骨科学分会微创学组年会,2011,28(2):11.

*ENDOSCOPIC NEUROSURGERY*

# 第六篇

# 颅内寄生虫病的内镜手术治疗

　　颅内寄生虫病是由原虫、蠕虫等能够引起人体寄生虫病的寄生虫侵入颅内所引起的一类特殊感染性疾病。

　　能够侵入颅内引起中枢神经系统损害的原虫包括：①阿米巴：溶组织内阿米巴、布氏嗜碘阿米巴、耐格里属、小哈特曼属、棘阿米巴属阿米巴；②锥虫：冈比亚锥虫、罗得西锥虫、克氏锥虫；③疟原虫：恶性疟原虫、间日疟原虫；④弓形虫；⑤肉孢子虫等。蠕虫包括：①吸虫：卫氏并殖吸虫、斯氏狸殖吸虫、日本血吸虫、曼氏血吸虫、埃及血吸虫、肝片形吸虫、异形类吸虫及横川后殖吸虫等；②线虫：犬弓首蛔虫、泡翼线虫、犬弓首线虫、猫弓首线虫、棘腭口线虫、猪蛔虫、小兔唇蛔线虫、广州管圆线虫、旋毛虫、粪类圆线虫、罗阿丝虫及常现丝虫等；③绦虫：猪带绦虫、细粒棘球绦虫、多房棘球绦虫、多头绦虫及曼氏迭宫绦虫等。

　　人体寄生虫病的发生与卫生状况、生活环境和营养条件等有关，发展中国家发病率较高。我国农村寄生虫病和传染性疾病发病率仍然较高，神经系统寄生虫感染性疾病仍不少见。近年来，随着我国与世界各国的交往日益增多，人员往来频繁，对于一些国内少见的或尚无病例报告的寄生虫种，如锥虫、弓形虫、自由生活的阿米巴、广州管圆线虫、棘腭口线虫等以及昆虫传播的一些感染性中枢神经系统疾患，也需引起临床医师的足够重视与高度警惕。

　　颅内寄生虫病大体有三种病理类型，即颅内占位性病变、脑炎或脑膜脑炎及嗜酸性粒细胞性脑膜脑炎。颅内占位性病变可由蠕虫的成虫（卫氏并殖吸虫）、幼虫（猪带绦虫）及虫卵（日本血吸虫）或由原虫的孢子虫囊（肉孢子虫）、脓肿（溶组织内阿米巴）等所致。脑炎或脑膜脑炎可由疟原虫（恶性疟原虫、间日疟原虫）、锥虫、自由生活的阿米巴等引起，虫体主要分布于蛛网膜及颅底。嗜酸性粒细胞性脑膜炎或脑膜脑炎主要由一些动物寄生蠕虫的幼虫进入人体，由虫体移行，在脑组织内形成隧道，其边缘有少量嗜酸性粒细胞浸润，形成嗜酸性肉芽肿或脓肿。能够引起嗜酸性粒细胞性脑膜脑炎的寄生虫有广州管圆线虫、棘腭口线虫、粪类圆线虫、弓首线虫、斯氏肺吸虫以及丝虫等。其中，颅内寄生虫所致的占位性病变及嗜酸性肉芽肿或脓肿在特定驱虫药物治疗的同时常需手术治疗。

　　随着神经内镜技术的发展，应用神经内镜手术摘除颅内寄生虫以其安全、高效、并发症少等优势逐渐被神经外科医师所接受，本篇重点介绍脑猪囊尾蚴病和脑棘球蚴病的内镜手术。

# 第一章

ENDOSCOPIC NEUROSURGERY

# 脑猪囊尾蚴病的内镜手术治疗

## 第一节　概述

脑猪囊尾蚴病是由猪带绦虫的幼虫(囊尾蚴)寄生于人体颅内所引起的疾病。猪带绦虫的成虫与幼虫均可使人体致病,由成虫所致者称为猪带绦虫病,幼虫所致者则称为猪囊尾蚴病。脑绦虫病少见,而脑猪囊尾蚴病则占全部猪囊尾蚴病人的 52%~82%,是人类严重的脑疾病,对人体的危害极大。猪囊尾蚴病在拉丁美洲、非洲和亚洲一些地区,包括印度次大陆、中国、韩国及印尼等国是地方性流行性病,大多数欧洲、北美洲和大洋洲国家、亚洲及非洲一些伊斯兰国家很少见,但这些国家也可发生进口病例。在我国,本病主要流行于东北、华北、西北和山东一带,是最常见的中枢神经系统寄生虫感染,也是我国北方症状性癫痫常见病因之一。

## 第二节　病因及发病机制

人是猪带绦虫的终末宿主,猪带绦虫病病人是猪囊尾蚴病唯一传染源。传播途径有自体感染和异体感染两种方式,常见传播途径是摄入虫卵污染的食物,或不良卫生习惯是虫卵摄入体内;少见传播方式是肛 - 口转移形成自身感染或绦虫节片逆行入胃,虫卵进入十二指肠内孵化逸出六钩蚴,蚴虫经血液循环分布全身并发育成囊尾蚴,不少囊尾蚴寄生在脑内。食用受感染的猪肉一般不能感染囊尾蚴,但可引起绦虫感染。约 16%~25%的猪带绦虫病人伴有猪囊尾蚴病,而猪囊尾蚴病病人约半数(55.6%)伴有猪带绦虫病。

## 第三节　临床表现、诊断及治疗

### 一、临床表现

猪囊尾蚴病的临床表现和病理变化因猪囊尾蚴的寄生部位、数目、死活及局部组织反应程度而异,颅的猪囊尾蚴多寄生于大脑皮质,是临床癫痫发作的病理生理基础。寄生于第四脑室或脑室系统的带蒂猪囊尾蚴结节可引起脑室活瓣性阻塞,导致脑积水;寄生于软脑膜引起蛛网膜炎,寄生于颅底的葡萄状猪囊尾蚴易破裂引起猪囊尾蚴性脑膜炎,炎症性脑膜粘连造成第四脑室正中孔及侧孔阻塞,发生脑积水,也可出现交通性脑积水。颅内大量猪囊尾蚴寄生或脑积水均可引起颅内压增高。通常情况下,脑实质包囊内存活的蚴虫很少引起炎症反应,蚴虫死后才出现明显炎症反应,表现出相应临床症状。目前国内脑猪囊尾蚴病临床分型尚无统一标准,通常根据临床症状结合病变部位,分为癫痫型、颅内高压型、脑膜炎型、脑室型和混合型,也有单纯根据病变部位,分为脑实质型、蛛网膜型、脑室型和脊髓型的。

## 二、辅助检查

### (一)脑脊液检查

颅内压正常或轻度升高,淋巴细胞增多,嗜酸性粒细胞增多,严重脑膜炎病例细胞数增多明显,蛋白质含量升高,糖含量降低。

### (二)免疫学检查

常用 ELSIA 检测猪囊尾蚴抗体,也可用补体结合实验、间接血凝等。用猪绦虫提取和纯化糖蛋白抗原检测猪绦虫抗体较可靠,文献报告如脑内有 2 个以上病灶或病灶增强,则检查的特异性接近 100%,敏感性 94%~98%,单个病灶阳性率不到 50%,只有钙化灶敏感性较低。ELISA 法检测血清猪囊尾蚴抗体在流行区广泛应用,但有假阳性和假阴性结果,脑实质猪囊尾蚴或非活动性猪囊尾蚴可出现假阴性,其他肠虫感染可出现假阳性;ELISA 法检测 CSF 猪囊尾蚴抗体特异性达 95%,敏感性为 87%。最近有人报告通过检测尿猪肉绦虫抗原诊断猪囊尾蚴病。

### (三)影像学检查

CT 可见脑实质内直径 <1cm 低密度包囊,有时发现囊尾蚴头节影、脑积水、脑室扩大及阻塞部位;可见弥散性或环形增强,周围炎性水肿为环形增强带,常见幕上多发钙化点。MRI 检查包囊表现为边界清楚的 $T_1WI$ 低信号、$T_2WI$ 高信号影(图 6-1-3-1)。

### (四)分子生物学检查

随着分子生物学技术的进步,检测猪肉绦虫DNA 已成为一种重要的诊断方法,该方法更灵敏准确。

### (五)皮下结节病理活检

可为脑猪囊尾蚴病诊断提供重要依据。

## 三、诊断

根据流行病学史及食痘猪肉史或肠绦虫病史,发现不明原因癫痫发作、脑膜炎、颅内压增高或智力减退等临床表现,查体皮下扪及质硬圆形或椭圆形结节,应考虑脑猪囊尾蚴病的可能。血清猪囊尾蚴抗体试验、皮下结节活检和头部 CT、MRI 检查有助于诊断。

## 四、治疗

脑猪囊尾蚴病的治疗原则是首先对症治疗,伴癫痫者予抗癫痫药物控制发作,头痛等颅内压增高者给予降颅压对症治疗,症状控制一周后,再用杀虫药物按规定剂量、疗程治疗,临床常用杀虫药物有吡喹酮和丙硫咪唑。手术治疗的目的是降低颅内压,切除癫痫灶,为进一步药物治疗奠定基础。手术方式过去为开颅摘除猪囊尾蚴,近年来开展神经内镜手术治疗脑猪囊尾蚴,创伤小,恢复快。

### (一)手术适应证

1. **脑室内猪囊尾蚴** 容易阻塞脑脊液循环通路导致脑积水,而药物很难通过血脑脊液屏障进入脑室,达到有效的治疗浓度,是最佳手术适应证。

2. **脑实质内猪囊尾蚴** 为单个大囊或多个聚集形成占位性病变,或结合脑电图证实猪囊尾蚴是癫痫灶,应手术摘除囊肿;由于严重的组织反应,出现广泛脑水肿、颅内高压、危及病人生命,而药物控制无效时,可酌情考虑一侧或双侧颞下减压术以挽救病人生命(图 6-1-3-2)。

3. **脑膜型猪囊尾蚴** 引起交通性脑积水应行脑脊液分流术缓解症状。

4. **眼内猪囊尾蚴** 可手术取虫。

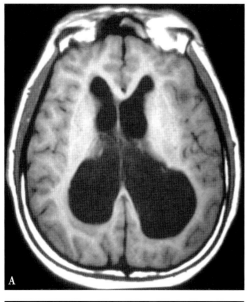

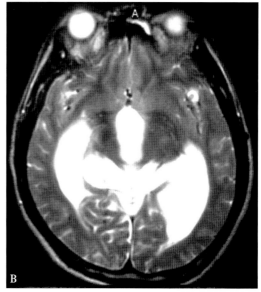

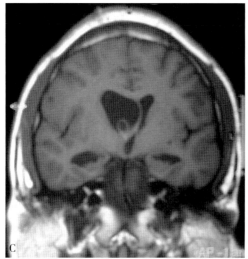

图 6-1-3-1

A. 头颅 MRI 轴位 $T_1WI$ 像显示左侧裂池内边界清楚低信号包囊；B. 头颅 MRI 轴位 $T_2WI$ 像显示包囊高信号，内有低信号头节；C. 头颅 MRI 冠状位右侧室间孔可见囊虫包囊

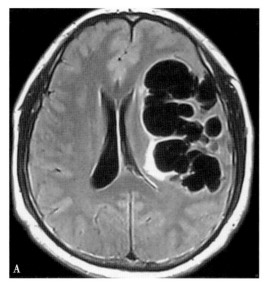

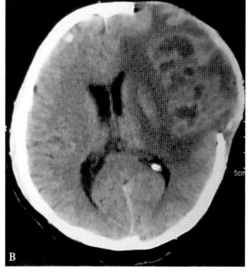

图 6-1-3-2

A. 头颅 MRI 轴位 $T_1WI$ 像可见多个囊泡聚集形成占位性病变；B. 颞下减压术后头颅 CT 表现

## （二）手术方法

1. **幕上脑室内猪囊尾蚴** 首选内镜下猪囊尾蚴摘除术。一般采用额角钻孔，冠状缝前 1cm，中线旁 2~3cm 处钻孔，置入内镜外鞘后，用内镜探查侧脑室，寻找猪囊尾蚴。用内镜冲洗系统缓慢冲洗脑室，随着脑脊液的流动，多数脑室内猪囊尾蚴能自动漂移出来，用吸引器将猪囊尾蚴吸除（图 6-1-3-3）。最后，用地塞米松盐水冲洗脑室。怀疑对侧脑室内也有猪囊尾蚴时，钻孔位置应偏外侧，以方便透明隔造瘘，同侧脑室探查完成后可经过透明隔瘘口探查对侧脑室。脑室内炎症反应较重时应适当延长脑室冲洗时间，尽量清除脑室内炎性赘生物。

2. **脑实质内猪囊尾蚴** 脑实质内猪囊尾蚴形成囊性占位或癫痫灶，可根据头颅 CT 定位，选择相应部位钻孔，内镜下摘除脑猪囊尾蚴。在立体定向技术辅助下可进一步减小手术创伤。

3. **第四脑室内猪囊尾蚴** 多采用枕下后正中直切口，小骨窗开颅，显露正中孔，用神经内镜探查冲洗第四脑室，摘除猪囊尾蚴，探查导水管是否通畅，并检查猪囊尾蚴是否摘除干净。软性内镜下经额-侧脑室-第三脑室-导水管-第四脑室入路可对脑室系统进行全面探查并通过导水管摘除第四脑室内的猪囊尾蚴（图 6-1-3-4），该入路创伤更小，操作简单。

4. **脑池内猪囊尾蚴** 基底池内猪囊尾蚴可在内镜下经第三脑室底造瘘口，用吸引器或显微活检钳将其摘除（图 6-1-3-5）。根据病变部位和性质，蛛网膜下腔内较大囊性病变如果邻近侧脑室，也可在内镜下通过侧脑室进行摘除。

## （三）内镜手术特点及操作技巧

术中不仅能看清脑室内的结构，还能明确猪囊尾蚴的位置、数目。对于脑室内多发猪囊尾蚴，有时囊泡互相黏连，影像学提供的猪囊尾蚴数目不一定可靠，内镜下探查取出猪囊尾蚴后，结合影像学资料，观察梗阻部位是否恢复通畅，若局部黏连、变形狭窄或完全闭塞，可进行分离重建，脑室内猪囊尾蚴提倡脑室彻底冲洗，解除脑脊液循环通路梗阻；确实无法解除脑脊液循环梗阻者可考虑脑室-腹腔分流术，但分流术后分流梗阻几率较高，因为病人脑脊液蛋白含量往往较高。

冲洗系统给手术带来很多便利，冲洗可使固定的囊泡漂离游动，易于清除。多数脑室内猪囊尾蚴经冲洗后可自行流出，少数需吸引器吸出。使用吸引器时要巧妙灵活，尽量避免将囊泡吸破、吸碎，若囊泡术中破裂，则延长冲洗时间，增加冲洗量。使用人工脑脊液作为术中冲洗液可减轻术后不良反应。

值得注意的是，冲洗过程中有可能导致囊泡顺脑室系统漂移，诸如侧脑室或第三脑室内的囊泡进入第四脑室，此时，应用软镜能够更方便灵活地进行脑室系统全面探查（图 6-1-3-6）。

## 五、预防

注意个人卫生，饭前便后勤洗手，保持良好的饮食习惯，不吃生肉，切生熟肉的刀和砧板要分开。管理好厕所猪圈，控制人畜互相感染。加强肉类检疫，搞好食品卫生。

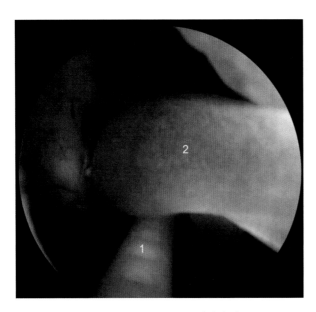

**图 6-1-3-3 吸引器吸除囊虫包囊**
1. 为分流管脑室端；2. 为囊虫囊泡

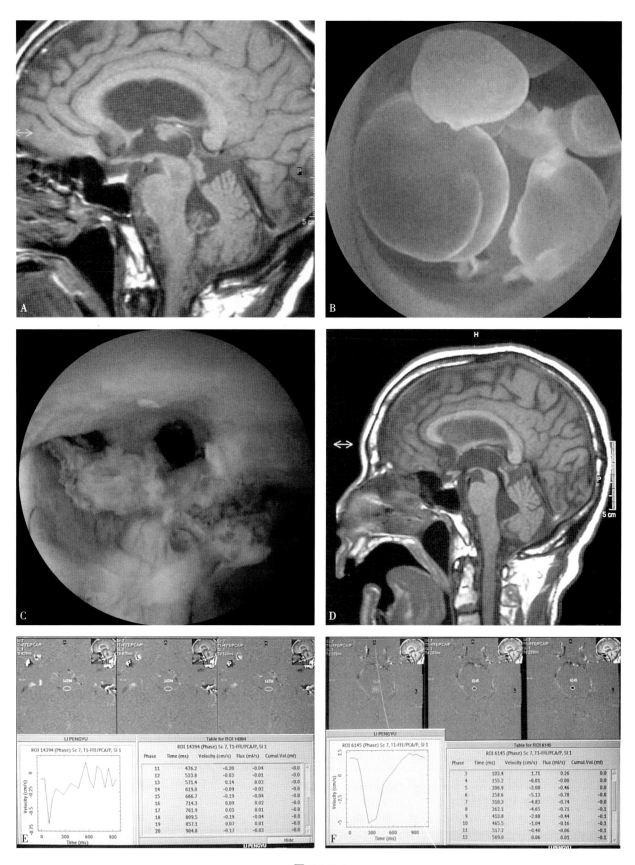

图 6-1-3-4

A. 术前头颅 MRI 矢状位示第四脑室内多发囊性病灶；B. 内镜下探查见第四脑室内多发囊虫包囊；C. 囊虫包囊取出后的第四脑室；D. 术后头颅 MRI 矢状位示病灶消失；E. 术前 cine-MRI 示第四脑室出口处脑脊液波形杂乱；F. 术后 cine-MRI 示第四脑室出口处脑脊液波形规则

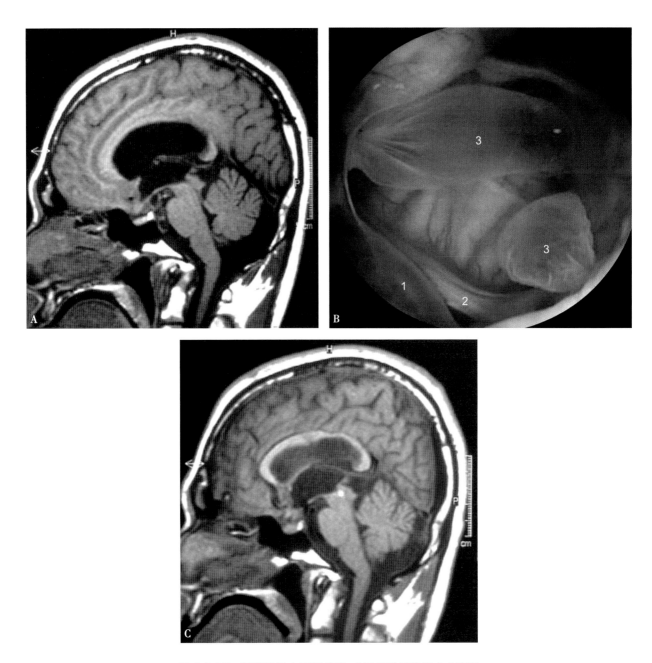

**图 6-1-3-5　基底池囊虫病例术前、术后核磁影像及术中所见**

A. 术前头颅 MRI 矢状位 $T_1WI$ 平扫示基底池内串珠样病灶；B. 内镜下见基底池内多发囊泡。1. 基底动脉；2. 脑桥腹侧；3. 囊虫囊泡；C. 术后头颅 MRI 矢状位 $T_1WI$ 平扫示基底池内病灶消失

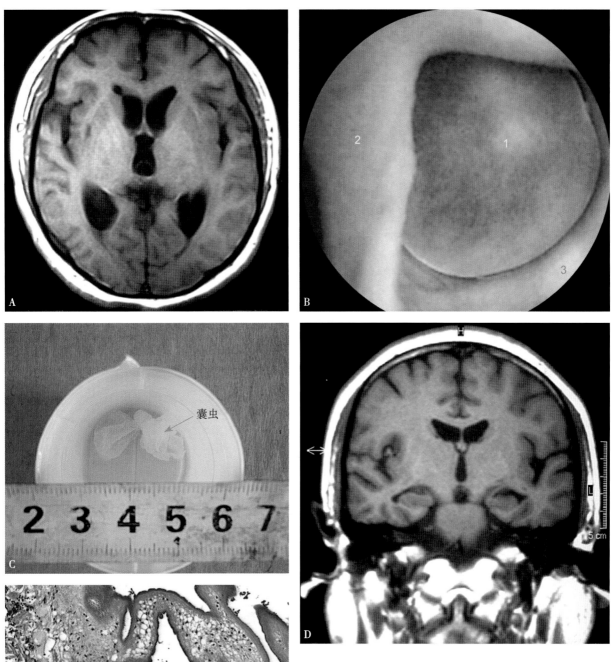

图 6-1-3-6　三脑室内囊虫病例核磁影像术中所见及术后病理
A. 术前头颅 MRI 轴位示第三脑室内囊性病灶；B. 内镜下见病
灶进入第四脑室。1. 囊虫囊泡；2. 导水管左侧壁；3. 导水管后
壁；C. 病变大体标本；D. 术后头颅 MRI 冠状位 $T_1WI$ 平扫示第
三脑室内囊性病灶消失；E. 病理检查结果（HE 染色 40×）示
脑室内囊虫

# 第二章

ENDOSCOPIC NEUROSURGERY

# 脑棘球蚴病的内镜手术治疗

## 第一节 概述

脑包病(cerebral echinococcus disease)又称脑棘球蚴病(cerebral echinococciasis),是细粒棘球绦虫的蚴虫(棘球蚴或包虫)侵入脑内形成囊肿导致的颅内感染性疾病。本病是人畜共患疾病,见于畜牧地区,我国主要见于西北部牧区如新疆、青海、内蒙古、西藏、四川西部、陕西和宁夏等地,均为散发疾病,约占棘球蚴病的2%,任何年龄都可罹患,农村儿童多见。

### 一、病因及发病机制

细粒棘球绦虫的成虫寄生于犬科动物的小肠内,幼虫(棘球蚴)寄生于人或动物体内,犬既可是终宿主,也可是中间宿主。犬粪中的虫卵污染饮水或蔬菜,人类误食被细粒棘球绦虫卵所污染的食物后,虫卵在十二指肠内孵化成六钩蚴,经肠内消化作用,六钩蚴脱壳逸出,吸附于肠黏膜,穿入肠壁末梢静脉,进入门静脉,随血可至肝、肺,发育成棘球蚴囊;经颈内动脉可至颅内,三个月左右发育成小颗粒包蚴,半年左右发育成棘球蚴囊。

### 二、病理

脑棘球蚴病可分为原发和继发两种类型,原发型占大多数,系六钩蚴经肝、肺、心及颈内动脉进入颅内者,多见于儿童,常为单发,主要分布在大脑中动脉供血区,有时可见于小脑、脑室、颅底、内耳道及颈静脉孔等;继发型临床少见,常由心肌棘球蚴囊肿破裂至左心房或左心室,子囊或头节经主动脉、颈内动脉进入颅内,多见于成人,往往为多发。

棘球蚴囊为微白色半透明包膜,内含无色透明液体,大小不等,囊分内外两层,内层为棘球蚴囊,外层为纤维包膜。棘球蚴囊由角质层和生发层组成,角质层具有保护作用,生发层系寄生虫本体,具有繁殖能力,可形成生发囊、子囊和头节,母、子、孙囊三代可见于同一包囊内。多数棘球蚴于数年后死亡,囊壁可钙化,少数棘球蚴囊肿不断生长形成巨大囊肿。

## 第二节 临床表现

### 一、临床症状

本病好发于儿童及青少年,无明显性别差异。

临床表现取决于病变的大小及部位,当棘球蚴逐渐增大压迫脑室系统或颅内脑组织引起颅内压增高时,会出现头痛、呕吐和视乳头水肿;棘球蚴刺激大脑皮层时可引起癫痫发作,表现为局灶性或全面发作;如局部脑组织受压破坏,可出现神经功能缺失症状,出现单瘫、偏瘫、偏身感觉障碍、失语或大脑发育障碍等。原发型多为单囊,偶有双囊,病程发展较慢;继发型表现为多发小囊泡,病程发展快,小片融合成大片,呈浸润性。

## 二、辅助检查

### (一)血和脑脊液检查

可见嗜酸性粒细胞增高,囊肿未破裂时嗜酸性细胞可正常。血清棘球蚴补体结合实验在60%~90% 感染者阳性,棘球蚴囊液皮内过敏实验阳性率95%。

### (二)神经影像学检查

原发型脑棘球蚴病 CT 检查多显示单个大囊,囊液密度与脑脊液密度相似,均匀一致,周围无水肿,增强后囊壁无强化。MRI 检查通常为单一非增强囊性病灶,呈长 $T_1$ 长 $T_2$ 信号,囊内容与脑脊液信号相似,周围无明显水肿。脑血管造影发现病变区无血管,围绕棘球蚴囊血管明显移位、变直、环绕呈球形。继发型脑棘球蚴病 CT 和 MR 提示多发小的类圆形囊状病灶,信号与单囊一致,病灶周围多有水肿,病灶可相互融合成片,可伴有脑积水,部分棘球蚴囊壁可出现钙化。

最近,WHO 公布了脑棘球蚴病的 MRI 分级标准,根据 MRI 表现,脑棘球蚴病分为 5 级:1 级系增殖活跃囊肿,表现为单房性囊肿,囊壁不明显或者是单房性球形囊性病变带有明显囊壁;2 级表现为单房性母囊,囊壁周围多发小囊泡;3 级系过渡型,表现为多发棘球子囊充满带有头节的母囊;4 级为静止性囊肿,无增殖能力,囊壁皱缩或残缺不全,呈水上浮莲征;5 级为钙化病灶。该标准参照了世界卫生组织(WHO)肝棘球蚴病的 B 超分级标准,对治疗方案的选择具有重要指导意义。

### (三)实验室检查

Bretagen 等人建立检测多房棘球绦虫终宿主狐狸粪便内成虫或虫卵的 PCR 方法利用制备的 DNA 进行 PCR 扩增,扩增靶序列是 $EmU_1SnRA$ 基因,检测粪便虫卵,对 PCR 产物进行转膜,用寡核甘酸探针杂交证实结果。可不进行脑穿刺活检,因囊肿破裂可导致过敏反应。

# 第三节 诊断及鉴别诊断

## 一、诊断

应综合分析流行病学、临床表现及影像学资料进行诊断。对于生长于牧区、有狗或羊接触史,出现脑局部症状和颅内压增高,血和脑脊液嗜酸性粒细胞增高病人,须考虑本病可能,血清、脑脊液棘球蚴补体结合实验有助于确诊。

## 二、鉴别诊断

因棘球蚴系多个,分布较广泛,临床上应与转移瘤、脑脓肿、囊性肿瘤等鉴别。

# 第四节 治疗

外科手术完整摘除囊肿常可根治,应配合药物治疗和对症治疗。

## 一、手术治疗

因棘球蚴体积较大,颅内原发型棘球蚴病多需手术摘除。术中应小心保护囊壁,囊壁破裂后囊液溢出可引发过敏性休克,头节、子囊播散可导致棘球蚴弥散于颅内或椎管内。手术可用加压注水漂浮法,做大骨瓣,小心切开硬脑膜和脑皮质,病人头放低,在囊壁四周深部加压注水使棘球蚴漂浮起来,或者在两层囊壁间注入盐水漂浮蚴虫,完整摘除棘球蚴囊肿(内囊)。棘球蚴引起的实体性肿块(滤泡型),应完整切除。术时一旦囊液污染伤口,可用过氧化氢溶液处理。囊壁较薄者,可先抽出部分囊液,注入等量4%~10%福尔马林液或1%碘液以杀死头节及子囊,然后以生理盐水冲洗吸净,摘除囊壁。术中辅以内镜,有助于直视下完整分离摘除棘球蚴囊,减少囊壁破裂机会。对于继发型脑棘球蚴病,手术目的则是降低颅内压,为药物治疗奠定基础。

## 二、药物治疗

1. 甲苯咪唑(mebendazole)　可透入棘球蚴囊壁杀死棘球蚴生发层细胞,0.4-0.6g,口服,3次/日。

2. 硫苯咪唑(fenbendazole)　0.75g,口服,2次/日,连服6周。

3. 阿苯达唑(al bendazole)　0.4g,口服,连服30日。

4. 吡喹酮(praziquanlel)　用于不能手术或术后复发,术前应用可防止或减少原头蚴污染导致继发性感染,0.4g口服,2次/日,连服30天。

## 三、对症治疗

伴癫痫发作和颅内压增高者选用抗癫痫及降颅压药物。

# 第五节　预防

加强个人卫生和饮食卫生,严格、合理处理病畜及其内脏,不用其喂狗,严禁乱扔,提倡深埋和焚烧。定期为家犬和牧犬驱虫。

(肖庆)

# 参 考 文 献

1. 张亚卓. 神经内镜手术技术. 北京:北京大学医学出版社,2004. 111-118

2. 肖庆,陈国强,郑佳平,等. 第四脑室猪囊尾蚴的内镜治疗(附二例报告). 中华神经外科杂志,2010,26(12):1121-1123

3. Guoqiang CHEN, Qing XIAO, Jiaping ZHENG, et al. Endoscopic transaqueductal removal of fourth ventricular neurocysticercosis: report of three cases. Turk Neurosurg, 2015, 25(3):488-492

4. Rangel-Castilla L, Serpa JA, Gopinath SP, et al. Contemporary neurosurgical approaches to neurocysticercosis. Am J Trop Med Hyg, 2009, 80(3):373-378

5. Psarros TG, Coimbra C. Endoscopic third ventriculostomy for patients with hydrocephalus and fourth ventricular cysticercosis: a review of five cases. Minim Invasive Neurosurg, 2004, 47(6):346-349

6. Thomas B, Krishnamoorthy T. Intraventricular migration of an isolated fourth ventricular cysticercus following cerebrospinal fluid shunting. Surgical Neurology International, 2016, 7(Suppl 39):S952-S954

7. Torres-Corzo J, Rodriguez-della Vecchia R, Rangel-Castilla L. Bruns syndrome caused by intraventricular neurocysticercosis treated using flexible endoscopy. J Neurosurg, 2006, 104(5):746-748

8. Aguilaramat M J, Martínezsánchez P, Medinabaez J, et al. [Bruns syndrome caused by intraventricular neurocysticercosis]. Medicina Clínica, 2011, 137(137):45-46

9. Husain M, Rastogi M, Jha DK, et al. Endoscopic transaqueductal removal of fourth ventricular neurocysticercosis with an angiographic catheter. Neurosurgery, 2007, 60(4 Suppl 2):249-254

10. Aksiks I, Sverzickis R. Neuronavigation guided surgery for parenchymal neurocysticercosis in two patients. Acta Neurochir(Wien), 2007, 149(11):1169-1172

11. Araujo AL, Rodrigues RS, Marchiori E, et al. Migrating intraventricular cysticercosis: magnetic resonance imaging findings. ArqNeuropsiquiatr, 2008, 66(1):111-113

12. Jimenez-Vazquez OH, Nagore N. Role of neuroendoscopy in the treatment of large viable cysticerci in the brain parenchyma. Br J Neurosurg, 2008, 22(5):682-683

13. Goel RK, Ahmad FU, Vellimana AK, et al. Endoscopic management of intraventricular neurocysticercosis. J Clin Neurosci, 2008, 15(10):1096-1101

14. Harrington AT, Creutzfeldt CJ, Sengupta DJ, et al. Diagnosis of neurocysticercosis by detection of Taenia solium DNA using a global DNA screening platform. Clin

Infect Dis,2009,48(1):86-90

15. Angeles CF,Vollmer D,Mohanty A. Transventricular-neuroendoscopic excision of giant racemose subarachnoid cysticercosis. ChildsNervSyst,2009,25(4):503-508

16. Castillo Y,Rodriguez S,García HH,et al. Urine antigen detection for the diagnosis of human neurocysticercosis. Am J Trop Med Hyg,2009,80(3):379-383

17. AbdelRazek AA,El-Shamam O,AbdelWahab N. Magnetic resonance appearance of cerebral cystic echinococcosis: World Health Organization(WHO) classification. Acta Radiol,2009,50(5):549-554

18. Izci Y,Tüzün Y,Seçer HI,et al. Cerebral hydatid cysts: technique and pitfalls of surgical management. Neurosurg Focus,2008,24(6):E15

19. Guzel A,Tatli M,Maciaczyk J,et al. Primary cerebral intraventricular hydatid cyst:a case report and review of the literature. J Child Neurol,2008,23(5):585-588

20. Turgut AT,Altin L,Topçu S,et al. Unusual imaging characteristics of complicated hydatid disease. Eur J Radiol,2007,63(1):84-93

21. Akdemir G,Dağlioğlu E,Seçer M,et al. Hydatid cysts of the internal acoustic canal and jugular foramen. J Clin Neurosci,2007,14(4):394-396

22. Balak N,Cavumirza C,Yildirim H,et al. Microsurgery in the removal of a large cerebral hydatid cyst:technical case report. Neurosurgery,2006,59:486

23. Hamdan T,Al K M. Dumbbell hydatid cyst of the spine: case report and review of the literature. 2000,25(10): 1296-1299

24. Beskonakli E,Solaroglu I,Tun K,et al. Primary intracranial hydatid cyst in the interpeduncular cistern. Acta Neurochir (Wien),2005,147(7):781-783

25. Ahmed M. A. Altibi,Raed A. H. Qarajeh,Telmo A. B. Belsuzarri,et al. Primary cerebral echinoccocosis in a child:Case report - Surgical technique,technical pitfalls, and video atlas. 2016,7(38):893

26. Tuzun Y,Solmaz I,Sengul G,et al. The complications of cerebral hydatid cyst surgery in children.ChildsNervSyst, 2010,26(1):47-51

# 第七篇

## 颅内血肿的内镜手术治疗

# 第一章

# 幕上高血压脑出血的神经内镜手术治疗

## 第一节 概述

高血压脑出血（Hypertensive Intracranial Hemorrhage，HICH）是常见病、多发病。据资料统计，1990 年至 2010 年，脑出血的社会负担增加了 47%。近年来，其发病率和死亡率在发达国家呈下降趋势（分别下降了 19% 和 38%）。然而在中等收入和低收入国家，虽然整体死亡率有所下降（下降 25%），但发病率有所上升（6%）。我国在这段时间中，一直属于脑出血的全球最高发国家之一。1990 年、2005 年及 2010 年，我国的出血性卒中的发病率均居世界前列（分别为 >84.1、>99.9、>100.9 每 10 万人口）。同时，HICH 病人的预后较差，近年的多项荟萃分析表明，HICH 病人的 30 天死亡率接近 40%，而 1 年死亡率高达 64%。而在出血后生存超过 1 年的病人中，超过 60% 遗留有中重度的残疾，严重影响生活质量。因为上述原因，高血压脑出血病人的治疗费用近年来一路攀升。据统计，出血后第一年的平均治疗费用高达 44 000 美元。综上所述，这一疾病不仅给国家、社会，也给个人带来了沉重的负担。因此，研发和推广新型、微创和价格低廉的高血压脑出血外科治疗技术至关重要。

脑内血肿传统的外科治疗方法包括：①开颅血肿清除术：开颅手术可以在直视下清除血肿并止血，必要时可同时行外减压，适用于颅压高、已发生脑疝的病例。但手术创伤大，尤其是对于身体状况差的老年病人，术后并发症较多，死亡率高。虽然目前手术显微镜已被普遍应用，但对于深部血肿仍然存在视野死角，边缘血肿难以清除。②CT 引导下立体定向血肿抽吸术：此方法操作简便，创伤小，并发症少。但抽吸血肿是在非直视下进行，血肿清除量有限，对于活动性出血亦无法处理。

近年来，随着神经内镜临床应用的普及，内镜下血肿清除术已在部分医院开展，取得了较好的疗效。与传统开颅手术相比，神经内镜手术创伤小，手术时间短，术中对周边脑组织的二次损伤较小。而和立体定向血肿抽吸术相比，内镜手术具有清除血肿速度快，内镜直视下止血彻底可靠的优点。在本节中，将重点讲述神经内镜治疗幕上高血压脑出血的器械设置和技术要点，分析常见的困难和对策，并对术后的临床资料做相应分析。

## 第二节　幕上高血压脑出血的神经内镜手术技术

### 一、常规手术器械

内镜光源和摄像系统主机同常规神经内镜手术。内镜镜头使用0°镜和30°硬质观察镜,直径2~4mm均可(图7-1-2-1),可附带一冲洗鞘。其他器械包括:带有内芯,管壁透明的内镜导引器(Endoscopic Port,图7-1-2-2 A、图7-1-2-2B),工作长度9~10cm,外径17mm,内径16mm;细长的吸引器;标本钳等。

### 二、常见神经内镜导引器

在内镜脑出血清除术中,使用恰当的内镜导引器至关重要。内镜导引器可以扩张脑组织,为内镜手术清除血肿提供手术通道和操作空间,同时,可以在手术过程中,支撑手术通道周围的脑组织,以防脑组织塌陷阻挡手术通路。

早期的内镜导引器由金属工作鞘和内芯组成,由于金属管壁不透明,且重量较重,手术时无法观察手术通道周围脑组织的情况,固定较为不便。

目前,在临床使用的大多数新型内镜导引器有透明管壁,以便在手术中可以即时观察到通道周边的脑组织的情况。其截面外形常呈圆形或椭

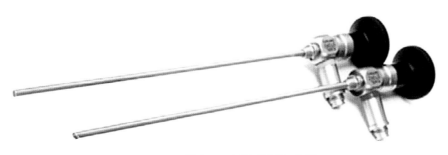

图 7-1-2-1　0°镜和30°硬质观察镜,直径4mm

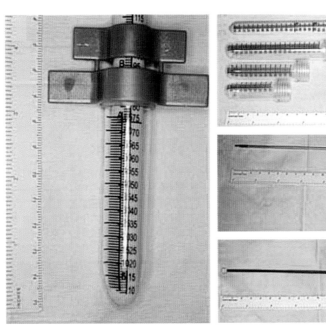
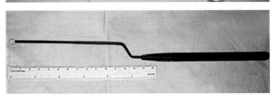

图 7-1-2-2　内镜导引器及相关器械

圆形,内有穿刺导芯,起到闭孔器的作用,可以避免在穿刺脑组织的过程中过多地损伤脑组织。现在的主流产品有 NeuroPort 和 ViewSite 等,也有报道使用自制的 5ml 注射器(剪去头部)和普通塑料管(内部插入球囊导尿管作为闭孔器)。但是,上述导引器有如下的缺点:①穿刺脑组织后,对脑组织工作通道的扩张一步完成,然后撤出内部导芯,这样就意味着将脑组织在极短的时间内,一步扩张至工作直径(16mm),过于粗暴,容易引起周边脑组织挫伤;②现有的内镜导引器工作长度普遍较短,通常为 6cm 左右。但自额中回入路,穿刺基底节区血肿,并进行手术时,工作距离无法到达血肿腔的底部和后部,影响操作;③常见的内镜导引器与影像导航系统的配合不佳,没有相应的专门设计,常常是使用导航观察棒插在导引器内部进行引导,比较粗糙,影响导航精度。当需要对血肿进行比较精确的定位时,有较大的困难;④大多数内镜导引器没有设计或仅有很简易的握持固定系统,手术时常常需要助手人工扶持,不够牢靠。

因此,理想的内镜导引器除了具备透明工作鞘这一特点外,还应具备以下特点:①分两步或多步将脑组织扩张至工作直径,以求降低对脑组织的损伤,减少周边脑组织挫伤的几率;②需具备不同的工作长度规格,以便能适应于不同手术入路。最长工作长度应大于 9~10cm;③导引器系统应能够稳定附加导航注册架,以便能很方便地转化为导航器械;④应设计有稳定的握持系统,并兼容于标准神经外科的脑压板固定系统,以便在术中可以用标准神经外科自动牵拉系统来固定工作鞘,有较好的稳定性和通用性。

## 三、新型内镜导引器和相应的手术常规流程

针对前述要求,本中心研发了新型的内镜导引器系统(欣创通,国家发明专利 ZL201210066281.1,北京格威德医疗科技有限公司)(图 7-1-2-2)。该系统由如下优点:①分两步将脑组织扩张至工作

直径(16mm),先用穿刺导芯(直径 10mm)穿刺脑组织,穿刺成功后,再由穿刺导芯外置入透明工作鞘。用这种方法,脑组织分两步扩张至工作直径(16mm),过程轻柔,可降低周边脑组织挫伤的发生率;②导引器备有不同工作长度的工作鞘,分别适应于不同的手术入路,以便处理基底节区,丘脑和皮层下的血肿;③穿刺内导芯可以固定标准神经导航注册架,从而使整个系统能具备导航功能,更精确定位;④工作鞘设计有蝶形固定翼,可以使用自动牵开器固定;⑤内层穿刺导芯设计有标准注射器接口,在穿刺完毕后可以抽吸血肿,一方面确认穿刺到位,另一方面可以吸除部分血肿减压,以免在置入较粗的工作鞘时人为造成颅内高压和脑疝。

手术流程如下:

1. 采用气管插管全身麻醉。

2. **手术入路的确定**　基本手术入路分为 A、B、C 三种。手术切口均为直切口,长约 4cm(图 7-1-2-3)。入路的目标点均为血肿腔底部稍偏后位置。A 入路进入点为冠状缝前 2~3cm,中线旁开 3~4cm,适合处理基底节区血肿;B 入路进入点为顶结节附近,适合处理丘脑血肿;C 入路则根据就近原则选择进入点,适合处理皮层下的浅表小血

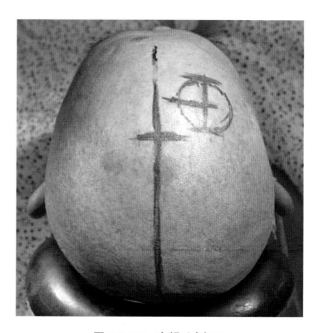

**图 7-1-2-3　右额手术切口**

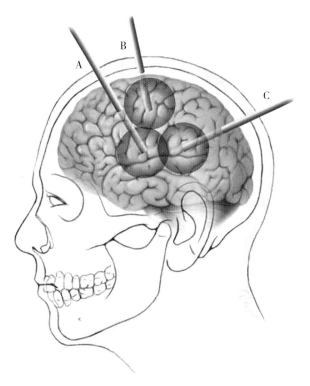

图 7-1-2-4　不同位置的血肿手术入路示意图

肿(图 7-1-2-4)。

3. 手术切口确定后,逐层切开头皮和骨膜,并以乳突牵开器牵开。钻骨孔一个,以铣刀做直径 2cm 小游离骨瓣(图 7-1-2-5),也可用直径 2cm 的环钻开颅。开颅后,硬膜悬吊 2 针后"后"形切开,

在皮层表面选择无血管区用穿刺内导芯穿刺血肿腔。穿刺成功后取出内芯,在穿刺导芯尾部以注射器抽吸,如可抽吸出陈旧性血液,则认为穿刺到位。抽出 5ml 左右血肿后,沿穿刺导芯的外围,缓慢置入透明工作鞘,将脑组织分两步扩张。根据使用的工作鞘的规格,当工作鞘尾部到达穿刺导芯上的相应刻度时,工作鞘头部与穿刺导芯的锥形头一致。此时,撤出穿刺导芯,将工作鞘尾部的蝶形固定翼以自动牵开器固定(图 7-1-2-6)。

4. 置入内镜和吸引器,在内镜直视下逐步吸除凝血块。吸除血肿时自血肿底部中心开始,逐步向四周进行。血肿腔周边的血块质地较韧,不易吸出,此时不可过度用力牵拉,可以用吸引器轻柔吸住血块,并将之转动,以便先将血块周围的较稀软的血肿和挫伤脑组织吸出,待血块转动近一圈后,用取瘤钳轻柔取出。清除血肿过程中,创面大多数的出血点,均为小渗血,多数可用止血纱及脑棉轻压数分钟止血,而较大的活动性出血点,可用双极电凝烧灼止血,或用吸引器吸住出血点后,用单极电凝经吸引器头传导止血。血肿大部吸除后,用 37℃林格氏液冲洗血肿腔。对于附着在血肿腔壁的血块,不必勉强吸除,以免引起新的出血。检

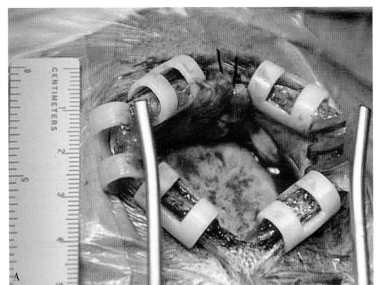
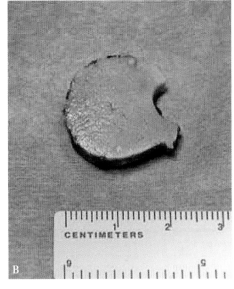

图 7-1-2-5　切开头皮,形成骨瓣

A. 头皮切口牵开;B. 游离小骨瓣

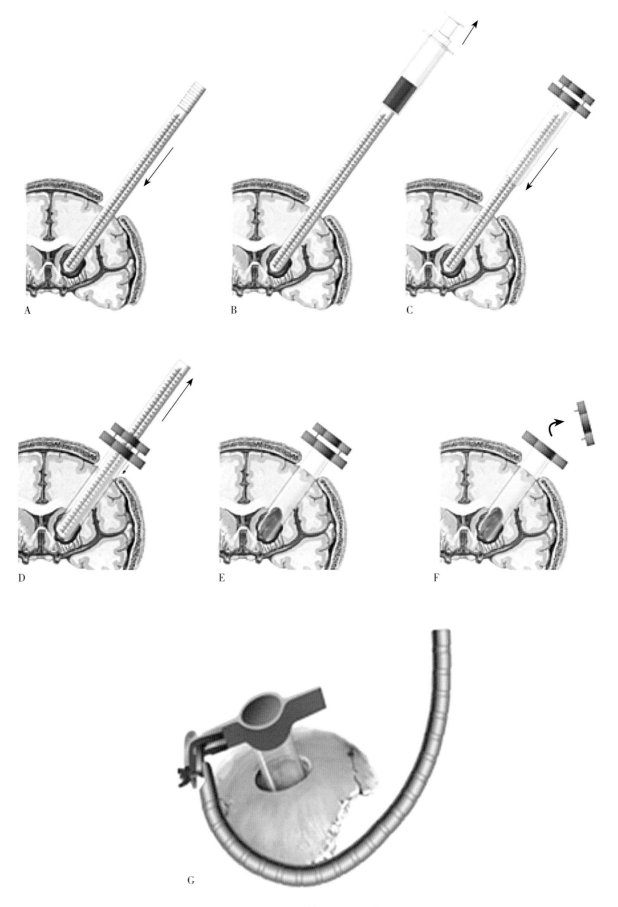

A

B

C

D

E

F

G

图 7-1-2-6　工作鞘操作流程示意图

查无活动性出血后，撤出内镜，必要时可放置血肿腔引流管1根，以便术后引流和注射尿激酶。

5. 撤出工作鞘，皮层隧道创面覆盖止血纱。严密缝合硬膜，骨瓣复位，以钛条（2条）和钛钉（4枚）固定。逐层缝合伤口。手术结束。

## 四、术后常规处理

同常规开颅血肿清除手术，术后1天复查头颅CT，检查脑内血肿残留情况。对于残存血肿，可从引流管注入尿激酶2万~4万U/次，夹闭引流管1小时后开放，以促进残留血肿排出。血肿引流干净后，尽早拔除引流管。针对术前血肿较大，有明显颅内高压和脑疝倾向的病例，可进行颅内压监测，以便能在颅压过高时，及时进行去骨瓣减压。

除监测和管理颅内压外，术后血压的管理至关重要。因硝酸甘油有增高颅内压的可能性，所以建议使用乌拉地尔调控血压。对于既往有高血压病史的病人，建议收缩压调控至120~140mmHg即可。

## 五、主要技术难题及相应对策

### （一）穿刺方向和穿刺深度的确定

对内镜清除脑内血肿这一手术来说，如何较准确的穿刺血肿腔（底部中央）并置入内镜工作鞘至关重要。既往仅凭术者经验，根据体表解剖标志徒手进行穿刺，误差较大，且穿刺方法难以复制和推广。因此，我们研发了使用带有电子陀螺仪的手持装置（iPhone及iPod TOUCH等设备）辅助定位和穿刺血肿的方法。现以一典型病例为例，汇报如下：

1. **简要病例资料**　病人男性，59岁，因突发意识障碍和左侧肢体活动障碍4天由外院转入。病人既往高血压病史8年，不规则服药治疗。入院时查体：血压：180/100mmHg，呼吸：28次/分，心率：110次/分，体温：38.1℃，呼吸急促。呈浅昏迷状态，双瞳等大正圆，直径约3mm，光反射灵敏。浅反射存在，左侧肢体偏瘫，右侧肢体活动可，左

侧巴氏征（+）。头颅CT示：右侧基底节区高密度影，脑内血肿（图7-1-2-7），出血量经专用软件（3D Slicer，SPL实验室，哈佛大学，美国）在CT各层面描记后，计算血肿量为54.9ml（图7-1-2-8），右侧侧脑室受压，中线向左侧移位。

入院诊断：右侧基底节区脑出血；高血压3级，极高危组。

2. **术前准备流程**

（1）术前定位CT扫描：病人头部粘贴CT用简易标记物（心电图电极片），然后行头颅CT检查。标记物至少要粘贴四处，部位如下：鼻根部，双侧外耳孔，右额手术进入点（冠状缝前2cm，中线旁开3cm）（图7-1-2-9）。CT扫描层厚3mm。

（2）立体空间内参考坐标系标记：CT扫描完毕，获得CT DICOM数据，并导入至软件3D Slicer（http://download.slicer.org）后，标记五个参考点，分别为鼻根（A点），右侧外耳孔（B点），左侧外耳孔（C点），中线上沿大脑镰任意两点（D和E点），然后确定三维空间内参考坐标系（图7-1-2-10 A、图7-1-2-10B、图7-1-2-10C）。其组成分别为A平面（由A，B，C三点决定的基准平面），B平面（垂直于A平面，且同时通过D，E两点的平面），以及C

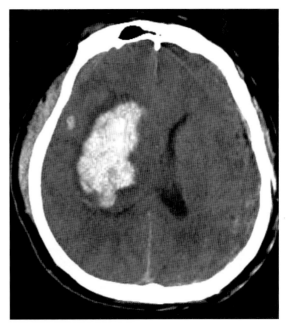

图7-1-2-7　头颅CT示右侧基底节区血肿

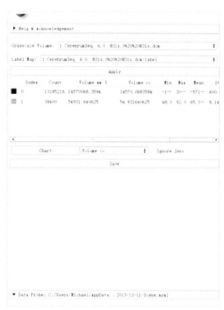
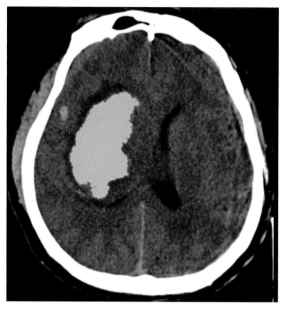

图 7-1-2-8　3D Slicer 软件计算血肿体积

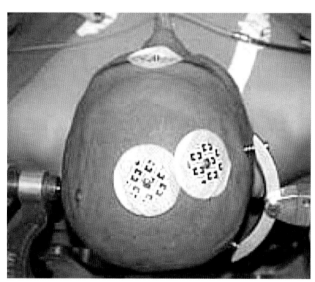
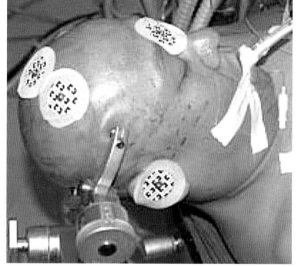

图 7-1-2-9　头部用心电图电极片做简单标记

平面(同时垂直于 A 平面和 B 平面的平面)。

(3) 手术入路标记:在软件 3D Slicer 中,分别标记收入进入点(Entry)及目标点(Target)。目标点选取在血肿底部偏后的位置。标记完毕后可以计算出手术入路的长度为 80mm(图 7-1-2-11)。

(4) 计算手术路径与参考坐标系的角度:打开软件 3D Slicer 的 Gyro Guide 模块,分别导入参考坐标系(A-E 点)和手术路径(Entry-Target),按

"y-Target(的角度:打开计算角度)按钮,即可计算出最佳手术路径和参考坐标系各参考平面的夹角。如本例中,手术入路与 A 平面夹角为 46.7°,与 B 平面夹角为 6.8°(图 7-1-2-12)。

(5) 手术流程:

1) 麻醉:气管插管全麻。

2) 头位及固定:头部以三钉 Mayfield 头架固定,头部呈中立位,纵轴与地面垂直,颈稍屈(具体

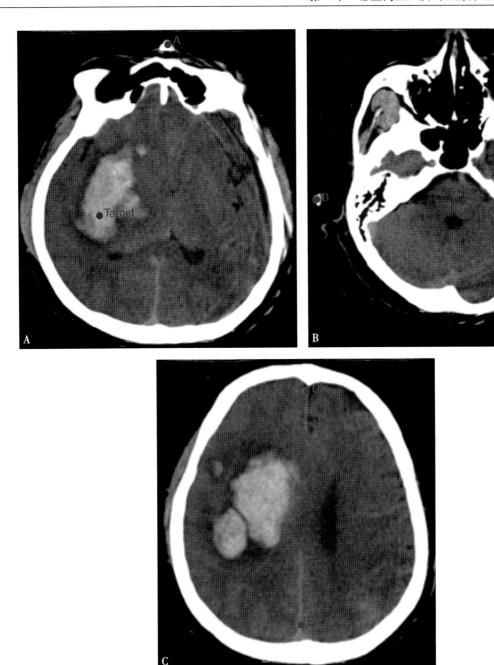

图 7-1-2-10　3D Slicer 软件标记五个参考点

同前述)。

3) 测量并计算参考平面 A 与地平面夹角:以手机 iPhone4S 的软件 VirLaser Level,使用 iPhone 的摄像头拍摄病人头部,将白线连接决定 A 平面的电极金属触点(鼻根及外耳孔处),此时可以测量出 A 平面与地平面夹角为 76.3°(图 7-1-2-13)。用同样方法调整病人头部的侧向旋转角度,直至头部纵轴与地平面夹角为 90°。

4) 经过计算,手术入路与垂直方向夹角应为 46.7°+76.3°−90.0°=33°。至此,手术准备工作完毕,熟练操作者仅需 5 分钟左右即可完成上述准备工作。

5) 内镜导引器:这是内镜血肿清除术中最重要的器械之一。我们使用的是专用内镜导引器(欣创通,北京格威德医疗器械有限公司,中国,国家发明专利,专利号 ZL201210066281.1),其特点为:

①分两步将脑组织扩张至工作直径(16mm);②最内导芯配有标准注射器接口,在穿刺完毕后,可以通过注射器抽吸,来确认是否穿刺至血肿;③中层导芯到位后,可将外层工作套筒沿中层导芯推动到位,可避免切割损伤脑组织;④外层工作套筒壁薄而透明,便于在套筒内操作时观察导引器外的

组织情况及血肿-脑组织界面;⑤导引器配有固定翼,可以使用标准蛇形拉钩夹持固定翼来固定导引器(图7-1-2-14)。

6)手术切口及骨窗:取右额纵行直切口,长约4cm,中心点与术前粘贴标记物的手术进入点相同。小骨瓣开颅,直径2cm。切开硬膜后,烧灼局部皮层后切开软膜,皮层切口约1cm。

7)陀螺仪引导下穿刺血肿:以无菌塑料袋包裹iPod,并固定于导引器中层穿刺导芯上,使iPod的纵轴与导引器中层导芯平行。使用导引器中层导芯进行穿刺,前后调整导芯的俯仰角度,直至iPod上显示的陀螺仪提示穿刺导芯与垂直面夹角为33°。同法调整导芯的左右角度,直至iPod陀螺仪提示与纵轴平面的夹角为6.8°。随后穿刺血肿,直至穿刺深度为80mm(由穿刺导芯上的刻度来提示)(图7-1-2-15)。穿刺到位后,取出内层导芯,接上注射器进行抽吸。抽出陈旧性血液,证明穿刺到位,随后沿中层导芯外置入工作套筒,直至工作套筒末端与中层导芯相应刻度平齐。取出中层导芯,去除套筒上的限位环,以蛇形拉钩固定导引器上的蝶形固定翼,固定工作套筒。

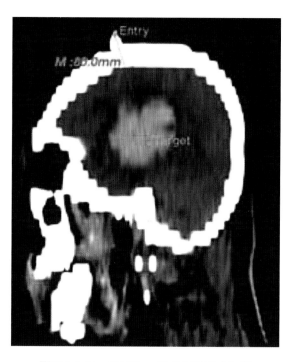

图7-1-2-11　3D Slicer软件标记手术入路

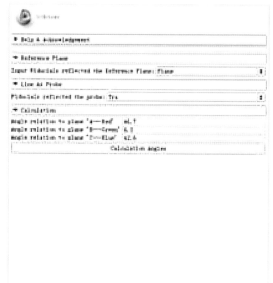
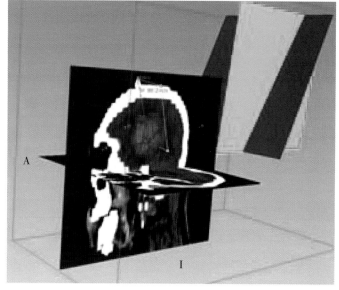

图7-1-2-12　3D Slicer的Gyro Guide模块计算最佳手术路径和参考坐标系各参考平面的夹角

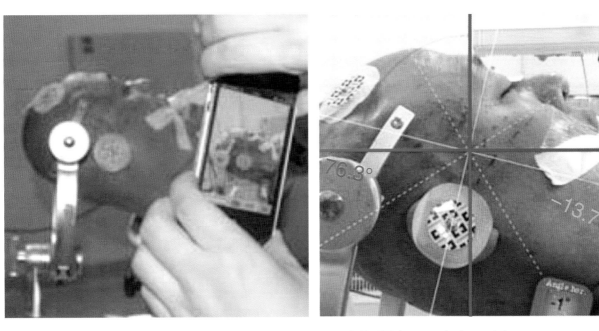

图 7-1-2-13　手机 iPhone4S 的 VirLaser Level 软件测量出 A 平面与地平面夹角

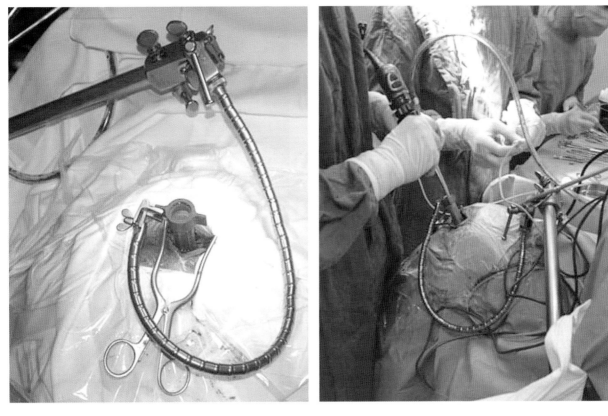

图 7-1-2-14　使用蛇形拉钩夹持固定翼固定导引器

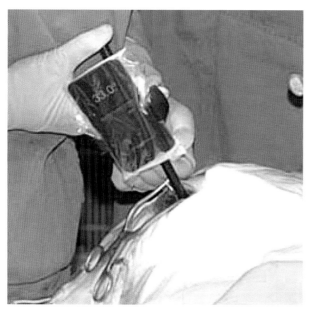
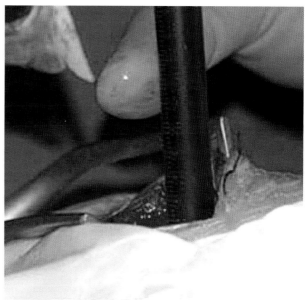

图 7-1-2-15　根据术前计划调整导芯角度至并穿刺血肿

8) 内镜下血肿清除：使用 0° 观察镜，进入工作套筒，见套筒头端位于血肿内，确认穿刺位置准确。随后在内镜监视下将血肿清除。当需要变换视野时，可将蛇形拉钩松开，调整工作套筒后再固定即可。血肿清除完毕后，可见血肿与正常脑组织交界区白色的水肿脑组织。

9) 止血：沿着血肿 - 正常脑组织界面按一定顺序沿血肿腔四壁探查并清除残留血肿，粘连紧密的血块通常血肿壁会伴有少量渗血，一般不需要电凝止血，可用棉片压迫止血，观察无活动性出血后，将血压缓慢升高到 120~140mmHg，再观察 5 分钟，如无活动性出血，血肿残腔内沿壁贴附薄层速即纱防止血肿壁渗血。止血困难时，可将观察镜固定于内镜支架上，以便于能使用双手操作，同时使用吸引器和双极电凝进行止血。一般术腔不需要放置引流管。如止血困难，估计术后残留血肿可能性较大，则可于血肿腔留置引流管。撤出内镜及导引器工作套筒，严密缝合硬膜。小骨瓣复位固定，逐层缝合头皮，手术结束。

**3. 手术前后头颅 CT 轴位扫描**　病人术后 6 小时清醒，术后第一天复查头颅 CT 提示血肿清除满意，仅前下方有少量血肿残留（图 7-1-2-16）。经

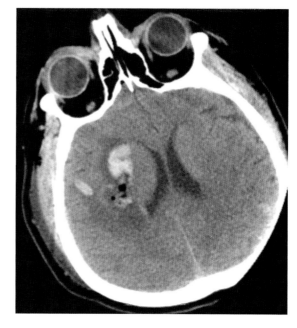

图 7-1-2-16　术后头颅 CT 示血肿清除满意，前下方有少量血肿残留

过 3D Slicer 软件三维重建术后血肿后计算血肿体积，提示为 5.5ml（图 7-1-2-17），因此血肿清除率为 (55-5.5)/55=90%。

**4. 手术要点**

（1）手术切口使用纵行直切口，以便于在需要进行去骨瓣减压时，可以将切口向后向下延伸成

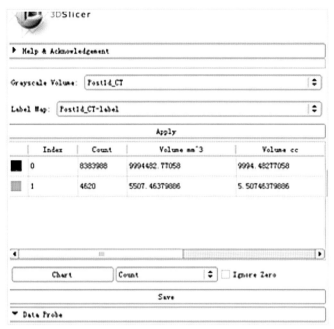

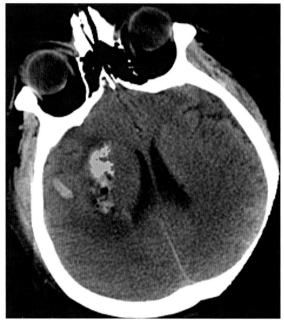

图 7-1-2-17 3D Slicer 软件计算术后血肿体积

扩大翼点入路的常规问号形切口。

（2）钻骨孔一个，铣刀成小骨瓣，直径 2cm。如有直径 2cm 左右的环钻，则更为便捷。

（3）血肿清除时，动作要轻柔。遇到机化较重、血肿较硬、较难吸除时，可以用吸引器吸住并转动血块，在转动过程中，吸除血块周边液化血肿或挫伤的脑组织，以松解血块，至血块转动近一圈后，以取瘤钳将血块取出。

（4）多数高血压脑出血病例，在内镜血肿清除术中，创面仅有少数几处出血点，止血不太困难，仅用速即纱配合脑棉轻轻压迫创面即可止血。但遇到术中止血困难的情况时，可以用支架固定内镜镜身，或是由助手持镜，以便主刀医生可以双手操作，以吸引器和双极电凝配合止血。血肿清除完毕后，视具体情况决定是否留置引流管。如血肿清除满意，则可考虑不放引流管。如血肿清除不满意，或考虑病人有凝血功能障碍，需留置引流管，以便术后可以经管道注入尿激酶。

（5）撤出内镜后，硬膜必须严密缝合，缺损处可取周边的骨膜进行修补。小骨瓣复位，以连接片和钛钉固定。

**（二）单手操作器械问题**

常规内镜手术时，常常是单手操作器械，即左手持内镜，右手持器械。这种操作方式可以满足大部分手术的需求，但是对于经验不多的术者，或是术中情况较复杂、止血较困难的手术来说，就存在较大困难。因此，最理想的方式，还是双手操作器械，以支架固定内镜，这种操作方式与传统显微神经外科操作非常相似，符合大多数神经外科医师的操作习惯。具体实现办法包括：

**1. 使用支持臂固定外视镜** 部分外视镜（Exoscope），如 VITOM（Karl Storz 公司）等，可以使用支持臂固定于导引器外。这样，就可以使用双手器械操作，而且由于镜头位于导引器外，不会占用导引器内本已很狭小的工作空间（图 7-1-2-18）。

**2. 使用支持臂固定内镜** 使用支持臂固定内镜镜头，以便于使用双手器械进行止血等操作。该方法很容易通过在原有的内镜设备基础上升级而实现，成本较低。缺点是内镜镜头位于导引器内，会占用一部分导引器内的工作空间（图 7-1-2-19）。

**3. 助手人工扶持内镜** 无需购置新的硬件

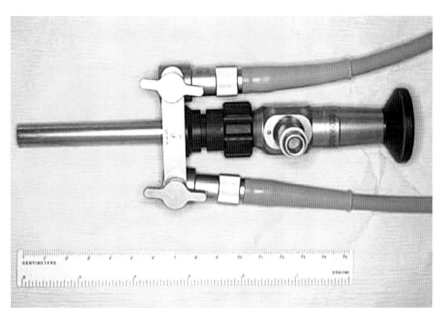
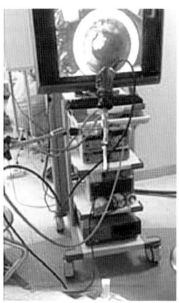

图 7-1-2-18　VITOM 外视镜

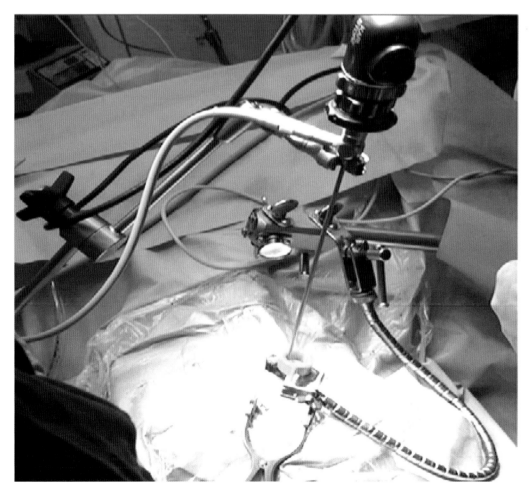

图 7-1-2-19　使用机械支持臂固定内镜

设备,但是对助手的配合要求很高,而且人手的稳定性也远逊于机械和气动固定支架。

## 第三节　结语及未来展望

综上所述,内镜手术治疗幕上高血压脑出血技术上可行,安全性也较好,具有以下优点:①使用普通PC电脑和开源免费软件,计算穿刺角度快捷准确,成本低;②使用带有透明工作鞘的专用内镜导引器,穿刺时,对脑组织损伤小,手术操作时,便于透过透明鞘壁观察周边组织情况;③内镜导引器配有专用固定翼,可以使用标准神经外科蛇形自动拉钩固定工作鞘;④导引器呈环形均匀撑开手术路径上的脑组织,减少脑组织挫伤,而在手术过程中,管壁对手术通道周边脑组织均匀压迫,有一定的止血作用;⑤工作鞘头端斜形开口,在增大了有效工作面积的同时,还可在侧壁出血时将工作鞘斜面旋转向出血部位,以便进行止血操作;⑥开颅过程很快(通常15~20分钟即可完成),很快即可开始清除血肿,对脑组织进行减压。

该方法也存在一些不足,比如:①因骨瓣很小,无法做到去骨瓣减压,对术后脑水肿严重、颅压高的病例,需要再次手术,进行去骨瓣减压;②浅部血肿早期清除后,周边的脑组织常常会因颅内高压而突入导引器内,阻碍手术通道,因此,建议内镜导引器穿刺血肿时,以血肿后、下部为目标。穿刺到位后,自深部开始清除血肿,并逐渐向浅部移动;③清除血肿时,通常需单手持镜,单器械操作,做复杂操作较困难。

尽管我们的前期研究结果令人鼓舞,但仍需要进行更大规模的多中心临床随机对照研究,以求能获得更高级别的循证医学证据,证实这一方法的真正临床价值。随着新型内镜及器械的不断研发和改进,我们相信这一微创安全的新方法将更多地在临床得到推广。

(陈晓雷)

## 参 考 文 献

1. Krishnamurthi RV, Feigin VL, Forouzanfar MH, et al. Global and regional burden of first-ever ischaemic and haemorrhagic stroke during 1990-2010: findings from the Global Burden of Disease Study 2010. Lancet Glob Health, 2013, 1 (5): 259-281

2. van Asch CJ, Luitse MJ, Rinkel GJ, et al. Incidence, case fatality, and functional outcome of intracerebral haemorrhage over time, according to age, sex, and ethnic origin: a systematic review and meta-analysis. Lancet Neurol, 2010, 9 (2): 167-176

3. Morgenstern LB, Hemphill JC, Anderson C, et al. Guidelines for the management of spontaneous intracerebral hemorrhage: a guideline for healthcare professionals from the American Heart Association/American Stroke Association. Stroke, 2010, 41 (9): 2108-2129

4. Sacco S, Marini C, Toni D, et al. Incidence and 10-year survival of intracerebral hemorrhage in a population-based registry. Stroke, 2009, 40 (2): 394-399

5. Russell MW, Boulanger L, Joshi AV, et al. The economic burden of intracerebral hemorrhage: evidence from managed care. Manag Care Interface, 2006, 19 (6): 24-28, 34

6. Kassam AB, Engh JA, Mintz AH, et al. Completely endoscopic resection of intraparenchymal brain tumors. J Neurosurg, 2009, 110 (1): 116-123

7. Wang WH, Hung YC, Hsu SP, et al. Endoscopic hematoma evacuation in patients with spontaneous supratentorial intracerebral hemorrhage. J Chin Med Assoc, 2015, 78 (2): 101-107

8. Chen CC, Lin HL, Cho DY. Endoscopic surgery for thalamic hemorrhage: a technical note. Surg Neurol, 2007, 68 (4): 438-442; discussion 442

9. Dye JA, Dusick JR, Lee DJ, et al. Frontal bur hole through an eyebrow incision for image-guided endoscopic evacuation of spontaneous intracerebral hemorrhage. J Neurosurg, 2012, 117 (4): 767-773

10. Chen X, Xu BN, Yu XG. iPod Touch-Assisted Instrumentation of the Spine: Is It Accurate and Reliable? Neurosurgery, 2014, 75 (6): 734-736

11. Xu X, Chen X, Zhang J, et al. Comparison of the tada formula with software slicer: precise and low-cost method for volume assessment of intracerebral hematoma. Stroke,

2014, 45(11):3433-3435

12. Liu M, Wu B, Wang WZ, et al. Stroke in China:epidemiology, prevention, and management strategies. Lancet Neurol, 2007, 6(5):456-464

13. Vespa PM, Martin N, Zuccarello M, et al. Surgical trials in intracerebral hemorrhage. Stroke, 2013, 44(6 Suppl 1): 79-82

14. Jüttler E, Steiner T. Treatment and prevention of spontaneous intracerebral hemorrhage:comparison of EUSI and AHA/ASA recommendations. Expert Rev Neurother, 2007, 7 (10):1401-1416

15. Li Y, Zhang H, Wang X, et al. Neuroendoscopic surgery versus external ventricular drainage alone or with intraventricular fibrinolysis for intraventricular hemorrhage secondary to spontaneous supratentorial hemorrhage:a systematic review and meta-analysis. PLoS One, 2013, 8 (11):80599

16. Auer LM, Deinsberger W, Niederkorn K, et al. Endoscopic surgery versus medical treatment for spontaneous intracerebral hematoma:a randomized study. J Neurosurg, 1989, 70(4): 530-535

17. Broderick J, Connolly S, Feldmann E, et al. Guidelines for the management of spontaneous intracerebral hemorrhage in adults:2007 update:a guideline from the American Heart Association/American Stroke Association Stroke Council, High Blood Pressure Research Council, and the Quality of Care and Outcomes in Research Interdisciplinary Working Group. Stroke, 2007, 38(6):2001-2023

18. 易明琪, 张志钢. 神经内镜手术治疗高血压脑出血 [J]. 中国内镜杂志, 2011, 17(8):856-858

19. 黄毅, 陈晓雷, 黄建荣, 等. 幕上高血压脑出血神经内镜微创手术与开颅血肿清除术的疗效比较. 中国实用神经疾病杂志, 2014, (10):1-4

20. Nagasaka T, Tsugeno M, Ikeda H, et al. Early recovery and better evacuation rate in neuroendoscopic surgery for spontaneous intracerebral hemorrhage using a multifunctional cannula:preliminary study in comparison with craniotomy. J Stroke Cerebrovasc Dis, 2011, 20(3):208-213

21. Kuo LT, Chen CM, Li CH, et al. Early endoscope-assisted hematoma evacuation in patients with supratentorial intracerebral hemorrhage:case selection, surgical technique, and long-term results. Neurosurg Focus, 2011, 30(4):9

22. 陈祎招, 徐如祥, 赛力克, 等. 高血压脑出血神经内镜微创手术与开颅血肿清除术的临床比较分析. 中国神经精神疾病杂志, 2010, 36(10):616-619

# 第二章

# 脑室内出血的内镜手术治疗

## 第一节　概述

自发性脑室内出血的最常见病因是高血压动脉硬化,脑室壁上的小动脉破裂出血,或脑实质出血破入脑室。其他病因包括血管畸形出血、动脉瘤破裂、脑肿瘤卒中等。脑室出血后,一方面血液进入脑室系统形成血凝块,堵塞室间孔、导水管、第四脑室造成脑脊液循环障碍,导致急性梗阻性脑积水,使颅内压急剧升高,严重时引发脑疝,危及生命。另一方面,脑室内血液在凝固和分解过程中,会释放凝血酶、红细胞分解产物、补体复合物及细胞因子等多种毒性物质,对周围脑组织造成继发性损害。

脑室内出血治疗的关键在于尽早清除脑室内积血,使脑脊液循环恢复通畅。脑室内出血的传统治疗方法主要包括:①侧脑室穿刺外引流术:此方法创伤小,无需特殊器械,简单易行。缺点在于引流管置入后只能引流出血性脑脊液,不能及时清除脑室内凝血块,脑脊液循环通路无法立即通畅,因此病人恢复慢,并发症多。向脑室内注入尿激酶等药物,可以使脑室内血肿的液化,利于排除,但易造成脑室内感染;②立体定向引导下血肿穿刺抽吸、外引流术:该方法定位准确,但抽吸血

肿时不是在直视下操作,易造成新的损伤,对于活动性出血不能进行止血,因此再出血率较高;③开颅血肿清除术:适用于严重颅内压增高,已发生脑疝的病人。开颅手术能够在直视下清除脑室内积血,对于活动性出血可进行止血,但经皮层入路会加重脑组织损伤,特别是清除深部血肿时,由于视野和照明受限,易损伤丘脑和深部神经核团。

## 第二节　脑室内出血的内镜手术治疗

随着神经内镜技术的发展,内镜已被应用于脑室内血肿清除手术,具有以下优点:①对脑组织损伤小;②可以在直视下清除血肿,减压效果好,同时避免了副损伤;③可以处理活动性出血。

### 一、手术器械

同幕上高血压脑出血的内镜手术治疗。

### 二、手术技术

1. 采用气管插管全身麻醉。

2. 病人置于仰卧位,头部抬高20°,头托固定。

3. 采用额部发际内弧形切口,以冠状缝前

2.5cm、中线旁开 2.5cm 为中心,作直径 3cm 小游离骨瓣开颅。

4. Y 形剪开硬膜,在皮层表面选择无血管区用脑针穿刺侧脑室。穿刺成功后可见血性脑脊液喷出,缓慢放出血性脑脊液以降低颅内压。退出脑针,沿脑针进入方向,将透明工作鞘置入侧脑室并固定。

5. 撤出工作鞘的内芯,置入内镜和吸引器,在内镜直视下从浅至深逐步吸除血凝块。脑室内血凝块一般较软,易于吸出。对于质韧的血凝块可用取瘤钳咬碎后吸出。随着血凝块吸出,可观察到脑室壁和脑室内结构。附着于脑室壁上的血块,不必勉强吸除,以免引起新的出血,加重脑室壁的损伤。大部吸除凝血块后,通过内镜中的冲洗通道,用 37℃林格氏液冲洗脑室,将小血块和血性脑脊液吸出。脑室壁上的小出血点,通过持续冲洗多可止血,或用双极电凝止血,电凝时功

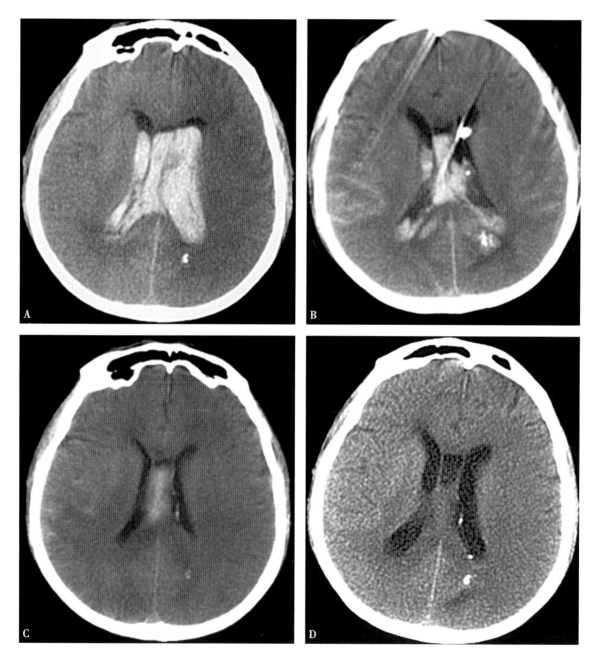

图 7-2-2-1　患者男性,53 岁,因"突发头痛、意识不清 2 小时"入院,来院时患者意识呈中度昏迷,头颅 CT 显示双侧脑室内出血铸型(A),急诊在内镜下清除血肿,留置脑室引流管。术后 1 天复查头颅 CT 示血肿部分残留(B),从引流管注入尿激酶 2 万 u,共 3 次,3 天后复查头颅 CT 示血肿大部清除(C)。术后 3 周复查,患者神清,头颅 CT 显示血肿完全吸收(D)

率不可过大,以免损伤脑室壁结构。一侧脑室内积血清除完毕后,开放透明隔,进入对侧脑室,清除血肿。然后在内镜下探查室间孔,用细吸引器吸除堵塞室间孔的血块。内镜进入第三脑室进行冲洗,清除残余血块。在第三脑室内操作时,位置较深,操作空间狭小,注意不要过度吸引血块,以免损伤丘脑等重要结构,一旦引发出血,止血困难。检查无活动性出血后,在脑室放置引流管1根。

6. 撤出内镜和工作鞘,明胶海绵填塞皮层隧道,缝合硬膜,骨瓣复位,缝合伤口。

## 三、术后处理、手术要点及优点

同幕上高血压脑出血的内镜手术治疗(图7-2-2-1)。

## 参 考 文 献

1. Schulz M, Bührer C, Pohl-Schickinger A, et al. Neuroendoscopic lavage for the treatment of intraventricular hemorrhage and hydrocephalus in neonates. Journal of Neurosurgery Pediatrics, 2014, 13(6): 1517-1522

2. Gaberel T, Magheru C, Emery E. Management of non-traumatic intraventricular hemorrhage. Neurosurgical Review, 2012, 35(4): 485-495

3. Dey M, Jaffe J, Stadnik A, et al. External ventricular drainage for intraventricular hemorrhage. Current Neurology and Neuroscience Reports, 2012, 12(1): 24

4. Li Y, Zhang H, Wang X, et al. Neuroendoscopic surgery versus external ventricular drainage alone or with intraventricular fibrinolysis for intraventricular hemorrhage secondary to spontaneous supratentorial hemorrhage: a systematic review and meta-analysis. Plos One, 2013, 8(11): e80599-e805996. Adeoye O, Broderick J P. Advances in the management of intracerebral hemorrhage. Journal of Neural Transmission, 2013, 6(1): 593-601

5. Cinalli G, Cappabianca P, De F R, et al. Current state and future development of intracranial neuroendoscopic surgery. Expert Review of Medical Devices, 2014, 2(3): 351-373

6. Hwang B Y, Bruce S S, Appelboom G, et al. Evaluation of intraventricular hemorrhage assessment methods for predicting outcome following intracerebral hemorrhage. Journal of Neurosurgery, 2012, 116(1): 185-192

# 第三章

## ENDOSCOPIC NEUROSURGERY

# 慢性硬膜下血肿的内镜手术治疗

## 第一节　概述

慢性硬膜下血肿常见于老年人,传统的治疗方法是颅骨钻孔血肿腔引流术。由于冲洗血肿腔是在非直视下进行,所以手术并发症较多,包括血肿清除不完全;血肿复发;张力性气颅;引流管穿破血肿壁,误入脑组织或蛛网膜下腔。特别是对于内部分隔的慢性硬膜下血肿,因分隔不能完全开放,常常导致引流不彻底,血肿更易复发。随着神经内镜技术的发展,特别是软性内镜的出现,目前内镜治疗慢性硬膜下血肿已逐渐被推广使用。

## 第二节　慢性硬膜下血肿内镜手术治疗方法

### 一、手术设备和器械

内镜设备同常规神经内镜手术。使用直径3.8mm 的软性内镜,带有冲洗通道和器械通道。手术器械包括:活检钳、剪刀、电凝等。

### 二、手术技术

1. 采用局麻加静脉复合麻醉,对于不能配合的病人采用全麻。

2. 如为单侧血肿,在发际内血肿最厚的部位做直切口,并使切口位于头部最高点。如为双侧血肿,取仰卧位,先处理血肿量大的一侧。颅骨钻孔,电凝后十字形切开硬脑膜和血肿外层包膜,用棉片堵住切口,让液态血肿缓慢自然流出,待颅压下降后,将内镜从切口处置入血肿腔,用37℃生理盐水向不同方向缓慢冲洗,期间注意观察流出液体的量和性状。待液态血肿大部排出后,此时内镜图像逐渐清晰,调整内镜方向探查血肿腔。如发现血肿腔内分隔,可用内镜头端直接穿透,或用活检钳撕破。注意检查血肿腔边缘,往往有血凝块存在,通过加压冲洗使其流出。血肿包膜上的小出血点,持续冲洗后多可止血,出血明显者可用电凝止血。

3. 内镜直视下向血肿腔的前方置入引流管,撤出内镜,明胶海绵封闭骨孔,固定引流管,逐层缝合切口。

### 三、术后处理

同常规硬膜下血肿引流手术。术后 1 天复查CT,如无血肿残留,可拔除引流管(图 7-3-2-1)。

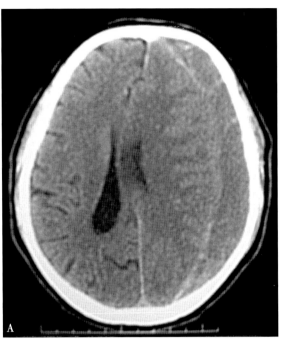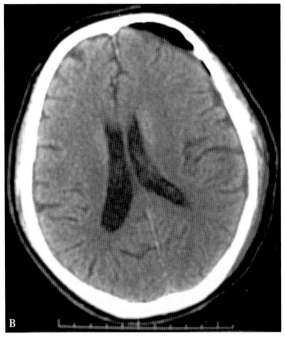

图 7-3-2-1 患者男性,79 岁,因"右侧肢体无力 1 个月"入院,来院时患者右侧上、下肢肌力 II 级,头颅 CT 显示左侧额颞顶枕慢性硬膜下血肿(A),行内镜下血肿清除术,术后 1 天后复查头颅 CT 示血肿基本清除(B),患者右侧肢体肌力恢复至 IV 级

## 四、内镜手术优点

1. 在内镜下可以对整个血肿腔进行观察,直视下操作可避免脑组织损伤。

2. 对于分隔型血肿,可在直视下穿通间隔,血肿清除完全,减少残留。

3. 可在内镜下清除血肿腔周边的残存血凝块,避免血肿术后复发。

4. 对于血肿壁上的活动性出血,可在内镜下止血。

5. 在内镜引导下放置引流管,避免引流管误入脑内或蛛网膜下腔。

(裴傲 张亚卓)

## 参 考 文 献

1. Nakano T,Ohkuma H,Ebina K,et al. Neuroendoscopic surgery for intracerebral haemorrhage:comparison with traditional therapies. Minim Invasive Neurosurg,2003,46(5):278-283

2. Mendelow A D,Gregson B A,Rowan E N,et al. Early surgery versus initial conservative treatment in patients with spontaneous supratentorial lobar intracerebral haematomas(STICH II):a randomised trial. Lancet,2013,382(9890):397-408

3. Qiu Y,Lin Y,Tian X,et al. Hypertensive intracranial hematomas:endoscopic assisted keyhole evacuation and application of patent viewing dissector. Chin Med J,2003,116(2):195-199

4. Feng Y,He J,Liu B,et al. Endoscope-Assisted Keyhole Technique for Hypertensive Cerebral Hemorrhage in Elderly Patients:A Randomized Controlled Study in 184 Patients. Turkish Neurosurgery,2016,26(1):84-89

5. Ogiwara H,Morota N. Endoscopic transaqueductal or interventricular stent placement for the treatment of isolated fourth ventricle and pre-isolated fourth ventricle. Child's Nervous System,2013,29(8):1299-1303

6. Yang C D,Chen Y W,Wu H C. Meta-analysis of randomized studies ofsurgery for supratentorial intracerebral hemorrhage. Formosan Journal of Surgery,2014,47(3):90-98

7. Beynon C,Schiebel P,Bösel J,et al. Minimally invasive endoscopic surgery for treatment of spontaneous intracerebral haematomas. Neurosurgical Review,2015,38(3):1-8

8. Longatti PL,Martinuzzi A,Fiorindi A,et al. Neuroendoscopic

management of intraventricular hemorrhage. Stroke,2004,35(2):35-38

9. Longatti P,Basaldella L. Endoscopic Management of Intracerebral Hemorrhage. World Neurosurgery,2013,79(2):1-7

10. Orakcioglu B,Beynon C,Bösel J,et al. Minimally Invasive Endoscopic Surgery for Treatment of Spontaneous Intracerebral Hematomas:A Single-Center Analysis. Neurocritical Care,2014,21(3):407-416

11. Yan K,Gao H,Wang Q,et al. Endoscopic surgery to chronic subdural hematoma with neovessel septation: technical notes and literature review. Neurological Research,2016,38(5):1-10

12. Májovský M,Masopust V,Netuka D,et al. Flexible endoscope-assisted evacuation of chronic subdural hematomas. Acta Neurochirurgica,2016:1-6

13. Mori K,Maeda M. Surgical treatment of chronic subdural hematoma in 500 consecutive cases:clinical characteristics,surgical outcome,complications,and recurrence rate. J Neurol Med Chir,2001,41(8):371-381

14. Ducruet A F,Grobelny B T,Zacharia B E,et al. The surgical management of chronic subdural hematoma. Neurosurgical Review,2015,35(4):155-169

# 第八篇

内镜与其他技术结合的神经外科手术

# *ENDOSCOPIC NEUROSURGERY*

　　历经 50 余年的发展，显微神经外科技术已日臻完善，但在处理颅内深部病变时，显微镜往往存在视觉死角，而神经内镜能够弥补显微镜的缺点。在传统显微神经外科手术的基础上，与显微手术相结合，更加利于术者进行操作。在颅内深部病变手术中应用神经内镜，内镜可以提供良好的照明，具有图像放大和成角观察功能，可以近距离清晰显示解剖结构，弥补了显微镜下的视野死角，从而减少术中对脑组织的牵拉，避免盲目操作引起的损伤，大大提高了手术的安全性，减少并发症的发生。

　　近年来，随着微创神经外科的发展，要求在手术中能够对病灶精确定位，将脑组织的损伤降低到最小，超声与导航系统在神经外科的应用使微创手术得以实现。在内镜手术中使用超声与导航系统，可以克服内镜手术的缺点，提高手术的安全性。

# 第 一 章

*ENDOSCOPIC NEUROSURGERY*

# 神经内镜结合显微外科手术

## 第一节 内镜结合显微外科手术切除颅内表皮样囊肿

### 一、概述

表皮样囊肿（epidermoid cyst）又称"胆脂瘤"或"珍珠瘤"，是颅内常见先天性肿瘤，发病率占全部颅内肿瘤的 0.2%~1.8%。发病年龄为 20~60 岁，无明显性别差异。

表皮样囊肿是神经管闭合期间外胚层细胞异位残留所致。囊肿位于脑实质外，生长缓慢，好发于桥小脑角区、鞍区、侧裂池、脑室等部位。肿瘤呈分叶状或不规则形，有完整的包膜，囊内为白色蜡状或片状、有光泽的角化物质，形似珍珠。在显微镜下，囊肿最外层是一薄层纤维结缔组织，内面是同心圆状排列的复层鳞状上皮细胞；囊肿内容物为角质碎屑、胆固醇结晶及其他类脂成分。部分病例可见钙化、出血和反应性肉芽组织增生。

颅内表皮样囊肿生长缓慢，沿蛛网膜下腔生长，逐渐向脑裂隙部位扩展，早期多无症状或症状轻微。当肿瘤体积增大并产生占位效应时才出现明显的症状，此时肿瘤往往巨大，广泛侵及周围结构，囊壁与周边血管神经等重要结构粘连紧密。主要临床表现包括：神经根刺激症状，颅内占位性症状。囊肿壁破裂导致囊内容物进入蛛网膜下腔，造成反复发作性无菌性脑膜炎和脑积水。

### 二、影像学表现

表皮样囊肿在 CT 上显示为低密度、不规则占位病变，囊内容物的 CT 值为负值，囊壁上有时可见钙化，增强扫描无明显强化（图 8-1-1-1）。

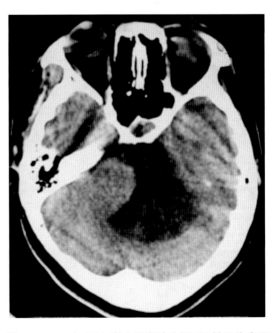

**图 8-1-1-1 左 CPA 表皮样囊肿头颅 CT 轴位像表现**

头 MRI 上，表皮样囊肿在 $T_1WI$ 上呈等或略高于脑脊液的低信号，在 $T_2WI$ 上呈等或略低于脑脊液信号。表皮样囊肿在常规 MRI 扫描上与蛛网膜囊肿不易区别。通过 MRI 特殊序列成像，如弥散加权成像（DWI）、水抑制反转恢复（FLAIR）及波谱分析（MRS）有助于明确诊断。表皮样囊肿沿蛛网膜下腔生长，形状不规则；而蛛网膜囊肿多呈圆形或椭圆形，形态规则。在 FLAIR 相上表皮样囊肿与脑脊液相比信号明显增高；在弥散加权成像上表皮样囊肿呈明显高信号，蛛网膜囊肿则呈低信号（图 8-1-1-2）。

## 三、手术治疗

表皮样囊肿好发于颅底及中线区，周围与众多复杂结构毗邻，且肿瘤沿蛛网膜下腔间隙不规则生长，与脑组织粘连，包绕神经、血管。显微外科手术切除囊肿时，因显微镜下存在视野死角常致肿瘤残留，对于囊壁难以完全切除，如勉强分离易造成严重的神经功能损伤。

表皮样囊肿囊内容物几乎无血供，质地松软，易于剥离和吸除，因此适合采用内镜手术进行切除。对于位置深、生长广泛的表皮样囊肿，可先在显微镜下进行切除，然后用神经内镜探查，若发现残留的肿瘤，可在内镜下予以切除。

内镜结合显微外科手术切除表皮样囊肿的优点：①可充分利用肿瘤部分切除后形成的空间，发挥内镜成像成角、广角的特点，避免过度牵拉脑组织、神经等重要结构；②内镜下可发现残余肿瘤并切除，减少肿瘤术后复发及无菌性脑膜炎的发生。

### （一）手术设备和器械

30°、70° 硬性内镜，不同角度的显微剥离子和吸引器。其他设备同常规神经内镜手术。

### （二）手术方法

1. 采用气管插管　全麻，通过影像学资料确定手术入路，常规开颅。

2. 显微镜下显露肿瘤包膜，切开肿瘤包膜，先切除囊内容物以减压。囊内容物大部切除后，

锐性分离肿瘤包膜与周围脑组织、神经和血管的粘连，图 8-1-1-3A 显示为显微镜下全切。

3. 换用内镜，使用 30° 硬性内镜进行探察，观察显微镜下的盲区和残余肿瘤（图 8-1-1-3B、C），内镜下用剥离子剥离肿瘤后用细吸引器吸出。对于粘连紧密的肿瘤囊壁，不宜勉强剥离，以免造成出血和神经功能损伤。

4. 用地塞米松盐水冲洗术野，将游离肿瘤碎屑吸除，常规关颅。

### （三）手术技术要点

1. 注意保护脑神经及血管等重要结构　切除时，先切开包膜，尽量吸除囊内容物行内减压，待减压充分后再分离切除囊肿包膜。切除囊壁时，应沿蛛网膜进行分离，用细吸引器及显微剥离子将包膜从神经、血管表面游离，锐性切除，避免强行牵拉。对于与脑干、脑神经、血管等重要结构粘连紧密的包膜，不必勉强切除，以免加重损伤。

2. 在内镜下切除深部肿瘤时，建议应用内镜固定装置，便于术者双手持器械进行操作，避免手持内镜时镜体移动损伤周围结构。

3. 在使用成角度内镜时，必须有配套的、可弯曲的剥离子、吸引器；术者应熟练掌握内镜操作技巧，做到良好的手眼配合。

4. 需熟悉内镜解剖，能够在内镜下辨认解剖标志。内镜下获得的图像是二维图像，且内镜具有"鱼眼效应"，应当注意所观察到的图像不能代表物体真实的位置及大小。

内镜与显微镜不同，只能观察到镜头前方的结构，不能看到术野的全局，因此在操作时应注意使内镜和器械沿纵轴移动，避免损伤视野外的结构。尤其是使用成角度的内镜和弯曲的手术器械时，注意镜体和器械后部可能会损伤术野内的神经、血管。

5. 手术并发症

（1）无菌性脑膜炎：是表皮样囊肿术后常见并发症，文献报道的发生率为 10%~40%，为囊肿内胆固醇等物质进入蛛网膜下腔，产生化学刺激性

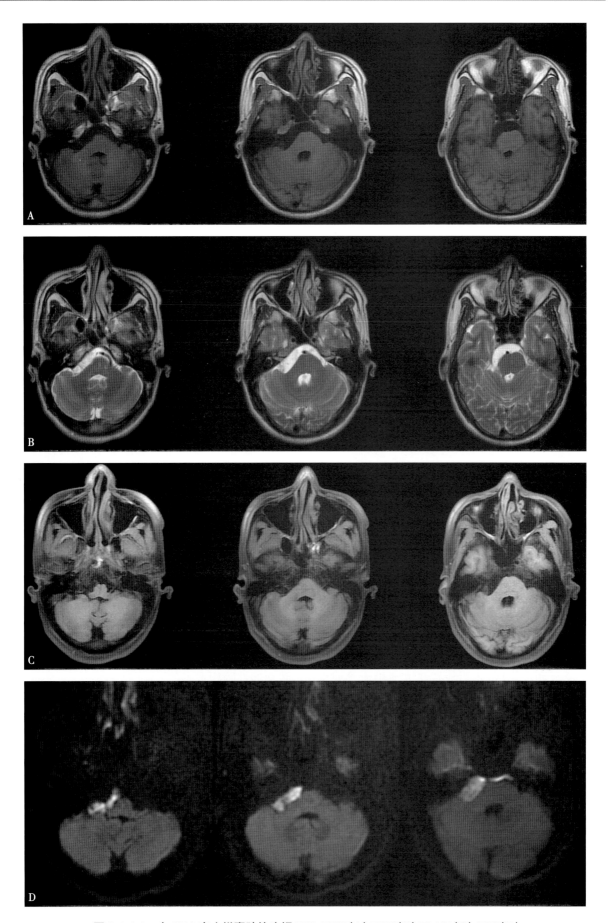

图 8-1-1-2　右 CPA 表皮样囊肿的头颅 MRI：$T_1WI(A)$，$T_2WI(B)$，FLAIR(C)，DWI(D)

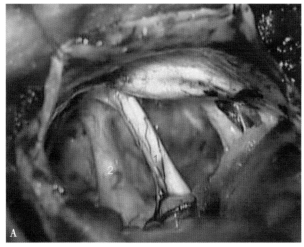

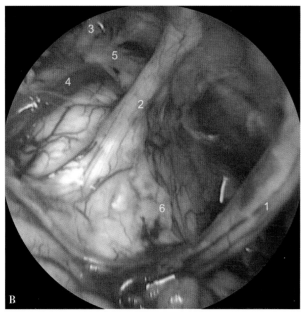

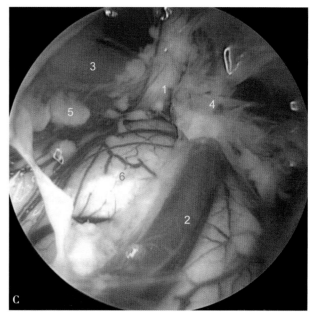

图 8-1-1-3 右 CPA 表皮样囊肿,显微镜切除与内镜观察的比较

A. 显微镜下显示肿瘤全切除见:1. 面神经,2. 三叉神经; B. 显微镜"全切除"后置入 30° 内镜所见:1. 面神经,2. 三叉神经,3. 动眼神经,4. 小脑上动脉,5. 肿瘤包膜,6. 脑干; C. 30° 内镜进一步深入瘤腔观察,可见少量肿瘤残留:1. 动眼神经,2. 小脑上动脉,3. 基底动脉,4. 肿瘤包膜,5. 残余肿瘤,6. 脑干

所致。神经内镜结合技术容易发现术野残存的肿瘤碎屑并予清除。关颅前用含肾上腺皮质激素的盐水反复冲洗术区,术后放置腰大池引流管或反复腰穿释放脑脊液,可清除流入蛛网膜下腔囊肿内容物的残渣,可以减少无菌性脑膜炎的发生。

(2)脑神经损伤:表皮样囊肿沿颅底蛛网膜下腔生长,常包绕脑神经,在切除肿瘤囊壁时,常牵拉脑神经,易导致神经损伤。

(3)迟发性颅内出血:常见于术后 5~20 天,多表现为蛛网膜下腔出血,严重时可危及病人生命。出血的原因可能是由于化学性物质腐蚀血管壁,或肿瘤切除后游离的动脉搏动形成微血管瘤,破裂导致出血。

(4)脑积水:为术后长期并发症,多由于无菌性脑膜炎或蛛网膜下腔出血造成蛛网膜粘连,导致交通性脑积水。

## 第二节 内镜结合显微手术切除桥小脑角肿瘤

### 一、概述

桥小脑角(cerebellopontine angle,CPA)是位于桥脑、脑干和岩骨后方的一个锥形腔隙,前界为岩骨后部,后界为小脑的前外侧面,上界为小脑幕和三叉神经,下界为进入舌下神经管的舌下神经、椎动脉和小脑后下动脉分支,内侧界为桥脑和小脑半球的外侧面,外侧界为颞骨和乙状窦。在 CPA 池内有众多神经、血管走行,包括 Ⅴ~Ⅻ 脑神经、小脑上动脉、小脑前下、后下动脉、岩静脉等。O'Donoghue 和 O'Flynn 在 1993 年详细报道了 CPA 的内镜解剖,将 CPA 的结构从上到下分为 4 层:第一层包括三叉神经、展神经及小脑上动脉;第二层包括面、听神经及小脑前下动脉;第三层面包括舌咽、迷走、副神经及小脑后下动脉;第四层包括枕大孔、椎-基底动脉及第一脊神经(详见本篇第二章第二节)。

## 二、CPA 区常见肿瘤的临床特点

发生于桥小脑角的肿瘤包括听神经瘤、脑膜瘤、表皮样囊肿、小脑半球胶质瘤、脊索瘤、转移瘤等,其中以听神经瘤、表皮样囊肿、脑膜瘤最为常见。

1. **听神经瘤**　听神经瘤是起源于前庭神经中枢与周围部分移行处(Obersteiner-Redlich 区)髓鞘的神经鞘瘤,约占颅内肿瘤的 8%~10%,CPA 肿瘤的 80%~90%,是 CPA 最常见的肿瘤。

听神经瘤生长缓慢,往往病史较长。早期表现为高调耳鸣,进而出现进行性听力减退;随着肿瘤增大,可出现面部麻木、疼痛(三叉神经受累),周围性面瘫(面神经受累),复视(展神经受累),声音嘶哑、饮水呛咳、吞咽困难(后组脑神经受累);后期肿瘤压迫小脑、脑干,出现步态不稳、共济失调、锥体束征;晚期由于第四脑室受压,造成颅高压、脑积水,甚至发生枕大孔疝。

在 CT 上,肿瘤多为圆形或分叶状,与脑组织间有明显边界,呈等或混杂密度,可伴囊性变,增强扫描可明显强化;骨窗上可见内听道扩大,呈喇叭状(图 8-1-2-1)。MRI 上,肿瘤在 $T_1WI$ 上为等或低信号,$T_2WI$ 上为稍高或混杂信号,可明显强化;肿瘤体积大时,压迫第四脑室(图 8-1-2-2)。电测听检查显示患侧高频听力丧失。脑干听觉诱发电位(BAEP)检查显示 Ⅰ~Ⅲ 或 Ⅰ~Ⅴ 潜伏期延长。

2. **表皮样囊肿**见本章第一节。

3. **脑膜瘤**　脑膜瘤占 CPA 肿瘤的 5%~10%,多数从岩骨后部硬膜和小脑幕生长。临床上早期无明显症状,随着肿瘤体积增大,可表现为面部麻木、疼痛、面肌抽搐、听力减退等症状,后期可出现步态不稳、共济失调、锥体束征、后组脑神经功能障碍及颅高压。

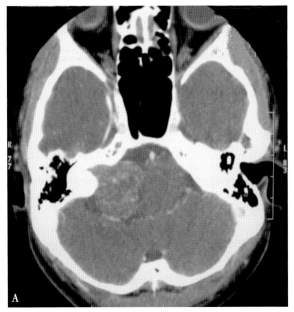
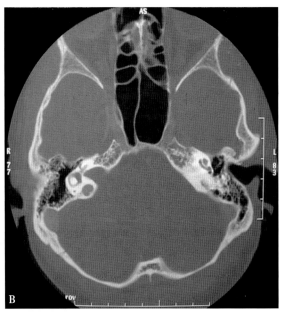

图 8-1-2-1　右听神经瘤头颅 CT 轴位像表现,显示内听道口扩大

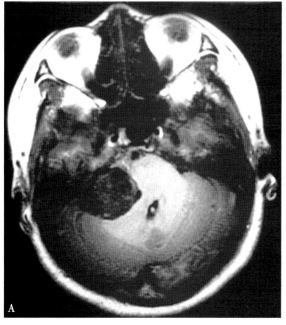

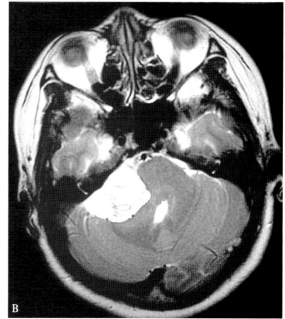

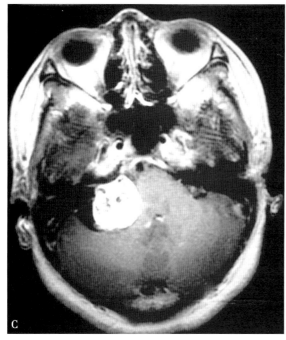

图 8-1-2-2　右听神经瘤头颅 MRI 轴位像表现
$T_1WI(A)$,$T_2WI(B)$,$T_1WI$ 增强(C)

　　在 CT 上,CPA 脑膜瘤为圆形或类圆形,等或稍高密度,可伴钙化,增强扫描后均一强化,可见硬膜尾征;在骨窗上,肿瘤基底部可见颅骨增生。MRI 上,肿瘤在 $T_1WI$ 和 $T_2WI$ 上多呈等信号,增强扫描肿瘤可均一强化,在 MRI 上还可清晰显示肿瘤与脑干、基底动脉等结构之间的关系(图 8-1-2-3)。

### 三、手术治疗

　　CPA 肿瘤多为良性,如手术能够彻底切除肿瘤,可以达到治愈的目的。常规显微外科手术切除 CPA 肿瘤,通常可采用枕下乙状窦后入路,由于 CPA 区神经、血管密集,当肿瘤体积较大时,造成正常结构移位,在切除肿瘤的过程中,对解剖结构往往难以准确判断,因此易造成手术副损伤,术后并发症多见,如面、听神经及后组脑神经的损伤、脑干损伤。当处理 CPA 深部及脑干腹侧的病变时,由于显微镜视野的限制,需过度牵拉小脑,造成小脑半球血肿或水肿。

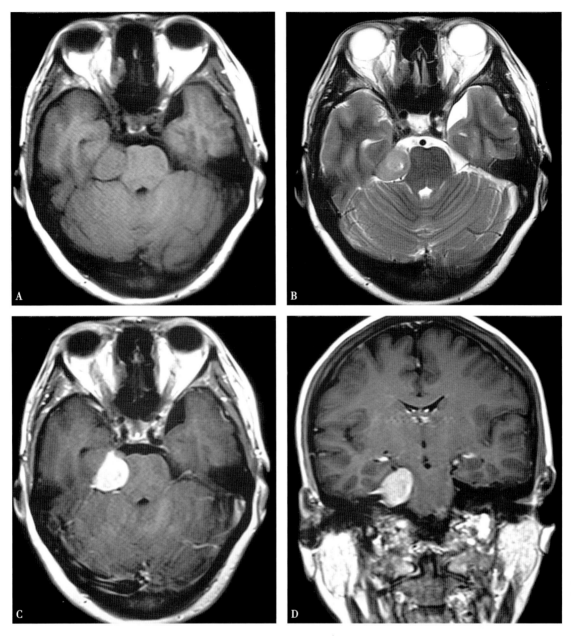

图 8-1-2-3　右 CPA 脑膜瘤头颅 MRI 表现

$T_1WI(A),T_2WI(B),T_1WI$ 增强(C,D),可见硬膜尾征

随着内镜在神经外科手术中的应用,在切除 CPA 肿瘤中,内镜已成为重要的结合工具,其优点在于:①内镜能够提供良好的照明和放大的图像,有利于辨别神经、血管的位置及与肿瘤的关系;②配合使用不同角度的内镜,可以对深部结构和显微镜下观察不到的死角区域进行观察,减少了对脑干、基底动脉及分支、颅脑神经的损伤,避免肿瘤残留;③处理内听道内的肿瘤时,由于在内镜下能够很好地观察内听道的结构,无

需过多磨除岩骨,避免对面、听神经的损伤,有利于保存听力;④对于向岩尖和斜坡生长的肿瘤,往往需要通过联合入路切除,但在内镜下通过乙状窦后入路可以达到满意切除;⑤内镜下易于发现开放的乳突、岩骨气房,避免术后脑脊液漏的发生。

**(一)手术设备和器械**

30°、70°硬性内镜,不同角度的显微剥离子、吸引器、显微剪刀。其他设备同常规神经内镜手术。

**（二）手术方法**

1. **气管插管** 全麻，病人置于侧卧位，头架固定头部，常规枕下开颅、乙状窦后入路。

2. 剪开硬膜，向内侧牵开小脑半球，在显微镜下开放小脑延髓池蛛网膜，缓慢释放脑脊液，待颅压下降后，用脑压板向内侧轻轻牵开小脑半球。

3. 用显微剪刀剪开CPA池内的蛛网膜，在显微镜下进行探查，初步显露肿瘤和周围结构。

4. 置入内镜，观察肿瘤与脑神经、血管、脑干之间的关系，如发现肿瘤的供血动脉，可先予以电凝、切断。

5. 换为显微镜，在镜下开始切除肿瘤。电凝肿瘤包膜后切开，先在肿瘤内部进行切除，当内减压充分后，再沿肿瘤周边的蛛网膜进行分离。对于CPA脑膜瘤，可在内减压的同时逐步离断肿瘤基底。

6. 当肿瘤大部切除、已分离至肿瘤深部时，再次置入0°和30°内镜进行观察，尤其注意面神经及脑干侧腹面、内耳门等显微镜下的死角区域，辨别显微镜下无法看到的结构和残余肿瘤。

7. 在显微镜下或内镜下切除残余肿瘤，使用内镜对术区进行检查，确认有无肿瘤残余、术区内有无活动性出血、脑神经是否保护完好。

8. 严密封闭乳突气房，逐层缝合伤口。

**（三）手术技术要点**

1. 术者必须熟悉CPA区的内镜解剖，能够在内镜下辨认解剖标志。

2. CPA池内神经、血管密集，内镜在术区内移动和操作时，注意避免镜体和器械损伤周围结构，尤其是使用成角度的内镜和成角的手术器械时。

3. 在内镜下分离、切除肿瘤时，建议应用内镜固定装置，便于双手进行操作。

**（四）手术并发症**

术后并发症与显微手术相同，但由于在术中使用内镜，并发症的发生率明显降低。

1. **脑神经损伤** 术后出现面瘫、听力丧失、面部感觉障碍、声音嘶哑、吞咽困难、呛咳等症状。

2. **小脑水肿、血肿** 与过度牵拉小脑半球有关。

3. **出血** 多来自乙状窦、岩静脉及小脑前下、后下动脉的分支。

4. **脑脊液漏和感染** 多数由于术中乳突气房开放所致。

# 参 考 文 献

1. Holodny AI, Ollenschlager M. Diffusion imaging in brain tumors. Neuroimaging Clin Am, 2002, 12 (1): 107

2. Horváth A, Nagy SA, Perlaki G, Orsi G, Bogner P, Dóczi T. multimodal quantitative characterization of intracranial epidermoid cysts: preliminary results .Ideggyogy Sz. 2015 Sep 30; 68 (9-10): 347-55

3. Pampliega PA, Martin EC, Caballe TM, et al. Aseptic meningitis caused by the rupture of an epidermoid cyst. Rev Neurol, 2003, 37 (3): 221-224

4. Nguyen JB, Ahktar N, Delgado PN, et al. Magnetic resonance imaging and proton magnetic resonance spectroscopy of intracranial epidermoid tumors. Critical Rev Comput Tomogr, 2004, 45 (5-6): 389-427

5. Jennings CR, O'Donoghue GM. Posterior fossa endoscopy. Laryngol Otol, 1998, 112: 227-229

6. O'Donoghue GM, O'Flynn P. Endoscopic anatomy of the cerebellopontine angle. AmJ Otol, 1993, 14: 122-125

7. Schroeder HW, Oertel J, Gaab MR. Incidence of complications in neuroendoscopic surgery. Child Nerv Syst, 2004, 20: 11-12

8. Takemura Y, Inoue T, Morishita T, Rhoton AL Jr. Comparison of microscopic and endoscopic approaches to thecerebellopontine angle. World Neurosurg. 2014 Sep-Oct; 82 (3-4): 427-441

9. Groten HJA. Endoscope-assisted craniotomy, in techniques in neurosurgery. Philadelphia, Lippin-cott-Raven Publishers, 1996, 1 (3): 201-212

10. Matthieu V, Bruno P, Lejeune JP, et al. Intradural epidermoid cyst of the cerebellopontine angle: diagnosis and surgery. Neurosurgery, 1995, 36: 52-57

# 第二章

*ENDOSCOPIC NEUROSURGERY*

# 超声和导航技术在神经内镜手术中的应用

## 第一节　内镜与超声技术结合

### 一、概述

随着神经内镜设备和技术的发展,内镜神经外科的适应证不断扩大,但内镜手术同样具有局限性,如果术者没有丰富的经验和深厚的内镜解剖学基础,会导致严重的并发症,特别是大血管的损伤。

超声技术在外科手术中已经被广泛应用,如超声引导下病变活检、利用超声进行术中病变精确定位等。超声在神经外科领域的应用主要包括肿瘤、囊肿的定位,对血管、动脉瘤进行多普勒超声检查。随着超声设备的改进,超声波探头的体积不断缩小,精确度明显提高,使得在内镜手术中使用超声成为可能。

1992 年,Auer 报道了在超声引导下进行脑室内囊肿造瘘手术,并提出"超声定向的神经内镜手术"。此后,超声技术被用于脑室手术及颅底外科手术中。超声内镜神经外科手术的适应证包括:①脑室内病变切除、活检术;②第三脑室底造瘘术;③颅内囊性病变手术;④脑内血肿清除术;⑤经

鼻蝶入路鞍区、颅底病变切除术;⑥内镜结合的动脉瘤夹闭术;⑦寰枕畸形、脊髓空洞减压手术。

超声内镜手术的优点:①在内镜下实时观察的同时,可以利用超声探测周边结构,尤其能够显示脑室大小的变化、血管搏动、血液流动及脑脊液流动等情况,提高了手术安全性;②超声设备体积小,使用灵活;③与其他设备相比,超声设备价格低,操作更加灵活;④超声探测到的是实时图像,没有因脑脊液流失、脑组织移位造成的图像漂移问题。缺点:①目前的超声成像多为 360°二维图像,类似于雷达图像,手术医生往往对超声图像不熟悉,在定位上有困难,需要有超声专业人员配合手术;②与内镜配合使用的超声探头直径较小,成像相对较差;③超声探头探测到的是镜头周边的结构,探测的范围一般在直径 3cm 内,不能探测到镜头前方的结构;④当术野内存在空气时,影响超声成像。

### 二、手术技术

#### (一)手术设备

**1. 内镜系统**　同常规内镜手术,工作镜至少有 4 个通道,包括冲洗通道、出水或吸引通道、2 个器械通道(其中 1 个可通过超声探头)。为了提高操作的稳定性,应配置内镜固定装置。

**2. 超声系统**　6F 超声探头(用于内镜工作通道内)、8F 超声探头(用于内镜工作通道外)、超声工作站、信号连接线。

**(二) 手术方法**

主要用于脑积水手术及脑室病变手术,包括第三脑室底造瘘术、脑室内囊肿手术、脑室肿瘤切除或活检术、血肿清除术等。以超声内镜下第三脑室底造瘘术为例:

1. 可以在超声下探测脑室的位置,选择合适的手术路径。

2. 在超声引导下将内镜置入脑室,然后在内镜下对脑室内结构进行观察,定位室间孔。

3. 内镜通过室间孔进入第三脑室,显露第三脑室底。

4. 从内镜工作通道置入超声探头,对第三脑室底部进行检查,确定基底动脉及其分支的位置。

5. 选择在下方无血管的区域进行造瘘。

# 第二节　内镜与导航技术结合

## 一、概述

近 20 余年来,随着神经内镜器械的革新,神经内镜已经在体积小型化的同时,能够提供良好的照明、清晰的图像及多通道工作,在神经外科的应用越来越广泛。在内镜本身存在着一些缺陷,如只能实时提供镜头前端的图像,不能像显微手术一样,在显微镜下可以观察到术野全局,因此对病变和解剖结构的定位比较困难,特别是存在解剖结构变异时,会影响手术路径的确定和病变的定位,需要术者具有丰富的经验和应变能力。内镜与立体定向技术结合应用,可以准确进行病变定位。但使用立体定向仪仍存在一些问题,如手术靶点计算相对复杂;需安装立体定向框架,固定的框架往往限制内镜的活动,影响手术操作,且增加术中感染的可能性。

1986 年,Roberts 通过计算机将病人的影像学资料与头部的具体空间位置相融合,实现了在手术过程中对操作的部位进行实时定位,也就是现在的神经导航系统。神经导航技术促进了微侵袭神经外科的发展,但导航技术本身亦存在缺陷,导航系统提供的只是虚拟图像,当存在脑组织移位时,实际的位置与计算机上图像会有误差。随着导航技术在神经外科手术中应用的普及,使内镜与导航设备联合应用成为可能。Rhoten 最早报道应用导航结合内镜手术,进行多房性肿瘤的隔膜贯通,其优点在于:①有利于确定合适的切口位置和手术路径;②在内镜图像显示欠清晰、正常解剖结构存在变异时,通过导航设备可以术中实时显示内镜头端的位置,将使内镜准确到达靶点位置,避免置入内镜时造成副损伤;③通过内镜可以观察术野的情况,从而克服导航影像漂移问题,提高了手术的安全性和精确性。

## 二、手术技术

**(一) 设备系统**

**1. 神经导航系统包括**　计算机工作站、红外线发射和接收器、参考环、导航棒、各种导航适配器。

**2. 神经内镜手术系统包括**　0°、30° 内镜(外径 <4mm)、摄像系统、录像系统等。

**(二) 导航内镜在脑室手术中的应用**

**1. 适应证**　第三脑室底造瘘术,脑室内囊肿切除术,脑室内肿瘤切除术。

**2. 手术方法**

(1) 术前计划:病人头部贴 Mark 后行 MRI 扫描,将图像数据输入计算机工作站行三维图像重建,确定手术靶点、手术路径及重要解剖结构等。

(2) 注册:全麻成功后用头架固定病人头部,安装参考环、红外跟踪器,用探针将标记点逐一注册,同时定位体表标志物,标记出手术切口。

(3) 术中导航:将无菌的导航适配器安装在内镜上,然后将内镜注册,使之成为导航棒。根据导航系统显示器上的标记,设计手术切口、钻孔部位及穿刺脑室的路径。在导航系统的引导下,沿设计的手术路径将内镜置入靶点部位,在导航显示器上显示内镜的空间位置,在内镜显示器上显示病变和周围解剖结构。当到达靶点位置后,用固定装置固定内镜,在内镜直视下进行造瘘、病变活检、肿瘤切除等操作。

(4)注意事项:①选择外径较小的内镜,过于粗大的内镜往往难以进行注册,且影响导航的精度;②适配器必须与内镜牢固固定,避免适配器术中松动,造成导航误差;③术中使用的器械和工具多,操作时避免污染,造成感染;④穿刺脑室成功后,不可放出过多脑脊液,避免脑室塌陷造成影像漂移。

**(三)导航内镜在经鼻蝶入路手术中的应用**

**1. 适应证**　垂体腺瘤切除术(蝶窦气化不良、蝶窦分隔复杂、侵袭性生长的肿瘤),脊索瘤切除术,前颅凹底脑膜瘤切除术等。

**2. 手术方法**

(1)术前计划:病人头部贴 Mark 后行 MRI 扫描,将图像数据输入计算机工作站行三维图像重建,标记肿瘤及周边重要结构。

(2)注册:全麻成功后病人仰卧位,头部后仰15°~30°,用头架固定病人头部,安装参考环、红外跟踪器,用探针将标记点逐一注册,同时定位体表标志物。

(3)术中导航:内镜下探查鼻腔,显露蝶窦前壁和蝶窦开口,在导航探针下确认蝶窦前壁的位置,切开蝶窦前壁黏膜,用微型磨钻磨除蝶窦前壁和蝶窦间隔骨质,部分去除蝶窦黏膜后显露鞍底,在导航下定位鞍底、前颅凹底、斜坡、双侧颈内动脉隆起的位置,确定鞍底开放的范围,磨钻磨开鞍底,显露鞍底硬膜,穿刺后并十字形切开,用取瘤钳、刮圈、成角细吸引器分块切除肿瘤组织,切除过程中在导航下了解肿瘤切除的范围,尤其是向切除两侧肿瘤时,需明确海绵窦的位置,避免损伤颈内动脉和海绵窦内的神经。肿瘤切除后,瘤腔

填塞止血,修补鞍底缺损,蝶窦前壁黏膜复位,通常情况下不填塞鼻腔。

　　　　　　　　　　　　　(裴傲　张亚卓)

# 参 考 文 献

1. King WA, Wackym PA. Endoscope-assisted microneurosurgery for acoustic neuromas: early experience using the rigid hopkins telescope. Neurosurgery, 1999, 44:1095-1102

2. McKennan KX. Endoscopy of the internal auditory canal during hearing conservation acoustic tumor surgery. Am J Otol, 1993, 14(3):259

3. Magnan J, Chays A, Caces F, et al. Contribution of endoscopy of the cerebellopontine angle by retrosigmoid approach. Ann Otolarynagol Chir Cervicofa, 1993, 111(5):259

4. Yao X, Ji H, Zhang S, Ding X, Zhang G, Zhang Y. Comparative analysis of neuroendoscope-assisted microsurgery and microscope treatment for small acoustic neuroma. Zhonghua Yi Xue Za Zhi. 2014 Sep 23;94(35):2757-2759

5. Tatagiba M, Matthies C, Samii M. Microendoscopy of the internal auditory canal in vestibular schwannoma surgery. Neurosurgery, 1996, 38:737

6. Gksu N, Bayazit Y, Kemaloglu Y. Endoscopy of the posterior fossa and endoscopic dissection of acoustic neuroma. Neurosurg Focus, 1999, 6(4):article 15

7. Wackym P, King W, Poe D, et al. Adjunctive use of endoscopy during acoustic neuroma surgery. Laryngoscope, 1999, 109:1193

8. Magnan J, Chays A, Lepetre C, et al. Surgical perspectives of endoscopy of the cerebellopontine angle. Am J Otol, 1994, 15(3):366

9. Zamorano L, Chavantes C, Moure F. Endoscopic stereotactic interventions in the treatment of brain lesions. Acta Neurochir (Wein), 1994, 61:92-97.

10. Rhoten RL, Luciano MG, Barnett GH. Computer-assisted endoscopy for neurosurgical procedures: technical note. Neurosurgery, 1997, 40(3):632-638

11. Stachura K, Grzywna E. Neuronavigation-guided endoscopy for intraventricular tumors in adult patients without hydrocephalus. Wideochir Inne Tech Maloinwazyjne. 2016; 11(3):200-207

12. Gumprecht H, Trost HA, Lumenta CB. Neuroendoscopy

combined with frameless neuronavigation. Br J Neurosurg, 2000,14(2):129-131

13. Schroeder HW,Wagner W,Tschiltschke W,et al. Frameless neuronavigation in intracranial endoscopic neurosurgery. J Neurosurg,2001,94(1):72-79

14. Hamada H,Hayashi N,Asahi T,et al. Efficacy of a navigation system in neuroendoscopic surgery. Minim Invasive Neurosurg,2005,48(4):197-201

15. Scholz M,Fricke B,Tombrock S,et al. Virtual image navigation:a new method to control intraoperative bleeding in neuroendoscopic surgery. J Neurosurg,2000, 93(2):342-350

# 第九篇

# 其他疾病的内镜手术治疗

# 第一章

# 脑脊液鼻漏的内镜手术治疗

公元 2 世纪 Galen 最早描述了脑脊液鼻漏。1826 年，Charles Miller 进行尸检发现，脑脊液鼻漏病人的鼻腔与颅腔相通。1899 年 St Clair Thomson 报道了一组病例，并创造了"脑脊液鼻漏（rhinorrhea）"一词。1926 年，Walter Dandy 采用开颅手术成功修补脑脊液鼻漏。1937 年 Cairn 将此病分为急性外伤性、伤后迟发性、手术性、自发性四类。1948 年，GustaDohlman 采用中鼻甲黏膜瓣经颅外修补筛区脑脊液漏。1952 年，Oscar Hirsch 采用鼻内入路修补 2 例肢端肥大症继发的脑脊液鼻漏。1981 年，Wigand 报道在神经内镜下观察和成功修补脑脊液鼻漏的经验。1989 年，Papay 报道了神经内镜经筛窦和蝶窦入路脑脊液鼻漏修补术的成功经验。1968 年 Ommaya 将脑脊液鼻漏分为自发性与外伤性两类，后者更为多见。

## 一、病理生理

在正常情况下，鼻腔与脑脊液之间有骨板和硬膜相隔，若发生缺损或破裂，可使脑脊液直接或间接流至鼻腔，或经后鼻孔咽下。

### （一）外伤性脑脊液漏

外伤性脑脊液鼻漏最为常见，可进一步分为颅脑外伤性和医源性损伤性。约 80% 的脑脊液鼻漏是由颅脑外伤引起的，约 2% 的颅脑外伤可

并发脑脊液鼻漏，超过 15% 的颅底骨折病人可发生脑脊液鼻漏，以男性多见。80% 的外伤性脑脊液鼻漏在伤后 48 小时内出现。由于外伤性脑脊液鼻漏多伴有硬膜破裂，而无硬膜缺损，瘘口多可自愈。筛骨筛板和额窦后壁很薄，且硬膜粘连紧密，外伤时若脑膜与骨板同时破裂，则导致脑脊液鼻漏。颅中窝骨折可损伤蝶窦上壁（气化良好的蝶窦，上壁可发育到颅中窝底部），可发生脑脊液鼻漏。此外，咽鼓管骨部骨折、乳突骨折所造成的脑脊液漏，也能通过咽鼓管流到鼻腔，称为脑脊液耳鼻漏。迟发性脑脊液鼻漏的原因尚不明确。一般认为，外伤时颅底骨板有裂隙而硬膜尚未破裂，随着脑脊液搏动，硬膜逐渐疝入骨折裂隙内，硬膜纤维逐渐破裂，形成小孔，出现脑脊液鼻漏。另外，外伤时血凝块封闭破裂的硬膜和骨折线，随着血凝块分解，发生脑脊液鼻漏。

约 16% 脑脊液鼻漏为医源性的，包括术中出现和延迟发生的。文献报道经蝶显微手术后脑脊液鼻漏的发生率为 0.5%~15%，一般不超过 6%，垂体无功能腺瘤和术前伴有脑脊液鼻漏的病人更易发生。随着颅底外科的发展，医源性脑脊液漏的发生率呈上升趋势，瘘口多为术中损伤所致，或移植物移位引起的缺损。外伤后脑脊液漏的瘘口常位于筛板、筛顶和额窦后壁或蝶窦。鼻内镜手术

引起的脑脊液鼻漏,瘘口常位于筛前动脉附近的侧板(连接筛板和筛顶菲薄的垂直骨片)。神经外科手术后脑脊液漏多见于垂体经蝶手术,与术中鞍底重建有关。开颅术后脑脊液漏可来自额窦后壁,与额窦封闭不严密有关。

### (二)自发性脑脊液漏

约 4% 的脑脊液鼻漏为非创伤性或自发性的,包括高颅压和正颅压两种,前者占 45%,后者占 55%。高颅压性脑脊液鼻漏多见于颅内肿瘤和脑积水病人,分别占 84% 和 16%。高颅压促使脑脊液沿蛛网膜下腔流向薄弱区域,引起脑脊液漏,但不直接侵袭颅底骨质,多见于鞍区。正颅压性脑脊液鼻漏常伴有先天性颅底及硬膜畸形,如前颅凹小的脑膜膨出,可破裂而发生脑脊液鼻漏。1976 年 Ommaya 提出,若穿过筛骨筛板的嗅神经缺血发生局灶性萎缩,在神经鞘膜处可有脑脊液漏出,因该处蛛网膜膨大呈囊状,在打喷嚏时可发生破裂。正颅压性脑脊液鼻漏是由颅内压的正常波动引起颅底缓慢的点状破坏,造成蛛网膜下腔与鼻腔相通而形成的。约 90% 病人的瘘口起自先天或潜在的通道,如残留的颅咽管;其余 10% 源于肿瘤或感染造成的颅底骨质破坏,如筛窦骨瘤、鼻咽纤维血管瘤、鼻咽癌、鼻窦炎、梅毒或黏液囊肿等。约 30% 病人最初在咳嗽或打喷嚏时出现漏液。

自发性脑脊液鼻漏的瘘口多位于筛板,局部硬膜包绕嗅神经并穿过筛板,易破裂。若伴有颅内压增高,气化良好的蝶窦也是自发性脑脊液鼻漏的常见部位,进行分流术或脑室外引流是必要的。

## 二、诊断与临床分型

### (一)诊断

**1. 典型的临床表现** 鼻腔流出清亮的水样液,压迫颈静脉、变换头位或让病人紧闭声门,头前倾都可促使液体流出。有下列情况,应怀疑有脑脊液鼻漏存在:

(1)反复发作的脑膜炎,尤其肺炎球菌引起的脑膜炎。

(2)头外伤后,鼻腔有血性液体流出,其痕迹中心呈红色而周边清澈,或鼻腔流出的液体干燥后不结痂(蛋白含量不高于 20mg)。

(3)鼻腔流出清亮液体,在低头用力、扣紧衣领,或压迫颈内静脉时,流量增多。

(4)实验室检查:测定流出液的葡萄糖含量高于 1.67mmol/L,可确定为脑脊液。因葡萄糖氧化酶的试纸敏度很高,在 5mg 浓度下可呈阳性,有泪液或微量血迹时,可造成假阳性而致误诊。此外,还可通过测定流出液中 β 度转铁蛋白的含量来确定。

**2. 根据临床表现对瘘口进行定位** ①鼻孔流出的液体流量随头部位置而改变,则提示是从鼻旁窦而来。来自蝶窦者,此现象则更为明显;②单侧嗅觉丧失,提示瘘口位于筛板;③单侧视力障碍,提示瘘口在鞍结节区、蝶窦或后组筛窦;④眶上神经分布区感觉消失,提示瘘口在额窦后壁;⑤三叉神经上颌支分布区感觉消失,提示瘘口在颅中窝。

**3. 影像学检查** 鼻腔、鼻旁窦、中耳、乳突及岩部等处的 X 线片,可显示骨折部位和额窦蝶窦内的液面,供瘘口定位参考。CT 扫描可显示颅内积气(图 9-1-0-1、图 9-1-0-2)CT 薄层扫描后,进行冠状位和矢状位重建,可显示颅底缺损的部位。采用非离子型造影剂进行 CT 脑池造影,行冠状位薄层扫描常可显示前颅凹的瘘口(图 9-1-0-3)。近年来,采用 MR 的 $T_2$ 像薄层扫描可确定显性和隐性的脑脊液漏(图 9-1-0-4)。

### (二)临床分型

2010 年,有学者对外伤性延迟性脑脊液鼻漏进行分型如下:

**1. 额窦型** 多为前额受力,以额部中央及鼻根部为主,前额可见局部凹陷或触及骨折线,可伴内侧型视神经损伤、额叶脑挫裂伤、硬膜外及硬膜下血肿。CT 显示额窦壁骨折碎裂成多块,额窦内

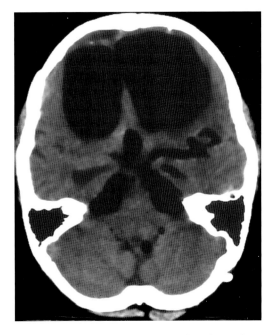

图 9-1-0-1　患者女性,6 岁,颅咽管瘤术后 1 年复发,经蝶手术后脑脊液漏。头颅 CT 显露广泛颅内积气,脑室、脑池扩张

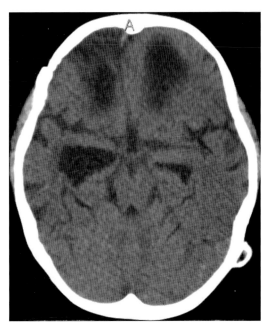

图 9-1-0-2　术后患者脑脊液漏停止,头颅 CT 提示颅内积气消失,脑室回缩

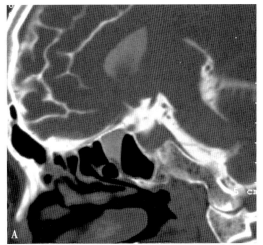

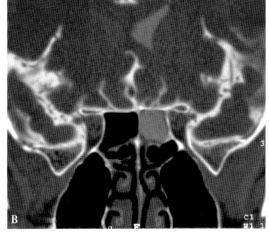

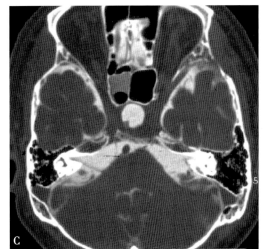

图 9-1-0-3　CT 脑池造影显示造影剂经蝶骨平台后部漏出至蝶窦
A. 矢状位;B. 冠状位;C. 轴位

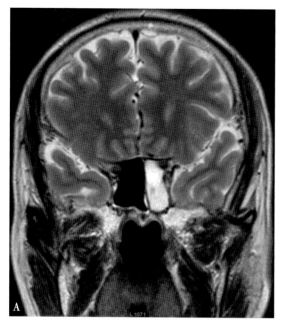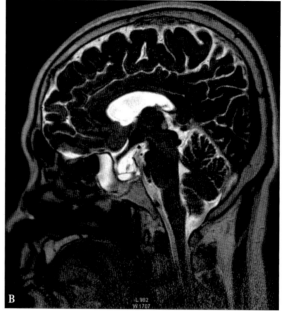

图 9-1-0-4　磁共振显示蝶窦脑脊液漏
A. 冠状位 $T_2$ 像；B. 矢状位 CSF-DRIVE 成像

壁骨折明显，有时可见碎裂骨折片移位并刺入脑组织。MRI 显示脑组织嵌顿在骨缺损或骨折处，水成像显示线状脑脊液自颅内与鼻腔相通，并在额窦内积聚。

**2. 筛窦型**　多为眼球内侧受力，可伴鼻部损伤。CT 显示眼眶内侧壁（即纸样板）骨折及筛窦窦壁骨质中断。MRI 平扫显示颅前窝底中部硬膜撕裂，软化坏死的脑组织下陷，水成像显示脑脊液呈线状经筛窦与鼻腔相通且主要在筛窦内积聚。

**3. 蝶窦型**　多为眶外侧和颧骨受力，可伴外侧型视神经损伤。CT 显示蝶骨大翼及蝶窦壁骨折，可伴蝶骨平台及视神经管骨折。MR 显示缺损位于鞍区，水成像显示脑脊液通过蝶窦与鼻腔相通，并主要在蝶窦内积聚。

**4. 混合型**　受力较广泛，病情较重，可伴脑挫裂伤、外伤性蛛网膜下腔出血、视神经损伤等。CT 显示颅前窝底骨折广泛，常累及几个鼻旁窦的窦壁。MRI 显示多处硬膜破损，水成像显示脑脊液在多个鼻旁窦内积聚并呈线状与颅内相通。

另外根据漏液程度分级：

0 级：吸气后屏息，无脑脊液漏。

1 级：泪滴状脑脊液漏伴或不伴明显蛛网膜缺损。

2 级：中度脑脊液漏伴明显蛛网膜缺损。

3 级：扩大经蝶入路中，脑脊液经鞍膈、蝶骨平台或斜坡硬膜涌出。

## 三、治疗

治疗方法与病因，瘘口位置和鼻漏严重程度有关，包括保守和手术两种治疗方式。超过 80% 的外伤性脑脊液鼻漏经保守治疗而痊愈，少数病人需手术治疗。发自额窦后壁或大的缺损一般不会自发停止。10% 的脑脊液鼻漏将导致脑膜炎，而脑脊液漏修补术引起脑膜炎的风险较低，故活动性的鼻漏均应修补。术前应仔细评估，确定是否存在颅内压增高和脑积水。若伴有脑积水，应先行脑室 - 腹腔分流术或内镜下第三脑室底造瘘术，控制脑积水，降低颅内压；否则，直接修补瘘口不易成功。术前和术中对瘘口进行准确定位也非常重要。近年来应用神经内镜经鼻修补脑脊液漏的技术已发展成熟,具有创伤小,无面部瘢痕,术中瘘口判断准确,直视下操作,术中视野广阔等优点,已成为治疗脑脊液鼻漏的首选方法。

内镜下经鼻入路脑脊液漏修补术常用以修补位于筛板、筛顶、鞍结节和蝶窦的瘘口,以及颅底外科的术中和术后发生的脑脊液鼻漏。一般采用气管插管全麻。病人取仰卧位,头后仰约20°,头向左侧偏约15°,并稍右转。

根据瘘口的位置,可采用不同的手术入路:①若估计瘘口位于额窦后壁、筛板或筛顶,则采用中鼻道入路,沿中鼻甲外侧进入,切除筛泡,必要时切除钩突,逐步切除前组和后组筛房,显露筛板和筛顶;②若估计瘘口位于鞍结节或蝶窦,则采用鼻中隔旁入路,沿中鼻甲内侧进入,显露蝶筛隐窝和蝶窦开口,切除部分鼻中隔和蝶窦前壁,必要时打开部分后组筛窦,进入蝶窦,显露结节隐窝和鞍底。对于神经内镜颅底手术术中发生的脑脊液漏,应同期进行修补,术后出现的脑脊液漏,应采用同一入路进行修补。

将神经内镜置入鼻腔,仔细检查,寻找瘘口。一般瘘口附近可有积液,瘘口处有肉芽组织形成。压迫双侧颈内静脉,常有脑脊液由瘘口流出(图9-1-0-5至图9-1-0-7)。若瘘口小,不易发现,术前可行腰穿,并鞘内注射少量荧光素,让病人取头低位使荧光素在蛛网膜下腔内弥散,术中在神经内镜下可见荧光素随脑脊液流出,即可找到瘘口。此外,还可通过压迫同侧颈内静脉或屏气,使颅内压升高,使脑脊液流出,从而找到瘘口。瘘口的大小、位置都不是手术修补成功的决定性因素,充分地暴露瘘口才是修补的关键。彻底清除瘘口周围充血水肿的黏膜、肉芽组织和碎骨片,超过瘘口骨缘2mm以上,使局部形成新鲜创面,然后开始修补。

**(一)不同部位瘘口的修补方法**

**1. 瘘口在筛板**　轻柔地剥离黏膜,露出新鲜创面,确定缺损范围。实际缺损范围要大于CT影像所见,大多数缺损可用筋膜或游离的鼻甲黏膜修

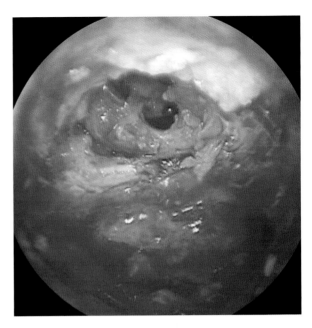

图9-1-0-5　内镜进入蝶窦,通过鞍底硬膜破口可见颅内结构

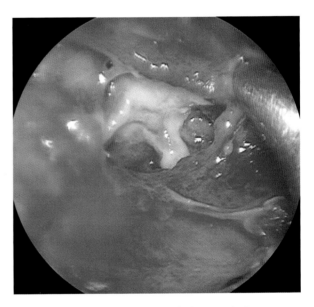

图9-1-0-6　术中通过硬膜破口可见视交叉

补。直径 >2cm 的缺损可用被覆筋膜或黏膜的软骨来支撑。有的学者提倡在瘘口内侧垫一层不易变形的移植物,然后将黏膜覆盖在瘘口表面,疗效较好。术中尽量不触及颅内组织,避免颅内出血(图9-1-0-8)。

**2. 瘘口在筛顶**　因局部骨质较厚,且硬膜发育较好,修补相对容易。手术处理原则与筛板处相同(图9-1-0-9)。

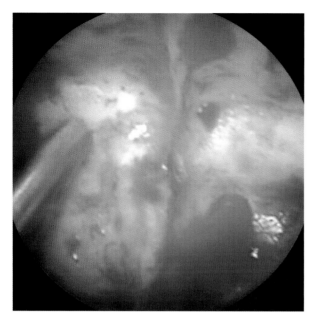

图 9-1-0-7　术中照片显示瘘口位于左侧视神经管前内侧

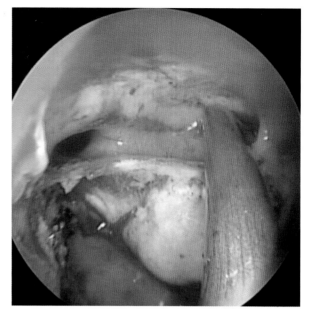

图 9-1-0-9　术中发现前颅窝底与鞍区交界处有脑脊液渗漏

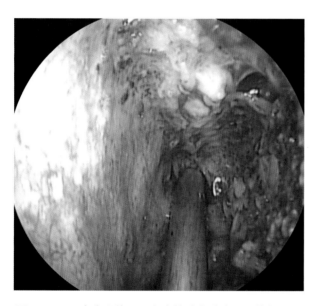

图 9-1-0-8　术中照片显示自发性脑脊液瘘位于筛板附近

3. **瘘口在额窦**　由于手术入路和视角的限制,在内镜下经鼻修补额窦瘘口困难较大。若打开额隐窝后看到黏膜经较小缺损向前膨出,用筋膜或脂肪修补瘘口。若额隐窝处也有破损,应去除额窦所有黏膜,用金刚钻打磨额窦内的骨质,防止残留的黏膜形成黏液囊肿,用脂肪将额窦封闭。若瘘口位于额窦后壁,可经开颅手术修补,避免颅内并发症。一般采用冠状切口,显露额窦后壁的

缺损,清理额窦黏膜,用骨蜡封闭额窦,在硬膜外铺以帽状腱膜,多可治愈。

4. **瘘口在蝶窦**　多用筋膜和脂肪修补。有时遇蝶窦过度气化,甚至突入翼板,定位瘘口边界极为困难。常需显露和电凝蝶腭动脉,切除部分翼突内侧板基部。修剪瘘口,使瘘口边缘形成新鲜创面非常重要。

**(二)修补材料**

可使用多种材料进行修补:①游离的自体组织:如脂肪、筋膜、肌肉和黏膜、骨板等,取材方便,易于修补。可取颞肌、腹直肌腱膜或阔筋膜,必要时还可取脂肪。通常用筋膜作衬里,脂肪做支撑,并可固定筋膜。②带蒂的自体组织:如带蒂的鼻中隔黏膜瓣、中鼻甲黏膜瓣(图 9-1-0-10)等,易于成活,修补效果好,但取材和使用都受限制。③异体材料:如冻干硬膜等,易于剪裁,但无活性。④人工合成材料:如人工真皮、钛板、羟基磷灰石骨水泥等。⑤黏合剂:可用各种生物胶固定移植物。

**(三)修补技术**

脑脊液漏可以根据瘘口程度采用不同的方法:0级:不修补,仅填塞明胶海绵;1级:小瘘口,明胶海绵和钛片修补;2级:中等瘘口,腹部脂肪,

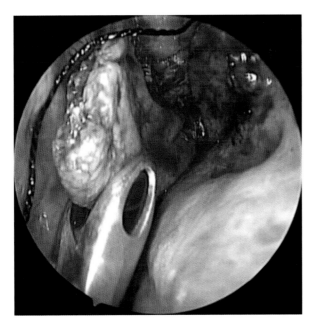

图 9-1-0-10　术中留取中鼻甲作为修补材料备用

明胶海绵,钛片和组织胶修补;3 级:较大瘘口,腹部脂肪,明胶海绵,钛片和组织胶修补,并行腰池引流。若瘘口直径 <1cm,使用游离黏膜等材料即可修补成功;若颅底缺损 >2cm,需用带蒂黏膜瓣、软骨或骨片进行多层重建。软骨可取自鼻中隔软骨,移植骨取自犁骨或下鼻甲骨,切除下鼻甲可获得黏膜。修补材料可置入硬膜和颅骨之间,亦可直接放在两者外面,治疗效果无明显差异。分离颅骨和硬膜时,需注意勿损伤深部的神经和血管。修补时,在瘘口外将修补材料用生物胶固定,外层覆盖明胶海绵或止血纱布,术毕用碘仿纱条或人工填塞材料填塞鼻腔。采用内镜经鼻入路处理颅底中线区病变时,常广泛切除颅底骨质,甚至切除硬膜及硬膜下肿瘤,术中可出现脑脊液漏。对于伴广泛颅底骨质缺损的脑脊液漏,通常采用自体或人工材料进行两层(骨缘下和骨缘外)或三层修补,外层还可使用带蒂黏膜瓣修补,用生物胶固定修补材料,鼻窦内可放置可充气球囊对移植物进行支撑。使用带蒂黏膜瓣进行修补,移植物有生长活性,有利于瘘口尽早封闭愈合。

## (四) 修补失败原因分析

内镜经鼻修补脑脊液漏的成功率接近 90%,而经颅修补的成功率接近 75%。内镜经鼻修补失败的发生率极低,似与瘘口大小、位置、修补材料和手术方式无关。术中未完全封闭瘘口,或移植物移位引起硬膜缺损,都是修补失败的原因。若蝶窦过度气化,位于蝶窦侧壁的瘘口不易发现,术中修补不彻底,术后易复发。术后持续高颅压状态不利于瘘口闭合,有时需行脑室腹腔分流术。

术后常规使用广谱抗生素 2 周,嘱病人卧床制动,术后 1 个月内禁止咳嗽、打喷嚏等使颅内压升高的动作。若术前高颅压,术后行腰大池置管引流脑脊液,监测脑脊液压力,并使颅内压维持在正常水平,促进瘘口封闭愈合。

术后并发症极少,偶可发生颅内积气、脑膜炎、颅内出血、嗅觉丧失、癫痫、脑水肿、额叶功能障碍、骨髓炎和慢性头痛等。

(赵澎　张亚卓)

# 参 考 文 献

1. Hara T, Akutsu H, Yamamoto T, et.al.Cranial Base Repair Using Suturing Technique Combined with a Mucosal Flap for Cerebrospinal Fluid Leakage During EndoscopicEndonasal Surgery. World Neurosurg. 2015 Dec;84(6):1887-1893

2. McMains KC, Gross CW, Kountakis SE. Endoscopic management of cerebrospinal fluid rhinorrhea. Laryngoscope, 2004,114(10):1833-1837

3. Yilmazlar S, Arslan E, Kocaeli H, et al. Cerebrospinal fluid leakage complicating skull base fractures:analysis of 81 cases. Neurosurg Rev, 2006,29(1):64-71

4. 张天明,傅继第,赵景武,等. 延迟性脑脊液鼻漏病理机制及诊治探讨. 中华神经外科杂志,2004,20(1):41-43

5. 刘伟国,赵元元,李谷,等. 外伤性脑脊液鼻漏的手术治疗(附 27 例分析). 中国微侵袭神经外科杂志,2006,11(9):387-389

6. 侯若武,张天明,付继第,张家亮,邱锷,张亚卓. 外伤性延迟性脑脊液鼻漏的诊断分型与手术方法选择. 中国微侵袭神经外科杂志,2010,15(2):59-61

# 第二章

ENDOSCOPIC NEUROSURGERY

# 脑实质内病变的内镜手术治疗

## 一、概述

脑实质内病变是相对脑室脑池内病变而言，随着神经内镜设备、辅助器械及技术的不断完善与发展，神经内镜手术的指征、范围逐渐扩大，已经从原来单纯的脑室、脑池内的囊性病变向脑实质内病变发展。

根据病变性质，常见的脑实质内病变有各种肿瘤、血肿及血管性病变包括脑血管畸形、海绵状血管瘤等，脑脓肿、寄生虫肉芽肿及脱髓鞘性病变等相对少见。其临床表现根据病变部位、大小和性质，可有不同程度的神经功能缺损。现代医学影像学条件下，明确病变部位很容易，而病变性质有时难以确定，需依赖病理学检查。

脑实质内病变外科干预的目的可分为病变活检和病变切除。目前常用的病变活检技术包括显微镜下活检、立体定向活检和内镜下活检。病变切除技术有显微镜下病变切除、内镜下病变切除和内镜联合显微镜进行病变切除等。显微镜下病变切除后内镜探查有助于处理显微镜下难以发现的死角，提高手术疗效。因此，无论在病变活检还是病变切除方面，神经内镜技术可在更小的手术创伤前提下进行直视下操作，同时，在处理病变相关伴发脑积水时方面更具优势。

## 二、脑实质内病变的内镜治疗

### （一）手术设备和器械

内镜设备同常规神经内镜手术。使用 0°镜和 30°硬性内镜，直径 2.7mm，带有一冲洗通道；软性纤维内镜，直径 3.8mm，带有吸引、冲洗和工作通道。其他器械包括：不同直径的带有内芯的透明工作鞘、双极电凝、细吸引器、活检钳等（图 9-2-0-1）。

### （二）手术技术

内镜下治疗脑实质内病变常需神经导航、立体定向、超声外科吸引器、激光等多种技术进行辅助，手术方式应根据镜下探查结果进行个性化手术。切除病变的同时，对合并脑积水的病人同时进行脑脊液循环通路的疏通与重建，软性内镜在疏通与重建脑脊液循环通路方面更为灵活。

在内镜下切除脑实质内病变过程中，创造内镜操作空间至关重要。根据创造内镜操作空间的方法，可分为鞘内内镜操作（endoscopic sheath-surgery，cannular work）（图 9-2-0-2）和通道内内镜操作（endoscopic channel-surgery，tunnel work）两种情形。鞘内内镜操作时透明工作鞘有助于手术创道的观察与保护。

手术步骤：

**1. 麻醉** 采用气管插管全身麻醉。

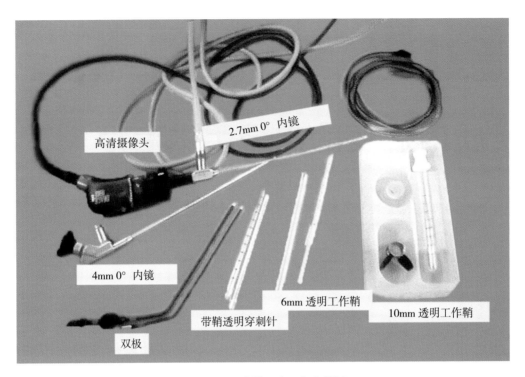

图 9-2-0-1　内镜手术设备和器械

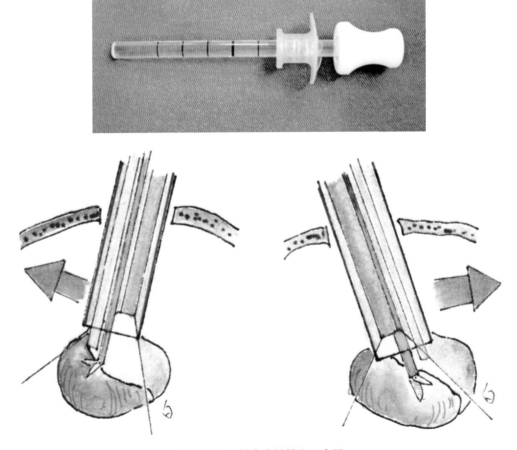

图 9-2-0-2　鞘内内镜操作示意图

2. **体位**　仰卧位,根据病变部位选择头部体位,头托固定。

3. **切口**　根据病变部位选择头部切口位置,切口长度需考虑颅骨厚度,一般取 2~3cm 长纵行直切口,牵开器牵开头皮,颅骨钻孔,骨孔直径 1.5cm;也可以病灶为中心选择马蹄形切口,作直径 3cm 小游离骨瓣开颅。

4. **Y 形剪开硬膜**　在皮层表面选择无血管区电灼切开 1cm,用透明工作鞘向病灶穿刺。神经导航、立体定向或术中超声引导下穿刺能够有效避免反复穿刺带来的脑组织损伤。

5. 撤出工作鞘的内芯,置入内镜,在内镜直视下从浅至深逐步观察、辨认、电灼、游离并切除病灶,双极电凝止血时,电凝时功率不可过大,以免损伤病灶周围脑组织。根据具体情况决定是否进行脑室探查。病灶切除后酌情于瘤腔内放置引流管。

6. 撤出内镜和工作鞘,明胶海绵填塞皮层隧道,缝合硬膜,骨瓣复位,缝合伤口。

**（三）并发症**

同其他神经外科手术并发症,由于手术切口及创道很小,故相对少见。主要有术后非感染性高热,脑积水形成,脑脊液漏,脑室内、手术创道或瘤腔内出血,癫痫发作,眼球运动障碍,一过性尿崩,低钠血症,慢性硬膜下血肿或积液,记忆障碍、偏瘫、失语、意识障碍等。

## 三、手术效果评价

2009 年,美国匹兹堡大学医学中心 Kassam 等人报告了 21 例脑实质内病变的内镜手术治疗效果,术中使用透明鞘,借助影像导航技术,术后应用神经影像学检查评估肿瘤残留程度。影像学上肿瘤全切 8 例,近全切除 6 例,次全切除 7 例。无围术期死亡病例,出现术后感染 1 例,肺栓塞 1 例。

内镜下治疗脑实质内病变通过疏通脑脊液循环通路,能够同时解决病变相关的脑积水,明显改善日常生活活动能力(activities of daily living, ADL)。

随着神经内镜设备及辅助器械的发展,脑实质内病变内镜治疗的指征势必进一步扩大,效果也将越来越好。目前,国际上开始研发的带有机器手的神经内镜系统(telecontrolled micromanipulator system, NeuRobot)(图 9-2-0-3),将使手术操作更为精细、简便。

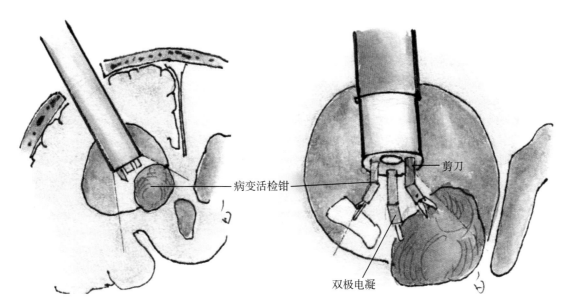

图 9-2-0-3　带有机器手的神经内镜系统

（肖庆　张亚卓）

# 参 考 文 献

1. 张亚卓主编. 神经内镜手术技术. 北京:北京大学医学出版社, 2004.1-4

2. McLaughlin N, Kelly DF, Prevedello DM, Carrau RL, Kassam AB.Hemostasis management during completely endoscopic removal of a highly vascular intraparenchymal brain tumor:technique assessment.J Neurol Surg A Cent EurNeurosurg. 2014 Jan;75(1):42-47

3. Giannetti AV, Rocha MD, Rosseto RS, Pedrosa HA.Pure Neuroendoscopic Resection of Cystic Cerebellar Tumors. World Neurosurg. 2015 Sep;84(3):867.e7-11

4. McLaughlin N, Prevedello DM, Engh J, Kelly DF, Kassam AB.Endoneurosurgical resection of intraventricular and intraparenchymal lesions using the port technique.World Neurosurg. 2013 Feb;79(2 Suppl):S18.e1-8

5. Di X.Multiple brain tumor nodule resections under direct visualization of a neuronavigated endoscope.Minim Invasive Neurosurg. 2007 Aug;50(4):227-232

6. Masuda Y, Ishikawa E, Takahashi T, Ihara S, Yamamoto T, Zaboronok A, Matsumura A.Dual-port technique in navigation-guided endoscopic resection for intraparenchymal brain tumor.Surg Neurol Int. 2012;3:35

7. Oi S. Clinical application and future prospect of neuroendoscopic surgery. No To Hattatsu, 1999, 31(4):299-304

8. Kassam AB, Engh JA, Mintz AH, et al. Completely endoscopic resection of intraparenchymal brain tumors. J Neurosurg, 2009, 110(1):116-123

9. Ogura K, Tachibana E, Aoshima C, et al. New microsurgical technique for intraparenchymal lesions of the brain: transcylinder approach. Acta Neurochir(Wien), 2006, 148(7):779-785

# 第三章

## ENDOSCOPIC NEUROSURGERY

# 内镜在神经微血管减压术中的应用

## 一、概述

1932 年,在切断三叉神经根治疗三叉神经痛时,Dandy 发现在部分病人中,有细小血管压迫三叉神经根并推测三叉神经痛可能与之有关。1967年,Jannetta 和 Zorub 进一步研究发现,三叉神经根进入脑干端的中枢与周围鞘膜间存在 5~10mm

长的移行带,由于鞘膜形成常不完整,造成对机械性刺激的敏感性增加;认为所谓原发性三叉神经痛大多是由于血管压迫三叉神经入脑干端所致。老年人因脑血管动脉粥样硬化,是血管变长或扭曲,容易引发三叉神经痛(图 9-3-0-1)。1977 年Jannetta 开始采用显微神经外科技术行微血管减压术治疗三叉神经痛,取得了满意的疗效。此后

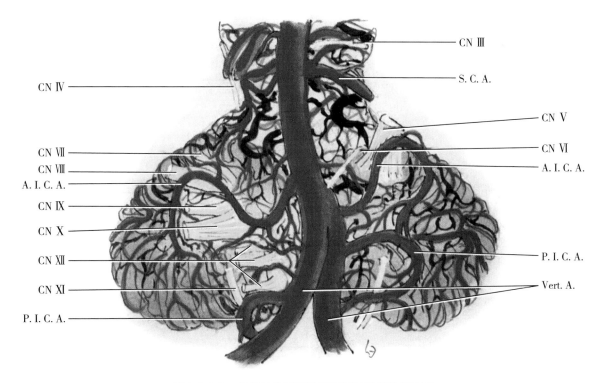

图 9-3-0-1 血管扭曲压迫神经后可导致颅神经疾病

发现面肌痉挛、痉挛性斜颈、舌咽神经痛、顽固性眩晕、耳鸣和原发性中枢性高血压等均与微血管对神经压迫有关，并可通过神经微血管减压术进行治疗。

传统的神经微血管减压术采用枕下乙状窦后入路，牵开小脑，显露桥小脑角池内的神经和血管，在显微镜下将责任血管与神经根分开，并在两者之间放入 Teflon 垫片，以达到充分减压。随着显微神经外科技术的普及，手术死亡率已大大降低，但由于桥小脑角区位置深在，其内重要结构较多，手术显微镜的视野受骨窗大小和小脑的限制，存在盲区，术中容易遗漏隐匿的责任血管或减压不充分，导致术后症状无改善或复发。

为解决术中视野受限问题，很多神经外科医生尝试使用神经内镜作为辅助工具。1917 年，Doyen 首先在三叉神经选择性切断术中使用了内镜，但由于内镜设备和技术上的缺陷，未能广泛应用。1974 年，Prott 在迷路后入路三叉神经切断术中使用了内镜。1993 年，O'Donoghue 和 O'Flynn 详细描述了桥小脑角的内镜下显微解剖。近年来，随着微侵袭神经外科技术及内镜设备的发展，神经内镜的应用日益广泛，已成为桥小脑角区手术的重要辅助工具。

神经内镜与普通手术显微镜相比具有明显优势：①内镜可提供良好的照明和视野，克服了显微镜下观察角度受限的缺点；②可减小骨窗，并减轻对小脑的牵拉；③不同角度的内镜或软性内镜下可详细观察桥小脑角区的神经、血管、脑干及周围其他结构之间的毗邻关系，便于发现隐匿的责任血管，达到充分减压，同时防止神经和血管的损伤；④内镜下易于发现开放的乳突气房，减少术后脑脊液漏的发生。

## 二、手术设备及基本操作

在桥小脑角区手术中，推荐使用 0° 内镜，直径 4mm，长度 6cm。为获得良好观察，可同时使用 0° 和 30° 镜，直径 2.7mm 或 4mm，长度 11cm，其余设备同其他神经内镜手术。术中使用神经电生理监测技术检测三叉神经、面神经和前庭蜗神经及脑干功能有助于减少神经损伤。使用软性内镜能够更灵活更深入地对桥小脑角区进行探查。

内镜下神经微血管减压术包括经内镜手术和内镜外手术两种方式。采用乙状窦后入路，全麻后，取侧卧位，患侧乳突位于最高点，乳突后直切口或 S 形切口（图 9-3-0-2），切开头皮和肌肉，乳突后钻孔开颅，骨窗位于乙状窦后缘，直径 1.5-2cm（图 9-3-0-3），切开硬膜，打开蛛网膜，缓慢释放脑脊液。显微镜下打开面神经和前庭蜗神经周围的蛛网膜，释放脑脊液，进一步获得手术空间。在岩骨

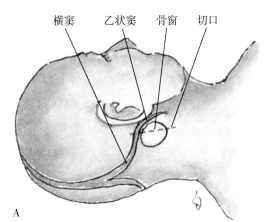
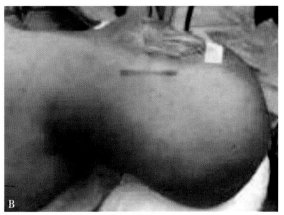

**图 9-3-0-2　内镜下神经微血管减压手术切口**
A. 示意图；B. 手术切口

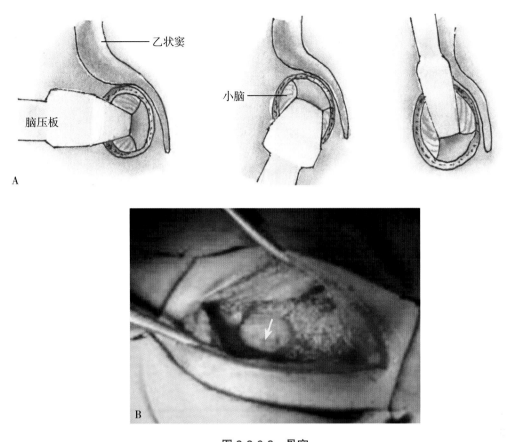

**图 9-3-0-3　骨窗**

A.示意图；B.骨窗,箭头所示为硬脑膜

后面和小脑之间置入内镜,详细观察血管神经关系,辨认责任血管,在内镜或显微镜下将责任血管与神经分离,在两者之间用 Teflon 垫片隔开。内镜下观察减压是否充分,垫片位置是否合适。冲洗术野,确认无出血后严密缝合硬膜(图 9-3-0-4),骨蜡密封开放的乳突气房,还纳骨片或以人工材料修补骨缺损,逐层缝合切口。

### 三、不同神经微血管减压术的特点

1. **三叉神经微血管减压术**　三叉神经痛多发于成年或老年人,患病率 1.8‰,女性略多于男性,二、三支受累多见,部分病人可合并面肌痉挛、舌咽神经痛。最常见的压迫血管是小脑上动脉,也可是静脉或动静脉共存,也有相当一部分病人无明显血管压迫。术中剪开覆盖在神经上的蛛网膜,仔细观察三叉神经,从桥脑至 Meckel腔,找到压迫血管并充分减压。对于无明显血管

压迫者,可行三叉神经感觉根选择性部分切断术(图 9-3-0-5)。

术后常见并发症有脑脊液漏、耳鸣或听力下降、切口感染或颅内出血等,三叉神经感觉根部分切断后可出现术侧面颊、牙龈及舌麻木,口唇疱疹,少数病人有延迟治愈现象。

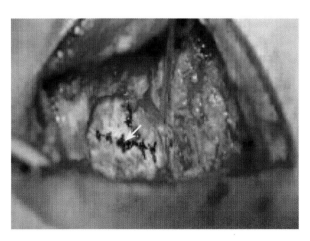

**图 9-3-0-4　严密缝合硬膜,箭头所示为硬膜缝合线**

585

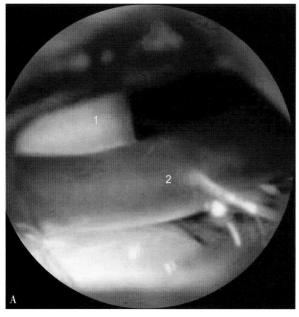

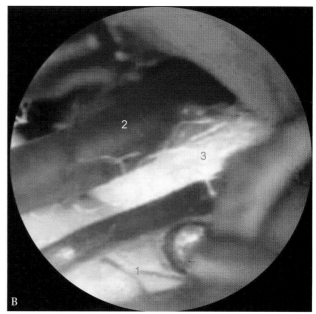

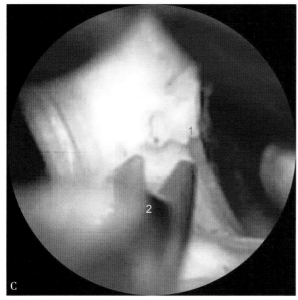

图 9-3-0-5 三叉神经微血管减压术
A. 探查责任血管:1. 为三叉神经,2. 为小脑上动脉(责任血管);
B. 置入垫片:1. 为三叉神经,2. 为小脑上动脉,3. 为 Tefflon 棉;
C. 感觉根部分切断:1. 为三叉神经部分切断的断端,2. 为剪刀

2. **面神经微血管减压术** 面神经受小血管压迫是造成面肌痉挛最主要的原因,占 99%,肿瘤及其他原因压迫者不足 1%。常见的压迫血管为 AICA、PICA 以及 BA、VA 的分支,个别病人可有多条责任血管同时压迫。术中依次开放小脑延髓池和桥小脑池,找到面神经从桥延沟发出的部位,剪开覆盖的蛛网膜,辨认责任血管并减压(图 9-3-0-6)。

术后常见并发症有内听动脉痉挛导致耳鸣、听力下降、眩晕;乳突气房封闭不严可出现脑脊液漏,耳闷或进水感;相当一部分病人呈延迟治愈,

即术后 3~6 个月面部抽动才逐渐消失;迟发性面瘫的发生率在 3%~12%;个别病人可有切口上方顶枕部头皮麻木、跳痛不适等。

3. **舌咽神经微血管减压术** 舌咽神经根进入延髓端受搏动性血管压迫可造成舌咽神经痛,患病率不足 1/10 万,发病机制与三叉神经痛相似。常见压迫血管为 PICA 的分支或 VA 的分支。手术时,骨窗的位置相对较低,开放脑池后插入内镜,找到颈静脉孔,可见到舌咽神经、迷走神经、副神经由此处出颅,其中舌咽神经最粗大,单独穿过

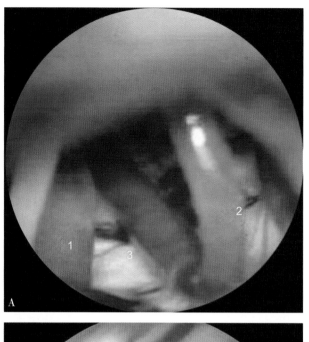

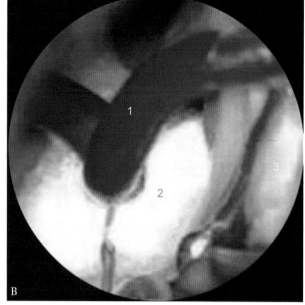

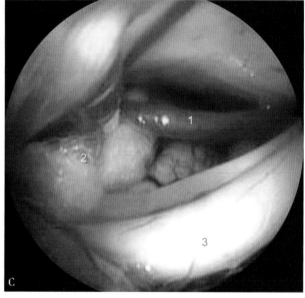

**图 9-3-0-6 面神经微血管减压术**

A. 面神经根部多条血管压迫：1，2. 为责任血管，3. 为面神经；B. C. 置入垫片：1. 为责任血管，2. 为 Teflon 棉，3. 为面神经

硬脑膜，容易辨认。分离压迫血管时，需注意勿损伤后组脑神经，然后在神经与血管之间置入 Teflon 棉片。如术中未发现有血管压迫，可将舌咽神经根丝切断（图 9-3-0-7）。

**4. 前庭蜗神经微血管减压术** 在顽固性耳性眩晕（Meniere 病）、耳鸣的部分病人中，发现病因与前庭蜗神经受血管压迫有关。手术方法与面神经减压术相同，但前庭神经的受压部位多位于外侧部。治疗 Meniere 病时，采用前庭神经切断术。在神经束中分离前庭神经时，不损伤蜗神经和面神经是手术成功的关键。内镜下找到内耳门，内听道中面神经位于前上方，蜗神经位于前下方，前庭神经在后方，面神经和前庭神经之间有中间神经。先分离面神经和前庭神经，再找到蜗神经与前庭神经间的分界面，仔细分离，然后将前庭神经切断。

**5. 延髓外侧微血管减压术** 临床上有部分顽固性高血压病人，服用降压药物效果欠佳，Jannetta 发现在此类病人中，左侧延髓腹外侧区有小血管压迫第Ⅸ、Ⅹ脑神经根，认为血管搏动

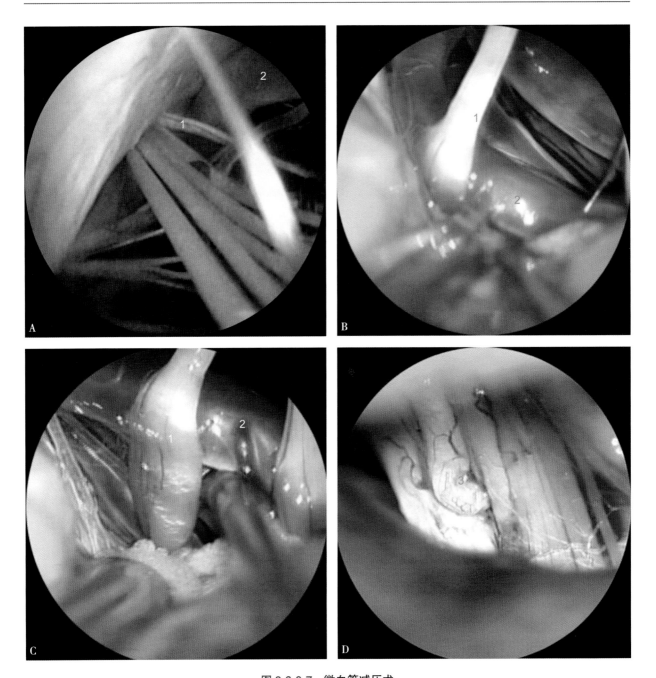

**图 9-3-0-7 微血管减压术**

A. 探查责任血管；BC. 分离责任血管；D. 切断舌咽神经：1. 为舌咽神经，2. 为责任血管，3. 为切断的舌咽神经

性压迫是造成顽固性高血压的原因。他对一组病人施行延髓腹外侧神经微血管减压术，术中发现压迫血管多为 VA、PICA 的分支，术后取得了满意的疗效。但由于术野深在，操作空间狭小，重要结构密集，手术难度大，术中辅助内镜有助于分辨神经、血管与延髓之间的关系，避免操作中损伤正常结构。

（肖庆 陈国强）

## 参 考 文 献

1. 张亚卓主编．神经内镜手术技术．北京：北京大学医学出版社，2004.161-164

2. 李江安，鲁晓杰，王清等．神经内镜在显微血管减压术中的应用[J]．中华神经外科杂志，2012,28(3):235-239

3. 黄辉，胡志强，朱广通等．神经内镜在面神经显微血

管减压术中的应用[J].中华神经外科杂志,2012,28(8):810-812

4. 陈剑,孙彦春,胡庆雷等.神经内镜在面肌痉挛微血管减压术中的应用研究[J].中华神经医学杂志,2011,10(1):59-62

5. 梁继锋,李光华,申妍,等.内镜下面神经血管减压术治疗面肌痉挛.临床耳鼻咽喉头颈外科杂志,2009,23(4):145-148

6. Vaz-Guimaraes F,Gardner PA,Fernandez-Miranda JC.Fully endoscopic retrosigmoid approach for posterior petrous meningioma and trigeminal microvascular decompression.Acta Neurochir(Wien).2015,157(4):611-615

7. Ishikawa M,Tanaka Y,Watanabe E.Microvascular decompressionunderneuroendoscopic view in hemifacial spasm:rostral-type compression and perforator-type compression.Acta Neurochir(Wien).2015,157(2):329-332

8. Bohman LE,Pierce J,Stephen JH,Sandhu S,Lee JY. Fully endoscopic microvascular decompression for trigeminal neuralgia:technique review and early outcomes.Neurosurg Focus. 2014;37(4):E18

9. Setty P,Volkov AA,D'Andrea KP,Pieper DR. Endoscopic vascular decompression for the treatment of trigeminal neuralgia:clinical outcomes and technical note.World Neurosurg. 2014,81(3-4):603-608

10. Cheng WY,Chao SC,Shen CC. Endoscopic microvascular decompression of the hemifacial spasm.Surg Neurol, 2008,70(Suppl 1):S1:40-46

11. Artz GJ,Hux FJ,Larouere MJ,et al. Endoscopic vascular decompression. OtolNeurotol,2008,29(7):995-1000. Guevara N,Deveze A,Buza V,et al. Microvascular decompression of cochlear nerve for tinnitus incapacity:pre-surgical data,surgical analyses and long-term follow-up of 15 patients. Eur Arch Otorhinolaryngol,2008,265(4):397-401

12. Teo C,Nakaji P,Mobbs RJ. Endoscope-assisted microvascular decompression for trigeminal neuralgia: technical case report. Neurosurgery,2006,59:489-490

13. Kabil MS,Eby JB,Shahinian HK. Endoscopic vascular decompression versus microvascular decompression of the trigeminal nerve. Minim Invasive Neurosurg,2005,48(4):207-212

14. Jarrahy R,Cha ST,Eby JB,et al. Fully endoscopic vascular decompression of the glossopharyngeal nerve. J CraniofacSurg,2002,13(1):90-95

# 第四章

*ENDOSCOPIC NEUROSURGERY*

# 周围神经病变的内镜手术治疗

## 第一节 腕管综合征的内镜手术治疗

### 一、概述

1854年,James Paget首次对腕管综合征(carpal tunnel syndrome)进行了描述,由于正中神经在腕管内受压,从而出现相应的症状和体征。腕管综合征是周围神经卡压综合征中最常见的一种,人群中发病率约为1%,40岁以上者发病率为10%,女性多于男性。

### 二、腕管的解剖

腕管的底和两侧壁由腕骨构成,上方覆盖腕横韧带,形成一个骨、纤维隧道。腕横韧带又称屈肌支持带,由致密的胶原纤维构成,近端与前臂深筋膜的深层相延续,远端延续为大、小鱼际间的筋膜和掌腱膜。

腕管内有屈肌腱和正中神经通过。屈肌腱共有9条,分别是:拇长屈肌腱、第2~5指的屈指深肌腱和屈指浅肌腱,其中拇长屈肌腱被桡侧滑囊包裹,其余肌腱被尺侧滑囊包裹。正中神经在腕管内最表浅,位于腕横韧带和其他肌腱之间,在第3指蹼与掌长肌腱尺侧缘连线的桡侧。正中神经在腕横韧带下方从外侧缘发出返支,行于桡动脉掌浅支外侧,向外侧进入鱼际,分成两个肌支,支配除拇收肌以外的鱼际肌。正中神经出腕管后,在手掌区发出数支指掌侧总神经,支配第1、2蚓状肌,分布于掌心、桡侧3个半手指掌面及其中、远节指背皮肤(图9-4-1-1)。

### 三、病因

1. **外源性压迫** 腕管表面皮肤瘢痕或皮下组织内肿瘤。

2. **管腔变小**

(1)腕横韧带增厚:外伤后瘢痕形成,内分泌疾病。

(2)腕部骨折、脱位,腕管后、侧壁凸入管腔。

3. **管腔内容物增多** 腕管内腱鞘囊肿,神经鞘瘤,血肿,异位肌腹等。

4. **长期慢性损伤。**

5. 约43%的病人病因不明确,为特发性腕管综合征。

### 四、临床表现

1. **症状** 早期表现为桡侧3个手指端麻木、

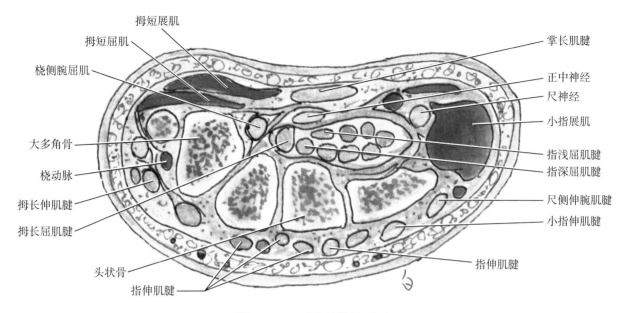

拇短展肌

拇短屈肌

桡侧腕屈肌

大多角骨

桡动脉

拇长伸肌腱

拇长屈肌腱

头状骨

指伸肌腱

掌长肌腱

正中神经

尺神经

小指展肌

指浅屈肌腱

指深屈肌腱

尺侧伸腕肌腱

小指伸肌腱

指伸肌腱

图 9-4-1-1　腕管的横断面解剖

疼痛,伴持物无力,中指症状明显。夜间或清晨症状重,病人常诉夜间因疼痛、麻木而醒,活动腕部后症状可以减轻。后期,病人手部疼痛症状不明显,主要表现为桡侧 3 个手指感觉减退,鱼际肌萎缩,拇指对掌无力。

**2. 体征**　体检可发现 Tinel 征阳性,轻扣腕部正中神经,沿正中神经走行出现刺痛,并放射到中指;Phalen 征阳性,病人屈肘,前臂上举,双腕屈曲 90 性,60 秒内出现正中神经刺激症状。

**3. 辅助检查**

(1) 肌电图和神经传导速度测定:可发现正中神经远端潜伏期延迟。正中神经远端感觉潜伏期≥3.5 毫秒,或比对侧高 0.5 毫秒;远端潜伏期≥4.5 毫秒,或比对侧高 1 毫秒,提示正中神经受压损伤。

(2) X 线片:包括腕部侧位、后前位和腕管位平片,明确有无骨质畸形、异常。

(3) MR:可清晰显示腕管内肌腱、韧带等软组织,有助于明确神经受压迫程度,除外腕管内占位性病变。

(4) 腕管测压:手指在静止位时,腕管内压力为 2kpa;手指主动屈曲位时,腕管内压力 >18kPa

时,可定为腕管综合征。

## 五、诊断和鉴别诊断

通过典型临床症状和体征,结合电生理、影像学、腕管测压等检查可明确诊断。需与神经根型颈椎病鉴别,后者感觉及运动功能受累不限于手部,还累及前臂,体检和电生理检查可以区分。

## 六、腕管综合征的内镜治疗

1933 年,Learmonth 首次报道通过手术来治疗腕管综合征。20 世纪 50 年代以后,George Phalen 将开放式腕管松解术作为治疗腕管综合征的方法加以推广。开放式腕管松解术在直视下切断腕横韧带,行神经外膜或神经束松解。但该方法有很多缺点:①术后手部需外固定,功能恢复期较长;②手的握力和捏力下降;③切口瘢痕导致疼痛,外形不美观;④神经与皮肤和肌腱粘连。

随着内镜器械和技术的发展,Okutsu 于 1986 年首次在内镜下进行腕横韧带切断术。此后,Chow 和 Agee 也报道了应用内镜治疗腕管综合征,虽然方法有所不同,但都是利用内镜微创技术来进行腕管减压,尽量保护手的正常结构,目前已逐渐为众多神经外科、手外科医生所采用。

**（一）适应证和禁忌证**

**1. 适应证**

（1）特发性腕管综合征,保守治疗3个月无效。

（2）对疼痛敏感,有交感性神经营养倾向者。

（3）长期血液透析者。

（4）有瘢痕体质。

（5）要求快速恢复工作者。

**2. 禁忌证**

（1）既往曾接受过正中神经松解术,腕管内可能有黏连;

（2）腕管综合征合并有Guyon管神经受累时;

（3）神经受损严重,伴鱼际肌肉萎缩,神经外膜明显增厚,需进行神经松解;

（4）屈肌腱腱鞘的滑膜肥厚或有增生性滑膜炎;

（5）腕管内存在肿块或占位性病变;

（6）腕关节部位骨折畸形愈合,腕管内有骨片;

（7）局部解剖变异;

（8）有代谢性疾病。

**（二）手术设备和器械**

1. 外径4mm的30°内镜。

2. 外径6mm,内径4mm的镜鞘或套管。

3. 扩张器。

4. 不同直径的探针。

5. 各种切开刀:钩刀（hook knife）、探刀（probe knife）、三角刀（triangle knife）等。

6. 其他:光源、监视系统、录像设备、压力测定器等。

**（三）手术技术**

**1. Okutsu法**　1986年,日本的Okutsu发明了USE系统（universal subcutaneous endoscope system）（图9-4-1-2）,其特点是:使用一个前端闭合的透明外套管（镜鞘）插入腕管中,在腕管内形成透明的通道,内镜置于透明套管中,可以对腕管内部进行观察和操作。

手术方法:

（1）病人仰卧位,可不使用止血带。

（2）取远端腕横纹近侧3cm,掌长肌腱尺侧1cm处皮肤横切口。

（3）用含1:10万肾上腺素的1%利多卡因皮内浸润麻醉,并向腕管内注入10ml,可见手掌部出现膨隆。

（4）切开皮肤,钝性分离皮下组织、浅筋膜和前臂深筋膜,沿筋膜层向远端分开,在掌长肌腱后尺侧,用扩张器从小到大逐步扩大手术通道,插入透明外套管。

（5）将内镜插入外套管,可观察到皮下脂肪组织、前臂筋膜和屈肌腱。内镜向远端插入,可见上方横行的腕横韧带。若观察不到,需拔出外套管调整方向后重新插入。

（6）分别在手静止位、自动屈曲位测定腕管

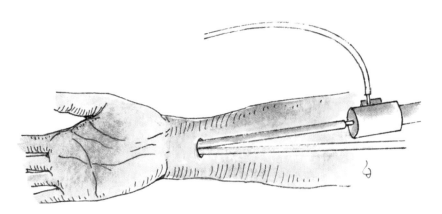

图9-4-1-2　Okutsu法操作示意图

内压力。

（7）将钩刀的刀刃向上，在内镜直视下紧贴外套管的尺侧向远方置入钩刀。通过腕管后，将刀刃上抬，勾住腕管横韧带的远端，向后逐步撤出钩刀，切断腕横韧带。腕横韧带完全切断后，再次进行压力测定。

（8）判断腕管是否完全开放：

1）能观察到腕横韧带两侧断端。

2）内镜下能观察到皮下脂肪组织。

3）从手掌部能观察到内镜在腕管内通过的均一透光。

4）用钝头探针插入腕管内向手掌部顶起滑动，从手掌部能均一地触及到。

5）术后腕管内压力测定，静止位在 0.7kPa 以下，自动屈曲位在 2kPa 以下。

（9）缝合伤口，无菌敷料敷盖，弹力绷带加压包扎。第二天开始做手腕部活动，伤口愈合后可恢复正常生活和工作。

Okutsu 法在操作时，内镜位于透明套管内，与周围软组织不直接接触，镜头可保持清洁，术中无需清理，是其优点。但钩刀沿套管壁外进行操作，移动时会受到周围软组织的影响，在切割腕横韧带时若偏离套管，可能造成神经、血管和肌腱损伤。

**2. Agee 法**　1987 年，加拿大的 Agee 与 3M 公司合作，设计、生产了一种腕管松解器（Agee

insid job），该器械呈手枪状，头端有内镜观察口和切割刀，刀刃可以伸缩，通过握柄上的扳机来控制，从观察口可观察到刀刃的尖端。

手术方法：

（1）病人仰卧位，上臂上止血带。

（2）采用利多卡因局麻或全麻。

（3）在腕横纹处的尺侧屈腕肌与桡侧屈腕肌之间做皮肤切口，分离皮下组织，筋膜 U 形切开（图 9-4-1-3）。用一探针向远端探查，确定腕管掌尺侧近端到远端的通道。

（4）腕关节背伸，将腕管松解器沿环指轴线插入腕管，通过内镜可以观察到腕横韧带及周围结构。

（5）确认腕横韧带远端边缘，触动扳机将刀刃弹出，伸到腕横韧带尺侧缘、掌浅弓近侧的三角形区域内。将刀刃上抬，紧贴腕横韧带，避开屈指肌腱和正中神经，向后退出松解器，切断腕横韧带。若一次未能切断韧带，可重复进行操作。

（6）再次置入内镜，检查切断情况。

**3. Chow 法**　Chow 于 1987 年完成首例内镜下腕横韧带切开术，该方法的特点是采用手部双切口，使用金属半开放式外套管，内镜和器械分别从两端进入。

手术方法：

（1）病人仰卧位，上臂上止血带。

（2）皮肤切口近端切口：从豌豆骨近端向桡侧

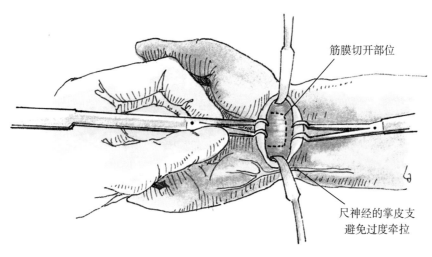

筋膜切开部位

尺神经的掌皮支
避免过度牵拉

图 9-4-1-3　Agee 法皮肤和筋膜切口示意图

做第一条线,长 1.0~1.5cm;垂直于第一条线做第二条线,长 0.5cm;再垂直于第二条线做第三条线,长 1cm,即近端切口。远端切口:让病人拇指最大桡侧外展位,掌指关节向尺侧取一平行线,与中环指间的长轴线交叉点向尺侧 1cm 处呈 45°(图 9-4-1-4)。

(3) 1% 利多卡因切口局部浸润麻醉,向腕管内注入 10ml。

(4) 腕关节背伸固定,先切开近端皮肤切口,钝性分离皮下组织,显露掌长肌腱和前臂筋膜层,沿掌长肌腱尺侧纵行切开筋膜,将剥离子从腕横韧带下方插入腕管进行分离,形成通道。将带内芯的开槽套管插入通道,方向对准中环指间隙。套管出腕管,到达远端切口下方,向上顶起皮肤,然后切开皮肤,钝性分离皮下组织,切开掌腱膜,将套管从远端切口穿出(图 9-4-1-5)。

(5) 固定外套管,拔出内芯,从套管近端插入内镜(图 9-4-1-6),可观察到上方的腕横韧带,并用探针探查。如正中神经进入视野中,向尺侧旋转套管,将神经置于套管外,或拔出套管调整角度后重新插入。

(6) 分两步切开腕横韧带:

1) 先切开韧带远端部分(图 9-4-1-7A、图 9-4-1-7B、图 9-4-1-7C):将探刀从套管远端开口置

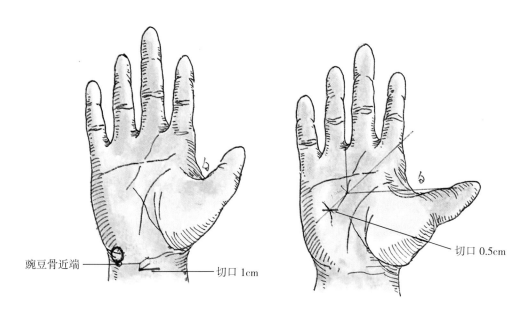

豌豆骨近端　　　　　切口 1cm

切口 0.5cm

图 9-4-1-4　Chow 法皮肤切口示意图

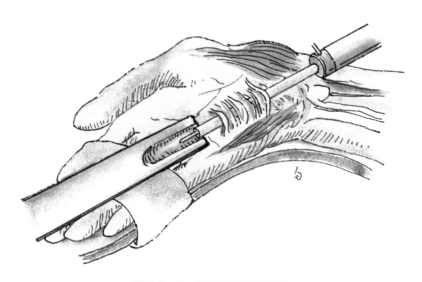

图 9-4-1-5　图示置入开槽套管

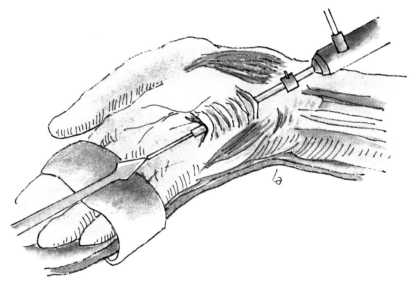

图 9-4-1-6　图示从开槽套管内置入内镜

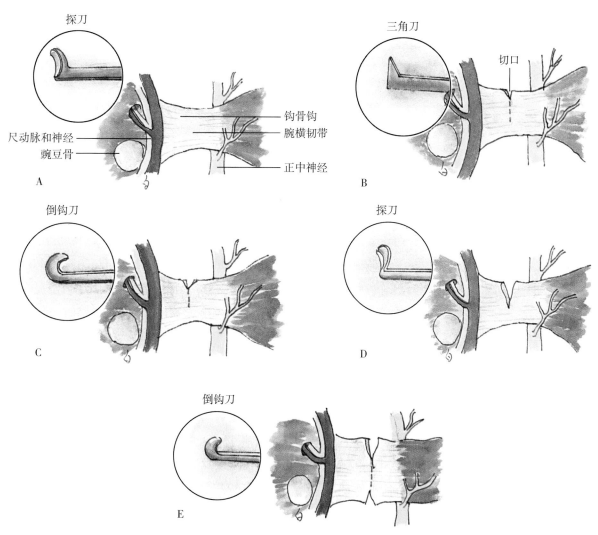

图 9-4-1-7　图示 Chow 法切断腕横韧带
A.~C. 切开腕横韧带的远端部分；D.~E. 切开腕横韧带的近端部分

入,切开腕横韧带远端边缘;换三角刀,将韧带中央部切开一小口;换钩刀,从中央部切口向远端切开,与远端边缘的切口相连接;

2) 再切开韧带近端部分(图 9-4-1-7D、图 9-4-1-7E):将内镜撤出,从套管远端开口置入,将探刀从套管近端开口置入,向远端切开韧带近端;换钩刀,从中央部切口向近端切开,与近端边缘的切口相连接,韧带完全切开,可见皮下脂肪组织向套管内突出。

(7) 用探针探查,确认韧带切开完全。撤出内镜,放入内芯后拔出套管。缝合伤口,伤口部弹力绷带包扎,制动 24~48 小时,术后第 3 天开始活动。

Chow 法在操作时使用半开放式套管,内镜和切割刀位于套管内,只与腕横韧带相接触,能够避免损伤其他结构,操作安全。但在切开腕横韧带后,皮下脂肪组织和血液会进入套管内,与内镜镜头相接触,影响观察。

**(四) 内镜腕管减压术的优点**

1. 手术采用局部麻醉,手术时间短,手术痛苦小。

2. 皮肤切口小,创伤轻,避免了疼痛性瘢痕的形成。

3. 术后不需外固定,术后可早期恢复活动和工作。

4. 住院时间短,术后 2~3 天可以出院。

**(五) 并发症**

1. **腕横韧带不完全松解**　是内镜腕管减压术最常见的并发症,主要是腕横韧带未完全切断,有时浅表筋膜未切断时亦表现为减压不充分。

2. **神经损伤**　包括尺神经损伤、正中神经损伤,正中神经返支、掌皮支、指总神经损伤。

3. **血管损伤**　包括尺动脉损伤和掌浅弓损伤。

4. **腕弓增大。**

5. **其他**　掌部血肿,深部感染等。

# 第二节　肘管综合征的内镜手术治疗

## 一、概述

肘管综合征(cubitaltunnel syndrome,CTS)是由于尺神经在肘部的骨纤维通道内受卡压所产生的一组综合征。1957 年 Osborne 首先报告了此病,当时称之为"迟发性尺神经炎",1958 年 Feined 和 Stratford 将此病命名为肘管综合征。

## 二、解剖

在肱骨内上髁与尺骨鹰嘴之间有一弧形窄而深的骨沟,称为尺神经沟,有深筋膜横架于上,形成一骨性纤维鞘管,即肘管。肘管位于肘后内侧,肱骨内上髁后方,管腔呈尖向下的漏斗形,由前、后、内侧及外侧四壁和上、下两口构成。肘管后壁是肘后弓状韧带,位于尺侧腕屈肌两头之间,呈底向上、尖向下的不规则的三角形,其纤维由外上向内下行走。肘管前壁是肘关节尺侧副韧带的中部、后部纤维以及尺侧冠突内侧结节。内侧壁为肱骨内上髁、尺侧腕屈肌与指浅屈肌的共同起始腱。外侧壁为尺侧腕屈肌、尺骨头的起始腱。上口由弓状韧带上缘、肱骨内上髁、尺侧副韧带及尺骨冠突构成。下口由尺侧腕屈肌、指浅屈肌及尺侧副韧带组成。

肘管内有尺神经及尺侧副动、静脉,通过肘管从肱骨后面至前臂屈侧。尺神经在肘部发出 2~3 个小分支至肘关节;在肱骨内上髁远端 4cm 处,尺神经发出 1~2 支运动支支配尺侧腕屈肌;尺侧腕屈肌支稍远侧发出分支支配环、小指指深屈肌。

肘管容积的大小随着肘关节的屈伸而变化,伸肘时弓形韧带松弛,肘管的容积变大,屈肘至 90° 时弓形韧带紧张,肘管容积变小。肘关节每屈曲 45°,肱骨内上髁和尺骨鹰嘴间的距离会增加约 0.5cm,在此状态下肘内侧韧带隆起也使肘管的容积减小,压迫尺神经。经试验测定,肘关节伸直时肘管内的压力为 0.93kPa,屈肘至 90° 时为 1.5~3.2kPa。

## 三、病因

任何导致肘管容积减小或内容物增加的因素均可引起尺神经的卡压,常见的原因包括:

1. **先天性因素** 先天性肘外翻,尺神经沟浅,Struthers 弓形组织等。

2. **肘关节慢性损伤** 肱骨内、外踝骨折和踝上骨折;或者桡骨头骨折后畸形愈合,造成肘外翻畸形,使提携角增大,尺神经相对缩短,从而使尺神经受到慢性牵拉、压迫和摩擦。

3. **肘关节风湿或类风湿关节炎** 风湿或类风湿病变侵及关节,造成关节滑膜增生肥厚,晚期引起肘关节变形、骨赘增生,从而可引起肘管容积减小。

4. **肘管内占位病变** 肘管内出现腱鞘囊肿、神经鞘瘤、血管瘤、脂肪瘤等,造成容积减小。

5. **其他** 长期屈肘工作、运动劳损,如操作键盘、乐器演奏、投掷运动员、枕肘睡眠者等;医源性损伤。

## 四、临床表现

1. **临床症状** 多见于中年人,早期表现为小指指腹麻木、不适,进一步出现疼痛,位于肘内侧,可放射至环指小指或上臂内侧,表现为酸痛或刺痛,可伴有烧灼感,后期出现感觉减退,甚至感觉丧失。运动症状表现为手部活动不灵活、抓捏无力,随着症状加重,出现尺侧腕屈肌及环指、小指指深屈肌力弱,后期手内在肌及小鱼际肌萎缩,形成爪形手。

2. **体征** 检查时可见肱骨内上踝或其后方压痛;尺神经沟处 Tinel 征阳性,即在肘管上、下各 2cm 处轻轻叩击尺神经,疼痛可放射到环指、小指;Froment 征阳性,是尺神经损伤的表现,为拇指、示

指远侧指间关节不能屈曲,使两者不能捏成一个圆形的为阳型,即食指用力与拇指对指时,呈现食指近侧指间关节明显屈曲、远侧指间关节过伸及拇指掌指关节过伸、指间关节屈曲(图 9-4-2-1)。手掌尺侧两点间距离辨别力减弱或消失。随着病情的进展可出现抓捏无力、夹纸力减弱,小鱼际肌及骨间肌萎缩,出现爪形手。

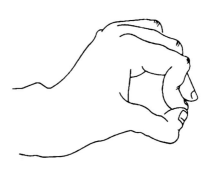

图 9-4-2-1 Froment 征阳性

3. **辅助检查** 肌电图检查表现为尺神经传导速度减慢潜伏期延长,尺神经支配的肌肉有失神经的自发电位出现。X 线片检查可发现肘关节周围的骨性改变。

## 五、诊断和鉴别诊断

根据病史,临床表现和体征,结合肌电图检查及 X 线片检查,对于肘管综合征多能明确诊断,需与神经根型颈椎病、Guyon 管综合征、胸廓出口综合征等鉴别。

## 六、内镜手术治疗

对于保守治疗无效的肘管综合征,可考虑手术治疗,目前常用的手术方法包括单纯肘管切开松解术、尺神经前置术(皮下前置,肌肉内前置,肌肉下前置)、肱骨内上踝切除术、尺神经内外松解术等。单纯肘管切开松解术不能解决肘关节屈曲时对尺神经的急性牵拉所致的神经张力增高,目前已少使用。尺神经前置术可能影响术后手的感觉、运动功能恢复,尺神经前置于皮下时

有再损伤的可能。内上髁切除后骨断面易造成尺神经的损伤,局部血肿机化形成瘢痕可再次卡压尺神经。

1995年美国的Tsai首先报道在内镜下尺神经减压术治疗肘管综合征,目前认为,除肘外翻畸形、尺神经肘部滑脱、肘部挫压伤致肘部广泛瘢痕、肘关节不稳定等情况外,均为内镜手术的适应证。对轻中度肘管综合征病例,内镜手术治疗是安全可靠的方法,具有切口小、组织损伤少、术后活动早的优点,既能达到彻底松解,又能避免瘢痕形成和肘关节不稳定。

**1. 透明套管法** 使用的器械与的Okutsu器械相同,手术在臂丛麻醉下进行,病人取仰卧位,患侧肩关节外展、外旋位,肘关节屈曲90°,前臂旋后位。在肱骨内上髁与鹰嘴间,沿尺神经走行方向做1cm直切口,钝性分离皮下组织,显露尺神经。直视下切断肱骨内上髁支持带,显露并切断尺侧腕屈肌表面浅筋膜,显露尺侧腕屈肌的尺骨头和肱骨头两头之间的深筋膜,分离后切开一小口,在尺神经上方置入透明外套管和内镜,在内镜直视下用钩刀沿外套管沟槽钩断压迫在神经表面的筋膜和韧带,注意保护尺神经的关节支和尺侧腕屈肌肌支。在尺神经沟内显露尺神经,沿肱骨内上髁远近端各松解减压约10 cm,向近端可观察到内侧肌间隔和Struthers腱弓对尺神经有无卡压,如有可予切断。肘管内如有骨赘和腱鞘囊肿可同时切除。如尺神经有滑脱,可行同时切除内上髁。最后,将尺神经前置于皮下、肌内或者肌下。

**2. 皮下间隙法** 在内侧肌间隔肱骨内上髁上方约10cm处做一长约1cm切口,直视下探查尺神经,沿神经前方用剥离子向下剥离至肱骨外上髁和肘前皮下。置入内镜,用气腹机注入$CO_2$气体,气压维持在10~15mmHg。在肱骨内上髁后方做1~1.5cm切口,置入操作器械分离神经周围组织和皮下组织,将尺神经分离至肱骨内上髁后,提起肘下皮肤,直视下沿尺神经表面向下切开尺侧屈腕肌肱骨头与尺骨头间腱束,向下分离屈肌、旋前圆肌筋膜至肘下约6cm,将尺神经前置于肘前皮下,缝合肌膜与皮下筋膜固定尺神经。

# 第三节 交感神经疾病的内镜手术治疗

## 一、概述

1920年,Kotzareff首次报道通过切除交感神经链来治疗手汗症。此后,胸外科医生曾尝试应用交感神经切除/切断术来治疗消化性溃疡、原发性高血压等疾病。但因采用开胸手术,存在创伤大、并发症多的缺点。1954年,Kux首先报到了应用胸腔镜来进行交感神经切除术。此后,随着内镜外科的发展,使用内镜来治疗交感神经疾病已成为一项成熟的手术技术。

## 二、应用解剖

交感神经(sympathetic nerve)属于自主神经系统的一部分,低级中枢位于脊髓$T_1$~$L_3$节段灰质的中间外侧核,由此发出节前纤维,组成白交通支进入交感干,止于交感干神经节或椎前神经节,形成突触连接,发出的节后纤维,一部分形成神经丛分布到内脏器官,一部分组成灰交通支返回脊神经。

交感神经干左右各有一条,位于脊柱两旁,上端至颅底外面,下至第2尾椎前面两干合并,每侧有神经节19~24个,神经节之间有节间支相连。胸交感干位于肋骨小头的前方,每侧有10~12个神经节,$T_1$神经节常与颈下神经节融合为星状神经节。胸交感干发出的分支包括:①经灰交通支加入胸神经;②由上部交感神经节发出的分支,加入到心丛、肺丛、食管丛等;③组成内脏大神经和内脏小神经,止于椎前神经节。$T_{1-5}$的节后支配纤维头、颈、胸腔脏器和上肢的血管、汗腺和立毛肌;

$T_{5\sim12}$ 的节后纤维支配肝、脾、肾和结肠左曲以上的消化管。

## 三、手术适应证和禁忌证

### (一)适应证

1. **原发性手汗症**　原发性手汗症是一种原因不明的自主神经功能性疾病,发病率为 0.6%~1%,发病年龄 15~44 岁,女性多见,有家族遗传性。临床表现为手部持续多汗,严重时出汗成滴,可由情绪紧张引发,在温暖的季节里加重,冬季好转。

2. **先天性长 QT 综合征**　先天性长 QT 综合征是一种少见的心血管疾病,多见于青少年,表现为反复发作性晕厥或心搏骤停,常由情绪激动或过劳诱发,严重时导致心源性猝死。心电图检查显示 QT 间期明显延长。

3. **其他**　癌性腹痛,消化性溃疡,肢端灼性神经痛,反射性交感神经营养不良,Raynaud 综合征等。

### (二)禁忌证

1. 既往有开胸手术史。

2. 有胸膜炎病史,胸膜肥厚粘连。

3. 肺功能严重损害,不能耐受单侧通气。

4. 身体一般状况差,合并严重心、肺及其他系统疾病,不能耐受手术。

## 四、手术技术

### (一)手术设备和器械

使用直径 10mm 的 0° 和 30° 内镜,其余设备同常规内镜手术。手术器械包括抓钳、分离钳、剪刀、施夹器、爪形拉钩、单、双极电凝等。

### (二)手术方法(以手汗症的治疗为例)

1. **全身麻醉,双腔气管插管。**

2. **体位**　取侧卧位,身体前倾 15°~30°,完成一侧手术后,再摆放对侧体位。或取 30°~45° 成半坐位,双臂外展 90°,在同一体位下完成双侧手术。

3. 通常先做右侧手术,行肺单侧通气后,于腋中线第 5 肋间切开皮肤,钝性分离皮下组织和肌肉,沿肋骨上缘切开胸膜,置入闭合套管,撤出内芯后导入内镜。探查胸腔后,在腋中线第 3 或 4 肋间做第二个皮肤切口,内镜直视下置入套管,作为操作通道(图 9-4-3-1)。在肋骨颈部的壁层胸膜下可见胸交感神经干。切开壁层胸膜并剥离,显露神经干和神经节(图 9-4-3-2),星状神经节位于第 1 肋表面,呈"猫爪"样,注意保护。在第 2 肋骨小头前方找到 $T_2$ 交感神经节,对神经节和交通支分别用钛夹夹闭,用电凝钩切断(图 9-4-3-3)。然后同样切断 $T_3$ 交感神经干,对于腋汗明显的病人,需切断 $T_4$ 交感神经干。创面电凝止血,观察无活动性出血后撤出器械和内镜。放置一临时引流管,肺复张后拔除,缝合切口。

4. 按相同方法行左侧交感神经干切断术。

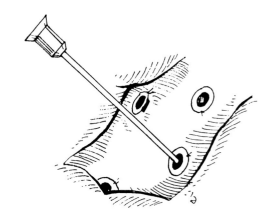

**图 9-4-3-1　图示内镜通道和操作通道**

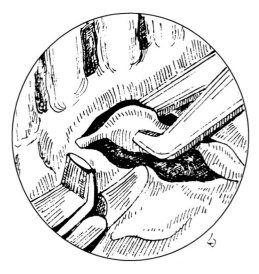

**图 9-4-3-2　分离胸 3,4 交感神经节和交感神经链**

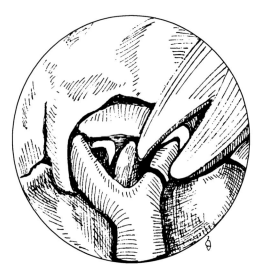

图9-4-3-3　用钛夹夹闭后切断交感神经交通支

## 五、手术并发症

**1. Horner 综合征**　是交感神经干切断术最严重的并发症,由于切断神经干时位置较高,损伤星状神经节所引起。术中注意准确定位肋骨,$T_2$神经干切断时位置不易过高,避免电凝损伤。

**2. 代偿性多汗**　是交感神经切断术最常见的并发症,文献报道的发生率为44 %~88 %。发生机制尚不明确,尚缺乏有效治疗手段。

**3.** 术后胸腔内出血,气胸。

(裴傲　张亚卓)

# 参 考 文 献

1. Okutsu I, Ninomiya S, Ugawa Y, et al. New operative procedure for capral tunnel syndrome:endoscopic operation and clinical results. J Japanese Soc Surg Hand,1987,4:117-120

2. Okutsu I. Endoscopic management of Carpal tunnel syndrome. Arthroscopy,1989,5:11 -18

3. Okutsu I. Results of endoscopic management of carpal tunnel syndrome. Orthop Rev,1993,22:81.Chen L,Duan X,Huang X,et al. Effectiveness and safety of endoscopic versus open carpal tunnel decompression [J]. Archives of Orthopaedic and Trauma Surgery,2014,134(4):585-593

4. Palmer AK,Toivonen DA. Complications of endoscopic and opencarpal tunnel release. J Hand Surg,1999,24A:561-565

5. Boeckstyns ME,Sorensen AI. Does endoscopic carpal tunnel release have a higher rate of complications than open carpal tunnel release? J Hand Surg,1999,24B:9-15.

6. MacDermid JC,Richard RS,Ontario H. Endoscopic versus open carpal tunnel release:a randomized trial. J Hand Surg,2003,28:475-480

7. Osterman AL,Whitman M,Porta LD. Nonoperative carpal tunnel syndrome treatment. Hand Clin,2002,18:239-289

8. Nagle DJ. Endoscopic carpal tunnel release. Hand Clin,2002,18:307-313.Brown M G,Keyser B,Rothenberg E S. Endoscopic carpal tunnel release [J]. Journal of the American Academy of Orthopaedic Surgeons,2014,30(1):47-53

9. Gelberman RH. Operative nerve repair and reconstruction,J B Lippincott,1991,913.

10. Brown RA. Carpal tunnel release. J Bone Joint Surg(Am),1993,75:1265

11. Chow JC. Endoscopic release of the carpal ligament:a new technique for carpal tunnel syndrome. Arthroscopy,1989,5:19

12. Chow JC. Endoscopic carpal tunnel release:two-portal technique. Hand Clin,1994,10:637-646.Mcdowell D. Endoscopic carpal tunnel release in Jamaica--seven years experience. [J]. West Indian Medical Journal,2012,61(2):158-162

13. Kelly CP,Pulisteti D,Jamieson AM. Early experience with endoscopic carpal tunnel release. J Hand Surg,1994,19B:18-21.Pajardi G,Pegoli L,Pivato G,et al. Endoscopic carpal tunnel release:our experience with 12,702 cases. [J]. Hand Surgery,2011,13(1):21-26

14. Shachor D,Jedeikin R,Olsfanger D,et al. Endoscopic transthoracic sympathectomy in the treatment of primary hyperhidrosis:a review of 290 sympathectomies. Arch Surg,1994,129(3):241-244

15. Ohta M,Ishikawa K. Minimally invasive surgery for primary hyperhidrosis. KyobuGeka,2006,59:736-741. Yang Y,Zeng L,An Z,et al. Minimally invasive thoracic sympathectomy for palmar hyperhidrosis via a single unilateral incision approach by the pleura videoscope. [J]. Journal of Laparoendoscopic & Advanced Surgical Techniques,2014,24(5):328-332

16. Gossot D,Kabiri H,Caliandro R,et al. Early complications

of thoracic endoscopic sympathectomy: a prospective study of 940 procedures. Ann ThoracSurg, 2001, 71 (4): 1116-1119

17. Kesler KA, Brooks-Brunn JA, Campbell RL, et al. Thoracoscopic sympathectomy for hyperhidrosis palmaris: a periareolar approach. Ann ThoracSurg, 2000, 70 (1): 314-317

18. Dewey TM, Herbert MA, Hill SL, et al. One-year follow-up after thoracoscopic sympathectomy for hyperhidrosis: outcomes and consequences. Ann ThoracSurg, 2006, 81 (4): 1227-1232. Sinha C K, Kiely E. Thoracoscopic sympathectomy for palmar hyperhidrosis in children: 21 years of experience at a tertiary care center. Journal of Pediatric Surgery, 2013, 23 (6): 486-489

19. Ibrahim M, Allam A. Comparing two methods of thoracoscopic sympathectomy for palmar hyperhidrosis. Jaapa Official Journal of the American Academy of Physician Assistants, 2014, 27 (9): 1-4

# 第五章

# ENDOSCOPIC NEUROSURGERY

# 神经内镜活检手术

## 一、概述

颅内病变性质的正确诊断有赖于病理学检查,明确的病理学诊断能够指导神经外科医师决定是否手术以及术后是否需要放射治疗和化疗。例如,对于脑内病灶活检若证实为恶性肿瘤,可以行内放射治疗或化疗;若证实是放射治疗敏感的肿瘤,可以单纯采用普通放射治疗或 X 刀、伽玛刀治疗;对脑内多发弥散病灶、影像学不能提供明确诊断的病灶,脑组织活检可以为选择放、化疗方案或者内科治疗方案提供依据。对于白血病、获得性免疫缺陷综合征(acquired immune deficiency syndrome,AIDS)、克 - 雅 病(Creutzfeldt-Jakob disease,CJD)、中枢性血管炎、脱髓鞘病变、系统性红斑狼疮(systemic lupus erythematosis,SLE)、风湿病等全身性疾病引起的颅内病灶,也需要采用活检方法明确病理学诊断。

先进影像学技术使颅内病灶的确诊率明显提高,但很多情况下颅内病灶的影像学表现很不典型,特别是早期病变和神经变性病灶,病灶影像特征不明显,与正常脑组织界限不清,周围水肿带难以区分,无法单纯从影像学明确性质。由此可见,临床仅根据 CT、MRI 来决定脑内病灶的病理性质和治疗方案是不可靠的,病理组织学检查是诊断颅内病灶的金标准。

颅内病灶标本可以通过开颅手术切除、徒手钻孔穿刺、立体定向穿刺和内镜下钳取等外科技术获得。其中内镜下活检,可以在直视下准确获得脑深部病变组织特别是脑室内的病变组织,明确病灶的性质或病原学,进行正确地病理学诊断。结合立体定向和神经导航技术,可以进一步减小手术创伤。

## 二、神经内镜活检手术的适应证和禁忌证

神经内镜下活检具有明显优势,第一,术中在直视下观察病变,取材更准确。第二,术中可鉴别正常和病理组织。第三,操作可控,能直接看到出血并有效止血。第四,可同时解决脑脊液循环通路梗阻,如导水管成形、第三脑室底造瘘、透明隔造瘘等。

**1. 神经内镜活检术的适应证** ①脑室内特别是导水管区(图 9-5-0-1 至图 9-5-0-4)病变性质不明确是神经内镜活检术的最佳适应证;②松果体区肿瘤位置深在,周围结构复杂,且其病理性质多样,不同肿瘤的治疗措施和预后相差很大。明确肿瘤性质对治疗方案的选择具有重要指导作用,内镜下活检同时,还可同时进行第三脑室底

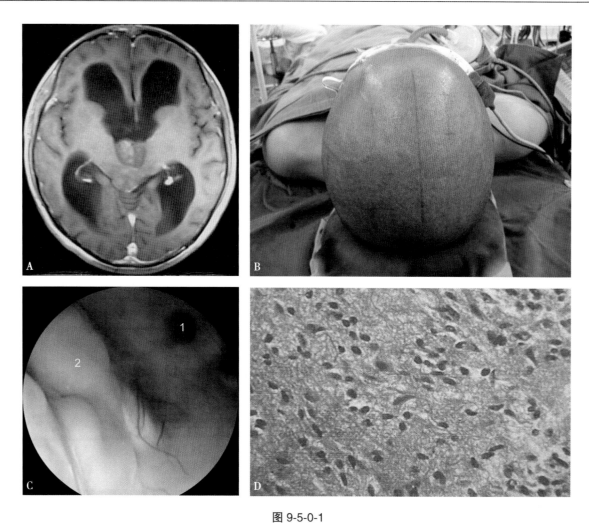

图 9-5-0-1

A. 磁共振检查示第三脑室后部松果体区占位性病变；B. 右额入路头皮切口；C. 内镜下见第三脑室后部肿瘤：1. 为导水管上口，2. 为病变；D. HE 染色（20×）示毛细胞型星形细胞瘤

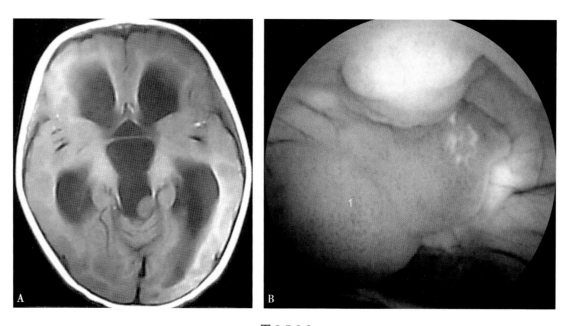

图 9-5-0-2

A. 磁共振检查示第三脑室后部松果体区占位性病变；B. 内镜下见第三脑室后部肿瘤：1. 为病变

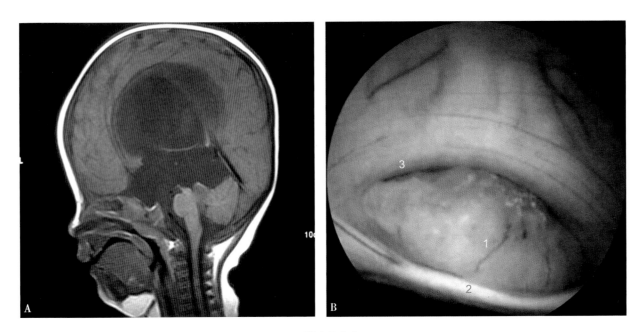

图 9-5-0-3

A. 磁共振检查示中脑导水管狭窄；B. 内镜下见中脑导水管开口处灰白色肿瘤：1. 为病变，2. 为后联合，3. 为大脑脚

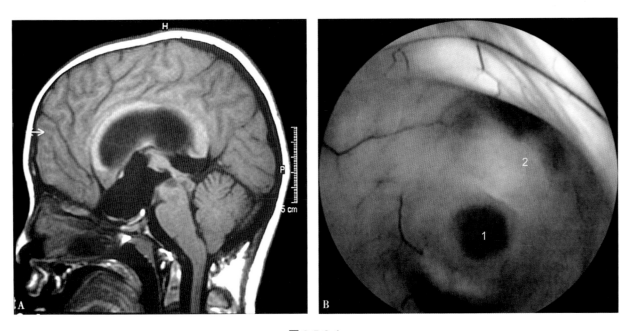

图 9-5-0-4

A. 磁共振检查示中脑顶盖异常信号；B. 内镜下见中脑导水管开口处草莓样肿瘤：1. 为病变，2. 为乳头体

造瘘,解决脑脊液循环通路梗阻;③脑内囊性病变,可经颅骨钻孔,内镜直视下取材;脑内实性病变,结合立体定向和导航技术,可在内镜下直视取材活检;④颅底病变及海绵窦病变可在内镜下经鼻活检。

**2. 禁忌证** ①出凝血功能严重障碍者;②脑内富含血管或血管性病变(动静脉畸形、动脉瘤、血管网织细胞瘤);③脑干内弥散病灶。

### 三、神经内镜活检手术的注意事项

**1. 内镜入路选择** 内镜入路的选择主要依据病变部位、大小以及所使用的内镜设备。

(1)脑室内病变:多选用中线旁2~3cm冠状缝前1cm额部钻孔,置入内镜,对脑室系统根据解剖标准进行探查。软性内镜下脑室内病变活检对颅骨钻孔的位置要求更宽松,可选择皮层较薄、对脑功能影响较小区域进行钻孔。找到病变后,在直视下仔细辨认病变与周围正常组织界限后进行取材,取材过程中如有出血可及时通过冲洗或电凝进行止血,活检过程中可同时进行第三脑室底造瘘、导水管成形等手术解除脑脊液循环梗阻。

(2)脑内病变:将立体定向或神经导航与神经内镜联合应用,不仅可进行活检,还可把活检作为显微手术的准备,根据活检组织的病理,进行进一步手术。

(3)颅底病变:在硬质内镜下经鼻或经口可对前颅底直至斜坡区病变进行活检取材。

**2. 提高活检的阳性率** 对肿瘤冲洗液(tumor irrigation fluid,TIF)或囊性肿瘤内的囊液(tumor cyst fluid)进行收集,离心后的沉淀经涂片或压片进行细胞学检查,可有效提高活检的阳性率。

### 四、神经内镜活检手术的局限性

**1. 活检取材仅能反映局部病理变化** 内镜下活检虽可在直视下取材,但和其他病理组织学检查方法一样,仅能反映取材部位局部病理变化,

病变局部的组织学改变(如分化程度、核分裂相、坏死、细胞浸润等)并不能完全代表病变本身。标本采集误差、取材没有取病灶和周围组织交界处,都会影响诊断。

**2. 活检肿瘤沿穿刺道发生转移** 恶性肿瘤有沿内镜穿刺道转移的可能。

(肖庆)

### 参 考 文 献

1. 张亚卓主编.神经内镜手术技术.北京:北京大学医学出版社,2004.167-168
2. 吴月奎,张永强,王尚武等.导航辅助下神经内镜活检全脑室淋巴瘤1例[J].中国微侵袭神经外科杂志,2015,(6):281-282
3. 陈国强,郑佳平,刘海生等.软性神经内镜在神经外科手术中的应用[J].中华神经外科杂志,2007,23(3):169-171
4. 倪富强,李红艳,伊海金,等.内镜下经鼻中颅底肿瘤活检术临床应用分析.中国耳鼻咽喉头颈外科,2009,16(2):69-71
5. 刘海生,张秋航,陈国强,等.内镜经鼻海绵窦病变活检术.中华神经外科杂志,2009,25(4):307-309
6. Avecillas-Chasin JM,Budke M,Villarejo F.Neuroendoscopic Intraventricular Biopsy in Children with Small Ventricles Using Frameless VarioGuide System.World Neurosurg.2016 Mar;87:136-142
7. Elbabaa SK.Ventricular Neuroendoscopic Surgery:Lessons Learned from the Literature.World Neurosurg.2016 Apr;88:646-648
8. Somji M,Badhiwala J,McLellan A,Kulkarni AV.Diagnostic Yield,Morbidity,and Mortality of Intraventricular Neuroendoscopic Biopsy:Systematic Review and Meta-Analysis.World Neurosurg.2016 Jan;85:315-324
9. Miwa T,Hayashi N,Endo S,Ohira T.Neuroendoscopic biopsy and the treatment of tumor-associated hydrocephalus of the ventricular and paraventricular region in pediatric patients:a nationwide study in Japan.Neurosurg Rev.2015 Oct;38(4):693-704
10. Matsuda R,Nishimura F,Motoyama Y,Park YS,Nakase H.A case of intraventricular isolated neurosarcoidosis diagnosed by neuroendoscopic biopsy.No Shinkei Geka.

2015 Mar;43(3):247-252

11. Husain N,Kumari M,Husain M. Tumor irrigation fluid enhances diagnostic efficacy in endoscopic biopsies of intracranial space-occupying lesions. Acta Neurochir

(Wien). 2010,152(1):111-117

12. Yurtseven T,Erşahin Y,Demirtaş E,et al. Neuroendoscopic biopsy for intraventricular tumors.Minim Invasive Neurosurg, 2003,46(5):293-299